《中华医学百科全书》学术委员会名单

基础医学类总主编

刘德培　　中国医学科学院北京协和医学院

本卷编委会

主　编

柏树令　　中国医科大学

学术委员

钟世镇　　南方医科大学

副主编

李云庆　　第四军医大学

编　委

（以姓氏笔画为序）

王怀经　　山东大学医学院

王振宇　　中国医科大学

王海杰　　复旦大学上海医学院

卢大华　　中南大学湘雅医学院

吕广明　　南通大学

刘元建　　中国医科大学

刘仁刚　　华中科技大学同济医学院

刘树伟　　山东大学医学院

羊惠君　　四川大学华西医学中心

许家军　　第二军医大学

孙晋浩　　山东大学医学院

李云庆　　第四军医大学

李瑞锡　　复旦大学上海医学院

应大君　　第三军医大学

汪华侨　　中山大学医学院

初国良　中山大学医学院

张绍祥　第三军医大学

张雅芳　哈尔滨医科大学

欧阳钧　南方医科大学

罗学港　中南大学湘雅医学院

柏树令　中国医科大学

顾晓松　南通大学

徐国成　中国医科大学

席焕久　辽宁医学院

蔡维君　中南大学湘雅医学院

臧卫东　郑州大学医学院

谭立文　第三军医大学

前　言

《中华医学百科全书》终于和读者朋友们见面了！

古往今来，凡政通人和、国泰民安之时代，国之重器皆为科技、文化领域的鸿篇巨制。唐代《艺文类聚》、宋代《太平御览》、明代《永乐大典》、清代《古今图书集成》等，无不昭显盛世之辉煌。新中国成立后，国家先后组织编纂了《中国大百科全书》第一版、第二版，成为我国科学文化事业繁荣发达的重要标志。医学的发展，从大医学、大卫生、大健康角度，集自然科学、人文社会科学和艺术之大成，是人类社会文明与进步的集中体现。随着经济社会快速发展，医药卫生领域科技日新月异，知识大幅更新。广大读者对医药卫生领域的知识文化需求日益增长，因此，编纂一部医药卫生领域的专业性百科全书，进一步规范医学基本概念，整理医学核心体系，传播精准医学知识，促进医学发展和人类健康的任务迫在眉睫。在党中央、国务院的亲切关怀以及国家各有关部门的大力支持下，《中华医学百科全书》应运而生。

作为当代中华民族“盛世修典”的重要工程之一，《中华医学百科全书》肩负着全面总结国内外医药卫生领域经典理论、先进知识，回顾展现我国卫生事业取得的辉煌成就，弘扬中华文明传统医药璀璨的历史文化。《中华医学百科全书》将成为我国科技文化发展水平的重要标志、医药卫生领域知识技术的最高“检阅”、服务千家万户的国家健康数据库和医药卫生各学科领域走向整合的平台。

肩此重任，《中华医学百科全书》的编纂力求做到两个符合：一是符合社会发展趋势。全面贯彻以人为本的科学发展观指导思想，通过普及医学知识，增强人民群众健康意识，提高人民群众健康水平，促进社会主义和谐社会构建；二是符合医学发展趋势。遵循先进的国际医学理念，以“战略前移、重心下移、模式转变、系统整合”的人口与健康科技发展战略为指导。同时，《中华医学百科全书》的编纂力求做到两个体现：一是体现科学思维模式的深刻变革，即学科交叉渗透/知识系统整合；二是体现继承发展与时俱进的精神，准确把握学科现有基础理论、基本知识、基本技能以及经典理论知识与科学思维精髓，深刻领悟学科当前面临的交叉渗透与整合转化，敏锐洞察学科未来的发展趋势与突破方向。

作为未来权威著作的“基准点”和“金标准”，《中华医学百科全书》编纂过程中，制定了严格的主编、编者遴选原则，聘请了一批在学界有相当威望、具有较高学术造诣和较强组织协调能力的专家教授（包括多位两院院士）担任大类主编和学科卷主编，确保全书的科学性与权威性。另外，还借鉴了已有百科全书的编写经验。鉴于《中华医学百科全书》的编纂过程本身带有科学研究性质，还聘请了若干科研院所的科研管理专家作为特约编审，站在科研管理的高度为全书的顺利编纂保驾护航。除了编者、编审队伍外，还制订了详尽的质量保证计划。编纂委员会和工作委员会秉持质量源于设计的理念，共同制订了一系列配套的质量控制规范性文件，建立了一套切实可行、行之有效、效率最优的编撰质量管理方案和各种情况下的处理原则及预案。

《中华医学百科全书》的编纂实行主编负责制，在统一思想下进行系统规划，保证良好的全程质量策划、质量控制、质量保证。在编写过程中，统筹协调学科内各编委、卷内条目以及学科间编委、卷间条目，努力做到科学布局、合理分工、层次分明、逻辑严谨、详略有方。在内容编排上，务求做到"全准精新"。形式"全"：学科"全"，册内条目"全"，全面展现学科面貌；内涵"全"：知识结构"全"，多方位进行条目阐释；联系整合"全"：多角度编制知识网。数据"准"：基于权威文献，引用准确数据，表述权威观点；把握"准"：审慎洞察知识内涵，准确把握取舍详略。内容"精"："一语天然万古新，豪华落尽见真淳"。内容丰富而精炼，文字简洁而规范；逻辑"精"："片言可以明百意，坐驰可以役万里"。严密说理，科学分析。知识"新"：以最新的知识积累体现时代气息；见解"新"：体现出学术水平，具有科学性、启发性和先进性。

《中华医学百科全书》之"中华"二字，意在中华之文明、中华之血脉、中华之视角，而不仅限于中华之地域。在文明交织的国际化浪潮下，中华医学汲取人类文明成果，正不断开拓视野，敞开胸怀，海纳百川般融入，润物无声状拓展。《中华医学百科全书》秉承了这样的胸襟怀抱，广泛吸收国内外华裔专家加入，力求以中华文明为纽带，牵系起所有华人专家的力量，展现出现今时代下中华医学文明之全貌。《中华医学百科全书》作为由中国政府主导，参与编纂学者多、分卷学科设置全、未来受益人口广的国家重点出版工程，得到了联合国教科文等组织的高度关注，对于中华医学的全球共享和人类的健康保健，都具有深远意义。

《中华医学百科全书》分基础医学、临床医学、中医药学、公共卫生学、军事与特种医学和药学六大类，共计 144 卷。由中国医学科学院/北京协和医学院牵头，联合军事医学科学院、中国中医科学院和中国疾病预防控制中心，带动全国知名院校、科研单位和医院，有多位院士和海内外数千位优秀专家参加。国内知名的医学和百科编审汇集中国协和医科大学出版社，并培养了一批热爱百科事业的中青年编辑。

回览编纂历程，犹然历历在目。几年来，《中华医学百科全书》编纂团队呕心沥血，孜孜矻矻。组织协调坚定有力，条目撰写字斟句酌，学术审查一丝不苟，手书长卷撼人心魂……在此，谨向全国医学各学科、各领域、各部门的专家、学者的积极参与以及国家各有关部门、医药卫生领域相关单位的大力支持致以崇高的敬意和衷心的感谢！

《中华医学百科全书》的编纂是一项泽被后世的创举，其牵涉医学科学众多学科及学科间交叉，有着一定的复杂性；需要体现在当前医学整合转型的新形式，有着相当的创新性；作为一项国家出版工程，有着毋庸置疑的严肃性。《中华医学百科全书》的这些特殊属性决定了其没有现成的经验可供借鉴，开创性和挑战性都非常强。由于编纂工作浩繁，难免存在差错与疏漏，敬请广大读者给予批评指正，以便在今后的编纂工作中不断改进和完善。

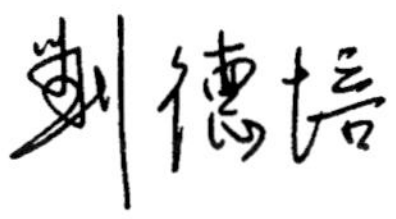

凡　例

一、本书按基础医学类、临床医学类、中医药学类、公共卫生类、军事与特种医学类、药学类的不同学科分卷出版。一学科辑成一卷或数卷。字数较少的，几个学科合为一卷。

二、本书基本结构单元为条目，主要供读者查检，亦可系统阅读。条目标题有些是一个词，例如“炎症”；有些是词组，例如“弥散性血管内凝血”。

三、由于学科内容有交叉，会在不同卷设有少量同名条目。例如《基础肿瘤学》《病理生理学》都设有“肿瘤”条目。其释文会根据不同学科的视角不同各有侧重。

四、条目标题上方加注汉语拼音，题目标题后附相应的外文。例如：

lúgǔ
颅骨（skull）

五、本书条目按学科知识体系顺序排列。为便于读者了解学科概貌，卷首条目分类目录中条目标题按阶梯式排列，例如：

人体解剖学 ……………………………………………………………………

［基本概念］ ………………………………………………………………

解剖学名词 ………………………………………………………………

解剖学术语 ………………………………………………………………

解剖标本制作 ……………………………………………………………

系统解剖学 ……………………………………………………………………

运动系统 ………………………………………………………………

骨 …………………………………………………………………………

六、各学科都有一篇介绍本学科的概观性条目，一般作为本学科卷的首条。介绍学科大类的概观性条目，列在本大类中基础性学科卷的学科概观性条目之前。

七、条目之中设立参见系统，体现相关条目内容的联系。一个条目的内容涉及其他条目，需要其他条目的释文作为补充的，设为“参见”。所参见的本卷条目的标题在本条目释文中出现的，用楷体字印刷；所参见的本卷条目的标题未在本条目释文中出现的，在括号内用楷体字印刷该标题，另加“见”字；参见其他卷条目的，注明参见条所属学科卷名，如“参见□□□卷”或“参见□□□卷□□□□”。

八、本书医学名词以全国科学技术名词审定委员会审定公布的为标准。同一概念或疾病在不同学科有不同命名的，以主科所定名词为准。字数较多，释文中拟用简称的名词，每个条目中第一次出现时使用全称，并括注简称，例如：甲型病毒性肝炎（简称甲肝）。个别众所周知的名词直接使用简称、缩写，例如：B 超。药物名称参照《中华人民共和国药典》2010 年版和《国家基本药物目录》2012 年版等。

九、本书量和单位的使用以国家标准 GB 3100~3102—1993《量和单位》为准。援引古籍或外文时维持原有单位不变。必要时括注与法定计量单位的换算。

十、本书数字用法以国家标准 GB/T 15835—2011《出版物上数字用法》为准。

十一、正文之后设有内容索引和条目标题索引。内容索引供读者按照汉语拼音字母顺序查检条目和条目之中隐含的知识主题。条目标题索引分为条目标题汉字笔画索引和条目外文标题索引，条目标题汉字笔画索引供读者按照汉字笔画顺序查检条目，条目外文标题索引供读者按照外文字母顺序查检条目。

十二、部分学科卷根据需要设有附录，列载本学科有关的重要文献资料。

人体解剖学卷缩略语表

缩略语	英文全称	中文
5-HT	5-hydroxytryptamine	5-羟色胺
Ach	acetylcholine	乙酰胆碱
ANSF	America National Science Foundation	美国国家科学基金会
APUD	amine precursor uptake decarboxylation cell	含胺前体摄取和脱羧细胞
ANF	atrial natriuretic factor	心钠素
BNA	Basle Nomina Anatomica	巴塞尔解剖学名词
BR	Birmingham Revision	伯明翰修订本
CA	catecholamine	儿茶酚胺
CCK	cholecystokinin	缩胆囊素
CAI	computer aided instruction	计算机辅助教育
DICOM	digital imaging and communications in medicine	医学数字成像和通信标准
DSA	digital subtraction arteriography	数字减影血管造影
ENK	enkephalin	脑啡肽
FMA	foundational model of anatomy	解剖学基础模型
fMRI	functional magnetic resonance imaging	功能磁共振成像
Glu	glutamic acid	谷氨酸
Gly	glycine	甘氨酸
GnRH	gonadotropin-releasing hormone	促性腺素释放激素
GHRIH	growth hormone release-inhibiting hormone	生长激素释放抑制激素
IANC	International Anatomical Nomenclature Committee	国际解剖学名词委员会
ICRP	International Commission on Radiological Protection	国际辐射防护委员会
JNA	Jena Nomina Anatomica	耶纳解剖学名词
MRA	magnetic resonance angiography	磁共振血管造影术
MRI	magnetic resonance imaging	磁共振成像
MIP	maximum intensity projection	最大密度投影
NKA	neurokinin A	神经激肽 A
NPY	neuropeptide Y	神经肽 Y
NT	neurotensin	神经降压肽
NO	nitrous oxide	一氧化氮
NAS	Nomina Anatimica Sinica	中国人体解剖学名词
OXT	oxytocin	催产素
PTC	phenylthiocarbamide	苯硫脲
PET	positron emission tomography	正电子发射计算机断层
PET/CT	positron emission tomography/computed tomography	正电子发射体层显像计算机断层成像
SPECT	single-photon emission computed tomography	超声和单光子发射断层
SP	substance P	P 物质
TRH	thyrotropin-releasing hormone	促甲状腺释放激素
USG	ultrasonography	超声显像
VIP	vasoactive intrestinal peptide	血管活性肠肽
VP	vasopressin	血管升压素
VHP	visible human project	可视人体项目
GABA	γ-aminobutyric acid	γ-氨基丁酸

目　录

réntǐ jiěpōuxué

人体解剖学（human anatomy） 研究正常人体形态结构及其发生发展的基础医学学科。是一门比较古老的形态学科，属于生物科学中形态学范畴。其任务主要是揭示人体各器官、系统的形态和结构特征，位置、毗邻及其变异等。在医学发展史上占有重要地位。

世界解剖学发展史 可追溯到公元前400年，当时古希腊人亚里士多德（Aristotle，公元前384~前322年）做过较详细的动物解剖。解剖学anatomy一词的内涵为以刀具切割尸体，观察其形态及结构。至文艺复兴时代（16世纪），比利时生物学家安德烈·维萨里（Andreas Vesalius，1514~1564年）出版了《人体构造》（1543）巨著，成为现代解剖学的开拓者和奠基人。最早期的解剖为“巨视解剖学”，以肉眼观察来描述人体器官的形态结构并形成文字记载。随着显微镜的发明，人们对人体结构的认识由宏观转入微观，形成了微视解剖学并派生出一系列新学科。世界范围内最具影响的《格氏解剖学》1858年成书，经久不衰，已发行到第40版；1879年成书的《坎宁安应用解剖学手册》成为经典解剖学著作。

研究内容 在人类的进化与发展长河中，人体解剖学也在不断的发展与变化，产生了许多分支学科，形成了一些新的学科领域。这些学科领域之间既相对独立，又相互联系，自成为专门的学科体系。

17世纪，英国生理学家威廉·哈维（William Harvey，1578~1657年）经动物实验证明了血液循环的基本原理。他首次提出心血管系统为一套完整的封闭性管道。这一理论的产生，为生理学从解剖学中派生出来并成为一门独立的学科产生了重大的影响，促使一个新的学科——生理学的诞生。同一时期，荷兰科学家列文虎克（Antonie van Leveenhawk，1632~1723年）发明了显微镜，意大利生理学家马尔皮基（Marcello Malpighi，1628~1694年）用其观察了动物和植物的细胞。使组织学这一个新学科领域应运而生。法国医师毕沙（Marie-Franois-Xavier Bichat，1771~1802年）通过尸体解剖，依据肉眼观察所见，详细描述了人体的正常与病变组织变化。死后留下了5卷巨著，称描述解剖学，即系统解剖学。英国人罗伯特·胡克（Robert Hooke，1635~1703年）改进了显微镜的照明方法，提高了显微镜的效率。他观察到中空的小室结构，称其为细胞，使细胞学这一新领域从解剖学原基中分化出去。人体是个有机整体，是自然界中进化程度最高，结构和功能最复杂的个体，由形态结构和生理功能不同的细胞构成。虽然如此复杂，却起源于一个细胞，即受精卵。研究带有父母遗传信息的精子与卵子相互融合产物的受精卵增殖、分化、发育为成熟胎儿的个体发生过程及其规律性的科学，称人体胚胎学。

意大利神经解剖学家卡米洛·高尔基（Camillo Golgi，1843~1926年）对神经组织构造研究的贡献，奠定了神经解剖学的基础。1895年德国物理学家威廉·伦琴（Wilhelm Röentgen，1845~1923年）发现了X线，用X射线方法观察机体器官形态结构成为一种新的技术手段，产生了X线解剖学。随着电子计算机X线断层图（CT）和超声断层图的应用，对人体断面结构的研究提出了新要求，产生了用断层方法研究和表达人体正常形态结构及其基本功能的学科领域称断层解剖学。

在研究人体形态结构时，按某一局部为中心，如以头颈部、胸部、腹部、盆部、脊柱及上肢下肢为中心，探索人体各器官的位置关系，层次毗邻，排列规律，为人体疾病治疗提供形态学信息的学科称局部解剖学。出生后人体的形态结构在不断的发生变化，各不同年龄段之间有显著的差异。研究个体从幼年、少年、成年乃至老年的不同阶段，人体形态结构以年龄变化为特征的解剖学称年龄解剖学。

按临床医疗应用的需要去描述人体各器官的形态结构、毗邻关系及走行特征的学科称临床解剖学。其中包括应用显微外科手术技术的显微外科解剖学，以及为外科手术服务的外科解剖学。而用信息技术、数字化方法研究人体结构的新方法是诞生于大数据、信息化、数字化时代到来的新产物，称为数字解剖学。从文化和生物的发展角度研究人类产生、迁徙、人类体质和人类精神的学科称为人类学等。凡此种种，生命科学的许多分支学科领域追本溯源均来源于人体解剖学。

中国解剖学发展史 春秋战国时期（公元前300~前200年），《黄帝内经》首次出现“解剖”二字：“若夫八尺之士，皮肉在此，外可度量切循而得之，其尸可解剖而视之……”。公元16年，史书有王莽令太医尚方与巧屠一起“解剖”被处死刑者公孙庆的尸体，不仅度量其五脏而且“以竹筳导其脉，知其始终……”。之后，宋慈（1247年）的《洗冤集录》和王清任（1786~1831年）

的《医林改错》中对解剖的陈述更加明确。

新中国成立后，中国的解剖工作者以自编教材为切入点，提高了教学载体的质量。20世纪发明的电子显微镜技术、电子计算机技术、内镜技术、多媒体技术、虚拟解剖技术、组化技术、数字解剖与塑化技术等新科学技术的高速发展，带动了解剖学科的跨越式进步。使对人体的形态结构观察由宏观到微观、由微米到纳米，从二维到三维，从静态到动态，使对人体奥秘的探索从细胞到分子，形成了认识上的新跨越。

鉴于人体解剖学教材、临床各学科教科书和临床各相关学科应用的有关解剖学数值均使用外国人资料的状况，中国的解剖学专家们经过六十余年的努力，开展中国人体质调查研究，整理人体形态结构的正常数值——中国人解剖学数值，形成了中华民族自己的体质和解剖学数据库，改变了沿用外国人数据的历史，为医学、生物学、人类学和民族学等学科以及工业、国防、体育、艺术和教育等领域提供中国人体质和解剖学数值。

（柏树令）

jiěpōuxué míngcí

解剖学名词（term of anatomy）

描述人体形态结构的专用名词。用以确定和规范人体结构的命名。早在1895年由解剖学家们制定了第一套解剖学名词，即巴塞尔解剖学名词（BNA），以拉丁语系为基础，将解剖学名词规范化，使解剖学术语统一化、国际化。现在教科书中出现的拉丁语解剖学名称，主要出自BNA。1933年英国出版了伯明翰修订本（BR）《解剖学名词》，对BNA版本的名称作了修订，尤其把BNA的拉丁语改为英文，如上肢，BNA为extremitas superior，BR修订为upper limb。1936年法国的解剖学家将一些人体方位术语设计得既适于人体解剖学，又适于动物学，产生了耶纳解剖学名词（JNA）。1950年在英国牛津召开的第5次国际解剖学家代表大会上，国际解剖学名词委员会（IANC）宣告成立。1955年IANC在法国巴黎通过了一份新的解剖学名词（PNA），因其具有权威性，简称为解剖学名词（NB），并于1956年出版，限定了5640个名词，其中4286个来自BNA，所以对大部分名词，维萨里（A. Vesalius，1514~1564年）仍以拉丁文表示。其后IANC分别于1960年（纽约）、1965年（德国维斯巴登）、1970年（列宁格勒）、1975年（东京）和1980年（墨西哥城）召开委员会对名称进行修订。修订的更新版分别于1961年、1966年、1977年和1983年出版发行，成为国际解剖学名词的权威著作。

1954年，中国解剖学界专家参照国际解剖学名词，编撰了《人体解剖学名词》，由人民卫生出版社出版发行。1982年对其进行了较大的修订，改称《中国人体解剖学名词》（NAS），由上海科学技术出版社出版发行。1991年中国全国自然科学名词审定委员会（现更名为全国科学技术名词审定委员会，简称国家名词委）再次组织解剖学专家，对《人体解剖学名词》以汉、英、拉丁对照方式，重新编撰，形成了以人体器官系统为格局的《人体解剖学名词》新版著作，由科学出版社出版发行。从2009年起，由国家名词委对《人体解剖学名词》进行重新编撰。设计了名词、英文和名词解释对照的新格式。2014年由科学出版社出版了第二版中国《人体解剖学名词》。

（柏树令）

jiěpōuxué shùyǔ

解剖学术语（anatomical term）

阐述人体器官的位置，毗邻关系及其所在轴、面和运动等规范用语。为正确描述，建立了解剖学姿势这一国际通用描述人体结构的标准。不论活人或尸体，不论其处于何种体位，一律按解剖学姿势描述。

解剖学姿势　人体直立，双眼平视正前方。双足并拢，足尖向前。双上肢下垂于躯干的两侧，掌心向前。在描述人体结构位置关系时，不论被观察者、尸体、标本、模型处于仰卧位、俯卧位、侧卧位还是倒立位，或只是躯体的一个部分，一律按解剖学姿势加以描述。

人体的轴　描述人体结构时所用的三维虚拟轴线，即垂直轴、矢状轴和冠状轴。①垂直轴：上至头部，下至足底与地平面相垂直的轴。②矢状轴：自人体背侧至腹侧。又称背腹轴。在前后方向，与垂直轴呈直角的轴。③冠状轴：又称额状轴。左右方向与地平面平行的轴。该轴分别与垂直轴和矢状轴垂直。

人体的面　描述人体结构时所用的假想或真实切面，包括矢状面、冠状面和水平面。①矢状面：为前后方向将人体分为左右两份的剖面，与地平面垂直。经过人体正中线将人体分为左右对称相等两半的平面，称正中矢状面。②冠状面：是将人体分割为前、后两部分的切面，与水平面和矢状面垂直。③水平面：即横切面，将人体分为上下两部，且与地平面平行，与矢状面和冠状面垂直（图）。

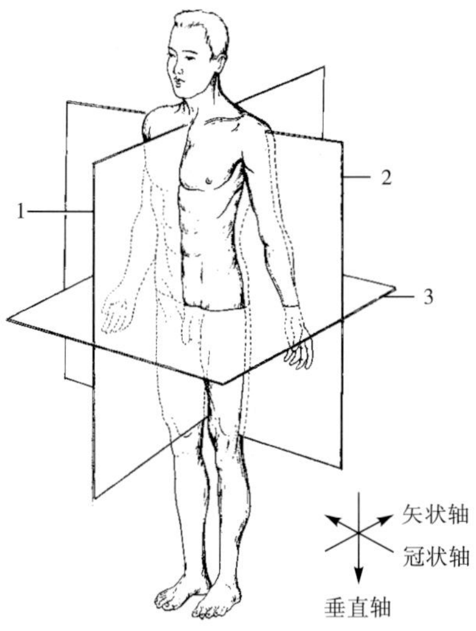

图 人体的面

1.正中矢状面 2.冠状面 3.水平面

方位术语 用于表达人体结构相对位置关系的统一规定的专用术语。①上、下：描述人体器官结构与颅顶和足底间的位置关系用语，近颅者为上，近足者为下。如鼻位于口的上方，眼的下方。比较解剖学常以颅（头）侧和尾侧描述四足动物。②前、后：距人体腹侧面近者为前或腹侧，距人体背侧面近者为后或背侧。③内侧、外侧：距人体正中矢状面近的部位为内侧；距离远者为外侧。例如眼位于鼻的外侧、耳的内侧。④内、外：描述空腔器官的术语，近内腔者为内，远离内腔者为外，应注意与内侧和外侧相区别。⑤近侧、远侧：描述四肢结构的术语，近肢根者为近侧，近手或足者为远侧。⑥（上肢）尺侧、桡侧，（下肢）胫侧、腓侧：分别与上肢和下肢的内侧和外侧相对应。⑦其他：垂直、水平和中央等术语，与一般概念完全相同。左右：指被观察人体自身的左右方位。

（柏树令）

biànyì

变异（variation） 生物体子代与亲代以及子代个体之间发生的差异。人体解剖学里描述的器官形态、构造、位置、大小及其血液供应和神经配布均指正常状态，虽然总体上基本相同，但仍有区别。因个体的家族遗传、发育情况、营养状况、职业特殊性、饮食习惯、家居与生活环境的影响，都会影响到体质的不同。从而使每个人的身高、胖瘦、身体质量以及器官的形态出现差异，甚至一些人会产生变异和异常现象。正常人体解剖学体质调查数据，包括器官形态、结构、大小、位置、距离及其神经与血管的分支、配布等均为正常。这些数据在统计学占50%以上。其所测得的正常值并非是100%完全一样。有些与大多数不同，偏离正常范围，但差别并不显著的，称为人体器官和结构变异。出现变异者在统计学上占50%以下。而一些罕见并离正常范围较远，统计学上出现率极低的，称为人体器官和结构异常或畸形。变异与异常产生的原因：①环境条件的改变通常只引起表型的变异，此类变异不遗传。②在强烈理化因素影响下基因突变和染色体畸变。③在有性生殖过程中因同源染色体的随机分配和非同源染色单体之间的交换过程中产生的基因重组。后两类变异属能遗传的变异，是生物进化和新品种产生的源泉。

（柏树令）

jīxíng

畸形（malformation） 由非正常的胎儿发育或伤病所致器官结构的遗传缺陷。人体形态从发育伊始就受基因的调控。人体发育从受精卵开始。受精卵携带来自于父母的基因。如果受精卵在最初几次细胞分裂增殖时期，某种因素的作用造成染色体不分离，可产生嵌合型染色体数目畸变及相应的畸形。胚胎12～32个细胞的桑椹胚期，如果某种因素将染色体从细胞间分开，则可形成同卵孪生儿，分离不全则产生联体畸形。胚3～4周，为神经胚期，以中枢神经系统发育为主。受损时易导致神经管畸形，如全前脑畸形、独眼畸形、人鱼体畸形、无脑儿、脊柱裂和脑脊膜膨出等。至胚2个月时，胚胎各器官基本发育成形。此时，对致畸物的耐受力仍很弱，最易受损，发生广泛而严重的畸形，如胚36天前受损，可发生唇裂，可伴腭裂。6周前受损发生严重并指、心房或心室间隔缺损、膈疝、肛门闭锁等。8周前受损可发生十二指肠闭锁、鳃窦或囊肿。此时泌尿生殖器官也分化成两个系统。生殖系统分化出睾丸或卵巢，分成男或女。受损则产生泌尿生殖系统畸形。各种内分泌器官也在此期发育，此时给孕妇口服放射性核素碘检查甲状腺，常可致胎儿甲状腺损伤而功能减退。严重的损伤可致胎死而流产。

胚胎第3个月各主要系统器官均已建立并趋完善，对致畸物产生抵抗力，畸形发生较少。有些器官仍处分化成形期。如胚10周前受损，可致双角子宫、脐膨出、梅克尔憩室、肠旋转不全等畸形；12周之前胚胎受损可发生尿道下裂等。孕中晚期，各器官形态结构已基本发育完成，受损后，不再产生畸形。但眼、脑、性腺等这些在孕期仍然发育着的器官，受损仍可发育不全或出现畸形。致畸因素：①遗传和环境：环境中的一些物质可以造成胎儿畸形。如辐射、X线、放射性核素、外源性离子辐射等。其他包括病毒和感染，诸如风疹病毒、巨细胞病毒感染、水痘及单纯疱疹B等均可致畸，致残障。②化学药物：使胚胎本身产生内在缺陷，构成组织器官发育，发生畸形。③物理因素：胚胎发育原本正常，但因受到外来机械力作用，使原来正常发育的组织、器官受压变形，出现畸形。

先天畸形的种类很多，主要类型分5种：①综合征型：如21三体可形成唐氏综合征。②联合征型：指一群或几种畸形同时存在，出现在同一个体中。畸形联合。③变形症型：外来机械力作用产生的变形，如踝内收、胫骨扭曲等。④阻断症型：指胚胎或胎儿本身无内在缺陷，系发育中胎儿体外的一些因素如羊膜带或体内血栓形成等，使组织、器官的发育障碍，造成畸形。⑤序列征型：在某种因素影响下胚胎发育不良，先产生一种畸形，继而进一步导致相关组织、器官的一系列畸形。例如皮埃尔·罗班（Pierre-Robin）综合征，开始为畸形小下颌，舌被迫向后向上移位，致使腭板不能正常闭合，发生呼吸道受阻，出现一连串畸形。畸形的预防措施有进行婚前检查、开展遗传咨询、加强孕妇保健等。早期诊断及早期治疗会减少畸形儿产生。

（柏树令）

jiěpōu biāoběn zhìzuò

解剖标本制作（preparation of specimen） 将整体或部分尸体与器官，按教学和科研要求，经科学加工处理，显示其特定结构的全貌或部分形态特征的技术方法。可以保存，供长期教学、科研和展示使用的技术方法。解剖标本制作包括骨与关节标本、软体器官标本、血管铸型标本、器官透明标本、人体塑化标本和X线造影标本等。

骨与关节标本制作　①将骨骼进行消毒，漂洗漂白，干燥，采用串接、人工连接等方法制成人体骨架。②用分离、锯切、人工雕凿等方法制作特殊标本，如内耳的雕刻和锯切标本。③截取含有一个或几个关节的尸体局部，解剖去除肌等“软组织”，保留关节囊和与关节相关的韧带和肌腱，制成关节标本。

软体器官标本制作　包括肌、内脏器官、心血管、脑、脊髓等标本。选择新鲜或甲醛液固定的尸体取材，经解剖修正，适当人工造型，显示其形态学特征，涂胶干燥，放入装防腐液瓶内或放入固定液及透明液中，永久保存。中空性器官，包括胃肠等可在器官内加填充物，以还原其体内原形，干燥后取出填充物制成干制标本。

血管铸型标本制作　显示管道分布及微细管道联系。铸型材料有液体橡胶、液体塑料、有机玻璃单体、低熔点金属（如铅）等。灌注及铸型成型后，用化学或物理腐蚀方法除去软组织，保留聚合固化的铸型材料，即可显示管道的走行特点、相互联系和供应支配区域等。

器官透明标本制作　显示器官内部结构与结构间相互关系，用透明法处理器官或组织，观察器官的内部结构。而对不同组织，经特殊染色后再透明，则会使器官内的不同组织结构特点及其间立体毗邻关系更为清楚。

人体塑化标本制作　利用高分子化合物替换人体标本内的水分，进行塑化处理后，标本不会腐烂，便于加工和造型，有利于科技普及和教学与科研工作。

X线造影　将造影剂注入人体管道内，使其充盈到一定程度，拍摄X线片，以获取管道结构正常（异常）的影像学证据，如硫酸钡灌肠，显示结肠与直肠。将造影剂注入静脉，造影剂可到达胆道或肾，使胆囊或肾盏、肾盂及输尿管显影。钡剂造影是最常用的X线造影法。

（柏树令）

shītǐ bǎocún

尸体保存（preservation of cadaver） 通过物理和化学方法，抑制或杀灭微生物的生长繁殖，防止组织自溶、避免尸体腐烂和组织破坏、促使蛋白质凝固，使尸体得以长期保存的过程。中国马王堆汉墓出土的湿尸，保存两千余年而不腐烂。肌肉柔软，内脏完好，胃内尚有死前吃的甜瓜籽，血管和皮肤仍有弹性。证明尸体的防腐只要措施得当，方法科学是可以做到的。隔绝空气、木炭吸水、药物作用三者合一为古尸长久保存的秘诀。现代最常用的防腐固定液为40%甲醛（福尔马林）、95%乙醇（酒精）、甘油（丙三醇）、苯酚（石炭酸，晶体酚）等加水制成不同浓度的水溶液。它们既可单用，又可不同比例混合应用，依照尸体保存要求而定。

尸体灌注是尸体保存的常用方法，将防腐固定液从动脉注入尸体，灌注时可以切开静脉放血以加大防腐液的灌注量和效果。通常灌注量为体重的10%~15%。灌注压力相当于成年人血压的收缩压或更高。最经典的灌注液构成比例为甲醛4%（或10%福尔马林）、乙醇10%、甘油10%、酚3%，灌注后冷冻保存较好，也可放浸泡液中。尸体浸泡液中含液状石蜡，不同浓度甲醛（4%~10%）或不同浓度的酚（2%~

3%)，浸泡液的成分依据对尸体的要求而定，可以加入染料或改变配方。新鲜尸体研究血管结构及走行可用液态乳橡胶、液体塑料、有机玻璃单体或球磨铅粉等进行血管灌注。

为减少环境污染和对实验人员的危害，人们探索了一些新配方，其效果评价依据：①是否达到保存尸体永不腐烂。②是否达到对人体和环境污染最小。③防腐效果确实的原则下经济成本最低。

duàncéng jiěpōu fāngfǎ

断层解剖方法（section anatomical method） 依据学习和研究目的，借助人体切片技术，研究和探索人体正常断面形态结构的方法。影像医学的发展，使断层解剖学成为一门独立的学科。

（柏树令）

réntǐ sùhuà jìshù

人体塑化技术（plastination）利用高分子化合物对人体标本进行脱水后渗透塑化，达到标本长期保存的技术。包括硅橡胶浸渍技术，多聚乳胶包埋技术，环氧树脂透明技术和聚酯树脂组织切片技术，由德国海德堡大学解剖研究所Gunther von Hargens博士于1978年发明。

原理 经过该技术处理，使人体组织内的水和脂质为硬聚酯代替，从而使标本达到类似塑料的性状。由于标本经过处理、干燥、无毒、无味、耐用持久，故是尸体保存和教学标本制作的一项广泛应用的技术。

方法 生物塑化的基本方法包括：固定、脱水、真空浸渍和硬化处理。

固定 生物标本防腐固定液用5%～20%甲醛（福尔马林），经动脉灌注固定，时间依标本大小而定，在2周至2个月之间，人体的四肢与躯干标本固定以半年为佳。脑固定应在一年以上。为了显示脉管系统，可在固定前经血管系统注入环氧树脂。

脱水 用乙醇（酒精）逐级脱水，标本完全脱水后再用丙酮、二氯甲烷等中间剂完全置换出人体标本中的乙醇，在室温下脱水与脱脂同时完成。生物塑化标准的脱水方法是冰冻置换，用丙酮做脱水剂和中间剂。冰冻置换即丙酮预冻（-25℃1周）→流水冲洗（48小时）→标本预冷（48小时，4℃）→标本入丙酮液中（4级丙酮液脱水）。前3级脱水时间均为1周，第4级两周。冰冻置换温度在-25～-35℃之间，太低处理速度太慢，在-70℃时冰冻置换则完全停止。

真空浸渍 在低压或真空状态下，促使具有挥发特点的中间剂自动形成气泡自组织细胞内释出，同时组织与细胞内产生的负压，引导塑化剂进入组织与细胞内，填补了中间剂释出所遗留的空隙。浸渍时间长短与标本体积成正比，一般大体标本浸渍过程分4个阶段，每阶段标本浸渍用4天。第一阶段压力控制在50mmHg左右，第二阶段控制在15mmHg左右，第三阶段控制在5mmHg左右，第四阶段控制在0mmHg以下，直至压力降至-50～-60mmHg。丙酮或其他中间剂在负压或真空状态下，可产生气泡冒出。随着压力的逐步降低，出现单个气泡不断产生并不断冒出，为压力合适的一种常用判断指标。当1分钟冒出的气泡少于6个时，表明浸渍过程结束。在整个标本浸渍过程中，压力调节是关键。依据单位时间产生的气泡数调节压力，每半分钟内产生气泡总数10～20个为标准，超过20个要作升压调节，低于10个要用降压调节。

硬化处理 塑化剂液态时为高分子化合物的单分子存在，当聚合反应发生时，分子结构中的双键打开，形成共价键，产生高分子多聚化合物，聚合作用使其由液态转变为固态。一般用真空浸渍的生物标本在室温条件下聚合、硬化。还可以用气体硬化方法促其硬化。

（柏树令）

réntǐ fēnqū

人体分区（region of human body） 为描述人体各个部位规范化，将人体分成不同区域。熟悉人体的分区，对于人体不同区域的器官疾病症状的描述及临床病历的书写标准化有重要意义。

按《中国人体解剖学名词》（上海科学技术出版社1982年出版）将人体分成9部83区。依次为：①头部6区：顶区、额区、颞区、耳区、乳突区、枕区。②面部8区：眶区、眶下区、鼻区、口区、颧区、颊区、腮腺咬肌区、颏区。③颈部11区：下颌下三角、颈动脉三角、下颌后窝、肌三角、锁骨上大窝、锁骨上小窝、颈后三角、枕三角、胸锁骨乳突肌区、斜方肌区、项部。④胸部7区：胸骨区、锁骨下窝、锁骨胸肌三角、胸肌区、乳房区、乳房下区、腋窝。⑤腹部9区：左季肋区、右季肋区、腹上区、左腰区、右腰区、脐区、左腹股沟区、右腹股沟区、腹下区。⑥背部6区：脊柱区、骶区、肩胛区、肩胛下区、腰三角、腰区。⑦会阴2区：肛区、尿生殖区。⑧上肢13区：三角肌区、臂前区、臂后区、肘窝、肘前区、肘后区、前臂前区、前臂后区、腕掌侧区、腕背侧区、手掌、手背、手指。⑨下肢21区：臀区、臀沟、股三角、股前区、股后区、股内侧区、股外侧区、膝前区、腘窝、膝后区、小腿前区、小腿后区、小腿内侧区、小腿外侧区、腓肠区、踝前区、踝后区、足背区、足底区、跟区、趾（图）。

（柏树令）

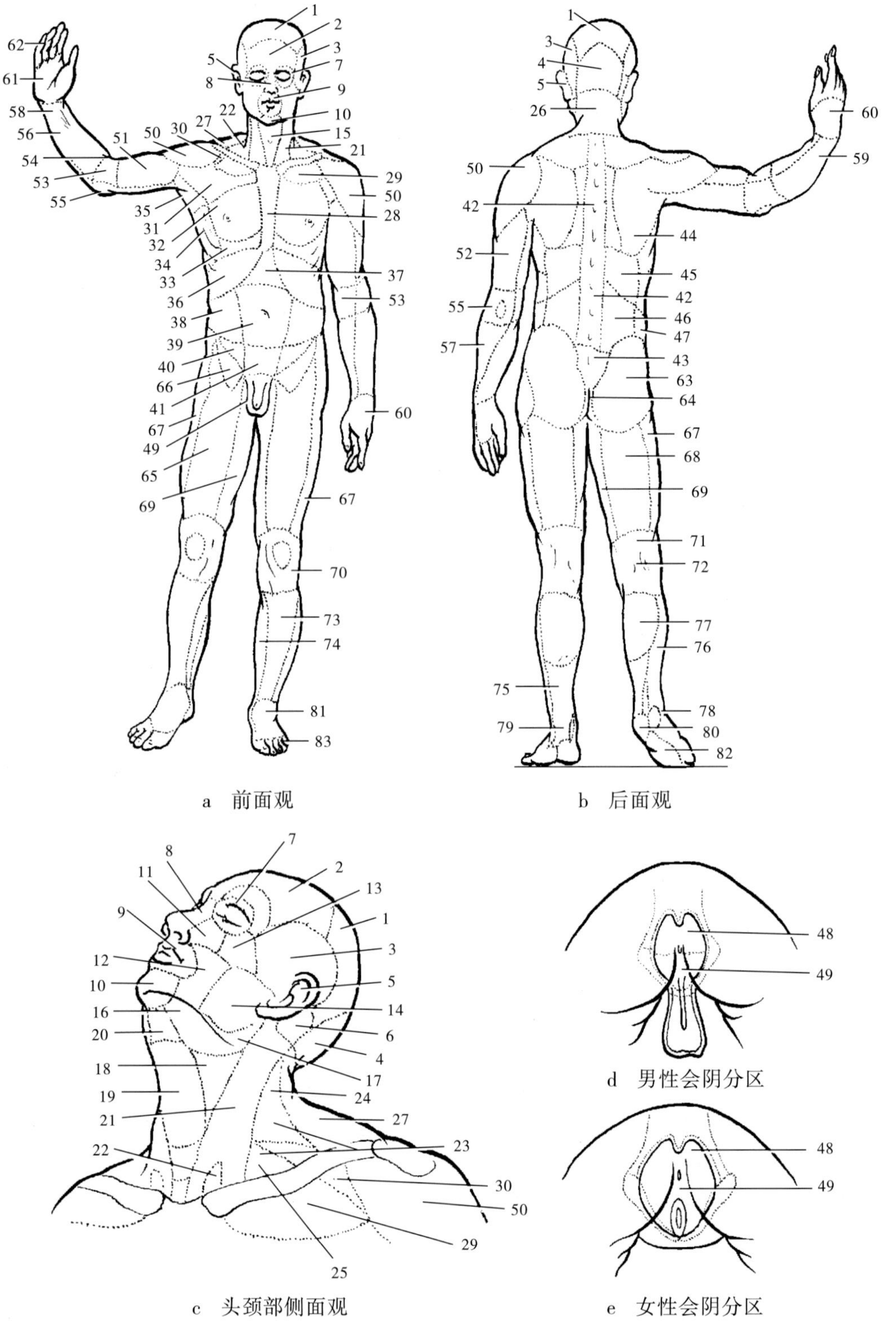

a 前面观

b 后面观

c 头颈部侧面观

d 男性会阴分区

e 女性会阴分区

图 人体的分区

1.顶区 2.额区 3.颞区 4.枕区 5.耳区 6.乳突区 7.眶区 8.鼻区 9.口区 10.颏区 11.眶下区 12.颊区 13.颧区 14.腮腺咬肌区 15.颈前区 16.下颌下三角 17.下颌后窝 18.颈动脉三角 19.肌三角 20.颏下三角 21.胸锁乳突肌区 22.锁骨上小窝 23.颈外侧区 24.枕三角 25.锁骨上大窝 26.项部 27.斜方肌区 28.胸骨区 29.锁骨下窝 30.锁骨胸肌三角 31.胸肌区 32.乳房区 33.乳房下区 34.腋区 35.腋窝 36.季肋区 37.腹上区 38.外侧区 39.脐区 40.腹肌沟区 41.腹下区 42.脊柱区 43.骶区 44.肩胛区 45.肩胛下区 46.腰区 47.腰三角 48.肛区 49.尿生殖区 50.三角肌区 51.臂前区 52.臂后区 53.肘前区 54.肘窝 55.肘后区 56.前壁前区 57.前臂后区 58.腕前区 59.腕后区 60.手背 61.手掌 62.手指 63.臀区 64.臀沟 65.股前区 66.股三角 67.股外侧区 68.股后区 69.股内侧区 70.膝前区 71.膝后区 72.腘窝 73.小腿前区 74.小腿内侧区 75.小腿后区 76.小腿外侧区 77.腓肠区 78.踝前区 79.踝后区 80.跟区 81.足背区 82.足底区 83.趾

zhōngguó de jiěpōuxué jiàoyù

中国的解剖学教育（anatomical education of China） 在中国的国情下，人体解剖学人才培养的理念、体制、技术和方法。中国解剖学教育大体分两个阶段。1966年以前，随着新中国的成立，百废待兴，全盘引进苏联的教学模式，解剖学引进了童可夫主编的解剖学教材，从西方国家归来的解剖学家，引进了美英等国的教材和教学理念。以人体的系统为中心，进行理论授课和实习指导。实验课以尸体解剖为主，绘图作业，强调“三基三严”教学法，大体与神经解剖总的教学时数在200学时左右。标本结构认证考试占20分~30分，笔试占70分~80分，学期末一次考试定乾坤。随着时间推移，将教材引进与自编教材结合，提倡精讲多练，重视动手能力培养，教材逐渐变薄以减轻学生负担。第二阶段是在1980年以后，恢复高考制度，中国进入了改革开放新阶段，1987年中国解剖学会召开了全国解剖学电教片交流会，交流了教学软件73部，电视片63部，教学电影7部，教学幻灯片3套，评选并表彰了20部优秀电教片。解剖学教学逐步走向正规化、规范化和标准化方向。1999年和2002年分别在昆明和广州召开了中国解剖学会解剖学电化教学技能研讨会及多媒体课件的制作与整合式教学研讨。此后几乎每年一次的解剖学教学改革研讨会通过竞标择址的方式产生承办单位，结合当年的解剖学教学改革热点问题，如：以问题为中心教学，以病例为中心教学，研究式教学，案例分析教学，系统为中心教学，以器官为中心的“一条龙”教学，数字解剖教学，数码互动解剖教学，计算机模拟虚拟教学改革，临床应用解剖学教学，形态学科整合式教学改革，双语教学改革，外语授课改革，教学质量鉴定与体系评价，教考分离方法交流，考题评价与学生监督，大学与大专的解剖学教学改革等。教学方法改革，培育尊重尸体、改善解剖教学环境、开展人文关怀、融德育与智育于解剖教学全过程等，进行了许多有益的探索，对于如何按国情办事，因地制宜、因势利导、因材施教，不断提升教学质量和改革水平做了大量的工作。

教学载体的建设 随着教学改革的不断深入，一支数量较多，人才济济，队伍庞大的解剖教师队伍已经形成，在国家改革开放过程中，采取“走出去，请进来”的方式培养了一批与国际先进解剖学教学与科研相接轨的学术带头人，在国际解剖学界有了自己的话语权。解剖学图谱与教材建设大发展，一些图谱和大挂图已向国外出口，提高了中国解剖学的知名度。教材建设突飞猛进，按着学制的不同，已将五年制本科与八年制学生的教材分开。五年制本科目前已出了第8版，八年制教材已出了第2版。使教学载体更趋完善，更加中国化。与其相配套的多媒体课件由中国人自己制作，已达到与国际先进水平相接轨的要求。

期刊与网站建设 解剖学专业期刊包括《解剖学报》《解剖学杂志》《解剖学研究》《中国临床解剖学杂志》《神经解剖学杂志》《中国组织化学与细胞化学杂志》《解剖科学进展》《中华解剖与临床杂志》《四川解剖学杂志》等共9种，各期刊都相应地安排了解剖学教学与改革的学术交流栏目，不同教学方法和举措在栏目中展示，互相交流，百家争鸣，扬长避短，互为借鉴。中国解剖学会网站开设了学术研究、教学资源、解剖图片、解剖视频片等14个1级栏目。解剖学网站的开通可随时将解剖教学改革举措的新手段、新信息、创新点及时通报全国同行。

解剖学精品课 国家实施精品战略，把解剖学教材中，将质量上乘，水平较高的教科书规定为国家规划教材，并将制作的相关CAI课件或视频选为精品教材和精品课件等。作为引领模板，网上公开视频，推行质量第一，实现精品共享的举措。

学术年会 中国解剖学会每次学术年会都设有教学分会场，由教育工作委员会负责组织和主持。这种每年一次的全国性会议交流又渗入了教学研究工作和一定成分的科学研究内容，为全国的教学改革建模、打样，保驾护航，引领方向。同时与来自国内外的解剖学教育家互相交流，牢牢把握了国际解剖学教育与教学改革的大方向。

（柏树令）

xìtǒng jiěpōuxué

系统解剖学（systematic anatomy） 以人体运动、消化、呼吸、泌尿、生殖、脉管、感觉器、神经和内分泌等系统阐述各个器官的形态结构、毗邻关系、发生发育及变异与功能的医学基础学科。又称描述解剖学。是医学基础课程中一门重要的学科。从受精卵到人，个体发生经历了复杂的过程，涉及卵裂、干细胞分化与增殖、内细胞团的形成与分化，3胚层发育成人体的各个器官和系统，从而构成受精卵→胚→胎→新生儿的全过程。人体各器官系统形成后，虽然每个系统均有其特殊的形态结构和功能，但它们之间互相依赖，不可分割，形成一个完整的有机整体。在神经系统的统一调控下，完成各自的功能活动。因此，早期的解剖学如《人体解剖学》和《正常人体解剖学》，其学科内涵与教学运作均以系统解剖学为基础，只是在局部解剖学发展到一定程度与系统解剖学呈现出明显的差异之后，人体解剖学才被分为系统解剖学与局部解剖学两门课程。中国的系统解剖学是从1992年郑思競主编《系统解剖学》教材正式命名的，可以看出，学科的发展是系统解剖学产生的源泉。

内容　系统解剖学是人体解剖学的重要分支，通常依据形态结构和生理功能将人体的器官结构分为9个系统。

运动系统　支持人体完成各种运动的器官系统，由骨、骨连结和骨骼肌组成。人体运动器官中骨、关节和肌在神经系统的统一协调下的相互配合、协调合作赋予了人体的支持、保护和劳动的能力，是人类认识自然、适应环境，创造性劳动的基础。

消化系统　人体将摄取的食物进行消化，吸收营养物质，并将食物残渣排出体外的系统。该系统由消化器官组成，含消化管和消化腺。消化管分为口腔、咽、食管、胃、小肠和大肠。消化腺分为大消化腺和小消化腺，前者包括口腔腺（唾液腺）、肝和胰；后者包括胃、肠等消化管壁内的许多小腺体。消化系统不但是人体摄取各种营养物质为身体所利用的重要系统，而且具有重要的内分泌功能，消化管壁内的神经丛有肠脑之称。

呼吸系统　执行肺通气，介导空气与血液之间气体交换的系统，由呼吸器官组成。呼吸器官包括呼吸道和肺，呼吸系统的主要功能是进行气体交换，即吸入氧，排出二氧化碳。此外呼吸系统的一些器官还有发音、嗅觉、协助静脉血回流入心等功能。

泌尿系统　以尿液的形式排出机体新陈代谢过程中产生的非蛋白氮等废物和多余的水，保持机体内环境平衡和稳态的系统。由泌尿器官肾、输尿管、膀胱和尿道组成。肾产生尿液，输尿管输送尿液至膀胱，膀胱储存尿液，尿道排出尿液。

生殖系统　繁衍后代、分泌激素，形成并保持第二性征的系统。包括男性生殖系统和女性生殖系统，均由内生殖器和外生殖器构成。内生殖器包括生殖腺、生殖管道和附属腺体，外生殖器为两性交接的器官。

脉管系统　人体内封闭的连续管道系统，血液和淋巴液在管道内循环流动，包括心血管系统和淋巴系统。其主要功能是维持人体新陈代谢的正常进行。人体产生的激素也通过脉管系统输送到相应的靶器官，发挥调节作用，从而保证机体内环境的平衡和稳定。

感觉器　机体的感受器及其辅助结构的总称，泛指机体的特殊感觉器官，是人类探索世界和认识世界最初步的器官。感受器指感受某种刺激而产生兴奋的结构。感受器分为3类：内感受器、外感受器和本体感受器。感受器广泛分布于身体各部，感受机体内、外界环境的改变，接受相应的刺激后，通过换能作用将物理或化学刺激转化为神经冲动，再沿神经传导通路传至大脑皮质，产生各种特定的感觉。

神经系统　主导、调节和控制人体各系统和器官的功能活动，包括中枢神经系统和周围神经系统。中枢神经系统由脑和脊髓构成，周围神经系统包括脑神经、脊神经和内脏神经。神经组织是神经系统的基本组织，由神经元（神经细胞）和神经胶质细胞组成。神经系统的主要功能是将人体接收的内环境和外环境的各种信息转变为神经冲动，经脑和脊髓各级中枢的整合，在内分泌系统和免疫网络的共同参与下，通过神经控制来调节机体各器官系统的功能活动，保证生命活动的正常进行。

内分泌系统　由内分泌器官和内分泌组织组成。前者作为腺体独立存在，因为没有分泌物（激素）的排泄管道，所以又称无管腺。其分泌物直接进入腺周的血管及淋巴管到人体各部，通过细胞间通讯发挥作用。内分泌组织诸如胰岛、间质细胞、卵泡及黄体，以及分布广泛的人体嗜铬系统。人体的神经系统、内分泌系统和免疫网络构成人体内环境稳态的主要调节系统，它们之间既相互统一、相互依赖、相互协调又相互制约。

认识原则　系统解剖学是一门形态学科，在学习时必须以认识与掌握形态特征为主，应该运用进化发展的理念，形态与功能相结合的方法，局部与整体统一的思维和理论联系实际的观点去认识与研究人体的形态构造，这样才能正确地、全面地认识人体的形态。

进化发展的理念　人类是由低等动物发展而来的，人体形态结构仍保留着许多低等动物，特别是与人类较接近的脊椎动物的痕迹。故研究各种脊椎动物的形态特征对学习人体解剖学有很大

帮助。从受精卵发展到人的成体形态既反映了动物由单细胞发展到多细胞，由无组织器官发展到有组织器官系统的分化；又反映了由无脊椎动物发展到脊椎动物，由低等动物发展到人的过程。反映了种系发生的过程。虽然在人的个体发生过程中，并没有经过鱼、两栖动物、爬虫类的阶段，但这的确是反映了类似的过程。在人体形态上有时出现一些变异或畸形，从种系发生或个体发生的规律观察，这些异常或为返祖现象或因胚胎发育缺欠。现代人类仍然是在不断发展的，人出生以后也在不断进步，不同年龄、不同社会生活、劳动条件等对人体形态的发展均有影响。不同性别、不同地区、不同种族的人，以至于每一个体都会有差异，这些均可从解剖学上找到证据。

形态与功能相结合的方法 人体的形态与功能是相互依存，互相影响的。一定的器官构造表现一定的功能，如眼司视、耳管听，其形态结构都适应于保证视觉和听觉功能的实现。功能的改变可引起相应的形态变化。如加强锻炼可使肌肉发达，长期卧床，可使肌肉萎缩、骨质疏松。儿童时代的坐立姿势不正确或负重劳动，可产生脊柱畸形。

局部与整体统一的思想 人体是统一的整体，由诸多器官和系统组成，又可分为若干局部。各器官系统虽然都有其特殊的形态与功能，但都是整体的一部分，互相依存，不可分离。注意各系统器官或局部在整体中的地位，掌握它们的内在联系，从整体的角度理解局部，把局部放在整体中考量，从而更深刻地认识局部。

理论联系实际的观点 学习解剖学的目的是为了应用，是为学习医学的理论与实践奠定基础。因此必须重视人体形态结构的基本特征，必须注意与生命活动密切相关的形态学特点，必须掌握与疾病相关的器官结构的形态特征。

认识方法 ①宏观认识人体结构——用尸体解剖方法。②认识器官微细结构——用组织切片法。③定性定量研究人体组织——用组织化学法。④人体体质量、体型、表面形态——用活体研究法。⑤器官与动作间的内在联系——用动作分析法。⑥人体器官的客观检查——用仪器研究法（如 CT、X 线、MRI 等）。充分利用这些方法的同时，在学习过程中将听、看、摸、想、联与用结合起来即听要清楚、看要仔细、摸要准确、想要动脑、联要结合临床、用要注重实践。牢记进行学习的原则是学以致用，而检验学习的标准为是否会用。

系统解剖学名词数量多、占医学名词总数的 1/3 还多，死记硬背必将枯燥乏味。百闻不如一见，形态科学的学习，要重视对尸体标本与模型的学习以加深印象，并学会运用图谱和联系活体结构，充分利用信息高速公路带来的全方位、立体化的声、光、电效应，从而将人体的形态结构学活，记牢，用好。

（柏树令）

yùndòng xìtǒng

运动系统（locomotor system）

支持人体完成各种运动的器官系统。由骨、骨连结和骨骼肌组成，起支持作用，构成人体运动的杠杆。骨连结（关节）是人体运动的枢纽。肌是运动的器官，其收缩与舒张过程为人体的运动提供动力。运动器官构成了人体的绝大部分，约占人体质量的 70%，许多神经和血管都走行在肌间隙、肌间隔和肌内，与骨骼在人体的配布具有密切的关系。人体的运动主要在四肢，故四肢肌特别发达，占人体全部肌质量的 80%。其中下肢具有支持人体质量的功能，故其肌肉远较上肢粗壮。人体丰隆匀称的外形是因肌包被在骨骼周围所致。骨的突起暴露于皮下，构成人体的体表标志，从体表上可触摸到，具有体表解剖标志定位等临床意义。运动是人体对不断变化的外界环境反应的一种主要方式，人体的各种动作都是在神经系统的统一调控下，附着于骨的肌肉收缩和舒张活动产生的结果。在神经系统的统一调控下，骨、关节和肌之间互相协调，彼此配合，对人体有支持、保护和运动等功能。

（应大君）

gǔ

骨（bone）

具有一定形态、构造，外被骨膜，内含骨髓，能进行新陈代谢和生长发育，并有修复和改建能力的器官。骨质地坚硬且富有弹性。因其所在部位和功能不同，形态结构亦有差异。人体全身 206 块骨借关节连结成骨骼，以维持体形、支持体重、保护和支持脏器、供肌附着并在运动中起杠杆作用。同时，骨也是钙的贮存器官，骨髓在幼儿时是主要的造血器官。研究骨的形态、功能及其发生、生长规律的学科为骨学。人体骨骼按部位分为颅、躯干骨和附肢骨 3 个部分（图 1，图 2）。

分类 骨按形态可分为 4 类：①扁骨：阔扁，呈弧形弯曲，如颅盖的顶骨等。②短骨：多呈立方形，除表层为密质外，内部为松质，可承受压力，起支持作用，如腕骨、跗骨等。③长骨：呈管

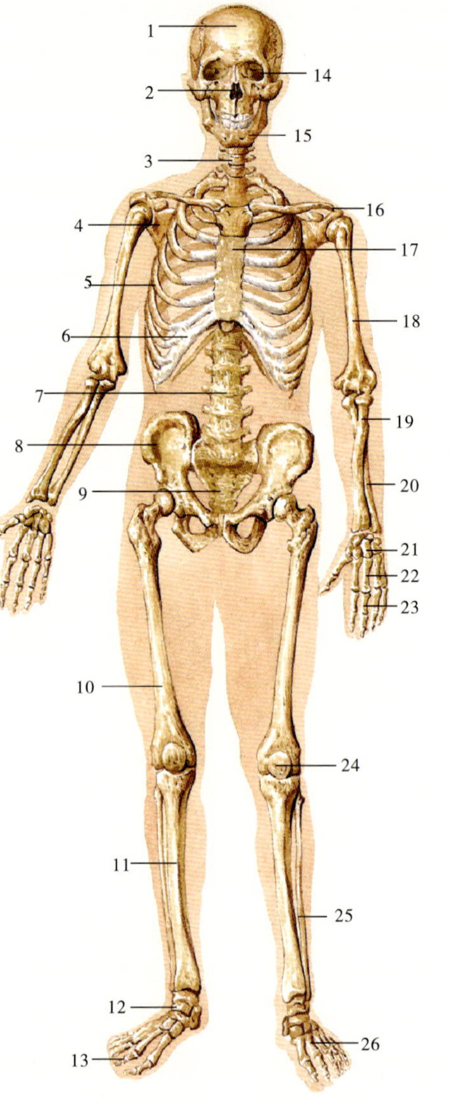

图1　人体骨骼（前面观）

1. 额骨　2. 骨性鼻腔　3. 颈椎　4. 肩胛骨　5. 肋骨　6. 肋弓　7. 腰椎　8. 髋骨　9. 骶骨　10. 股骨　11. 胫骨　12. 跗骨　13. 趾骨　14. 眶腔　15. 下颌骨　16. 锁骨　17. 胸骨　18. 肱骨　19. 桡骨　20. 尺骨　21. 腕骨　22. 掌骨　23. 指骨　24. 髌骨　25. 腓骨　26. 跖骨

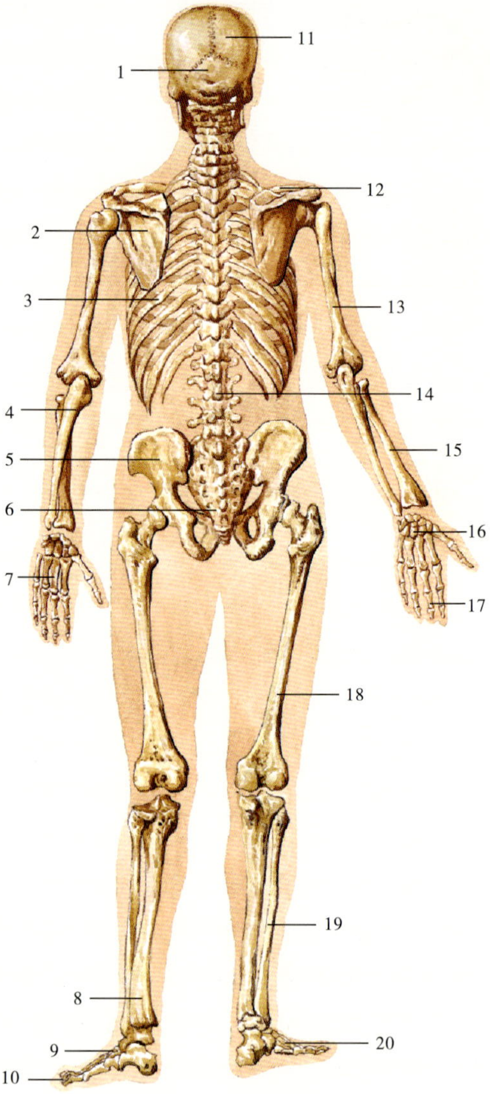

图2　人体骨骼（后面观）

1. 枕骨　2. 肩胛骨　3. 肋骨　4. 尺骨　5. 髋骨　6. 骶骨　7. 掌骨　8. 胫骨　9. 跗骨　10. 趾骨　11. 顶骨　12. 锁骨　13. 肱骨　14. 腰椎　15. 桡骨　16. 腕骨　17. 指骨　18. 股骨　19. 腓骨　20. 跖骨

状，具有一体两端，位于肢体的游离部。如肱骨、股骨等，运动中起杠杆作用。典型长骨中部稍细，称骨干。骨干中空，内含骨髓，称髓腔。长骨两端膨大，称为端。端的光滑关节面在活体覆以关节软骨。在长骨发育未成熟时，端未完全骨化，称为骺。骨干与骺相邻的部分称干骺端。④不规则骨：形状不规则，常有多种功能，如下颌骨、椎骨等。颅骨中含气腔隙的骨亦属不规则骨，又名含气骨，如额骨、蝶骨、筛骨、上颌骨内都有同名的窦。此外，发生于肌腱内的小骨块，称籽骨。籽骨多见于手掌面及足底面的肌腱中，髌骨是全身最大的籽骨，籽骨一般具有保护关节，增加润滑，改变肌牵引力方向的作用。如果在骨发生过程中，出现额外骨化点或散在骨化点，而至成年仍未融合，就形成额外骨块，称副骨，如距骨后突出现额外骨化点而形成独立的足三角骨和颅骨缝间发生的顶间骨。

形态结构　骨组织由骨细胞、胶原纤维和骨基质构成。骨质又分为密质和松质（图3）。

骨膜　由致密纤维结缔组织构成，被覆在关节面以外的骨表面。甚薄的结缔组织膜裱衬在髓腔面的，称为骨内膜。骨膜外层穿入骨质的粗大纤维束称穿通纤维

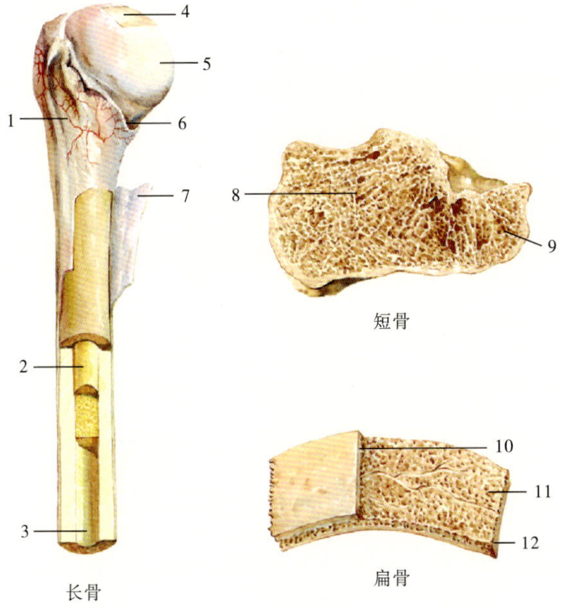

图3 骨的构造

1.滋养动脉 2.骨髓 3.髓腔 4.关节面 5.关节软骨 6.关节囊 7.骨膜 8.压力曲线 9.小梁 10.外板 11.板障 12.内板

[沙比（Sharpey）纤维]，有固定骨膜的作用，其内层的细胞可分化为成骨细胞和破骨细胞，对骨组织分别有修复和破坏吸收功能。

骨质　为骨的主要成分，密质在长骨厚而致密，由规则排列的骨板和骨细胞组成，抗压、抗扭曲力强。在短骨及长骨端表面仅有薄层密质，扁骨的密质可分为内板和外板，两者隔以松质构成的板障，如顶骨。松质主要分布于短骨及长骨的内部，构成交错排列的杆状或片状小梁，小梁之间的腔隙内含有骨髓。骨小梁的排列在生物力学上具有重要功能意义，即在人体不同部位，各骨骨小梁的排列均与其所承受的压力及张力的方向一致。

骨髓　充填于髓腔及松质的腔隙内，主要由网状结缔组织和多种细胞组成，并有丰富的血管分布。在胎儿及幼儿期，髓腔和松质腔隙内充满红骨髓，由网状结缔组织、血窦和不同发育阶段的血细胞及巨噬细胞等组成，主要功能是造血，清除衰老的血细胞和异物，并参与免疫反应等。自5～7岁起，从四肢长骨开始，髓腔内的红骨髓逐渐被脂肪组织所代替，称为黄骨髓。黄骨髓缺乏造血能力，但仍有造血潜能，一旦机体需要，能转变成红骨髓，恢复造血功能。25岁后，红骨髓仅存在于椎骨、胸骨、肋骨、锁骨、肩胛骨、髂骨以及肱骨和股骨近侧端的松质腔隙内。因而临床常行髂骨穿刺采样检查骨髓象来诊断疾病。

理化特性　骨的硬度与韧性是由其化学成分所决定的。骨的细胞间质含无机质和有机质两种成分。有机质占人体干骨重量的30%～40%，主要为骨胶原纤维和黏多糖蛋白（硫酸软骨素、硫酸角质、透明质酸），为骨提供韧性和弹性。无机质即骨盐，占骨总量的60%～70%，主要为碱性磷酸钙、碳酸钙、氟化钙和氯化钙等。骨盐在基质内的沉积保证了骨的坚硬度。若以稀酸脱掉钙盐，仅剩有机质，骨柔软而易弯曲。如果以煅烧去除有机质，留下无机质即成骨炭，虽然仍有骨的形态，但酥脆易碎。在人的一生中，骨的物理特性变化是其所含有机质与无机质两者比例变化的结果。小儿骨的有机质相对多，与无机质各占1/2，韧性大而硬度小，易变形，若有骨折，往往折而不断；成年人骨有机质与无机质的比例约为3∶7，比例最佳赋予骨头最佳的硬度与弹性；老年人相反，无机质的比例超过3/4，骨的有机质相对减少，脆性大而易折。壮年期的骨化学成分比例适中，硬度大而富有弹性，骨质坚韧。

发生发育　包括骨的起源，成骨的形式和衰老与老化等。骨起源于胚胎间充质，其发生和发育分为膜内成骨和软骨内成骨两种方式。

膜内成骨　颅顶骨和面颅骨以及锁骨都以膜内成骨方式骨化为骨。膜内成骨部位的间充质细胞先分化为成骨细胞，形成骨化点，产生骨组织的纤维和基质。钙盐逐渐与基质结合形成骨质，其外围的间充质分化为骨膜。骨膜下成骨细胞和破骨细胞的相互作用，由骨化点逐渐扩展成骨。以顶骨为例，其外层的成骨功能活跃，而内层的破骨过程亦较明显，随着脑的不断发育而使顶骨弯曲度有所改变，颅腔也随之增大，逐步达到成体顶骨的形态。

软骨内成骨　长骨、短骨及部分不规则骨的发生属于软骨内成骨。先由间充质形成相似的软骨雏形，继而在软骨中心出现原发骨化点，骨化过程由此向两端延伸，同时出现骨髓腔。在胎儿出生前后，有些长骨端又出现继发骨化点，即骺的骨化点。长骨的干与骺大部分骨化后，在骺与骨干之间保留一层软骨板，称骺软骨。正常情况下，骺软骨增长速度与其被破坏而骨化成骨的速度保持平衡，故骺软骨厚度相对恒定，长骨的长度即由此而不断增长。个体发育至一定年龄，骺软骨停止生长，完全为骨组织所代替，形成骺线，长骨不再增长（表）。骺端关节面的软骨不骨化，并终生保留，即关节软骨。而长骨靠骨膜内层的成骨细胞不断产生新骨，与此同时，髓腔内的破骨细胞使髓腔不断扩大。

动脉供应　供应骨的血管营养骨膜，并通过骨密质的孔营养骨质、骨髓等。长骨的动脉可分为滋养动脉、骺动脉、干骺端动脉。滋养动脉斜穿骨干滋养孔，

表　中国人附肢骨骨化点出现及长合时间

骨	骨化点			出现时间		长合时间（岁）	
	名称	数目	胎龄（月）	出生后（月/岁）男	出生后（月/岁）女	男	女
肱骨	上端					15~17	14~16
	头	1		出生~3个月	出生~2个月		
	大结节	1		7~9个月	5~7个月		
	小结节	1		2~4个月	1~3个月		
	体	1	2				
	下端					16~18	14~16
	小头	1		3~5个月	2~4个月		
	内上髁	1		6~8个月	4~6个月		
	滑车	1		9~11个月	7~9个月		
	外上髁	1		11~13个月	9~11个月		
尺骨	上端						
	鹰嘴	1		9~11个月	8~10个月	15~17	13~15
	体	1	2				
	下端					16~18	15~17
	头	1		6~8个月	5~7个月		
桡骨	上端						
	头	1		5~7个月	4~6个月	15~17	13~15
	体	1	2				
	下端	1		7~9个月	6~8个月	16~18	15~17
腕骨	头状骨	1		2~3个月	1~3个月		
	钩骨	1		2~4个月	1~3个月		
	三角骨	1		2~4个月	1~3个月		
	月骨	1		3~5个月	3~5个月		
	手舟骨	1		5~7个月	4~6个月		
	大多角骨	1		5~7个月	4~6个月		
	小多角骨	1		5~7个月	4~6个月		
	豌豆骨	1		8~10个月	6~8个月		
掌骨	第3掌骨						
		底1		1~3个月	11个月~3岁	14~16	13~15
		体1	3				
	其余掌骨						
		头1		1~3个月	11个月~3岁	14~16	13~15
		骨骺		2~3岁			
		体1	3				
指骨	底	1		1~3个月	11个月~3岁	14~16	13~15
	体	1	$2\frac{1}{2}$~3				

续 表

骨	骨化点名称	数目	胎龄（月）	出现时间 出生后（月/岁）男	女	长合时间（岁）男	女
股骨	上端						
	头	1		3~5个月	2~4个月	17~19	14~16
	大转子	1		3~5个月	2~4个月		
	小转子	1		9~11个月	8~10个月		
	体	1	$1\frac{3}{4}$				
	下端	1		出生~5个月	出生~4个月	17~20	15~18
胫骨	上端	1		出生~2个月	出生~1个月	17~20	15~18
	体	1	2				
	下端	1		4~6个月	4~6个月	16~18	15~17
腓骨	上端	1		3~5个月	2~4个月	17~20	15~18
	体	1	2				
	下端	1		10个月~2岁	8~10个月	16~18	15~17
跗骨	跟骨	1	6			16~18	4~16
	结节	1		6~12个月	5~11个月		
	距骨	1	7~8				
	骰骨	1	9	出生~1个月	出生~1个月		
	第3楔骨	1		9~11个月	8~10个月		
	第1楔骨	1		9~11个月	8~10个月		
	第2楔骨	1		9~11个月	8~10个月		
	足舟骨	1		9~11个月	8~10个月		
跖骨	第1跖骨					17~19	16~18
		体1	3				
		底1					
	其余跖骨						
		头1					
		体1	3			17~19	16~18
趾骨	底	1	$2\frac{1}{2}$~3	2~6个月	1~5个月	17~19	16~18
	体	1					

直接进入髓腔，分成升支和降支趋向骨端，沿途发出细支至骨髓外，还发出大量细支供应骨质，并至骨膜下与毛细血管吻合，为长骨的主要血液供养者。成年人的滋养动脉还分别与干骺端动脉及骺动脉的分支吻合。干骺端动脉发自邻近动脉，而骺动脉直接起自骨端的关节血管环。以上两种动脉在幼年均彼此独立，到成年后则相互吻合，并有分支到达关节软骨深面的钙化层，形成袢状终动脉。骨膜动脉来源于多处邻近分支，于骨膜下呈网状分层排列。短骨和不规则骨的浅层由骨膜动脉供应，较大骨的深部可有单独的滋养动脉。

静脉引流 静脉血集中在髓腔的中央静脉窦，汇入附近静脉。

淋巴回流 骨膜的淋巴管非常丰富，与骨膜的血管相伴行。骨质内有无淋巴尚无定论。

神经支配 骨的神经伴随滋养动脉进入骨内，可到达中央管［哈弗斯（Haversian）管］周围间隙及骨髓，其中以血管运动纤维（内脏传出纤维）较多，分布于血管壁和骨髓。躯体感觉纤维（躯体传入纤维）则分布于骨膜、骨小梁以及关节软骨的深层，尤以骨膜对于刺激最为敏感，故骨折或脓肿时常感剧痛。

（应大君）

lúgǔ

颅骨（skull） 位于脊柱上方头部高度分化的骨性结构。颅骨形成多个腔隙以容纳、支持和保护脑及视、听、嗅等感觉器官，同时组成并支持消化器官和呼吸器官的起始部分。共有23块（听小骨3对未计），包括脑颅骨8块，面颅骨15块。颅骨之间的连结，除颞下颌关节外，缝为主要连结形式。颅为面肌群（表情肌）和咀嚼肌群提供附着的骨面。颅的整体构筑形成多处向上的骨突承托颅腔的底，借以分散并减弱由于咀嚼或其他冲击所引起对脑的震荡和撞击。完整颅腔构成脑的血液和脑脊液循环的恒定环境（图1）。

分类 依据颅骨的发生可分为脑颅骨和面颅骨。

年龄变化 颅经历不同时期的变化，与躯干骨及四肢骨不尽相同。新生儿颅的长度与身长的比例相对较大，占1/4，尤以脑颅骨因脑和感觉器官发育较早而快，更较面颅骨为显著，两者大小之比约8∶1，其中额结节和顶结节最为明显。由于颅盖骨缝未闭，出现前囟、后囟、蝶囟、乳突囟等（图2）。出生至壮年大致可分为3期：①生长期：为出生后至7岁，颅骨发育迅速，囟在2岁以前已完全闭合，颅盖骨可区分出板障、内板和外板，并不断重建，颅腔扩大。由于牙的萌出，咀嚼功能的发展，鼻旁窦的发育，面颅骨出现较大变化，并逐步过渡到成年状态。②相对静止期：为8岁至青春期，生长缓慢，开始出现性别差异。③成长期：为青春期至25岁，眉弓、眉间、乳突、下颌角、肌嵴或粗隆显著增长，蝶枕软骨连合为骨性结合替代，已达到成年状态。老年期的骨质疏松，变轻变脆，牙磨损脱落，牙槽弓蚀损磨平，下颌角增大，面部的高度减小。

性别差异 青春期以前不显著。成年后的测量或非测量性观察，都有明显的性别差异，且较类人猿及其他动物更明显。女性颅的性征较多地保留了幼年形状。然而，个体后天生活劳动的差异，也可导致性征的改变。颅骨测量提示，颅容量及头、眶等径线数据，一般男性都较大，下颌角则以女性为大。

变异畸形 由于胚胎发生和后天原因，颅的变异、畸形不罕见，尤以先天因素为多。常见在骨化过程中出现缝间骨，如顶间骨、前囟骨、翼上骨、顶乳缝骨等；有些相邻骨块未融合，如上颌骨与切牙骨，额骨如果留有额缝则两侧额鳞分离独立；枕骨大孔后缘也可发生额外骨化点；有些部位以骨桥相连，形成骨孔，如蝶骨的前床突和后床突之间的床突间孔，前床突和中床突之间的颈动脉床突孔。在颅底，蝶骨由前蝶骨和后蝶骨两部分融合而成，如果前蝶骨发育阻滞，可造成鼻梁塌陷；若过分增长则两眶远离。外耳道下部发育不良形成胡施克（Huschke）孔。垂体窝底部可遗留与咽相通的颅咽管。脑膜中动脉沟在翼点区常变成骨管，给临床手术增加操作困难。也有出现鼻骨缺如、颧弓不全、二分顶骨、二分颧骨的。视神经管也可因视神经和眼动脉各自行经独立管道，而形成二分视神经管；甚至曾发现三分舌下神经管。此外，双颏孔，双颧面孔也有发现。部分韧带在老年时可能骨化，如茎突舌骨韧带骨化，造成舌骨运动障碍；翼突棘韧带骨化，则形成翼突棘孔。

（应大君）

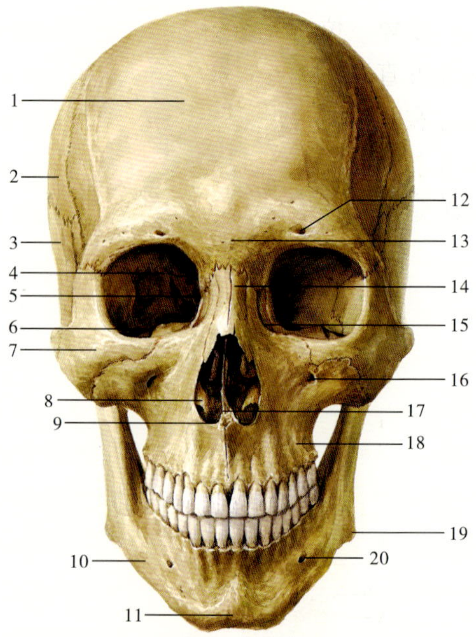

图1 颅（前面观）

1.额骨 2.顶骨 3.颞骨 4.眶上裂 5.视神经管 6.眶下裂 7.颧骨 8.下鼻甲 9.梨状孔 10.下颌骨 11.颏隆凸 12.眶上孔（眶上切迹） 13.眉间 14.鼻骨 15.泪囊窝 16.眶下孔 17.骨鼻中隔 18.上颌骨 19.下颌角 20.颏孔

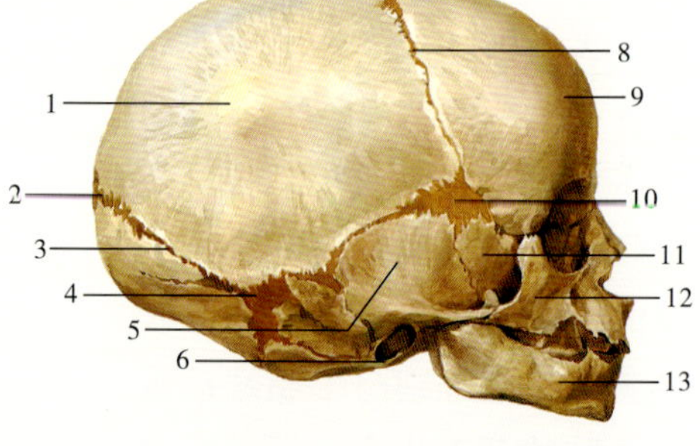

图2 新生儿颅（外侧面观）

1.顶结节 2.后囟 3.人字缝 4.乳突囟 5.颞骨鳞部 6.鼓环 7.前囟 8.冠状缝 9.额结节 10.蝶囟 11.蝶骨大翼 12.颧骨 13.下颌体

nǎolúgǔ

脑颅骨（cerebral cranium） 参与围成颅腔的骨。共8块，颅借眶上缘和外耳门上缘连线分界，其后上部为脑颅。脑颅骨由低等脊椎动物的软骨颅演化而来，大多位于颅底，属软骨内成骨，成年后由软骨结合骨化而转为骨性结合，如蝶枕骨性结合。脑颅骨包括额骨、蝶骨、顶骨、颞骨、筛骨和枕骨。

额骨 位于颅的前上方，分为前方直竖位的额鳞、水平位的眶部和前下突起的鼻部。额骨组成颅前窝的前壁、底以及眶顶。额鳞分外面、内面和颞面。其外下两侧圆形隆起的额结节是原发骨化点的部位，在女性及幼年者更为明显。其下方为眉弓，在男性更为隆起，两侧眉弓内侧端之间，称眉间。眶上缘的内侧1/3与外侧2/3交界处，是眶上孔或眶上切迹，为同名神经血管所通过。向内侧，有半数的颅可见额切迹或孔，有滑车上神经、血管的分支经过。眶上缘的外端止于颧突。内面的脑压迹、动脉沟等明显。在正中线上，自上而下有上矢状窦沟、额嵴、盲孔。颞面位于颞线以下组成颞窝底前方，供颞肌附着。鼻部位于两侧眶上缘之间，向下细缩成鼻棘。眶部中间由筛切迹分成左右三角形的眶板，分隔颅前窝和眶。眶面内侧的浅凹或棘为上斜肌腱滑车附着点，称滑车棘或滑车小凹。外侧是泪腺所在部位，称泪腺窝。筛前孔和筛后孔由额骨和筛板接合而成，沟通眶至鼻腔。额窦，左右各一，中隔常偏向一侧，故左右两额窦常不等大，由额鼻管开口于中鼻道（图1）。

蝶骨 状如蝴蝶，位于颅底中央，居枕骨与颞骨之间，可分为中央的体、向两侧伸展的大翼和小翼，以及向下突起的翼突4部（图2）。蝶骨体中空为蝶窦，体上面呈马鞍状称蝶鞍，前方为

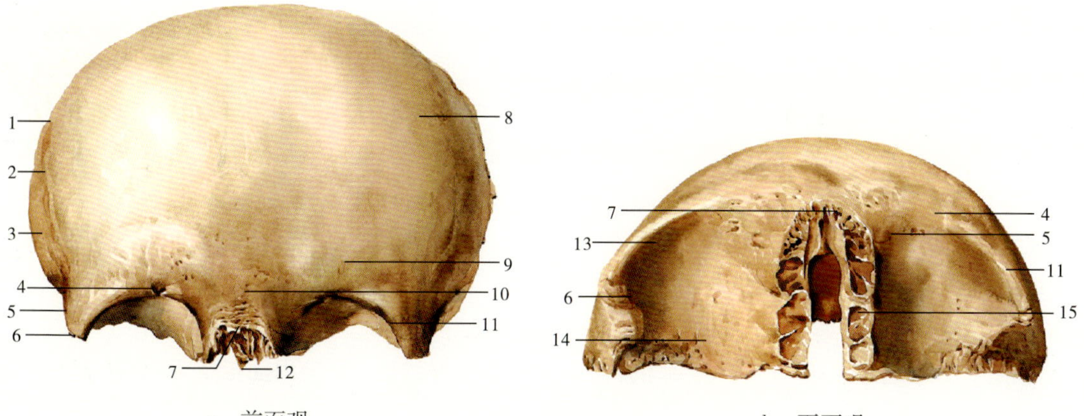

图1 额骨

1.额鳞 2.颞线 3.颞面 4.眶上孔（眶上切迹） 5.额切迹 6.颧突 7.鼻缘 8.额结节 9.眉弓 10.眉间 11.眶上缘 12.鼻棘 13.泪腺窝 14.眶面 15.筛小房

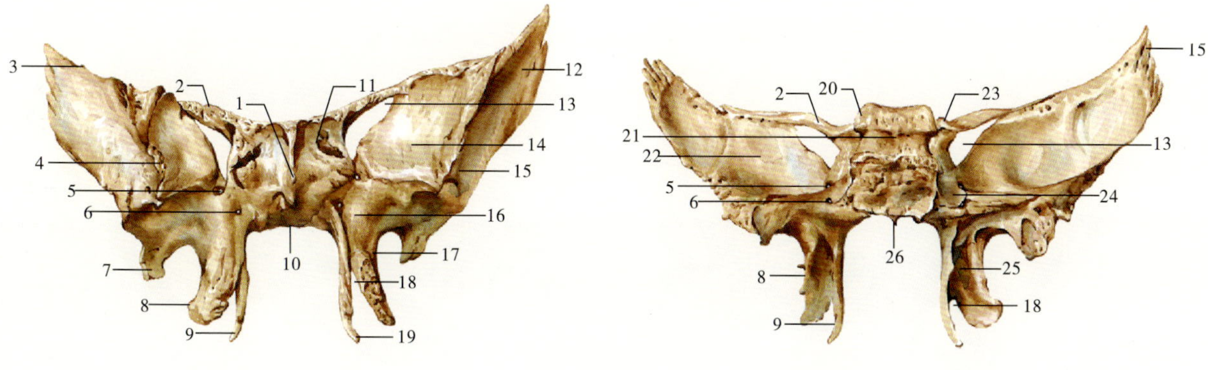

图2 蝶骨

1.蝶嵴 2.小翼 3.额缘 4.颧缘 5.圆孔 6.翼管 7.蝶棘 8.翼突外侧板 9.翼突内侧板 10.体 11.蝶窦口 12.颞面 13.眶上裂 14.眶面 15.大翼 16.上颌面 17.翼突 18.翼切迹 19.翼钩 20.后床突 21.斜坡 22.大脑面 23.前床突 24.颈动脉沟 25.翼窝 26.蝶嘴

交叉前沟，继而为横置的鞍结节，再向后延为容纳脑垂体的凹陷，称垂体窝。窝后为向上高起的鞍背，鞍背两侧向后外突起，称后床突。体侧与大翼交接的纵沟，为颈内动脉通过称为颈动脉沟。体前面正中突起为蝶嵴，向下的突起称蝶嘴。蝶窦向前的开口由蝶甲所掩蔽，留下的孔道即为蝶窦口。在成年人（约25岁后）蝶骨体的后面与枕骨底部以骨性结合相连。蝶骨小翼由体的前外侧向外突出，连接额骨和筛骨，后缘游离，其内侧端即前床突。小翼与大翼之间的裂隙，沟通颅中窝与眶，即为眶上裂。小翼以两脚起自体，两脚之间是视神经管，连接交叉前沟外侧端至眶，为视神经及眼动脉所通过。蝶骨大翼从体向外上伸展，宽阔，嵌入整颅，构成颅中窝的底、眶的外侧壁、颞窝的底以及颞下窝的上壁。大翼根部自前内向后外有圆孔（水平向前通至翼腭窝，有上颌神经经过），卵圆孔（下达颞下窝，有下颌神经通过）和棘孔（亦通颞下窝，有脑膜中动脉通过）。大翼的颞面组成颞窝的底，供颞肌附着。大翼的眶面呈四方形组成眶的外侧壁。翼突自体与大翼交界处垂直向下突出，形成鼻腔的外侧壁、颞下窝的内侧壁、翼腭窝的后壁，向后方敞开的翼突窝将翼突分为内侧板与外侧板。内侧板后缘构成鼻后孔的外侧缘。翼突根部的前面有翼管连通破裂孔及翼腭窝，有翼管神经通过。鞘突位于内侧板与体的交界处，突的上下分别有腭鞘沟和犁鞘沟，在整颅形成同名的管。

颞骨　形状不规则，位于蝶骨与枕骨之间，构成颅底和颅腔侧壁的一部分，可分为鳞部、鼓部、乳突部和岩部（图3）。鳞部在外耳门前上方，垂直呈鳞片状，外面为颞面，为颞肌附着，有颞中动脉沟。颧突自该面后下份突出，前接颧骨颞突而构成颧弓。颧突根的下面是连接下颌头的深凹，称下颌窝。窝前缘的横行突起称关节结节。鼓部在下颌窝后方，是不完整环状骨块，从前下后三面围绕外耳道。其内侧端有鼓沟，为鼓膜附着处。岩（锥体）部坚硬，呈三棱锥体形，从鳞部与鼓部的内面伸向前内方，嵌于蝶骨与枕骨之间。内藏内耳及鼓室，其乳突在后外侧。在岩部下面与鼓部之间有鼓索小管，鼓索由此穿出。

锥体前面朝向颅中窝，近尖端处稍凹陷即为三叉神经压迹。岩部后面有内耳门通入内耳道，是面神经和前庭蜗神经出入部位。内耳门后外侧的骨裂隙，即前庭水管外口。下缘介于后面与下面之间，前为岩下窦沟。下面近中央处为颈动脉管外口，向前内通颈动脉管，该管由岩部尖端经颈动脉管内口，开口于破裂孔的后壁。颈动脉管外口后方的骨面深窝，为颈静脉窝，它与枕骨颈静脉切迹相连接，形成颈静脉孔。在颈动脉管外口与颈静脉孔之间的骨性隔，容有小凹，即蜗水管外口。向前下内方伸出的茎突与乳突之间，可见茎乳孔，为面神经出颅孔道。岩部尖端和蝶骨体与枕骨之间所围的空隙名破裂孔，其下口在活体多为软骨所掩盖。

顶骨　外隆内凹，可分为两面、四缘、四角。外面可见隆凸的顶结节和靠近矢状缘的顶孔，在中线外侧有上颞线和下颞线。内面沿矢状缘有上矢状窦沟，在乳突角处有乙状窦经过，形成乙状窦沟。

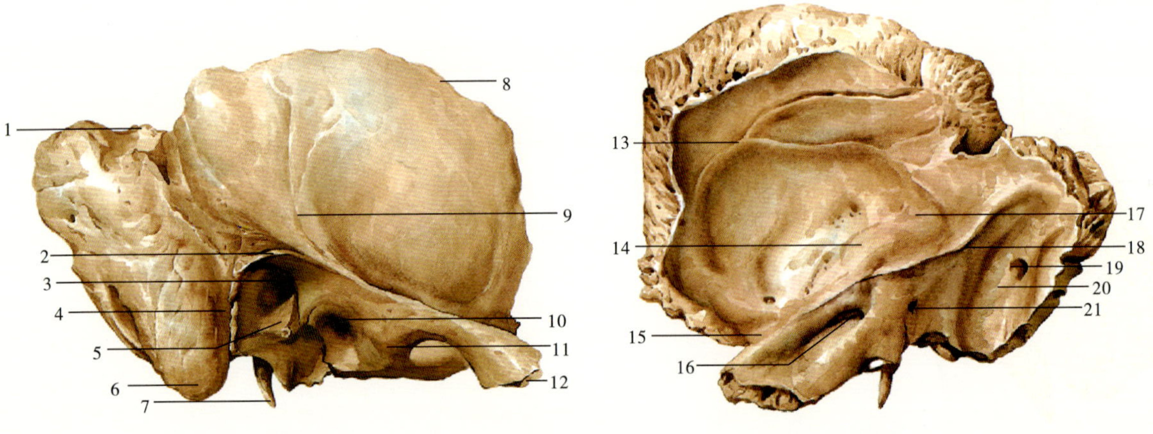

a　外面观　　　b　内面观

图3　颞骨

1.顶切迹　2.道上棘　3.外耳门　4.鼓乳裂　5.鼓部　6.乳突　7.茎突　8.鳞部　9.颞中动脉沟　10.下颌窝　11.关节结节　12.颧突　13.脑膜中动脉沟　14.弓状隆起　15.三叉神经压迹　16.内耳门　17.鼓室盖　18.岩上窦沟　19.乳突孔　20.乙状窦沟　21.前庭水管外口

筛骨 由薄骨板构成，近立方体形，冠状切面呈巾字形，内含许多不规则小腔。于颅底的前部及左右两眶之间构成眶的内侧壁、鼻中隔、鼻腔上壁及外侧壁的一部分。组成颅前窝的底、鼻腔的顶和外侧壁以及眶的内侧壁。分成筛板、垂直板及两侧的筛骨迷路（图4）。筛板居水平位，嵌入额骨筛切迹，分隔颅腔与鼻腔，有20余个筛孔，供嗅神经根丝通过。筛板前份正中有向上突起的骨嵴称鸡冠。垂直板自中线下垂分隔鼻腔成左右两半，组成骨性鼻中隔的上份，前接中隔软骨，下与犁骨相接。筛骨迷路是筛窦的总称，由两个额状位的隔分成前筛窦、中筛窦和后筛窦。迷路外侧壁名眶板，组成眶的内侧壁，迷路内侧面不规则，有向下外卷曲的上鼻甲与中鼻甲。迷路的3个筛窦，均开口于鼻腔。

枕骨 位于颅的后下部，呈勺状。其前下有枕骨大孔，孔的后上方为枕鳞，孔的两侧称为侧部，而基底部在孔前。枕鳞外面的中心部为枕外隆凸，向两侧延伸为上项线，向前的隆起为枕外嵴。枕鳞内面凹陷，由十字隆起分成4个窝，上位2个呈三角形对应大脑枕叶，下位2个呈方形邻接小脑。隆起的中心为枕内隆凸，向上有上矢状窦沟，经隆凸多连至右侧横窦沟。枕内嵴自隆凸向前延至枕骨大孔。枕骨侧部的下面为枕髁，连接寰椎。髁后份的髁窝内有髁管，通导静脉。髁前份的上方有舌下神经管。侧部前缘凹入，称为颈静脉切迹，其外侧份突向外，成为颈静脉突。颈静脉切迹与颈静脉突及颞骨共同围成颈静脉孔。枕骨基底部朝向前上，外面（下面）的中央小突即为咽结节，为咽缝所附着。内面微凹，称为斜坡，承托脑桥、延髓和基底动脉，两侧为岩下窦沟。

（应大君）

miànlúgǔ

面颅骨（facial cranium）

构成面部基础的骨。共15块，共同围成口腔，并与脑颅骨共同围成眶腔及鼻腔。面颅骨来源于低等动物的鳃弓，全为膜内成骨，成于皮下或黏膜下，与感觉器官、消化系统、呼吸系统的起始段有关。事实上不少颅骨属于复合骨，分别由膜内及软骨内两种方式骨化成骨，融合而成。面颅骨包括上颌骨、腭骨、颧骨、下鼻甲、泪骨、鼻骨、犁骨、下颌骨和舌骨。

上颌骨 成对的含气骨，与下颌骨共同构成颜面的大部，并参与构成口腔上壁、鼻腔外侧壁及眶下壁。内含上颌窦。分为上颌体和4个突起（图1）。上颌体有前面、颞下面、眶面和鼻面。①前面朝向前外，内侧的鼻切迹左右相接，形成梨状孔的大部，前缘上份合成鼻前棘。②颞下面隆凸，为颞下窝的前壁，后下份圆隆称上颌结节。③眶面呈三角形，前方以眶下缘与前面分界，后缘为眶下裂的前界。由眶下裂起始的眶下沟前续眶下管，开口于眶下孔，有眶下神经血管通过。

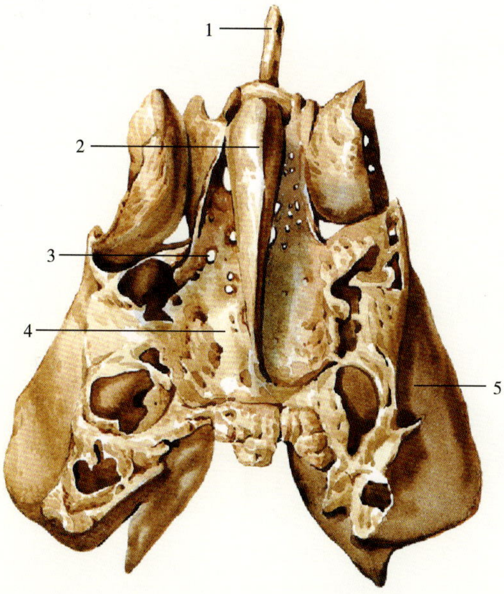

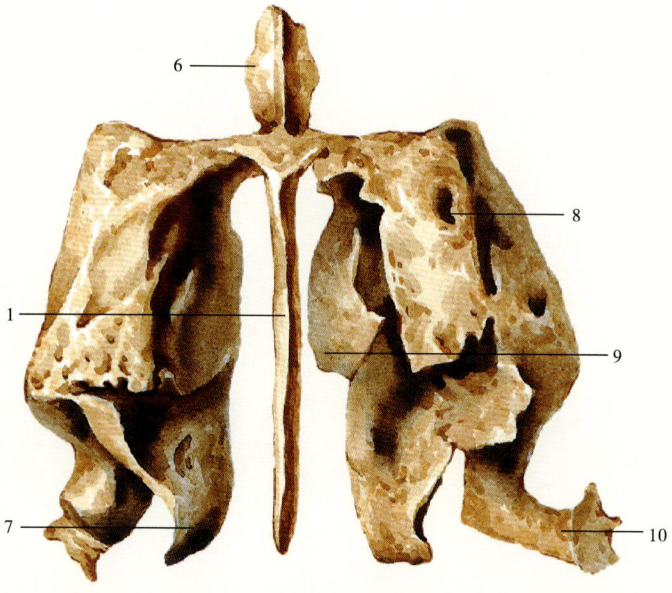

图4 筛骨

1.垂直板 2.鸡冠 3.筛孔 4.筛板 5.眶板 6.鸡冠翼 7.中鼻甲 8.筛小房 9.上鼻甲 10.钩突

④鼻面前份的泪沟与泪骨合成鼻泪管，鼻面的后上为上颌窦开口，后下份的腭大沟与腭骨合成腭大管。上颌骨的4个突起分别为：①额突：指向上后接额骨；②颧突：朝向外上接颧骨；③腭突：向内水平伸展，两侧合成骨腭的前部；④牙槽突：向下突出，两侧合成牙槽弓。上颌窦居上颌体内，呈锥体形，窦底面低于上颌窦裂孔，故窦内积液排出不畅。

腭骨　位于上颌骨腭突与蝶骨翼突之间，呈L形，左右对称，构成鼻腔的外侧壁及硬腭的后部的骨。参与眶下壁、翼腭窝及翼突窝的组成，分为水平板、垂直板及眶突、蝶突、锥突。水平板组成骨腭后份，两侧后缘在中线合并突出，形成鼻后棘。垂直板呈长方形构成鼻腔外侧壁的后面。腭骨上缘以蝶腭切迹分隔前方的眶突和后方的蝶突。后缘与水平板接合处发出锥突。内侧面即鼻面，分别与中鼻甲及下鼻甲相连接。外侧面即上颌面接上颌骨。眶突组成眶下壁的一小部分。蝶腭切迹形成蝶腭孔，连通鼻腔与翼腭窝（图2）。

颧骨　位于额骨与上颌骨之间，近似菱形，成对。分颊、颞和眶3面，前上、前下、后上、后下和后内5缘及额蝶颞上颌3个突起。在眶的外下方，呈菱形，形成面颊的骨性隆起，它有3个面和2个突。外侧面即颊面，突向前外侧，有1~2个颧面孔，颧面神经由此通过。颞面凹向后内，组成颞窝的前外侧壁，有颧颞孔。眶面光滑凹陷，组成眶缘，有颧眶孔一个，或分成2个孔，连至颧面孔和颧颞孔。其额突及颞突分别与同名骨相接。

下鼻甲　位于鼻腔外侧壁最下方，由下鼻甲骨覆以黏膜构成。为薄而卷曲的独立小骨片，附着于上颌体和腭骨垂直板的鼻面上。下缘游离，上缘有3个突起：上颌突连接上颌骨。前方的泪突上接泪骨下端。后方的筛突与筛骨钩突相连。鼻泪管自眶向下通入下鼻甲外侧的下鼻道。

泪骨　左右各一，居眶腔之内侧壁前方，质薄而脆，分2面5缘。颅骨中位于眶内侧壁前份，最小最脆弱的方形小骨片。其眶面被纵行的泪后嵴分成前后两部，前份为泪沟，容纳泪囊，向下延续为鼻泪管；后份构成眶内侧壁的一部分。泪后嵴下端弯曲形成泪钩，为鼻泪管的起始点。内侧面为鼻腔外侧壁的一部分。

鼻骨　两侧上颌骨额突之间成对的长方形骨板。构成鼻腔上壁的一部分。为成对的长条形，上窄下宽，左右拼接，位于鼻背，上连额骨，下接梨状孔，外侧缘连接上颌骨额突。外面可见血管孔，内面的筛沟有筛前神经通过。

犁骨　位于左鼻腔和右鼻腔之间矢状位四边形的扁平薄骨板。构成鼻中隔的下部及后部。上缘较厚，向两侧突起成犁骨翼。下

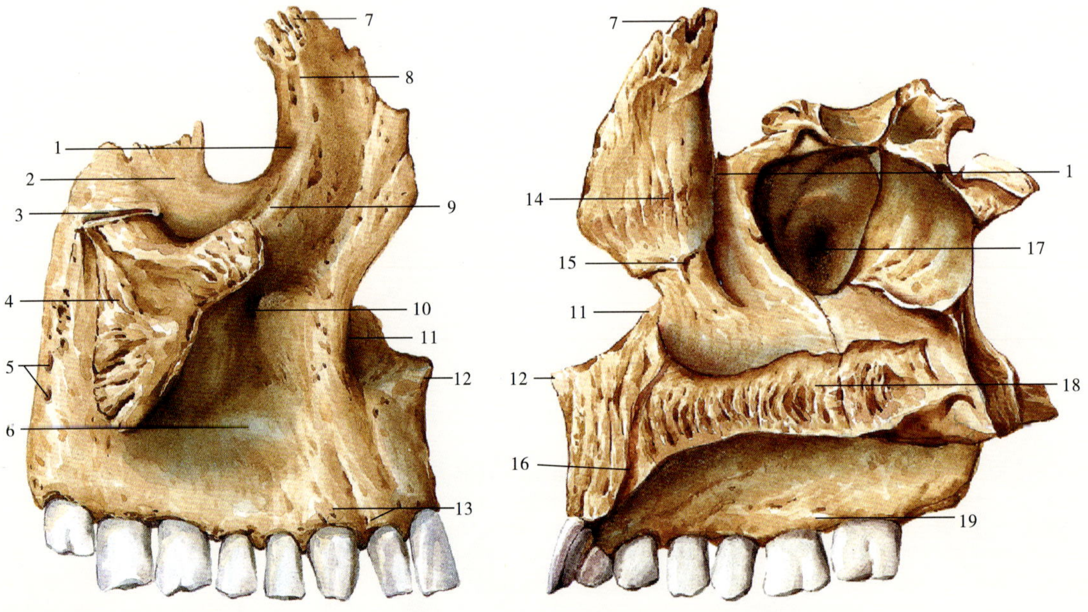

a　外面观　　　b　内面观

图1　上颌骨

1.泪沟　2.眶面　3.眶下沟　4.颧突　5.牙槽孔　6.尖牙窝　7.额突　8.泪前嵴　9.眶下缘　10.眶下孔　11.鼻切迹　12.鼻前棘　13.牙槽轭　14.筛嵴　15.鼻甲嵴　16.切牙孔　17.上颌窦裂孔　18.腭突　19.牙槽突

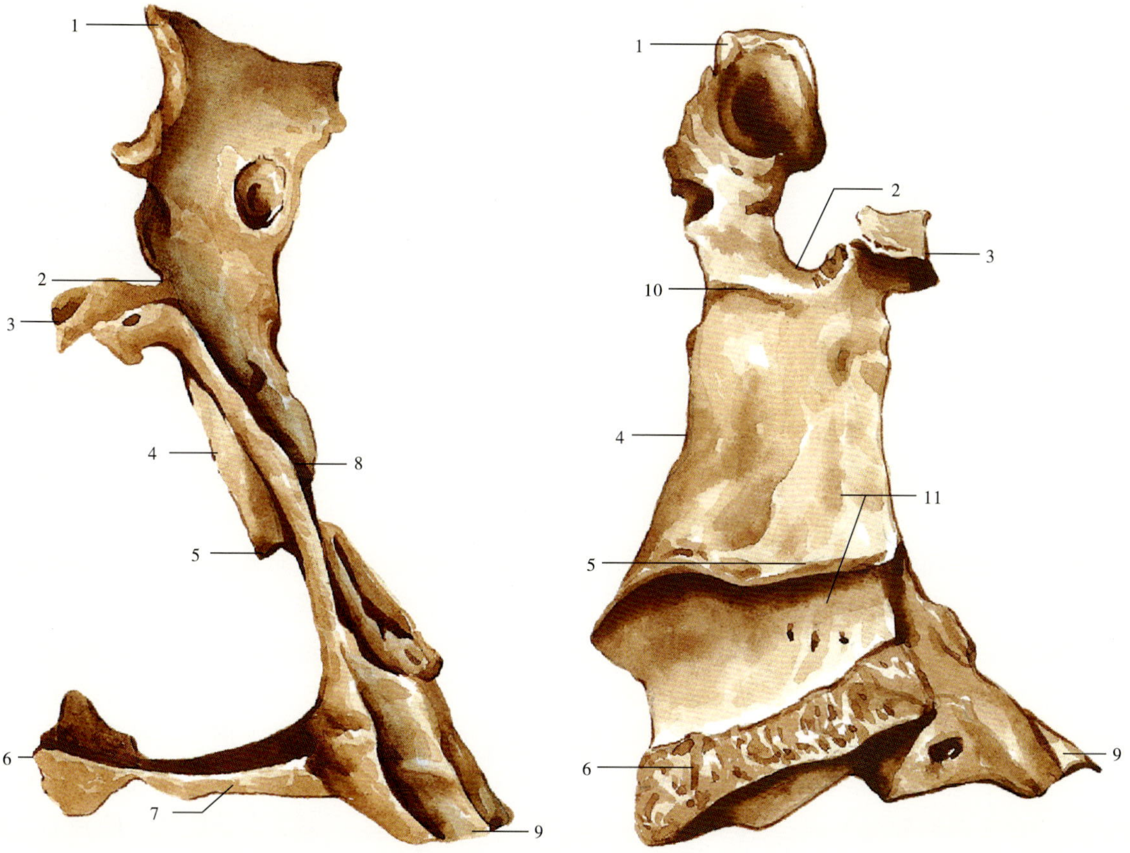

a 后面观　　b 内面观

图 2　腭骨

1.眶突　2.蝶腭切迹　3.蝶突　4.垂直板　5.鼻甲嵴　6.鼻嵴　7.水平板　8.腭大沟　9.锥突　10.筛嵴　11.鼻面

缘连接骨腭。前缘与中隔软骨和筛骨垂直板结合。后缘游离，成为后鼻孔的内侧缘。

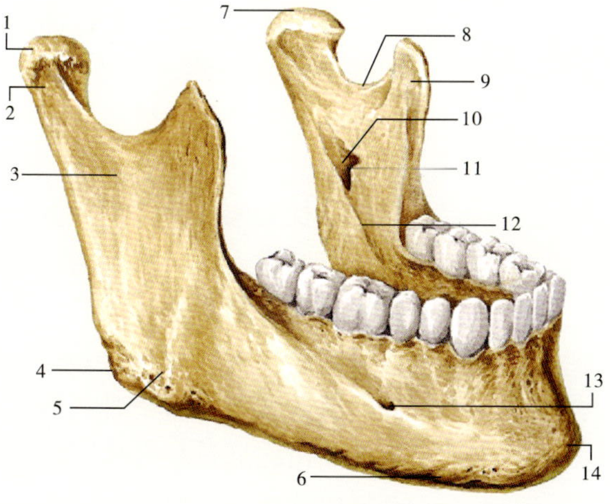

图 3　下颌骨（外侧面观）

1.下颌头　2.下颌颈　3.下颌支　4.下颌角　5.咬肌粗隆　6.下颌体　7.髁突　8.下颌切迹　9.冠突　10.下颌孔　11.下颌小舌　12.下颌舌骨沟　13.颏孔　14.颏隆凸

下颌骨　面颅骨中最大的独立骨。居面部下方，呈马蹄形。与左颞骨、右颞骨构成颞下颌关节，分为一体及左右两支。下颌骨分为弓形前凸的下颌体和两侧竖立的下颌支。下颌体有内外两面和上下两缘（图 3）。外面正中可见三角形的颏隆凸，两侧有颏结节，前外侧有通向后上的颏孔。内面近正中的浅凹为二腹肌窝，有二腹肌附着。内面正中可见两对颏棘，都是舌肌的起点。自颏棘向外上方延伸的是下颌舌骨肌线，该线前上方有舌下腺凹，后下方则有下颌下腺凹。下缘圆厚（又名下颌底）。上缘构成下牙槽弓。下颌支是自体向后上突出的方形骨块，末端有两个突起，前方的称冠突，后方的称髁突，其上端膨大为下颌头，头下方是下颌颈，两个突之间的凹陷为下颌切迹。下颌支外面的粗糙骨面为咬肌粗隆。内面相对应的部分为翼肌粗隆，中央处有下颌孔，有下牙槽神经、血管通过。下颌孔前缘有伸向后上的薄片骨突为下颌小舌。

舌骨　位于颈前部呈蹄铁形的骨。以韧带与颞骨的茎突相连，可分为体、大角及小角。呈 U 形的独立小骨，横置于颈前的舌与喉之间，可在体表扪及。舌骨可分为体与成对的大角和小角。舌骨中间部即体，向后外伸出长突起即为大角，小角是位于体与大角交界处的向上短突，小角有茎突舌骨韧带相连。

（应大君）

lúwō

颅窝（cranial fossa） 颅底内面容纳脑的深浅不同的凹陷，构成前、中、后呈阶梯样的3个窝即颅前窝、颅中窝和颅后窝。其形态与脑的额叶、颞叶及小脑底面相对应（图）。

颅前窝 颅底内面前部最高的部分，与大脑额叶相接。前界为额鳞，后借蝶骨小翼后缘与颅中窝相邻。由额骨眶部、筛骨筛板、蝶骨小翼及蝶骨体的前部构成。颅前窝最高，容纳脑额叶。在正中线上，自前至后依次为额嵴、盲孔、鸡冠。筛板正中线两侧有筛孔通鼻腔，为嗅神经根丝所通过。颅前窝底的骨板较薄易骨折。

颅中窝 颅前窝和颅后窝之间的颅底内面凹陷。前界以蝶骨小翼后缘和部分蝶骨体与颅前窝相邻，后界以颞骨岩部上缘及鞍背与颅后窝为界，两侧为颞骨鳞部及蝶骨大翼。其较颅前窝的位置略低，颅中窝可分为较窄的中间部及宽广深凹的两个外侧部。中间部以马鞍形的蝶鞍为中心，前部被横置鞍结节分成前方较浅的交叉前沟和后方深陷的垂体窝（容垂体）。交叉前沟向两侧经视神经管（孔）通眶，有视神经及眼动脉通过。鞍结节两侧接近颈动脉沟前端为中床突。垂体窝后方向上前隆起的骨板，称鞍背。其后外侧角突出，称后床突。垂体窝和鞍背统称蝶鞍。蝶鞍两侧的浅沟是颈动脉沟。沟的后端有破裂孔起始。蝶鞍两侧为海绵窦所在部位。外侧部低而深陷，容纳脑颞叶。其主要结构为一连串的孔裂，排列在自前外侧，继而弯向蝶骨体转向后外的一条弧线上。①泪孔：在蝶骨小翼外侧，大翼之上，不常见，前通眶。②眶上裂：在大翼和小翼之间，有动眼神经、滑车神经、眼神经、展神经和眼静脉通过。③圆孔：在眶上裂的后下方，向前通入翼腭窝，有上颌神经通过。④蝶导静脉孔［维萨里（Vesalius）孔］：在圆孔后外侧，偶见，有导静脉连通翼肌静脉丛。⑤卵圆孔：在蝶导静脉孔之后外侧，较大，下通颞下窝，有下颌神经和导静脉所通过。⑥岩孔：介于卵圆孔与棘孔之间，偶见岩小神经由此达颞下窝。⑦棘孔：近蝶骨棘，为脑膜中动脉及下颌神经的脑膜支所通过。颞骨岩部中点处的弓状隆起，其深部为前半规管。隆起的前外侧为鼓室盖，前内侧有两条浅沟向后连于两小孔，分别为岩大神经管裂孔和岩小神经管裂孔及岩大神经沟和岩小神经沟。岩部上缘有浅的岩上窦沟。在破裂孔后外侧，位于岩部前面近尖端处的凹陷是三叉神经压迹。

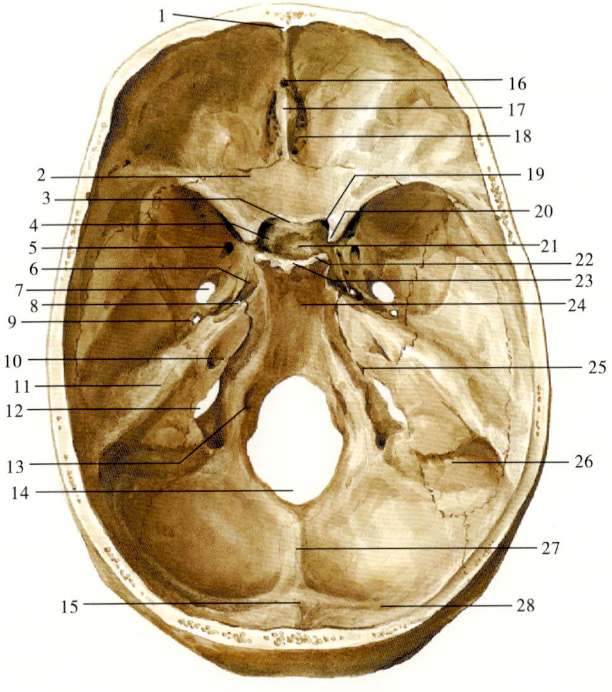

图 颅底（内面观）

1.额嵴 2.蝶骨小翼 3.交叉前沟 4.鞍结节 5.圆孔 6.颈动脉沟 7.卵圆孔 8.破裂孔 9.棘孔 10.内耳门 11.岩上窦沟 12.颈静脉孔 13.舌下神经管 14.枕骨大孔 15.枕内隆凸 16.盲孔 17.鸡冠 18.筛板 19.视神经管 20.前床突 21.垂体窝 22.后床突 23.鞍背 24.斜坡 25.岩下窦沟 26.乙状窦沟 27.枕内嵴 28.横窦沟

颅后窝 颅底内面后部最深的部分，容小脑、脑桥和延髓。前界以颞骨岩部上缘及鞍背与颅中窝分界，两侧界为顶乳突缝，后侧以枕骨鳞部的横沟为界。由枕骨及颞骨岩部后面组成。颅后窝中央最低处为枕骨大孔。孔向前接斜坡，承托脑桥及延髓。枕骨大孔的两侧有舌下神经管，舌下神经由此通过。内耳门位于岩部后面的中央，通过面神经、前庭蜗神经和内耳血管。前庭水管外口位于内耳门的后外侧。岩部后缘有岩下窦沟，沟的中份有蜗水管外口。枕骨内面中央有十字形隆起，称枕内隆凸。上矢状窦沟行经枕内隆凸，续横窦沟，再弯向前下接乙状窦沟，终于颈静脉孔。此孔有舌咽神经、迷走神经、副神经、乙状静脉窦（出孔即为颈内静脉）和岩下窦等通过。

由于力学冲击波的传递，头颅受到暴力打击时，常导致颅底骨折。如骨折伴有脑膜损伤发生在颅前窝，脑脊液可外漏入鼻腔；颅底中部伤及颞骨岩部，可有外耳道流血或脑脊液外漏；颅后窝损伤，可致乳突部流血。颅底的孔裂及导血管众多，面部三角区、眶、颞下窝翼肌静脉丛、枕下三角等处的炎症，均可延及颅内。

（应大君）

lú wàimiànguān

颅外面观（skull，external view）

除了下颌骨和舌骨之外，颅骨借骨缝和软骨连结整体，似呈六面体，可从各面观察其结构。包括颅前面观、颅顶面观、颅侧面观、颅后面观和颅底面观。

颅前面观　近似卵圆形，上宽下窄，以鼻前孔为中心，向上为鼻部和额部，两侧为眶和颧弓，向下为上下牙槽弓及牙。可分为额区、眶、骨性鼻腔和骨性口腔。①额区：由额鳞组成，两侧有明显隆起的额结节，再下为眉弓，两眉弓间的平坦为眉间。左右鼻骨形成鼻根和鼻背。②眶：一对位于鼻两侧的四面锥体形腔隙，尖向后内，底（眶口）朝向前外，容纳眼球、泪器、眼肌及有关神经血管。眶有上下内外4个壁，眶口及尖。左右两眶的内侧壁相平行，而外侧壁斜向前外侧，两外侧壁的延长线向后在鞍背成直角相交，故眶轴亦斜向前外侧。外侧壁前缘较内侧者后退1.5cm，因而眶缘围成的基底平面（眶口）并非处于额状位。眶口略呈方形，斜向前下外。上缘内侧1/3圆钝，外侧2/3锐利，圆钝与锐利交接处有眶上孔或眶上切迹。外侧缘由额骨颧突和颧骨额突连结而成。颧骨上颌突和上颌骨颧突合成眶下缘，其中份下方有眶下孔。内侧缘不明显，上颌骨额突的泪前嵴向下续眶下缘，泪骨的泪后嵴向上连于眶上缘，前嵴和后嵴之间为泪沟。眶尖指向后内，尖端有一小孔，即视神经管，通入颅中窝。上壁成自额骨眶部和蝶骨小翼，较薄，与颅前窝毗邻。前外侧的浅凹为泪腺所在处，称泪腺窝。下壁主要由上颌骨的眶面构成，颧骨和腭骨眶突亦参与其中一部分，壁的下方为上颌窦。下壁和外侧壁交界的后份有眶下裂通入颞下窝和翼腭窝，眶下神经由下壁后分的眶下沟前行，穿过眶下管出眶下孔至面颊。内侧壁最薄，自前向后有上颌骨额突、泪骨及筛骨眶板组成。内侧壁的内侧与鼻腔及筛窦相邻，前下份的凹陷是泪囊窝，向下经鼻泪管通下鼻道。外侧壁坚厚，由蝶骨大翼和颧骨额突组成，分隔眶与颅中窝和颞窝。壁上有颧眶孔，分别有同名神经由颧面孔至面部和颧颞孔至颞窝。外侧壁和上壁交界的后份有眶上裂通入颅中窝。③骨性鼻腔：位于面颅中央，是不规则的骨腔，借梨状孔向前开口，向后经鼻后孔通咽。由犁骨和筛骨垂直板组成的鼻中隔分成左右两半，4对鼻旁窦和鼻泪管皆开口于鼻腔。鼻腔顶狭窄，主要由筛骨筛板组成，上邻颅前窝，有筛孔及盲孔，各有嗅神经及小静脉通过。鼻腔底由骨腭构成，有切牙管向前下经切牙孔通到口腔。外侧壁最复杂，由上颌骨鼻面、泪骨、腭骨垂直板、筛骨迷路鼻面组成，自上而下有3个向下弯曲的骨片，称上鼻甲、中鼻甲、下鼻甲和鼻甲下外方相应的鼻道，鼻旁窦开口于此。上鼻甲是筛骨迷路的一部分，居后上份，较短小（有时可再分出最上鼻甲），其后端与蝶骨体之间的间隙为蝶筛隐窝，是蝶窦和后筛窦开口处。中鼻甲位置稍下，亦属筛骨迷路，较长，其后方有蝶腭孔通翼腭窝，额窦和上颌窦以及筛窦的前群、中群均开口于中鼻道。下鼻甲是独立骨片，附着于上颌骨及腭骨的鼻面。鼻旁窦是上颌骨、颧骨、筛骨及蝶骨等骨内气房的总称，皆开口于鼻腔。鼻旁窦变异多见，有的缺如，如只有一侧额窦；有的多房，如筛窦可延伸到蝶骨小翼，甚至向上伸入额骨；有的出现不规则的隔板，如上颌窦可分隔出上、下或前、后份，甚至形成一室与外界不通。蝶窦的开口可通过蝶甲的形式而多变，窦本身也能扩展到达枕骨底部、大翼、小翼甚或后筛窦。④骨性口腔：由上颌骨、腭骨及下颌骨组成，口腔顶即为骨腭。前壁和外侧壁由上颌骨、下颌骨的牙槽部及容纳的牙围成。口腔底由软组织封闭。

颅顶面观　呈卵圆形，前窄后宽，光滑隆凸。由前方的额鳞、后方的枕鳞、两侧顶骨和颞鳞的上方组成。额骨和两侧顶骨之间的连接形成冠状缝，枕骨和两侧顶骨之间为人字缝，左右顶骨间的连结称矢状缝。矢状缝前端与冠状缝的交点，称前囟点，出生时未闭合，称为前囟。矢状缝后端连接人字缝处，称人字点，后囟位于此处。顶骨后部最隆凸点，即为顶结节，结节间距为颅盖最宽处。矢状缝后份两侧常可见顶孔。

颅后面观　下缘基线接近水平，上缘呈弓形，可见人字缝和

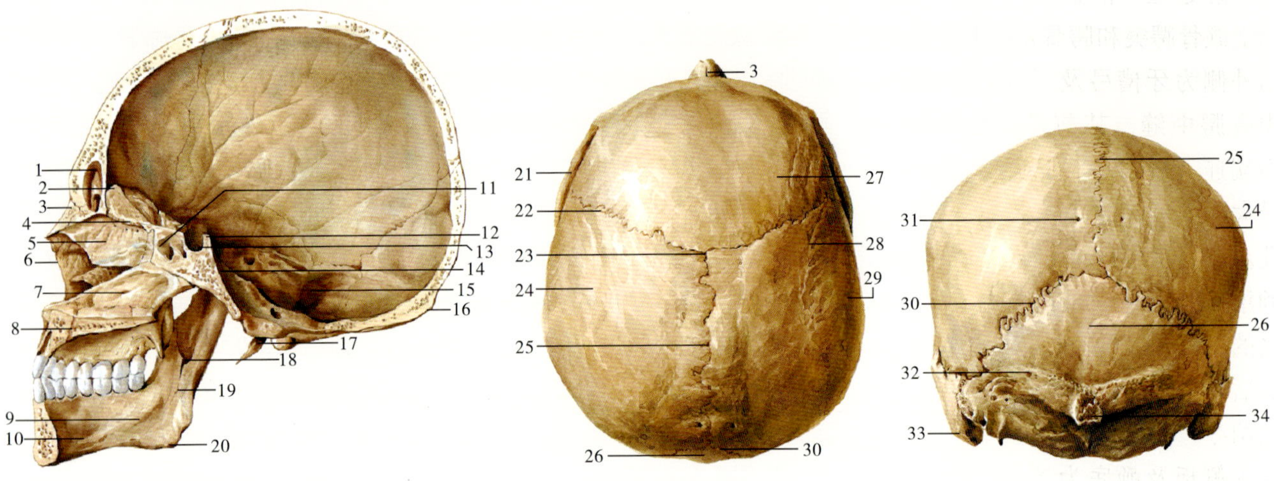

a　正中矢状切面　　b　上面观　　c　后面观

图1　颅

1.额窦　2.鸡冠　3.鼻骨　4.筛板　5.垂直板　6.梨状孔　7.犁骨　8.切牙管　9.下颌舌骨肌线　10.舌下腺凹　11.蝶窦　12.鞍背　13.垂体窝　14.斜坡　15.乙状窦沟　16.枕外隆凸　17.茎突　18.下颌孔　19.下颌舌骨沟　20.下颌角　21.颧弓　22.冠状缝　23.前囟点　24.顶骨　25.矢状缝　26.枕骨　27.额骨　28.上颞线　29.下颞线　30.人字缝　31.顶孔　32.上项线　33.乳突　34.枕外隆凸

枕鳞。人字缝两侧下端与顶骨后下角和颞骨乳突部相接处，称星点，出生时为乳突囟。枕鳞中央明显突出部是枕外隆凸，向两侧延伸为上项线，是头与项的分界线。其下方有与上项线平行的下项线（图1）。

颅侧面观　由额骨、蝶骨、顶骨、颞骨和枕骨构成。还可见颧骨和上颌骨、下颌骨参与组成。侧面中份有外耳门，其后方是乳突，前方是颧弓。颧弓将颅侧面分为上方的颞窝和下方的颞下窝。颞窝上缘称颞线，起自额骨与颧骨相接处，弯向上后，经额骨、顶骨、再向下前达乳突根部。颞窝前下份骨片较薄，在额、顶、颞、蝶骨会合处构成H形的缝，称翼点。翼点内面有脑膜中动脉前支通过（常有血管沟）。颞下窝：是上颌骨和颧骨后方的不规则间隙。有咀嚼肌和上颌动脉等，向上通入颞窝。颞下窝向上借卵圆孔和棘孔与颅中窝相通，前方经眶下裂通眶，向内经上颌骨与蝶骨翼突之间的翼上颌裂通翼腭窝。翼腭窝：是上颌骨、蝶骨翼突和腭骨之间的小楔形间隙，深藏于颞下窝内侧，容纳上颌动脉末段、上颌神经及蝶腭神经节等。此窝向外通颞下窝，向前借眶下裂通眶，向内借腭骨与蝶骨围成的蝶腭孔通鼻腔，向后借圆孔通颅中窝，借翼管通颅底外面，向下移行与腭大管，继而经腭大孔通口腔（图2）。

颅底面观　颅的底面自切牙向后至上项线，高低不平，形态不规则。可用两条横线划分成3个区。前横线置于两侧下颌窝的前界，通过翼突外侧板根部及其后外侧的卵圆孔、内侧板根部后方的破裂孔及蝶枕结合（25岁之后成为骨性结合）。后横线置于两侧乳突的前缘，经过枕骨大孔前份、茎乳孔、颈静脉孔的后缘、舌下神经管及枕髁的前1/3和后

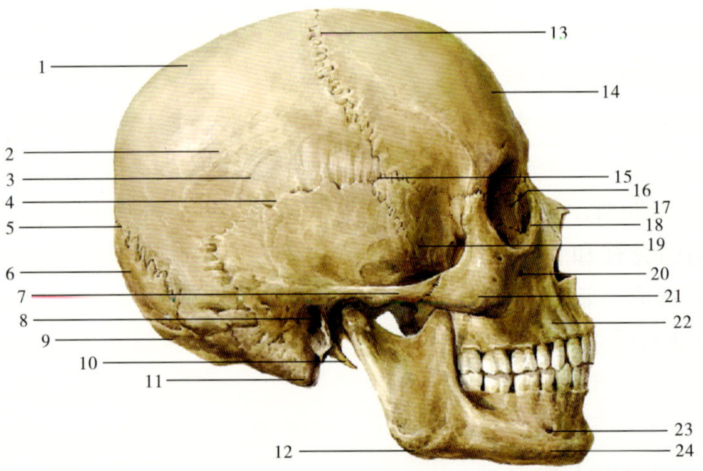

图2　颅（外侧面观）

1.顶骨　2.上颞线　3.下颞线　4.顶颞缝　5.人字缝　6.枕骨　7.颧弓　8.外耳门　9.枕外隆凸　10.茎突　11.乳突　12.下颌角　13.冠状缝　14.额骨　15.翼点　16.泪骨　17.鼻骨　18.泪囊窝　19.蝶骨　20.眶下孔　21.颧骨　22.上颌骨　23.颏孔　24.下颌体

2/3 相交处。前区主要为骨腭。由上颌骨腭突和腭骨水平板组成，前外侧为牙槽弓及牙列。全腭正中有腭中缝，其前端有切牙孔，后端连鼻后棘。第三磨牙内侧有腭大孔，其后方尚有1～3 个腭小孔。上颌骨的后下部游离，称上颌结节。腭缝间可出现缝间骨，缝的后份亦可形成腭嵴或腭圆枕。鼻后孔呈长方形，被犁骨分成左右两半，分别以犁骨、腭骨、翼突内侧板及颅底为界。前区的后外侧为颞下窝的顶面，蝶骨翼突分为内侧板与外侧板，两者之间有翼突窝，其上份的翼管通翼腭窝。中间区的正中部为枕骨基底，两侧以蝶棘为中心，可以定位其他结构。蝶棘之前为棘孔，之后为颈动脉管的外口，内侧经过水平位的肌咽鼓管可达鼓室，外侧为下颌窝。中间区的后外侧部，还有颈静脉孔及茎突。后区正中为枕骨大孔，卵圆形者多见。枕髁位于孔的外侧，其后方为较浅的髁窝，可通髁管，有导静脉连接颅内外的血流。再向外侧是突向下前的乳突。枕外隆凸在后份正中，两侧延为上项线（图 3）。

（应大君）

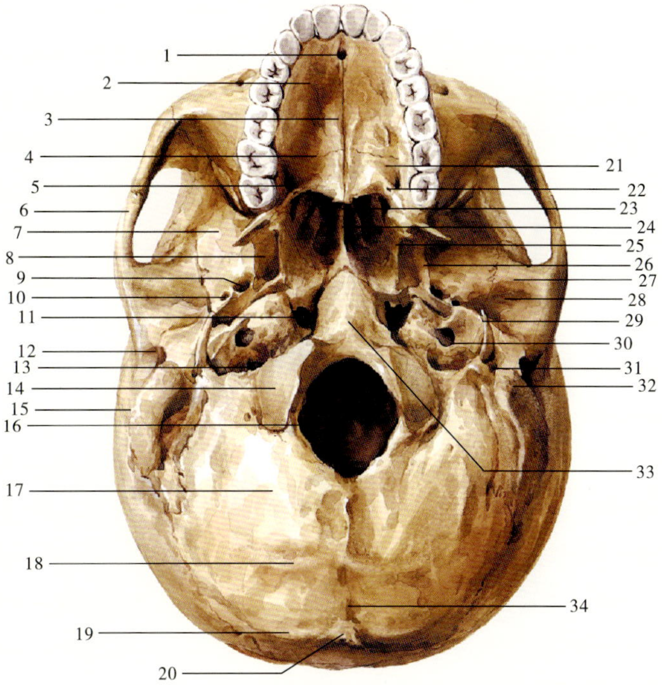

图 3　颅底（外面观）

1.切牙孔　2.上颌骨腭突　3.腭中缝　4.腭横缝　5.腭大孔　6.颧弓　7.蝶骨　8.翼窝　9.卵圆孔　10.棘孔　11.破裂孔　12.外耳门　13.颈静脉窝　14.枕髁　15.颞骨　16.枕骨大孔　17.枕骨　18.下项线　19.上项线　20.枕外隆凸　21.腭骨水平板　22.腭小孔　23.鼻后孔　24.犁骨　25.翼突内侧板　26.翼突外侧板　27.关节结节　28.下颌窝　29.茎突　30.颈动脉管外口　31.茎乳孔　32.乳突　33.咽结节　34.枕外嵴

qūgàngǔ

躯干骨（bone of the trunk）　构成人体躯干的骨。包括 24 块椎骨，1 块骶骨，1 块尾骨，1 块胸骨和 12 对肋骨。它们互相连接成可活动的脊柱和骨性胸廓并参与骨盆的构成。躯干骨还与上肢带骨和下肢带骨构成骨连结。

（应大君）

jǐzhù

脊柱（vertebral column）　构成人体中轴的骨骼。位于背部中央，上承颅，下接下肢带骨，由 24 块椎骨（颈椎，胸椎，腰椎）及骶骨与尾骨并以关节、韧带和椎间盘等连结而成，是一个复杂可控、既能灵活运动又极稳固的构造。其功能有：承负体重；保护脊髓与脊神经根；参与胸腔、腹腔和盆腔的构成，保证头、躯干和骨盆的正常运动。

形态　脊柱侧面观，成年人脊柱存在颈曲、胸曲、腰曲和骶曲 4 个生理性弯曲。其既是进化的结果，也是在个体发育中随着功能的发展而逐渐出现的。凹曲向前胸曲、骶曲于胎儿时期已存在，凸曲向前的颈曲、腰曲则分别于婴儿抬头及站立时逐渐加强和出现的。这些弯曲的形成，在形态上与椎间盘前后的厚薄有关。弯曲赋予脊柱以弹性，和椎间盘一起可缓和行走或跳跃时对脑的冲击与震荡。脊柱前面观，椎体由上而下依次加大，至骶髂关节以下则突然缩小，这与承受递增的体重有关。脊柱后面观，椎骨的棘突构成背正中的隆嵴，两侧与横突等构成沟槽容纳坚强的竖脊肌（骶棘肌）（图 1）。

分类　构成脊柱的椎骨有颈椎、胸椎、腰椎、骶椎和尾椎。

颈椎　共有 7 个，椎体较小，横截面呈椭圆形，横径大于矢径。上关节突和下关节突的关节面几乎呈水平位。第 3～7 颈椎体上面的两侧缘稍翘向上突起，称椎体钩。因为颈椎椎间盘的横径常较椎体上面的横径小，以至椎体钩与上位椎体侧缘形成钩椎关节，又称卢施卡（Luschka）关节。颈椎的椎孔较大，呈三角形。椎弓根较细，椎上切迹、椎下切迹亦浅窄。第 2～6 颈椎的棘突短小，末端分叉。横突较短，根部有横突孔，容椎动脉和椎静脉通过。横突的上面有脊神经沟，有脊神

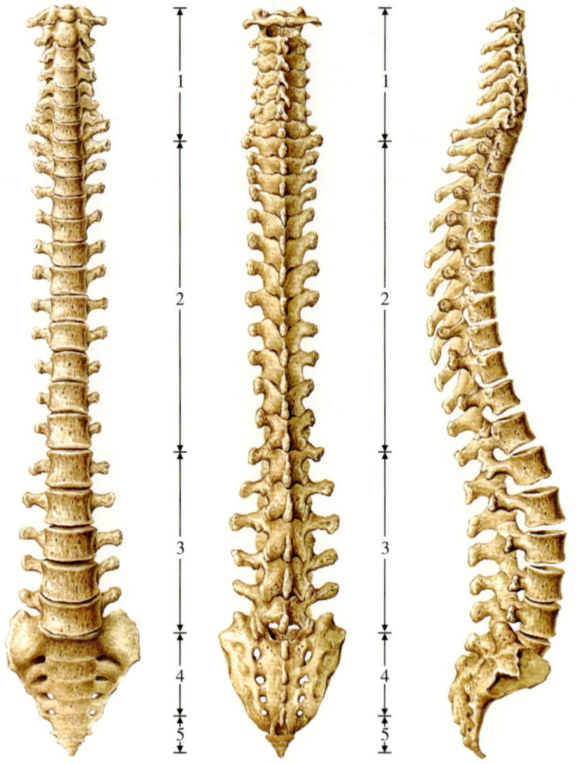

a 前面观　　b 后面观　　c 侧面观

图1 脊柱

1.颈椎 2.胸椎 3.腰椎 4.骶骨 5.尾骨

经通过。横突末端膨大分为前结节及后结节，第6颈椎横突前结节特别隆起，称颈动脉结节，可对之压迫颈总动脉暂时止血。第1颈椎无椎体，称为寰椎，由前弓、后弓和连结两弓的侧块构成。侧块肥厚，其上关节凹与枕髁相接，下面有圆形的下关节面，与枢椎上关节突关节面相关节。第2颈椎即枢椎，由椎体向上伸出齿突，其末端称齿突尖。第7颈椎又名隆椎，棘突特长（长度常不超过第1胸椎棘突），末端不分叉，活体易于扪及，可作为计数椎骨序数的标志（图2）。

胸椎　是典型椎骨，共12块。椎体自上而下逐渐增大，其上下面略呈心形。椎体侧面后份的上缘和下缘处，分别有上肋凹与下肋凹，而第9椎体只有一对上肋凹，第10～12椎体各有一对全肋凹。椎弓借椎弓根连于椎体后外侧的上份，根与体构成较浅的椎上切迹和较深的椎下切迹。椎体与椎弓围成的椎孔呈圆形。椎板向下后方倾斜，两侧椎板在后正中线合并向下后方伸出细长的棘突，呈叠瓦状排列。横突末端的前面有横突肋凹，但第11～12对横突短小，无横突肋凹。关节突的关节面几乎呈冠状位，上关节突的关节面朝向后外，下关节突的关节面则与之相对。

腰椎　椎体粗大，其横断面呈肾形。弓根短粗，椎板肥厚，椎孔较大且呈三角形或卵圆形。棘突为垂直的长方形骨板，伸向后方。横突前后扁，伸向后外侧，根部后下方可有副突。上关节突和下关节突较粗大，关节面呈矢状位，上关节突关节面凹向后内，下关节突凸向外前，上关节突后缘有乳突。腰椎棘突的间隙较宽，临床常于此作椎管穿刺术。

骶椎　骶骨由5个骶椎结合而成，曲凸向后，上宽下尖呈三角形。第1骶椎体的上面称为骶骨底，上缘向前突出，称岬。底的后方是三角形的骶管上口，上关节突位于上口两侧。底向两侧延伸为骶翼。第5骶椎椎体构成骶骨尖。骶骨前面即为盆面，其中间部有4条横线，是骶椎体融合的遗迹。横线的两端有4对骶前孔。骶骨后面即背面，隆突而粗糙，沿正中线有棘突融合成的骶正中嵴，其外侧有4对骶后孔。骶前孔、骶后孔均与骶管相通，有骶神经前支和骶神经后支通过。骶正中嵴下端突出，称骶角。骶骨外侧部的上份宽厚，其外上的前面有耳状面，外侧部的下份窄薄，转向内侧并入骶骨尖，其转弯处稍隆起称为骶骨下外侧角。骶管的横断面呈三角形，借两侧的4对椎间孔与骶前孔、骶后孔相通。骶骨的性别差异较明显，女性者较短而宽，盆面凹曲深，耳状面稍短；男性者与之相反（图3）。

尾椎　尾骨通常是由4个退化的尾椎在成年后逐渐融合而成，上大下小，第1尾椎体的上面是底，接骶骨尖，下端游离形成尾骨尖。其他尾椎多是结节状小骨块。横突极不发达，借韧带与骶骨下外侧角围成孔。

（应大君）

xiōnggǔ

胸骨（sternum）　位于胸前壁正中近似长方形的扁骨。上宽下窄，前凸后凹，分为胸骨柄、胸骨体和剑突。胸骨柄上端较厚而短，上缘中间凹陷，称颈静脉切迹。

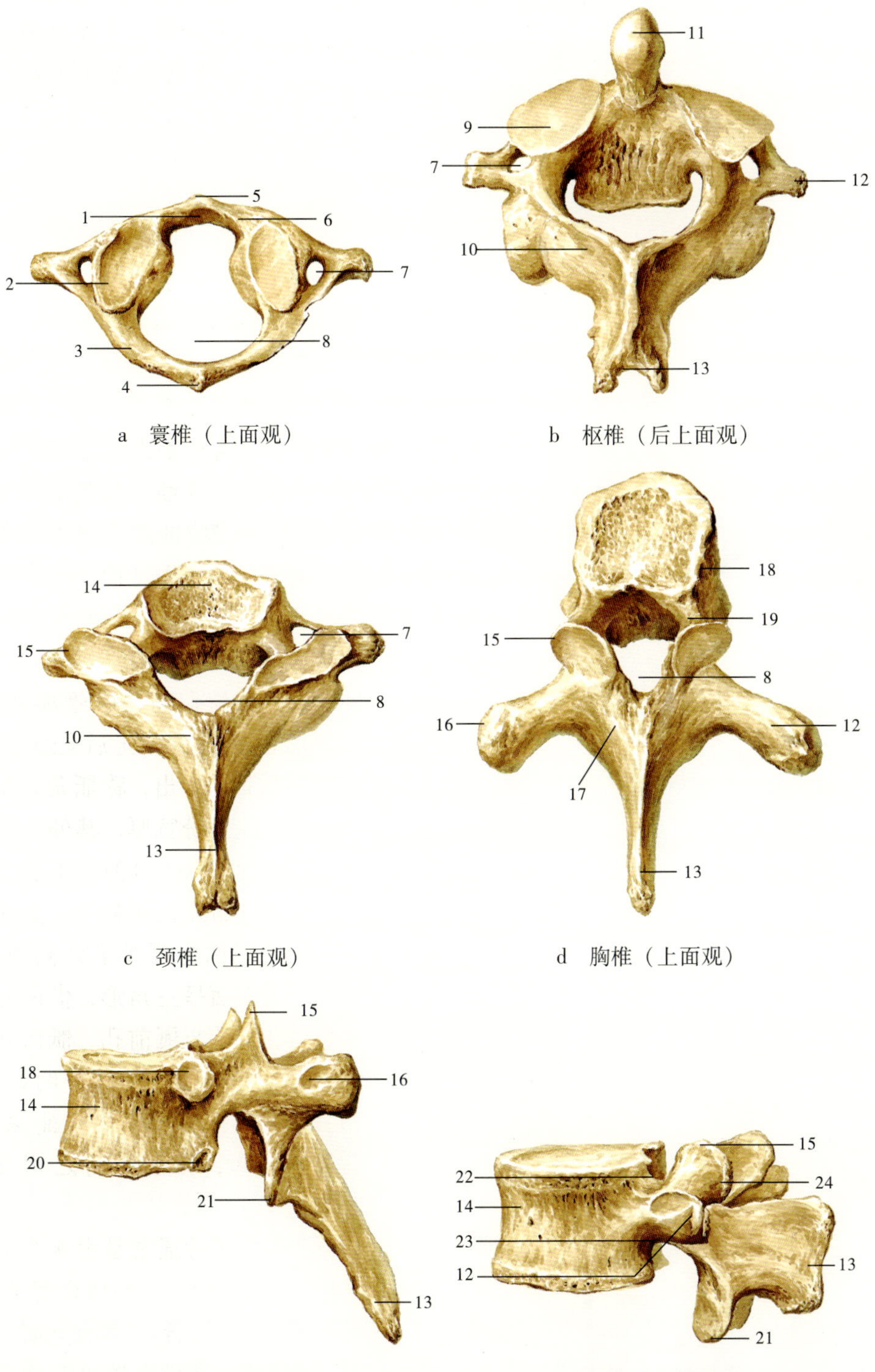

a 寰椎（上面观） b 枢椎（后上面观）

c 颈椎（上面观） d 胸椎（上面观）

e 胸椎（左侧面观） f 腰椎（左侧面观）

图 2 各部椎骨的形态

1.齿突凹 2.上关节凹 3.后弓 4.后结节 5.前结节 6.前弓 7.横突孔 8.椎孔 9.上关节面 10.椎弓 11.齿突 12.横突 13.棘突 14.椎体 15.上关节突 16.横突肋凹 17.椎弓板 18.上肋凹 19.椎弓根 20.下肋凹 21.下关节突 22.椎上切迹 23.椎下切迹 24.乳突

上缘两端有锁骨切迹连接锁骨胸骨端。侧缘上份有肋切迹，接第 1 肋软骨。胸骨体稍薄而长，由 4 部分骨化合成，前面有 3 条横线为其融合的遗迹。体与柄相接处有微突向前的横嵴，即胸骨角。横嵴两端有肋切迹，接第 2 对肋软骨，是计数肋骨的重要标志。体的侧缘另有 4 对肋切迹，接第 3~6 对肋。剑突即胸骨下端，扁薄而形态变化颇大，两侧与胸骨体连接处有连接第 7 对肋骨的切迹。剑突有孔是较常见的（图 1，图 2）。

（应大君）

lèi

肋（rib） 构成胸廓的扁长而弯曲的骨骼。由肋骨与肋软骨组成，共 12 对。第 1~7 对肋软骨与胸骨直接相连，称真肋。第 8~10 对肋骨的前端与上位肋软骨相连，形成肋弓，称假肋。第 11~12 对肋骨的前端不与其他骨或软骨相连而游离于腹壁肌层中，称浮肋。

肋骨属扁骨，分为一体两端，第 3~9 肋形态较为典型。肋骨的前端如上所述，后端则膨大为肋头，其关节面与胸椎肋凹相关节。后外侧部分较细，即为肋颈。颈外侧后面有粗糙突起，称肋结节。肋结节突向后，有关节面与胸椎横突肋凹相关节。由肋结节至肋骨前端的部分是肋体。肋体向外拱曲并斜向前下，肋体的内面近下缘处有肋沟，由肋间神经血管通过。肋体后份急转向前，转弯处称肋角。肋体的前端直接连肋软骨。第 1 对肋骨扁宽而短，曲度大且无扭曲，无肋角和肋沟。肋体的上面近内侧缘处有前斜角肌结节，结节的前方及后方各有一浅沟，分别有锁骨下静脉和锁骨下动脉经过。第 2 对肋骨为过渡型，形态介于第 1 与第 3 对肋

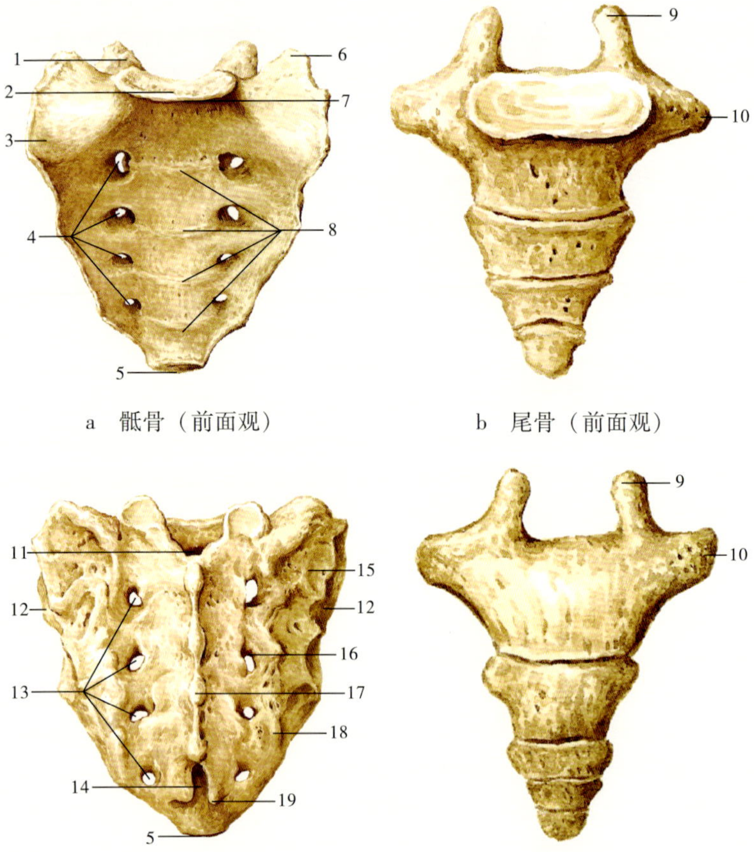

a 骶骨（前面观） b 尾骨（前面观）

c 骶骨（后面观） d 尾骨（后面观）

图3 骶骨尾骨形态

1.上关节突 2.骶骨底 3.侧部 4.骶前孔 5.骶骨尖 6.骶翼 7.岬 8.横线 9.尾骨角 10.横突 11.骶管 12.耳状面 13.骶后孔 14.骶管裂孔 15.骶粗隆 16.骶中间嵴 17.骶正中嵴 18.骶外侧嵴 19.骶角

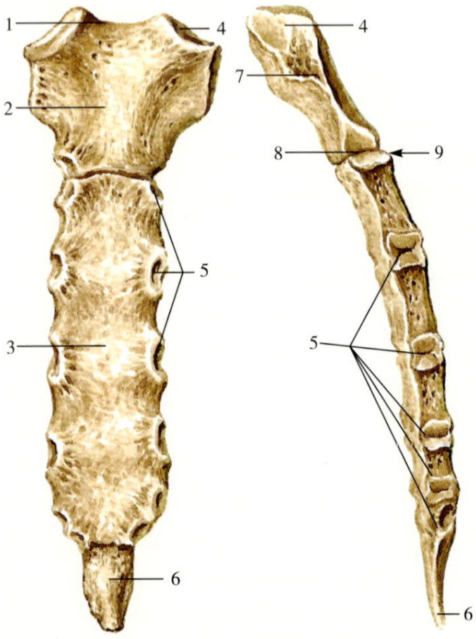

a 前面观 b 侧面观

图1 胸骨

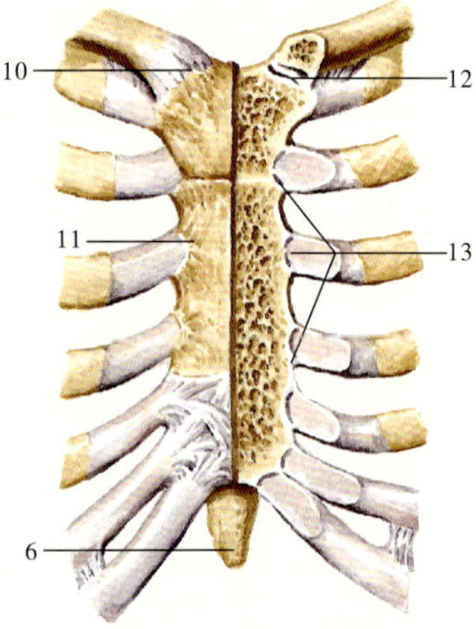

图2 胸肋关节（前面观）

1.颈静脉切迹 2.胸骨柄 3.胸骨体 4.锁切迹 5.肋切迹 6.剑突 7.第1肋切迹 8.第2肋切迹 9.胸骨角 10.胸锁前韧带 11.胸肋辐射韧带 12.关节盘 13.胸肋关节

骨之间。肋体的外侧中份有粗糙区，即前锯肌粗隆。第11~12对肋骨无肋颈及肋角，也无肋结节。其前端细且不与其他骨连结。肋软骨位于肋骨前端，由透明软骨构成，终生不骨化。

（应大君）

fùzhīgǔ

附肢骨（appendicular skeleton）

具有支持与运动功能的上下肢骨。包括上肢骨及下肢骨，分别由肢带骨和自由肢骨组成。

人的上肢与下肢各包括肢带骨和自由肢骨，肢骨借肢带骨与躯干相连。上肢和下肢的自由肢骨又各分为3部分，即上肢的臂、前臂和手骨以及下肢的大腿、小腿和足骨。它们在形态、数目和排列形式上基本相同。因上肢和下肢的功能各异，骨的形态结构亦有区别。上肢骨较细小轻便，便于握持和劳动；下肢骨较粗大坚强，适于支持、走动。上肢骨左右对称，包括上肢带骨（锁骨与肩胛骨）及自由上肢骨，自由上肢骨由近及远依次为肱骨、桡骨、尺骨和手骨。腕骨、掌骨和指骨合称为手骨。除肢带骨和腕骨以外，其余均属于长骨。下肢骨与上肢骨相比较为粗大强壮，包括下肢带骨（髋骨）及自由下肢骨。后者由近及远依次排列，即股骨、髌骨、胫骨和腓骨，以及7块跗骨，5块跖骨和14块趾骨。跗骨、跖骨和趾骨合称足骨，左右对称。除髋骨、髌骨和跗骨以外，其余均为长骨。

（应大君）

shàngzhī dàigǔ

上肢带骨（shoulder girdle）

连接上肢与躯干的骨。又称肩带骨。由锁骨及肩胛骨组成。

锁骨：横列于颈根部皮下，可在体表扪及，呈~形，无髓腔。锁

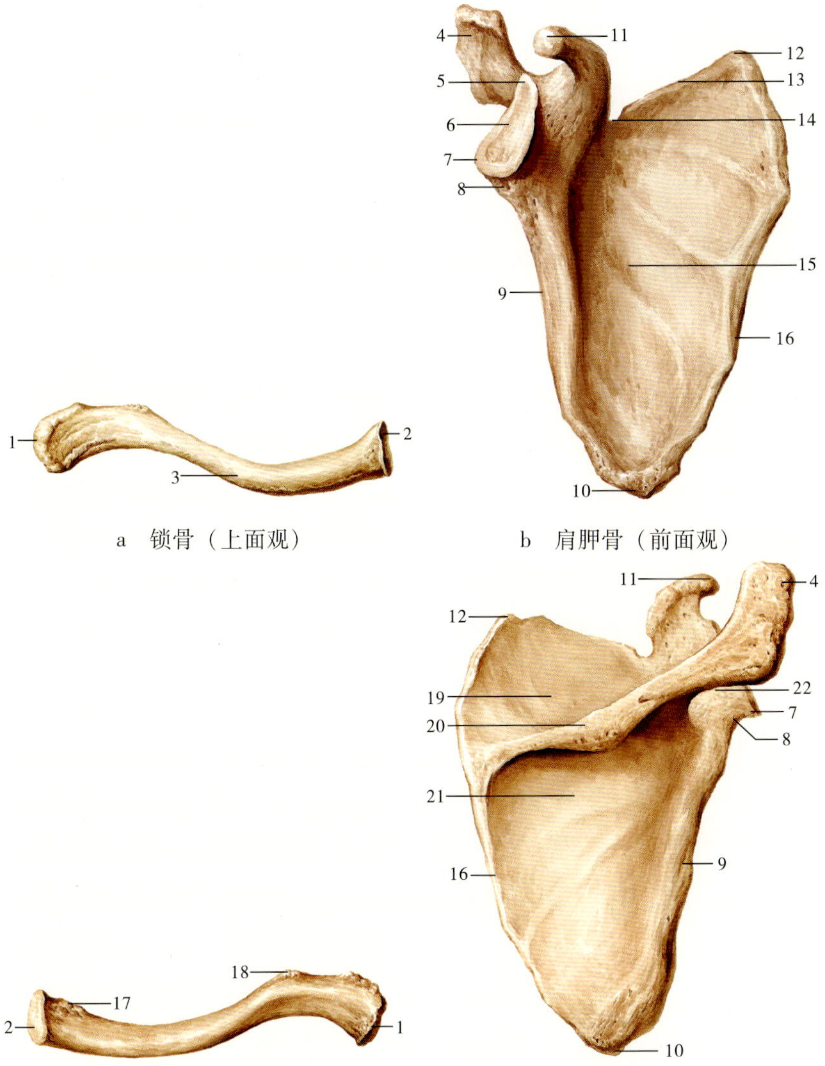

a 锁骨（上面观）　b 肩胛骨（前面观）

c 锁骨（下面观）　d 肩胛骨（后面观）

图 锁骨肩胛骨形态

1.肩峰端 2.胸骨端 3.锁骨体 4.肩峰 5.盂上结节 6.关节盂 7.外侧角 8.盂下结节 9.外侧缘 10.下角 11.喙突 12.上角 13.上缘 14.肩胛切迹 15.肩胛下窝 16.内侧缘 17.肋锁韧带压迹 18.锥状结节 19.冈上窝 20.肩胛冈 21.冈下窝 22.肩胛颈

骨是全身发生最早的骨，其内侧部分属于膜内成骨。内侧端膨大为胸骨端，有关节面与胸骨相关节，关节面下方有肋锁韧带压迹。外侧端是扁平的肩峰端，具有小的肩峰关节面，与肩胛骨肩峰相关节。肩峰端下面有锥状结节和斜方线，为喙锁韧带所附着。两端之间即为锁骨体。内侧部 2/3 曲凸向前，呈三棱柱形。外侧部 1/3 曲凹向后，较扁平，后面有滋养孔，下面有浅沟，为锁骨下肌附着处。间接暴力所致的锁骨骨折多出现在外 1/3 与中 1/3 之间，此处是凸凹弯曲交界处，也是三棱柱形与扁平形的交界处，是锁骨的弱点。锁骨骨折可使上肢运动受限。

肩胛骨：为三角形的扁骨，位于胸廓上份的后外侧，介于第 2~7 肋之间，可分 2 面、3 缘和 3 个角。肋面向前，有广而浅的肩胛下窝。背面被横列的肩胛冈分为小的冈上窝与大的冈下窝。肩胛冈向外上延伸为上下扁平的突起，称肩峰，有肩峰关节面与锁骨相关节。肩胛骨外侧角肥大，有朝向前外下的关节盂，接肱骨头。盂的上方和下方有盂上结节和盂下结节。盂的内侧稍细，即肩胛颈。由颈的上方伸出弯向前外侧的指状突起，称喙突。肩胛骨下角稍厚，平对第 7 肋或第 7 肋间隙，上角甚薄，平对第 2 肋。肩胛骨上缘薄，内侧缘即脊柱缘稍厚，外侧缘即腋窝缘最厚。冈盂切迹位于肩胛冈外侧缘与关节盂之间。肩胛骨的滋养孔位于肩胛颈的前面和后面（图）。

（应大君）

zìyóu shàngzhīgǔ

自由上肢骨

自由上肢骨（bone of free upper limb） 由肱骨、桡骨、尺骨和手骨组成。

肱骨：是典型长骨，分为一体两端。上端包括半球形的肱骨头，有相应的关节面，其周围稍缩细，称解剖颈。解剖颈外侧有大结节与小结节，两结节向下延伸为大结节嵴与小结节嵴。两结节与两嵴之间有结节间沟，沟内有肱二头肌长头腱通过。上端与体交界处稍细，称外科颈，是骨折易发部位。肱骨体中份的前外面有呈 V 形的三角肌粗隆。后面有自上内斜向下外的浅沟，称桡神经沟，桡神经行经此沟。下端微曲向前，两侧有突出的内上髁及外上髁。内上髁后方有尺神经沟。两髁向上延伸为内侧髁上嵴与外侧髁上嵴。两髁之间的内侧份是肱骨滑车，滑车的内侧缘更为突出，与尺骨形成关节。外侧份是突向前下方的肱骨小头，与桡骨相关节。滑车上方的前后面及小头前上方，分别有冠突窝、鹰嘴窝与桡窝。

桡骨：居前臂外侧，分一体两端。上端膨大为桡骨头，头上面有关节凹与肱骨小头相关节。

周围有环状关节面与尺骨相关节。头下方略细缩为桡骨颈，颈与桡骨体交界处的内侧有桡骨粗隆，是肱二头肌腱的截止处。桡骨体上细下粗，体与尺骨的相对缘（内侧缘）薄而锐，即骨间缘。体的中段向外侧凸曲，前面有滋养孔，开口向下。下端膨大，前凹后凸，外侧突起向下构成桡骨茎突。内侧面有尺切迹，接尺骨头。

尺骨：居前臂内侧，分一体两端。上端粗大，上方的鹰嘴和下方的冠突凸分别凸向后、前，两突之间的半圆形凹陷是滑车切迹（关节面），接肱骨滑车。尺骨粗隆及桡切迹（关节面）分别位于冠突的下方和内侧。尺骨体上粗下细，其外侧缘薄，即骨间缘。尺骨体前面上段有数个滋养孔，体的下 1/4 向内侧凸曲。下端有尺骨头及内侧的突起称尺骨茎突。尺骨头的前外后三面有环状关节面与桡骨的尺切迹相关节，尺骨头下面的关节面借三角形的关节盘与腕骨相关节（图）。

（应大君）

shǒugǔ

手骨（bone of hand）

由腕骨、掌骨和指骨构成。多数可在皮外扪及（图）。

腕骨：手部小型群集的短骨，共有 8 块，分为近侧列与远侧列。近侧列由外向内依次为手舟骨、月骨、三角骨和豌豆骨（位于三角骨前面的一个籽骨）。远侧列由外向内依次为大多角骨、小多角骨、头状骨和钩骨。它们互相连接成一整体，形成一个后面凸，前面凹的腕骨沟。沟的外侧界是由舟骨结节和大多角骨结节组成的腕桡侧隆起；内侧界为豌豆骨和钩骨钩组成的腕尺侧隆起。腕骨相邻的关节面形成腕骨间关节。近侧列腕骨的近侧关节面接桡骨，远侧列腕骨远侧的关节面接掌骨。

掌骨：介于腕骨与指骨之间的短管状骨，共有 5 块。由外侧向内侧按序号命名为第 1 至第 5 掌骨。近端是掌骨底，接腕骨。远端为掌骨头，接指骨。中间部为掌骨体。第 1 掌骨粗而短，其底有鞍状关节面接大多角骨。其余 4 个掌骨的底除接腕骨之外，彼此连结。第 3 掌骨底有突向上的茎突。掌骨体的前面稍凹，滋养孔在第 1 掌骨位于内侧，在其他掌骨位于外侧。

指骨：手部小的短管状骨，属于长骨，共 14 节。拇指两节，其他四指各 3 节，依次命名为近节指骨、中节指骨和远节指骨。各指骨的近端为底，近节指骨底有凹的关节面。除远节指骨以外，

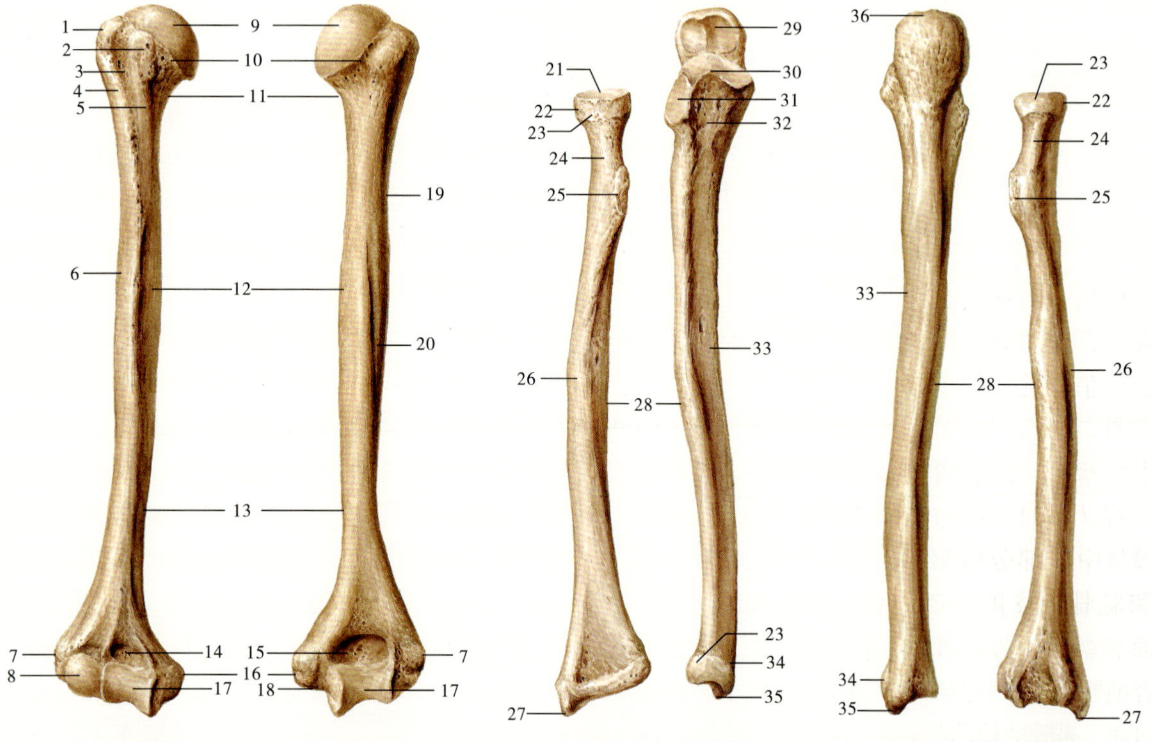

a 肱骨前面观　b 肱骨后面观　c 桡骨尺骨前面观　d 桡骨尺骨后面观

图　自由上肢骨形态

1.大结节　2.小结节　3.结节间沟　4.大结节嵴　5.小结节嵴　6.三角肌粗隆　7.外上髁　8.肱骨小头　9.肱骨头　10.解剖颈　11.外科颈　12.肱骨体　13.内侧缘　14.冠突窝　15.鹰嘴窝　16.内上髁　17.肱骨滑车　18.尺神经沟　19.外侧缘　20.桡神经沟　21.关节凹　22.桡骨头　23.环状关节面　24.桡骨颈　25.桡骨粗隆　26.桡骨体　27.桡骨茎突　28.骨间缘　29.滑车切迹　30.冠突　31.桡切迹　32.尺骨粗隆　33.尺骨体　34.尺骨头　35.尺骨茎突　36.鹰嘴

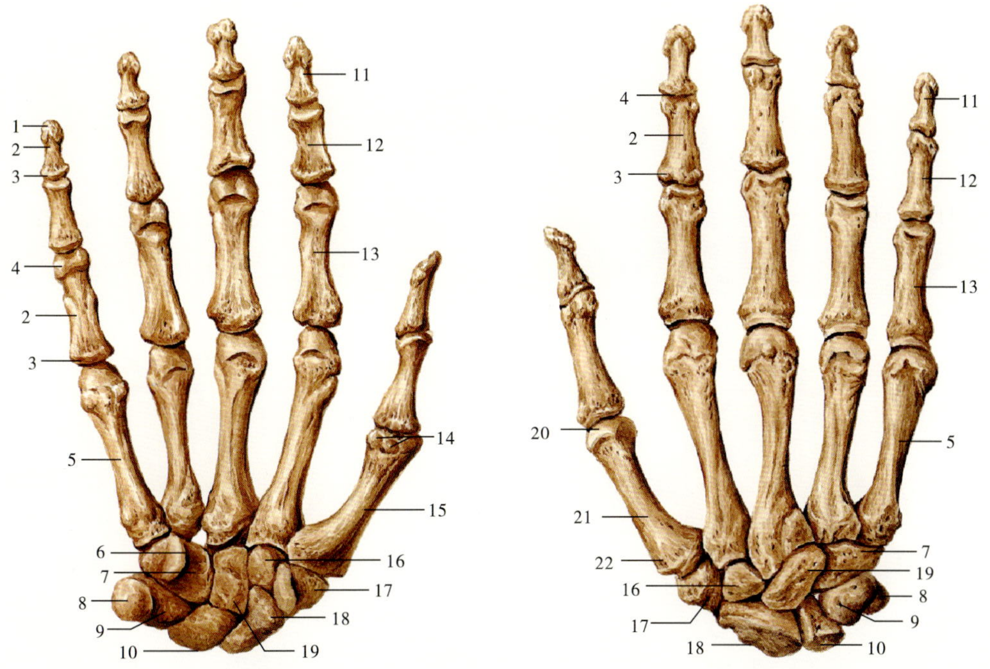

a 掌侧面　　b 背侧面

图　手骨

1.远节指骨粗隆　2.指骨体　3.指骨底　4.指骨滑车　5.第5掌骨　6.钩骨钩　7.钩骨　8.豌豆骨　9.三角骨　10.月骨　11.远节指骨　12.中节指骨　13.近节指骨　14.籽骨　15.第1掌骨　16.小多角骨　17.大多角骨　18.手舟骨　19.头状骨　20.掌骨头　21.掌骨体　22.掌骨底

各骨下端称为指骨滑车，与其远侧的指骨底连结。各指的远节指骨末（下）端呈蹄铁状膨大，称为远节指骨粗隆。

（应大君）

xiàzhī dàigǔ

下肢带骨（pelvic girdle）　连接下肢与躯干的骨。又称髋带骨。下肢带骨由一对髋骨构成。髋骨左右各一，组成骨盆的侧壁。游离下肢骨借此连于躯干。髋骨是不规则骨，上部宽扁，下部有大孔，中间窄厚，由髂骨、坐骨和耻骨（在人约 17 岁时）融合构成。髋骨中间部分由髂骨体、坐骨体和耻骨上支的一部分构成，其外面有朝向下外的深窝，即髋臼，容纳股骨头，髋臼中央有深陷的髋臼窝，是骨的薄弱处。窝的周围为关节面，即月状面，髋臼下缘缺如为髋臼切迹。髋骨下部有一大孔，称闭孔。左髋骨、右髋骨与骶骨、尾骨组成骨盆（图）。

髂骨　构成髋骨上部，分为肥厚的髂骨体和扁宽的髂骨翼，髂骨体内平外凹，构成髋臼的上 2/5。髂骨翼的肥厚上缘，呈弓形弯曲，形成髂嵴。髂嵴分内唇、外唇和中间线，前端终于髂前上棘，其下方有髂前下棘；后端终于髂后上棘，其下方有髂后下棘。髂前上棘后方其髂嵴外唇向外侧突起形成髂结节。髂骨翼的内面是髂窝，借下方的弓状线与髂骨体分界。耳状面位于髂骨翼的内面连接骶骨耳状面。剩下粗糙的后上份是髂粗隆。髂骨翼外面即臀面，可见 3 条粗涩的线，即臀后线（最短）、臀中线（最长）和臀下线（最不明显），它们都是臀肌与筋膜的附着处。髂嵴全长可在皮外扪得，其最高点约平第 4 腰椎，髂后上棘位于臀部皮肤凹陷处，平第 2 骶椎棘突。

坐骨　构成髋骨下后部，分为坐骨体与坐骨支。坐骨体内平外凹，构成髋臼的后下约 2/5。坐骨体后缘下份有尖的突起伸向后内，称坐骨棘。坐骨棘与髂后下棘之间的凹陷称坐骨大切迹。坐骨棘与坐骨支后缘之间的凹陷是坐骨小切迹。坐骨支伸向下，呈三棱柱状，继而转向前上，接耻骨下支。其转弯处特别粗壮，即坐骨结节，可在体表扪及。

耻骨　构成髋骨前下部，分一体和上下两支。耻骨体前后扁，分为 3 面 1 缘。前面朝下前，供股内侧肌组起始附着。后面朝后上，是小骨盆前壁。内侧面即联合面，粗糙，与对侧结合为耻骨联合。上缘即耻骨嵴，突向前，外侧端有明显的耻骨结节。耻骨嵴与耻骨结节皆可在体表扪及。耻骨上支自体伸向后上外方，构成髋臼的前 1/5。其前缘较钝称闭孔嵴，后缘锐利即为耻骨梳，二者之间的骨面光滑，自耻骨结节向外侧延至髂耻隆起与髂骨接连。下缘亦锐，与耻骨梳之间有平滑的盆面。下缘与闭孔嵴之间为朝向下后的闭孔面，此面有自后方

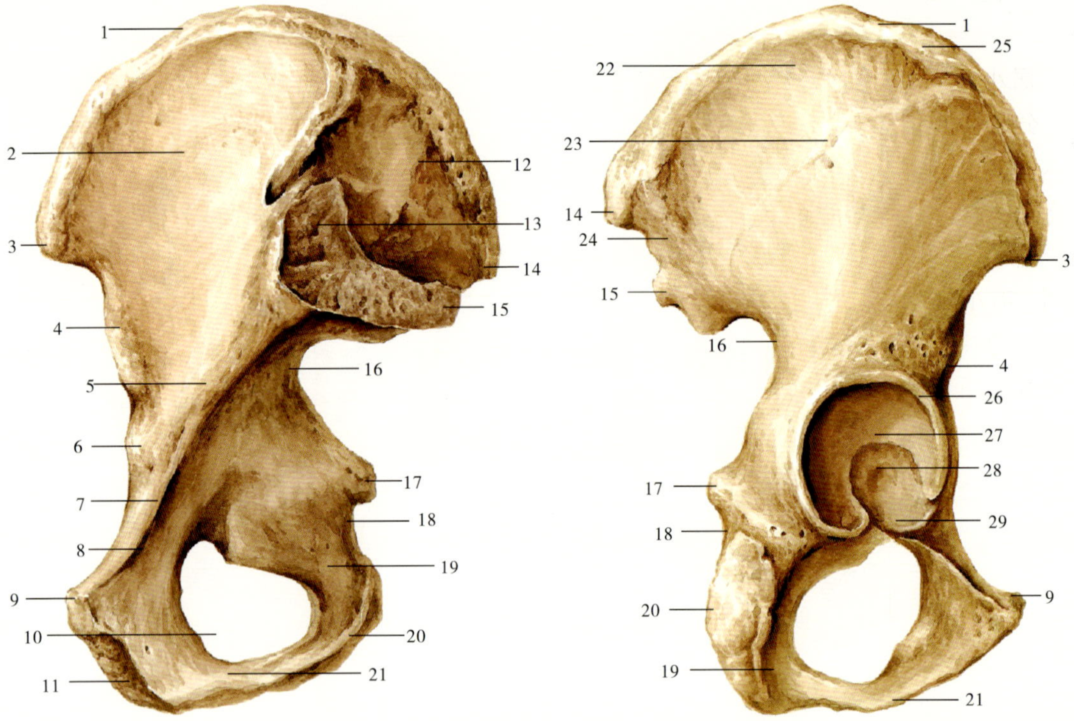

a 内面观　　b 外面观

图 髋骨

1.髂嵴 2.髂窝 3.髂前上棘 4.髂前下棘 5.弓状线 6.髂耻隆起 7.耻骨梳 8.耻骨上支 9.耻骨结节 10.闭孔 11.耻骨联合面 12.髂粗隆 13.耳状面 14.髂后上棘 15.髂后下棘 16.坐骨大切迹 17.坐骨棘 18.坐骨小切迹 19.坐骨支 20.坐骨结节 21.耻骨下支 22.髂骨翼 23.臀前线 24.臀后线 25.髂结节 26.髋臼 27.月状面 28.髋臼窝 29.髋臼切迹

向下前斜行的闭孔沟。耻骨下支扁细，由耻骨体伸向后下外方并与坐骨支相连围成闭孔。

髂骨的血供来自髂腰动脉、旋髂深动脉、闭孔动脉和臀部动脉的分支。坐骨与耻骨的血供来自闭孔动脉、旋股内侧动和旋股外侧动脉的分支。

（应大君）

zìyóu xiàzhīgǔ

自由下肢骨（bone of free lower limb） 由股骨、髌骨、胫骨、腓骨和足骨组成。

股骨 是人体最长、最大的管状骨，约为人体身高的1/4，分上端、体和下端。①股骨上端：有朝向内上的呈球面的股骨头，与髋臼相关节。其中央的小窝是股骨头凹。头的下外侧接股骨颈，颈的外侧呈方形隆起为大转子，内下方的隆起是小转子。两转子之间，前面有转子间线，后面有转子间嵴。在活体大转子尖正对髋关节中心，并与耻骨联合上缘在同一水平面。②股骨体：略凸向前，上段呈圆柱形，中段呈三棱柱形，下段则前后略扁。股骨的重要特征之一是后面有纵向骨嵴，称粗线。粗线中份有滋养孔，粗线向上分叉，外侧的延续于臀肌粗隆，内侧的延续于耻骨肌线。粗线向下也分为两唇达股骨内侧髁及外侧髁，两叉之间的骨面称为腘面。③股骨下端：有两个向后突出的膨大为股骨内侧髁与外侧髁，两侧髁向两侧的最突出处是内上髁与外上髁。内侧髁和外侧髁的前面、下面和后面都是光滑的关节面，接胫骨。两髁的后份以髁间窝彼此分离，两髁前面的关节面彼此相连，形成髌面，与髌骨相连。

髌骨 是人体最大的籽骨，居股四头肌腱内，上宽下尖。其后面的关节面被一纵行钝嵴分为外侧宽内侧窄的两部分，髌骨与股骨髌面相关节，参与膝关节的构成。

胫骨 居小腿内侧，三棱柱形长管状骨。全长可在体表扪及，分上端、体和下端。①胫骨上端膨大，突向两侧形成内侧髁和外侧髁。其上面均有上关节面，与股骨两髁相对应关节。两个上关节面之间有粗糙小隆起，称髁间隆起。隆起的前方及后方为髁间前区和髁间后区。胫骨粗隆位于两髁之间的前面，有强劲的髌韧带附着。外侧髁的后下方有腓关节面与腓骨头相关节。②胫骨体呈典型的三棱柱状，有前缘、骨间缘及内侧缘。其前缘与内侧面居皮下。体的后上段有斜向内下的比目鱼肌线，滋养孔在此线上。③胫骨下端稍膨大，其内侧部向下突起延伸为内踝。内踝后面有踝沟。外侧面有踝关节面。胫骨下端有下关节面，接距骨。外侧有腓切迹。

腓骨　居小腿外侧，较细长的管状骨。分为上端、体和下端。上端稍膨大为腓骨头，有关节面与胫骨相关节。腓骨头下方细窄为腓骨颈。腓骨体呈棱柱状，其内侧缘锐利，有小腿骨间膜附着，又称骨间缘，近中份有滋养孔开口。下端膨大突起形成外踝。外踝内侧有踝关节面与距骨相关节（图）。

（应大君）

zúgǔ

足骨（bone of foot）　构成足的骨。由跗骨、跖骨和趾骨组成，它们均可在皮外扪及。

跗骨：位于足的后半，共有7块，均为短骨，分后中前3列。后列是上方的距骨和下方的跟骨；中列是足舟骨；前列包括内侧楔骨、中间楔骨和外侧楔骨及跟骨前方的骰骨。距骨前端为头，头的前面有舟关节面，头后方为距骨颈，其余部分是距骨体。距骨体上面有前宽后窄的关节面称距骨滑车，内侧和外侧有内踝关节面和外踝关节面，此3个关节面与小腿胫骨的下端形成关节。距骨体的下面有深的距骨沟，沟的前方和后方都有关节面与跟骨相接连。跟骨位于距骨下方，向后下的较大隆凸为跟骨结节，向内侧的突起为载距突。跟骨的上面与前端都有关节面，分别接连距骨和骰骨。足舟骨在足的中部，位于距骨头前方。其后面与前面都有关节面，分别接连距骨头与前方的3个楔骨。舟骨粗隆从足舟骨内侧突出。内中外3个楔骨并列于舟骨前方。内侧楔骨上窄下宽，其余两个楔骨上宽下窄，外侧楔骨的外侧邻接骰骨。骰骨居足外侧，前接跖骨，后接跟骨，

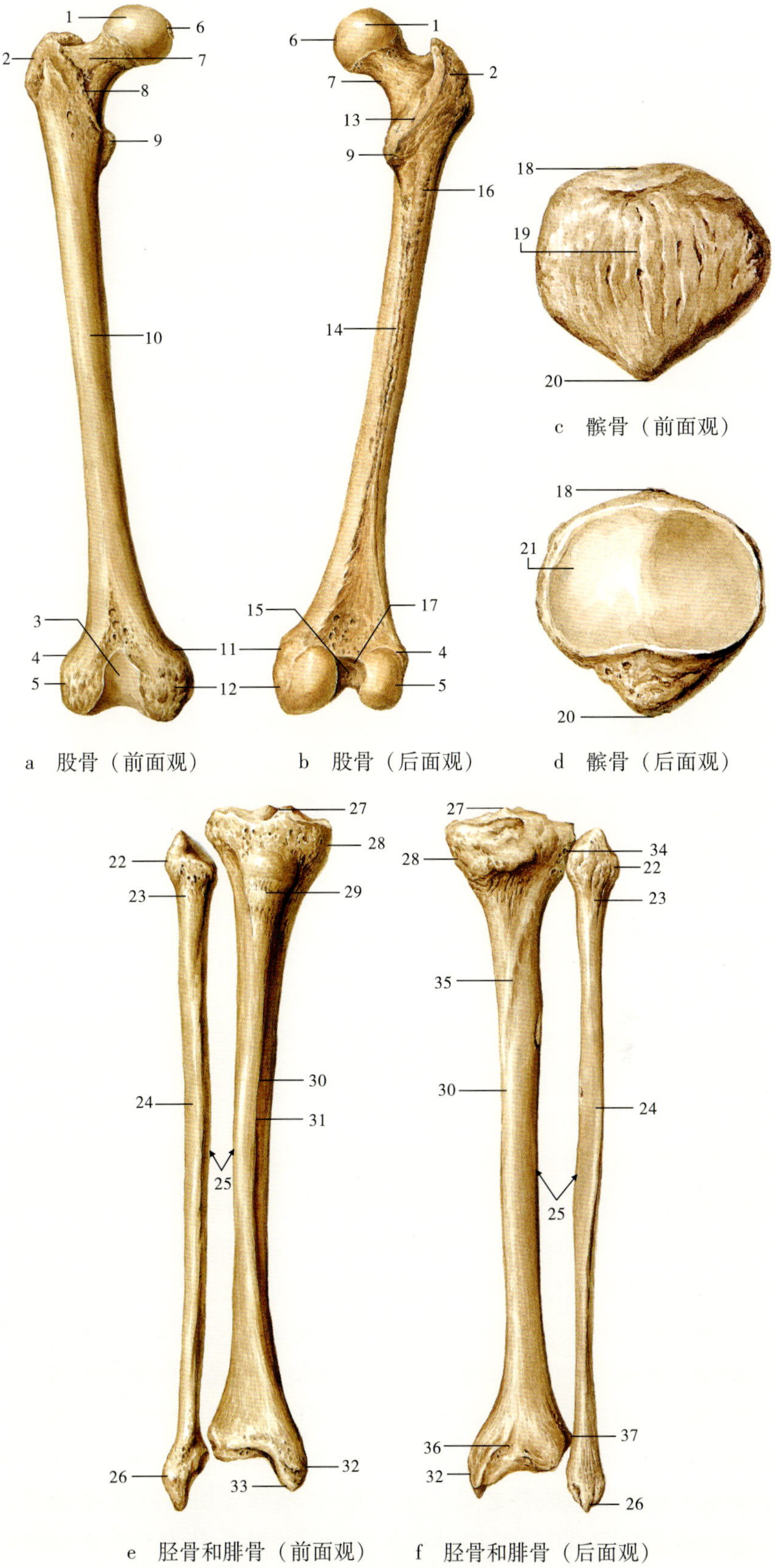

图　自由下肢骨形态

1.股骨头　2.大转子　3.髌面　4.外上髁　5.外侧髁　6.股骨头凹　7.股骨颈　8.转子间线　9.小转子　10.股骨体　11.内上髁　12.内侧髁　13.转子间嵴　14.粗线　15.髁间窝　16.臀肌粗隆　17.髁间线　18.髌底　19.前面　20.髌尖　21.关节面　22.腓骨头　23.腓骨颈　24.腓骨体　25.骨间缘　26.外踝　27.髁间隆起　28.内侧髁　29.胫骨粗隆　30.胫骨体　31.前缘　32.内踝　33.内踝关节面　34.腓骨头关节面　35.比目鱼肌线　36.踝沟　37.腓骨切迹

其外侧有腓骨长肌腱沟。

跖骨：短管状骨，属长骨，共有5块。排列于趾骨和足舟骨、骰骨之间，由内侧至外侧按序号命名为第1~5跖骨。跖骨分近侧（后）的底、体和远侧（前）的头3部分。跖骨前后端都有关节面，跖骨底与跗骨相连，跖骨头与近侧趾骨相关节。第1跖骨最为粗壮，第5跖骨底突向后外，称第5跖骨粗隆。

趾骨：短管状骨，属长骨，共有14块。第1趾两节，其余4趾各3节，分别命名为近节趾骨、中节趾骨和远节趾骨。各趾骨后端为底，远侧趾骨的前端有远节趾骨粗隆，其他趾的前端皆为趾骨滑车（图）。

（应大君）

guānjié

关节（joint） 骨与骨之间借纤维结缔组织、软骨、骨组织的相互连结。又称骨连结。人体主要骨连结有直接连结和间接连结。后者又分为中轴骨连结和附肢骨连结。

在脊椎动物，骨连结的发展可以概括为：功能上从保护支持到运动，从微动到灵活运动，形态上从无腔隙到出现滑膜腔（滑膜关节）的发展过程。在人体胚胎发育过程中，同样经历了出生后滑膜关节所在部位的间充质消融而逐步形成滑膜关节的过程。人体的直接连结多位于颅骨、中轴的脊柱、胸腔壁，主要为支持体重和保护脏器。而滑膜关节则主要见于附肢的四肢骨之间，以适应机体多种活动的需要，其中上肢的关节，尤以手部更达到了高度分化的程度，以利于生产劳动和专业工作所需复杂多样的运动。

分类分型 人体关节（或骨连结）可分为纤维连结、软骨连结和滑膜关节三大类，其中纤维

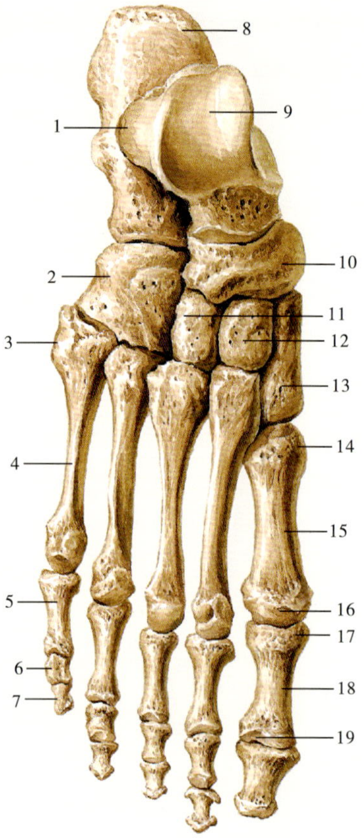

图 足骨（背面观）

1.距骨 2.骰骨 3.第5跖骨粗隆 4.第5跖骨 5.近节趾骨 6.中节趾骨 7.远节趾骨 8.跟骨 9.距骨滑车 10.足舟骨 11.外侧楔骨 12.中间楔骨 13.内侧楔骨 14.跖骨底 15.跖骨体 16.跖骨头 17.趾骨底 18.趾骨体 19.趾骨滑车

和软骨连结为不动或少动的关节，而滑膜关节则运动灵活。①纤维连结：分为缝和韧带连结。由于纤维连结比较牢固，一般无活动性。缝连结多见于颅，由缝韧带连结相邻骨缘。由于肌肉作用于骨的不同部位的牵引力强度和方向的各异，出现半缝（如腭正中缝）、鳞缝（如顶颞缝）、锯状缝（如矢状缝）和夹合缝（如筛骨垂直板与犁骨之缝）等多种形式。随着人体年龄的增长，骨缝有规律地依次骨化。韧带连结：如椎弓板之间的黄韧带以弹性纤维连结，而胫腓（韧带）连结则由胶原纤维连结。②软骨连结：分为透明软骨结合和纤维软骨联合两类。透明软骨结合：又分为两种，其一如蝶枕软骨结合，位于颅底，以透明软骨相连结，至成年由骨组织替代成为骨性结合，属于暂时性软骨结合。其二为永久性软骨结合，如第1肋软骨与胸骨之间的软骨结合终生不骨化。纤维软骨联合：如椎间盘（见椎骨连结）及耻骨联合等，都属于纤维软骨联合，多位于身体的中轴线，由纤维软骨连结，具有一定坚固性，允许一定的拉伸或压缩。耻骨联合内有时会出现较小腔隙，称为半关节，但无滑膜腔（图1，图2）。

运动方式 分为单动关节和联合关节两类：①单动关节：运动由单一关节完成，如指关节的运动等；②联合关节：某些动作必须由

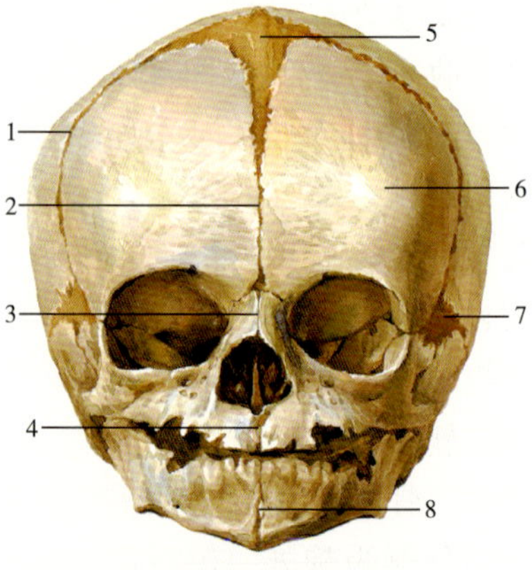

图1 新生儿颅（前面观）

1.冠状缝 2.额缝 3.鼻间缝 4.上颌间缝 5.前囟 6.额结节 7.蝶囟 8.下颌缝

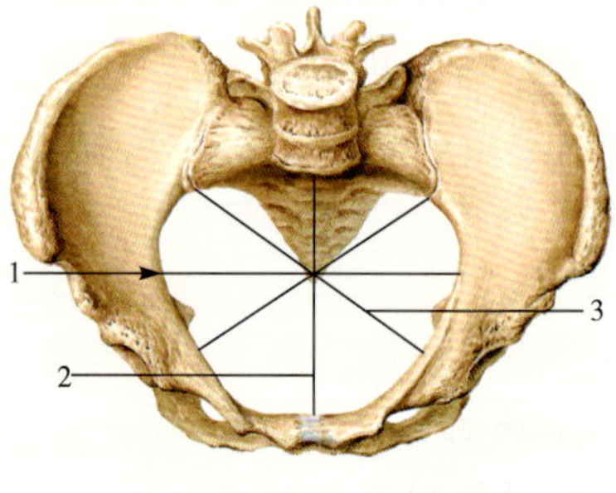

图2 骨盆（上面观）

1.横径 2.前后径 3.斜径

两个或两个以上的关节同时活动才能完成，如下颌骨的各种运动都是由左颞下颌关节和右颞下颌关节共同完成的，二者即是下颌骨运动时的联合关节。

关节运动　关节运动直接与关节面的形态有关，关节面形态的形成则是在长期活动中因受肌牵引力的作用，不断变化逐步获得的。关节运动虽然多种多样，仍可归纳成4种基本形式。①滑动运动：发生在形态基本平整的相对关节面之间，活动量微小，但方向多样，如腕骨间、跗骨间关节的运动。②角度运动：邻接两骨之间的角度增大或减小，如在额状轴的运动，两块骨由180°向前靠拢（角度减小）为屈；反之，远离或向后靠拢为伸（如肘关节的屈伸运动）。在矢状轴上向正中面移动角度减小为收，远离则移动角度增大为展（如肩关节的收展运动）。由于在人体发生中，下肢肢芽前面向内侧的旋转，故成体膝关节中胫腓骨向后靠拢股骨（角度减小）成屈，反之为伸。同样，足背向小腿前面靠拢为屈（背屈），反之为伸（跖屈）。③旋转运动：围绕垂直轴进行活动时，骨之前面转向内侧为旋内，转向外侧为旋外。但桡尺近侧和远侧关节的联合运动则称为旋前（手背向前）与旋后（手背向后）。④环转运动：骨的一端在原位转动，另一端则作圆周运动，结果，全骨的活动犹如描绘出一个圆锥体的轨迹图形。凡能进行额状轴和矢状轴上双轴运动的关节，都能作环转运动。

（应大君）

huámó guānjié

滑膜关节（synovial joint）　关节的相对骨面互相分离，其间有含滑液的腔隙，周围借结缔组织相连，具有较大的活动性的关节。属于间接连接。

结构　①关节面：一般是凹凸对应，并覆以透明软骨称关节软骨。关节软骨平均厚度为2mm，固体基质占59%，滑液成分可出入其海绵状腔隙，富弹性，耐压，向关节腔的一面无软骨膜或滑膜覆盖，不钙化，不骨化，有吸收震荡、减少冲击的作用，并使相对关节面在形态上更相适应。②关节囊：由纤维结缔组织构成，附着于关节面附近的骨面，使关节成为密闭关节腔。囊分为内外两层。外层是由致密纤维结缔组织构成的纤维膜，血管神经丰富，膜的不同部位因关节局部负重着力与灵活运动功能的不同而厚薄不一。为适应加强关节囊的需要，其纤维也可局部增厚成为囊韧带。其薄弱或甚至缺如部位，则将成为关节的弱点，或导致内层滑膜作囊状膨出，成为滑膜囊。内层是滑膜（层），平滑光亮，无上皮细胞覆盖，呈粉红色，薄而柔润，由结缔组织组成，紧贴纤维层内面，附着于关节软骨的周缘，亦覆盖关节血管环，并包被关节内除关节软骨、关节盘以外的所有结构，如肌腱、韧带、关节内脂肪体等。滑膜层的表面常形成滑膜绒毛、皱襞，有些包裹脂肪成为滑膜脂肪体，当关节腔形状、容积及压力改变时，它起到充填和调节的作用。滑膜分泌滑液，滑液透明，淡黄色，略呈碱性（pH7.29~7.49），为蛋清状黏液，量少，黏稠度高，含透明质酸，为乙酰氨基葡萄糖醛酸的聚合体。滑液为关节内提供了液态环境，维持关节软骨，关节盘等的新陈代谢，并增加润滑，减少摩擦，降低软骨的蚀损，促进关节的运动效能。③关节腔：是滑膜和关节软骨两者共同围成的密闭腔隙，其形状大小颇不一致，腔内含少量的滑液，关节腔内为负压，这对维持关节的牢固有一定作用（图1）。

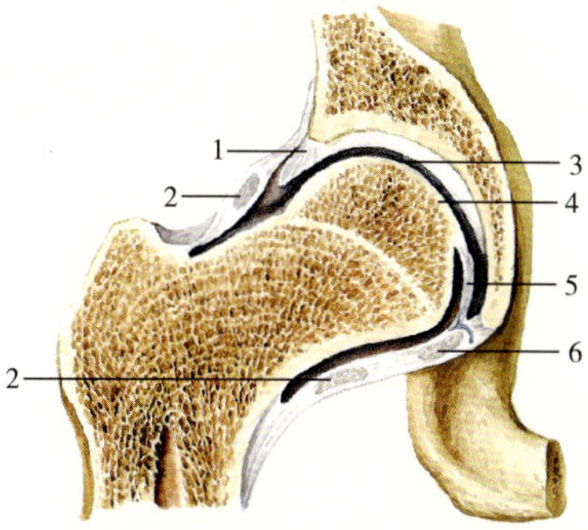

图1　髋关节（冠状切面）
1.髋臼唇　2.轮匝带　3.关节腔　4.股骨头　5.股骨头韧带　6.髋臼横韧带

关节的辅助结构尚有韧带、关节唇、关节盘等。对于韧带，除囊韧带外，根据在纤维囊内或囊外的位置，称为囊内韧带（如膝关节的前后交叉韧带）或囊外韧带（如胸锁关节的锁骨间韧带）。关节唇则是附着于关节窝周缘的纤维软骨环，能加深关节窝并增大关节面，如髋臼唇及肩盂唇。关节盘乃是介于两关节面之间的纤维软骨板（如颞下颌关节），膝关节内的内侧半月板、外侧半月板等。

分类和运动　按关节的构成，关节面的形状、运动轴的数目以及运动的方式进行分类。按构成关节的骨块数分为两骨组成的单关节（如肩关节）和两个以上的骨组成的复关节（如肘关节）。按运动轴的数目结合关节面的形状可作下列分类（图2）。

单轴关节　只环绕一个轴的运动，如轮与轴，又可分为：①屈戌关节：又称滑车关节，关节面滑车状，可作额状轴上的屈、伸运动（如指关节）。②车轴关节：呈垂直的圆柱状，可作垂直轴上的

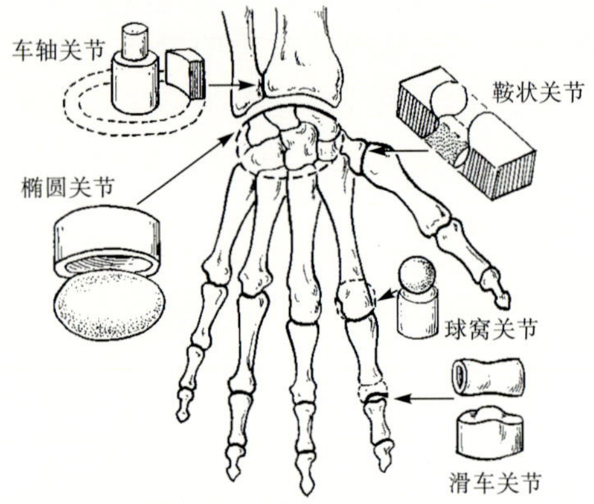

图2 滑膜关节的类型

旋转运动（如桡尺近侧、远侧关节）。

双轴关节 有两个几乎互相垂直的运动轴，可沿此两轴进行两组活动，可分为：①椭圆关节：关节面无论是关节头或关节窝，其关节面都呈椭圆形，可分别作额状轴的屈、伸和矢状轴上的收展运动（如桡腕关节）。②鞍状关节：相对关节面都呈马鞍状，并作十字形交叉，分别进行两个轴上的屈、伸、收、展和环转等运动（如拇指腕掌关节）。凡双轴关节除两轴上的运动外，尚能作环转运动，即上述4个方向按一定顺序的连续运动。

多轴关节 具有3个互相垂直的运动轴，可作屈、伸、收、展和两种不同方向旋转等运动。包括：①球窝关节：关节头较大且呈球状，关节窝浅小（不及球面的1/3），可作屈、伸、收、展、旋转及环转等运动（如肩关节）。如果关节窝特深，包绕关节头的1/2以上，其运动方式仍是多方向的，但活动幅度较小，称为杵臼关节（如髋关节）。②平面关节：关节面接近平面，但仍具有一定弧度，可视为一极大球面的一小部分，因此列入多轴关节，可作多轴性的滑动（如腕骨间、跗骨间关节）。

（应大君）

zhuīgǔ liánjié

椎骨连结（vertebral joint）

相邻椎骨之间借韧带、软骨和滑膜关节相连接。分椎体间连结与椎弓间连结，前者为椎间盘，后者由小关节和韧带构成。

椎间盘 是连结相邻两个椎体间的纤维软骨盘（第1与第2颈椎之间的连结除外），成年人有23个椎间盘。椎间盘由两部分构成：①盘的周围部：由多层交织的纤维软骨环按同心圆排列组成，称纤维环。②盘的中心部：为富有弹性的白色胶冻状物，是胚胎脊索的残存物，称髓核。椎间盘富有弹性，能承受压力和减少振荡，也可增加脊柱的运动幅度。成年人椎间盘可能出现退行性变，纤维环破裂，髓核逸出，压迫神经根，导致一定的神经症状。椎间盘高（厚）度的总和约为真椎体高度总和的1/4，但23个椎间盘的厚薄各不相同，中胸部的椎间盘最薄，向上、向下逐渐加厚，颈部较厚，腰部的最厚，盘厚的相邻椎体间的运动幅度较大（图1）。

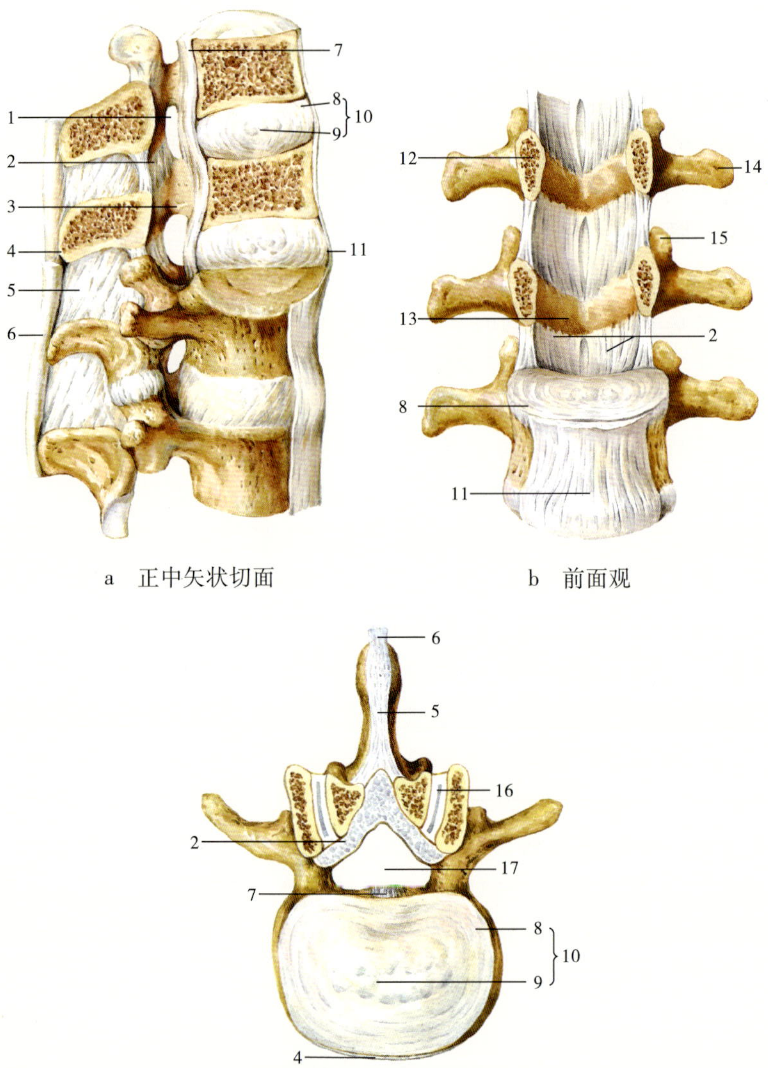

a 正中矢状切面　b 前面观

c 椎间关节和椎间盘（水平切面）

图1 椎骨的连结

1.椎间孔 2.黄韧带 3.椎管 4.棘突 5.棘间韧带 6.棘上韧带 7.后纵韧带 8.纤维环 9.髓核 10.椎间盘 11.前纵韧带 12.椎弓根 13.椎弓板 14.横突 15.上关节突 16.关节突关节 17.椎孔

小关节和韧带　脊柱的韧带众多，不但连结骨，也常供肌的附着，为脊柱提供了各椎骨间的连结，也为脊柱的稳固和运动发挥重要作用。主要韧带有：① 前纵韧带：由枕骨基底部向下延伸，上窄下宽，紧连于寰椎前结节、椎体上缘、椎体下缘和椎间盘前面，直达骶骨盆面上分，能制止脊柱过伸。② 后纵韧带：自枢椎体后方延向下，较窄，与各椎间盘及椎体上缘、下缘紧密连结，直达骶椎体后方，它正对椎体处较窄，通常与体之间留有空隙。③棘上韧带：连接第 7 颈椎及以下各椎骨棘突尖的纤维束，下端达骶中棘。以上 3 条韧带的浅纤维可张至3~4 个椎骨，而深层纤维仅连结邻位椎骨。④棘间韧带：张于相邻棘突之间的纤维膜，胸部者短，腰部者厚而长。⑤项韧带：具有弹性的膜状结构，与棘上韧带和棘间韧带同源，并起到肌间隔的作用。上附于枕外隆凸，下达第 7 颈椎棘突，向前附于寰椎后结节和 2~6 颈椎棘突。⑥黄韧带：以弹性纤维为主，自上位椎板下缘及内面张至下位椎板下缘及外面（在后正中线处有窄隙，容静脉通过），将椎板连为一体，封闭椎管。黄韧带在颈部薄宽而长，在胸部厚而短，腰部则厚而较长。⑦横突间韧带：张于相邻横突之间，颈部纤维束较少，胸部呈索状，腰部薄如膜。椎骨间连接均由相邻的脊神经支配，特别是脊神经的后支（图 2）。

（应大君）

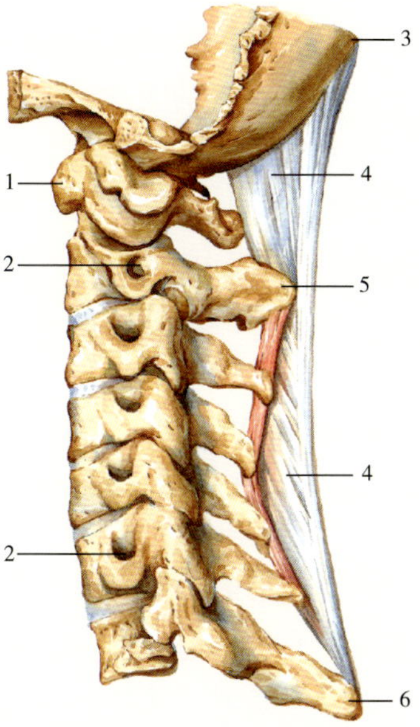

图 2　项韧带（外侧面观）

1.寰椎　2.横突孔　3.枕外隆凸　4.项韧带　5.枢椎　6.隆椎

guānjiétū guānjié

关节突关节（zygapophyseal joint）

由相邻椎骨成对上下关节突之关节面构成的关节。属平面关节。成对的上下关节突起自椎弓根和椎弓板连接处。上关节突向上突出，具有向后的关节面。下关节突向下突出，其关节面向前。在不同水平，关节面也可向内侧或外侧倾斜，相邻椎骨的关节突即形成小滑膜性的关节突关节。这些关节只允许椎骨间作轻微滑动，但在不同水平的椎骨活动度明显不同。

（应大君）

niè-xiàhé guānjié

颞下颌关节（temporomandibular joint）

由下颌骨之下颌头与颞骨下颌窝和关节结节组成的关节。左右合成一联合关节，两侧必须同时运动，属于联合关节。其功能主要是张口闭口和咀嚼运动（图）。

颞下颌关节的关节囊松弛，其侧方为内侧韧带和外侧韧带所加强。囊内的关节盘呈卵圆形，由纤维软骨组成，区分为前中后 3 个部分。上面呈鞍状，前凹后凸，与关节结节和下颌窝的凸凹轮廓相对应。下面凹正对下颌头，周缘与关节囊相接，前缘与穿过关节囊的翼外肌相连。关节盘将关节腔分成上下两半。关节外有蝶下颌韧带（蝶棘至下颌小舌）和茎突下颌韧带予以加固。

下颌骨可作上提、下降、前进、后退和侧方运动。上提和下降运动发生在下关节腔，前进和后退运动发生在上关节腔，侧方运动是一侧的下颌头对关节盘做旋转运动，而对侧的下颌头和关节盘一起作前进运动。张口是下颌骨下降并伴有向前的运动，故大张口时，下颌体降向下后方，而下颌头随同关节盘滑至关节结节下方。如果张口过大且关节囊过分松弛时，下颌头可滑至关节结节前方而不能退回关节窝，造

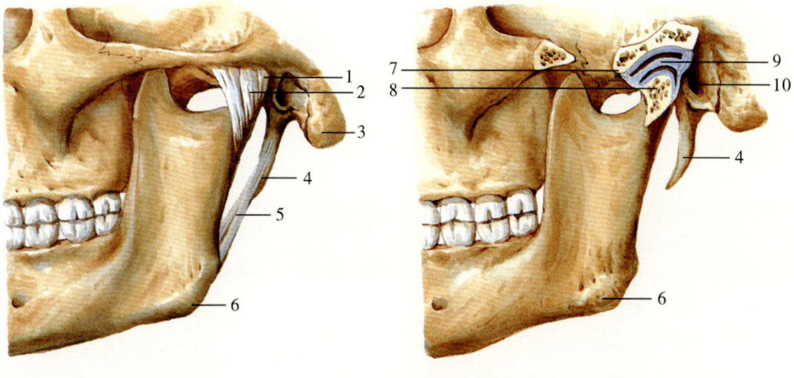

a　外面观　　　b　矢状切面

图　颞下颌关节

1.关节囊　2.外侧韧带　3.乳突　4.茎突　5.茎突下颌韧带　6.下颌角　7.关节结节　8.髁突　9.关节盘　10.外耳门

成下颌关节脱位。手法复位时，必须先将下颌骨拉向下，超过关节结节，再将下颌骨向后推，才能将下颌头纳回下颌窝内。闭口则是下颌骨上提并伴下颌头和关节盘一起滑回关节窝的运动。

关节的动脉供应来自颞浅动脉和上颌动脉的分支，神经支配来自下颌神经的耳颞神经支和咀嚼肌支。

（应大君）

huán-zhěn guānjié

寰枕关节（atlantooccipital joint）

由两侧枕髁与寰椎侧块的上关节凹构成的联合关节。属双轴椭圆关节，两侧关节同时活动，可使头作俯仰和侧屈运动。关节面呈椭圆形，关节囊松弛，附于关节面周围。囊外有下列韧带予以增强：寰枕前膜张于枕骨大孔前缘与寰椎前弓上缘之间，其中间部分由前纵韧带加强。寰枕后膜连结枕骨大孔后缘与寰椎后弓上缘。关节囊和寰枕前膜和寰枕后膜相连。寰枕关节可使头作屈伸（俯仰）和侧屈（侧倾）活动。两侧关节同时活动，可使头作俯仰和侧屈运动（图）。

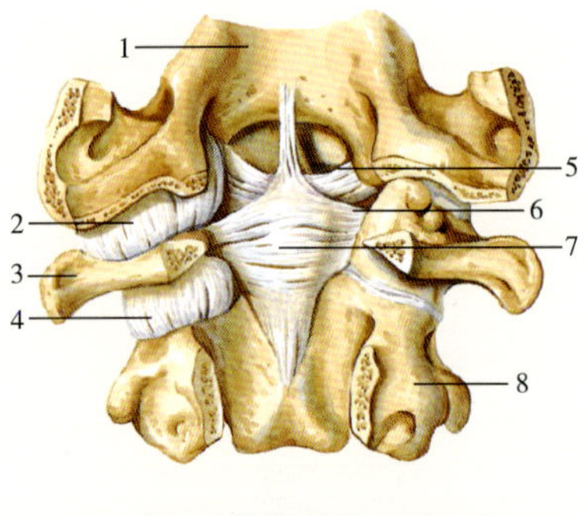

图 寰枕和寰枢关节（后面观）

1.枕骨（基底部） 2.寰枕关节 3.寰椎 4.寰枢外侧关节 5.翼状韧带 6.寰椎横韧带 7.寰椎十字韧带 8.枢椎

（应大君）

huán-shū guānjié

寰枢关节（atlantoaxial joint）

寰椎和枢椎之间的关节。包括3个滑膜关节，其中2个在寰椎侧块，1个在正中复合体，分别称为寰枢外侧关节和寰枢正中关节。寰枢外侧关节由寰椎侧块的下关节面与枢椎上关节面构成，关节囊的后部及内侧均有韧带加强。寰枢正中关节由齿突与寰椎前弓后方的关节面和寰椎横韧带构成。除各有其关节囊以外，更有下列诸韧带：①寰枢前膜：从寰椎前弓前面及下缘张至枢椎体前面。②寰枢后膜：连结寰椎后弓下缘与枢椎椎弓上缘。③寰椎横韧带：连结寰椎左侧块、寰椎右侧块，参与构成齿突后关节，又从其中部发出纤维束，向上附于枕骨大孔前缘，向下附于枢椎体。故寰椎横韧带与其上下两纵行纤维束，共同构成寰椎十字韧带。④翼状韧带：呈索状起自齿突尖的两侧，向外上方延至枕髁内侧并与附近的关节囊融合。⑤齿突尖韧带：是由齿突尖连于枕骨大孔的细纤维索。⑥覆膜：是强韧的薄膜，自枕骨斜坡下降，从后面覆盖上述诸韧带，并向下移行为后纵韧带。

寰枢关节的主要活动是允许寰椎及其承载的颅围绕齿突垂直轴作旋转运动。寰枕关节和寰枢关节的联合活动能使头作俯仰、侧屈和旋转运动。

（应大君）

xiōng-suǒ guānjié

胸锁关节（sternoclavicular joint）

上肢骨与躯干骨连结的唯一关节。由锁骨的胸骨端与胸骨的锁切迹以及第1肋软骨的上面构成。属于多轴关节。关节囊坚韧并由胸锁前韧带、胸锁后韧带、锁间韧带、肋锁韧带等囊外韧带加强。囊内有纤维软骨构成的关节盘，将关节腔分为外上和内下两部分。关节盘使关节头和关节窝相适应，由于关节盘下缘附着于第1肋软骨，故能阻止锁骨向内上方脱位。胸锁关节允许锁骨外侧端向前和向后运动角为20°~30°，向上与向下运动角约60°，并绕冠状轴做微小的旋转和环转运动。胸锁关节的活动度虽小，但以此为支点扩大了上肢的活动范围。动脉供应来自胸廓内动脉和肩胛上动脉的分支，神经支配来自锁骨上神经的前支和支配锁骨下肌的神经。

（应大君）

lèi-zhuī guānjié

肋椎关节（costovertebral joint）

肋骨与脊柱连结形成的关节。包括肋头关节和肋横突关节两部分。其在功能上是联合关节，运动时肋骨沿着肋头至肋结节的轴线旋转，使肋骨上升或下降，以增加或缩小胸廓的前后径和横径，从而改变胸腔的容积而有助呼吸。①肋头关节：由肋头的关节面与相邻胸椎体边缘的肋凹（称半关节面）构成，有肋头辐状韧带和关节内韧带加强，属于微动关节。②肋横突关节：由肋结节关节面与相应椎骨的横突肋凹构成，有肋横突上韧带，关节囊内韧带，肋横突外侧韧带等加强，也属于微动关节。

（应大君）

xiōng-lèi guānjié

胸肋关节（sternocostal joint）

由第2~7肋软骨与胸骨外侧缘相应之肋切迹构成的关节。属于微动关节。第1肋与胸骨柄之间的连接是特殊的不动关节。第8~10肋软骨的前端不与胸骨直接相连，而是依次与上位肋软骨形成软骨连接，在两侧各形成一个肋弓。第11和第12肋骨的前端游离于腹壁肌肉中。

（应大君）

jiān-suǒ guānjié

肩锁关节（acromioclavicular joint） 由锁骨的肩峰端与肩峰的关节面构成的关节。属于平面关节。关节的上方有肩锁韧带加强，关节囊和锁骨下方有坚韧的喙锁韧带连于喙突。关节活动度小。动脉供应来自肩胛上动脉和胸肩峰动脉的分支，神经支配来自肩胛上神经和胸外侧神经。

（应大君）

jiānguānjié

肩关节（shoulder joint） 由肱骨头和肩胛骨的关节盂构成，为上肢最大的关节。又称盂肱关节。属于多轴球窝关节。近似圆球的肱骨头和浅小的关节盂，虽然关节盂的周缘有纤维软骨构成的盂唇来加深关节窝，仍仅能容纳关节头的 1/4～1/3。肩关节的这种结构形状增加了运动幅度，但也减少了关节的稳固，因此，关节周围的肌肉、韧带对其稳固性起重要作用。肩关节囊壁薄而松弛，其肩胛骨端附着于关节盂缘，肱骨端附着于肱骨解剖颈。关节囊的滑膜层可膨出形成滑液鞘或滑膜囊，以利于肌腱的活动。肱二头肌长头就在结节间滑液鞘内穿过关节。关节囊的上壁有喙肱韧带，从喙突根部至肱骨大结节前面，与冈上肌腱交织在一起并融入关节囊的纤维层。囊的前壁和后壁也有数条肌腱的纤维加入，以增加关节的稳固性。囊的下壁相对最为薄弱，故肩关节脱位时，肱骨头常从下份滑出，发生前下方脱位（图）。

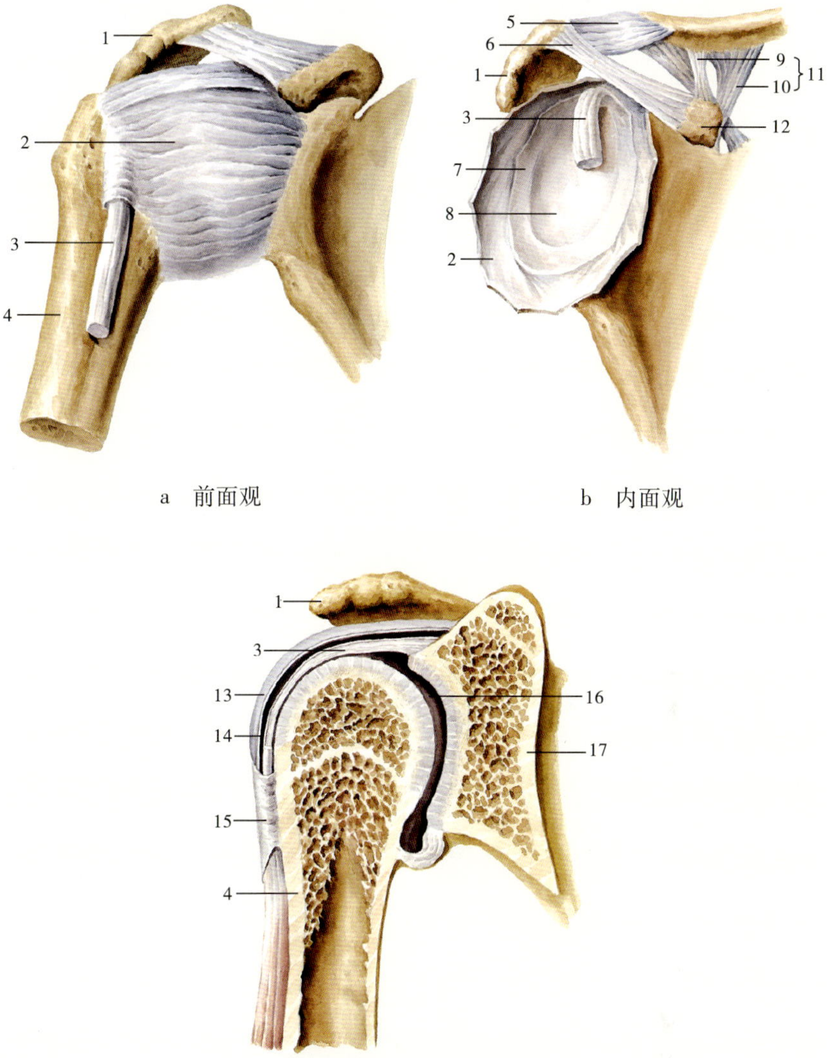

a　前面观　　b　内面观

c　冠状切面

图　肩关节

1.肩峰　2.关节囊　3.肱二头肌（长头腱）　4.肱骨　5.肩锁韧带　6.喙肩韧带　7.关节唇　8.关节盂　9.斜方韧带　10.锥状韧带　11.喙锁韧带　12.喙突　13.关节囊（纤维膜）　14.关节囊（滑膜）　15.结节间滑液鞘　16.关节腔　17.肩胛骨

肩关节为全身最灵活的关节，可作冠状轴上的屈和伸，矢状轴上的收和展，垂直轴上旋内、旋外以及环转运动。臂外展超过 40°～60°，继续抬高至 180°时，常伴随胸锁与肩锁关节的运动及肩胛骨的旋转运动。动脉供应来自旋肱前动脉，旋肱后动脉，肩胛上动脉和旋肩胛动脉的分支，神经支配来自臂丛后束的分支以及肩胛上神经，腋神经和胸外侧神经的分支。

（应大君）

zhǒuguānjié

肘关节（elbow joint） 由肱骨下端与桡骨、尺骨上端构成的复关节。包括肱尺关节、肱桡关节和桡尺近侧关节。此 3 个关节包在一个关节囊内，肘关节囊前壁和后壁薄而松弛，两侧壁厚而紧张，并有韧带加强。囊的后壁最薄弱，常见桡骨和尺骨向后脱位，移向肱骨的后上方。肘关节的运动以肱尺关节为主，允许作屈、伸运动，尺骨在肱骨滑车上运动，桡骨头在肱骨小头上运动。因肱骨滑车的内侧缘更为向前下突出，超过外侧缘约 6mm，使关节的运动轴斜向下外，当伸前臂时，前臂偏向外侧，与上臂形成约 163°

的提携角。使肘关节处于伸位时，前臂远离正中线，增大了运动幅度；关节处于屈位时，前臂贴近正中线，有利于生活和劳动的操作（图1，图2）。

肱桡关节能作屈、伸和旋前与旋后运动，桡尺近侧关节与桡尺远侧关节联合可使前臂旋前和旋后。动脉供应来自大量的关节周围血管吻合网。关节的神经主要来自肌皮神经和桡神经的分支，但是尺神经，正中神经和骨间前神经也有分支分布到该关节。

（应大君）

shǒuguānjié

手关节（joint of hand） 连结腕骨、掌骨和指骨的关节。包括腕关节、腕骨间关节、腕掌关节、掌骨间关节、掌指关节和指骨间关节（图）。

（应大君）

wànguānjié

腕关节（wrist joint） 由桡骨的腕关节面和尺骨头下方之关节盘组成的关节窝与手舟骨、月骨和三角骨的近侧关节面组成的关节头构成。又称桡腕关节。关节头与窝都呈椭圆形，是典型的椭圆关节。关节囊松弛薄弱，但有下列韧带加强：①桡腕掌侧韧带：由桡骨下端前面及茎突张至舟骨、月骨、三角骨和头状骨的掌面。②桡腕背侧韧带：由桡骨茎突扩展到舟骨外侧和头状骨及大多角骨。③腕尺侧副韧带：从尺骨茎突张至三角骨内侧面和背面，以及豌豆骨和腕横韧带上缘（图）。

桡腕关节可作屈伸展收运动，屈伸的总幅度约为150°，屈略大于伸。展收的总幅度约为60°，收略大于展。桡腕关节的运动常伴有腕骨间关节的活动。在X线下可见外展时，月骨接触关节盘，三角骨与尺骨之间的距离加大。内收时，舟骨、月骨和三角骨都移向外侧，三角骨接触关节盘。腕关节的动脉供应来自骨间掌侧动脉、桡动脉与尺动脉的腕掌支和腕背支，以及掌心动脉，掌背动脉的分支和掌深弓的返支供养。神经支配有尺神经的深支和手背支、正中神经的骨间掌侧支及桡神经的骨间背侧支都有分支进入关节。

（应大君）

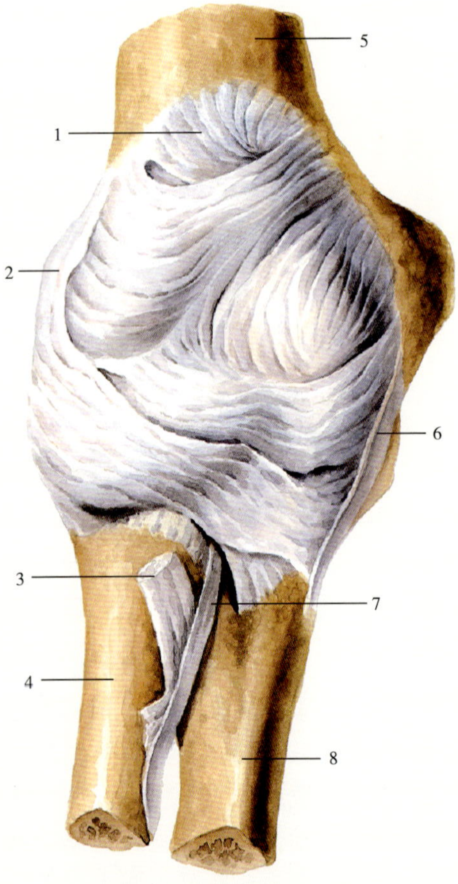

图1 肘关节（前面观）

1.关节囊 2.桡侧副韧带 3.肱二头肌腱 4.桡骨 5.肱骨 6.尺侧副韧带 7.斜索 8.尺骨

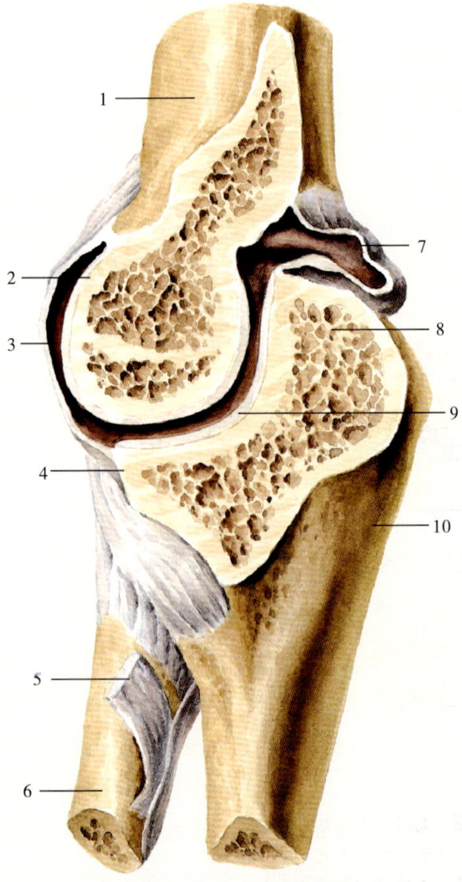

图2 肘关节矢状切面

1.肱骨 2.肱骨滑车（切面） 3.关节腔 4.冠突（切面） 5.肱二头肌腱 6.桡骨 7.关节囊 8.鹰嘴（切面） 9.滑车切迹（切面） 10.尺骨

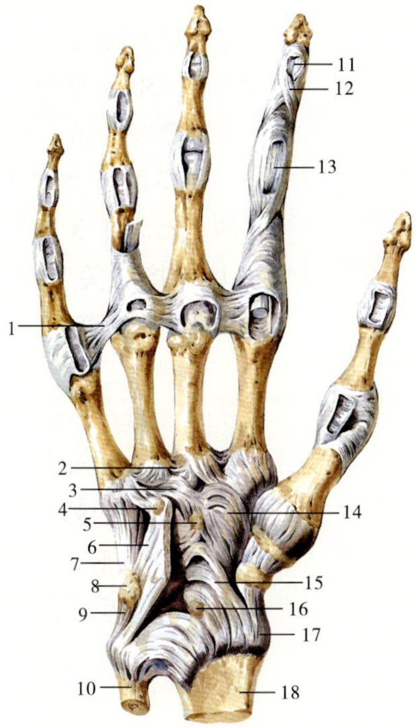

图 手关节（掌面观）

1.掌骨深横韧带 2.掌骨间掌侧韧带 3.腕掌掌侧韧带 4.钩骨 5.头状骨 6.豆钩韧带 7.豆掌韧带 8.豌豆骨 9.腕尺侧副韧带 10.尺骨 11.指深屈肌腱 12.指腱纤维鞘 13.指浅屈肌腱 14.腕辐状韧带 15.桡腕掌侧韧带 16.月骨 17.腕桡侧副韧带 18.桡骨

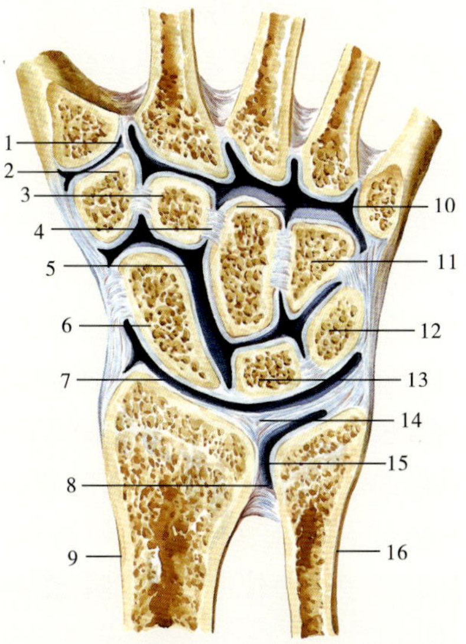

图 腕关节（冠状切面）

1.拇指腕掌关节 2.大多角骨 3.小多角骨 4.腕骨间韧带 5.腕骨间关节 6.手舟骨 7.桡腕关节 8.囊状隐窝 9.桡骨 10.头状骨 11.钩骨 12.三角骨 13.月骨 14.关节盘 15.桡尺远侧关节 16.尺骨

wàngǔ jiān guānjié

腕骨间关节（intercarpal joint）

相邻各腕骨之间构成的关节。属于平面关节，包括各列腕骨及各骨之间的关节和两列腕骨之间的关节。舟骨、月骨和三角骨构成近侧列腕骨之间的关节，其相对面的近侧缘有腕骨间韧带将其关节腔同桡腕关节完全隔开。但在远侧与腕横关节的腔相通。大多角骨、小多角骨、头状骨和钩骨的相对面也构成关节。两列腕骨的相对面构成腕横关节（腕中关节），呈~形，尺侧2/3凹向上，桡侧1/3凹向下，其运动幅度大于各列的腕骨间关节。

（应大君）

wàn-zhǎng guānjié

腕掌关节（carpometacarpal joint）

由远侧列腕骨与各掌骨底构成的关节。拇指腕掌关节由大多角骨与第1掌骨底构成独立的鞍状关节，可作屈、伸、收、展及环展运动。第2至第4指的腕掌关节属于平面关节，活动度甚小，唯第5指者活动度稍大。关节囊外有腕掌侧韧带及腕背侧韧带予以加强。腕掌侧韧带、背侧韧带位于钩骨、头状骨同第3掌骨和第4掌骨之间，及大多角骨与第2掌骨之间。拇指腕掌关节属于鞍状关节，第1掌骨离开其他4块掌骨向内侧旋转90°，故第1掌骨（携带其指骨）的运动方向与其他4指不同。即屈、伸在冠状面内，展、收在矢状面内进行。对掌运动是第1掌骨在腕掌关节的屈收和甚微的旋内活动的总和，拇指可与其他4指相对，使手的掌面成深窝，是人类上肢运动灵活性特征之一。

（应大君）

zhǎnggǔ jiān guānjié

掌骨间关节（intermetacarpal joint）

是第2至第5掌骨底毗邻面之间的平面关节。其各自的关节囊与腔都与腕掌关节相连。囊外有掌骨背侧韧带、掌骨掌侧韧带和掌骨骨间韧带加强。关节活动度甚小。

（应大君）

zhǎng-zhǐ guānjié

掌指关节（metacarpophalangeal joint）

由掌骨头与近节指骨底构成的关节。属于球窝关节。但掌骨头关节面的前份较平，故虽可作屈、伸、收、展及微小的旋转运动，但当指处于屈位时，则不能作后3种运动。关节囊较松弛，其两侧有掌指关节副韧带加强，第2至第4掌骨头之间更有掌骨深横韧带加强。拇掌指关节的特点是关节面曲度小而宽，掌骨头前面有嵴与沟，接籽骨。

（应大君）

zhǐgǔ jiān guānjié

指骨间关节（interphalangeal joint of hand）

一个指骨下端的滑车与下位指骨底之间的关节。关节囊较松弛，但有侧副韧带和掌侧韧带予以加强，只能作屈伸活动。第2至第4指的展收以中指为准。

（应大君）

chǐgǔ liánhé

耻骨联合（pubic symphysis）

由两侧髋骨耻骨联合面之间借纤维软骨连结构成的关节。两耻骨联合面都覆以透明软骨，并借纤维软骨构成耻骨间盘连结。间盘内常出现一裂隙，在女性较大，孕妇和经产妇显著，间隙的壁无滑膜，耻骨间盘的上份有耻骨上韧带，下份有耻骨弓状韧带，前方有腹外斜肌腱膜和腹直肌腱的纤维斜行交错，予以加强。动脉供应来自阴部内动脉、闭孔动脉、腹壁下动脉，旋股内侧动脉和阴部外动脉等的分支（图，关节图2）。

（应大君）

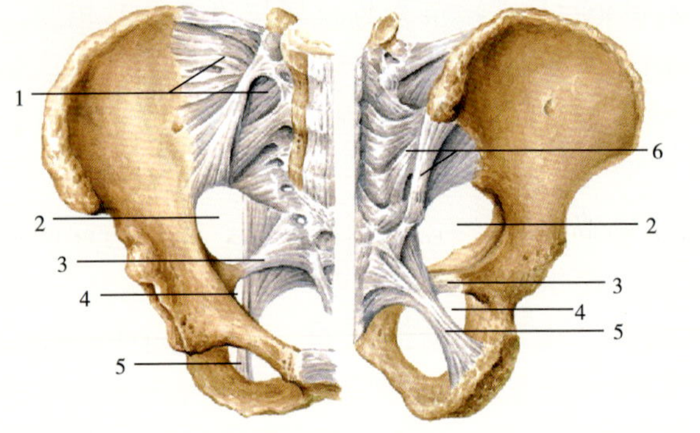

图 骨盆的韧带

1.髂腰韧带 2.坐骨大孔 3.骶棘韧带 4.坐骨小孔 5.骶结节韧带 6.骶髂后韧带

dǐ-qià guānjié

骶髂关节（sacroiliac joint） 由骶骨与髂骨耳状面构成的关节。关节面凹凸不平，彼此结合十分紧密，稳固性大大超过其灵活性。关节囊附着于关节面周围，坚强紧张。囊外有强劲的骶髂前韧带、骶髂后韧带及骶髂骨间韧带，骶髂骨间韧带紧紧地连接骶粗隆与髂粗隆。关节可作微小的前后旋转运动，其旋转的横轴约在骶岬前下方。动脉供应主要来自臀上动脉、髂腰动脉和骶外侧动脉的分支。分布于关节的神经，前面主要来自脊神经腰5与骶1节段的前支，下面为臀上神经和腰神经后支的分支，后面是脊神经腰5与骶1节段后支的分支。

（应大君）

kuānguānjié

髋关节（hip joint） 由股骨头与髋臼构成的关节。为典型的杵臼关节，属于球窝关节。股骨关节面占头面积的2/3，嵌入髋臼内。臼的月状面围绕髋臼窝，窝内充填脂肪，髋臼的周缘附有纤维软骨构成的髋臼唇。髋臼横韧带封闭髋臼切迹，神经血管经过韧带下出入关节。关节囊较坚厚，向上附于髋臼周缘及横韧带，向下附于股骨颈，前方附于转子间线及大小转子附近，在后方附着于离转子间嵴约1cm处（图，滑膜关节图1）。

髋关节韧带：关节囊本身有韧带加强。①髂股韧带：是全身最强的韧带，由髂前下棘斜向下外，分为两股，附于转子间线。②耻股韧带：从耻骨上支附近斜向下外，移行于关节囊。③坐股韧带：由髋臼后部（坐骨体）斜向后上，移行于关节囊。但关节囊的下后方仍是弱点。④轮匝带：是纤维囊内面环行纤维的增厚，围绕股骨颈。⑤股骨头韧带：位于关节内，呈三角形，其尖附于股骨头凹，底与髋臼横韧带融合，为滑膜所包被。关节囊滑膜层的特点是除衬覆纤维囊以外，在纤维囊附着于股骨颈处还反折包绕股骨颈，形成支持带直至关节软骨周缘，支持带内有至头与颈的血管。

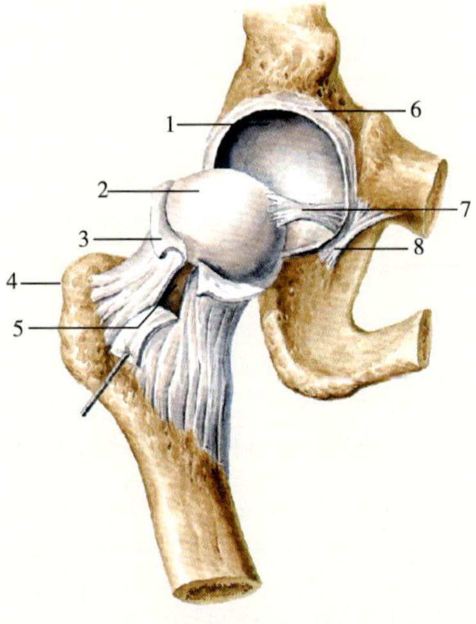

图 髋关节腔内面

1.月状面 2.股骨头 3.关节囊 4.大转子 5.股骨颈 6.髋臼唇 7.股骨头韧带 8.髋臼横韧带

髋关节运动：髋关节可做多轴的运动，但因股骨头深嵌入髋臼内，且有各种韧带的限制，其运动幅度远逊于肩关节。膝在伸位时，髋关节的屈仅达80°，膝屈时可达110°。髋关节的伸受髂股韧带的限制，约30°。外展受耻股韧带、髂股韧带及大转子的限制，内收受髂股韧带外侧分的限制，展与收的运动范围约为46°。股骨旋转运动的垂直轴是通过股骨头与髋臼的接触处至内外侧髁之间的连线（不是股骨体的纵轴）。在人体直立时旋转运动的总幅度为40°~50°。动脉供应来自臀上动脉、臀下动脉，旋股内侧动脉、旋股外侧动脉和闭孔动脉的分支。股神经、闭孔神经、股方肌神经和臀上神经都有分支进入关节。

（应大君）

xīguānjié

膝关节（knee joint） 由股骨下端、胫骨上端以及髌骨构成之人体最大最复杂的关节。其特点是关节囊内有半月板和交叉韧带。股骨内侧髁、股骨外侧髁的关节面在前方借髌面相连呈n形，髌面的外侧份较内侧份为大，其外侧缘更向前突出，向后彼此分开。内侧髁的关节面较窄长，外侧髁的较短宽。两关节面的下面较平，后份曲度较大。胫骨内侧髁和胫骨外侧髁的上关节面呈卵圆形，甚浅，内侧较大，外侧较小（图1）。

形态结构 关节囊坚韧薄松，但有韧带加强。①髌韧带：是股四头肌腱的延续，起始于髌骨，向下附于胫骨粗隆。实际上髌骨是腱内的籽骨，在前方加强关节囊，并起滑车作用。韧带的两侧

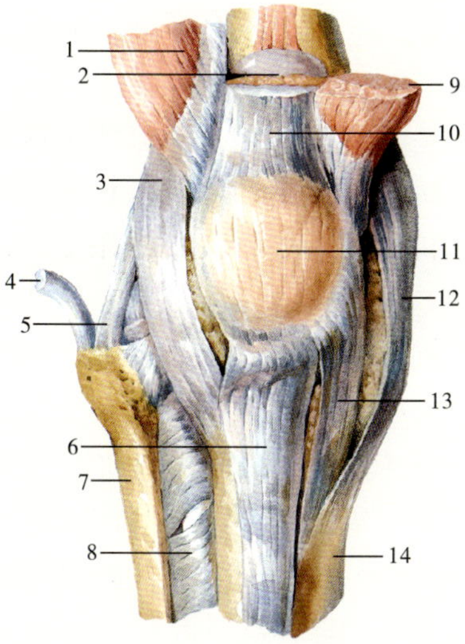

图 1　膝关节（前面观）

1.股外侧肌　2.髌上囊　3.髌外侧支持带　4.股二头肌腱　5.腓侧副韧带　6.髌韧带　7.腓骨　8.小腿骨间膜　9.股内侧肌　10.股四头肌腱　11.髌骨　12.胫侧副韧带　13.髌内侧支持带　14.胫骨

有髌内侧支持带和髌外侧支持带，是股内侧肌腱与股外侧肌腱的延续。② 胫侧副韧带：是三角形扁带，从股骨内上髁张至胫骨内侧上份，其后份与关节囊和半月板紧密相连。③ 腓侧副韧带：呈索状，连接股骨外上髁与腓骨小头，它与关节囊之间留有间隙。④腘斜韧带：自胫骨内侧髁后面斜向上外达股骨外上髁，与关节囊紧相贴连，是半腱肌和半膜肌的腱之延续。此外，在关节内尚有被滑膜层包裹着的膝交叉韧带。即⑤ 前交叉韧带：自胫骨髁间前区前份斜向后上，附于股骨外侧髁内侧面后份，能防止股骨向后移位。⑥ 后交叉韧带：由髁间后区斜向上前经过前交叉韧带内侧，附着于股骨内侧髁外侧面前份，能制止股骨向前移位。此外，关节囊的滑膜层广阔，附着于各骨关节面的周缘，除关节软骨和半月板以外，覆盖关节内一切结构。它在股骨下段前面与股四头肌之间向上膨突成为髌上囊，在髌下部连同滑膜外的脂肪一起向两侧突入关节腔，称为翼状襞。两侧翼状襞向上合为一条髌下滑膜襞。滑膜层还突出形成衬垫腘肌腱和腓肠肌内侧头腱的腘肌囊和腓肠肌囊。半月板是垫于股骨髁和胫骨髁之间的关节盘，由纤维软骨构成，上面微凹，下面较平，周缘较厚，内缘菲薄。内侧半月板较大，前窄后宽，呈 C 形，厚的周缘与关节囊及胫侧副韧带贴连较紧，其前端在前交叉韧带前方附于髁间前区，后端与髁间后区相连。外侧半月板较小，呈不完整的环状，前端附于髁间结节前方，后端与髁间结节后方相连。两半月板前缘之间有膝横韧带相连（图 2）。

膝关节的动脉供应来自腘窝处的 5 支膝部动脉及旋股外侧动脉和胫前动脉、胫后动脉的返动脉分支。神经支配主要来自股神经、腓总神经、胫神经的分支，此外还有闭孔神经及坐骨神经的分支。

运动　主要发生在股骨髁与半月板之间的屈伸运动。在一定情况下还有旋转运动，因股骨髁关节面下份曲度小，后份曲度大，同时内侧髁比外侧髁为长，故屈伸运动对冠状轴的位置并不恒定。伸膝时，外侧髁先到尽头，而内侧髁仍继续后移，因此在伸膝之末伴有股骨的旋内（或胫骨的旋

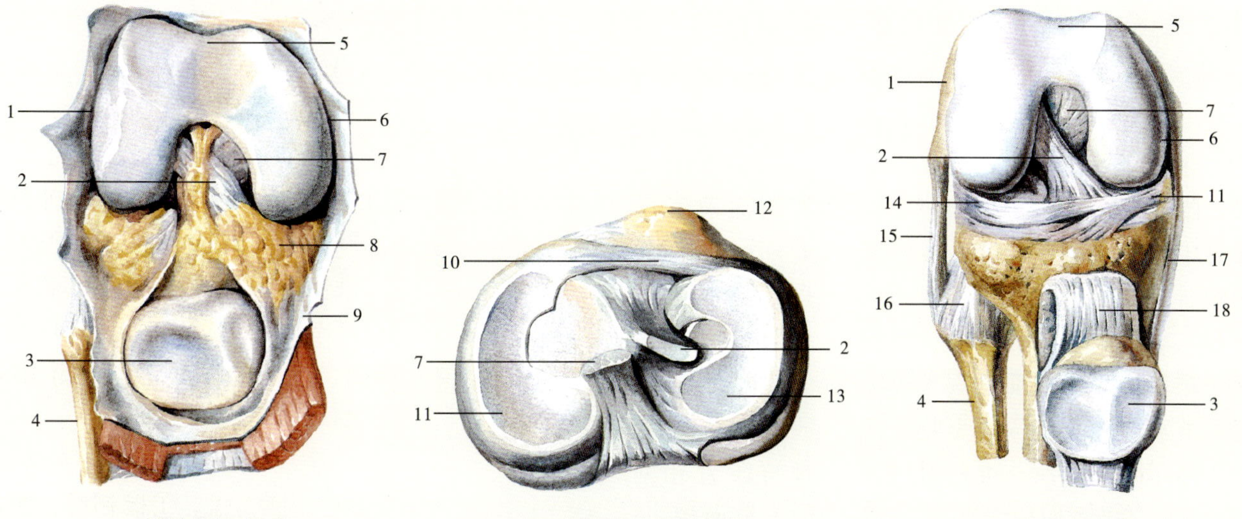

a　膝关节腔内面　　b　半月板和交叉韧带　　c　切除关节囊

图 2　膝关节内部结构

1.外侧髁　2.前交叉韧带　3.关节面　4.腓骨　5.髌面　6.内侧髁　7.后交叉韧带　8.翼状襞　9.关节囊　10.膝横韧带　11.内侧半月板　12.胫骨粗隆　13.外侧半月板　14.外侧半月板　15.腓侧副韧带　16.腓骨头前韧带　17.胫侧副韧带　18.髌韧带

外）。至伸与旋转都到尽头时，即达到所谓膝的“紧密嵌合位”，保证膝的稳定性。此时，外侧半月板抵紧股骨髌面与外侧髁之间的沟，前交叉韧带抵住股骨髁间切迹的内侧缘，从而制止股骨继续旋内或向后移位，稳定伸位。屈膝时，须先解开“紧密嵌合位”，此动作由腘肌完成。解开的第一步是股骨旋外。屈膝一般可达130°，伸膝一般不超过10°。膝关节处于半屈位时，胫骨可旋内和旋外，其总幅度可达40°。当急骤伸小腿并有强力的旋转时（如踢足球），半月板退让不及，可发生半月板挤伤，甚至破裂。

（应大君）

jùxiǎotuǐ guānjié

距小腿关节（talocrural joint）

由胫骨和腓骨的下端以及距骨滑车构成的关节。又称踝关节。其关节面前宽后窄，属于滑车关节。关节囊附于各关节面周缘，前后壁较薄，两侧壁较厚，囊外有下列韧带加强。①内侧韧带（三角韧带）：上方附于内踝前缘及尖，向下扩展附于舟骨、距骨和跟骨。分别称为胫舟部、胫跟部和胫距前部、胫距后部，此韧带甚坚强。②外侧韧带：由3条独立的韧带组成。前为距腓前韧带，由外踝张至距骨头外侧。后为距腓后韧带，附着于外踝后缘与距骨后突。排列中间的为跟腓韧带，由外踝至跟骨外侧面。踝关节的运动以伸屈（背屈、跖屈）为主，背屈时，距骨滑车宽的前份嵌入较窄的关节窝，关节稳固，无收展活动，而跖屈时相反，可稍做展收运动。踝关节背屈约为20°，跖屈为45°。动脉供应主要来自胫前动脉和腓动脉的分支，神经支配来自腓深神经和胫神经的分支（图）。

（应大君）

zúguānjié

足关节（joint of foot）

由距小腿关节、跗骨间关节、跗跖关节、跖骨间关节、跖趾关节和趾骨间关节等构成的可运动足的关节（图，距小腿关节图）。

跗骨间关节　跗骨诸骨间构成的关节的总称。包括距跟关节、距跟舟关节、跟骰关节、楔舟关节、楔骨间关节、舟骰及楔骰关节等，其中重要的是距跟关节、距跟舟关节和跟骰关节。①距跟关节：又名距下关节，由距骨与跟骨后关节面构成，有独立的关节腔，坚强的距跟骨间韧带位于关节前方的跗骨窦内。②距跟舟关节：主要由距骨头前方的关节面接舟骨，以及下方的关节面接跟骨构成。跟骨载距突与舟骨之间有坚强的跟舟足底韧带（跳跃韧带）位于距骨头下方，韧带的上面也构成关节窝的一部分。分歧韧带后端附于跟骨，向前分为跟舟韧带和跟骰韧带，分别附于舟骨外侧面及骰骨上面内侧，跟舟韧带亦参与关节窝外侧壁的构成。③跟骰关节：由跟骨与骰骨相对的关节面构成，属于平面关节。关节腔有时与距跟舟关节腔相通，关节囊外有分歧韧带的跟骰部予以加强。此外，还有跟骨与骰骨下面的跟骰足底韧带（足底短韧带）和位于浅面的足底长韧带（后方附于跟结节，前方大部分纤维附于骰骨，小部分附于2～4跖骨底）。跗横关节又称Chopart关节。是距跟舟关节与跟骰关节的总称。其关节线呈～形，内侧段凸向前，外侧段凸向后，内侧端在舟骨粗隆后方，外侧端在第5跖骨底后方1 cm处。跗骨各关节只允许少量的滑动。足外翻、内翻运动是距跟关节与距跟舟关节的联合活动，其运动轴相当于从跟骨后面斜向前上，至距骨颈上面与外面相交处的连线。运动时，跟骨与舟骨连合其他足骨作为关节窝，距骨

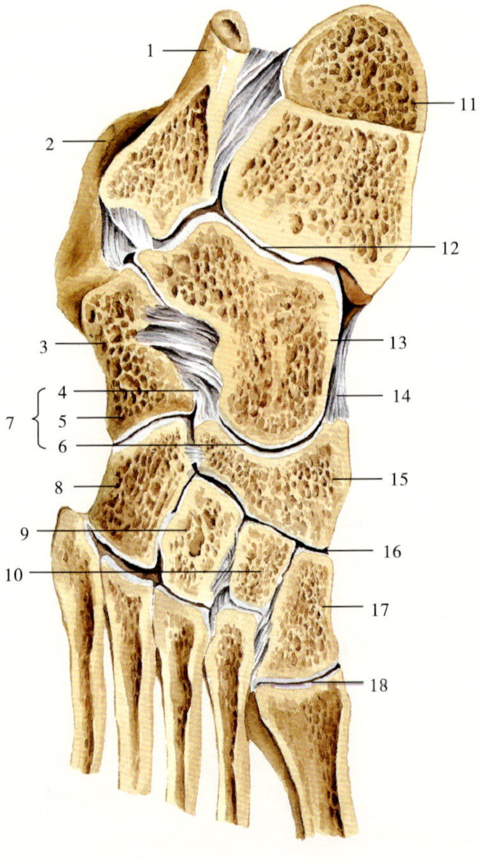

图　足关节（切面）

1.腓骨　2.跟骨　3.距跟骨间韧带　4.跟舟韧带　5.跟骰关节　6.距跟舟关节　7.跗横关节　8.骰骨　9.外侧楔骨　10.中间楔骨　11.胫骨　12.距小腿关节　13.距骨　14.胫舟部　15.足舟骨　16.楔舟关节　17.内侧楔骨　18.跗跖关节

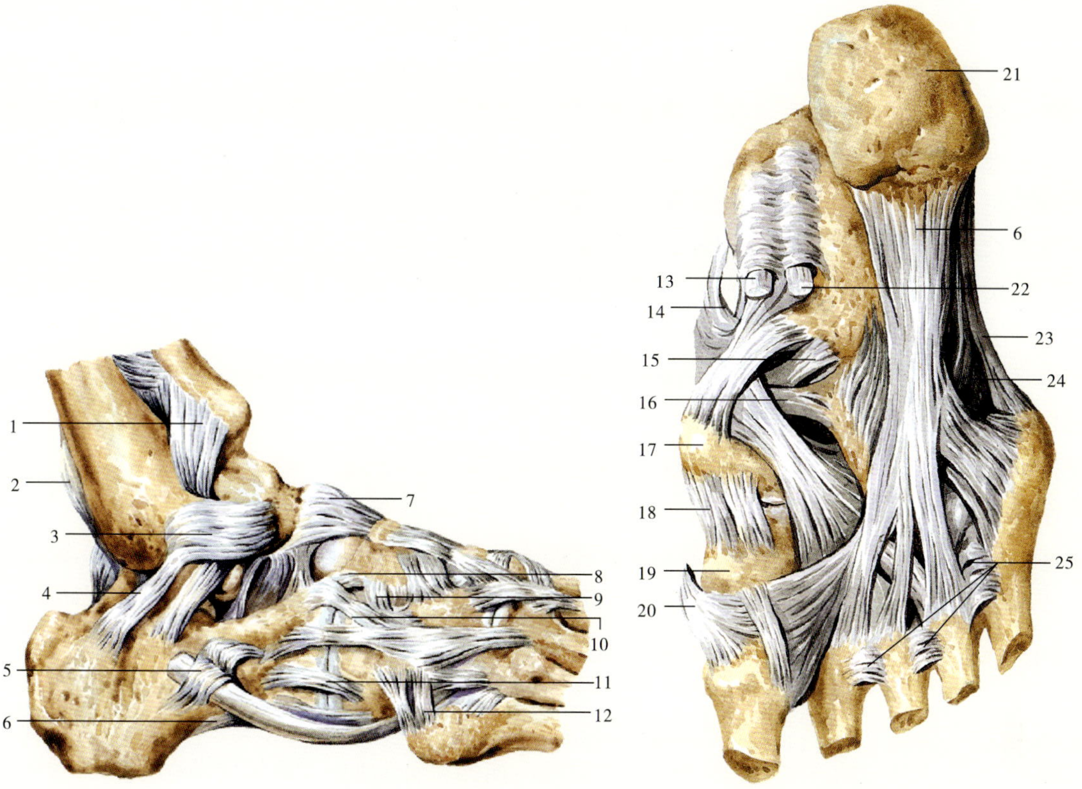

a　外侧面观　　　b　下面观

图　足关节

1.胫腓前韧带　2.胫腓后韧带　3.距腓前韧带　4.跟腓韧带　5.腓骨肌下支持带　6.足底长韧带　7.距舟韧带　8.跟舟韧带　9.骰舟背侧韧带　10.跟骰韧带　11.跟骰背侧韧带　12.跗跖背侧韧带　13.趾长屈肌腱　14.胫骨后肌腱　15.跟舟足底韧带　16.骰舟足底韧带　17.足舟骨　18.楔舟足底韧带　19.内侧楔骨　20.胫骨前肌腱　21.跟骨　22.踇长屈肌腱　23.腓骨短肌腱　24.腓骨长肌腱　25.跖骨足底韧带

作为关节头。足内侧缘提高，足底面转向内侧，称为内翻；相反的运动叫做外翻。内翻为 3°～5°，比外翻大 10°，强大的三角韧带是对外翻运动的限制。

跗跖关节　又称 Lisfranc 关节。由 3 个楔骨和骰骨同 5 个跖骨底构成，属平面关节。能作小量滑动及伸屈活动。其中第 1 楔骨与第 1 跖骨者有单独的关节腔，其余关节的关节腔彼此相通。

跖骨间关节　由第 2～5 跖骨底毗邻面构成，属平面关节，其关节囊与跗跖关节者相连，关节腔亦相通。

跖趾关节　由跖骨头与近节趾骨底毗邻面构成，属于椭圆关节，能作少许屈、伸、展、收活动。关节囊两侧各有副韧带，足底面有连结各跖骨头的跖骨深横韧带及足底跖侧副韧带。

趾骨间关节　介于近节与中节或中节与远节趾骨之间，属于屈戌关节。运动幅度屈大于伸，第 1 趾只有 1 个趾关节，其他趾各有 2 个，但有时趾骨可以长合，则趾关节可减少。趾的展收以第 2 趾为准。

（应大君）

zúgōng

足弓（arch of foot）　由每侧足跗骨与跖骨相互连接形成凸向上的弓形结构。又称跖弓。两足并拢便形成完整的穹隆，这种结构对于支持体重，行走跳跃，减少震荡，保护身体有重要作用。每侧足有两个纵弓和半个横弓。

足弓的内侧部为内侧纵弓，由后向前依次由跟骨、距骨、舟骨、3 块楔骨和第 1～3 跖骨头及其连结构成。足弓的支点：后端为跟骨结节，前端为跖骨头，弓的最高处是直接承载体重的距骨滑车。足弓的外侧部为外侧纵弓，由后向前依次由跟骨、骰骨和外侧 4～5 跖骨及其连结构成。跖骨头与跟骨结节分别作为前方及后方的支点。这样，纵弓两部分的前端支点虽然分散，而后端支点却集中在跟骨，内侧弓较外侧弓高约 1 倍。横弓由前部跗骨（舟骨、3 块楔骨和骰骨）和 1～5 跖骨的后分构成。外侧低，内侧高，两足并拢时，即构成一个完整的横弓。构成足弓的基本因素是骨的形态及排列（如楔骨背面宽而足底面窄，舟骨与楔骨前方的关节面朝向前下）和骨与骨之间的连接特点，即各关节都有坚强的韧带，特别是足底的韧带，如跟舟足底韧带、足底短韧带和足底长韧带。此外进入足底的长肌腱对于维持足弓更有主动作用。胫骨后肌和腓骨长肌的两条长腱在足底交叉，踇长屈肌和趾长屈肌等的长腱都具有弹性吊带的作用，从足底承托足弓，亦起牵拉弓的前后支点靠拢的作用。另外，胫骨前肌与腓骨短肌则有从上方吊起足弓的作用，足底的短肌对维持足弓也起作用。足弓塌陷即为扁平足，可以是先天性或后天性的。

（应大君）

jī

肌（muscle） 机体运动的动力部分，主要由肌细胞构成的组织，属人体四大组织之一。根据肌的形态构造和功能特性的不同，分为平滑肌，心肌和骨骼肌。平滑肌细胞呈梭形，主要位于内脏中空性器官、管道性器官及血管的管壁；心肌细胞呈圆柱状，有分支，表面有不规则的横纹，是构成心壁的主要成分。平滑肌和心肌受自主神经支配，不受意识管理，又称不随意肌或非意识肌。骨骼肌细胞，也称肌纤维，呈柱状，表面有规则的横纹，故又称横纹肌。

骨骼肌主要位于躯干和四肢，受躯体神经支配，随意识管理，又称随意肌或意识肌。以骨骼肌细胞为主构成的器官，是人体解剖学概念的肌，即肌学所记述的肌。人体全身有肌 600 余块（图 1，图 2），约占体重的 40%。每块肌均为活的器官，具一定的形态，有丰富的血管、淋巴管和神经分布，执行一定的功能。肌可罹病或受损，自身具有一定修复病损的能力。

形态和构造　肌包括肌腹和肌腱。①肌腹：由骨骼肌纤维组成，色红而柔软，是肌的主体部分，也是肌收缩和舒张的功能区。②肌腱：位于肌腹的一端或两端，呈索条或扁带状，由平行排列的胶原纤维构成，色白、强韧，缺乏弹性，能抵抗强大拉力。受暴力牵拉时，肌腹或肌腹与肌腱的连结处损伤的概率大于肌腱。大多数肌以肌腱附着于骨，通过腱纤维使肌的作用力均匀地分布到骨面上。肌腹的表面包有结缔组织形成的肌外膜，由肌外膜发出若干纤维隔，进入肌内将肌纤维分隔，包绕肌纤维形成若干肌束，包绕肌束的结缔组织称肌束膜。肌外膜和肌束膜向两端延伸与肌腱融合。肌束膜再向肌束内深入，包绕每条肌纤维形成肌内膜。血管、淋巴管和神经由这些结缔组织膜进入肌内，营养和支配肌。

分类　肌的分类依据和方法如下。

根据肌的外形　①长肌：肌体长，呈圆梭形，多位于四肢。收缩时可引起肢体的大幅度运动。长肌又可根据其近侧端肌头的数目分为二头肌、三头肌和四头肌；根据肌腹的多少，可分为二腹肌（肌两端为肌腹，中间有肌腱，称中间腱，如二腹肌）、多腹肌（肌腱与肌腹交替排列，肌腱称腱划，如腹直肌）。②短肌：肌体短，多位于躯干背部的深部。收缩产生的运动幅度小，但持久、有耐力。③扁肌或阔肌：肌体呈片状，参与体壁的构成。胸壁、腹壁的肌多为扁肌。除运动功能，还能保护内脏、形成体腔内压，为呼吸、排便、分娩等生理过程提供动力。④轮匝肌：肌体呈椭圆环形。位于孔裂周围，可使孔裂闭合，如口轮匝肌，眼轮匝肌。

根据肌纤维排列特征　①梭形肌：肌纤维与肌肉长轴平行，如半腱肌。该类型肌收缩力度不大，而收缩幅度较大。②羽状肌：肌纤维与肌腱的位置关系和形态如同羽毛。羽状肌又分为双羽状肌、半羽状肌和多羽状肌。如小腿的胫骨后肌、趾长屈肌与踇长屈肌；上肢的三角肌。羽状肌的收缩力度较大、收缩幅度则相对较小。

根据肌的位置　冈上肌、冈下肌，胫骨前肌、胫骨后肌，桡侧腕屈肌、尺侧腕屈肌。

根据肌的功能　屈肌、伸肌，收肌、展肌，旋前肌、旋后肌，提肌、降肌。另外，还可根据肌跨越关节的数目分单关节肌、多关节肌等。

命名　①依形态：如斜方肌、菱形肌、三角肌、梨状肌等。②依位置和大小：如肩胛下肌、冈上肌、冈下肌、肱肌、胸大肌、胸小肌，臀大肌、臀中肌、臀小肌等。③依起止点：如胸锁乳突肌（起自胸骨柄和锁骨的胸骨端，止于颞骨乳突）、肩胛舌骨肌等。④依肌纤维方向和部位：如腹外肌、腹内斜肌、腹横肌，肋间外肌、肋间内肌等。⑤依作用及其他因素：如旋前肌、旋后肌、咬肌、旋前圆肌、旋前方肌、长收肌、短收肌、指浅屈肌、指深屈肌等。

起止点　肌通常以两端附着于两块或数块骨的骨面，但表情肌则多由一端附着于骨，另一端附着于皮肤。肌收缩牵拉两骨通过关节运动时，必有一块骨的位置相对固定，而另一骨则发生位移。由此，把肌在运动过程中相对固定的一端定义为起点，相对位移的一端称为止点。通常，接

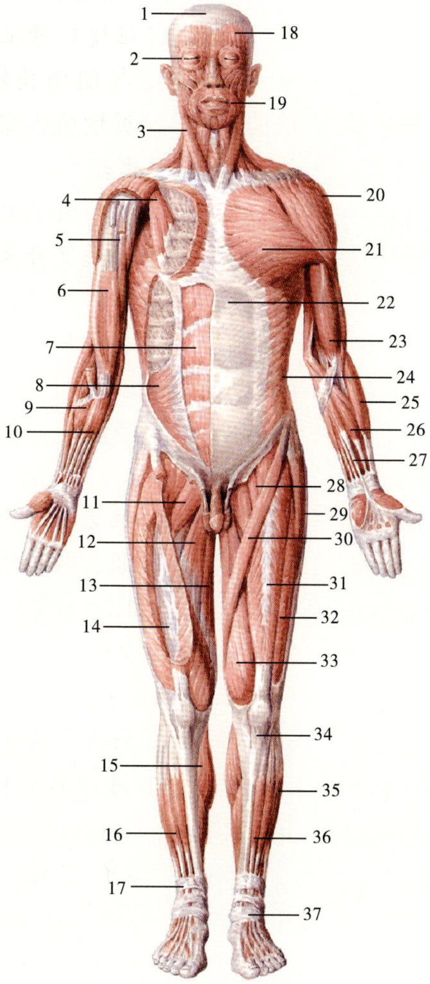

图1 全身肌肉（前面观）

1.帽状腱膜 2.眼轮匝肌 3.胸锁乳突肌 4.胸小肌 5.喙肱肌 6.肱肌 7.腹直肌 8.腹内斜肌 9.拇长屈肌 10.指深屈肌 11.耻骨肌 12.长收肌 13.大收肌 14.股中间肌 15.腓肠肌 16.趾长伸肌 17.伸肌上支持带 18.枕额肌额腹 19.口轮匝肌 20.三角肌 21.胸大肌 22.腹直肌鞘 23.肱二头肌 24.腹外斜肌 25.肱桡肌 26.桡侧腕屈肌 27.掌长肌腱 28.髂腰肌 29.阔筋膜张肌 30.缝匠肌 31.股直肌 32.股外侧肌 33.股内侧肌 34.髌韧带 35.腓骨长肌 36.胫骨前肌 37.伸肌下支持带

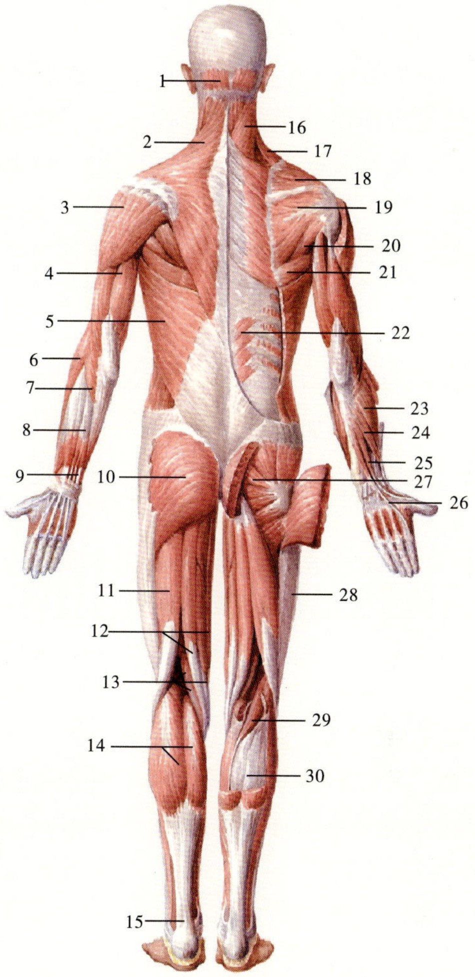

图2 全身肌肉（后面观）

1.枕额肌枕腹 2.斜方肌 3.三角肌 4.肱三头肌 5.背阔肌 6.肱桡肌 7.肘肌 8.指伸肌 9.尺侧腕伸肌 10.臀大肌 11.股二头肌 12.半腱肌 13.半膜肌 14.腓肠肌 15.跟腱 16.头夹肌 17.肩胛提肌 18.冈上肌 19.冈下肌 20.小圆肌 21.大圆肌 22.下后锯肌 23.旋后肌 24.拇长展肌 25.拇长伸肌 26.示指伸肌腱 27.梨状肌 28.髂胫束 29.跖肌 30.比目鱼肌

近身体正中面或四肢靠近端的肌附着点为起点，另一端为止点。肌的起点又称定点，止点称动点，两者在一定条件下可以互换。肌动点与定点的变化，取决于肌两端外在的条件性固定。

近固定和远固定　在分析四肢肌工作时，定点在近侧端者称近固定（或近侧支撑），定点在远侧端者称远固定（或远侧支撑）。如肱肌跨越肘关节的前方，附着于上臂的肱骨和前臂的尺骨。抓握哑铃作屈伸相关动作时，上臂的肱骨相对固定，肌的定点在肱骨；动点在尺骨，肱肌收缩，前臂以肘关节为轴向上靠近上臂。而由单杠完成的引体向上动作，则前臂是固定的，肌的定点在尺骨；动点在肱骨，肱肌收缩使上臂靠近前臂。这是肌的定点和动点在一定条件下相互转换的经典例子。

上固定和下固定　在分析躯干肌的工作时，上端附着点为定点的工作状态，称上固定（或上支撑）；下端附着点为定点的工作状态，称下固定（或下支撑）。如腹直肌的上端附着于第5~7肋软骨和剑突，下端附着于耻骨结节，人体站立，腹直肌的下端为定点，上段为动点。收缩时，上端向下端靠近，使身体前屈；仰卧时，该肌收缩，若腿部固定，即肌的下附着点固定，人体可起坐；相反，人体可后滚翻。

配布与功能　除表情肌外，

大多数肌都跨越一个或多个关节。肌配布的基本规律和原则是：①拮抗协同原则：任何运动轴的两面，总配有作用相反的两个肌或肌群，两者互为拮抗肌，即一群肌收缩，另一群必然相应舒张，反之亦然。如肘关节前方的肱肌和肱二头肌与后方的肱三头肌互为拮抗肌。拮抗的两肌或肌群，在拮抗性运动中相互依存、相互协作，使动作更加精细准确。②对称性原则：几乎所有的肌都是左右对称配布，互呈镜像关系。③适应性原则：肌的形态和肌的部位与功能相适应。如上肢的屈肌比伸肌发达，一是适应劳动需要，二是因为屈肌需要克服地心引力才能牵动关节，而伸肌则利用了引力，可自行复位；下肢伸肌比屈肌发达，是因伸肌需克服重力，维持直立姿势。

动脉供应　来自肌邻近动脉干的分支。供应肌的血管很多，泛称为肌支。但每个肌一般有一支主要的动脉与神经伴行，形成神经血管束进入肌内，进入肌的部位称肌门，也称神经血管束入肌点。动脉在肌内反复分支形成毛细血管。随肌的舒缩，肌内血管所受的压力也随之变化，对血液循环起调节和促进作用。肌血管损伤后，失去血供的肌将发生坏死。

静脉引流　由肌内毛细血管的静脉端汇合而成，在肌内与同级动脉伴行。肌内较小的动脉和静脉之间常形成动脉-静脉吻合。这些动脉-静脉吻合是肌调节机体血流量的重要装置。静脉自肌门处出肌，通常两条静脉伴一条动脉，两静脉紧紧包绕动脉，两静脉间有很多交通支相连。

淋巴回流　肌内淋巴液回流进入毛细淋巴管，逐渐汇成肌内淋巴管，与肌内静脉伴行，离开肌后形成肌外淋巴管，伴随静脉回流至邻近的淋巴结。

神经支配　包括躯体运动神经、躯体感觉神和自主神经。①躯体运动神经：运动神经元的胞体位于脑干或脊髓，其轴突末梢呈爪状分支，末端与骨骼肌细胞（肌纤维）共同构成运动终板，传递来自中枢神经的运动信息，使肌收缩或舒张。通常一个神经元支配着多条肌纤维，构成一个运动功能单位。运动单位越小的肌，即一个神经元支配的肌纤维数量少，肌的灵活性和精确性越高，如眼外肌；反之，运动单位越大的肌，运动的精确性就较差，如臀大肌等。②躯体感觉神经：是肌内的传入神经纤维。一部分传导痛觉和温度觉；另一部分进入肌梭和腱梭，感受肌的运动觉，即深感觉或本体感觉，包括肌张力和腱张力的变化、运动、震颤、体位变化等感觉。③自主神经：为交感神经，攀附于营养肌的动脉，主要支配肌内血管壁的平滑肌，调节肌的血供和物质代谢。支配肌的神经受损后，结果会导致肌萎缩。

变异　①肌缺如，如跖肌缺如。②新肌出现，如胸骨舌骨奇肌、胸骨肌、腋弓肌等。另有，肌的形态、大小和附着位置改变等变异。

功能与临床　熟悉神经血管入肌点，是临床截取带蒂肌瓣或肌皮瓣的先决条件。

（李瑞锡）

jī de fǔzhù zhuāngzhì

肌的辅助装置（supplementary structures of muscle）

对肌起支持保护作用、利于肌收缩舒张功能的结构（图）。

形态结构　包括筋膜、腱鞘、滑膜囊和籽骨。

筋膜　包于肌外面的结缔组织，分为浅筋膜和深筋膜。①浅筋膜：由疏松结缔组织构成，位于皮肤深面，又称皮下筋膜；因含脂肪组织较多，也称皮下脂肪。浅筋膜整体包裹全身，内含浅动脉、皮下静脉、皮神经和浅淋巴管。某些部位的浅筋膜中还含有腺体和皮肌。浅筋膜的厚度，因性别、年龄、营养状况的差别而不同，女性皮下脂肪比男性的丰腴。②深筋膜：由致密结缔组织构成，又称固有筋膜。位于浅筋

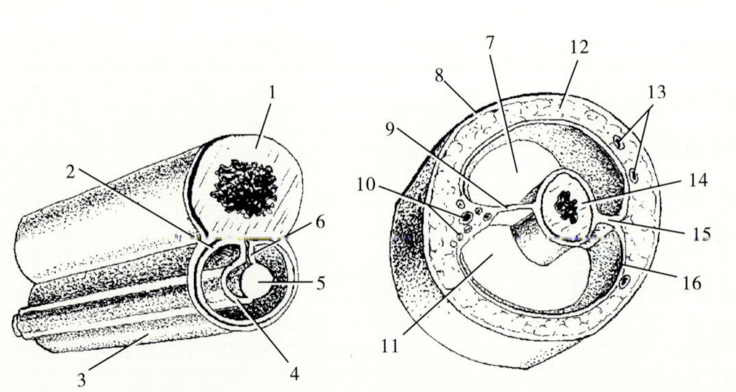

a　腱鞘示意图　　b　上臂中部横断面（示筋膜）

图　肌的辅助装置

1.指骨　2.腱滑膜鞘壁层　3.腱纤维鞘　4.腱滑膜鞘脏层　5.屈指肌腱　6.腱系膜　7.臂前骨筋膜鞘　8.皮肤　9.臂内侧肌间隔　10.血管神经束　11.臂后骨筋膜鞘　12.浅筋膜　13.浅静脉　14.肱骨　15.臂外侧肌间隔　16.深筋膜

膜的深面，包绕着每一块肌。深筋膜薄而致密，纤维成分多、脂肪组织少。在四肢，深筋膜深入肌群，附着于骨，构成肌间隔，把不同作用的肌分开。深筋膜包绕血管、神经形成血管神经束或鞘。深筋膜及其所形成的肌内膜、肌束膜和肌外膜自内而外构成肌纤维的立体支架，具有韧性和弹性，既可限制肌的过度拉伸，又有利于肌被拉长后的复位。深筋膜、肌间隔和骨共同围成肌鞘（骨筋膜鞘），为肌或肌群提供独立的活动空间。

腱鞘　包围在肌腱外面的鞘管状结构，多见于较长的、活动性较大的肌腱表面，如手指和足趾等处的肌腱。腱鞘分为内外两层，外层称纤维鞘，内层称滑膜鞘。滑膜鞘又分脏层和壁层，紧贴肌腱表面的为脏层，脏层通过腱系膜在骨面返折移行为壁层，衬在纤维鞘的内面。脏层和壁层之间为潜在性腔隙，含滑液，可减小肌收缩时的摩擦。一个腱鞘可包裹多条肌腱。腱鞘对肌腱起约束作用和滑车作用，约束肌腱在一定的滑轨中运动。滑膜鞘从骨面到肌腱的返折部呈膜状，即腱系膜，是血管进入肌腱的通路。然而腱系膜常因摩擦而破损，仅残留包绕血管的部分，称腱纽。腱鞘的损伤，可产生强烈的疼痛并影响肌腱的滑动，形成腱鞘炎。

滑膜囊　是封闭的结缔组织囊，多位于肌或肌腱与骨面相接触处。滑膜囊内有少许滑液，可减少肌腱与骨面之间的摩擦。邻近关节的滑膜囊常与关节腔相通，如髌上囊，通常与膝关节腔相通。

籽骨　发生于肌腱内的骨，位于肌腱止点的附近。常见于手和足，最大籽骨是膝关节前面的髌骨。籽骨的作用一是减小肌腱与骨面之间的摩擦，二是增大肌的动力臂，利于增加肌的收缩力度。

动脉供应　除浅筋膜外的血供来自各肌肌支的分支。各部位的腱鞘、滑膜囊或籽骨由邻近的动脉供血。

静脉引流　汇入深筋膜、腱鞘、滑膜囊或籽骨邻近的静脉。

淋巴回流　深筋膜、腱鞘、滑膜囊或籽骨的淋巴液汇成小淋巴管，逐渐合成较大的淋巴管，伴静脉回流至邻近的淋巴结。

神经支配　主要来自深筋膜、腱鞘、滑膜囊或籽骨邻近神经的感觉神经分支。

（李瑞锡）

tóujī

头肌（muscle of head）　配布于头部的肌群。分为面肌和咀嚼肌。面肌配布于头面部皮下，又称表情肌，特点是：无明显肌腱；肌的一端起自骨面，另一端止于皮肤或肌；肌发生于第二对鳃弓间充质；运动功能单位小，即每个神经元支配的肌纤维数目少，因此肌收缩极为敏捷。咀嚼肌位于头侧部和面深部，肌腹肥厚发达，收缩力度强劲，发生于第一对鳃弓的间充质（图1，图2）。

血液供应与神经支配：动脉来自颈外动脉的大多数分支，即舌动脉、面动脉、上颌动脉、颞浅动脉和枕动脉等。静脉与相应的动脉伴行。面静脉多与舌静脉汇合注入颈内静脉；颞浅静脉与上颌静脉汇合并向下延伸为下颌后静脉，在下颌角后下方汇于面静脉。淋巴汇入颏下淋巴结、下颌下淋巴结和腮腺淋巴结。这些淋巴结的输出淋巴管注入颈部淋巴结。面肌接受面神经支配；咀嚼肌受三叉神经的下颌神经支配。

（李瑞锡）

miànjī

面肌（facial muscle）　配布于面部的扁薄皮肌群。又称表情肌（见头肌图1，图2）。面肌多为扁薄形或索条状小肌，位置表浅，主要围绕面部孔裂，即眼裂、口裂和鼻孔，以环形和辐射状两种形式配布，起自颅骨骨面，止于

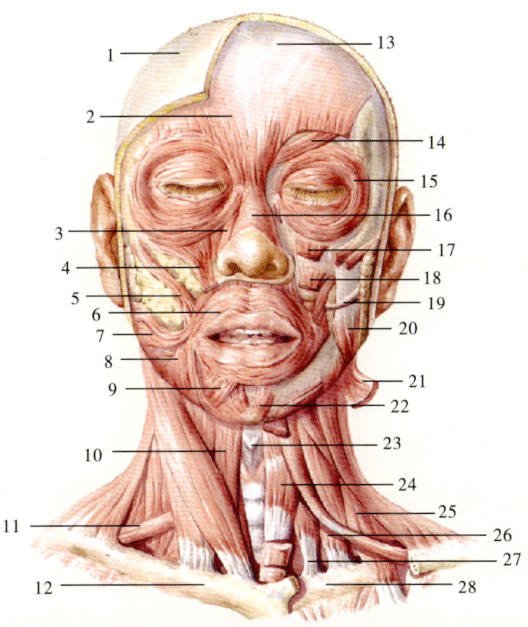

图1　头颈肌（前面观）

1.皮肤　2.枕额肌额腹　3.提上唇鼻翼肌　4.颧小肌　5.颧大肌　6.口轮匝肌　7.笑肌　8.降口角肌　9.降下唇肌　10.胸骨舌骨肌　11.肩胛舌骨肌　12.锁骨　13.帽状腱膜　14.皱眉肌　15.眼轮匝肌　16.鼻肌　17.提上唇肌　18.提口角肌　19.腮腺管　20.咬肌　21.胸锁乳突肌　22.颏肌　23.喉结　24.胸骨甲状肌　25.后斜角肌　26.中斜角肌　27.前斜角肌　28.第1肋

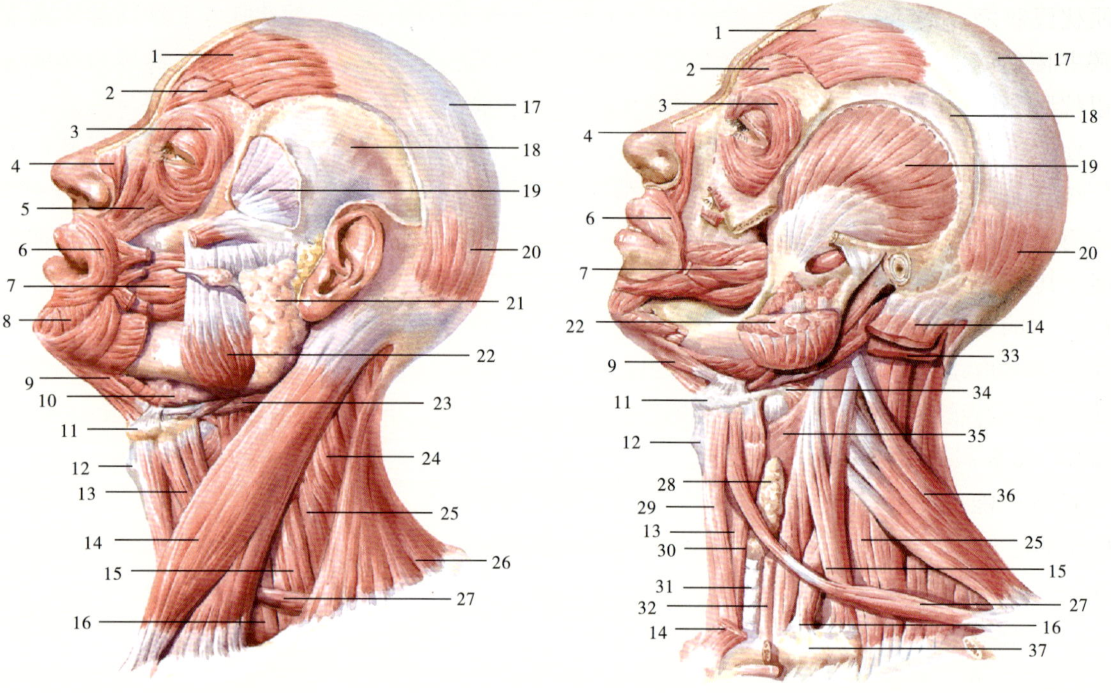

a 浅层　　b 深层

图2 头颈肌外侧面观

1.枕额肌额腹 2.皱眉肌 3.眼轮匝肌 4.鼻肌 5.提上唇肌 6.口轮匝肌 7.颊肌 8.降下唇肌 9.二腹肌前腹 10.下颌下腺 11.舌骨 12.喉结 13.肩胛舌骨肌上腹 14.胸锁乳突肌 15.中斜角肌 16.前斜角肌 17.帽状腱膜 18.颞筋膜深层 19.颞肌 20.枕额肌枕腹 21.腮腺 22.咬肌 23.二腹肌后腹 24.肩胛提肌 25.后斜角肌 26.斜方肌 27.肩胛舌骨肌下腹 28.甲状腺 29.胸骨舌骨肌 30.胸骨甲状肌 31.气管 32.食管 33.头夹肌 34.咽中缩肌 35.咽下缩肌 36.肩胛提肌 37.第1肋

面部皮肤，有闭合和（或）开大孔裂的作用。面肌收缩牵拉面部皮肤，形成面部的不同表情，表达喜怒哀乐各种情绪。人类的大部分面肌比任何动物都发达，但耳周围的肌却明显退化，远不及动物的发达。根据面肌的配布部位，分颅顶肌、眼轮匝肌、眉肌、口肌、鼻肌和耳肌。

面肌的动脉供应主要来自面动脉、眼动脉的滑车上动脉、枕动脉的分支和颞浅动脉的分支。面动脉绕下颌骨下缘至面部，沿口角和鼻翼的外侧上升至内眦，称为内眦动脉。在口角处，面动脉发出上唇动脉和下唇动脉，两侧的同名动脉再分支，分别在口唇的皮肤与口轮匝肌之间、口轮匝肌与黏膜之间形成浅、深两个动脉吻合环，营养唇部。用手指捏住突出的两唇，可感觉到唇内动脉的搏动：轻捏可感觉到皮肤与口轮匝肌之间的浅动脉的搏动；重捏则由口唇感觉到黏膜与口轮匝肌之间的深动脉的搏动。静脉与同名动脉伴行。其中与内眦动脉伴行的静脉是沟通面部静脉与颅内静脉的通路。鼻唇沟或内眦有感染时，不要揉挤，避免造成颅内感染。

额腹和帽状腱膜前份的淋巴液回流到腮腺淋巴结，枕腹和帽状腱膜的后份的淋巴回流到枕淋巴结；眼轮匝肌的淋巴回流到腮腺淋巴结；鼻肌和口轮匝肌的淋巴回流到腮腺淋巴结、颏下淋巴结和下颌下淋巴结。

面肌受面神经支配。枕额肌的枕腹受面神经的耳后支支配，额腹受面神经神经颧支的分支支配。眼轮匝肌由颞支、口轮匝肌、颊肌和其他口周围肌由颊支和下颌缘支支配。眼裂以上的面肌受双侧面神经核的神经支配，而眼裂以下的面肌则仅受同侧面神经核的神经支配。

面神经损伤导致面瘫。若患者不能提眉，表明为同侧面神经核下部分损伤；若能提眉，则表明为对侧的面神经核上部损伤（见面神经）。

（李瑞锡）

lúdǐngjī

颅顶肌（epicranial muscle） 以腱膜为主体，覆盖额部、顶部和枕部的扁薄阔肌。由左右枕额肌共同构成（见头肌图1，图2）。每块枕额肌分枕腹、额腹和中间腱（帽状腱膜）3部分。

枕额肌以其枕腹的下端起自枕骨上项线的外侧2/3和颞骨乳突，上端止于帽状腱膜后端。额腹则起自帽状腱膜的前端，止于眼和鼻以上的皮肤深面和面部筋膜。该肌枕腹收缩，可向后牵拉帽状腱膜并固定帽状腱膜；额腹收缩，以枕腹收缩固定帽状腱膜为前提，使眉弓部皮肤和眼眉上提，并使额部皮肤形成横向皱纹。枕额肌没有明确的拮抗肌（降眉间肌可能是其条件性拮抗肌），额腹收缩所产生的眉上提和额部皱纹在该肌舒张时由面部皮肤的弹性和重力作用自行松解复位。随年龄的增长，皮肤脱水弹性减弱，皱纹自行松解的能力减弱，因此老年人的额部易形成永久性皱纹。

肌的前部由眶上动脉和滑车上动脉供血，帽状腱膜部由颞动脉供血，后部则由枕动脉供血。肌前部的静脉汇成眶上静脉和滑车上静脉的属支，中部帽状腱膜的静脉汇成颞浅静脉的属支，后部汇成枕静脉的属支，各静脉伴同名动脉回流。肌前部和中部帽状腱膜的淋巴分别回流到腮腺前和腮腺上淋巴结，肌后部的淋巴回流至枕淋巴结。枕额肌的枕腹受面神经的耳后支支配，额腹受面神经神经颧支的分支支配。

颅顶肌的两腹与帽状腱膜的纤维均为前后纵行排列，额顶部的手术应做前后方向的纵切口。美容除皱术方法之一，就是部分切除枕额肌额腹的肌纤维，削弱其功能达到除皱目的。

（李瑞锡）

yǎnlúnzājī

眼轮匝肌（orbicularis oculi） 位于眼裂周围的椭圆形薄肌群。能闭合眼睑，是眼裂的括约肌（见头肌图1，图2）。根据配布部位，分为睑部、眶部和泪囊部。

形态结构 眼轮匝肌起点位于眶缘内侧部，分别起自额骨的鼻突、上颌骨的额突、睑内侧韧带的前面和泪骨眶面的后棘等部位。肌纤维行向上外和下外，围绕眼裂覆盖睑板和眶周骨面，部分肌纤维交织成环，部分止于眼外眦的纤维结构，整体形成椭圆形的薄肌环，其中覆盖睑板的肌纤维为睑部；覆盖眶周围骨面的纤维为眶部；位于泪囊和睑内侧韧带后面者为泪囊部。睑部较薄，色苍白，纤维主要起自睑内侧韧带，肌纤维呈弓形向外，止于眼外眦的睑外侧缝；眶部较厚，色红润。肌纤维自内侧起始后，向外形成完整的椭圆肌环，上部纤维与枕额肌额腹和降眉肌交织；泪囊部位于睑内侧韧带和泪囊的后面，薄而很小，起自泪骨眶面的后棘及其邻近结构，经泪囊的后面向外，分为上下两束，在泪小点的内侧分别止于上睑板和下睑板。

动脉供应 来自眼眶周边的动脉，均为较细小的分支。眼内眦处有眶上动脉、滑车上动脉、鼻背动脉和面动脉的末梢分别发支供血；外眦处由颧颞动脉、颧面动脉和颞浅动脉前支发支供血。各分支围绕眼眶和眼裂形成吻合。

静脉引流 分别引流至内眦静脉、面静脉、眶下静脉、颧面静脉及颞浅静脉等。

淋巴回流 回流至腮腺淋巴结。

神经支配 来自面神经的颞支。

功能与临床 眼轮匝肌各部功能不同：睑部肌纤维能自主或不自主地收缩，关闭眼裂，如眨眼和闭眼；眶部则完全受意识支配。眼轮匝肌整体收缩时，额部、颞部和颊部的皮肤被拉向眼的内侧，眼睑闭合，此时皮肤受牵拉形成皱折，眼外眦处尤甚。人到中年后，眼外眦将形成放射状永久性皱纹，俗称鱼尾纹，是衰老的征象之一。睑部和眶部的肌纤维可以彼此独立活动，在防强光炫目时，眶部可紧紧收缩，而睑部则松弛，保证眼裂适当开放。眼轮匝肌每次收缩关闭眼裂时，睑内侧韧带都被拉紧，由此泪囊的前壁就被牵拉向外并向前，泪囊内便被吸成真空，有利于泪液通过泪小点和泪小管进入泪囊。泪囊部肌纤维收缩向前牵拉眼睑和泪小管的末端，使之贴近眼球，形成利于泪小管吸纳泪液的最佳状态。泪囊部的肌纤维又根据作用的不同分为睑板张肌（Horner肌）和睫部肌（Roilan肌）。睫部肌能关闭泪小点处的眼睑，防止外部水汽进入泪道。眼轮匝肌参与表达内心愉悦情绪。

面神经损伤后，眼睑不能闭合。因劳累、受凉等，可出现“眼皮跳”，是面神经分支一过性功能障碍或失调所致的眼轮匝肌不规律的自动收缩，多能自行缓解，但若诱因不及时解除，可发展成一侧面肌、甚至大部面肌的抽搐或痉挛。因此，“眼皮跳”是更多面肌抽搐或痉挛的信号，不可忽视。

（李瑞锡）

méijī

眉肌（eyebrow muscle） 一组向下牵拉眉部和额部皮肤的小型肌群。分为降眉间肌、皱眉肌和降眉肌（见头肌图1，图2）。可视为枕额肌额腹的条件性拮抗肌。

①降眉间肌：近似锥状，起自鼻骨下部表面的筋膜和外侧鼻软骨。两侧降眉间肌在鼻部中线并排向上止于两侧眉之间的皮肤，肌纤维向上与枕额肌的额腹交织。该肌收缩，能向下牵拉两眉之间的皮肤，还可协助运动鼻翼。肌强力收缩时，鼻根部形成明显的横行皱纹，形成表达生气、愤怒的表情。②皱眉肌：细小，呈锥形。位于眼眉内侧端枕额肌额腹

的深面、眼轮匝肌眶部内侧份的上缘。肌纤维起自额骨鼻部，斜向上外，止于眉部皮肤，收缩时将眼眉的内侧端拉向内下，使鼻根部及其稍上的皮肤出现纵沟，形成皱眉状态，表达痛苦、难受等表情。此外，强光下，该肌收缩牵拉眉部皮肤出现隆起，可形成一个天然“眼罩”。③降眉肌：属小型动眉肌，该肌起自眶内缘，靠近鼻骨，止于眉下的皮肤，有降眉的作用。

眉肌的动脉均为较细小的动脉分支，眼内眦处主要有眶上动脉和滑车上动脉的分支供血。静脉引流至眶上静脉和滑车上静脉。淋巴回流至腮腺淋巴结。临床上有时切除或致瘫该肌，用于预防性治疗偏头痛。

（李瑞锡）

kǒujī

口肌（muscle of mouth） 构成口腔侧壁和口唇、运动口唇和口角的肌群。包括颊肌、口轮匝肌和口裂周围呈放射状配布的肌等（见头肌图1，图2）。

分类和功能 口部的肌数目繁多，形态各异。最大的为颊肌，呈长方板状，是构成口腔侧壁的主体结构。其次为口轮匝肌，围绕口裂形成椭圆形肌环。口轮匝肌又分为缘部和唇部。缘部位于唇红内，肌纤维分散成薄片状；唇部是口轮匝肌的主体，肌纤维附着于口角后外方的口角轴。口轮匝肌并非连续完整的肌纤维环，而是在口唇的4个象限中各自独立，各象限中的肌相互交织形成外观上的肌环。为利于口肌的运动，有效地发挥口唇和颊部的功能，在口角两侧形成一对半月形的纤维组织结构——口角轴或称口角蜗轴。口角轴的半月形两角分别朝向上唇和下唇，为口周围肌提供附着点，并作为肌收缩的支点和作用点。止于口角轴的肌有口轮匝肌、颊肌、提口角肌、降口角肌、颧大肌、笑肌和颈阔肌等，口周各肌在口角轴处交织，形成一结节状结构，可在活体口角的稍后方触及。除口轮匝肌和颊肌，口部其余各肌多为束状小肌，围绕口裂呈辐射状配布（表），具有开大口裂，运动口角等功能。人类的口唇和颊部承担进食、表情形成、语言表达等复杂的功能。

动脉供应 来自面动脉和下颌动脉的颏支。面动脉的分支在口角处分为上唇动脉和下唇动脉，两侧的同名动脉吻合形成唇周动脉环。

静脉引流 主要引流入面静脉，少量至颏静脉。

淋巴回流 至颏下淋巴结、下颌下淋巴结和腮腺前淋巴结。

神经支配 来自面神经的下颌缘支、颊支和颧支的分支。面神经损伤后，口周围肌瘫痪，口唇不能紧闭、不能鼓腮；更不能吹奏乐器；肌的张力降低，颊部与口角下坠，颊部和唇部不能贴近牙齿，进食时食物外溢或集聚在腮部。

（李瑞锡）

表 口周围肌的名称、起止点和作用

肌名	起点	止点	功能
颊肌	3个磨牙对应的上颌骨和下颌骨牙槽突的外面与后方的翼下颌缝	上部和下部肌纤维在口角处交叉，分别交织于下唇和上唇的口轮匝肌，中间部纤维在口角处止于口角轴	向后牵拉口角；使颊部贴近牙齿，咀嚼时把食物挤入上牙与下牙咬合面之间；吹奏；参与微笑；婴幼儿时吸吮
口轮匝肌	上颌骨和下颌骨	口角轴，唇部皮肤	闭合口裂、使上唇和下唇叠合，呈鸭状嘴
提口角肌（尖牙肌）	上颌骨	口角轴	使口角上翘，形成笑脸
降口角肌（三角肌）	下颌骨结节	口角轴	拉口角向下，形成委屈表情
提上唇肌（上唇方肌）	眶下缘的上颌骨和颧骨	上唇的皮肤和口轮匝肌	提上唇
降下唇肌	下颌骨的斜线、颏孔内侧的骨面	口角轴、口轮匝肌	向下拉下唇
颧大肌	颧骨的前面（颧小肌起点的外后方）	口角轴的外侧部	向上向外牵拉口角
颧小肌	颧骨的前面（颧大肌起点的前内侧）	口角轴上角内侧的口轮匝肌	提上唇
提上唇鼻翼肌	上颌骨的额突	鼻孔外侧、口轮匝肌	扩张鼻孔，上提鼻翼和上唇
笑肌	腮腺筋膜	口角轴的外侧份	向后上牵拉口角
颏肌	下颌骨的前面	下唇皮肤	使颏部皮肤皱起形成圆形橘皮状粗隆区
颏横肌	降口角肌上端	对侧同名肌（相互连结）	压迫上唇，降口角

bíjī

鼻肌（nasalis） 配布在鼻孔周围的数块薄扁小肌（见头肌图 1，图 2）。包括鼻孔缩小肌和鼻孔开大肌。有运动鼻翼和鼻中隔、开大或缩小鼻孔的作用。① 鼻孔缩小肌：又称（固有）鼻肌，类似鼻的括约肌。分为横部和大翼软骨部。横部肌纤维起自尖牙窝上方的上颌骨骨面，斜行向上内。两侧的肌以筋膜在鼻骨前面汇合并与降眉肌筋膜交织，止于鼻骨下部的前面。大翼软骨部的肌纤维两端分别附着于大翼软骨和鼻尖部皮肤。② 鼻孔开大肌：起自上颌骨鼻切迹的边缘，大翼和小翼软骨，止于鼻孔外侧边缘的皮肤。分为前部和后部。③ 降鼻中隔肌：起自上颌骨的切牙窝向上止于鼻中隔的可动部和鼻肌翼部的后部。深吸气时可协助开大鼻孔。④ 提上唇鼻翼肌：位于鼻背外侧、颧小肌的内侧，肌纤维分两束，呈上下方向，上端附着于眶下缘和内侧缘；下端分别连于上唇和鼻翼。肌的名称提示其功能。鼻肌具有运动口唇和鼻翼的双重作用。其动脉供应来自面动脉的小支。静脉汇成面静脉的属支，经面静脉引流。淋巴回流至颏下淋巴、下颌下淋巴结。神经支配来自面神经（表）。

（李瑞锡）

ěrjī

耳肌（muscle of ear） 配布于外耳周围、运动耳郭的小型肌群。包括耳前肌、耳上肌和耳后肌。人类直立姿势的形成，使头部位于脊柱上端，增加了头部的运动范围和运动的灵活性，便于转动头部接受各方信息，降低了对耳郭转动接受听觉信息的依赖性，耳肌因失用而逐渐退化，属退化中的肌。因此人类的耳肌不如动物的发达（图）。

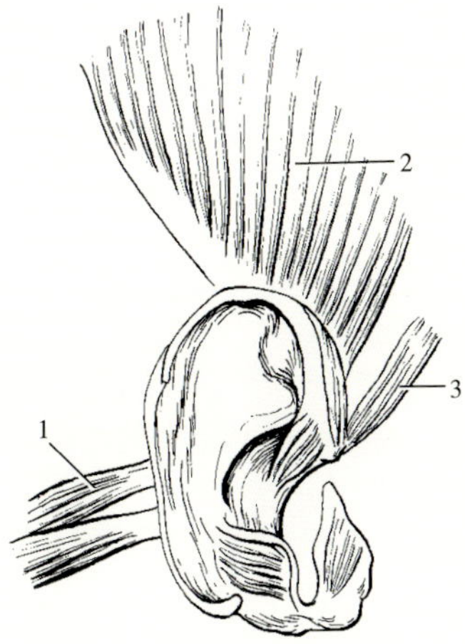

图 耳肌

1.耳后肌 2.耳上肌 3.耳前肌

耳肌配布于耳郭的前方、上方和后方。① 耳前肌：成束状，起自帽状腱膜，肌纤维向后下，止于耳郭软骨的前部，牵引耳郭向前。此肌常缺如。② 耳上肌：为扇形薄肌，是 3 块肌中最大的一块。起自帽状腱膜，肌纤维下行止于耳郭软骨，收缩时上提耳郭。③ 耳后肌：常为两个肌束，起自乳突外面，肌纤维向前止于耳部软骨的后面，牵引耳郭向后。除少数人的耳肌能使耳郭做微弱的运动外，大多数人的耳肌无运动耳郭的能力。

耳肌动脉供应来自颞浅动脉的分支，静脉引流至颞浅静脉的属支注入颞浅静脉，淋巴液回流至腮腺上淋巴结，受面神经的分支支配。

（李瑞锡）

表 鼻肌的名称、起止点和功能

肌名	起点	止点	功能
鼻孔缩小肌	上颌骨尖牙窝上部	鼻骨	挤压鼻梁和鼻尖；提升鼻孔
鼻孔开大肌	上颌骨鼻切迹的边缘，大翼和小翼软骨	鼻孔外侧边缘的皮肤	扩张鼻孔
降鼻中隔肌	上颌骨的切牙窝	鼻中隔，鼻肌翼部的后份	下拉鼻中隔扩鼻孔
提上唇鼻翼肌	上颌骨	鼻口周围和上唇	扩张鼻孔，上提鼻翼和上唇

jǔjuéjī

咀嚼肌（masticatory muscle） 配布于颞下颌关节周围，参与咀嚼运动的肌群。包括咬肌、颞肌、翼内肌和翼外肌，均为颞下颌关节强有力的运动肌。有时将口轮匝肌、颊肌、舌骨上肌群等也归为广义的咀嚼肌（图 1，图 2，头肌图 2）。

咬肌位于颧弓与下颌骨体之间。起自上颌骨的颧突、颧弓下缘的前 2/3 和颧弓的深面。肌纤维向后下止于下颌角的咬肌粗隆。咬紧牙时，在颧弓下可见到或摸到长方形的咬肌轮廓。

颞肌位于颞窝内，呈扇形。起自颞窝的骨面和颞深筋膜，肌束向下集中形成强劲的肌腱从颧弓的深面下行，止于下颌骨的冠突。该肌在捕猎性食肉动物中尤为发达。

翼内肌位于下颌支内侧的颞下窝内，起自腭骨锥突、上颌骨的上颌结节、翼外板的内面和腭骨锥突，纤维斜向后下，止于下颌支和下颌角的内侧面。

翼外肌位于颞下窝内，翼内肌的上方，成横置的三角形。起点略微分开形成上下两头，上头起自蝶骨大翼的颞下面和颞下嵴，止于关节盘前缘及颞下颌关节的关节囊的前面；下头起自翼外板

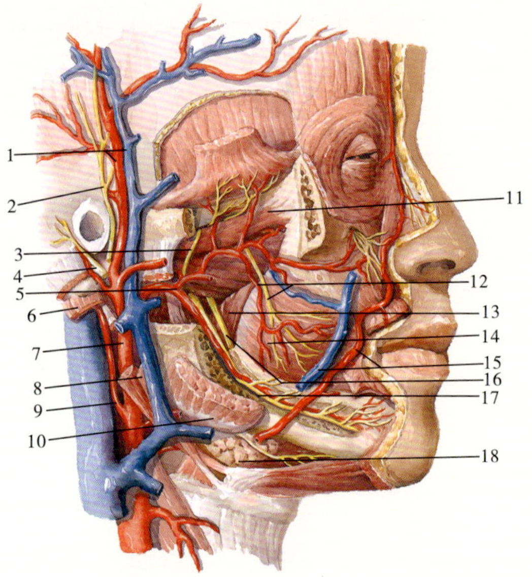

图 1　面深层肌与血管神经（侧面观）(1)

1.颞浅动脉和静脉　2.耳颞神经　3.咬肌神经　4.面神经　5.上颌动脉　6.二腹肌后腹　7.颈外动脉　8.茎突舌骨肌　9.枕动脉　10.咬肌　11.翼外肌　12.颊动脉和神经　13.翼内肌　14.颊肌　15.面动脉和静脉　16.舌神经　17.下牙槽动脉和神经　18.下颌下腺

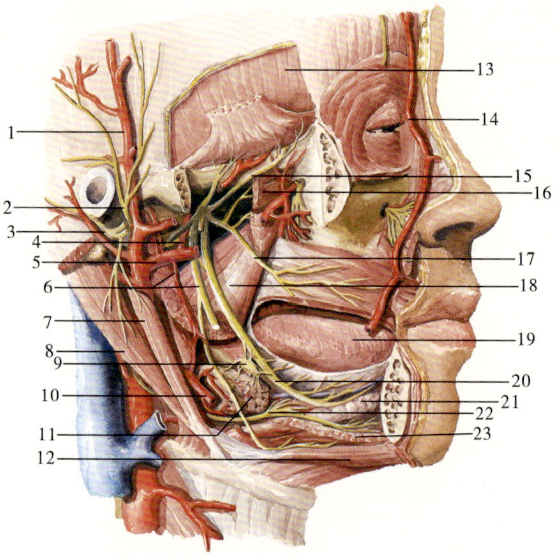

图 2　面深层肌与血管神经（侧面观）(2)

1.颞浅动脉　2.耳颞神经　3.面神经　4.脑膜中动脉　5.上颌动脉　6.下牙槽动脉和神经　7.茎突舌骨肌　8.二腹肌后腹　9.下颌神经节　10.面动脉　11.下颌下腺　12.二腹肌前腹　13.颞肌　14.内眦动脉　15.颞深神经　16.翼外肌　17.颊神经　18.翼内肌　19.舌　20.舌神经　21.舌下腺　22.舌下神经　23.下颌舌骨肌

的外侧面，止于下颌颈。该肌收缩牵引髁突和关节盘向前，使下颌前移并下降。

左右两侧咀嚼肌作为一个功能整体，联合运动形成一组强有力的牙齿咬合肌，收缩时使上颌骨有利地上提并略微前移；翼内肌和翼外肌能使下颌骨进行侧方运动，有利于研磨食物，该二肌在反刍类动物尤为发达。

咀嚼肌动脉供应来自上颌动脉和颞浅动脉的分支。颞肌的静脉汇成颞浅静脉的属支汇入颞浅静脉，咬肌的静脉汇成面横静脉的属支，注入颞浅静脉。翼内肌和翼外肌的静脉在肌周围形成翼静脉丛，静脉丛的后部发出 1～2 支上颌静脉，引流至下颌后静脉。淋巴回流至腮腺淋巴结、下颌下淋巴结，这些淋巴结的输出管至颈部淋巴结。神经支配来自三叉神经的下颌神经。

（李瑞锡）

jǐngjī

颈肌（muscle of neck）　配布于颈部的肌群。位于颈部皮下、舌骨的上方和下方以及脊柱颈段的前面。分为颈浅肌、舌骨上肌、舌骨下肌和颈深肌数个肌群。颈部狭细，空间有限，除胸锁乳突肌和部分颈深肌外，多数为片状薄肌（图 1～图 3）。

颈肌主要形成 3 大功能组群：①以舌骨为杠杆的舌骨上肌与舌骨下肌，作用是运动下颌关节、协助吞咽；②以胸锁乳突肌为主的头颈运动肌，完成仰面、转脸、屈颈等运动；③作用于脊柱颈段的颈深肌，维持颈段脊柱的正常位置，并运动颈段脊柱。

颈肌的动脉供应来自颈外动脉的分支。静脉引流至颈外静脉的属支，汇入颈外静脉。淋巴回流至枕淋巴结、腮腺淋巴结和颈浅淋巴结，最后注入颈部深淋巴结。神经支配来自颈丛、颈袢的

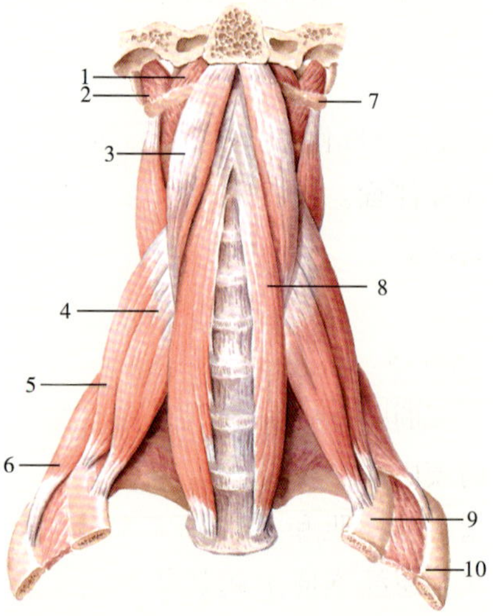

图 1　颈深肌群（前面观）

1.头前直肌　2.头外侧直肌　3.头长肌　4.前斜角肌　5.中斜角肌　6.后斜角肌　7.寰椎横突　8.颈长肌　9.第1肋　10.第2肋

分支和副神经。

（李瑞锡）

jǐngqiǎnjī

颈浅肌（superficial muscle of neck）　配布于颈部浅层部的肌群

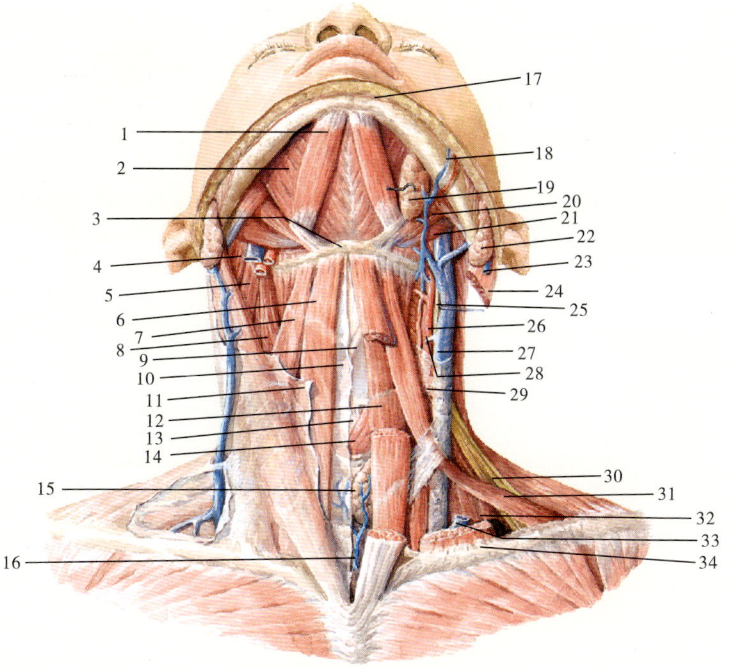

图2　颈部肌肉（前面观）

1.二腹肌前腹　2.下颌舌骨肌　3.舌骨　4.肩胛提肌　5.中斜角肌　6.胸骨舌骨肌　7.肩胛舌骨肌上腹　8.头长肌　9.甲状软骨　10.气管前筋膜　11.封套筋膜　12.胸骨甲状肌　13.环甲膜　14.环甲肌　15.甲状腺　16.甲状腺下静脉　17.颈阔肌　18.面动脉和静脉　19.下颌下腺　20.茎突舌骨肌　21.二腹肌后腹　22.腮腺　23.颈外静脉24.胸锁乳突肌　25.迷走神经　26.颈外动脉　27.颈内静脉　28.颈总动脉　29.颈动脉鞘　30.臂丛　31.肩胛舌骨肌下腹　32.前斜角肌　33.颈外静脉　34.锁骨

（图，颈肌图3）。位于颈部的前面和侧面。包括颈阔肌和胸锁乳突肌。

（李瑞锡）

jǐngkuòjī

颈阔肌（platysma）　位于颈部浅筋膜内的皮肌。颈阔肌薄而宽阔，起自胸大肌和三角肌表面的深筋膜，肌纤维向上越过锁骨，沿颈部斜行向前上，前部纤维在下颌骨颏联合的下后方左右交叉相接，后部纤维越过下颌骨体，一部分纤维止于下颌骨体斜线的下面，另一部分则止于口角附近的皮肤和皮下组织，大部肌纤维与口角和下唇的肌交织。有的肌纤维可到达颧肌或眼轮匝肌（见颈浅肌图）。颈阔肌整体收缩使颈部皮肤形成斜行皱纹；前正中的部分肌收缩能下拉下颌骨；作为表情肌，该肌可降口角，表达悲哀表情。还可与其他表情肌一起参与多种表情的形成，如扮鬼脸等。

颈阔肌的血供来自面动脉的颏下支和肩胛上动脉的分支。静脉引流至颈前静脉和颈外浅静脉。淋巴回流至颏下淋巴结、下颌下淋巴结、颈外淋巴结和锁骨上淋巴结等。神经支配来自面神经颈支。

（李瑞锡）

xiōng-suǒ rǔtūjī

胸锁乳突肌（sternocleidomastoid）　居颈部前外侧，大部分被颈阔肌所覆盖。胸锁乳突肌是重要的体表标志。该肌以内外两个头分别起自胸骨柄前面和锁骨的胸骨端。内侧头（或称胸骨头）的前半为腱性，后半为肌性，外侧头（或称锁骨头）是筋膜与肌混合性结构，两头会合形成浑圆的肌腹，斜行向后上，以腱膜止于颞骨乳突和枕骨上项线（见颈肌图3）。胸锁乳突肌的首要功能是维持头部正常位置、保持头颈部的姿势端正。肌单侧收缩，使头在水平方向上向左或向右转动面部，以观察物体或追踪物体运动；也可使面部转向外下，观察身体外下方的物体。该肌双侧收缩，以寰枕关节为水平轴，使面部上仰，若寰枕关节固定，可屈颈部。仰卧位坐起时，双侧胸锁乳突肌收缩，先使头部抬起。经过专业训练的舞蹈者，两侧的胸锁乳突肌交替收缩可使头颈部左右平移。

胸锁乳突肌的动脉来自颈外动脉的胸锁乳突肌动脉和耳后动脉及枕动脉等分支。静脉分别汇成耳后静脉或枕静脉的属支，最后汇入颈外静脉。淋巴回流至枕淋巴结、腮腺淋巴结和颈部浅淋巴结，注入颈部深淋巴结。神经支配来自副神经。一侧胸锁乳突肌的病变致肌痉挛或发育不良时，可形成斜颈。

（李瑞锡）

shégǔshàngjī

舌骨上肌（suprahyoid muscle）　配布于舌骨与下颌骨之间的肌群（见颈肌图2，图3）。参与口底的构成，每侧4块肌，分别是二腹肌、下颌舌骨肌、茎突舌骨肌和颏舌骨肌。前三者由鳃弓发育而来，后者来自肌节。

二腹肌由一个中间腱和前后二腹构成。前腹起自下颌骨体后面的二腹肌窝，后腹起自乳突内侧的二腹肌沟，前腹纤维向后下，后腹纤维向前下，两腹通过中间腱相连，呈钝角相交。中间腱的最低点由纤维膜性组织形成“吊环”，固定于舌骨体与舌骨大角。

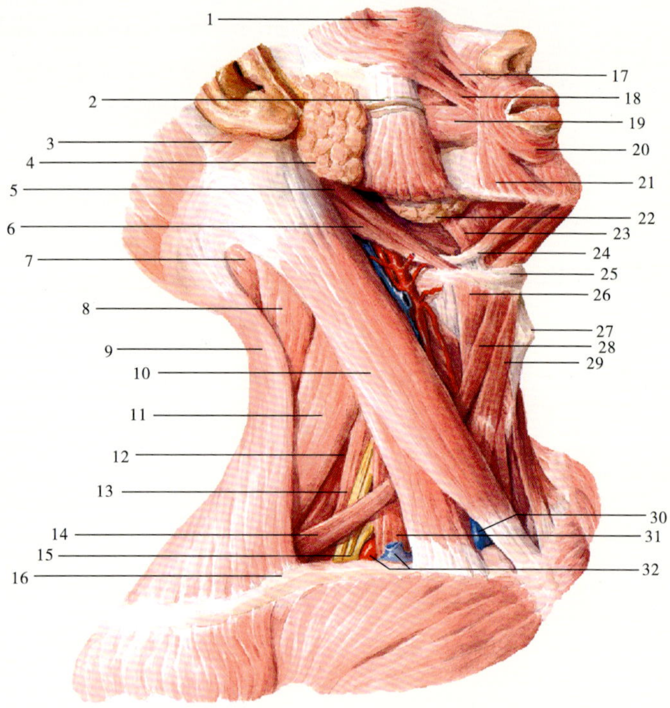

图 3 颈部肌肉（侧面观）

1.眼轮匝肌 2.腮腺管 3.耳后肌 4.腮腺 5.茎突舌骨肌 6.二腹肌后腹 7.头半棘肌 8.头夹肌 9.斜方肌 10.胸锁乳突肌 11.肩胛提肌 12.后斜角肌 13.中斜角肌 14.肩胛舌骨肌下腹 15.臂丛 16.锁骨 17.颧小肌 18.颧大肌 19.颊肌 20.口轮匝肌 21.降口角肌 22.下颌下腺 23.下颌舌骨肌 24.二腹肌前腹 25.舌骨 26.甲状舌骨肌 27.喉结节 28.肩胛舌骨肌上腹 29.胸骨舌骨肌 30.颈内静脉 31.前斜角肌 32.锁骨下动脉和静脉

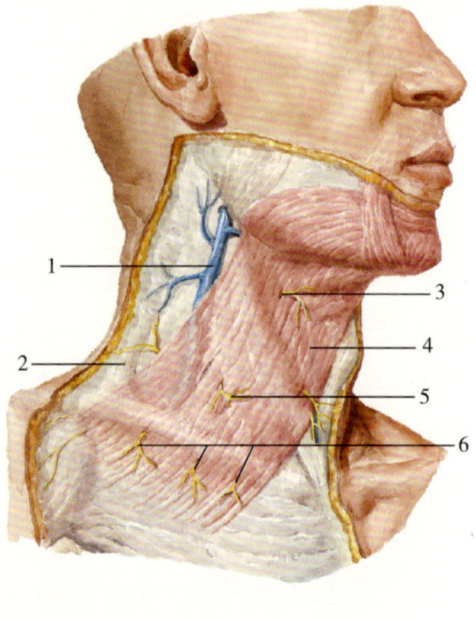

图 颈部浅层的结构

1.颈外静脉 2.封套筋膜 3.颈横神经上支 4.颈阔肌 5.颈横神经下支 6.锁骨上神经

下颌舌骨肌为三角形薄肌，位于二腹肌前腹的深面。起自下颌骨体内面的下颌舌骨线，后部纤维向下内止于舌骨体，中部和前部纤维则左右在中线会合止于结缔组织构成的正中缝，构成口腔底。

茎突舌骨肌为细长的肌束，位于二腹肌后腹的前上方。起自茎突的根部，向前止于舌骨体与舌骨大角交界处。

颏舌骨肌为圆索状，位于下颌舌骨肌深面。起自下颌骨体后面的颏棘，纤维向后下止于舌骨体的前面。

通常，舌骨上肌作为一个功能组，整体发挥作用。舌骨固定时，舌骨上肌收缩可下拉下颌骨，作张口动作。舌骨不固定时，肌收缩则使舌骨抬高，推挤食物入咽，关闭口咽峡，协助吞咽。

舌骨上肌的动脉供应主要来自面动脉的颏下支，部分来自舌动脉和枕动脉的分支。静脉引流至面静脉的属支，注入面静脉，或注入舌静脉和枕静脉。淋巴回流至颏下淋巴结、腮腺淋巴结和颈浅淋巴结。这些淋巴结的输出淋巴管注入颈部深淋巴结。二腹肌的前腹和后腹分别受下颌舌骨肌神经和面神经的分支支配，下颌舌骨肌的神经来自下颌神经的分支下颌舌骨肌神经；茎突舌骨肌受面神经的分支支配；颏舌骨肌受随舌下神经行走的第一颈神经的分支支配。

（李瑞锡）

shégǔ xiàjī

舌骨下肌（infrahyoid muscle）

配布于颈前部舌骨下方中线两侧的薄片状肌群（见颈肌图 2，图 3）。覆盖于舌骨与胸骨之间的喉、气管、甲状腺的前方，每侧各 4 块，分别是胸骨甲状肌、胸骨舌骨肌、甲状舌骨肌和肩胛舌骨肌。①胸骨甲状肌：位于胸骨舌骨肌深面。肌的下端左右相互靠近，起自胸骨柄后面和第 1 肋软骨后缘，纤维向上外，两侧肌分离，各自止于同侧甲状软骨的斜线。②胸骨舌骨肌：呈薄片带状，居颈部正中线的两侧，起自锁骨内侧端和胸骨柄，止于舌骨体下缘内侧半。③甲状舌骨肌：在胸骨甲状肌上方，被胸骨舌骨肌遮盖。起自甲状软骨斜线，止于舌骨体与舌骨大角交界处下缘。④肩胛舌骨肌：在胸骨舌骨肌的外侧，为细长带状肌。分为上腹和下腹，由中间腱相连。肩胛舌骨肌的后腹呈束状，起自肩胛骨上缘，肌纤维向前略向上绕过颈根部，肌纤维被结缔组织膜性结构固定于锁骨，肌进入胸锁乳突肌的深面变为腱性，并改变走行方向，呈钝角折向前上，续于上腹。上腹几呈垂直方向上升，与胸骨舌骨肌的外侧缘并行，上端于胸骨舌骨肌止点的外侧止于舌骨体的下缘。

胸骨舌骨肌、甲状舌肌和肩胛舌骨肌均有下拉舌骨并固定舌骨的功能。甲状舌骨肌则有上提或下拉甲状软骨的功能。

舌骨下肌的动脉供应主要来自甲状腺上动脉和甲状腺下动脉的细小分支及甲状颈干的分支。静脉作为甲状腺静脉的属支引流入甲状腺上静脉和甲状腺下静脉。淋巴回流至颈下淋巴结和锁骨上淋巴结。胸骨甲状肌受随颈袢而来的第2和第3颈神经的分支支配。胸骨舌骨肌和肩胛舌骨肌受随颈袢而来的第1~3颈神经的分支支配。甲状舌骨肌受随舌下神经来的第1颈神经的分支支配。

（李瑞锡）

jǐngshēnjī

颈深肌（prefound muscle of neck） 配布于脊柱颈段前外侧的深层肌群。分为内侧群和外侧群（见颈肌图1）。内侧群：又称椎前肌，位于颈段脊柱前正中线的两侧，包括颈长肌、头长肌、头前直肌和头外侧直肌。外侧群：位于颈段脊柱的两侧，由3块斜角肌构成，包括前斜角肌、中斜角肌和后斜角肌。

（李瑞锡）

zhuīqiánjī

椎前肌（vertebral anterior muscle） 为颈深肌的内侧群。包括颈长肌、头长肌、头前直肌和头外侧直肌（见颈肌图1）。

颈长肌：位于寰椎至第3胸椎椎体的前外侧。分上中下3部，中间部宽，肌纤维呈垂直方向排列，上下两部尖细，肌纤维斜行，两侧肌整体形态呈括号状。肌的上部以肌腱起自第3~5颈椎横突的前结节，纤维向前上，以细腱止于寰椎前弓前面的结节。肌的下部较小，下端起自第1~3胸椎体的前面，肌纤维向外上，止于第5、6颈椎横突前结节。肌的中间部的纤维垂直，下端起自第5颈椎至第3胸椎椎体的前面，肌纤维向上止于第2~4颈椎椎体的前面。

头长肌：起自第3~6颈椎横突前结节，肌纤维向上，左右两侧肌腹会合，止于枕骨基底部的下面。颈长肌和头长肌的功能相似，主要作用是屈颈。双侧收缩使颈前屈，单侧收缩使颈侧屈。

头前直肌：位于头长肌的后面，起自寰椎侧块的前面和横突的根部，肌纤维向内上止于枕骨大孔前方的枕骨基底部下面。使寰枕关节前屈。

头外侧直肌：为短的扁肌，居头前直肌外侧，起自寰椎横突的上面，肌纤维向上外止于枕骨颈静脉突的下面。使寰枕关节侧屈。

上述各肌的动脉主要来自颈升动脉和咽升动脉的分支。一部分静脉伴同名动脉而行，另一部分汇入咽周的静脉丛。淋巴回流至颈深淋巴结。颈长肌受第2~6颈神经支配。头长肌受第1~4颈神经支配。头前直肌受第1颈神经的分支支配。头外侧直肌受第1、2颈神经的分支支配。

（李瑞锡）

xiéjiǎojī

斜角肌（scalene） 位于脊柱颈部的两侧，胸锁乳突肌深面。共3块，包括前斜角肌、中斜角肌和后斜角肌，属于颈深肌外侧群。三肌大体呈前中后位置排列（见颈肌图1）。①前斜角肌：在3块斜角肌中居前，起自第3~6颈椎横突前结节，肌纤维斜向前下，止于第1肋上面的前斜角肌结节。②中斜角肌：起自枢椎横突和下位5个颈椎横突后结节前方，肌纤维向下止于第1肋上面的肋结节。③后斜角肌：起自第4~6颈椎横突后结节，止于第2肋，与锁骨下动脉沟之间。斜角肌是一个功能整体，双侧收缩可向前屈颈，单侧收缩使颈侧屈，当颈部固定时可上提肋，助吸气。动脉供应来自颈升动脉和颈横动脉等的分支。静脉引流至颈升静脉和颈横静脉。淋巴回流至颈深淋巴结和锁骨上淋巴结。受第2~8颈神经的前支支配。

（李瑞锡）

bèijī

背肌（muscle of back） 位于背部附着于脊柱的肌群。各肌起自脊柱的不同部位，各肌的止点以其功能的不同而异。按肌的配布层次分为背浅肌群和背深肌群，前者包括斜方肌、背阔肌、肩胛提肌和菱形肌等；后者包括夹肌和竖脊肌等。按位置和作用分两类，一类呈离中性配布，作用于上肢和胸廓，可参与呼吸，称外在背肌。另一类呈向中性配布，作用于脊柱和肋骨后部，称内在背肌（图1~图3）。

（李瑞锡）

wàizài bèijī

外在背肌（extrinsic dorsal muscle） 位于背部的浅层呈离中型配布、作用于上肢和胸廓、并可参与呼吸的阔肌群（见背肌图1，图2）。根据肌配布位置及其功能又分浅层和中层：①浅层外在背肌：包括斜方肌、背阔肌、肩胛提肌和菱形肌。各肌起自脊柱，止于肩胛骨或肱骨上端。浅层外在背肌虽然位于背部，其功能属于上肢肌，因此神经支配来自脊神经的前支，即肩胛背神经

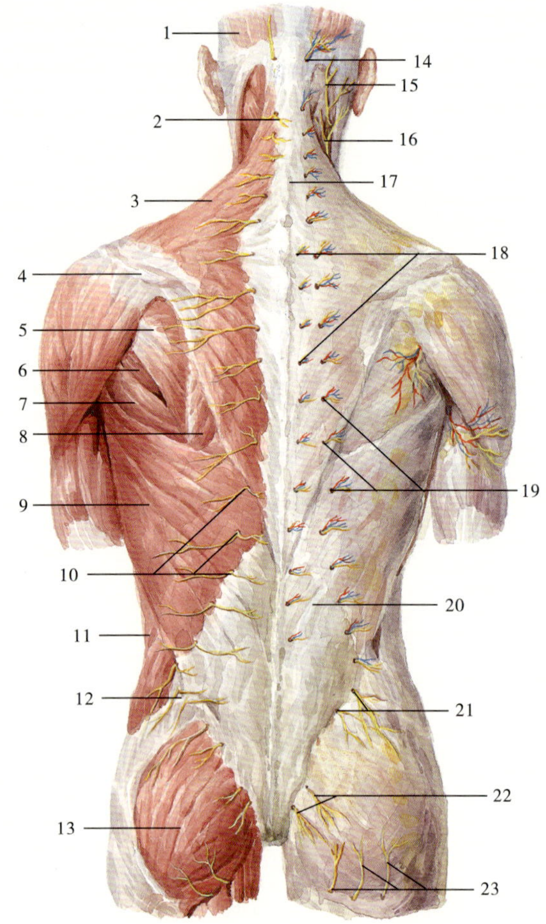

图1 背部肌与血管神经（1）

1.枕额肌枕腹 2.第3枕神经 3.斜方肌 4.肩胛冈 5.冈下肌 6.小圆肌 7.大圆肌 8.菱形肌 9.背阔肌 10.胸神经后支 11.腹外斜肌 12.髂嵴 13.臀大肌 14.枕大神经和枕动脉与枕静脉 15.枕小神经 16.耳大神经 17.项筋膜 18.胸神经后支的内侧支，肋间后动脉和静脉背侧支的内侧皮支 19.胸神经后支的外侧支，肋间后动脉和静脉背侧支的外侧皮支 20.胸腰筋膜 21.臀上皮神经 22.臀中皮神经 23.臀下皮神经

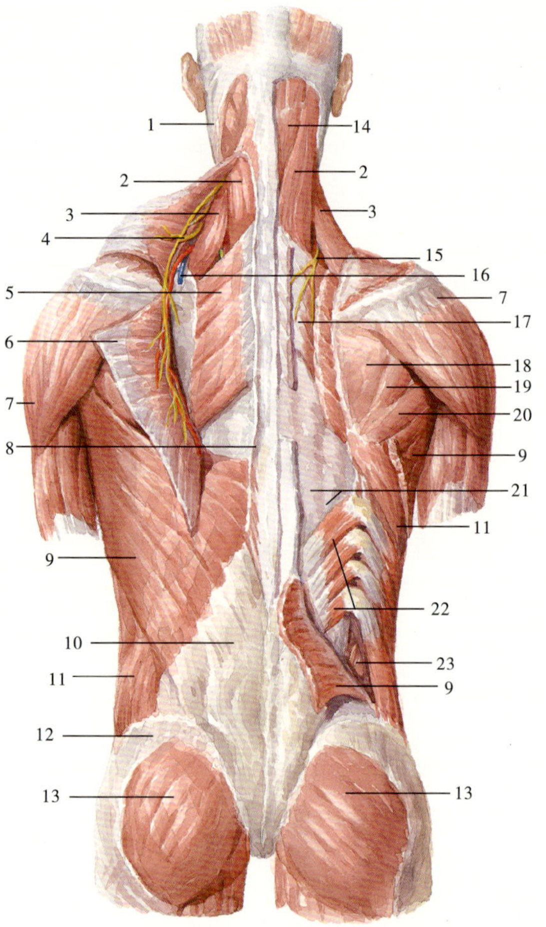

图2 背部肌与血管神经（2）

1.胸锁乳突肌 2.头夹肌 3.肩胛提肌 4.副神经 5.菱形肌 6.斜方肌7.三角肌 8.竖脊肌鞘 9.背阔肌 10.胸腰筋膜 11.腹外斜肌 12.臀筋膜 13.臀大肌 14.头半棘肌 15.肩胛背神经 16.颈浅动脉和静脉 17.上后锯肌 18.冈下肌 19.小圆肌 20.大圆肌 21.竖脊肌 22.下后锯肌 23.腹内斜肌

或胸背神经等，而不是节段性的脊神经后支。②中层外在背肌：包括上后锯肌和下后锯肌，功能上均属于呼吸肌，神经支配来自脊神经的前支，即肋间神经和肋下神经。同样，血液供应主要来自上肢的动脉，如锁骨下动脉或腋动脉的分支，仅在肌靠近脊柱的部位接受来自节段性动脉供应。

斜方肌 位于颈部和背上部的浅层，为三角形阔肌，左右两侧会合呈斜方形。每侧斜方肌三角形的底以腱膜起自脊柱后正中线，自上而下分别为上项线、枕外隆凸、项韧带、第7颈椎和全部胸椎棘突。肌纤维分上中下3部分，上部肌纤维向外下止于锁骨外侧1/3的后缘及肩峰；中部肌纤维起始部的腱膜部分较长，肌纤维水平向外止于肩峰和肩胛冈；下部肌纤维斜向上外方，在肩胛冈内侧端附近形成腱膜，覆盖肩胛冈内侧端的一小段，止于肩胛冈上缘。该肌可动态地稳定上肢带骨——锁骨和肩胛骨，利于上肢的运动。两侧肌同时收缩，使肩胛骨向脊柱靠拢。上部纤维收缩使肩胛骨上提、并向上回旋，是抵抗上肢自然重力和协助上肢携带重物的必要条件。因此，副神经损伤致该肌瘫痪时，导致塌肩。中部纤维收缩，使肩胛骨后缩并靠近脊柱，利于上肢的充分伸展。下部纤维收缩，使肩胛骨下降并旋向内，利于上肢后伸。斜方肌的内侧部由节段性的动脉供血，是来自肋间后动脉的后支；外侧的大部分由肩胛背动脉和颈浅动脉的分支供血。内侧部的静脉伴行节段性动脉，外侧部的大部分静脉形成肩胛背静脉和颈浅静脉的属支，经肩胛背静脉和颈

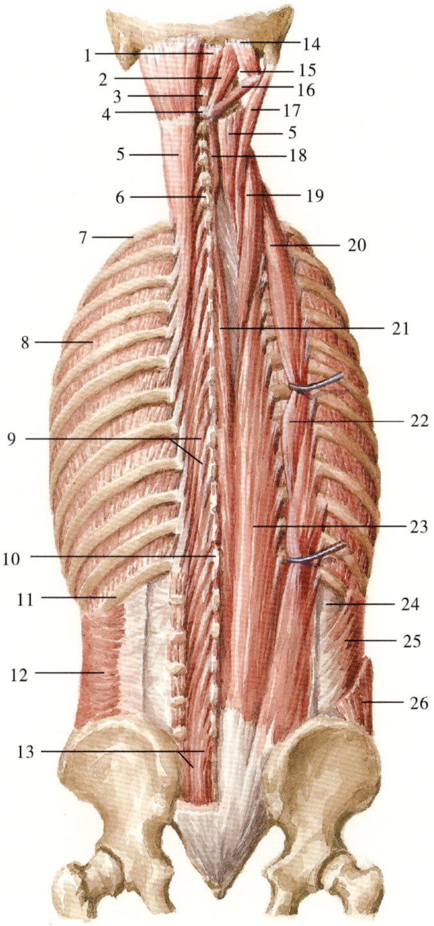

图3 背部肌深层

1.头后小直肌 2.头后大直肌 3.寰椎后结节 4.枢椎棘突 5.头半棘肌 6.第7颈椎棘突 7.第1肋 8.肋间外肌 9.胸半棘肌 10.第12胸椎棘突 11.第12肋 12.腹横肌 13.多裂肌 14.头上斜肌 15.枕下三角 16.头下斜肌 17.头最长肌 18.颈棘肌 19.颈最长肌 20.颈髂肋肌 21.胸棘肌 22.胸髂肋肌 23.胸最长肌 24.腹横肌腱膜 25.腹内斜肌 26.腹外斜肌

浅静脉引流。淋巴主要回流至颈部淋巴结，部分回流于腋淋巴结。斜方肌的运动神经纤维来自副神经，感觉神经来自第 3~4 颈神经的前支。

背阔肌　胸背区下部至腰区的浅层大型阔肌。起自下 6 个胸椎棘突、全部腰椎棘突、髂嵴和下位 3~4 肋，肌纤维向外上集中，止于肱骨小结节嵴。约有 7% 的人背阔肌在腋窝处发出一宽 1~2cm 纤维束，称腋弓肌，弓形跨越腋窝的底止于胸大肌或喙肱肌止点的深面。背阔肌收缩使肱骨内收、内旋、后伸，形成背手的动作。作攀爬时，该肌收缩，使躯干上提。动脉供应主要来自胸背动脉和节段性的肋间后动脉和腰动脉的分支，以肩胛线为界，外侧由胸背动脉分支供血，内侧由节段性动脉供血，两者间有重叠支配。静脉与动脉分布特征相同，内侧部分的静脉伴行节段性动脉；外侧部则汇成胸背静脉的属支，经胸背静脉引流。淋巴回流至腋淋巴结。神经支配来自胸背神经。

肩胛提肌　位于项背的两侧，为一对带状长肌。起自第 1~4 颈椎横突后结节，肌纤维斜向外下，止于肩胛骨上角和肩胛骨脊柱缘的上部，与斜方肌的上部一起形成颈与肩之间的圆滑过渡区。肌收缩上提肩胛骨，并使肩胛骨下角旋向内。动脉供应来自肩胛背动脉的分支。静脉形成肩胛背静脉的属支，经肩胛背静脉引流。淋巴回流至颈根部淋巴结。神经支配来自第 3~4 颈神经和肩胛背神经。

菱形肌　位于斜方肌深层。起自第 1~4 胸椎棘突和第 6~7 颈椎，肌纤维向外下止于肩胛骨内侧缘。依形态分为大菱形肌和小菱形肌。大菱形肌为薄片状扁肌，呈菱形，起自上位 4 个胸椎的棘突，向外下，几乎附着于肩胛骨脊柱缘的全长。大菱形肌的功能是内收及内旋肩胛骨，并上提肩胛骨使之接近中线。小菱形肌位于大菱形肌上方，呈窄带状。起自下位两个颈椎的棘突，附着于肩胛骨脊柱缘的上部。小菱形肌的作用为内收及内旋肩胛骨，并上提肩胛骨使之接近中线。若肩胛骨固定，两侧菱形肌同时收缩，使脊柱胸段后伸。动脉供应来自肩胛背动脉的分支。静脉形成肩胛背静脉的属支，经肩胛背静脉引流。淋巴回流至颈根部淋巴结。受肩胛背神经支配。

上后锯肌和下后锯肌　上后锯肌位于菱形肌深面，起自项韧带下部、第 6~7 颈椎和第 1~2 胸椎棘突，肌纤维斜向外下方，止于第 2~5 肋骨肋角的外侧面。上后锯肌上提上位 4 对肋，扩大胸腔前后径，使胸骨抬高，助吸气。下后锯肌位于背阔肌中部深面，借腱膜起自下位两个胸椎棘突及上位两个腰椎棘突，肌纤维斜向外上方，止于下 4 肋骨肋角外面。下后锯肌收缩使下位数肋固定，防止被膈肌牵拉上移，利于膈肌的大幅度运动，助吸气。上后锯肌的血供来自 2~5 肋间后动脉后支的分支；下后锯肌来自 9~12 肋间后动脉后支的分支。静脉汇成肋间后静脉，伴同名动脉引流。淋巴回流至腋淋巴结。神经支配来自肋间神经。

（李瑞锡）

nèizài bèijī

内在背肌（intrinsic dorsal muscle）

位于脊柱棘突的两侧或附近、外在背肌深面呈向中型配布、作用于脊柱的肌群。又称背深层肌或直背肌（见背肌图3）。以配布的位置关系分浅中深3层。浅层为夹肌，中层为竖脊肌，深层为横突棘肌。此外，还有椎骨间肌：即横突间肌、棘间肌和肋提肌；枕下肌：即头后小直肌、头后大直肌、头上斜肌，头下斜肌。这些内在背肌受节段性脊神经后支支配。

夹肌　肥厚的扁肌，位于颈部的后外方，分为头夹肌和颈夹肌。起自下5个颈椎后方的项韧带和1~6胸椎棘突，肌纤维斜向外上，如同绷带捆扎覆盖着头半棘肌的中下部和肩胛提肌的中上部。起自项韧带至第2胸椎棘突的肌纤维止于颞骨乳突及枕骨上项线的外侧1/3，称头夹肌；起自第3~6胸椎棘突的肌纤维止于第1~3或4颈椎横突，称颈夹肌。夹肌单侧收缩，使颈侧屈、颈旋后；双侧同时收缩，伸颈、仰头。动脉供应来自颈深动脉的分支。静脉汇成颈深静脉的属支，伴同名动脉引流。淋巴回流至颈部的淋巴结。神经支配来自颈神经的后支。

竖脊肌　又称骶棘肌，背肌中最大最长的肌，是强有力的脊柱伸肌，纵列于脊柱棘突的两侧，从腰骶部直至颅骨。起自骶骨背面、髂嵴和腰椎棘突，肌纤维向外上分为3列，分别止于肋骨、腰椎和胸椎横突、颞骨乳突、胸椎和颈椎棘突等处。肌的下端起自骶骨背面和髂嵴的后部，粗壮的肌腹被坚韧发达的胸腰筋膜包绕，肌纤维在第12肋下方延展分开，形成内中外3个肌束。外侧束称髂肋肌，向上依次止于肋的肋角，在颈部至于第4~6颈椎的横突；中间束称最长肌，上端直到达颅骨，纤维依次止于腰椎、胸椎和颈椎的横突；内侧束为棘肌，止于各椎骨棘突。该肌单侧收缩，使脊柱侧屈；双侧收缩，使脊柱伸直，仰头；腰部前屈时。竖脊肌是维持脊柱正常形态和躯干姿势的主要动力器官。动脉供应来自第1~11肋间后动脉的后支、肋下动脉的后支和第1~4腰动脉的后支。静脉形成第1~11肋间后静脉的后支、肋下静脉的后支和第1~4肋间腰静脉的后支，伴同名动脉引流。淋巴回流至腋淋巴结。神经支配呈节段性，来自脊神经后支。

横突棘肌　居竖脊肌深面，位于椎骨棘突两侧与横突之间的沟内，肌束连结着于横突与棘突。纤维由浅至深可分为半棘肌、多裂肌和回旋肌。肌纤维起自下位椎骨的横突，止于上位椎骨的棘突。半棘肌位置浅，肌纤维较长，起自横突，以其上端的止点不同，分为头半棘肌、颈半棘肌和胸半棘肌。头半棘肌极为发达，起自颈椎和胸椎的横突，肌纤维上升至枕骨。头半棘肌被夹肌包裹形成颈项部的浑圆轮廓。颈半棘肌和胸半棘肌自相应椎骨横突起始，纤维上行跨过3~4个椎骨后分别止于颈椎棘突和胸椎棘突。多裂肌居中层，为节段性短肌束。自下而上依次起自骶骨后面、竖脊肌腱膜、髂后上棘、骶髂韧带、腰椎乳突、胸椎横突和下4个颈椎的关节突，肌纤维向上内跨越2~3个椎骨，止于上位椎骨棘突。回旋肌位于最深层。肌纤维起自横突止于棘突根部，仅连结相邻的两个椎骨的肌束称短回旋肌，中间跨越一个椎骨的肌束称长回旋肌。节段性的横突棘肌形成一个功能整体，两侧收缩时伸脊柱，一侧收缩使脊柱向对侧旋转。动脉供应来自节段性肋间后动脉和腰动脉的分支。静脉引流至肋间后静脉和腰静脉，再汇入奇静脉系统。淋巴回流至腹后壁淋巴结。神经支配来自节段性脊神经后支的分支。

椎骨间肌　位于相邻椎骨之间或肋骨与椎骨之间。包括横突间肌、棘间肌和肋提肌。横突间肌和棘间肌分别位于相邻的横突和棘突之间，颈部和腰部者发达，胸部者薄弱。肋提肌分别起自第7颈椎至第11胸椎的横突尖部，肌纤维向外下，在肋结节和肋角之间止于肋骨上缘。横突间肌和棘突间肌与背部其他深层肌协同收缩，可伸脊柱、使脊柱侧屈和回旋；肋提肌收缩可使肋骨后端固定。动脉供应来自节段性肋间后动脉和腰动脉的分支。静脉引流至肋间后静脉和腰静脉，再汇入奇静脉系统。淋巴回流至腹后壁淋巴结。神经支配来自节段性脊神经后支的分支。

枕下肌　位于头半棘肌深面，附于寰椎、枢椎和枕骨之间，又称椎枕肌。包括头后小直肌、头后大直肌、头上斜肌和头下斜肌。头后小直肌起自寰椎后弓的后结节，止于枕骨下项线的内侧部；头后大直肌起自枢椎棘突，止于枕骨下项线的外侧部；头上斜肌起自寰椎横突，止于枕骨的上项线与下项线之间；头下斜肌起自枢椎棘突，止于寰椎横突。枕下肌参与寰枕关节和寰枢关节的运动，完成仰头、转头运动。动脉供应来自枕动脉的分支，静脉引流至枕静脉，淋巴回流至颈深淋巴结，神经支配来自第1颈神经的后支。

（李瑞锡）

xiōngjī

胸肌（muscle of thorax）　配布于胸部并参与构成胸壁的肌群。分为胸上肢肌和胸固有肌两群。

①胸上肢肌：包括胸大肌、胸小肌、前锯肌和锁骨下肌，位于胸壁前面及侧面浅层，起自胸部，止于上肢带骨或肱骨，多为阔肌。其功能是将上肢与躯干连结起来，并运动上肢带骨和肱骨。②胸固有肌：包括肋间外肌、肋间内肌、肋间最内肌和胸横肌。肌的起止点均位于胸部，参与构成胸壁。其功能是封闭肋间隙、运动肋、参与呼吸。动脉供应来自锁骨下动脉、腋动脉的分支和节段性的肋间动脉。静脉引流入锁骨下静脉、腋静脉和肋间静脉。淋巴回流大部分入腋淋巴结，部分入胸骨旁淋巴结。胸上肢肌受臂丛（胸内侧神经、胸外侧神经和胸长神经）支配。固有胸肌受肋间神经支配（图1，图2）。

用手抓扶固定的物体，使胸上肢肌的远端固定，胸上肢肌的收缩可提肋和降肋，有助呼吸。气管炎或哮喘患者呼吸困难时，常采取这种姿势。

（李瑞锡）

xiōng-shàngzhī jī

胸上肢肌（thoracoappendicular muscle） 连结胸部与上肢带骨之间的肌。包括胸大肌、胸小肌、前锯肌和锁骨下肌（见胸肌图1，图2）。

胸大肌 位于胸前壁上部的两侧，呈扇形。肌纤维的起始部位不同，形成3个部分：锁骨部，起自锁骨内侧半的前面；胸肋部，起自胸骨和第1~6肋软骨的前面；腹部，很小，起自腹外斜肌腱膜上端，纤维向外上，形成腋前襞下缘。三部分的肌纤维向外侧汇聚，在肱骨上端内侧呈扇柄样辗转换位，锁骨部的肌纤维转向前下，胸肋与腹部的纤维转向后上，各部肌纤维移行于扁腱，止于肱骨大结节嵴。该肌是强有力的肱骨内收和旋内肌。肌的各部既可协同运动，也可各自单独收缩，并可被触及：掌心向下用力按压桌面，可摸到胸肋头的收缩；掌心向上放于台面下方，用力向上抬，可摸到锁骨头的收缩。上肢固定时，胸大肌收缩可提肋，有助于吸气。呼吸困难的患者，常手扶墙壁等坚实物体，以助呼吸。胸大肌的动脉供应来自腋动脉的胸最上动脉和胸肩峰动脉。静脉汇成胸最上静脉的属支和胸肩峰静脉的属支，伴同名动脉引流入腋静脉。淋巴的大部分回流入腋淋巴结，部分回流入胸骨旁淋巴结。神经支配来自臂丛的胸内侧神经和胸外侧神经。

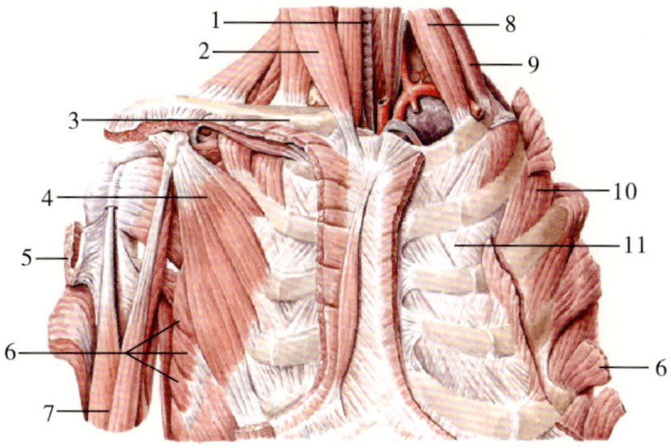

图1 胸部肌深层（前面观）

1.气管 2.胸锁乳突肌 3.锁骨 4.胸小肌 5.胸大肌 6.前锯肌 7.肱二头肌 8.前斜角肌 9.中斜角肌 10.肋间外肌 11.肋间外膜

胸小肌 位于胸大肌的深面，呈三角形，三角形的底起自第3~5肋骨的前端，三角形的尖止于肩胛骨的喙突。受胸内侧神经支配。该肌收缩可向前拉肩胛骨，并稳定肩胛骨。肩胛骨固定时，可提肋参与呼吸。动脉供应来自锁骨下动脉的分支和节段性的肋间动脉。静脉引流入锁骨下静脉和肋间静脉。淋巴大部分回流入腋淋巴结，部分回流入胸骨旁淋巴结。神经支配来自臂丛的胸内

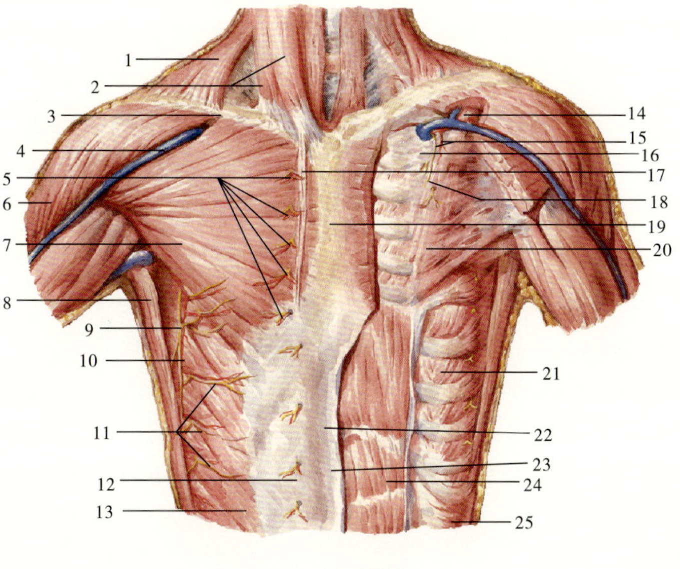

图2 胸前壁肌

1.斜方肌 2.胸锁乳突肌 3.锁骨 4.头静脉 5.胸廓内动脉穿支肋间神经皮支 6.三角肌 7.胸大肌 8.背阔肌 9.胸长神经及胸外侧动脉 10.前锯肌 11.肋间神经及肋间后动脉的外侧皮支 12.腹直肌鞘前层 13.腹外斜肌 14.喙突 15.胸肩峰动脉及胸外侧神经 16.锁胸筋膜 17.胸骨肌 18.胸内侧神经 19.胸骨体 20.胸小肌 21.肋间外肌 22.剑突 23.白线 24.腹直肌 25.腹内斜肌

侧神经。

前锯肌　位于胸廓的外侧，以肌齿起自第1~8肋骨的外面，肌纤维向后止于肩胛骨内侧缘的前面和肩胛骨下角。该肌是强有力的肩胛骨前拉肌，能将肩胛骨固定于胸廓，为其他肌运动上肢提供一个稳定的基础。此外，上肢用力向前推压重物或俯卧撑时，该肌收缩使肩胛骨贴近胸廓并将力传至躯干。拳击、举重运动员的前锯肌尤为发达，故该肌被称为拳击肌。动脉供应主要来自胸外侧动脉，部分来自胸背动脉的分支。静脉汇成胸外侧静脉或胸背静脉的属支，伴同名动脉引流至锁骨下静脉。淋巴回流至腋淋巴结。神经支配来自胸长神经。手掌抵住墙壁等坚固物体用力推压，在胸侧壁可看到和摸到前锯肌收缩的数个肌齿。胸长神经损伤，可致前锯肌瘫痪，肩胛骨的内侧缘不能贴近胸廓而翘起，形成翼状肩或称天使肩。

锁骨下肌　为小型圆柱状肌，位于锁骨的下面。起自第1肋和肋软骨，止于锁骨外侧2/3的下面。该肌收缩可稳定锁骨，下压锁骨，防止上肢过度被牵拉（如拔河运动），致胸锁关节脱位。另一潜在性功能是防止锁骨骨折时刺伤锁骨下血管。动脉供应来自胸肩峰动脉的分支。静脉汇成胸肩峰静脉的属支，伴同名动脉引流至腋静脉。淋巴回流至腋淋巴结。神经支配来自第5~6颈神经前支的分支。

（李瑞锡）

xiōng gùyǒujī

胸固有肌（proper muscle of thorax）　配布于胸廓的肌群。包括胸横肌、肋间肌和肋下肌，肋间肌可分为肋间外肌、肋间内肌、肋间最内肌。

胸横肌　又称胸肋肌。位于胸前壁的后面，起自剑突和胸骨体下部后面的外侧，肌纤维向外上形成3~4个肌片，止于第2~6肋的后面。该肌收缩使胸骨与第2~6肋形成一个功能整体，下拉肋骨助呼气。动脉供应来自胸廓内动脉的分支。静脉汇成胸廓内静脉的属支，伴同名动脉引流至腋静脉。淋巴回流至胸骨旁淋巴结。神经支配来自第2~6肋间神经（图a）。

肋间肌　位于肋间隙内。数目多、位置不一，神经血管的支配相似，属同一个功能整体。①肋间外肌：共11对，位于第1~11肋间隙之间，起自上位肋的下缘向前下倾斜至于下位肋的上缘。肌纤维从肋结节延伸到肋前端与肋软骨的交界处，再向前，由膜性组织，肋间外膜所代替。下位的肋间外肌肌纤维与腹壁的腹外斜肌相续。②肋间内肌：共11对，位于肋间外肌的深面，肌纤维的方向与肋间外肌成直角交叉，起自上位肋骨的肋沟底部，向后下止于下位肋的上缘。肌纤维从胸骨外侧延展至肋角，再向后，由膜性组织，肋间内膜所代替。下位的肋间内肌肌纤维与腹壁的腹内斜肌相续。③肋间最内肌：居肋间内肌的内面，比肋间内肌小，可看作是肋间内肌的一部分，但被肋间神经血管与肋间内肌分开。肋间最内肌仅占据肋间隙的中间部分，前部和后部缺如。肋间最内肌的肌纤维方向与肋间内肌相同。

肋下肌　位于后部肋间隙中，是形态、大小不恒定的片状薄肌。起自肋角的内面，向后下跨越1~2个肋间隙，止于下位肋的上缘。肋下肌居肋间内肌的内面，肌纤维方向与肋间内肌相同（图b）。

肋间外肌收缩时，提肋助吸气，又称吸气肌；肋间内肌收缩时，降肋助呼气，又称呼气肌。肋间最内肌和肋下肌的肌纤维方向与肋间内肌相同，功能与提肋助吸气有关。肋间肌的动脉供应主要来自肋间动脉，部分来自胸廓内动脉的分支。静脉汇成肋间静脉和胸廓内静脉的属支，分别伴同名动脉引流至胸后壁的奇静脉系统和伴胸廓内静脉引流至锁骨下静脉。淋巴回流前部至胸骨旁淋巴结，后部至纵隔淋巴结。神经支配来自第1~11肋间神经。

（李瑞锡）

gé

膈（diaphragm）　封闭胸廓下口，介于胸腔和腹腔之间的穹隆状阔肌。

形态结构　膈肌纤维起自胸廓下口内面及腰椎前面，各部肌纤维呈弓形向上、向中央集中止于中心腱。因此，膈由周边的肌质部和中央的膜性部构成。肌质部又根据肌纤维起始部位的不同分为胸骨部、肋部和腰部（图）。①胸骨部：起自剑突后面，肌纤维常不发达，有时缺如。②肋部：起自下6对肋骨和软肋骨，肌纤维弓形向上向内形成膈的左右两个穹隆，右侧膈穹隆高，左侧低，最高点分别达第4~5肋间隙。③腰部：其外侧份为肌性，纤维起自腰大肌表面的内侧弓状韧带（附着于第1~2腰椎体的外侧与第1腰椎横突之间）和腰方肌表面的外侧弓状韧带（附着于第1腰椎横突与第12肋之间）；内侧份为肌-腱膜混合性，纤维起自上位腰椎及前纵韧带的前面，该部肌纤维形成左右两个膈脚，右膈脚比左膈脚大，起自第1~3或4腰椎前面和前纵韧带；左膈脚起自第1~2或3腰椎的前面和

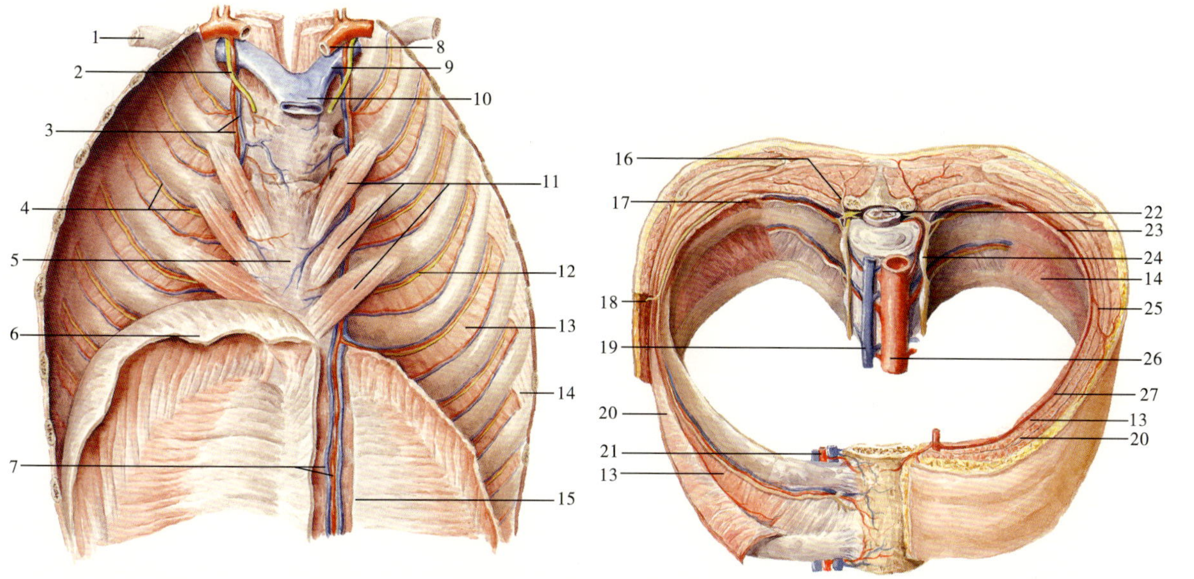

a 胸前壁（内面观） b 肋间肌与神经

图 胸廓肌群

1.锁骨 2.膈神经 3.胸廓内动脉和静脉 4.肋间前动脉和静脉 5.胸骨 6.膈 7.腹壁上动脉和静脉 8.锁骨下动脉 9.头臂静脉 10.上腔静脉 11.胸横肌 12.肋间神经 13.肋间内肌 14.肋间最内肌 15.腹直肌鞘后层 16.胸神经后支 17.肋间后动脉和静脉及肋间神经 18.肋间神经外侧皮支 19.奇静脉 20.肋间外肌 21.胸廓内动脉和静脉 22.脊髓 23.肋间后动脉 24.胸交感干 25.肋间动脉前皮支 26.胸主动脉 27.肋间动脉

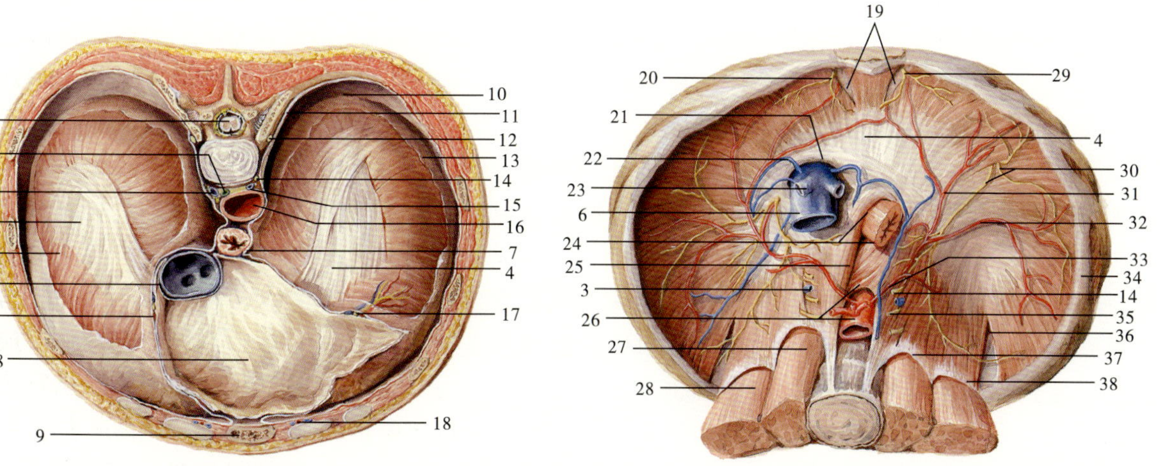

a 上面观 b 下面观

图 膈

1.脊髓 2.胸导管 3.奇静脉 4.中心腱 5.膈 6.下腔静脉 7.纵隔胸膜 8.心包膈部 9.胸骨 10.肋膈隐窝 11.肋胸膜 12.交感神经干 13.膈胸膜 14.内脏大神经 15.半奇静脉 16.胸主动脉 17.心包膈动脉和静脉及膈神经 18.胸廓内动脉和静脉 19.胸肋三角 20.右膈神经前支 21.腔静脉孔 22.右膈下静脉 23.肝静脉 24.食管裂孔、食管 25.右膈脚 26.主动脉裂孔、腹主动脉 27.腰大肌 28.腰方肌 29.左膈神经前支 30.左膈神经 31.前支 32.后支 33.左膈下动脉 34.肋软骨 35.内脏小神经 36.腰肋三角 37.内侧弓状韧带 38.外侧弓状韧带

前纵韧带，肌纤维弓形向上，在到达中心腱之前形成食管裂孔。左膈脚和右膈脚在第12胸椎的前方围成主动脉裂孔。在膈的各部纤维之间常留有无肌纤维的三角形小间隙，间隙内仅有疏松结缔组织和膈筋膜，为膈的薄弱区。胸骨部与肋部之间的间隙称胸肋三角；肋部与腰部之间的称腰肋三角。腹内脏器可经此突入胸腔，形成膈疝。

膈分隔了胸腔与腹腔，但留有3个裂孔供胸、腹腔之间的管道通行。①主动脉裂孔：由左右膈脚内侧缘腱性纤维的上端围成，如同上腰段脊柱前上方的“拱门”，主动脉紧贴脊柱从拱门的后上方下行进入腹腔，胸导管则在主动脉的后方向上进入胸腔。主动脉裂孔的边缘为腱性，保证了肌收缩时不明显影响裂孔的大小，因而不会影主动脉的血流。②食管裂孔：位于主动脉裂孔的左前方，由左侧膈脚的肌纤维形成，约平第10胸椎高度，内有食管及其周围的迷走神经通过。食管裂孔的边缘为肌性，肌收缩能压迫食管起到括约肌的作用，防止食物反流，而不影响食管平滑肌推动食团入胃。③腔静脉孔：位于食管裂孔右前方的中心腱内，约平第8胸椎高度，内有下腔静脉通过。腔静脉裂孔的周边为较大面积的腱膜，膈肌收缩时，裂孔的大小不变，不影响下腔静脉的回流。

动脉供应　来自膈下动脉、肌膈动脉和邻近的肋间动脉的分支。

静脉引流　静脉形成膈下静脉、肌膈静脉以及相应的肋间静脉的属支，分别伴同名动脉引流至下腔静脉、锁骨下静脉和胸后壁的奇静脉系统。

淋巴回流　膈上下两面的淋巴分别回流到纵隔淋巴结和腹腔淋巴结。

神经支配　来自颈丛的膈神经。

功能与临床　膈是主要的呼吸肌。收缩时膈顶下降，胸腔扩大，助吸气；舒张时，膈顶上升，助呼气。膈持续收缩维持于深吸气状态时，可稳定胸廓，有助于上肢完成一过性的超强度运动，如撑竿跳高等。在X线透视下可清晰地看到膈穹隆的上下运动，若运动幅度有变，左膈穹隆和右膈穹隆运动协调性有变，均提示病变的存在。膈神经走行距离较长，毗邻关系复杂，任何部位的损伤都将影响膈的运动。一侧膈神经损伤后，膈穹隆左右两侧不能同步升降，X线下可见膈的“矛盾运动”。

（李瑞锡）

fùjī

腹肌（muscle of abdomen）

构成腹壁的肌群。分为前外侧群和后群。前外侧群形成腹腔的前外侧壁，包括腹直肌、腹外斜肌、腹内斜肌和腹横肌。腹直肌居腹前壁正中线两旁的腹直肌鞘中；腹外斜肌、腹内斜肌和腹横肌居腹直肌的外侧，均为阔肌。三肌重合，肌纤维方向相互交错，呈“三合板”样。后群肌包括腰方肌和腰大肌。位于脊柱两侧构成腹后壁，其后有竖脊肌加强（见腹后壁肌）。

腹前外侧肌群具有运动和保护两大功能。运动功能是：使躯干前屈、侧屈和旋转。腹直肌与背部的竖脊肌互为拮抗肌，对维持人体的正常姿势起重要作用。一侧的腹内斜肌与对侧的腹外斜肌协同收缩，使躯干旋向同侧，如右侧的腹内斜肌收缩，左侧的腹外斜肌协同收缩，可使左肩向右髋部靠近。反之亦然。由此，腹内斜肌又称同侧旋转肌。保护功能是：形成腹壁、保护内脏；收缩时增加腹压，参与排便、呕吐、呼吸和分娩等多种生理过程。应急情况下，腹肌收缩，能有效抵御外力冲击、保护腹腔脏器避免内脏损伤（如拳击运动员）。基于这些基本功能，腹肌具有如下形态特点：①深筋膜薄弱，延展性强。这利于在过分进食、怀孕、腹内肿瘤或腹水时腹壁临时性的和一定程度的扩张。②腹直肌鞘形成。腹直肌两侧3层阔肌的腱膜在腹部正中交织形成坚韧的白线，在正中线两侧形成腹直肌鞘。腹直肌鞘纤维坚韧、延展性差，能有效地限制腹部过度扩张和膨大。此外，腹前外侧肌还参与腹式呼吸。

腹肌的动脉供应来自腹壁下动脉、腹壁上动脉、肋间动脉、肋下动脉和腰动脉的分支。静脉形成腹壁下静脉、腹壁上静脉、肋间静脉、肋下静脉和腰静脉的属支，分别伴同名动脉引流至下腔静脉、锁骨下静脉和胸后壁的奇静脉系统。淋巴回流到腹股沟淋巴结。神经支配来自第7~11肋间神经、肋下神经、髂腹下神经和髂腹股沟神经等。

（李瑞锡）

fù qiánwàicèjī

腹前外侧肌（anterolateral abdominal muscle）

构成腹前外侧壁的肌群。包括正中线两侧的腹直肌及其外侧的腹外斜肌、腹内斜肌和腹横肌（图1，图2）。

腹直肌　位于腹前壁正中线两旁的腹直肌鞘内，是由数条腱划分隔形成的带形多腹肌，上部宽而薄，下部窄而厚，全长约26cm，中部宽约8cm。肌的下端附着于耻骨联合和耻骨嵴，上端附着于胸骨剑突和第5~7肋软骨前面。左右两侧腹直肌的中上份中间隔以较宽的白线，左右两肌间距离较远，下部两肌相互靠近。肌的大部分由腹直肌鞘所包绕，肌的前面由3~4个腱划与腹直肌前壁的后面紧密愈着。该肌发达的人，腹直肌收缩时，可见膨胀的肌腹上从剑突到脐平面均等地排列着表示腱划位置的3条横线。腹直肌鞘是包裹腹直肌的强韧而致密的鞘状结构，由腹壁3层阔肌的腱膜交织而成。腹内斜肌腱膜的上2/3部在腹直肌的外侧缘

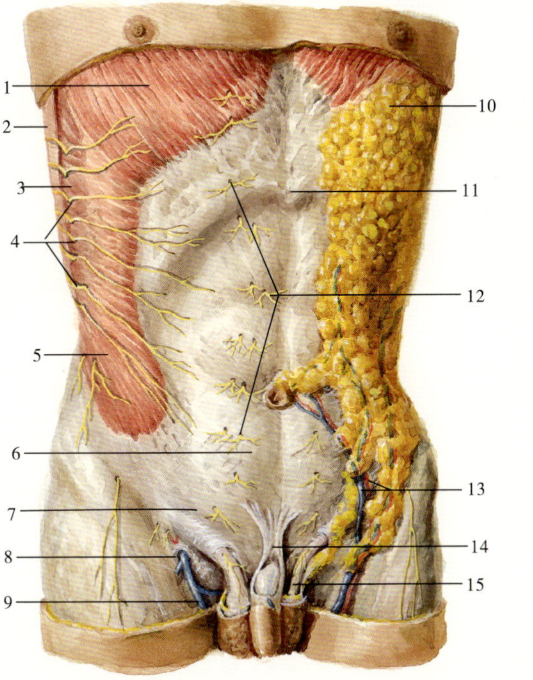

图 1　腹前外侧壁（1）

1.胸大肌　2.背阔肌　3.前锯肌　4.肋间神经外侧皮支　5.腹外斜肌　6.腹直肌鞘前层　7.腹外斜肌腱膜　8.卵圆窝　9.大隐静脉　10.浅筋膜　11.剑突　12.肋间神经前皮支　13.腹壁浅动脉和静脉　14.阴茎悬韧带　15.精索

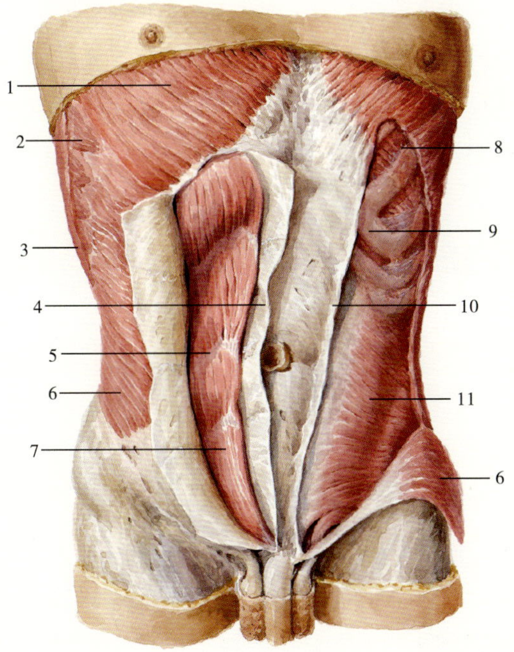

图 2　腹前外侧壁（2）

1.胸大肌　2.前锯肌　3.背阔肌　4.腹直肌鞘前层　5.腱划　6.腹外斜肌　7.腹直肌　8.肋间内肌　9.肋软骨　10.腹外斜肌腱膜　11.腹内斜肌

分为前后两层，分别与腹外斜肌和腹横肌的腱膜愈合形成腹直肌鞘的前层和后层。左右两侧腹直肌鞘的前层和后层纤维在中线处交叉形成白线。在脐下 4～5cm 处，腹直肌鞘后层的纤维完全转至腹直肌前面，参与鞘前层的构成，所以此处的腹直肌鞘缺乏后层。从后方观察腹直肌鞘时，可见后层的游离下缘为凸向上方的弧形线，称弓状线（半环线）。此线以下的腹直肌后面直接与腹横筋膜相贴。

站立时，腹直肌收缩可屈躯干；仰卧时，若上端固定，腹直肌收缩可牵动骨盆完成后滚翻动作；若下端固定，肌的收缩可完成仰卧起坐动作。

腹直肌的动脉供应主要来自腹壁下动脉和腹壁上动脉的分支。静脉形成腹壁下静脉和腹壁上静脉的属支，分别伴同名动脉引流至髂外静脉和锁骨下静脉。上部的淋巴回流到胸骨旁淋巴结；下部回流到腹股沟淋巴结。神经支配来自第 6～11 肋间神经、肋下神经、髂腹下神经和髂腹股沟神经。

腹外斜肌　为宽阔的扁肌，位于腹前外侧部的浅层，以锯齿状起自下位 8 个肋骨的外面，各肌齿与前锯肌、背阔肌的肌齿相嵌合。肌纤维的方向与肋间外肌的方向相同，由外上斜向前下方，后部肌束向下止于髂嵴前部，上中部肌束向内移行于腱膜，经腹直肌的前面，参与腹直肌鞘前层的构成，在腹正中线处参与白线的形成。腱膜下缘增厚连于髂前上棘与耻骨结节间，形成腹股沟韧带。腹外斜肌腱膜于腹股沟韧带内端的上方形成三角形裂隙，裂隙的两个边分别称内侧脚和外侧脚，分别止于耻骨联合和耻骨结节。两脚之间有稀疏的横行脚间纤维。腹外斜肌与其他两块肌联合运动（见腹肌）。腹外斜肌的动脉供应来自第 10～11 肋间后动脉、肋下动脉、旋髂深动脉的分支。由于第 12 肋与髂嵴之间的间隙很小，腰动脉仅有细小分支供应肌的后部。各动脉之间形成丰富的吻合。静脉先形成静脉网，再汇成第 10～11 肋间后静脉、肋下静脉和旋髂深静脉分别伴同名动脉引流至奇静脉系统和髂外静脉。上部的淋巴回流到胸骨旁淋巴结；下部回流到腹股沟浅淋巴结。神经支配来自第 7～11 肋间神经、肋下神经、髂腹下神经和髂腹股沟神经。

腹内斜肌　位于腹外斜肌深面，起自胸腰筋膜、髂嵴及腹股沟韧带外侧半，肌纤维呈扇形行向前上，上部止于下 3 对肋，中部斜向内上方，下部斜向内下方。后两部肌纤维至腹直肌的外侧缘

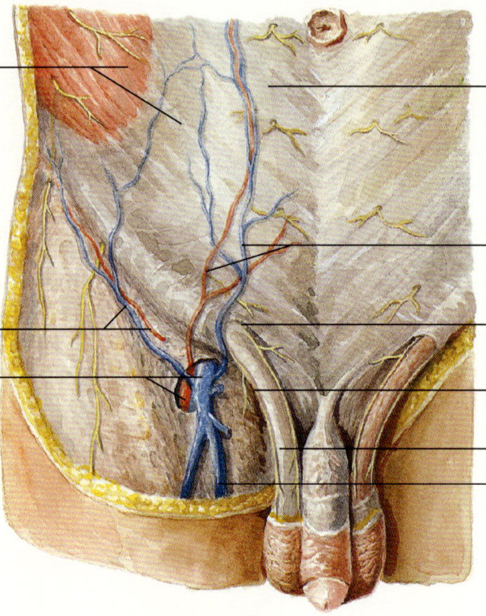

图 3　腹股沟区（1）

1.腹外斜肌、腱膜　2.旋髂浅动脉和静脉　3.股动脉和静脉　4.腹直肌鞘前层　5.腹壁浅动脉和静脉　6.浅环　7.髂腹股沟神经　8.精索　9.大隐静脉

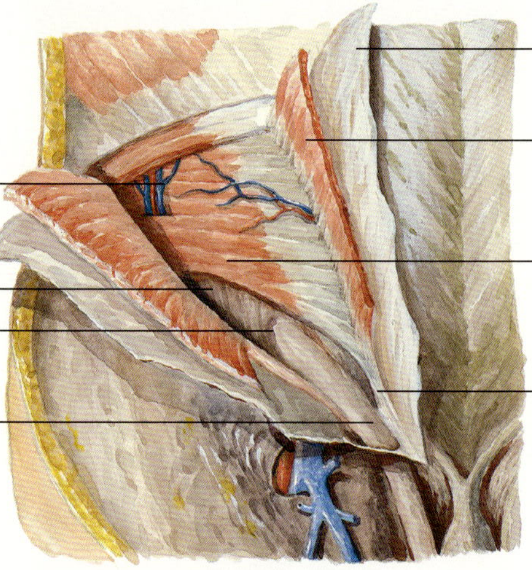

图 4　腹股沟区（2）

1.旋髂深动脉和静脉　2.腹横筋膜　3.深环　4.精索　5.腹外斜肌腱膜　6.腹内斜肌　7.腹横肌　8.联合腱

处移行为腱膜，分前后两层包裹腹直肌，参与腹直肌鞘前壁和后壁的构成，最后在腹中线的白线处与对侧的纤维相交叉。腹内斜肌下缘部分肌纤维呈弓状跨过精索上方移行为腱膜，在腹直肌外侧缘与腹横肌的腱膜结合，形成腹股沟镰（联合腱），附于耻骨梳。腹内斜肌和腹横肌下缘的部分肌纤维，一起沿精索向下出腹股沟管浅环进入阴囊，呈网格状包绕精索和睾丸形成提睾肌。腹内斜肌与其他两块肌联合运动（见腹肌）（图 3～图 5）。动脉供应、静脉引流、神经支配见腹外斜肌。后部的淋巴回流至腰淋巴结；上部的淋巴回流到胸骨旁淋巴结；下部回流到腹股沟深淋巴结。

腹横肌　肌纤维呈水平横向，居腹内斜肌的深面，上部与膈肌纤维相嵌合起自下 6 个肋骨，向下依次起自胸腰筋膜、髂嵴和腹股沟韧带的外侧 1/3 段，肌束向前内方横行，移行为腹横肌腱膜，经过腹直肌的后面，参与腹直肌鞘后层的形成，末端在中线交织形成白线。腱膜下内侧部及最下部的少量肌束与腹内斜肌一起分别参与腹股沟镰和提睾肌的组成。腹横肌与其他两块斜肌联合运动（见腹肌）。动脉供应、静脉引流、淋巴回流、神经支配见腹外斜肌。

（李瑞锡）

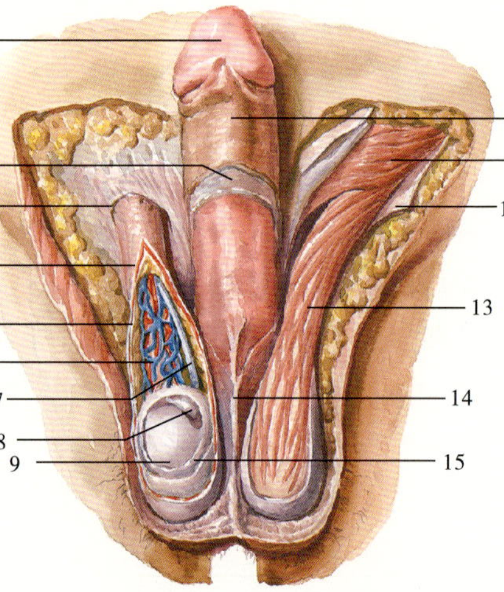

图 5　阴囊、睾丸和精索被膜

1.阴茎头　2.阴茎浅筋膜　3.浅环　4.精索外筋膜　5.提睾肌筋膜　6.蔓状静脉丛　7.输精管　8.附睾　9.睾丸鞘膜脏层　10.阴茎皮肤　11.腹内斜肌　12.腹外斜肌腱膜　13.提睾肌　14.阴囊中隔　15.睾丸鞘膜壁层

fù hòubìjī

腹后壁肌

（posterior abdominal muscle）　构成腹腔后壁的肌群。包括腰方肌和腰大肌。腰大肌与起自髂窝的髂肌合称髂腰肌（见髋肌）。腰方肌位于腹后壁脊柱两侧，为上窄下宽不规则的四边形扁肌。下端起自髂嵴上缘和髂腰韧带，肌纤维向上止于第 12 肋骨下缘、第 1～4 腰椎横突。肌的内侧为腰大肌，后方以胸腰筋膜的中层为间隔与竖脊肌相贴。单侧收缩时，侧屈脊柱。双侧同时收缩时，伸脊柱腰段。脊柱固定时，肌收缩下拉并固定第 12 肋，助呼气。动脉供应来自第 1～4 腰动脉的分支。静脉汇成腰静脉的属支，伴

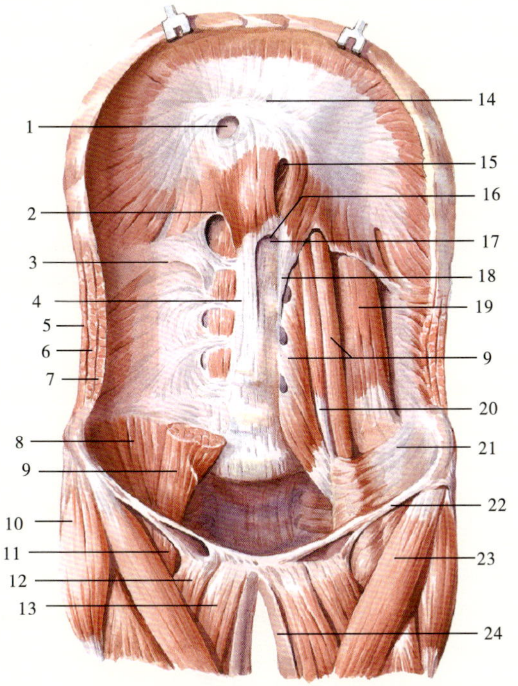

图　腹后壁肌及膈（前面观）

1.腔静脉孔　2.内侧弓状韧带　3.外侧弓状韧带　4.右脚　5.腹外斜肌　6.腹内斜肌　7.腹横肌　8.髂肌　9.腰大肌　10.阔筋膜张肌　11.髂腰肌　12.耻骨肌　13.长收肌　14.中心腱　15.食管裂孔　16.正中弓状韧带　17.主动脉裂孔　18.左脚　19.腰方肌　20.腰小肌　21.髂筋膜　22.腹股沟韧带　23.缝匠肌　24.股薄肌

第1~4腰动脉引流到奇静脉。淋巴回流至腰淋巴结。神经支配来自肋下神经和第1~4腰神经的分支（图）。

（李瑞锡）

shàngzhījī

上肢肌（muscle of upper limb）

配布于上肢的肌群。分为上肢带肌、臂肌、前臂肌和手肌（图1，图2）。

上肢带肌：配布于肩关节周围，分别从前方、上方和后方包绕肩关节，肌腱的纤维与肩关节囊相愈着形成肌腱袖，加强关节囊。上肢带肌具有动力性稳定肩关节的作用。臂肌：配布于肱骨的前方和后方，形成前后两群。各肌跨越肩关节和（或）肘关节，肌收缩时，主要作用于肘关节，而对肩关节的作用相对较弱。前群的肱二头肌同时具有强有力的前臂旋后肌功能。前臂肌：前后两群，配布于尺骨和桡骨及其骨间膜的前面和后面。前群分4层，后群分浅深2层。前臂肌主要作用于腕关节和指关节。手肌：位于手掌部，多数为梭形小肌，分为外中内3群。①外侧群：位于第1掌骨前面，称鱼际肌，由拇短展肌、拇短屈肌、拇对掌肌和拇收肌构成。②中间群：位于鱼际肌和小鱼际肌之间，包括4块蚓状肌和7块骨间肌，骨间肌又包括4块骨间背侧肌和3块骨间掌侧肌。③内侧群：位于第5掌骨前面，称小鱼际肌，包括小指展肌、小指短屈肌、小指对掌肌和掌短肌。这些小肌主要集中在手掌侧和掌骨间隙中（图3）。

上肢肌的动脉供应主要来自锁骨下动脉、腋动脉、肱动脉、尺动脉和桡动脉。静脉伴同名动脉引流至锁骨下静脉。上肢的淋巴管随静脉分布，注入腋淋巴结、锁骨下淋巴结和锁骨上淋巴结等。

（李瑞锡）

shàngzhī dàijī

上肢带肌（upper girdle muscle）

起自上肢带骨，止于肱骨的肌群。包括三角肌、大圆肌、冈上肌、冈下肌、小圆肌和肩胛下肌（图，上肢肌图2）。

三角肌　位于肩部的三角形肌。三角形的底在上，略呈U形，肌纤维自前向后起自锁骨外侧1/3的前缘和上面、肩峰的外侧面、肩胛冈后缘的下唇，肌束向外下方集中越过肩关节，形成一个厚腱，呈V形止于肱骨上端外侧的三角肌粗隆。三角肌覆盖肩关节，使肩部呈圆隆形，是肌内注射的常用部位。三角肌是肩关节的主要展肌，充分收缩时，可使上臂和整个上肢展至水平位。前部纤维收缩可使肩关节旋内，后部纤维收缩，可使肩关节旋后。上肢提物时，三角肌呈静态性展肩关节，可使手部离开大腿部，防止物体碰腿。肩胛提肌和斜方肌等协同三角肌收缩，使锁骨和肩胛骨的外侧部抬高，可防止对锁骨下静脉、动脉和神经的压迫。动脉供应来自旋肱后动脉。静脉汇成旋肱后静脉引流至腋静脉。淋巴回流至腋淋巴结。神经支配来自腋神经。肩关节向下脱位或腋神经损伤致三角肌瘫痪时，肩部失去正常圆润外形，形成方肩。

大圆肌　为粗壮的柱状肌，位于小圆肌的下方，下缘被背阔肌上缘遮盖，起自肩胛骨下角背面，肌束向外上方集中，止于肱骨小结嵴。大圆肌收缩使肩关节旋内、内收和后伸。该肌对上肢的作用与背阔肌相似，又称“背阔肌的助手”。动脉供应来自旋肩胛动脉。静脉汇成旋肩胛静脉经肩胛下静脉回流至腋静脉。淋巴回流至腋淋巴结。神经支配来自下肩胛下神经。

肩袖肌和肌腱袖　冈上肌、冈下肌、小圆肌和肩胛下肌合称肩袖肌（群）。这些肌的肌腱从肩关节的前上后三方包绕肩关节并与关节囊紧密愈着形成的结构称肌腱袖。肩袖肌通过肌腱袖机制对肩关节起动态稳定作用，不管

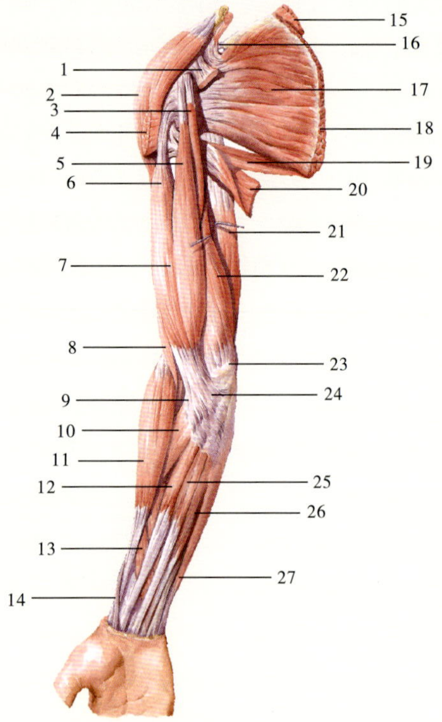

图 1　上肢肌（前面观）（1）

1.胸小肌　2.三角肌　3.喙肱肌　4.胸大肌　5.肱二头肌短头　6.肱二头肌长头　7.肱二头肌　8.肱肌　9.肱二头肌腱　10.旋前圆肌　11.肱桡肌　12.桡侧腕屈肌　13.拇长屈肌　14.拇长展肌腱　15.肩胛提肌　16.肩胛上横韧带　17.肩胛下肌　18.前锯肌　19.大圆肌　20.背阔肌　21.肱三头肌长头　22.肱三头肌内侧头　23.内上髁　24.肱二头肌腱膜　25.掌长肌　26.指浅屈肌　27.尺侧腕屈肌

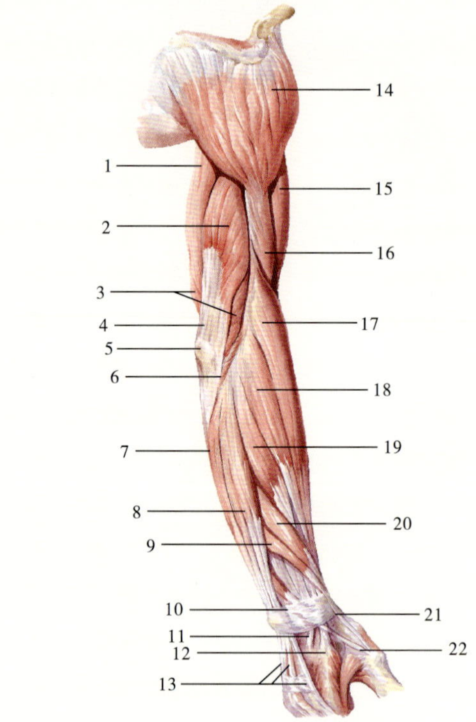

图 2　上肢肌（外侧面观）

1.肱三头肌长头　2.肱三头肌外侧头　3.肱三头肌内侧头 4.肱三头肌腱　5.鹰嘴　6.肘肌　7.尺侧腕伸肌　8.指伸肌　9.拇短伸肌　10.伸肌支持带　11.桡侧腕短伸肌腱　12.桡侧腕长伸肌腱　13.指伸肌腱　14.三角肌　15.肱二头肌　16.肱肌　17.肱桡肌　18.桡侧腕长伸肌　19.桡侧腕短伸肌　20.拇长展肌　21.拇短伸肌腱　22.拇长伸肌腱

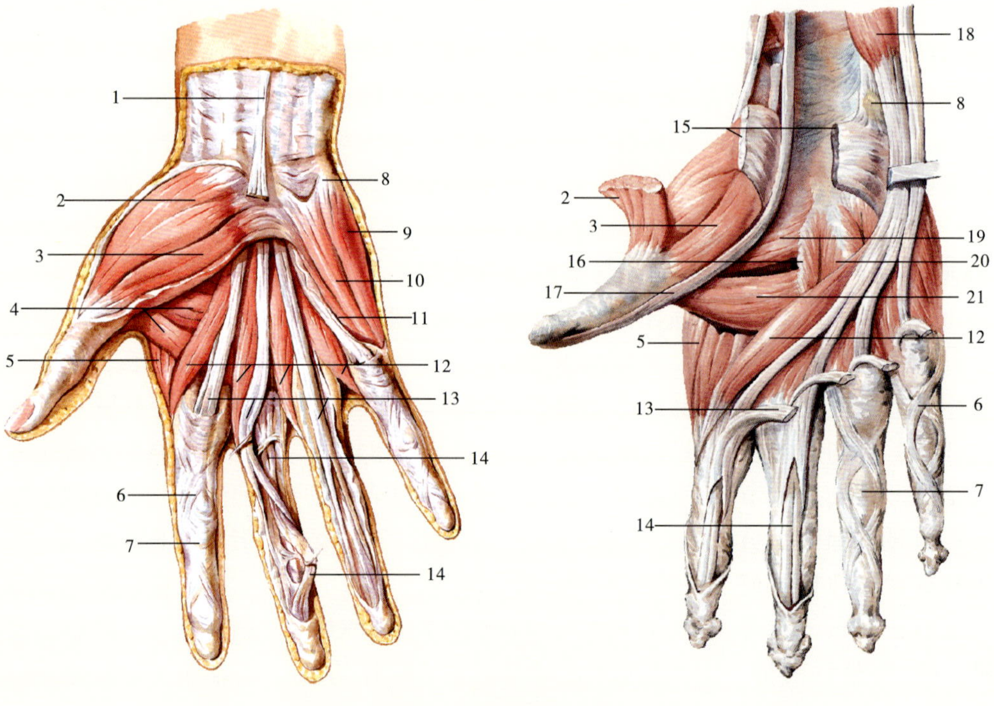

图 3　手掌侧肌（1）

1.掌长肌腱　2.拇短展肌　3.拇短屈肌　4.拇收肌　5.第1骨间背侧肌　6.纤维鞘交叉部　7.纤维鞘环状部　8.豌豆骨　9.小指展肌　10.小指短屈肌　11.小指对掌肌　12.蚓状肌　13.指浅屈肌腱　14.指深屈肌腱　15.屈肌支持带　16.骨间背侧肌　17.拇长屈肌腱　18.指深屈肌　19.拇收肌斜头　20.骨间掌侧肌　21.拇收肌横头

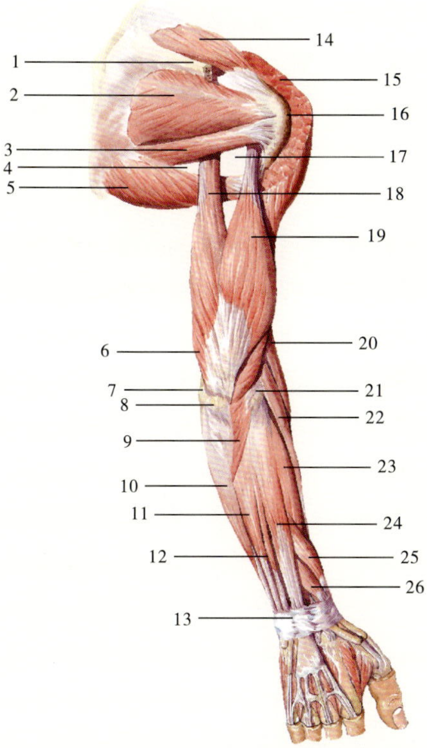

图　上肢肌（后面观）

1.肩胛冈　2.冈下肌　3.小圆肌　4.三边孔　5.大圆肌　6.肱三头肌内侧头　7.内上髁　8.鹰嘴　9.肘肌　10.尺侧腕屈肌　11.尺侧腕伸肌　12.小指伸肌　13.伸肌支持带　14.冈上肌　15.三角肌　16.大结节　17.四边孔　18.肱三头肌长头　19.肱三头肌外侧头　20.肱桡肌　21.外上髁　22.桡侧腕长伸肌　23.桡侧腕短伸肌　24.指伸肌　25.拇长展肌　26.拇短伸肌腱

肩关节运动处于什么位置，肩袖肌和肌腱袖均能将肱骨头紧紧地限制在关节盂中。靠肩袖肌和肌腱袖的作用，举重运动员举起大于自身体重两倍的杠铃，而不致肩关节脱位。肩关节的前方是肩胛下肌腱，上方是冈上肌腱，后下方为冈下肌腱和小圆肌腱。各肌腱的腱纤维相互连结形成近似环形的腱板。①冈上肌：肌腹位于肩胛骨的冈上窝，起自冈上窝的骨面，肌腱在喙突肩峰韧带及肩峰下滑囊下面、肩关节囊上面的间隙通过，止于肱骨大结节上部。②冈下肌：呈三角形位于冈下窝内，部分被三角肌和斜方肌覆盖。起自冈下窝的骨面，肌束向外经肩关节后面，止于肱骨大结节的中部。③小圆肌：位于冈下肌的下方，起始于肩胛骨的腋窝外侧缘背面，经肩关节后部，止于肱骨大结节下部。④肩胛下肌：位于肩胛骨前面，呈三角形，起自肩胛下窝，肌束向上经肩胛关节的前方，止于肱骨小结节。冈上肌功能上也是上臂外展的启动肌，展臂超过30°后，继续展上臂的动作就由三角肌代替。冈上肌若瘫痪，先帮患肢外展超过30°，患肢方可继续完成展臂。冈下肌和小圆肌可外旋肩关节；肩胛下肌则能使肩关节内收和旋内。

冈上肌、冈下肌和小圆肌的动脉供应来自肩胛上动脉和旋肩胛动脉；肩胛下肌的血供来自肩胛下动脉的分支。静脉汇成肩胛上静脉、旋肩胛静脉和肩胛下静脉的属支，伴同名动脉引流至腋静脉。淋巴回流至腋淋巴结或颈部淋巴结。冈上肌和冈下肌受肩胛上神经支配；小圆肌的神经来自腋神经；肩胛下肌的神经来自肩胛下神经。

（李瑞锡）

bìjī

臂肌（muscle of arm）　配布于臂部的肌群。分前后两群，共5块。前群包括肱二头肌、喙肱肌和肱肌；后群包括肱三头肌和肘肌（见上肢带肌图）。

肱二头肌　有两个头：①长头：以细长的腱起自肩胛骨盂上粗隆，穿肩关节囊上壁，进入肱骨结节间沟，在沟内由关节囊滑膜层突出形成的腱鞘包绕。②短头：起自肩胛骨喙突，行向下外，在肱骨中部与长头汇合，形成明显的肌腹，下行至肱骨下端，移行为肌腱和腱膜，前者止于桡骨粗隆，后者止于前臂筋膜。肱二头肌跨越肩关节和肘关节，其功能对肩关节有轻微屈和收的作用，主要作用于肘关节，是有力的屈肘肌之一。该肌能使旋前了的前臂有力地旋后，是制作螺旋状部件螺纹方向的生物学基础，如螺钉、螺帽、瓶盖等的螺旋方向大多是根据右臂肱二头肌的用力方向而设计（因大多数人是右利手，即习惯于用右手为主操作）。同理，用螺丝刀拧螺丝，也是利用了肱二头肌的旋后作用。此外，肱二头肌的腱膜止于前臂筋膜，形成条件旋后肌，能使自然下垂而旋内的前臂，自动地轻微旋后。肱二头肌肌腹在上臂前面形成明显的隆起，肌肉发达的人尤为明显。屈肘90°，连续做前臂旋前、旋后动作时，可看到和摸到肱二头肌肌腹的上下运动。动脉供应来自肱动脉的肌支和肘关节网的分支。静脉引流至肱静脉。淋巴回流至腋淋巴结。神经支配来自肌皮神经。

喙肱肌　位于肱二头肌短头的内侧，上端起自肩胛骨的喙突，肌纤维略向外，止于肱骨体中部的内侧。能协助屈和收肩关节。动脉供应来自肱动脉的肌支和旋肱前动脉的分支。静脉引流至肱静脉和腋静脉。淋巴回流至腋淋巴结。神经支配来自肌皮神经。

肱肌　位于肱二头肌的深面，起自肱骨体下半的前面。肌纤维向下跨过肘关节的前方止于尺骨粗隆。该肌是强有力的肘关节屈肌。由于肱骨滑车的运动轴从外上向内下略微倾斜，故屈肘时，两前臂交叉，手掌朝向对侧肩部。动脉供应来自肱动脉的肌支和肘关节动脉网的分支。静脉引流至肱静脉。淋巴回流至腋淋巴结。神经支配来自肌皮神经。

肱三头肌　位于上臂的后面，由长头、内侧头和外侧头 3 个头分别起始。①长头：为腱性，起自肩胛骨的盂下粗隆，经大圆肌和小圆肌之间下行。②内侧头和外侧头：分别起自肱骨后面桡神经沟的内下缘和外上缘，三头在肱骨下段后面会合，形成坚韧的宽腱，止于尺骨鹰嘴。该肌是肘关节伸肌。一般情况下，已经屈曲的肘关节，靠自然重力就能伸肘，无需肱三头肌工作。在拳击、篮球投篮、展臂扩胸等动作，肱三头肌则发挥伸肘作用。动脉供应来自肱深动脉的肌支。静脉汇成肱深静脉的属支，经肱深静脉引流至肱静脉。淋巴回流至腋淋巴结。神经支配来自桡神经的分支。

肘肌　为三角形小肌，位于肘关节后面。起自外上髁，止于鹰嘴的外侧面和尺骨后方的上部。功能为协助伸肘并牵拉关节囊。动脉供应来自肱深动脉的肌支。静脉汇成肱深静脉的属支，经肱深静脉引流至肱静脉。淋巴回流至肘淋巴结。神经支配来自桡神经的分支。

（李瑞锡）

qiánbìjī

前臂肌（muscle of forearm）　配布于前臂的肌群。分为前后两群。前群肌有 9 块，分 4 层配布，形成屈腕、屈指、屈肘和前臂旋前 4 个功能组。后群肌有 10 块，分为深浅两层，形成伸腕、伸第 2~5 指、伸展拇指和前臂旋后 4 个功能组（图，上肢肌图 1，图 2）。

前臂肌群的旋前功能组　包括旋前圆肌和旋前方肌，二肌分属前臂前群的第一层和第四层。旋前圆肌起自肱骨内上髁和尺骨冠突内侧缘，肌纤维向外下止于桡骨中部外侧；旋前方肌位于前臂的远端，呈四方形，起自尺骨止于桡骨。两肌协同收缩，使前臂旋前；旋前圆肌同时有微弱屈肘作用。动脉供应来自尺动脉的肌支。静脉汇成尺静脉的属支，经尺静脉引流至肱静脉。淋巴回流至肘淋巴结。神经支配来自正中神经的分支。

前臂肌群的屈腕功能组　包括桡侧腕屈肌、尺侧腕屈肌和掌长肌，均属前臂肌群的第一层，共同起自肱骨内上髁，肌的远端移行为肌腱，该 3 肌的肌腱在腕上部呈内中外等距离排列，跨过腕关节后，桡侧腕屈肌止于第 2 掌骨底、尺侧腕屈肌止于豌豆骨、掌长肌扩展形成掌腱膜。此 3 肌协同收缩，能强劲而稳定地屈腕关节。桡侧腕屈肌或尺侧腕屈肌单独收缩，可内收或外展腕关节。掌长肌收缩能使掌腱膜和手掌的皮肤绷紧，利于牢固地抓握物体。动脉供应来自尺动脉和桡动脉的肌支。静脉汇成尺静脉和桡静脉的属支，经尺静脉和桡静脉引流至肱静脉。淋巴回流至肘淋巴结。桡侧腕屈肌和掌长肌受正中神经支配，尺侧腕屈肌受尺神经的分支支配。

前臂肌群的屈指功能组　包括指浅屈肌、指深屈肌和拇长屈肌。指浅屈肌属前臂肌的第 2 层，指深屈肌和拇长屈肌属第 3 层。指浅屈肌的一部分起自肱骨内上髁，另一部分与指深屈肌和拇长屈肌一起起自尺骨桡骨的前面和前臂骨间膜。各肌在腕上部移行为肌腱，经腕管进入手掌，指浅屈肌和指深屈肌各分为 4 个肌腱，行向第 2~5 指，指浅屈肌各腱的末端各分为两脚，止于第 2~5 指中节指骨体的两侧，指深屈肌各腱则穿过两脚之间止于第 2~5 指末节指骨底。拇长屈肌肌腱止于拇指远节指骨底。屈指各肌收缩，能有力地屈指，完成握拳和抓握性动作。屈指各肌的屈指抓握能

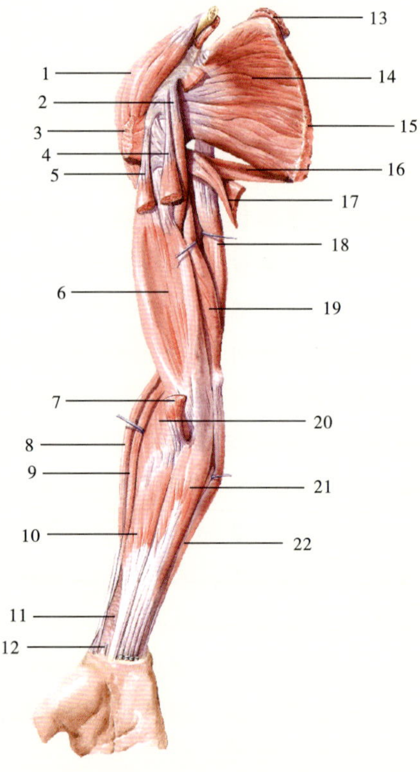

图　上肢肌（前面观）(2)

1.三角肌　2.喙肱肌　3.胸大肌　4.肱二头肌短头　5.肱二头肌长头　6.肱肌　7.肱二头肌腱　8.肱桡肌　9.桡侧腕长伸肌　10.拇长屈肌　11.旋前方肌　12.桡侧腕屈肌腱　13.肩胛提肌　14.肩胛下肌　15.前锯肌　16.大圆肌　17.背阔肌　18.肱三头肌长头　19.肱三头肌内侧头　20.旋后肌　21.指深屈肌　22.尺侧腕屈肌

力在腕关节微伸时，强劲有力；而腕关节屈时，握力减弱。动脉供应来自尺动脉和桡动脉的肌支。静脉汇成尺静脉和桡静脉的属支，经尺静脉和桡静脉引流至肱静脉。淋巴回流至肘淋巴结。指深屈肌的尺侧半受尺神经的分支支配，指深屈肌的桡侧半、指浅屈肌和拇长屈肌受正中神经的分支支配。

前臂肌群的屈肘功能组　为肱桡肌，是前臂前群唯一屈肘肌。起自肱骨外上髁，远端移行为肌腱止于桡骨茎突。该肌收缩能屈肘关节，而更重要的功能是与起自肱骨内上髁的各肌协同，对肘关节起稳定作用。如，乘公交车手握立柱站立时，肱桡肌明显收缩发挥稳定肘关节的作用。发生学上，该肌属前臂后群肌，故有的教科书把该肌归为前臂后群。动脉供应来自尺动脉的肌支。静脉汇成尺静脉的属支，经尺静脉引流至肱静脉。淋巴回流至肘淋巴结。神经支配来自桡神经的分支，与前臂后群肌的神经相同。

前臂肌群的伸腕功能组　包括桡侧腕长伸肌、桡侧腕短伸肌和尺侧腕伸肌，位于前臂后方的浅层。共同起自肱骨外上髁，远端移行为肌腱，越过腕关节后，桡侧腕长伸肌止于第 2 掌骨底；桡侧腕短伸肌止于第 3 掌骨底；尺侧腕伸肌止于第 5 掌骨底。三肌协同收缩可强力伸腕，桡侧腕长伸肌、腕短伸肌收缩，可使腕关节外展，尺侧腕伸肌能使腕关节内收。动脉供应来自骨间后动脉的肌支。静脉汇成骨间后静脉的属支，引流至桡静脉。淋巴回流至肘淋巴结。神经支配来自桡神经的分支。桡神经损伤，前臂后群肌瘫痪，不能伸腕关节，呈现垂腕体征。

前臂肌群的第 2~5 指伸指功能组　包括指伸肌、小指伸肌和示指伸肌。前二者位于前臂肌后群浅层，起自肱骨外上髁；后者位于深层，起自桡骨和尺骨的背面及其骨间膜。各肌在肌的远端移行为肌腱，越过腕关节的背面，指伸肌分为 4 个腱，行向第 2~5 指，末端各形成扁腱，即指背腱膜，止于中节和末节指骨底。在掌指关节的背面 4 腱之间有横向腱纤维相连；小指伸肌肌腱的末端形成指背腱膜后，止于小指的中节和末节指骨；示指伸肌止于示指的指背腱膜。各肌的主要功能为伸指，指伸肌的肌腱由腱间联合形成一个功能体，可同时伸第 2~5 指；示指伸肌和小指伸肌能单独伸第 2 指和第 5 指，尤其是示指伸肌在第 2 指的日常动作中发挥重要作用，如指点物体、指示方向等。第 3 指和第 4 指无独立的伸肌，故握拳后中指和无名指不易自由伸出。动脉供应来自骨间后动脉的肌支。静脉先汇入骨间后静脉，再引流至桡静脉。淋巴回流至肘淋巴结。神经支配来自桡神经的分支。

前臂肌群的拇指运动组　包括拇长展肌、拇短伸肌和拇长伸肌。各肌起自尺骨和桡骨后面及其之间的骨间膜，拇长展肌止于第 1 掌骨底的外侧、拇短伸肌止于拇指近节指骨底，拇长伸肌止于远节指骨底的背面。当拇指伸并外展时，拇指根部外侧，有一由肌腱形成的三角形凹陷，称鼻烟窝，旧时曾被人用于吸食鼻烟，故名。窝的桡侧界为拇长展肌腱和拇短伸肌腱；尺侧界为拇长伸肌腱。窝底的深面是舟骨和大多角骨。拇长展肌、拇短伸肌和拇长伸肌的功能与各肌的名称相符合，分别展或伸拇指。动脉供应来自骨间后动脉的肌支。静脉汇成骨间后静脉的属支，引流至桡静脉。淋巴回流至肘淋巴结。神经支配来自桡神经的分支。

前臂肌群的旋后功能组　为旋后肌，起自肱骨外上髁和尺骨近侧，肌纤维斜向外下绕过桡骨上端的外侧，止于桡骨上 1/3 的前面。功能是使前臂旋后。动脉供应来自骨间后动脉的肌支。静脉汇成骨间后静脉的属支，引流至桡静脉。淋巴回流至肘淋巴结。神经支配来自桡神经的分支。

（李瑞锡）

shǒujī

手肌（muscle of hand）　位于手掌部的短小肌群。根据其位置分为外中内 3 个肌群，形成拇指运动、第 2~5 指运动和小指运动 3 个功能组。外侧群，又称鱼际肌，共 4 块，主要运动拇指；中间群，共 11 块，主要运动第 2~5 指；内侧群，又称小鱼际肌，共 3 块，主要运动小指。手肌均为小型长肌，主要完成手指的精细性运动，如书写、绘画、刺绣、雕刻等（见上肢肌图 3）。

拇指运动功能组　主要位于拇指掌骨的掌侧，包括拇短展肌、拇短屈肌、拇对掌肌和拇收肌，均位于拇指根部第 1 掌骨的前面，各肌肌腹作为一个整体形成明显的隆起，外敷皮肤，称鱼际。拇短展肌和拇短屈肌位于浅层，并排配布，展肌在外侧，屈肌居内；拇对掌肌位于深层，拇收肌居最深处的偏内侧。拇短展肌、拇短屈肌和拇对掌肌起自腕部的屈肌支持带和舟骨与大多角骨结节，拇对掌肌止于第 1 掌骨体，其余二肌均止于拇指近节指骨底。拇收肌以二头起始，斜头起自第 2~3 掌骨底与邻近腕骨的掌侧面，横头起自第 3 掌骨体腹侧。二头合并止于拇指近节指骨底的内侧。

与拇指的长肌配合，鱼际肌使拇指做屈伸收展各种运动。以拇指指腹依次接触第2~5指指腹的动作，称拇对掌运动，是人类特有的手指功能，是完成精细动作的必要条件。拇指的作用几乎等同于其余4指的全部功能，并指手套（第2~5指在一个空间，拇指独占一个空间）就是根据拇指的这一生物学功能特征而设计。临床手术，需尽量保障拇指形态和功能的完整性。动脉供应来自掌浅弓和拇主要动脉的肌支。静脉引流至桡静脉和手背静脉网。淋巴回流至肘淋巴结。拇短展肌、拇短屈肌、拇对掌肌受正中神经的返支支配；拇收肌受尺神经支配。

第2~5指运动功能组　位于手掌部，包括蚓状肌（4块）、骨间掌侧肌（3块）和骨间背侧肌（4块），均为细长的小形肌，占据掌心中部。蚓状肌分别起自指深屈肌4个腱的桡侧，止于第2~5指的指背腱膜；骨间掌侧肌位于掌骨间隙中，分别起自第2掌骨体的内侧面、第4~5掌骨体的外侧面，分别止于第2指近节指骨底的内侧和指被腱膜、第4~5指近节指骨底的外侧面和指背腱膜；骨间背侧肌位于4个掌骨间隙内，每块各起自相邻两掌骨体的相对缘，其中第1骨间背侧肌止于第2指近节指骨底的外侧和指被腱膜；第2、第3骨间背侧肌分别止于第3指近节指骨底的内外两侧和指背腱膜；第4骨间背侧肌止于第4指近节指骨的内侧和指被腱膜。本组肌均能屈第2~5指的掌指关节、伸指骨间关节。各肌收缩可使第2~5指与手掌之间形成直角。骨间掌侧肌收缩使第2指和第4~5指靠近中指，即第2~4指并拢；骨间背侧肌收缩使第2指和第4~5指离开中指，第2~5指散开。动脉供应来自掌深弓及掌心动脉的肌支。静脉引流至掌深静脉和手背静脉网。淋巴回流至肘淋巴结。骨间肌和第3~4蚓状肌受尺神经深支支配；第1~2蚓状肌受正中神经支配。尺神经损伤致骨间肌瘫痪时，手指不能并拢。

小指运动功能组　位于小指掌骨的掌侧面，包括小指展肌、小指短屈肌和小指对掌肌，位于第5掌骨的前面和偏外侧，肌整体形成轻微隆起，外被皮肤，称小鱼际。各肌起自屈肌支持带和豌豆骨和钩骨钩，小指展肌和小指短屈肌分别止于小指近节指骨底的外侧和腹侧。小指对掌肌止于第5掌骨内侧。小指展肌外展小指；小指短屈肌屈小指；小指对掌肌收缩完成对掌运动。此外，小鱼际处还有一块皮肌，称掌短肌，为纤维稀疏的横行肌片，少数掌短肌较为发达。动脉供应来自掌浅弓的肌支，静脉引流至尺静脉和手背静脉网，淋巴回流至肘淋巴结，神经支配来自尺神经的分支（图1，图2）。

（李瑞锡）

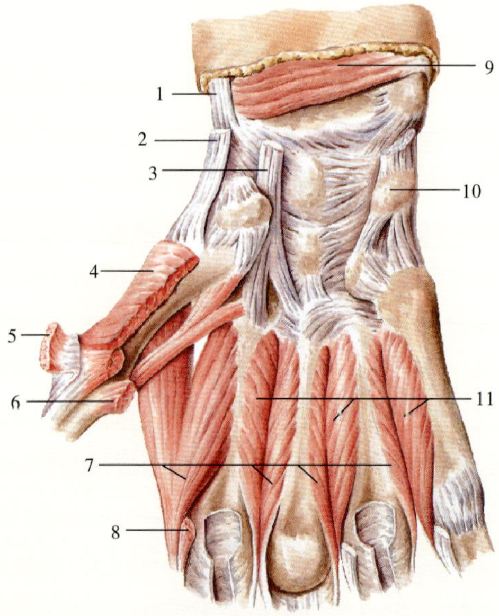

图1　手掌侧肌（2）

1.肱桡肌腱　2.拇长展肌腱　3.桡侧腕屈肌腱　4.拇对掌肌　5.拇短展肌　6.拇长屈肌腱　7.骨间背侧肌　8.蚓状肌腱　9.旋前方肌　10.豌豆骨　11.骨间掌侧肌

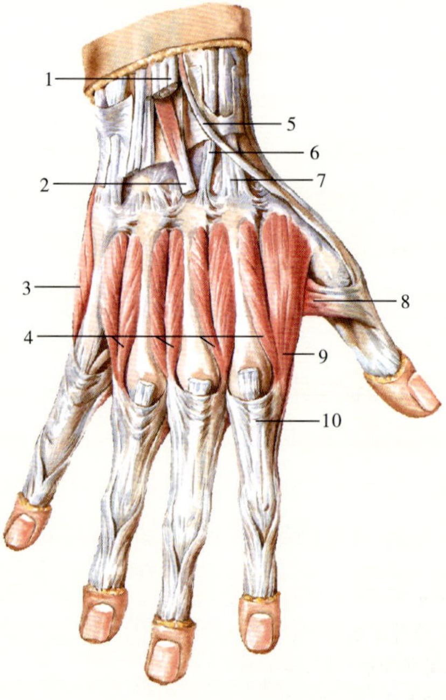

图2　手背侧肌

1.指伸肌腱　2.示指伸肌腱　3.小指展肌　4.骨间背侧肌　5.拇长伸肌腱　6.桡侧腕短伸肌　7.桡侧腕长伸肌腱　8.拇收肌　9.第1骨间背侧肌　10.指背腱膜

xiàzhījī

下肢肌（muscle of lower limb）

配布于下肢的肌群。根据部位分为髋肌、大腿肌、小腿肌和足肌。髋肌位于髋关节的前面（4块）和后面（9块），后者又称臀肌，形成膨隆的臀部。大腿肌位于股部的前方、后方和内侧，构成前群、后群和内侧群3个功能组。小腿肌包括前后外3个肌群，前群位于胫骨外侧面、腓骨前内侧面骨间膜的前面；后群在胫腓骨及其骨间膜的后面；外侧群居腓骨的外侧面。足肌分布于足背肌和足底肌。足背肌位于趾长伸肌腱深面；足底肌分为内侧群、中间群和外侧群。足肌没有对掌肌（图1，图2）。

下肢肌比上肢肌粗壮，其功能主要是维持人体直立、负重、运动下肢、并通过下肢的运动而行走或奔跑使机体发生位移。动脉供应来自髂外动脉、股动脉的分支和髂内动脉的部分壁支。静脉汇成下肢深静脉的属支，经股静脉、髂外静脉、髂内静脉入下腔静脉。小腿以下淋巴回流至腘淋巴结；股部的淋巴回流至腹股沟淋巴结。大腿前群肌受股神经、内侧群受闭孔神经支配，大腿后群和小腿肌由坐骨神经支配。

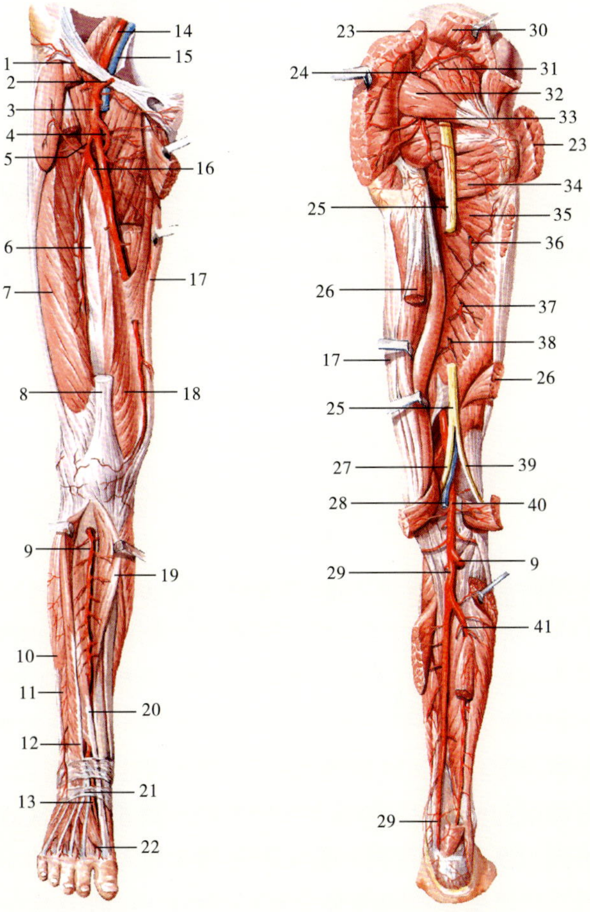

a 前面观　　b 后面观

图1 下肢的肌与动脉

1.旋髂浅动脉 2.腹壁浅动脉 3.股动脉 4.旋股内侧动脉 5.旋股外侧动脉 6.股中间肌 7.股外侧肌 8.股直肌 9.胫前动脉 10.腓骨长肌 11.腓骨短肌 12.趾长伸肌 13.足背动脉 14.髂外动脉 15.髂外静脉 16.股深动脉 17.股薄肌 18.股内侧肌 19.胫骨前肌 20.㧗长伸肌 21.伸肌下支持带 22.趾背动脉 23.臀大肌 24.臀上动脉 25.坐骨神经 26.股二头肌长头 27.胫神经 28.腘静脉 29.胫后动脉 30.臀中肌 31.臀小肌 32.梨状肌 33.臀下动脉 34.股方肌 35.小收肌 36.第1穿动脉 37.第2穿动脉 38.第3穿动脉 39.腓总神经 40.腘动脉 41.腓动脉

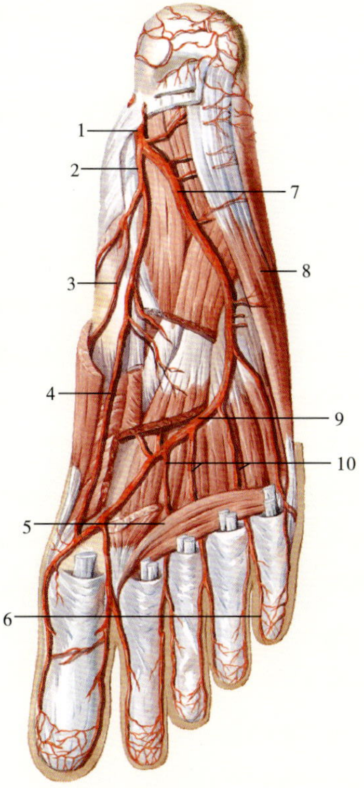

图2 足底的肌与动脉

1.胫后动脉 2.足底内侧动脉 3.浅支 4.深支 5.㧗收肌横头 6.趾足底固有动脉 7.足底外侧动脉 8.小趾展肌 9.足底弓 10.趾足底总动脉

（李瑞锡）

kuānjī

髋肌（hip muscle）

运动髋关节的肌群。又称盆带肌。主要起自骨盆的内面和外面，跨过髋关节止于股骨上端。分为前群和后群，共13块（图1，图2，腹后壁肌图）。

前群肌　包括髂腰肌（髂肌和腰大肌）、腰小肌和阔筋膜张肌。髂肌呈扇形，起自髂窝；腰大肌呈长梭形，肌纤维分为深浅两部，深部起自第1～5腰椎横突，浅部起自第12胸椎和第1～5

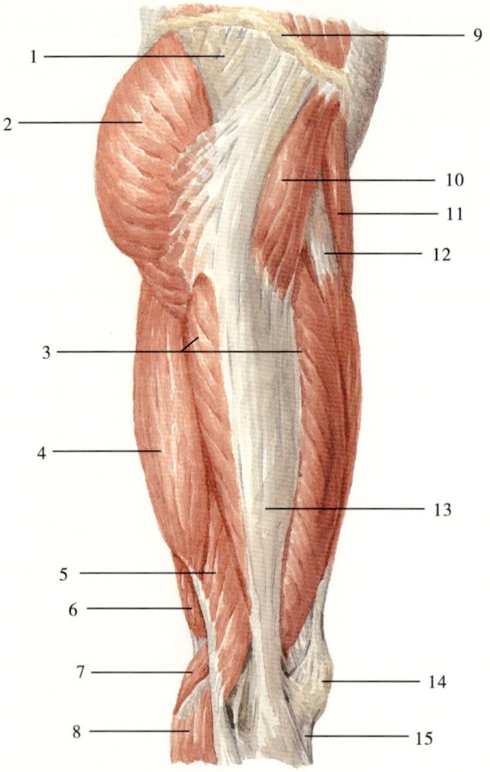

图1　大腿的肌（外面观）

1.臀筋膜　2.臀大肌　3.股外侧肌　4.股二头肌长头　5.股二头肌短头　6.半膜肌　7.跖肌　8.腓肠肌外侧头　9.髂嵴　10.阔筋膜张肌　11.缝匠肌　12.股直肌　13.髂胫束　14.髌骨　15.髌韧带

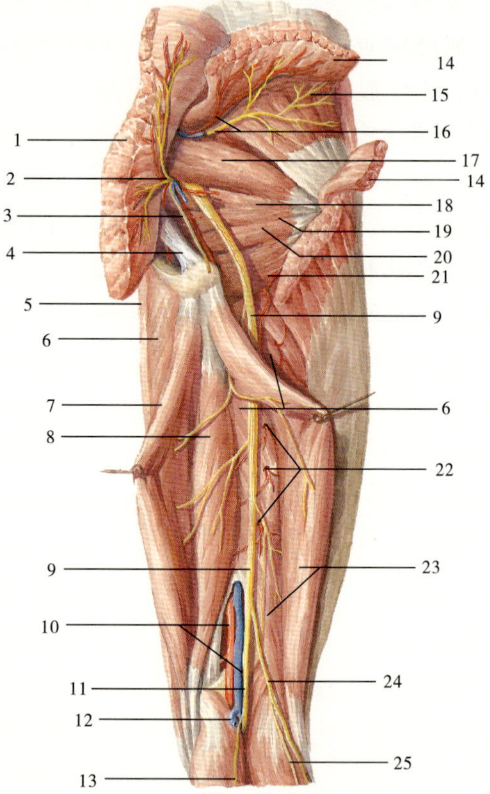

图2　臀部及大腿的肌与血管神经（后面观）

1.臀大肌　2.臀下动脉和静脉及神经　3.股后皮神经　4.骶结节韧带　5.股薄肌　6.大收肌　7.半腱肌　8.半膜肌　9.坐骨神经　10.腘动脉和静脉　11.胫神经　12.小隐静脉　13.腓肠内侧皮神经　14.臀中肌　15.臀小肌　16.臀上动脉、静脉及神经　17.梨状肌　18.上孖肌　19.闭孔内肌　20.下孖肌　21.股方肌　22.股深动脉穿支　23.股二头肌长、短头　24.腓总神经　25.腓肠外侧皮神经

腰椎体及其椎间盘的侧面，参与腹后壁的形成。腰大肌的纤维下行与髂窝内的髂肌靠近，两肌在腹股沟韧带上方会合，经腹股沟韧带深面向下止于股骨小转子。该肌越过髋关节时，肌的深面与关节囊之间有一个较大的滑膜囊，与髋关节腔相通。腰小肌为细长的小肌，位于腰大肌表面，仅约50%的人存在该肌。上端起自第12胸椎和第1腰椎外侧面的筋膜，下端移行为细腱止于髋骨的髂耻隆起。阔筋膜张肌位于大腿上部前外侧，起自髂前上棘，肌腹被包在阔筋膜两层之间，两层在肌腹的下部合并，于大腿的外侧形成髂胫束，越过膝关节的外侧止于胫骨外侧髁。

腰部固定时，髂腰肌收缩能使大腿屈；站立时髋关节固定，两侧髂腰肌同时收缩，使躯干前屈和骨盆前倾，可作深鞠躬动作。奔跑中大腿的前移和抬腿速度与髂腰肌收缩速度和力度密切相关。仰卧时，臀部为支撑点，该肌收缩既可参与仰卧起坐，又可参与身体的后滚翻。腰小肌有微弱的屈脊柱作用。阔筋膜张肌收缩使阔筋膜紧张并屈大腿。髂腰肌的动脉供应主要来自腰动脉、髂腰动脉和旋髂深动脉；阔筋膜张肌的动脉供应来自股动脉或股深动脉的旋股外侧动脉。髂腰肌的静脉引流至腰静脉、髂腰静脉和旋髂深静脉；阔筋膜张肌的静脉引流至旋股外侧静脉。淋巴回流至腰淋巴结或腹股沟淋巴结。前群肌由股神经支配。腰大肌和髂肌的神经在腹股沟韧带以上发自股神经；阔筋膜张肌的神经在腹股沟韧带下方发自股神经。

后群肌　位于臀部，共有9块，形成臀部的隆起。臀大肌、臀中肌和臀小肌依次由浅入深排列。臀大肌略呈四边形，起自髂骨、骶骨、尾骨及骶结节韧带的背面，肌束粗大，肌纤维斜向下外，越过髋关节的后方时，形成一层厚而致密的臀大肌腱板，止于臀肌粗隆和髂胫束。臀中肌位于臀大肌的深面，臀小肌位于臀中肌的深面，二肌均呈扇形，起自髂骨翼外面，肌束向下集中形成短腱，止于股骨大转子。梨状肌为三角形扁肌，起自盆内骶骨前面，肌纤维向下外经坐骨大孔达臀部，止于股骨大转子。该肌占据了坐骨大孔的大部分空间，处于臀部的关键部位，其上缘和下缘与坐骨大孔边缘之间分别形成梨状肌上孔和梨状肌下孔，闭孔内肌和闭孔外肌分别起自闭孔膜内面和外面及其周围骨面。闭孔内肌肌束向后集中成为肌腱，由坐骨小孔出骨盆转折向外，至骨盆外面，在肌腱的上、下各附着一块小肌，称为上孖肌和下孖肌，与闭孔内肌腱一并止于转子窝。闭孔外肌经股骨颈的后方，止于转子间窝。股方肌起自坐骨结节，向外止于转子间嵴。

臀大肌伸髋关节；臀中肌和臀小肌展髋关节；梨状肌、闭孔内肌及其上下孖肌、闭孔外肌和股方肌外旋髋关节。动脉供应来自髂内动脉的臀上动脉和臀下动脉。静脉引流至臀上静脉和臀下静脉，最终经髂内静脉入下腔静脉。淋巴回流至腰淋巴结。臀大肌受臀下神经支配；臀中肌和臀小肌受臀上神经支配；梨状肌、闭孔内肌及其上下孖肌和股方肌均受骶丛的神经分支支配；闭孔外肌受闭孔神经的后支支配。

（李瑞锡）

dàtuǐjī

大腿肌（muscle of thigh） 配布于大腿的肌群。共10块，分3个肌群分布于大腿的前面、内侧面和后面。各肌或跨越髋和膝两个关节，或仅跨越髋关节或膝关节（图1，图2）。

大腿前群肌 包括缝匠肌和股四头肌2块。缝匠肌是全身最长的带状扁肌。起自髂前上棘，肌纤维几乎平行排列，经大腿的前面，斜向内下，越过膝关节的内侧止于胫骨上端的内侧面。股四头肌，是全身最大的肌，分4个头起始。股直肌：位于股骨的前方，起自髂前下棘。股内侧肌和股外侧肌：分别位于股骨体的内侧和外侧，起自股骨粗线内侧唇和外侧唇的全长；股中间肌：位于股直肌的深面，居股内侧肌和股外侧肌之间，起自股骨体的前面。股四头肌的下端在股骨体的前面、膝关节的稍上方形成股四头肌腱，包绕髌骨在髌骨下方改称为髌韧带，越过膝关节的前面，止于胫骨粗隆。股四头肌伸

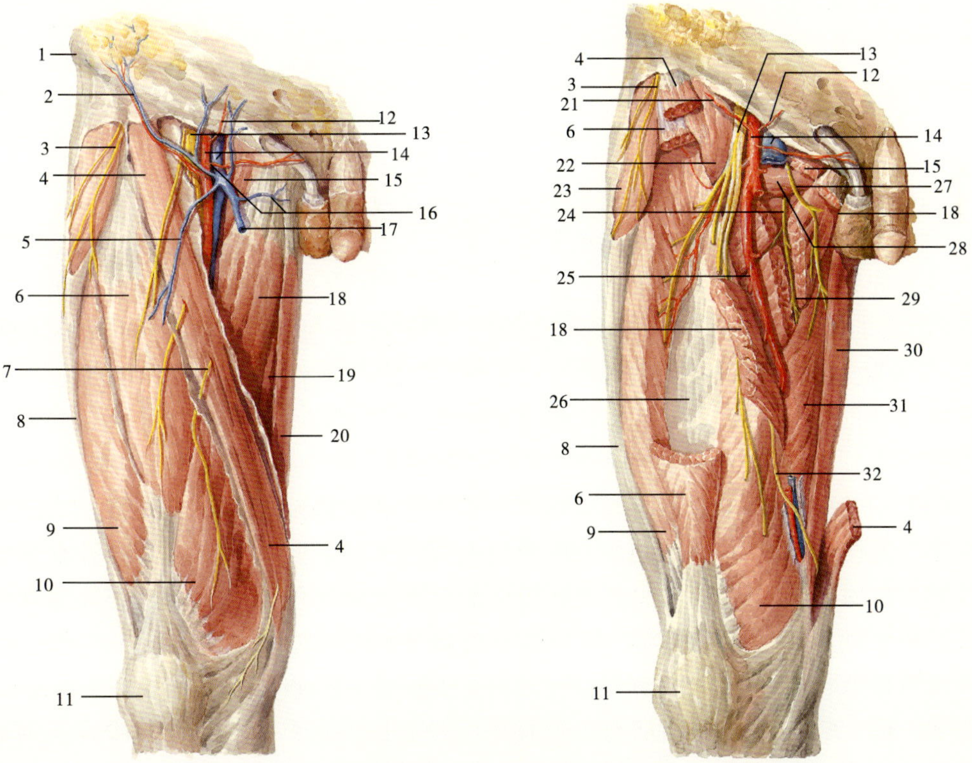

图1 大腿的肌与血管神经（前内侧面观）

1.髂前上棘 2.旋髂浅动脉和静脉 3.股外侧皮神经 4.缝匠肌 5.股外侧浅静脉 6.股直肌 7.股神经前皮支 8.髂胫束 9.股外侧肌 10.股内侧肌 11.髌骨 12.腹壁浅动脉 13.股神经 14.股动脉和静脉 15.耻骨肌 16.阴部外动脉和静脉 17.大隐静脉 18.长收肌 19.大收肌 20.股薄肌 21.旋髂浅动脉 22.髂腰肌 23.阔筋膜张肌 24.闭孔神经后支 25.股深动脉 26.股中间肌 27.闭孔神经前支 28.闭孔外肌 29.短收肌 30.股薄肌 31.大收肌 32.隐神经

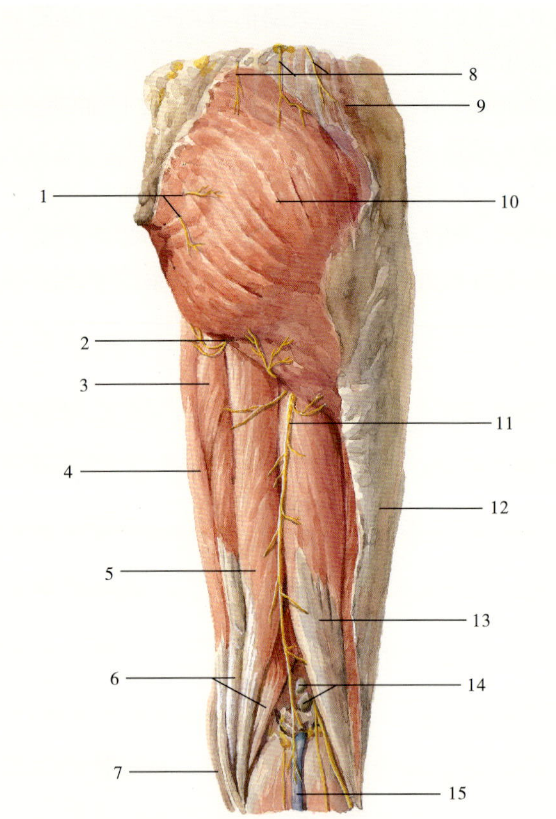

图 2　臀部及大腿的肌、血管和神经（后面观）

1.臀中皮神经　2.臀下皮神经　3.大收肌　4.股薄肌　5.半腱肌　6.半膜肌　7.缝匠肌　8.臀上皮神经　9.臀中肌　10.臀大肌　11.股后皮神经　12.髂胫束　13.股二头肌　14.腘淋巴结　15.小隐静脉

膝关节，股直肌还可屈髋关节。缝匠肌可同时屈髋关节和膝关节，使下肢形成坐板凳的姿势。动脉供应来自股动脉发出的股深动脉。静脉引流至股深静脉和股静脉。淋巴回流至腹股沟淋巴结。神经支配来自股神经。

大腿内侧肌群　包括股薄肌、耻骨肌、长收肌、短收肌和大收肌共 5 块。各肌起自闭孔周围的耻骨支、坐骨支和坐骨结节，分层排列。股薄肌为带状长肌，位于大腿的最内侧，止于胫骨上端的内侧。耻骨肌为长方形短肌，位于髂腰肌的内侧；长收肌为三角形扁肌，居耻骨肌的内侧；短收肌近三角形，居长收肌的后面；大收肌为内侧肌群中最宽大的三角形肌，居最深面。各肌均止于股骨体后方的粗线，其中大收肌起自坐骨结节的肌纤维下端以粗壮的肌腱止于股骨内上髁上方的收肌结节。大收肌的肌腱与股骨之间形成收肌腱裂孔，股血管由此孔进入腘窝。大腿内收肌群形成一个功能整体，使大腿内收、旋外；耻骨肌还有屈髋关节作用；股薄肌有屈髋、屈膝的功能。动脉供应来自股深动脉的旋股内侧动脉和股深动脉。静脉引流至股深静脉和股静脉。淋巴回流至腹股沟淋巴结。神经支配来自闭孔神经。

大腿后群肌　包括半腱肌、半膜肌和股二头肌。三肌合称腘绳肌，均跨越髋关节和膝关节。股二头肌位于股后区的外侧，上端有长短两头，长头与半腱肌和半膜肌共同起自坐骨结节，短头起自股骨体后面的粗线，两头合并后，向下移行为肌腱，跨越膝关节后方的外侧止于腓骨头；半腱肌与半膜肌并行，位于股后区的内侧，半腱肌居半膜肌的浅面，下端形成细长的肌腱，腱长约占肌的一半；半膜肌的腱膜位于肌的上端，也几乎占肌的一半。半腱肌和半膜肌的下端跨越膝关节后面的内侧止于胫骨上端的内侧与胫骨内侧髁的后面。大腿后群肌可伸髋关节、屈膝关节，但不能同时作用于两个关节。腘绳肌具有很大的可塑性，经训练，肌长度可大大增加。动脉供应来自股深动脉的穿支。静脉引流至股深静脉和股静脉。淋巴回流至腹股沟淋巴结。神经支配来自坐骨神经。

（李瑞锡）

xiǎotuǐjī

小腿肌（muscle of leg）　配布于小腿的肌群。位于小腿的前方、后方和外侧，形成 3 个肌群，共 12 块（图 1）。

小腿前群肌　在小腿骨间膜的前面，共 4 块，由内向外依次为胫骨前肌、趾长伸肌、踇长伸肌和第 3 腓骨肌。各肌起自胫骨、腓骨和小腿骨间膜，肌的下端移行为肌腱，向下经踝关节前方伸肌支持带的深面至足背，胫骨前肌肌腱在足内侧缘止于内侧楔骨和第 1 跖骨底；踇长伸肌止于踇趾远节趾骨底；趾长伸肌肌腱分为 4 个腱行向第 2~5 趾背移行为趾背腱膜，止于中节和远节趾骨底；第 3 腓骨肌，经足背外侧止于第 5 跖骨底。小腿前群肌的共同作用是伸踝关节（背屈）。胫骨前肌使足内翻；踇长伸肌伸踇趾；趾长伸肌伸第 2~5 趾；第 3 腓骨肌使足外翻。动脉供应来自胫前动脉。静脉引流至胫前静脉。淋巴回流至腹股沟淋巴结。神经支配来自腓深神经。

小腿外侧群肌　位于小腿外侧，包括腓骨长肌和腓骨短肌。两肌起自腓骨的外侧面，腓骨长肌起点稍高，位于腓骨短肌浅面。两肌的下 1/3 为肌腱，经外踝的后面转向前，腓骨短肌腱止于第 5 跖骨粗隆，腓骨长肌腱绕至足底，斜行至足的内侧，止于内侧楔骨

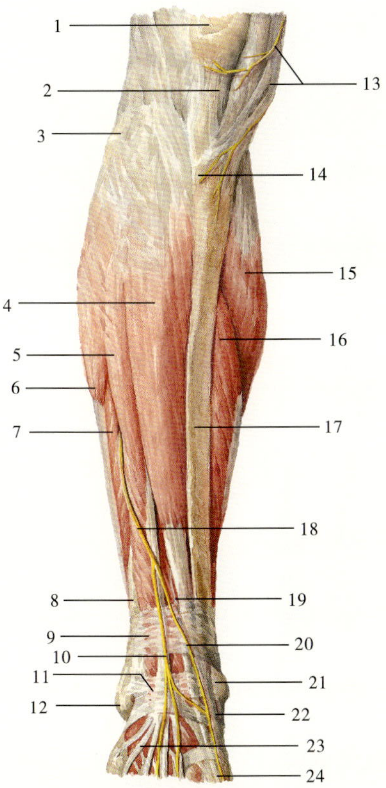

图1　小腿的肌和神经（前面观）

1.髌骨　2.髌腱　3.腓骨头　4.胫骨前肌　5.趾长伸肌　6.腓骨长肌　7.腓骨短肌　8.腓骨　9.伸肌上支持带　10.足背中间皮神经　11.伸肌下支持带　12.外踝　13.隐神经髌下支　14.胫骨粗隆　15.腓肠肌　16.比目鱼肌　17.胫骨　18.腓浅神经　19.踇长伸肌　20.足背内侧皮神经　21.内踝　22.胫骨前肌腱　23.趾长伸肌腱　24.踇长伸肌腱

和第1跖骨底。腓骨长肌和腓骨短肌的共同功能是使踝关节跖屈和足外翻。腓骨长肌的肌腱与胫骨前肌的肌腱形成“足底腱环”，是维持足弓的重要结构。动脉供应来自胫前动脉。静脉引流至胫前静脉。淋巴回流至腹股沟淋巴结或腘淋巴结。神经支配来自腓浅神经。芭蕾舞和杂技演员等常做的踮脚后跟动作，易使腓骨长肌和腓骨短肌的肌腱过分牵拉，导致腓骨上韧带损伤，腓骨长肌和腓骨短肌的肌腱可突破韧带的束缚，脱位至外踝表面，需手术复位。

小腿后群肌　包括浅层的小腿三头肌（腓肠肌和比目鱼肌）、跖肌和深层的腘肌、趾长屈肌、胫骨后肌和踇长屈肌。小腿三头肌浅部称腓肠肌，腓肠肌内侧头和外侧头分别起自股骨内侧髁和外侧髁，两头呈V形会合，构成腘窝的下内界和下外界。会合后的腓肠肌肌腹在小腿的中上部膨大，形成“小腿肚”，肌向下逐渐缩细，在小腿中部移行为腱；腓肠肌的深面为比目鱼肌，起自腓骨后面的上部和胫骨的比目鱼肌线，肌体扁平，肌纤维向下移行为肌腱并与腓肠肌的肌腱合并，形成粗壮的跟腱，止于跟骨。跖肌位于腓肠肌与比目鱼肌之间，起自股骨外上髁，肌腹很小呈梭形位于膝关节的后方，跖肌的腱细长，合并于跟腱（图2，图3）。

腘肌、趾长屈肌、踇长屈肌和胫骨后肌位于小腿三头肌的深面。腘肌位置较高，上端以肌腱附着于股骨外侧髁的外面，下端以肌纤维斜附着于胫骨比目鱼肌线以上的骨面。趾长屈肌、踇长屈肌和胫骨后肌起自胫骨、腓骨及小腿骨间膜的后方，趾长屈肌位于内侧，踇长屈肌居中，胫骨后肌居外侧。该3肌的肌腱经内踝后方屈肌支持带深面的踝管至足底。其中，趾长屈肌分为4条肌腱，分别止于第2～5趾的远节趾骨底；踇长屈肌肌腱止于踇趾远节趾骨底；胫骨后肌止于舟骨粗隆和内侧、中间及外侧楔骨。小腿后群肌的共同作用是使踝关节跖屈（腘肌除外），完成“踮起脚后跟”的动作。腘肌收缩可外旋股骨，使直立锁定状态的屈膝关节解除锁定，启动屈膝，还可使小腿旋内；趾长屈肌屈第2～5趾；踇长屈肌屈踇趾；胫骨后肌可使足内翻。

动脉供应来自胫后动脉和腓肠动脉。静脉引流至胫后静脉和腓肠静脉。淋巴回流至腘淋巴结。神经支配来自胫神经。剧烈地弹跳，可致跟腱断裂，需手术缝合。

（李瑞锡）

zújī

足肌（muscle of foot）

配布于足的肌群。与手肌仅配布于手掌不同，足肌既位于足底又位于足背。足背肌包括踇短伸肌和趾短伸肌，呈薄片状，位于趾长伸肌腱深面。起自跟骨上端的前面和侧面，分别止于踇趾和第2～5趾。功能为伸踇趾和伸第2～5趾。动脉供应来自足背动脉。静脉引流至足背静脉和足背浅静脉。淋巴回流至腹股沟淋巴结。神经支配来自腓深神经。足底肌按功能和位置分为内侧群、中间群和外侧群（图1，图2）。

内侧肌群　包括踇展肌、踇短屈肌和踇收肌。踇展肌起自跟骨与足舟骨、踇短屈肌起自内侧楔骨、踇收肌起自第2～4跖骨底，止于踇趾近节趾骨底。足底内侧肌群作用于踇趾，各肌的功能如肌的名称所提示，踇展肌外展踇趾；踇短屈肌和踇收肌分别屈、收踇趾。动脉供应来自足底内侧动脉。静脉引流至足底内侧静脉。淋巴回流至腘淋巴结。神

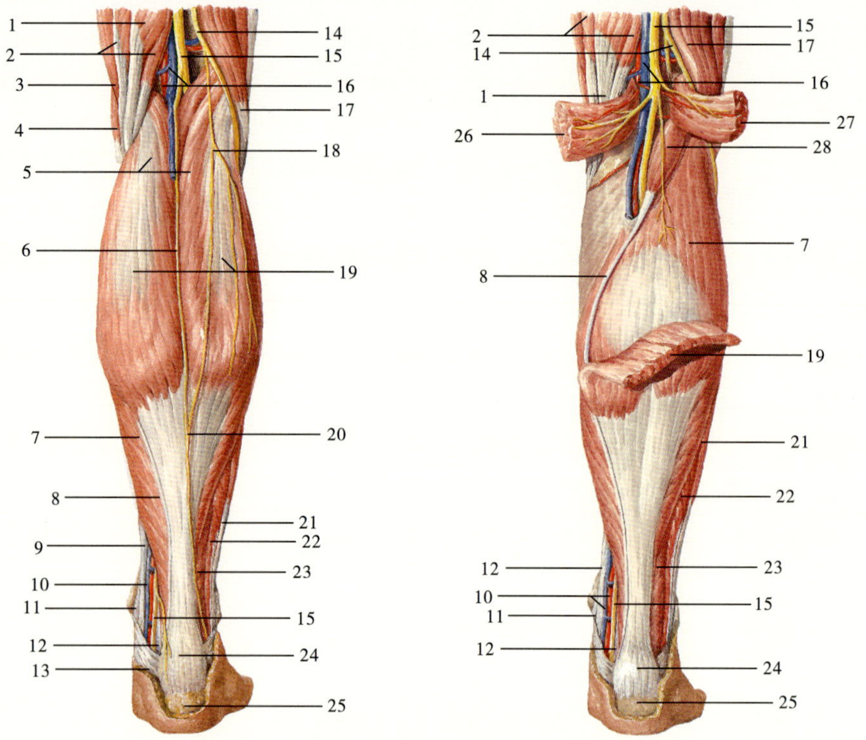

图2 小腿的肌与血管神经（后面观）（1）

1.半腱肌 2.半膜肌 3.股薄肌 4.缝匠肌 5.腓肠肌内侧头和外侧头 6.腓肠内侧皮神经 7.比目鱼肌 8.跖肌腱 9.趾长屈肌腱 10.胫后动脉和静脉 11.胫骨后肌腱 12.踇长屈肌腱 13.屈肌支持带 14.腓总神经 15.胫神经 16.腘动脉和静脉 17.股二头肌 18.腓肠外侧皮神经 19.腓肠肌 20.腓肠神经 21.腓骨长肌 22.腓骨短肌 23.踇长屈肌 24.跟腱 25.跟骨结节 26.腓肠肌内侧头 27.腓肠肌外侧头 28.跖肌

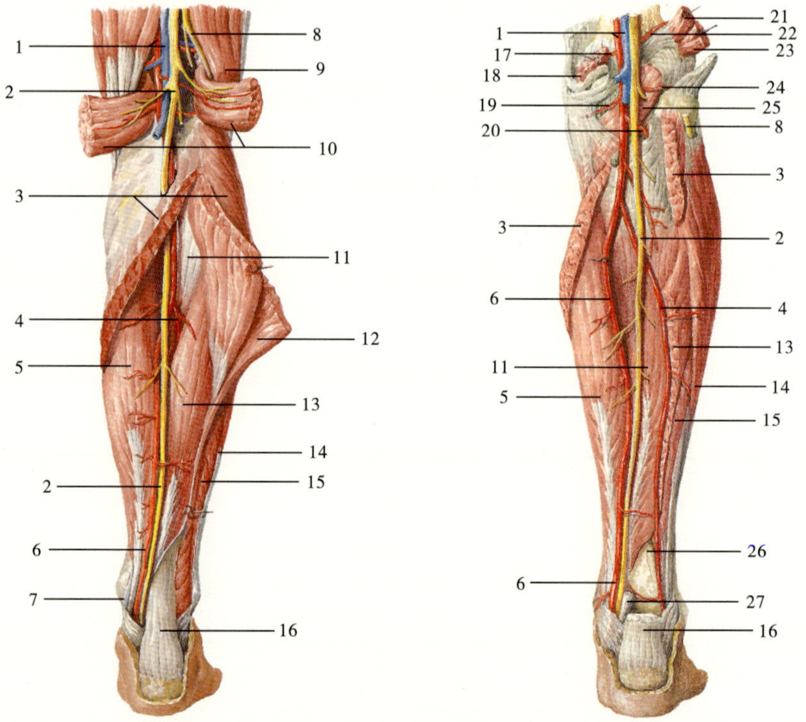

图3 小腿的肌与血管神经（后面观）（2）

1.腘动脉和静脉 2.胫神经 3.比目鱼肌 4.腓动脉 5.趾长屈肌 6.胫后动脉 7.胫骨后肌腱 8.腓总神经 9.股二头肌 10.腓肠肌内侧头和外侧头 11.胫骨后肌 12.腓肠肌 13.踇长屈肌 14.腓骨长肌 15.腓骨短肌 16.跟腱 17.膝上内侧动脉 18.腓肠肌内侧头 19.膝下内侧动脉 20.胫前动脉 21.跖肌 22.膝上外侧动脉 23.腓肠肌外侧头 24.膝下外侧动脉 25.腘肌 26.胫骨 27.踇长屈肌腱

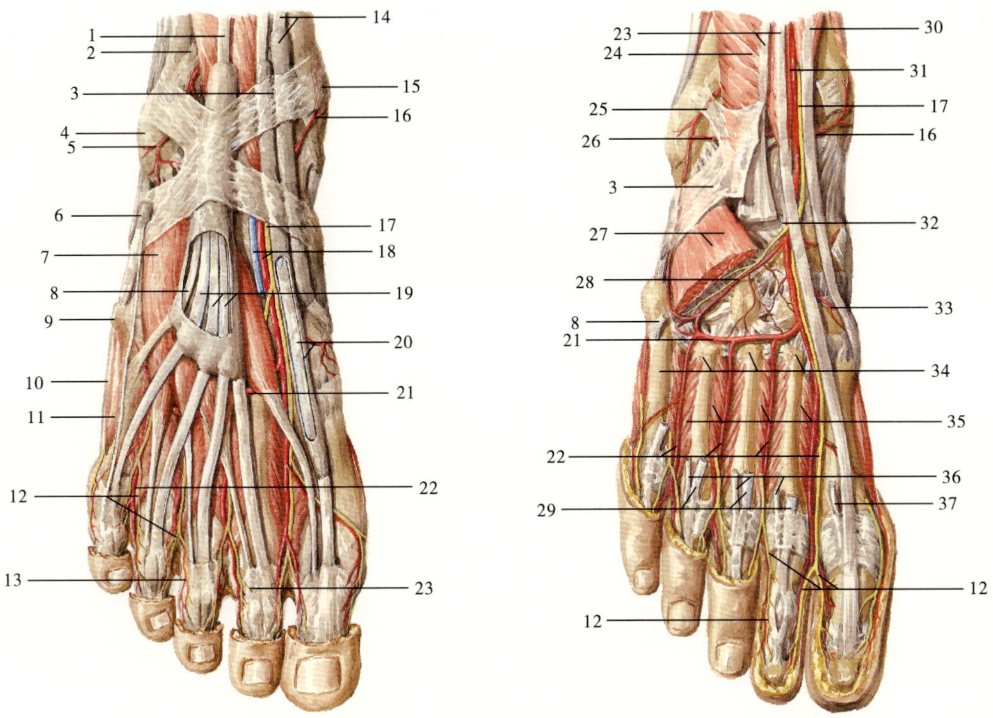

图 1　足背的肌与血管神经

1.趾长伸肌　2.胫腓前韧带　3.伸肌下支持带　4.外踝　5.外踝前动脉　6.腓骨肌总腱鞘　7.趾短伸肌　8.第3腓骨肌腱　9.第5跖骨粗隆　10.小趾展肌　11.小趾对跖肌　12.趾背神经　13.趾背动脉　14.胫骨前肌腱和腱鞘　15.内踝　16.内踝前动脉　17.腓深神经　18.足背动脉和静脉　19.趾长伸肌腱和腱鞘　20.姆长伸肌腱和腱鞘　21.弓状动脉　22.跖背动脉　23.姆长伸肌　24.趾长伸肌　25.腓动脉穿支　26.外踝前动脉　27.姆短伸肌、趾短伸肌　28.跗外侧动脉　29.趾长伸肌腱　30.胫骨前肌　31.胫前动脉　32.腓深神经外侧支　33.跗内侧动脉　34.跖骨　35.骨间背侧肌　36.趾短伸肌腱　37.姆短伸肌腱

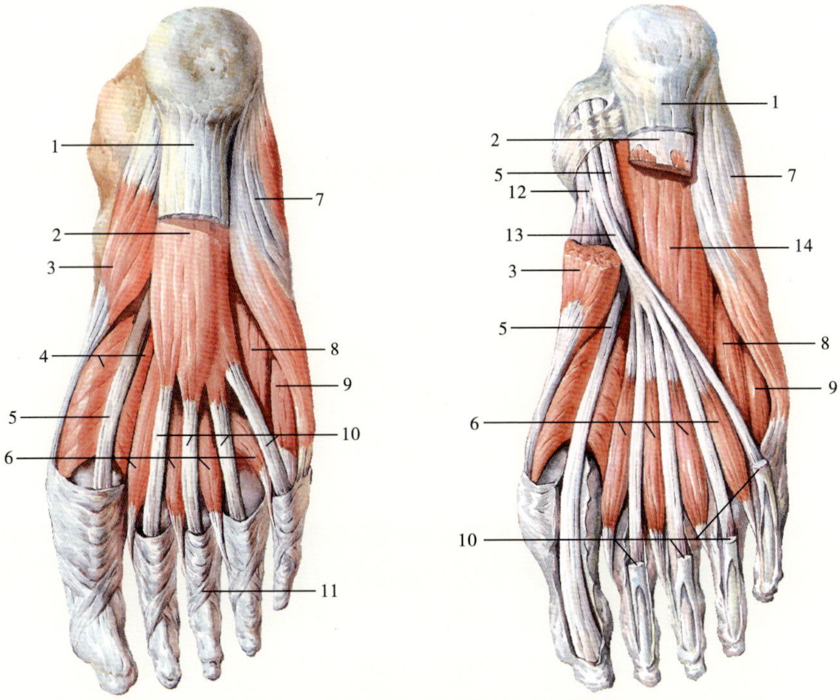

图 2　足底肌

1.足底腱膜　2.趾短屈肌　3.姆展肌　4.姆短屈肌　5.姆长屈肌腱　6.蚓状肌　7.小趾展肌　8.骨间足底肌　9.小趾短屈肌　10.趾短屈肌腱　11.纤维鞘交叉部　12.胫骨后肌腱　13.趾长屈肌腱　14.足底方肌

经支配来自足底内侧神经（图3）。

中间群肌　包括趾短伸肌、足底方肌、蚓状肌4块、骨间足底肌3块和骨间背侧肌4块。趾短伸肌和足底方肌起自跟骨前面，趾短屈肌止于第2~5趾的中节趾骨；足底方肌止于趾长屈肌腱的分歧处；蚓状肌起自趾长屈肌的4个腱，止于趾背腱膜；骨间足底肌起自第3~5跖骨体的内侧面，止于第3~5趾的近节趾骨底和趾背腱膜；骨间背侧肌起自相邻跖骨体的相对面，止于第2~4趾的近节趾骨底和趾背腱膜。趾短屈肌收缩屈第2~5趾；足底方肌收缩时能矫正趾长屈肌腱的作用方向；蚓状肌屈跖趾关节、伸趾间关节；骨间足底肌内收第3~5趾；骨间背侧肌外展第2~4趾。动脉供应来自足底外侧动脉、足底深弓和足底内侧动脉。静脉引流至足底外侧静脉和足底内侧静脉。淋巴回流至腘淋巴结。神经支配来自足底内侧神经和足底外侧神经。

外侧肌群　包括小趾展肌和小趾短屈肌。小趾展肌起自跟骨，止于小趾第1节趾骨底的外侧；小趾屈肌起自第5跖骨底，止于小趾第1节趾骨底的跖侧。小趾展肌收缩外展小趾；小趾短屈肌屈小趾。动脉供应来自足底外侧动脉。静脉引流至足底外侧静脉。淋巴回流至腘淋巴结。神经支配来自足底外侧神经。

（李瑞锡）

nèizàngxué

内脏学（splanchnology）　研究人体消化、呼吸、泌尿和生殖4个系统器官结构与功能的学科。构成这些系统的器官总称内脏。消化和呼吸两个系统的器官来源于内胚层，承担吸收营养物质和摄取氧气、排出代谢产物和二氧化碳的功能；泌尿与生殖两个系统的器官来源于中胚层，具有产生和排出尿液，产生生殖细胞、繁衍后代、种族延续的功能。所有内脏器官在胸腔、腹腔和盆腔内各居一定位置，而在不同体位、姿势，生理活动时，因器官的相互推挤、变形、牵拉等因素作用会出现一定的位置改变。为了描述器官的正常位置和体表投影，在体表假设若干标志线，形成了人体分区。

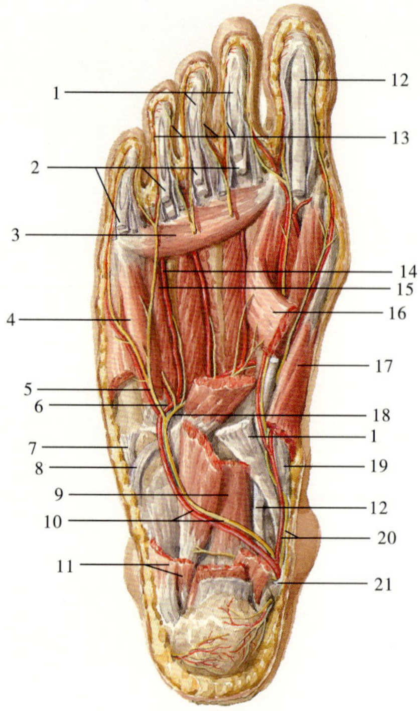

图3　足底的肌与血管神经

1.趾长屈肌腱　2.趾短屈肌腱　3.踇收肌横头　4.小趾短屈肌　5.浅支　6.足底深弓　7.腓骨短肌腱　8.腓骨长肌腱　9.足底方肌　10.足底外侧动脉和神经　11.小趾展肌　12.踇长屈肌腱　13.趾足底固有动脉、神经　14.足心动脉　15.骨间足底肌　16.踇收肌斜头　17.踇展肌　18.深支　19.胫骨后肌腱　20.足底内侧动脉、神经　21.屈肌支持带

胸部标志线：①前正中线：沿胸骨前面正中所作的垂直线。②胸骨线：经胸骨最宽处外侧缘所作的垂线。③锁骨中线：经锁骨中点所作的垂直线。④胸骨旁线：沿胸骨线与锁骨中线间连线的中点所作的垂线。⑤腋前线：经腋前襞向下所作的垂线。⑥腋后线：经腋后襞向下所作的垂线。⑦腋中线：经腋前线和腋后线之间连线中点所作的垂线。⑧肩胛线：沿肩胛骨下角所作的垂线。

腹部分区：通过双侧肋弓最低点（第10肋最低点）作的肋下线和经两髂结节所作的结节间线与经双侧腹股沟韧带中点所作的两个纵行垂线，将腹部分为腹上区和左季肋区、右季肋区；脐区和左腰区、右腰区，腹下区和左腹股沟区、右腹股沟区。其中腰区又称腹外侧区，腹股沟区又称髂区（图）。

器官分类：依据内脏器官特点分为中空性器官和实质性器官。前者多为管状或囊状，内部有空腔，如消化道（胃肠）和呼吸道（气管、支气管）、泌尿生殖道（输尿管、输卵管）等。后者内部无肉眼可见的特定空腔，器官表面被覆结缔组织被膜，多为腺性组织，诸如肝、胰、肾、生殖腺等。

（柏树令）

xiāohuà xìtǒng

消化系统（alimentary system）　将摄取的食物经人体消化器官进行物理与化学性消化，吸收营养物质，并把食物残渣排出体外的系统。该系统由消化器官组成，

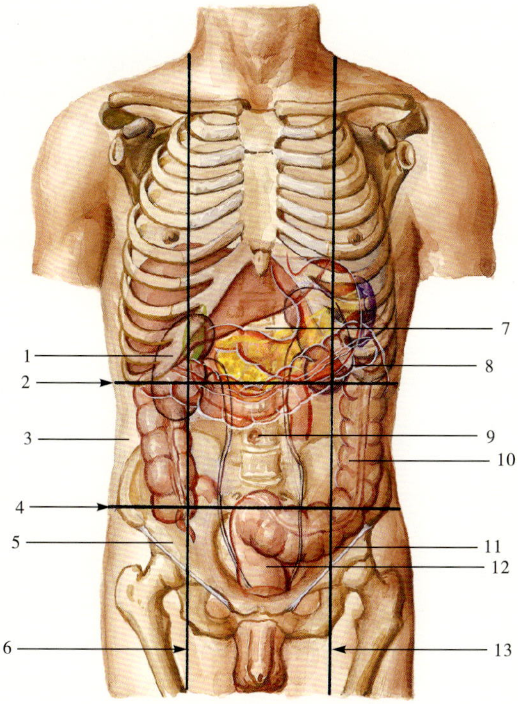

图 腹部分区和器官投影

1.右季肋区 2.经肋弓下线 3.右外侧区 4.髂结节间线 5.右髂区 6.右腹股沟韧带中线 7.腹上区 8.左季肋区 9.脐区 10.左外侧区 11.左髂区 12.腹下区 13.左腹股沟韧带中线

包括消化管和消化腺。消化管分为口腔、咽、食管、胃、小肠和大肠；消化腺分为大消化腺和小消化腺，前者包括口腔腺（唾液腺）、肝和胰；后者包括胃、肠等消化管壁内的许多小腺体。

（柏树令）

xiāohuà qìguān

消化器官（digestive organ） 构成人体的消化系统，对食物进行摄取、消化、吸收和同化的器官。包括消化管和消化腺。其功能为摄取食物，进行机械消化与化学消化，将食物转化为可吸收的物质及食物残渣，可吸收物质被消化管黏膜上皮细胞吸收，食物残渣形成粪便经肛门排出体外。

位置与构成 消化管的入口为口腔，经咽、食管、胃、十二指肠、空肠、回肠、盲肠、结肠、直肠至肛管，出口为肛门。临床通常将从口腔至十二指肠的消化管称上消化道，从空肠到肛门的消化管称下消化道。消化腺为分泌消化液的腺体。依据位置、体积与质量分为大消化腺和小消化腺，其分泌物称消化液。①大消化腺：位于消化管壁之外的消化腺。是独立的器官。其消化液经导管注入消化管腔内，包括肝、胰和大唾液腺。大唾液腺有腮腺、下颌下腺和舌下腺。②小消化腺：分布于消化管壁黏膜层和黏膜下层的消化腺。包括唇腺、颊腺、舌腺、食管腺、胃腺及肠腺等。

形态结构 口腔和咽为有骨性支架的肌性管道。消化管的其余部分均为肌性管道。消化管壁分为4层：黏膜层是最内层，其中口腔、咽、食管及肛门上部为复层扁平上皮。胃、小肠、大肠的黏膜均为单层柱状上皮。消化管黏膜层与黏膜下层在管腔内形成皱襞，内含微循环血管，神经终末支，微细淋巴管、淋巴结和腺体等，便于完成消化、吸收和分泌等功能。黏膜下层介于肌层和黏膜层之间，内含较大的血管、淋巴管、神经纤维、内脏神经节及腺体。肌层在黏膜下层之外，由横纹肌和平滑肌组成。口腔、咽、食管上段及肛管的肌层为骨骼肌。其余部分消化管的肌层均为平滑肌。平滑肌排列成内环行外纵行两层。胃的平滑肌分成外纵、中环、内斜行3层。环行肌收缩使消化管的管腔变细、伸长，纵行肌收缩则使消化管道变粗、缩短，从而产生消化管特有的蠕动性运动，以促进食糜的进一步消化。在消化管的肌层和黏膜下层中有神经丛，内有自主神经节细胞，对消化管蠕动有调控作用。外膜为消化管的最外层，口腔和肛管上份的外膜为纤维结缔组织膜。位于腹部的消化管表面被覆浆膜，属于脏腹膜（图）。

消化腺分类 在胚胎发育过程中，消化管上皮细胞分化为特殊的腺细胞，依其迁移的部位形成不同的消化腺。部分细胞在消化管壁黏膜层及黏膜下层中形成小消化腺，如胃腺、肠腺等。还有一些细胞穿过消化管壁进入周围结缔组织中，形成肝、胰和大唾液腺等大消化腺。这些大消化腺产生的消化液从腺体的管道输送至消化管内。消化腺依细胞分泌物的性质分为黏液腺、浆液腺和混合腺。产生的分泌物质分别是黏液性、浆液性和混合性物质。其中，下颌下腺为混合腺，其分泌物中既有黏液又有酶。黏液可润滑上皮，酶有助于消化；而腮腺则为浆液腺，产生的分泌物含淀粉酶。

胃肠道的内分泌功能 胃肠道黏膜下有数十种内分泌细胞，

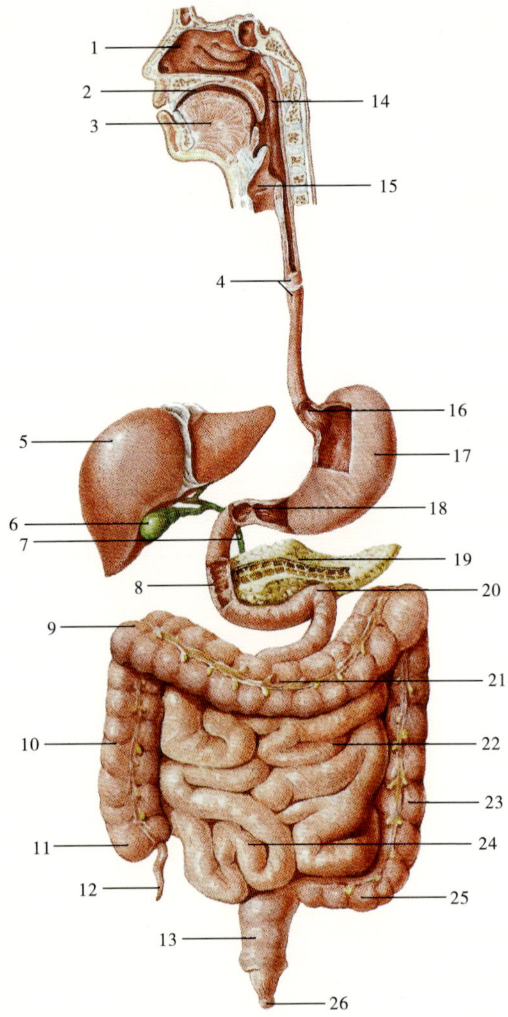

图 消化系统全貌

1.鼻腔 2.口腔 3.舌 4.食管 5.肝 6.胆囊 7.胆总管 8.十二指肠 9.结肠右曲 10.升结肠 11.盲肠 12.阑尾 13.直肠 14.咽 15.喉 16.贲门 17.胃 18.幽门口 19.胰 20.十二指肠空肠曲 21.横结肠 22.空肠 23.降结肠 24.回肠 25.乙状结肠 26.肛门

能合成和释放许多生物活性物质即胃肠激素。这些激素多为肽类，脑内也有分布，故称脑肠肽。包括5-羟色胺、乙酰胆碱、γ-氨基丁酸、缩胆囊素、神经肽Y、一氧化氮、生长抑素、腺苷三磷酸、去甲肾上腺素、血管活性肠肽等。胃肠内分泌细胞属于APUD细胞，具有摄取胺前体，进行脱羧而产生肽类或活性胺的作用。

（柏树令）

xiāohuàguǎn

消化管（alimentary canal）

消化器官中从口腔到肛门的管道。包括口腔、咽、食管、胃、小肠及大肠。

（柏树令）

kǒuqiāng

口腔（oral cavity）

消化管的起始部。由口腔壁、口腔器官和口腔腺构成。口腔的前壁为唇，由上唇和下唇构成，二者之间称口裂，经口裂通向体外。后面借腭垂、腭帆游离缘、两侧的腭舌弓及舌根构成的咽峡与咽分界。两侧壁由颊构成。口腔被牙槽弓和牙龈分为前外侧部的口腔前庭和后内侧部的固有口腔。前者呈马蹄铁形狭窄腔隙，位于牙弓和上唇与下唇之间；后者前外侧壁为牙龈与牙槽弓，上壁为腭，下壁为口腔底，由口腔底的肌、黏膜、舌等器官构成。口腔诸器官包括口唇、牙、腭、舌、颊、口腔腺体等。具有味觉感受，食物咀嚼和加工以及协助发音等功能。

口腔前庭的两侧壁为颊，上自下颌骨颧突，下至下颌体，范围从鼻唇沟与口角至两侧的腮腺咬肌区。自外向内分别由皮肤、颊肌、颊脂体和口腔黏膜构成。皮肤和颊黏膜之间为颊肌。在上颌第二磨牙相对的颊黏膜处有一突起，称腮腺乳头，腮腺导管开口于此处。位于颊肌与咬肌间的间隙内脂肪组织块称颊脂体，呈椭圆形，表面由薄而明显的结缔组织囊包裹。颊脂体与翼颌间隙、颞下间隙、颞浅间隙与深间隙及翼腭窝内的脂肪体相连，颊脂体炎症或肿瘤可向这些部位扩散（图）。

舌下间隙为口底部下颌舌骨肌与舌之间的空隙，内含疏松结缔组织、舌下腺、下颌下腺的一部分及腺管、舌神经、舌下神经与舌深血管等。在口底正中线处有一由黏膜形成的纵襞，称舌系带，与舌下方相连。若舌系带发育过短，将影响舌的运动，可手术矫正。舌系带根部两侧有黏膜隆起，称舌下阜，是下颌下腺管与舌下腺大管合并后的共同开口。舌下阜外侧的半月形皱襞称舌下襞，其深面为舌下腺，其腺小管即开口在襞的边缘。因腺管堵塞而引起的舌下囊肿可引起口底变形。下颌神经的分支舌神经经下颌第三磨牙内面处位置表浅，只有口腔黏膜覆盖，手术时需注意莫误伤。

（柏树令）

kǒuchún

口唇（oral lip）

上唇和下唇的总称。又称唇。从外向内分别由皮

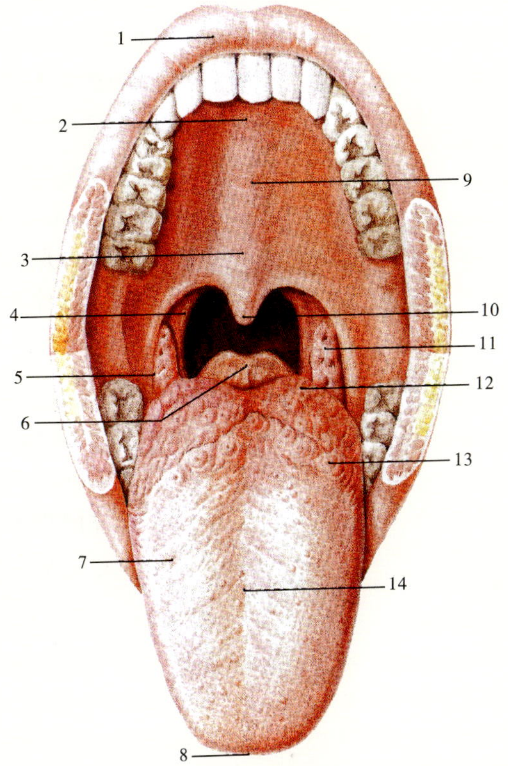

图 口腔的结构（1）

1.上唇 2.硬腭 3.软腭 4.腭咽弓 5.腭舌弓 6.会厌 7.舌体 8.舌尖 9.腭缝 10.腭垂 11.腭扁桃体 12.舌根 13.轮廓乳头 14.舌正中沟

肤、口轮匝肌和黏膜构成。位于口腔前庭的前壁，口裂两侧上下唇结合处为口角，又称唇联合，与第一前磨牙相对。上唇前面正中有一纵沟，称人中，为人类特有，其上中1/3交点为中医针灸学的人中穴。下唇下方以颏唇沟为界，下方称颏部。成年男性上唇和下唇生有毛，分别称为髭和须。上下唇黏膜在中线部位分别形成上唇系带和下唇系带，唇黏膜下组织内有许多唇腺。唇部皮肤与黏膜交界处称唇红缘，上皮薄而不角化，唇红缘无毛囊、汗腺和唾液腺，但有皮脂腺。组织内含丰富微血管，呈鲜红色。缺氧时呈绛紫色，称发绀，是人类的特征之一。上唇外面两侧与颊交界处的浅沟称鼻唇沟。

唇裂系面部常见畸形，俗称兔唇。系胚胎发育中上颌突与同侧的内侧鼻突未融合所致，多位于人中的一侧或两侧。正中唇裂者少见，是左右内侧鼻突在中线处显现不全所致。

唇的动脉供应来自两侧面动脉分支，即上唇动脉和下唇动脉。上唇动脉口径较下唇动脉大，走行于上唇黏膜与口轮匝肌之间。行径迂曲，两侧动脉分支相互吻合，有分支至鼻中隔的前下部和鼻翼，营养上唇与鼻中隔及鼻翼部。下唇动脉在近口角处发自面动脉。经口部三角肌深面至口轮匝肌实质内，上唇和下唇的两侧唇动脉在唇腺、黏膜和下唇诸肌部位相互吻合形成口裂动脉环。唇静脉与同名动脉伴行，引流入面静脉，因面静脉与眼静脉相交通，且缺乏静脉瓣，故若正常血流受阻可逆向流至海绵窦。鼻根至两侧口角形成的三角区称危险三角。区内的化脓性感染如处理不当，细菌栓子可经面静脉及其分支进入海绵窦导致颅内感染。唇的淋巴经下颌下淋巴结及颏下淋巴结注入颈外侧深淋巴结。少数淋巴管左右有交通，是肿瘤向对侧转移的形态学基础。唇的感觉神经来自三叉神经，感觉敏锐；运动神经来自面神经，支配口轮匝肌。

（柏树令）

yá

牙（tooth） 人体内最坚硬的器官，由牙质、釉质、牙骨质和牙髓组成。又称牙齿。

牙式 记录牙的名称、代表符号、位置、种类、排列与上下颌骨关系的规定标准表达方式。常以“+”记号划分为4区，上、下方分别代表上下颌，左右方分别代表左右侧，以罗马数字Ⅰ～Ⅴ标示乳牙，以阿拉伯数字1～8标示恒牙。

乳牙的牙式为：

右	Ⅰ	Ⅱ	Ⅲ	Ⅳ	Ⅴ	左
	乳中切牙	乳侧切牙	乳尖牙	第一乳磨牙	第二乳磨牙	

恒牙的牙式为：

右	1	2	3	4	5	6	7	8	左
	中切牙	侧切牙	尖牙	第一前磨牙	第二前磨牙	第一磨牙	第二磨牙	第三磨牙	

位置和分类 位于口腔前庭与固有口腔之间，嵌合于上颌骨与下颌骨的牙槽内。排列成上牙弓和下牙弓，具有咬切咀嚼食物和协助发音等功能。人的一生有两套牙，首先生出的一套称乳牙。一般在生后6个月开始萌出，3周岁左右出齐，共20颗，上颌和下颌各10颗，左侧和右侧每侧5颗。分别称乳中切牙、乳侧切牙、乳尖牙、第一乳磨牙和第二乳磨牙。6岁左右乳牙开始自然脱落，为恒牙所代替。恒牙作为人的第二套牙，是功能性牙齿。第一磨

牙首先萌出，之后中切牙、侧切牙、尖牙等逐渐萌出，除第三磨牙萌出最晚，称迟牙或智牙，时间可迟至18~28岁（及以后）外，其余各牙通常在14周岁出齐。第三磨牙终生不萌出者约占30%。而萌出的第三磨牙，常位置不正，向前顶推第二磨牙形成“阻生齿”。恒牙全部出齐共32颗，上颌和下颌各16颗。牙的发生、萌出与换牙脱落时间详见表。

形态结构　生物学称人类的牙为异型牙，各种牙型齐全。牙暴露在口腔内的部分称牙冠，被牙龈包裹部分为牙颈。牙龈是致密而富有微血管的纤维结缔组织，表面被以口腔黏膜，呈粉红色，无黏膜下层，直接贴附于上颌与下颌牙槽突的骨膜，故牙龈活动度小。牙龈的游离缘称龈缘，包裹牙颈与牙冠之间，该处形成一狭窄的环形沟，称龈沟。龈缘充填在牙间隙内的隆起部分称牙间乳头或牙龈乳头。中国人切牙的牙冠扁平呈铲形，西方人多呈凿状。尖牙的牙冠呈锥形，前磨牙牙冠呈方圆形，咬合面有两个小结节。磨牙牙冠呈方形，咬合面有4个小结节，牙冠最大。牙冠以其与邻近器官接触方位分为前庭面、舌面、邻接面和咬合面。牙根是牙嵌入牙槽的部分，切牙与尖牙只有一个牙根，前磨牙又称双尖牙，一般也只有一个牙根，第一前磨牙有时有两个牙根。磨牙又称多尖牙，下颌磨牙多有两个根，上颌磨牙有3个牙根。各牙根内均有牙根管，与牙冠及牙颈的腔相通，共同构成牙腔。腔内含有结缔组织、血管、神经，合称为牙髓。牙根管在根尖处的开口称牙根尖孔。牙颈内有较宽阔的牙冠腔。牙组织由釉质、牙质、牙骨质和牙髓构成。釉质呈半透明状，来源于外胚层的上皮，钙化程度最高，硬度近似石英，覆盖于牙冠部牙质的外表面，最厚处2~3mm，是人体内最坚硬的组织。牙质是中胚层的产物，构成牙的大部分物质，硬度仅次于釉质，大于牙骨质。在牙冠，牙质位于釉质内面；在牙根与牙颈，牙质表面被覆牙骨质。牙骨质与骨类似，是牙钙化组织中硬度最小的一种。牙髓位于牙腔内，由结缔组织、血管和神经组成，感觉神经末梢丰富。由于牙髓腔的

表　牙的萌出与脱落时间

分类	牙名	数字标示	发生时间	出牙时间	脱落时间
乳牙	乳中切牙	Ⅰ	胚胎第2个月	生后6~8个月	7岁
	乳侧切牙	Ⅱ	胚胎第2个月	生后6~10个月	8岁
	乳尖牙	Ⅲ	胚胎第2个月	生后16~20个月	12岁
	第一乳磨牙	Ⅳ	胚胎第2个月	生后12~16个月	10岁
	第二乳磨牙	Ⅴ	胚胎第2个月	生后20~30个月	11~12岁
恒牙（上颌）	中切牙胚胎	1	5.5个月	7~8岁	
	侧切牙胚胎	2	5.5个月	8~9岁	
	尖牙胚胎	3	6个月	11~12岁	
	第一前磨牙	4	足月生时	10~11岁	
	第二前磨牙胚胎	5	10个月	10~12岁	
	第一磨牙	6	胚胎4个月	6~7岁	
	第二磨牙	7	足月生后9个月	12~13岁	
	第三磨牙	8	足月生后4~5岁	17~21岁	
恒牙（下颌）	中切牙	1	同上颌恒牙	6~7岁	
	侧切牙	2	同上颌恒牙	7~8岁	
	尖牙	3	同上颌恒牙	9~10岁	
	第一前磨牙	4	同上颌恒牙	10~12岁	
	第二前磨牙	5	同上颌恒牙	11~12岁	
	第一磨牙	6	同上颌恒牙	6~7岁	
	第二磨牙	7	同上颌恒牙	11~13岁	
	第三磨牙	8	同上颌恒牙	17~21岁	

限制，牙髓发炎时疼痛剧烈。牙周组织包括牙周膜、牙槽骨和牙龈。对牙有固定、支持与保护作用（图）。

动脉供应　来自颈外动脉分支上颌动脉发出的上牙槽前动脉、上牙槽后动脉和下牙槽动脉。由这些动脉发出供应上列和下列牙及牙周组织的牙龈支、牙槽支、牙髓支。

静脉引流　静脉与动脉伴行引流入牙槽静脉至颈外静脉。

淋巴回流　牙和牙周组织的淋巴管起于牙腔，逐级形成小淋巴管，牙腔内淋巴管与牙周组织淋巴管一起汇入下颌下淋巴结和颏下淋巴结。

神经支配　来自交感神经和三叉神经分支，交感神经沿血管分布，协调平滑肌的舒缩，调节血流量。三叉神经的上颌神经发出的前牙槽支、中牙槽支、后牙槽支和下颌神经发出的下牙槽神经分别分布至牙槽骨、牙质、牙腔和牙髓，支配上列和下列牙。

（柏树令）

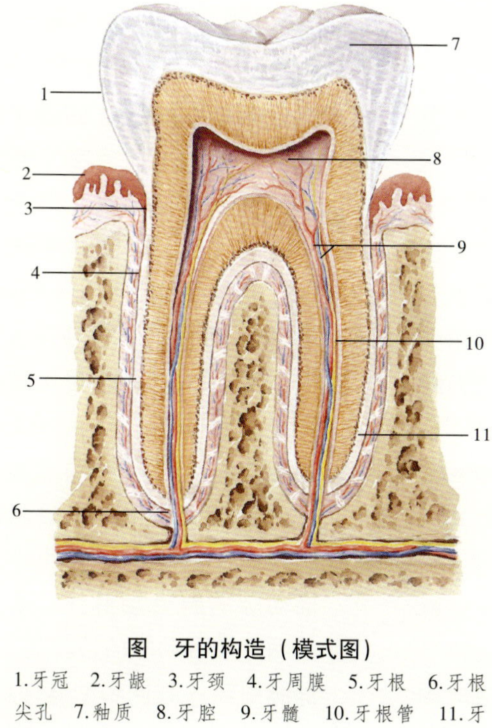

图　牙的构造（模式图）

1.牙冠　2.牙龈　3.牙颈　4.牙周膜　5.牙根　6.牙根尖孔　7.釉质　8.牙腔　9.牙髓　10.牙根管　11.牙骨质

shé

舌（tongue）　位于口腔底的肌性器官。由纵、横和垂直 3 种不同方向的骨骼肌交织而成。表面被覆黏膜，运动灵活，有协助咀嚼、吞咽、感受味觉和发音等功能。

位置和毗邻　舌平卧在口底肌上面，分舌背与舌底，表面被以黏膜，其内为骨骼肌。舌背的后部有一倒 V 形界沟，将舌分为前 2/3 的舌体和后 1/3 的舌根。舌体呈水平位，活动度大，舌根与舌骨连结相对固定。界沟尖端有小凹称舌盲孔，为胚胎时期甲状舌管的遗迹。舌根被覆咽部黏膜，表面光滑，富含淋巴组织，有较多淋巴滤泡，称舌扁桃体。舌体与舌尖背侧覆盖口腔黏膜，紧贴舌肌，表面粗糙柔软，形成一层薄的白色舌苔。在红润的舌质与白色舌苔中，有大量感受味觉、温度觉、触觉等的特殊结构称舌乳头。

形态结构　舌乳头包括：① 丝状乳头：是呈白色刺状小突起，数量多，分布面积广，接受一般感觉的刺激，不感受味觉。② 菌状乳头：呈淡红色蕈状突起，如同大头钉的帽，直径 0.4～1mm，数量较多，散在于丝状乳头之间，含味蕾司味觉，多见于舌尖及舌两侧缘。③ 轮廓乳头：排列于倒 V 形界沟的前面，有 7～11 个。轮廓乳头的中央凸，周围有环状沟，体积最大，直径 1～3mm，肉眼容易辨认，每个轮廓乳头约含 250 个味蕾。④ 叶状乳头：是叶片形的舌的小黏膜皱襞，每皱襞长 2～5mm，小儿更清楚，位于舌侧缘的后部、腭舌弓的前方，舌的每侧有 4～8 条。成年人舌的叶状乳头明显退化，逐渐为淋巴组织和脂肪组织所代替。味蕾是舌感受酸、甜、苦、辣、咸等味觉功能的感受器。除舌乳头内富含味蕾外，腭舌弓、会厌后面、咽后壁等处的黏膜上皮内均含散在的味蕾，新生儿的较多，成年人的较少。舌体下面的舌黏膜在正中线上形成与口底相连的黏膜皱襞称舌系带。该系带发育得过短，将限制舌的活动，使语言不清，可手术矫正。舌系带根部两侧各有一小黏膜凸称舌下阜，其上有下颌下腺及舌下腺大管的开口。而由舌下阜向口底后外侧延续的带状黏膜皱襞称舌下襞，舌下腺位于舌下襞的深面，舌下腺小管开口于舌下襞表面。舌根紧贴会厌的正中线上有与会厌相连的纵行皱襞称舌会厌正中襞，其两侧的凹陷称会厌谷，再外侧为舌会厌外侧襞（图）。

舌被纤维性舌中隔分为左右两半，每侧舌肌又分为舌内肌和舌外肌。舌内肌的起止点均在舌内，分舌纵肌、舌横肌和舌垂直肌。上纵肌在舌背黏膜深面；下纵肌在舌下部的两侧；舌横肌为夹于上纵肌与下纵肌之间的横行纤维。舌垂直肌起自舌背止于舌下面及两侧。舌内肌的收缩可改变舌的形状。舌外肌共 3 对：①颏舌肌：起自下颌骨颏棘，止于舌体中线的两侧，呈扇形分散于舌内。颏舌肌一侧收缩时，伸舌舌尖向对侧，两侧同时收缩，推舌伸向前下方，该肌受舌下神经支配。观察舌尖伸出的方向，可

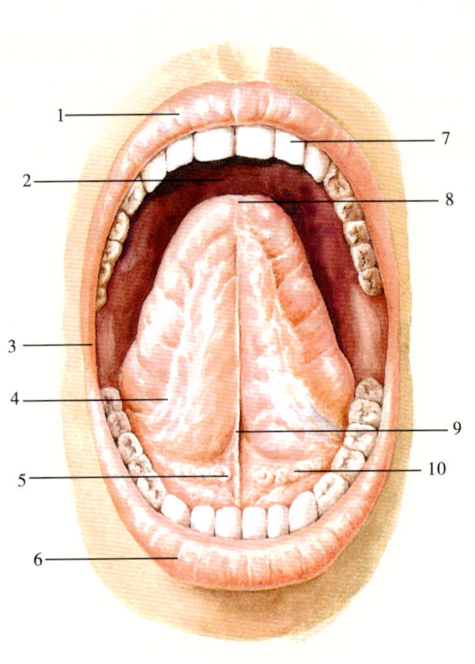

图　口腔的结构（2）

1.上唇　2.硬腭　3.唇联合　4.伞襞　5.舌下阜　6.下唇　7.上牙弓　8.舌尖　9.舌系带　10.舌下襞

判断舌下神经损伤的部位。②舌骨舌肌和茎突舌肌：分别从舌骨大角与颞骨茎突起始，止于舌两侧及舌底，收缩时拉舌向后下方或后上方。舌内肌与舌外肌协调配合运动，使舌在口腔内协助完成吸吮、吞咽和咀嚼等功能，并辅助发音和感受味觉与触觉。

动脉供应　由颈外动脉分支舌动脉发出的2~3条舌背支及舌深动脉与咽升动脉供应，舌背支在舌根形成舌根部动脉网，舌深动脉形成同侧舌背侧动脉网和舌腹侧动脉网，舌背侧动脉网再形成各种舌乳头的动脉毛细血管丛，为舌乳头供血。

静脉引流　丝状乳头、菌状乳头、轮廓乳头的毛细血管网自乳头中心部降至基底部，汇成静脉丛。叶状乳头毛细血管网稀疏，向黏膜内发出毛细血管袢。这些毛细血管丛输出支与舌的同名静脉一起汇成舌静脉，最终汇入颈内静脉。

淋巴回流　舌的淋巴管丰富，在黏膜下和舌肌内分别形成浅淋巴管丛和深淋巴管丛，彼此连续，汇合为4组淋巴管：①引流舌尖部淋巴的前淋巴管：注入颏下淋巴结及颈内静脉肩胛舌骨肌淋巴结。②引流舌体侧方（除舌尖外）淋巴的舌外侧淋巴管：汇入下颌下淋巴结及颈深上淋巴结。③引流舌体中线附近（除舌尖外）淋巴的中央淋巴管：汇入颈深上淋巴结。④引流舌根淋巴的舌淋巴管：汇入颈上深淋巴结，主要注入颈内静脉二腹肌淋巴结。

舌的淋巴液可经颏下淋巴结及下颌下淋巴结注入颈内静脉淋巴结，也可直接注入颈内静脉淋巴结。因此，舌癌患者即使未查到颏下淋巴结和下颌下淋巴结肿大，也有可能转移至颈内静脉淋巴结。

神经支配　舌前2/3一般感觉来自下颌神经的舌神经，舌前2/3黏膜味觉来自面神经的鼓索支，舌后1/3黏膜的味觉及一般感觉来自舌咽神经的舌支，由迷走神经发出的喉上神经内支也分布在舌后1/3黏膜及会厌，司味觉与一般感觉。舌肌的运动神经来自舌下神经。

（柏树令）

è

腭（palate）

固有口腔的上壁。呈穹隆状，分硬腭和软腭，分隔鼻腔与口腔。

位置分部与毗邻　腭构成固有口腔的顶，腭的上面为鼻腔面，下为口腔面，前2/3为硬腭，后1/3为软腭。硬腭由上颌骨腭突与腭骨水平板构成，表面被覆口腔黏膜。硬腭黏膜与骨膜紧密相连形成黏膜骨膜组织，正中有隆起的腭缝，缝前方切牙后面有切牙乳头是切牙孔的标志。硬腭两侧横行的襞称腭横襞，新生儿的较明显。软腭前部厚，后部薄后缘游离，称腭帆。中间有指状突起，游离突向后下，称腭垂。又称悬雍垂。由腭垂向两侧外下方形成两对弓形的弯曲皱襞，分别止于舌根侧缘与咽的侧壁。前者称腭舌弓，后者称腭咽弓。硬腭鼻腔面前2/3被覆含有杯状细胞的假复层纤毛柱状上皮，为典型的鼻黏膜。后1/3为复层鳞状上皮。软腭由一层腭腱膜作为支架，向前附着于腭骨后缘，向两侧与咽颅底筋膜相延续，向后逐渐变薄至腭后缘。其黏膜表面无角化的复层鳞状上皮，其口腔面黏膜内含有许多密集而较大的黏液腺。腭肌的位置、功能见下表。

腭部畸形　腭裂，为切牙孔至腭垂间残留的一矢状裂隙，又称狼咽。是发育过程中左侧与右侧外侧腭突在中线愈合不良所致。正常时，软腭向后下方倾斜，成为口与咽之间的间隔。吸气时腭帆下降，吞咽或说话时，腭帆上升，紧贴咽后壁，分隔鼻咽部与口咽部。腭裂以及腭肌麻痹时，因口咽与鼻腔不完全分隔开，食团常误入鼻腔，产生吞咽功能障碍。腭裂可手术矫正。

动脉供应　硬腭的动脉来自上颌动脉的分支腭大动脉。软腭的动脉来自上颌动脉的腭小动脉支、面动脉的腭升动脉支、咽升动脉的咽支及舌动脉的舌背支。

静脉引流　与同名动脉伴行，常与一些静脉丛，如翼丛、咽丛等吻合。

表 腭肌的位置、起止点及功能

名称	位置	起点	止点	主要功能
腭帆张肌	腭帆提肌前外侧	咽鼓管的软骨部及颅底	腭腱膜	紧张腭帆，扩张咽鼓管
腭帆提肌	腭帆张肌后内侧	咽鼓管的软骨部和颅底	腭腱膜	提软腭，缩咽鼓管
腭垂肌	腭垂内	腭腱膜前份近中线处	腭垂结缔组织	收缩时缩短并上提腭垂
腭咽肌	腭咽弓	咽纤维膜及甲状软骨板	腭腱膜及咽鼓管软骨	紧张腭咽弓，缩小咽峡，上提咽与喉
腭舌肌	腭舌弓内	舌背及侧缘	腭腱膜	紧张腭舌弓，降腭帆，缩咽峡

淋巴回流　软腭与硬腭内有丰富的淋巴管网，腭的淋巴管均注入颈上深淋巴结。

神经支配　上颌神经的分支腭神经，由翼腭神经节发出并下行，入腭大管分为腭大神经与腭小神经。前者出腭大孔达切牙孔与鼻腭神经支交通，沿途分支至上颌牙龈、黏膜和腭腺；后者穿腭小孔后分支至软腭、腭垂与腭扁桃体。腭血管和腺体的神经来自面神经的内脏运动纤维，随岩大神经至翼腭神经节，换元后其节后神经纤维沿腭小神经分布至软腭，形成黏膜下丛和上皮下丛。由神经丛分支至软腭的腭腺、血管等。腭的内脏感觉纤维经面神经膝节的中枢突进入脑干，止于孤束核。腭帆张肌受下颌神经支配，其他腭肌均由经迷走神经或舌咽神经到达咽丛的副神经脑根纤维支配。

（柏树令）

biǎntáotǐ

扁桃体（tonsil）　由淋巴组织构成的一种圆形小组织块。根据位置分为腭扁桃体、舌扁桃体、咽扁桃体和咽鼓管扁桃体。

腭扁桃体：位于口咽部侧壁，腭舌弓和腭咽弓之间，扁桃体窝内的淋巴上皮器官。具有防御功能。其内侧面游离，较平坦，表面被覆口腔黏膜，通常因黏膜凹陷而形成10~20个大小不等的隐窝称扁桃体小窝。扁桃体的前面、后面与凸隆的外侧面包有被囊，是咽筋膜的衍生物，该囊由一层结缔组织膜形成，称扁桃体囊。由该囊向腭扁桃体伸出许多结缔组织小梁，在扁桃体外侧面构建了支架并与咽上缩肌紧密相连。在腭扁桃体后外侧1~1.5cm处有纵行的颈内动脉，约2cm处有颈外动脉相毗邻。腭扁桃体上部较深的陷凹称扁桃体内间隙，间隙上壁内有丰富的淋巴组织，其开口呈弧形，又称扁桃体上窝。腭扁桃体下前方有由腭舌弓向后下延伸的三角襞，如其游离开则成为扁桃体前窝，与其对应的后内侧有扁桃体后窝（图）。

腭扁桃体的动脉来自面动脉分支、腭升动脉分支及由面动脉直接发出的扁桃体支；上颌动脉的腭降动脉分支与舌动脉的舌背支均有细小动脉分支到腭扁桃体。有时面动脉与腭扁桃体间仅隔以咽壁肌层。腭扁桃体静脉与同名动脉伴行。扁桃体旁静脉又称腭外静脉，走行于扁桃体囊外侧面与软腭之间，穿鼻咽部，经咽静脉丛引流入面静脉中。此静脉易在扁桃体窝上角受损。因其口径较大，损伤后出血严重。腭扁桃体的毛细淋巴管通过被囊处的结缔组织小梁穿过囊被膜，汇集成较大淋巴管。穿经咽上缩肌及颊咽筋膜，跨越茎突舌骨肌与颈内静脉之间，注入颈外侧深淋巴结。继而终于颈内静脉二腹肌淋巴结和下颌下淋巴结。腭扁桃体受翼腭神经节的腭中支、腭后神经支与舌咽神经的扁桃体支支配。

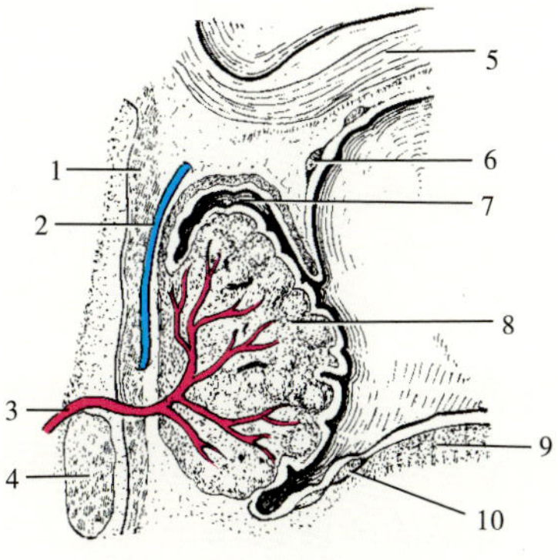

图　腭扁桃体冠状切面

1.咽上缩肌　2.腭外静脉　3.面动脉扁桃体支　4.茎突舌肌　5.软腭　6.软腭淋巴组织　7.扁桃体上窝　8.腭扁桃体　9.舌　10.舌淋巴组织

舌扁桃体：位于舌根背部黏膜表面，由淋巴组织形成的丘状隆起，即舌滤泡的总称。咽扁桃体：鼻咽上壁后部黏膜内含有的丰富淋巴组织。咽鼓管扁桃体：在咽鼓管咽口周围至软腭之间的许多颗粒状淋巴组织，系咽扁桃体的延续。

（柏树令）

tuòyèxiàn

唾液腺（salivary gland）　口腔周围及口腔壁内的分泌唾液的腺器官。分为小唾液腺和大唾液腺。

分类与位置　小唾液腺位于口腔各部分的黏膜和黏膜下层内，如唇腺、颊腺、腭腺和舌腺等，直接开口于黏膜或间接以小导管开口于口腔，具有分泌口腔黏液的功能，属黏液腺。大唾液腺在人类共有3对即腮腺、下颌下腺和舌下腺，至口腔黏膜有一定距离，以导管相连结。腮腺的腺泡全部由浆液腺的细胞构成，属浆液性腺体。腺泡腔小而闰管与分泌管较长，分支较多。下颌下腺与舌下腺属混合腺，前者浆液性腺泡较多，黏液性腺泡较少；后者黏液性腺泡较多，浆液性腺泡很少。唾液透明而稀薄，具有一定黏度，由导管排至口腔。

腮腺　位于外耳门的前下方、下颌骨与胸锁乳突肌之间的下颌后窝内的大唾液腺。质量15~30g，质地软，色淡黄，形状不规则。分浅深两部，浅部在颧弓与下颌后窝内，前方为咬肌后1/3的浅面称面突，后方借腮腺峡与腺的深面相续；深部深入下颌后窝内，位于下颌支与胸锁乳突肌之间，又称下颌后尖。颈深筋膜浅层形成包裹腮腺的被膜，其浅层致密，紧贴腺体表面。向上连于颧弓，向前连于咬肌筋膜，向后连接胸锁乳突肌筋膜。从颈深筋膜浅层发出的间隔插入腺实质中，将其分隔成若干小叶，囊的深层薄弱，上后方连茎突与颞骨的鼓部，下连下颌支内面，于茎突与下颌骨内面深层形成较厚的茎突下颌韧带。面神经主干进入腮腺实质行于腮腺浅深叶之间，分支构成腮腺内丛，由丛发出颞支颧支颊支下颌缘支和颈支共5个分支，呈辐射状从腮腺上缘与前缘穿出，支配面部表情肌。面神经腮腺丛深面为下颌后静脉和颈外动脉。下颌后静脉从腮腺下端穿出，颞浅动脉从腮腺上端穿出，上颌动脉从腮腺前内侧面穿出。腮腺管长约5cm，由小叶间和叶间数条腮腺管汇集而成，由腮腺浅部前缘浅出，于颧弓下约一横指处水平跨越咬肌表面，其上方分别与面横动脉及面神经颧支毗邻，下方与面神经颊支毗邻，至咬肌前缘向内斜穿颊肌及颊脂体，开口于平对上颌第二磨牙牙冠的颊黏膜处的腮腺管乳头。副腮腺的组织结构同腮腺，位于腮腺管的近腮腺端，与腮腺分离，形态大小不一，出现率约35%，导管汇至腮腺管。

下颌下腺　位于下颌体下缘，下颌下三角内，分泌的唾液以浆液为主，黏液为辅的混合性腺体。质量约15g。分浅深两部。浅部较大，在下颌下三角内，前方至二腹肌前腹，后方借茎突下颌韧带与腮腺分隔。其下有面前静脉和面神经颈支跨越，表面或腺实质内有数个颌下淋巴结，浅面被覆皮肤和颈阔肌。外侧面紧贴下颌体的下颌下腺凹部，与翼内肌止点为邻。下颌下腺浅部内侧面前方毗邻下颌舌骨肌，后方邻接茎突舌肌、茎突舌骨韧带和舌咽神经。深部呈舌状突出，在下颌舌骨肌与舌骨舌肌之间，舌神经与舌下神经走行于其上方和下方，前内侧与舌下腺后部毗邻。颈深筋膜浅层包裹下颌下腺，形成其被膜，被膜与腺体表面结合疏松，易分离。下颌下腺管自其内侧面发出，长约5cm，沿口腔底黏膜深面向前行，先在下颌舌骨肌与舌骨舌肌间，后经舌下腺与颏舌肌之间走行，开口于舌下阜（图1）。

舌下腺　位于口腔底黏膜深面，分泌的唾液以黏液为主，浆液为辅，质量2~3g的大唾液腺。其表面的口腔黏膜向上突起形成舌下襞。向前与对侧舌下腺相邻，向后与下颌下腺深部毗邻，内侧与颏舌肌之间有舌神经和下颌下腺管走行，外侧与下颌体的舌下腺凹相邻，下面邻接下颌舌骨肌。舌下腺管分为两种：舌下腺大管从舌下腺的前部发出，走行于下颌下腺管的外侧，与下颌下腺管共同或单独开口于舌下阜；舌下腺小管有5~15条，多数开口于舌下襞，部分汇入下颌下腺管（图2）。

动脉供应　腮腺由颞浅动脉和上颌动脉穿越腮腺的分支供应。下颌下腺由面动脉和舌动脉分支供应。舌下腺由舌下动脉供血，来自舌动脉。

静脉引流　腮腺的静脉汇入下颌后静脉。下颌下腺的静脉注入面前静脉。舌下腺的静脉注入面静脉。

淋巴回流　腮腺浅淋巴结和深淋巴结位于腮腺表面或腺实质内，有2~3个，其输出淋巴管经下颌下淋巴结汇入颈外侧深淋巴结。下颌下腺淋巴结位于腺体附近或其实质内，引流面部及口腔器官的淋巴液，汇入颈外侧浅淋巴结和深淋巴结中。舌下腺的淋巴管汇入颈外侧上深淋巴结。

神经支配　①支配腮腺的交感神经：发自脊髓胸1~胸2节段，颈上神经节换元，节后纤维伴颈外动脉丛走行到达腮腺，神经兴奋促血管收缩。副交感神经来自下涎核，沿舌咽神经的岩小神经至耳节换元，节后纤维经耳颞神经调控腮腺细胞分泌，神经兴奋促血管扩张。耳大神经分支与耳颞神经腮腺支感受腮腺的感觉。②支配下颌下腺交感神经：来自脊髓胸1~胸2节段，于颈上节换元，节后纤维随面动脉分支走行至腺体，促血管收缩。副交感神经来自上涎核，经面神经鼓索，加入三叉神经的舌神经，到下颌下神经节换元，节后纤维伴

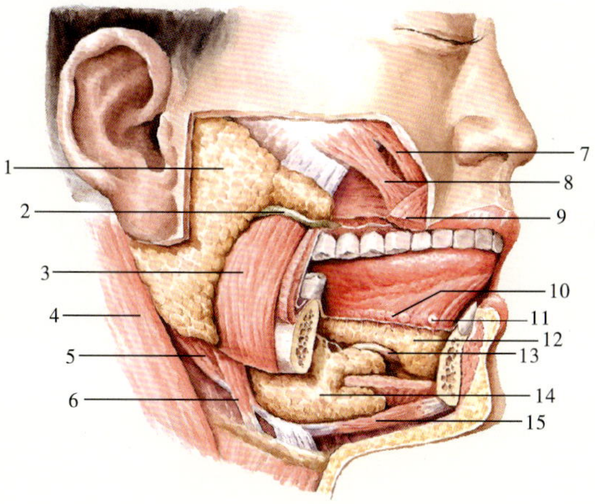

图1 腮腺、下颌下腺和舌下腺

1.腮腺 2.腮腺管 3.咬肌 4.胸锁乳突肌 5.二腹膜后腹 6.茎突舌骨肌 7.提上唇肌 8.颧肌 9.口轮匝肌 10.舌下襞 11.舌下阜 12.舌下腺 13.下颌下腺管 14.下颌下腺 15.二腹肌前腹

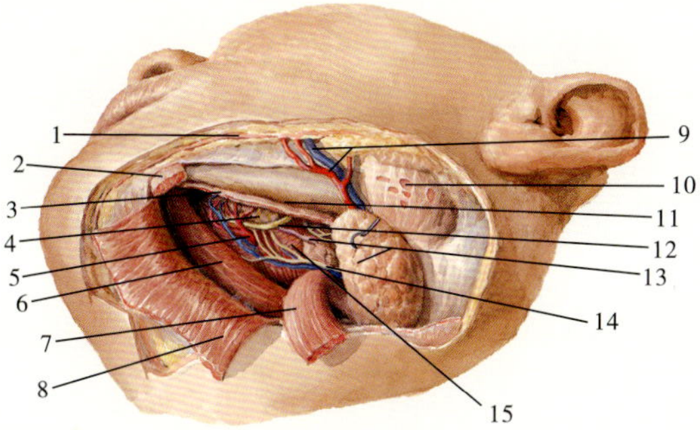

图2 下颌下三角及其内容

1.颈阔肌 2.二腹肌前腹 3.下颌舌骨肌 4.舌下腺 5.舌动脉 6.颏舌骨肌 7.二腹肌前腹 8.下颌舌骨肌 9.面动脉和静脉 10.咬肌 11.下颌骨下缘 12.舌神经 13.下颌下腺和管 14.舌下神经 15.茎突舌骨肌

面动脉到下颌下腺，促血管收缩。支配下颌下腺一般感觉经舌神经传入，由三叉神经感觉根入脑。③支配舌下腺交感神经：来自脊髓胸1～胸2节段，在颈上节换元，节后纤维伴面动脉分支至舌下腺，神经兴奋促血管收缩。副交感神经纤维起自上涎核，经面神经、鼓索和下颌神经的舌神经抵达下颌下神经节换元，节后纤维分布至舌下腺，神经兴奋促腺细胞分泌和血管扩张。舌下腺的一般感觉，经三叉神经的舌神经传入脑。

（柏树令）

yān

咽（pharynx） 消化管上端扩大的部分，呈上宽下窄的漏斗状，是消化管和呼吸道的共同通道。

位置和毗邻 上宽下窄，前后略扁，位于鼻腔、口腔和喉的后方，脊柱颈部的前方，长12～14cm。咽的上端附着于蝶骨体后部及枕骨基底部，呈拱顶状称咽穹，下端位于第6颈椎平面与食管相接。后壁借疏松结缔组织及椎前筋膜与脊柱相隔，前壁不完整，分别开口于鼻腔、口腔和喉腔，故将咽分为鼻咽部、口咽部和喉咽部。

鼻咽部 位于鼻腔后部，软腭的后上面。向下续口咽部，向前经鼻后孔通鼻腔，两侧约平下鼻甲的后部，咽后壁向前约1.5cm处的咽侧壁，有咽鼓管软骨形成的隆起，即咽鼓管圆枕，由其围绕的凹陷内有咽鼓管咽口，向外侧借咽鼓管及其鼓室口与中耳鼓室相通。咽鼓管圆枕的后上方有一纵行隐窝，称咽隐窝，距破裂孔1cm左右，是异物存留、创伤感染、肿瘤发生及向颅内蔓延、转移的常见部位

（图1）。

咽扁桃体是咽后壁的淋巴组织，胚胎4个月时发生，幼儿期咽扁桃体发达，表面覆盖一层上皮，上皮内陷形成扁桃体小窝，

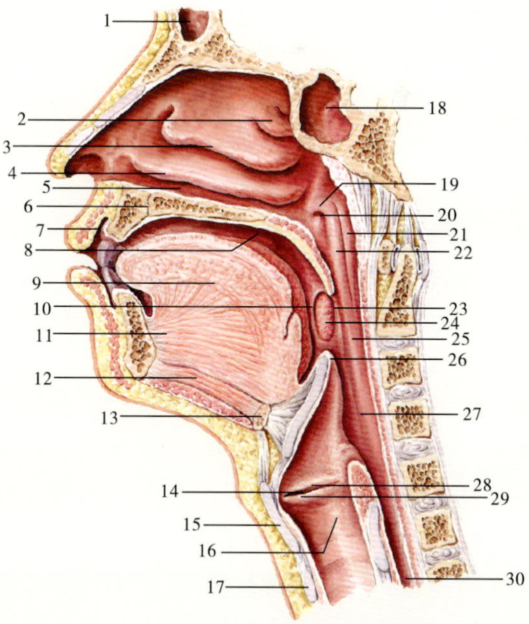

图1 咽与鼻、口、喉的交通

1.额窦 2.上鼻甲 3.中鼻甲 4.下鼻甲 5.下鼻道 6.切牙管 7.口腔前庭 8.固有口腔 9.舌 10.腭舌弓 11.颏舌肌 12.颏舌骨肌 13.舌骨 14.喉室 15.甲状软骨 16.喉 17.环状软骨 18.蝶窦 19.咽鼓管圆枕 20.咽鼓管咽口 21.咽隐窝 22.鼻咽 23.腭咽弓 24.腭扁桃体 25.口咽 26.会厌 27.喉咽 28.前庭襞 29.声襞 30.食管

6~7 岁开始退化，10 岁退化消失，如婴幼儿咽扁桃体异常增大，称增殖腺。常影响鼻后孔通气，睡眠打鼾，甚至影响听力，明显影响通气时需手术切除。咽鼓管咽口周围黏膜内有咽鼓管扁桃体，腭舌弓与腭咽弓之间有腭扁桃体，舌根部有舌扁桃体与咽扁桃体，共同围绕咽部形成咽淋巴环，具有防御功能。

口咽部　咽与口腔相通部位，介于腭帆游离缘与会厌上缘之间。向前经咽峡通口腔，此处的舌根后部有一呈矢状位的舌会厌正中襞及其两侧舌会厌外侧襞，这些黏膜皱襞居舌根后部正中及两侧与会厌之间，上述 3 个皱襞之间的两侧深窝称会厌谷，异物常停留于此。口咽部向后与第 2 至第 3 颈椎体相对，其两侧分别有两条自腭帆的两侧下行的纵行皱襞连舌根，前方为腭舌弓、后方腭咽弓，二者之间为扁桃体窝，容纳腭扁桃体（见扁桃体）。

喉咽部　于会厌上缘平面上接口咽部，在环状软骨下缘平面与食管上端相续。其前方为喉的后面，恰在喉的入口处，其后方与第 4~6 颈椎体相对应。喉咽部会厌的两侧有咽会厌襞，构成口咽与喉咽部的前外侧界，其下方喉的两侧与甲状软骨之间有梨状隐窝，隐窝的深面有喉上神经的喉内支，该窝是异物存留的常见部位。咽腔结构由内向外分为黏膜、黏膜下层、肌层及外膜层。咽腔黏膜与鼻、口腔和喉腔及咽鼓管黏膜相延续，尤其在喉咽部黏液腺较多。喉咽部的黏膜下层由纤维膜构成，其上部增厚，与枕骨基底牢固相连，称咽颅底筋膜。咽颅底筋膜向上紧密连接于颅骨基底，向前附着于翼突下颌缝和翼突内侧板，向后从咽结节向下在咽后壁中线形成坚实的纤维膜称咽缝，为咽肌附着的基础。咽肌分为斜行的咽缩肌和纵行的咽提肌（图 2）。

咽缩肌共 3 对，自上而下称咽上缩肌、咽中缩肌和咽下缩肌，依次按叠瓦状排列，即咽下缩肌覆盖于咽中缩肌下部、咽中缩肌覆盖于咽上缩肌下部。①咽上缩肌：起自翼突、下颌舌骨肌线及舌根侧缘。②咽中缩肌：起自舌骨大、小角及茎突舌骨韧带。③咽下缩肌：起自甲状软骨与环状软骨等处，3 块咽肌均汇合止于咽缝，其收缩能缩小咽腔。3 肌自上而下依次收缩，推动食团进入食管，完成吞咽动作。纵行的咽提肌包括腭咽肌、咽鼓管咽肌和茎突咽肌，分别起自腭骨、咽鼓管软骨和颞骨茎突，在咽缩肌内面沿咽纤维膜下行，逐渐分散地止于咽壁及甲状软骨上缘。咽提肌收缩产生提咽提喉、使舌根压向后上、使会厌封闭喉口等运动，促使食团跨越会厌上面，进入食管，协调完成吞咽动作。咽的外膜由颈深筋膜覆盖咽肌的结缔组织形成。咽的两侧和后面间隙分别称为咽侧间隙与咽后间隙。咽侧间隙上起颅底，下达舌骨大角和茎突，由此起始将其分为前后两部。前部容纳淋巴结和腭升动脉、腭升静脉，是扁桃体炎症扩散至咽侧间隙的路径；后部容有颈部大血管（颈内动脉和颈外动脉）、神经及颈外侧上深淋巴结。咽后间隙在咽后壁与椎前筋膜之间，上起颅底，下止后纵隔，两侧有结缔组织膜分隔咽侧间隙。有时咽后间隙有中隔，将其分为左咽后间隙和右咽后间隙，来源于腭扁桃体、咽鼓管、口腔后部与鼻后腔的炎症经淋巴路径引起咽后壁脓肿，脓肿常偏于一侧，可向后纵隔蔓延（图 3）。

动脉供应　来自颈外动脉分支，包括咽升动脉和腭升动脉、腭降动脉与翼管动脉等，它们向咽壁发出分支，于咽壁内相互吻合，在咽的肌与黏膜下层形成毛细血管网。

静脉引流　咽的静脉除伴行动脉外，在咽壁间隙中有两处静脉丛。咽前壁静脉丛位于环状软骨板与环杓肌的后方；咽后壁静脉丛位于食管口上方，咽下缩肌的内面。咽静脉丛引流入颈内静脉，向上可进入翼丛汇流入颈外静脉与面静脉。

淋巴回流　咽分布有丰富的淋巴毛细管网。咽淋巴环［瓦尔代尔（Waldeyer）淋巴环］与梨状隐窝处的淋巴管更丰富。咽毛细淋巴管网汇合成多条淋巴管后穿咽壁，多数至咽后淋巴结，再汇入颈深上淋巴结；少数则直接入颈深上淋巴结。鼻咽部的淋巴结分别引流：咽后间隙咽上部后壁中缝周围的咽后内侧淋巴结及咽侧壁的寰椎侧块前方的咽外侧淋巴结以及双侧颈深上淋巴结和咽后淋巴结与颈外侧上深淋巴结。口咽部与腭扁桃体的淋巴则主要注入颈内静脉二腹肌淋巴结与咽后外侧淋巴结。喉咽部及梨状隐窝的淋巴管穿越甲状舌骨膜，连接声门以上喉部的淋巴管，汇入颈外侧深上淋巴结和气管旁淋巴结，以及沿甲状腺上静脉走行排列的颈深上淋巴结。

神经支配　来自咽神经丛，由舌咽神经、迷走神经和交感神经分支构成，包括内脏运动神经与内脏感觉神经。

（柏树令）

shíguǎn

食管（esophagus）　消化管中最狭窄的部分，为前后扁平的肌性

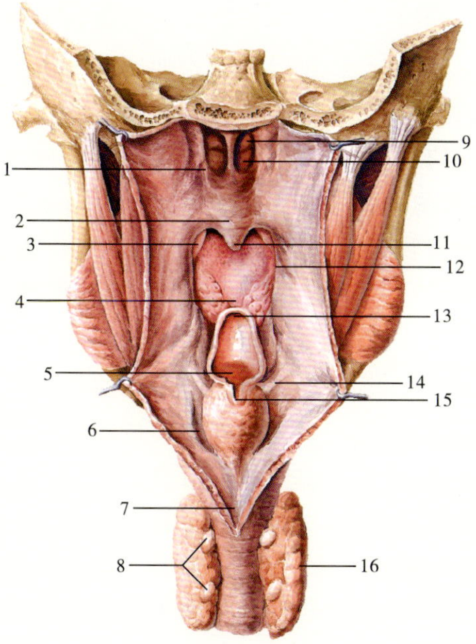

图2 咽腔（后面观）

1.鼻后孔 2.软腭 3.腭扁桃体 4.舌根 5.喉口 6.梨状隐窝 7.食管 8.甲状旁腺 9.中鼻甲 10.下鼻甲 11.腭垂 12.腭咽弓 13.会厌 14.喉神经襞 15.杓间切迹 16.甲状腺

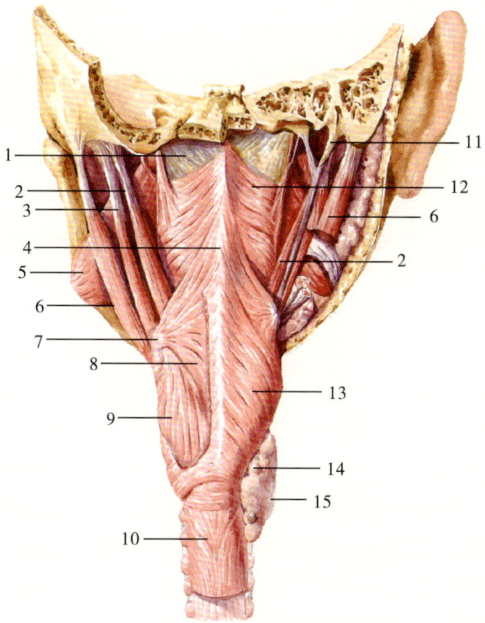

图3 咽肌（后面观）

1.咽颅底筋膜 2.茎突咽肌 3.茎突舌骨肌 4.咽缝 5.翼内肌 6.二腹肌后腹 7.舌骨大角 8.咽中缩肌 9.腭咽肌 10.食管 11.茎突 12.咽上缩肌 13.咽下缩肌 14.甲状旁腺 15.甲状腺

管状器官。

位置分部和毗邻　上端在第6颈椎下缘水平，平环状软骨下缘与咽接续，下端穿过膈肌的食管裂孔，约在第11胸椎体高度与胃的贲门连接，长约25cm。依据走行部位，食管分为颈部、胸部和腹部。按照毗邻关系，食管分主动脉上段、主动脉后段、肺门段（肺根和气管杈区）和肺门下段（肺静脉平面以下）。

颈部　自环状软骨下缘至胸骨颈静脉切迹平面，全长约5cm，其前面借疏松结缔组织附着于气管的膜壁上，后方与椎体间隔以颈深肌和椎前筋膜。两侧有颈总动脉和甲状腺两侧叶的后部，在气管食管间沟中有喉返神经上行。

胸部　在3部中最长，18~20cm。上接食管颈部，下至第10胸椎体平面的膈肌食管裂孔处。其走行至上纵隔时居气管与脊柱之间；近第4胸椎水平，走行偏左位于主动脉弓后面下行。食管前面自上而下分别与气管、左主支气管、左心房及膈肌为邻，食管后面位于脊柱前方，二者之间形成食管后间隙。通过上纵隔部位，食管左侧与主动脉弓末端、胸导管、左锁骨下动脉及左侧纵隔胸膜毗邻，左侧食管气管间沟内有左喉返神经上行。在上纵隔，食管右侧直接与右纵隔胸膜相贴下行，而在右肺根上部食管与左右迷走神经共同贴纵隔胸膜下行。进入后纵隔则居主动脉右缘下降，至第10胸椎体高度再度左转，跨越胸主动脉末段的前面进入膈肌食管裂孔。而在后纵隔肺根周围，食管与左纵隔胸膜之间有胸主动脉及左迷走神经一起下行，至肺根下方食管与左纵隔胸膜直接相贴。至后纵隔食管右侧贴右纵隔胸膜下行，其与脊柱之间形成食管后间隙，可达正中矢状平面。

腹部　较短，上起自膈食管裂孔，下至胃贲门部，长1~2cm，位于肝左叶后方，向左斜行，约在第11胸椎平面与胃贲门相移行。腹部的右侧缘与胃小弯相延续，左侧缘与胃底之间形成贲门切迹。腹部右前壁遮以腹膜，续于小网膜；腹部左后壁以结缔组织固定于膈肌腰部的左内侧脚。在食管通过膈肌食管裂孔上方和下方各1~2cm范围内有一高压区，长度近4cm，此区的食管壁的环形肌、螺旋形肌与斜行肌束形成了功能性食管下段括约肌。吞咽时该肌松弛，促进食物入胃，静态时该肌收缩，阻止胃内容物反流入食管，具有括约肌样功能，从而使胃与食管分隔开来（图）。

膈食管膜　又称膈食管韧带，为坚韧的筋膜，是食管下端的固定装置。其上支由膈下筋膜发出，沿食管上行达膈上方，分散为细的纤维进食管壁内；其下支沿食管下行至胃底，在膈食管裂孔部位构成食管的封套，将食管固定于裂孔周围，膈食管膜随膈肌的活动而牵拉食管，具有闭合贲门的功能。

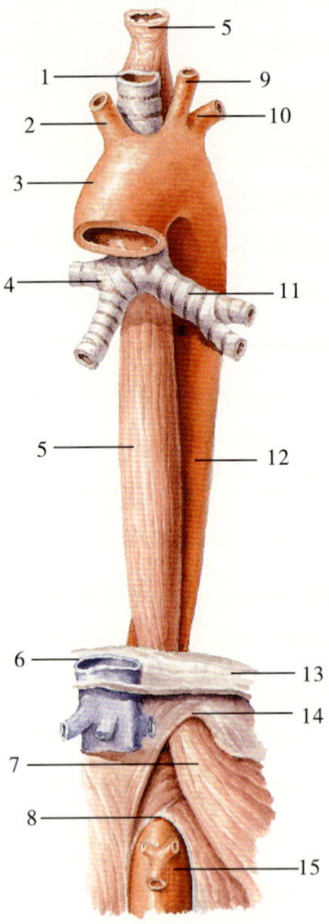

图　食管的位置及毗邻

1.气管　2.头臂干　3.主动脉　4.右主支气管　5.食管　6.下腔静脉　7.贲门　8.主动脉裂孔　9.左颈总动脉　10.左锁骨下动脉　11.左主支气管　12.胸主动脉　13.膈　14.食管裂孔　15.腹主动脉

狭窄　食管有3处狭窄。第一狭窄：在咽与食管交界的食管入口处，距中切牙约15cm；第二狭窄：位于其与左支气管交叉部，相当于第4～5胸椎体之间平面，距中切牙约25cm；第三狭窄：是其越过膈肌食管裂孔处，相当于第10胸椎体平面，距中切牙约40cm。以上3处狭窄之间为两处食管的扩大部。X线片将食管与主动脉弓交界处认定为食管第四狭窄部位。食管狭窄处是异物停留、溃疡与肿瘤的好发部位。

形态结构　食管壁厚约4mm，由外向内为外膜、肌层、黏膜下层和黏膜层。①外膜：为疏松结缔组织，内有大量的微血管、淋巴管及神经分支。②肌层：食管上1/3的肌层为骨骼肌，中1/3为骨骼肌与平滑肌混合层，下1/3为平滑肌。食管壁的肌层又可分为外纵和内环两层，纵行肌层厚，环行肌层薄，但在食管壁的后方中间部缺少纵行肌纤维故薄弱，是食管憩室的好发部位。食管腹部平滑肌也分内环与外纵两层。③黏膜下层：含丰富的血管、神经、淋巴管及黏液腺。④黏膜层：湿润光滑，有纵行黏膜皱襞突向管腔内。食管中下段的3～4条黏膜皱襞较恒定，黏膜色泽浅红或淡黄，内镜检查可见微血管。

动脉供应　为节段性供血。食管的颈部由甲状腺下动脉分支供应，胸部由支气管动脉和第3～6肋间动脉分支供血，供应食管胸段下部的动脉口径较大。食管腹部由胃左动脉和左膈下动脉供血。这些动脉在到达食管壁附近时沿食管长轴形成升支与降支，相互吻合并形成食管壁外膜层、肌层及黏膜下层及各层间相互沟通的微血管网。

静脉引流　食管颈部静脉注入甲状腺下静脉，其胸部的静脉汇入奇静脉，其腹部的静脉血分别被引流至奇静脉或肝门静脉的属支胃冠状静脉中。食管各部静脉相互间形成广泛的吻合血管网，构成食管静脉丛。门静脉高压时，因肝门静脉无功能性静脉瓣导致静脉血逆流，使食管静脉曲张，严重时可破裂引起呕血。

淋巴回流　毛细淋巴管在食管各层组织内交汇成网，以黏膜层毛细淋巴管网更为致密。由黏膜和黏膜下毛细淋巴管网汇成的淋巴管穿过肌层与外膜下淋巴管网相交通，汇成较大的淋巴管穿出食管壁。食管的4段淋巴回流分别为：①主动脉上段食管的淋巴管：沿食管两侧上行汇入沿喉返神经排列的气管旁淋巴结或颈深淋巴结，近咽缩肌周围排列的淋巴管注入咽后淋巴结。②主动脉后段食管的淋巴管：汇入气管支气管淋巴结。③肺门段食管的淋巴管：输入纵隔后淋巴结。④食管下段的淋巴管：多向下输入贲门淋巴结和胃上淋巴结。

食管胸段的某些淋巴管可不经局部淋巴结，而直接注入胸导管。因此，食管癌患者，有时未见明显局部淋巴结肿大，却出现远位器官的淋巴转移。

神经支配　食管受内脏运动神经和内脏感觉神经支配，颈交感干的分支和喉返神经分支共同支配食管的颈部。食管胸部的交感神经来自内脏大神经和胸交感干分支，副交感神经由迷走神经的前后干发出，这些内脏运动神经在食管前面及后面形成食管前神经丛和食管后神经丛。由丛发出的神经分支进入食管肌层和黏膜下层构成肌间神经丛和黏膜下丛，二者分别支配食管肌的运动和腺体的分泌。交感神经抑制食管的运动，副交感神经兴奋使食管的活动增强。食管的感觉神经走行于第5～8胸神经前支内，沿相应的脊神经进入脊髓，传入脑，执行对食管的感觉功能。

（柏树令）

wèi

胃（stomach）　消化管中最膨大的部分，位于食管末端与十二指肠起始部之间，具有容纳和消化食物的功能。

位置和毗邻　位于腹上区、脐区和左季肋区。胃的入口称贲门，在人体正中矢状面左侧和第11胸椎体的左侧、第7肋的后面，距腹前壁约10cm，距中切牙约40cm。胃贲门左侧由食管末端左缘与胃底所形成的锐角称贲门切迹，该切迹平面以上称胃底或穹隆部。穹隆的内部充满气体，胃X线片可见气泡，称胃泡，容积约50ml。胃的出口称幽门，约在第1腰椎椎体右侧，与十二指肠上部相移行，二者交界处的表面有浅的环形沟，幽门静脉在沟内自上而下垂直走行，为胃与十二指肠分界的表面标志。介于胃底与幽门之间的部分称胃体。胃贲门和幽门间胃的前后两壁结合，形成两个弯曲，较小的一个呈凹向右上方弧形弯曲的称胃小弯，其弯度最低点明显的转折处称角切迹，是胃体与幽门的分部交界处。胃小弯有双层腹膜形成的小网膜即肝胃韧带与肝相连；另一个凸向左下方，呈半环形弯曲，称胃大弯，较长，是胃小弯长度的4~5倍，与大网膜相连，其活动度较大，位置变化随胃的充盈程度而异。在胃的角切迹与幽门之间有一浅沟，称中间沟，将胃幽门部分为近胃体的幽门窦（窦部）和近十二指肠的幽门管。幽门窦是溃疡与胃癌多发部位，幽门管长2~3cm，终于幽门口。新生儿胃容量约30ml，成年人为1000~1500ml，最大容量可达3000ml。胃的前壁朝向前上方，与腹前壁相贴。胃后壁朝向后下方。胃的左侧与膈、脾的胃面相邻。胃的右侧与肝左叶和方叶接触。胃体大部可直接与腹前壁的后面相贴，是胃的触诊部位。胃后面与膈、左肾、左肾上腺、胰前面的腹膜、横结肠及其系膜为邻，称胃床。胃后壁及小网膜后方有一腔隙，称网膜囊。

形态结构　胃的形态可分为：①钩型胃：呈丁字形，胃体垂直，胃角切迹部呈鱼钩形，胃大弯下缘几乎与髂嵴高度一致，中等体型人多见。②角型胃：呈牛角形，略近横位，大弯多在脐以上，胃角切迹不明显，矮胖体型人多见。③长胃：其内腔上窄下宽，胃体垂直呈水袋样，胃大弯可达髂嵴平面以下，多见于体型瘦弱的人，女性多见。胃壁由内向外分黏膜、黏膜下层、肌层和浆膜层。浆膜即脏腹膜，包裹胃的前后壁，在胃大弯处两层腹膜间夹持胃网膜血管，该两层腹膜下行至脐平面返回并包绕横结肠形成横结肠系膜，固定于腹后壁。小儿大网膜前两层与后两层之间有间隙，成年人的则相互融合成为一体，连结胃大弯与横结肠的脏腹膜粘连部位又称胃结肠韧带。胃的肌层较厚，由外至内分为3层平滑肌，即外纵肌、中环肌和内斜肌。外纵肌以胃大弯和胃小弯处更厚，中环肌比外纵肌更发达，环绕胃壁全部，在幽门处形成增厚的幽门括约肌。胃的黏膜层柔软，血供丰富，呈橘红色，胃空虚时形成大量的皱襞，充盈时皱襞展开。胃收缩时，黏膜也呈大量的不规则皱襞，称胃襞，多为纵行，朝幽门方向。胃扩张时，胃襞减少或消失。胃小弯处有4~5条纵形的皱襞，皱襞之间的沟称胃道或胃管，这几条皱襞无论胃处于收缩还是扩张时均存在，是饱食状态时，将水直接送于十二指肠的通路。在贲门处胃与食管移行部位的黏膜上有锯齿状的环形线称齿状线或食管胃黏膜线，是胃镜检查的标志。由胃幽门部黏膜突起形成的环形皱襞称幽门瓣，凸向十二指肠腔内。胃黏膜下层含丰富的血管，淋巴管和神经。在放大镜下观察胃黏膜表面有许多周围被窄沟围绕的小隆起称胃小区，胃小区有大量的胃小凹，是胃腺的开口（图1）。

动脉供应　动脉来自腹腔干的直接与间接分支，形成了胃大弯和胃小弯两个动脉弓，再由动脉弓上发出细支至胃前壁和胃后壁，并相互吻合。胃小弯的动脉来自腹腔干的自左向右行的胃左动脉和源于肝总动脉分支肝固有动脉发出自右向左行的胃右动脉。胃左动脉和胃右动脉在胃小弯两层腹膜之间构成的小网膜内相互吻合。胃大弯的动脉来自脾动脉分支，自胃大弯的左侧向右行的胃网膜左动脉和由胃十二指肠动脉经胃幽门下缘分出的胃网膜右动脉，二者在胃大弯由胃的前后壁两层腹膜夹持形成胃大弯的动脉弓，由弓发出的分支至胃前后壁动脉支与小弯动脉弓发出的分支在胃壁内相互吻合。由脾动脉发出的1~2支胃后动脉经胃膈韧带上行分布于胃体后壁上部；3~5支由脾动脉发出的胃短动脉行向右上，经胃脾韧带两层之间行向胃底并供应胃底。胃的微动脉在胃的浆膜、肌层形成丰富的分

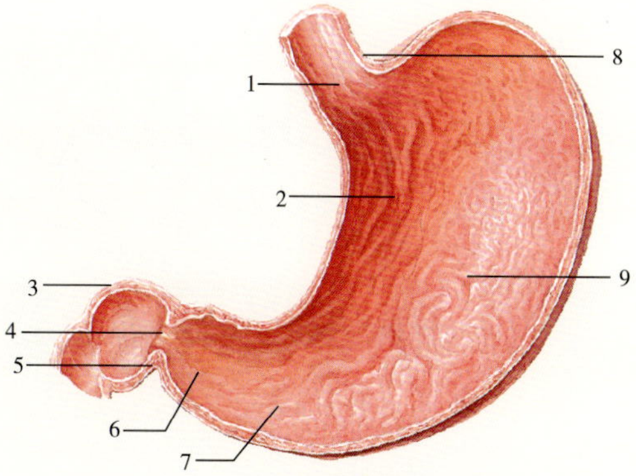

图1　胃腔

1.贲门　2.胃道　3.十二指肠上部　4.幽门口　5.幽门括约肌　6.幽门管　7.幽门窦　8.贲门切迹　9.黏膜皱襞

支，至黏膜下层形成广泛的动脉网。由动脉网发出的细小分支在胃黏膜内围绕胃小凹周围形成大量的动脉网并有数量众多的动静脉吻合（图2）。

静脉引流　静脉起自黏膜表面的毛细血管网，汇合成星状静脉，走行于腺管之间，至黏膜下组织内形成静脉丛，然后与同名动脉伴行，分别经胃左静脉、胃右静脉、胃网膜左静脉、胃网膜右静脉、脾静脉和肠系膜上静脉最终汇入肝门静脉，胃的静脉向上与食管静脉丛相交通。肝病引起门静脉高压，可使食管静脉曲张，血管破裂导致呕血。

淋巴回流　淋巴管非常丰富，各层毛细淋巴管网直接或间接汇入胃大弯与胃小弯沿相应的动脉规律排列的胃局部淋巴结中，由此再注入腹腔干周围的腹腔淋巴结，后者的输出管汇入肠干，注入乳糜池。胃左淋巴结和胃右淋巴结位于小网膜双层腹膜间，在胃小弯沿胃左动脉、胃右动脉和贲门周围排列，收纳胃小弯一侧的食管腹段、贲门、胃底、胃体内侧的淋巴管，其输出管注入腹腔淋巴结。胃网膜左淋巴结和胃网膜右淋巴结位于大网膜第一二层之间，排列在胃大弯侧的胃网膜左动脉和胃网膜右动脉的周围，收纳胃体下部的淋巴管，其输出淋巴管汇入幽门淋巴结。位于十二指肠上部的上方沿胃右动脉周围排列的淋巴结及胃十二指肠动脉分叉部的淋巴结可分为幽门上淋巴结群、幽门下淋巴结群和幽门后淋巴结群。收纳幽门部、十二指肠上部及胰头部淋巴输出管，并汇入腹腔淋巴结。胃底外侧和胃体下部左侧部分淋巴管注入位于沿脾动脉及其分支走行的胰上缘和胃脾韧带内的胰淋巴结和脾淋巴结。收纳部分胃、胰和脾被膜的淋巴管，其输出管汇入腹腔淋巴结。

神经支配　受内脏运动神经和内脏感觉神经支配，交感神经来自内脏大神经，在腹腔神经节换元后，节后纤维经腹腔神经丛与胃的动脉一起分布至胃的各层并在黏膜下层和肌层内加入神经丛中。副交感神经来自左迷走神经和右迷走神经的分支，在食管末段形成食管丛，由食管丛发出胃前干和胃后干，经食管表面下行至胃前后壁，形成胃前支（胃前神经），通常1~5支，分布至胃底与胃体，并在角切迹处形成鸦爪支（多为4支），伸入至幽门窦与幽门管。胃后支至胃底与胃体后面，亦有鸦爪支伸入幽门部后壁。切断鸦爪支，能减少胃酸分泌，是治疗胃溃疡的手术方法之一。到胃壁的神经分支在胃壁内形成黏膜下及肌层的神经丛，神经丛内还有一些神经节细胞。由胃黏膜下及肌层神经丛发出的纤维分布到胃黏膜的腺体及平滑肌。交感神经抑制胃壁平滑肌的运动和胃腺分泌，兴奋幽门括约肌使其收缩；迷走神经则促进胃腺分泌和平滑肌的运动，促进胃蠕动以利食物形成食糜和消化。胃的感觉神经随交感神经进入脊神经到达脊髓胸6至胸9节段并上传至脑。胃壁神经属于肠神经系统的一部分。

（柏树令）

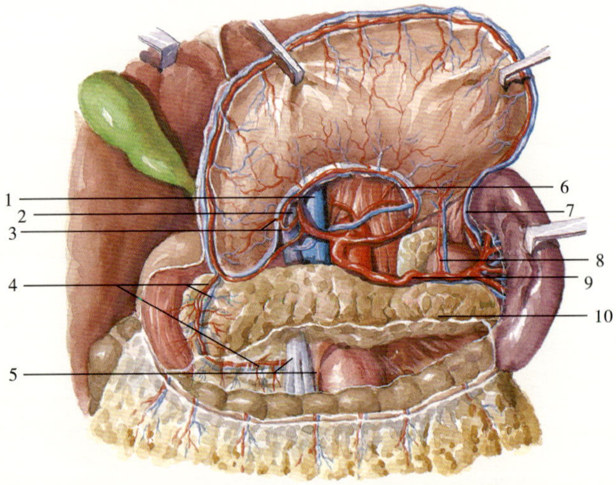

图2　胃的血管（后面观）

1.下腔静脉　2.肝门静脉　3.胃右动脉和静脉　4.胰十二指肠上和下前动脉与静脉　5.肠系膜上动脉和静脉　6.胃左动脉和静脉　7.胃网膜左动脉和静脉　8.胃后动脉和静脉　9.脾动脉和静脉　10.胰

xiǎocháng

小肠（small intestine）　消化管中最长的一段走行迂曲的管道。其全长在成年人有5~7m，近端与胃幽门部相连，末端借回盲口开口于盲肠。小肠分3部分：十二指肠、空肠和回肠，前者无系膜，后两者有系膜，又称系膜小肠。小肠管径由近向远逐渐变细。十二指肠较粗，管径约为3.4cm；空肠占据系膜小肠长度的近侧2/5，管径较细，回肠占据系膜小肠长度远侧3/5，管径最细。

（柏树令）

shí'èrzhǐcháng

十二指肠（duodenum）　小肠的起始部，为无系膜小肠。位于胃幽门与十二指肠空肠曲之间，无系膜，管腔粗且固定的一段。长度最短，全长约25cm，因相当于十二个指横向并列的长度而得名。

位置和毗邻　小肠的起始段，是小肠各部中长度最短、管腔最粗且位置最固定的一段，古希腊医学家赫罗菲勒斯（Herophilus，公元前335~前280年）发现其相当于成年人12个手指并排的长度，命名为十二指肠。十二指肠介于胃与空肠之间。依其走行分为上部、降部、水平部和升部。十二指肠整体呈C形，包绕胰头，对应第1至第3腰椎椎体，其降部位于椎体右侧。自胃幽门起，十二指肠呈水平行向右侧后方，至肝门下部胆囊颈的后下方急转折向下，此段为十二指肠第一段，即上部，长约5cm。十二指肠上部的起始处有大网膜和小网膜附着，为腹膜内位器官，活动度较大，平对第1腰椎椎体水平。十二指肠与胃幽门相连结长约2.5cm的肠段，是十二指肠溃疡和穿孔的好发部位。此段管壁较薄、管径较大，黏膜平坦而光滑，无环状皱襞，在X线下呈三角形，称为十二指肠球。

分部与形态　①十二指肠上部：上前方为肝方叶和胆囊，上方为网膜孔，故其为网膜孔之下壁，后方是胃十二指肠动脉、胆总管及肝门静脉，下方是胰头和胰颈。十二指肠上部在向右行至肝门下部和胆囊颈的后下方时，急折转向下，移行为十二指肠降部，该转折区称为十二指肠上曲或肝曲。②十二指肠降部：从胆囊颈起始，沿第1腰椎椎体的右侧下降至第3腰椎椎体下缘高度，拐弯向左行，移行于水平部，该拐弯区称十二指肠下曲。上曲与下曲之间的十二指肠段称为十二指肠降部，为腹膜外位器官，长8~10cm。降部的黏膜呈环形，形成发达的环状襞；其前面有横结肠系膜跨越，后面与右肾内缘、右输尿管、右肾血管、右腰大肌和下腔静脉的右缘相毗邻，内侧为胰头和胆总管，外侧为结肠右曲。胆总管和胰管在降部内侧互相靠近，二者斜穿肠壁并汇合成为肝胰壶腹（Vater壶腹），开口于十二指肠纵襞下部的十二指肠大乳头。乳头顶有针头大小的胆总管与胰腺管共同开口，两管末端以及壶腹的壁内有肝胰壶腹括约肌（Oddi括约肌）调控胆汁与胰液的排放，十二指肠大乳头周围是十二指肠憩室的好发部位。十二指肠纵襞形态上可分为均匀型、倒锥型、钩型、梭型等，以均匀型为主，占72%，长约3cm。纵襞上端距幽门8~10cm，距中切牙约75cm，位居十二指肠降部后内侧襞的中、下1/3处，纵襞出现率为100%。以此为标志，可在逆行性胆胰管造影术及壶腹切开术时寻找大乳头。十二指肠小乳头位于大乳头的右上方0.6~2cm处，出现率为48%，是副胰管的开口，主要引流胰头前上部的胰液，通常与胰管相连。③十二指肠水平部：又称下部，为腹膜外位器官，长约10cm。从第3腰椎椎体下缘右侧行向左上方，越过下腔静脉和腹主动脉前方移行为十二指肠升部。水平部前方正中有肠系膜及肠系膜上动脉和肠系膜上静脉跨越，后方邻接右输尿管、右腰大肌、右睾丸（或卵巢）动脉与静脉，下腔静脉和腹主动脉等器官。水平部的上面与胰头接触，下面与空肠袢相毗邻。起于腹主动脉的分支肠系膜上动脉与腹主动脉之间形成锐角，将十二指肠水平部夹在角内。该夹角因受空肠和回肠重力之影响，角度被牵拉变小。当该角度过小时，可压迫十二指肠水平部，产生肠梗阻，称肠系膜上动脉压迫综合征。在发育过程中，小肠系膜过紧的附着于肠后壁或肠系膜上动脉自腹主动脉发出的位置过低，脊柱腰部过度前凸等，都是产生角度过小的重要因素。④十二指肠升部：长约2.5cm，自腹主动脉前方斜行向左上方，在第2腰椎椎体左侧上缘折转向前下移行为空肠。该转折处称十二指肠空肠曲。升部前面为横结肠及横结肠系膜，后面有左交感干、左腰大肌、左肾及左睾丸（卵巢）的血管以及肠系膜下静脉，升部右侧有肠系膜根的上部附着，左侧与左肾及左输尿管毗邻。十二指肠窗指呈C形的十二指肠的凹侧，环绕胰头和胰颈，占据腰1~腰3椎体，胰腺头部肿大在钡剂X线片呈现十二指肠窗开大。

十二指肠末端，即十二指肠空肠曲被十二指肠悬韧带（Treitz韧带）悬吊固定于膈肌右脚上。十二指肠悬韧带中的肌纤维分两束，一束来自膈肌食管裂孔附近的骨骼肌，另一束来自十二指肠水平部、升部及十二指肠空肠曲的平滑肌，二者均附着于膈肌右脚及腹腔干周围的结缔组织，是胃与空肠吻合术时寻找空肠起始部的最显著标志。

动脉供应　动脉来自腹腔干的分支肝总动脉、胃右动脉、十二指肠上动脉、胃网膜右动脉和胰十二指肠上动脉、胰十二指肠下动脉等。

静脉引流　上述动脉及其细支进入肠壁内首先形成黏膜下动脉丛，再细分支构成上皮下绒毛毛细血管网和黏膜下静脉丛，汇合形成微静脉与小静脉，离开肠壁，分别汇入脾静脉、肠系膜上静脉和肝门静脉（图）。

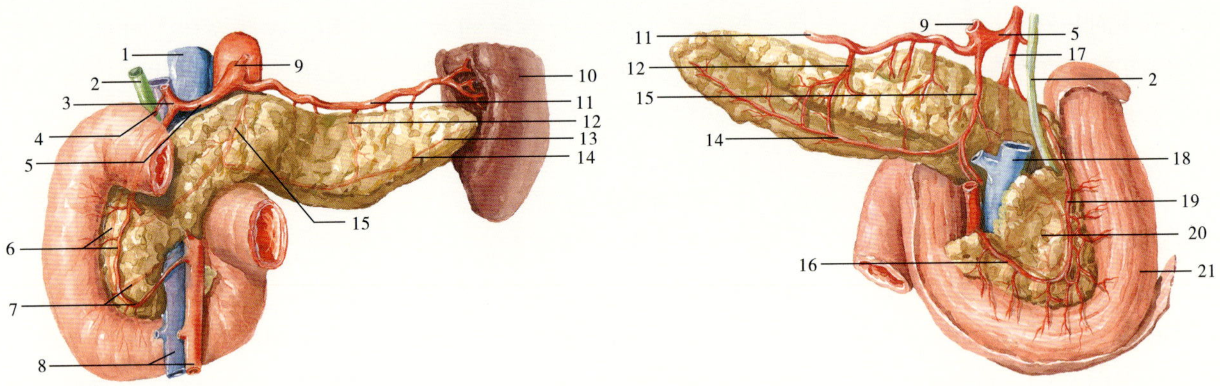

a 前面观　　　　b 后面观

图 胰和十二指肠的动脉

1.下腔静脉 2.胆总管 3.肝固有动脉 4.十二指肠上动脉 5.肝总动脉 6.胰十二指肠上前动脉和后动脉 7.胰十二指肠下前动脉和后动脉 8.肠系膜上动脉和静脉 9.腹腔干 10.脾 11.脾动脉 12.胰大动脉 13.胰尾动脉 14.胰下动脉 15.胰背动脉 16.胰十二指肠下后动脉 17.胃十二指肠动脉 18.肝门静脉 19.胰十二指肠上后动脉 20.胰头 21.十二指肠

淋巴回流　输出淋巴管，主要汇入位于胰头前面的胰十二指肠前淋巴结和位于胰头后面，沿胆总管和十二指肠的动脉分布的胰十二指肠后淋巴结。前者的输出淋巴管主要汇入幽门下淋巴结，胰十二指肠后淋巴结的淋巴输出管主要汇入肠系膜上淋巴结，部分淋巴注入脾淋巴结，然后回流至腹腔淋巴结，经肠干、乳糜池和胸导管注入左静脉角。

神经支配　受内脏运动神经和内脏感觉神经支配，其交感神经来自内脏大神经，在腹腔神经节换神经元，节后纤维经腹腔神经丛随血管分布至肠壁，作用是抑制肠蠕动和肠腺分泌。其副交感神经为迷走神经，作用为促进肠蠕动及腺体分泌。十二指肠的感觉神经随交感神经传入脊髓胸6至腰2节段，然后传入脑。

（柏树令）

kōngcháng

空肠（jejumum）　系膜小肠的近侧2/5段。

位置和毗邻　上端借十二指肠空肠曲与十二指肠的升部相续，下端与回肠相移行，后者没有明显的界标。空肠管壁完全被脏腹膜包被，并被小肠系膜悬系于腹后壁，有系膜附着的边缘，称系膜缘，其相对缘称对系膜缘或游离缘。为腹膜内位器官，大部分居于左腰区和脐区。外形较回肠粗，管壁较回肠厚，微血管较回肠多，颜色较回肠稍红。虽与回肠一样有黏膜、黏膜下层、肌层和浆膜层，但空肠黏膜层形成更多的环状皱襞凸向腔内，环状皱襞多数占管周的1/2～1/3，可为分叉状、全环形和螺旋形，其密度由空肠向回肠呈递减趋势，至回肠远端的肠腔内则几乎无环状皱襞。小肠环状皱襞可通过调控食糜在肠管内的运行速度，促使其进行有效的消化和吸收。由小肠黏膜的表面凸向管内的微小突起称小肠绒毛，密度为10～40个/平方毫米，高度0.5～1.5mm，可使小肠吸收面积增加30倍。在电镜下，每1个柱状上皮细胞可有1700条微绒毛，使小肠吸收的总面积扩大600倍以上（图）。

动脉供应　来自肠系膜上动脉的分支空肠动脉，经肠系膜达系膜缘，血管弓相对稀疏，血管周围的脂肪少。血管弓上的微血管级数较少，多为1～2级，直血管较长，这些微血管延伸至空肠的浆膜与肌组织之间，供应平滑肌层并在小肠黏膜下组织中形成血管丛。同时供应肠腺及小肠微绒毛。

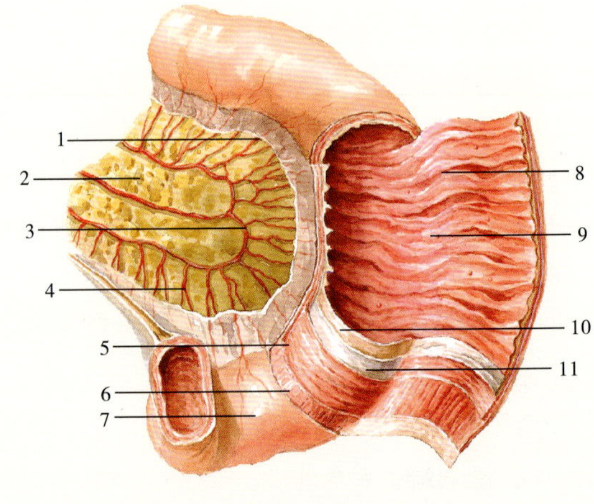

图 空肠

1.肠系膜 2.脂肪 3.动脉弓 4.直动脉 5.环层 6.纵层 7.浆膜层 8.环状襞 9.孤立淋巴滤泡 10.黏膜层 11.黏膜下层

静脉引流 随肠系膜上静脉引流至肝门静脉。

淋巴回流 空肠内主要为散在的孤立淋巴滤泡，一部分位于空肠黏膜内，另一部分位于黏膜下层中，形成上皮层的小突起。在小肠绒毛尖端有扩大的乳糜管盲端，沿绒毛的长轴走行，注入黏膜固有层及黏膜下淋巴管丛，与孤立淋巴结底部的淋巴管相连，空肠的淋巴管逐级汇入肠系膜淋巴结，并注入乳糜池。

神经支配 交感神经来自内脏大神经，在腹腔神经节和肠系膜上神经节换神经元，与在腹腔神经丛和肠系膜上丛内换神经元的迷走神经一起到达空肠环行肌与纵行肌间的肠肌丛和黏膜下丛，再至肠壁平滑肌与肠黏膜。交感神经抑制空肠蠕动及肠腺分泌，兴奋黏膜肌层和括约肌。迷走神经促进空肠蠕动和抑制括约肌，空肠的感觉神经沿内脏运动神经走行，经脊髓胸9至胸12节段或脑神经传向上位中枢，产生内脏感觉。

（柏树令）

huícháng

回肠（ileum） 系膜小肠的远侧3/5段。

位置和毗邻 在空肠与大肠之间，位于脐区、右腹股沟区和盆腔内。回肠管径较空肠细，管壁较空肠薄，血管较空肠少，颜色较空肠浅，呈粉灰色。肠系膜的厚度从近端向远侧逐渐增厚，脂肪含量越来越多（表）。

表 空肠与回肠的区别

	空肠	回肠
位置	左腰区和脐区	脐区，右腹股沟区，盆腔内
长度	占系膜小肠全长的近侧2/5	占系膜小肠全长的远侧3/5
管径	较大	较细
管壁厚度	较厚	较薄
淋巴组织	孤立淋巴滤泡	孤立淋巴滤泡与集合淋巴滤泡
肠系膜	较薄，脂肪较少	较厚，脂肪较多
环状皱襞	高而致密	矮小而稀疏
小肠绒毛	粗而密集	细而稀少
血管弓	1~2级 稀疏	4~5级 致密
管壁微循环血管	丰富，管壁呈粉红色	数量少，管壁呈浅灰色
		梅克尔憩室（偶见）与集合淋巴滤泡

回肠憩室又称梅克尔（Meckel）憩室，出现率约为2%，通常发生在回肠末端，距回盲瓣50~100cm，为开口对向系膜缘的指状突出物，呈囊状，长2~5cm，直径近似回肠，末端游离或与腹前壁相连，有时也可借纤维束与其他肠管连接。也发现有异位胰腺组织存在于回肠憩室的壁内。回肠憩室是因胚胎时期卵黄囊管未完全消失而形成，梅克尔憩室易发炎或合并溃疡与穿孔，因其位置靠近阑尾，故症状与阑尾炎相似（图）。

动脉供应 动脉来自肠系膜上动脉的分支回肠动脉与回结肠动脉。走行于回肠系膜之中，血管弓多而密，通常为4~5级，直血管较短。

静脉引流 回肠的静脉与动脉伴行。

淋巴回流 在回肠对系膜缘的黏膜固有层和黏膜下组织中含有较多的集合淋巴滤泡和散在的孤立淋巴滤泡。孤立淋巴滤泡呈米粒大小，直径0.6~3mm，多呈圆形，常位于固有膜和肠腺之间。越近小肠远端，孤立淋巴滤泡的体积越大，数量也递增，肉眼即可见到。在回肠远端，对系膜缘的游离部，有集合淋巴滤泡（Peyer斑）20~30个，呈圆形或长椭圆形的淋巴组织块。其长轴与肠管长轴一致，是由10~70个孤立淋巴滤泡聚集而成的集合体，长2~10cm、宽0.8~1.2cm，滤泡表面粗糙不平，缺少绒毛。有大量的微血管围绕滤泡构成丰富的血管网，从网发出的侧支进入集合淋巴滤泡内。集合淋巴滤泡周围有丰富的淋巴管丛，与空肠一样，这些部位的淋巴最终回流至乳糜池和胸导管中。集合淋巴滤泡具有免疫防御功能。肠伤寒杆菌引起的烈性传

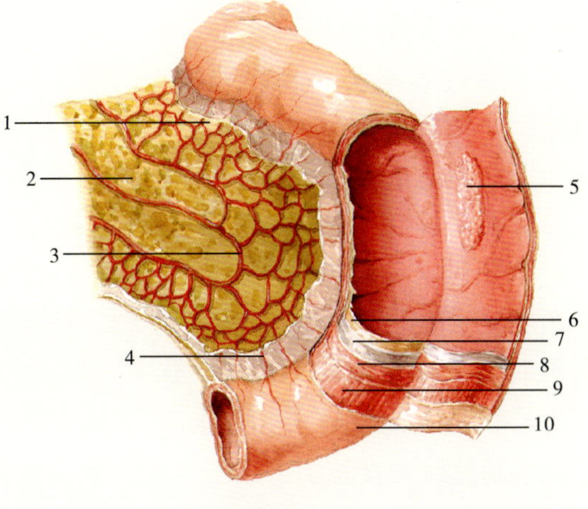

图 回肠

1.肠系膜 2.脂肪 3.动脉弓 4.直动脉 5.集合淋巴滤泡 6.黏膜层 7.黏膜下层 8.环层 9.纵层 10.浆膜层

染病肠伤寒会引起集合淋巴滤泡溃疡，常导致肠穿孔。由于其布局的形态学原因，故穿孔愈合后的瘢痕一般不引起回肠腔的过分狭窄。

神经支配　来自肠系膜上神经丛，源自腹腔神经丛，含交感和副交感神经纤维。这些内脏运动神经纤维，随肠动脉入肠壁。在纵肌和环肌层间的结缔组织内构成肌间神经丛，在黏膜下层内形成黏膜下神经丛，前者向肌层发出纤维，调控平滑肌运动；后者调控黏膜和绒毛内平滑肌的运动，二者间纤维互相联系交织成网。交感神经兴奋，抑制肠蠕动，使肠壁平滑肌弛缓舒张，括约肌收缩；副交感神经兴奋，使肠壁平滑肌收缩，促进肠蠕动，括约肌舒张迟缓。在肠黏膜内，伴内脏运动神经的回肠感觉神经纤维，经脑神经与脊神经的感觉根传入中枢内。

（柏树令）

dàcháng

大肠（large intestine）　从盲肠至肛门之间的一段粗大肠管。长约1.5m，分为3部分，盲肠（含阑尾）、结肠（包括升结肠、横结肠、降结肠及乙状结肠）和直肠（含肛管）。盲肠位于右髂窝，平均长7.3cm末端连接回肠，续为升结肠。后者沿腰方肌和右肾的前面上行，达右季肋区，借结肠右曲移行为横结肠，横结肠走行至左季肋区，借结肠左曲移行为降结肠，后者沿左肾外侧缘和腰方肌前面下降至髂嵴平面，再移行为乙状结肠，在第3骶椎水平乙状结肠移行为直肠。

（柏树令）

mángcháng

盲肠（caecum）　大肠的起始段，回盲瓣以下的袋状部分。为盲端向下、上端与升结肠相续的囊状器官。

形态和毗邻　盲肠长6~8cm，位于右髂窝内，向上续升结肠，属腹膜内位器官。其始端后内侧壁突出细管状器官称阑尾，盲肠的3条结肠带集中于阑尾根部，并续于阑尾的肌层，是临床寻找阑尾的标志。左后壁的回盲口是回肠末端的开口，由回肠末端环行肌延伸至此增厚并且覆以黏膜形成对回盲口具有括约功能的结构，呈卵圆形裂隙，其上缘和下缘均有一个半月形黏膜皱襞称回盲瓣，二者前后端相互结合延伸为回盲瓣系带。回盲瓣不仅能阻止大肠内容物反流入回肠，还有调控食糜适时进入大肠的作用，从而保证食糜在小肠内达到充分的消化和吸收。盲肠左侧与回肠为邻，后方有髂腹股沟神经和股外侧皮神经斜过，前面接腹前壁，二者之间隔有大网膜及小肠袢。内侧面与右腰大肌、生殖股神经及右输尿管相邻。其内侧界为右腹股沟韧带中点的垂线，上界在结节间线，下界是腹股沟韧带，回盲口的投影在右腹股沟韧带中点垂线与结节间线交点上（图）。

位置和变异　胚胎发育时盲肠由右上腹部逐渐下降至右髂窝内，发育异常时可产生异位盲肠，如肝下位盲肠，盆位盲肠，甚至位于右髂窝或中腹部，有时甚至出现盲肠旋转。通常为脏腹膜完全包被，甚至还有部分系膜，因此有一定的活动度。如果胚胎发育过程中，因升结肠系膜的不同程度保留，致使升结肠与盲肠的活动度较大，称移动性盲肠。部分人的盲肠后壁借结缔组织直接固定于右髂窝。盲肠后面有盲肠后隐窝，为阑尾的栖息地。盲肠、阑尾与回肠末端合称为回盲部，因回肠、盲肠以“端-侧”形式结合，即回肠的末端插入盲肠的侧壁，其间夹角近90°，而盲肠直径又远大于回肠，这些因素成为小儿肠套叠的解剖学基础。

动脉供应　动脉来自肠系膜上动脉的分支回结肠动脉。

静脉引流　伴同名动脉走行。

淋巴回流　盲肠黏膜层有大量的淋巴小结，常向黏膜下层侵入。其黏膜下层由疏松结缔组织构成，内含大量淋巴管。盲肠的淋巴结按着排列规律分为盲肠前

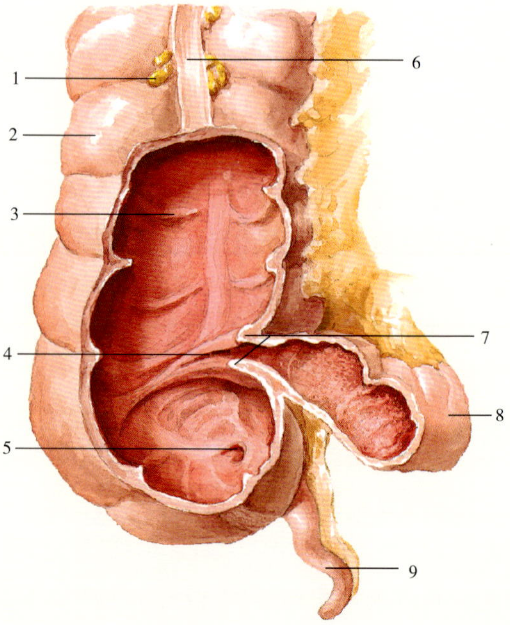

图　回盲部（内面观）

1.脂肪垂　2.结肠袋　3.半月襞　4.回盲瓣口　5.阑尾口　6.独立带　7.回盲瓣　8.回肠　9.阑尾

淋巴结和盲肠后淋巴结。前者有1~3个，收集盲肠前面的集合淋巴管，其输出管汇入回结肠淋巴结。后者通常只有一个，收纳盲肠后面的集合淋巴管，输出管也汇入回结肠淋巴结。回结肠淋巴结的淋巴输出管汇入腹腔动脉根部的腹腔淋巴结。

神经支配　运动神经来自内脏大神经、内脏小神经和迷走神经，感觉神经伴随内脏神经走行。

（柏树令）

lánwěi

阑尾（verimiform appendix）　盲肠下端向外延伸一条细长管状器官。又称蚓突。是胚胎盲肠突远侧段萎缩退化形成的管腔狭窄而不规则的小管，外形似蚯蚓，故名蚓突。

位置和毗邻　阑尾位于右髂窝内，平均长9cm（1~20cm），外径0.5~1cm，分根部、基部和末端。根部为盲肠的3条结肠带汇聚处，恒定，多在回盲口后下方2cm左右开口于盲肠。开口处有半月形黏膜皱襞称阑尾瓣，可防止粪屑及异物进入阑尾腔。阑尾全长为腹膜包被，有系膜，活动度好，属腹膜内位器官。小儿阑尾基部宽，呈漏斗形，尖端细小。包裹阑尾的腹膜形成三角形的双层阑尾系膜，位于回肠系膜的下部。由于阑尾短而其系膜长，致使阑尾多呈卷曲状。

阑尾位置变异很大，依据毗邻关系可分为：①回肠后位。②盲肠后位。③回肠下位。④盲肠下位。⑤盆位。⑥腹膜外位等。由于盲肠的位置变化相对较大，有可达肝下的高位阑尾，低位阑尾及位于左下腹的阑尾等。阑尾管壁的层次与大肠基本相似，成年人阑尾壁较厚，腔小，直径3~4mm，阑尾根部的纵行肌增厚与盲肠的结肠带相延续，其黏膜下层发育良好，富含淋巴小结和弥散淋巴组织，使得阑尾的黏膜向腔内突出，管腔狭窄而不规则，管腔随年龄增长而缩小，中年以后可部分或全部闭塞。阑尾有丰富的血供和特殊的结构特点，是一个具有黏膜免疫功能的器官。阑尾的根部通常位于右髂前上棘与脐连线的中外1/3相交点即麦氏点（Mc Burney点）或左髂前上棘和右髂前上棘连线的中右1/3点即兰氏点（Lanz点）。急性阑尾炎时麦氏点或兰氏点有压痛。

动脉供应　来自回结肠动脉的分支，由回肠末端后方入阑尾系膜，沿系膜游离缘走向阑尾尖端，阑尾动脉与盲肠后动脉的分支之间相互吻合。阑尾副动脉较常见，故阑尾常有两条动脉供血。

静脉引流　经回结肠静脉引流至肠系膜上静脉，再经肝门静脉回流。

淋巴回流　经过1~4个阑尾淋巴结的淋巴液经毛细淋巴管进入阑尾系膜，最终合成3~4条淋巴管，将所引流的淋巴液汇至回结肠上淋巴结和回结肠下淋巴结，其输出淋巴管汇入肠系膜上淋巴结最终入乳糜池。

神经支配　运动神经来自内脏运动神经支，感觉神经沿交感神经入脊髓胸10~胸12节段和腰1节段，由此上行至高位中枢。

（柏树令）

jiécháng

结肠（colon）　围绕在小肠周围，介于盲肠和直肠之间的一段大肠。

位置与分部　分为升结肠、横结肠、降结肠和乙状结肠4部。起始部的直径约为6cm，末端与直肠的移行部约2.5cm，自近端至远端逐渐递减变小。结肠整体呈M形，包绕着空回肠的周围。结肠有3条结肠带，有一系列的结肠袋和肠脂垂。结肠带是由肠壁纵行肌纤维增厚形成的狭窄纵行条带，在横结肠3条带分别位于大网膜附着处，横结肠系膜附着处和二者之间的横结肠游离缘，分别称为网膜带、结肠系膜带和独立带。在3条结肠带之间的肠管形成囊状膨大称结肠袋，各袋间的横沟处结肠环行肌发达，凸入肠腔形成结肠内的半月状皱襞。许多大小不等内含脂肪的表面脏腹膜突起称为肠脂垂。

形态与毗邻　升结肠长约15cm，于右髂窝起自盲肠上端，在腰方肌和右肾前面上行至肝右叶下面，向左前下方弯曲移行为横结肠，转折处的弯曲称肝曲或结肠右曲，此处前内侧与十二指肠降部及胆囊底相邻，升结肠前方及两侧被脏腹膜包被，为腹膜间位器官，无系膜。其后方借结缔组织黏附于腹后壁，活动性甚小。横结肠介于升结肠和降结肠之间，长约50cm，起自肝曲止于脾曲与降结肠相续。其走向呈下垂的弓形弯曲，上面与肝、胆囊、胃大弯和脾相邻，后方与十二指肠降部、胰、小肠系膜根的上端和部分空回肠袢相邻。横结肠与降结肠交界处位于脾下面称结肠左曲或脾曲，脾曲对向左侧的第11和第12肋，借膈结肠韧带附着于膈。横结肠属腹膜内位器官，借系膜连于腹后壁，活动度大，其中间部分可下垂至脐及脐平面以下。正是由于以上特点，横结肠常用于空腔器官替代术如胃等。降结肠位于横结肠与乙状结肠之间，长约25cm，起自脾曲止于左髂嵴处与乙状结肠相续，后面与左肋下血管和神经、腰动脉、髂腹下神经及髂腹股沟神经、左肾外侧缘及腰方肌等结构毗邻，无系膜。前方及两侧为脏腹膜覆盖，属腹膜间位器官，活动性较小。乙状结肠在髂嵴处接降结肠，于第3骶椎平面续于直肠，全长约40cm，呈乙字形弯曲，属腹膜内位器官，借系膜连于盆腔左后壁，活动度较大。乙状结肠外侧与髂外血管、闭孔神经、输精管、卵巢及骨盆侧壁相邻，后方借小肠与盆腔器官相隔。幼儿的乙状结肠位置则因其小骨盆的窄小而较成年人为高。鉴于乙状结肠的形态学特点，临床有用乙状结肠代阴道的术式。先天性巨结肠、乙状结肠憩室、肿瘤和扭转是常见的乙状结肠疾病（图）。

动脉供应　升结肠和横结肠的血液由肠系膜上动脉的3个分支回结肠动脉、右结肠动脉和中结肠动脉供应，而降结肠与乙状结肠则由肠系膜下动脉的两大分支左结肠动脉和乙状结肠动脉供血。

静脉引流　结肠动脉的伴行静脉分别汇入肠系膜上静脉和肠系膜下静脉。

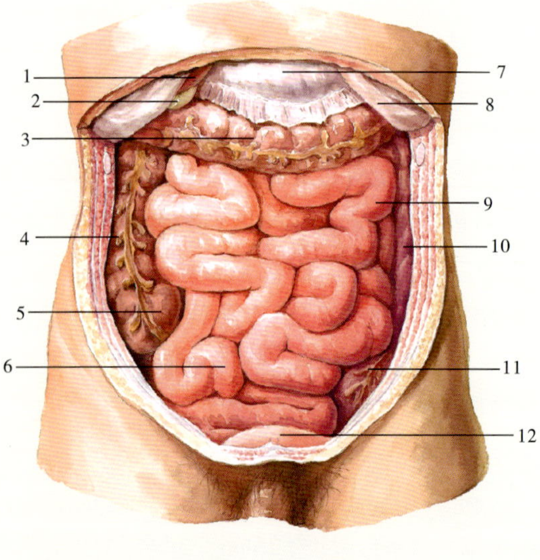

图　小肠和大肠（前面观）

1.肝　2.胆囊　3.横结肠　4.升结肠　5.盲肠　6.回肠　7.胃　8.肋弓　9.空肠　10.降结肠　11.乙状结肠　12.膀胱

淋巴回流　结肠的淋巴结可分两组：①来自右结肠淋巴结、右结肠旁淋巴结、中结肠淋巴结的淋巴输出管，沿肠系膜上血管走行，其输出淋巴管最终注入肠系膜上淋巴结。②沿左结肠动脉排列的淋巴管，主要接受横结肠左侧部，结肠左曲以及降结肠的淋巴输出管和沿乙状结肠动脉排列的淋巴结即左结肠淋巴结和乙状结肠的淋巴结的输出管，最后汇入肠系膜下淋巴结。它们沿相应结肠的系膜或血管排列，经结肠各中间组淋巴结，再注入肠干汇集于乳糜池。

神经支配　均受内脏神经支配，升结肠、横结肠的交感神经发自内脏大神经，在肠系膜上神经节换元，节后纤维与迷走神经一起加入肠系膜上神经丛；降结肠、乙状结肠的交感神经由脊髓腰1~腰2节段侧角发出，于肠系膜下神经节换元，节后纤维与来自骶2~骶4的副交感神经即盆内脏神经一起，经肠系膜下神经丛分布。交感神经使肠蠕动减慢，腺体分泌减少。而副交感神经的纤维均在肠的肌间丛和黏膜下丛换神经元，其作用是促进肠管蠕动和增加腺体的分泌，有助于食物消化与营养的吸收。结肠的感觉神经与交感神经或迷走神经伴行进入脊髓后角上行。

（柏树令）

zhícháng

直肠（rectum）　消化管的末段，位于乙状结肠和肛管之间，为乙状结肠的延续，是盆腔下部的一段大肠。

位置与分部　直肠长10~14cm，上端在第3骶椎前方与乙状结肠相接，在骶尾骨前方下行，穿过盆膈移行为肛管。在骶骨前方下行的直肠，形成凹向前方的直肠骶曲，当直肠跨越尾骨尖后则弯向后下方，形成凸向前方的直肠会阴曲；而在冠状切面上则呈现3个侧曲，上侧曲和下侧曲凹向左，中间侧曲凹向右。掌握直肠弯曲方位，对安全使用肠镜有帮助。直肠的上1/3为腹膜间位器官，其前面及两侧为脏腹膜包被；直肠中1/3只前面有腹膜覆盖而下1/3全无腹膜包被，故后两者为腹膜外位器官。

构造与毗邻　直肠与乙状结肠移行处稍细，之后扩张为直肠壶腹，直肠壶腹内有3个横襞（Houston瓣），由直肠黏膜及环形肌构成。直肠上横襞和直肠下横襞均位于直肠左侧壁上，分别距肛门约11cm和5cm，前者相当于直肠与乙状结肠交界处，后者位于直肠穿盆膈之前，不恒定。直肠中横襞位于直肠壶腹右侧壁，大而明显，距肛门约7cm，位置恒定，相当于直肠前壁腹膜返折水平。为确定肿瘤与腹膜腔的位置关系而行乙状结肠镜检查时，通常以直肠中横襞为标志结构。在腹膜返折部以上，直肠前面男性邻接膀胱底的上部和精囊及伸入到直肠膀胱陷凹中的回肠袢及乙状结肠；在腹膜返折部以下，在男性，直肠膀胱隔与膀胱底的下部、前列腺及输精管末端为邻。直肠膀胱隔起自膀胱直肠陷凹底，向下连尿生殖膈后缘，合并于会阴体，两侧连于膀胱后韧带。直肠指检可触及上述器官，尤其触诊前列腺沟可判断是否有前列腺增生及获取检查用的精液（图）。

动脉供应　主要来自直肠上

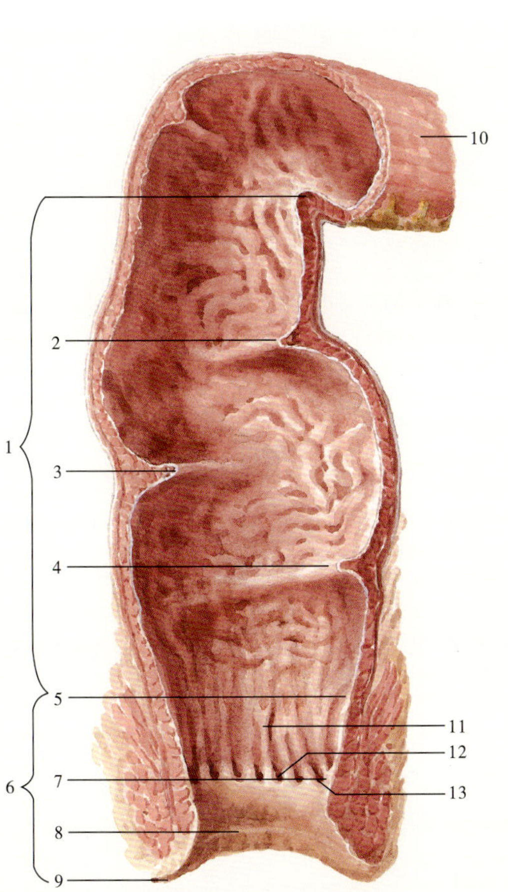

图　直肠（冠状切面）

1.直肠　2.上直肠横襞　3.中直肠横襞　4.下直肠横襞　5.肛直肠线　6.肛管　7.齿状线　8.白线　9.肛门　10.乙状结肠　11.肛柱　12.肛窦　13.肛瓣

动脉，系从腹主动脉约平第2腰椎高度发出的肠系膜下动脉在乙状结肠系膜根内下降的终支。直肠上动脉经髂总动脉前方入小骨盆，至第3骶椎高度，于直肠的后面分为左右2个分支沿直肠的两侧下行，分布至直肠上部。在直肠壁内，直肠下动脉和阴部内动脉的分支肛动脉的微血管相互吻合，分别供应直肠的肌层、肛提肌及肛管。

静脉引流　直肠上静脉起自黏膜下的直肠内静脉丛，直肠内静脉丛位于齿状线以上，疏松黏膜下组织中，最终汇合成直肠上静脉，延续为肠系膜下静脉，注入肝门静脉。直肠下静脉来自直肠外静脉丛，恰位于肌间沟（白线）以下的皮下组织中，其上部在腹膜返折线之下，围绕于直肠肛管部肌层之外，汇入阴部内静脉，最终汇入髂内静脉和下腔静脉。因此直肠静脉丛是沟通肝门静脉和下腔静脉系的桥梁。当肝病引起门静脉高压时，肝门静脉回流受阻可引起直肠静脉丛曲张，形成痔。严重时发生破裂，引起便血。

淋巴回流　直肠、乙状结肠的淋巴管、会阴部浅淋巴管和直肠邻近脏器的淋巴管之间有广泛联系。齿状线上部和下部的组织来源、结构、淋巴流向均不同，分为齿状线上组和齿状线下组。

齿状线上组　齿状线以上的直肠黏膜下、肌间和外膜下淋巴管互相连通，淋巴管穿肠壁，在直肠外表面形成交通广泛的淋巴管网。由网汇集的众多淋巴管行径如下：①沿直肠上动脉向上，经直肠旁淋巴结，汇入肠系膜下淋巴结。②沿直肠下血管走行，向两侧，注入髂内淋巴结。③向下穿过肛提肌，与坐骨肛门窝内的淋巴管网相交通，汇入髂内淋巴结。④向后注入骶淋巴结。

齿状线下组　肛管和肛门外括约肌周围的淋巴管构成肛周的皮下淋巴管网。其部分淋巴管沿肛管壁向上与齿状线上组淋巴管网相交通；另一部分则向前外方经会阴与大腿内侧之间的皮下组织注入腹股沟浅淋巴结。

神经支配　主要受内脏运动神经支配。直肠上部接受肠系膜下丛的部分纤维组成的直肠上神经丛。直肠中下部接受由腹下丛的神经纤维组成的直肠下神经丛，伴直肠下动脉走行，分布至直肠后壁。

（柏树令）

gāngguǎn

肛管（anal canal）　消化管的末端，盆膈以下直肠壶腹下方的狭窄部分。又称直肠肛门部。

位置与结构　肛管在盆膈平面与直肠相续，开口于肛门，长约4cm，周围被肛门括约肌包绕，常处于收缩状态，具有控制排便的功能。肛管内面黏膜出现特征性的6~10条纵襞，称肛柱。肛柱上端的连线即为肛管的上界，称肛直肠线。肛柱下端之间藉半月形皱襞相连称肛瓣。各肛柱下端与各肛瓣的边缘共同构成的锯齿状环形线称齿状线或肛皮线。胚胎早期的肛膜附着于齿状线，该线也是黏膜与皮肤的移行处。各肛瓣与相邻两侧的肛柱下端间构成开口向上的隐窝称肛窦，窦深3~5mm，肛腺由肛窦或肛瓣的上皮陷入肛管黏膜下层形成，开口于肛窦底。齿状线以下有宽度约15mm的光滑环状条带称肛梳（或痔带），系肛门内括约肌紧缩形成。肛梳的下界恰位于肛门外括约肌皮下部与内括约肌下缘之间的平面，为一缩窄的、活体呈现浅蓝色的波纹带称白线（Hilton线）。肛门指检可触及该处有一环形浅沟，又称痔核间沟或括约肌间沟。肛管壁为括约肌所环绕（图）。

肛门括约肌　分两部分：①肛门内括约肌：肠壁环形肌增厚形成，受内脏神经支配的不随意肌，

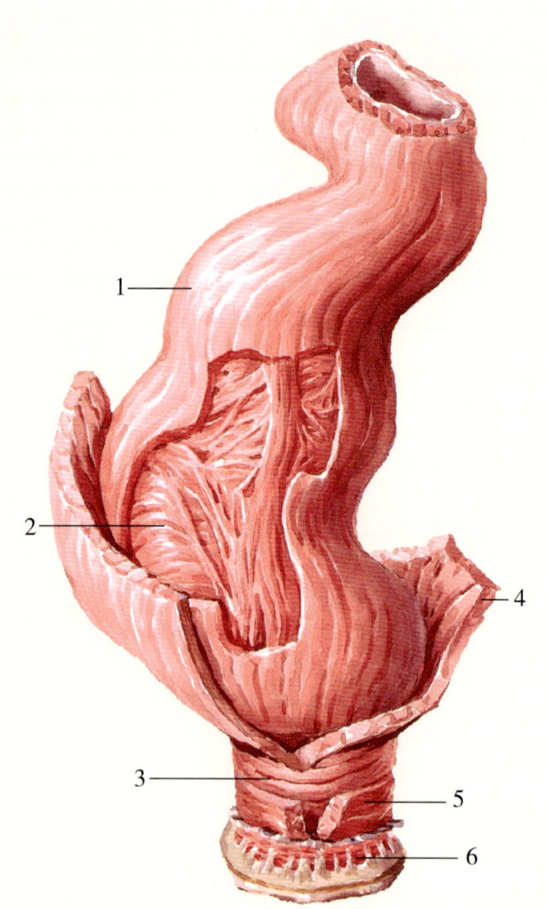

图　直肠和肛管的肌肉

1.直肠纵层肌　2.直肠环层肌　3.肛门外括约肌深部　4.肛提肌　5.肛门外括约肌浅部　6.肛门外括约肌皮下部

环绕在肛管的上2/3，下方止于白线平面，具有协助排便的功能。②肛门外括约肌：是随意肌，属横纹肌，受躯体神经支配，有较强的控制排便功能。由浅向深分为3部，皮下部最为表浅，呈扁带状肌带，缠绕肛管下端，在肛门口附近和白线下方位于皮肤深层，此部纤维断裂不产生大便失禁；浅部外形呈椭圆形，配布于皮下部的上方深面，后端从尾骨的后面起始，环绕肛管，前端止于会阴中心腱。深部为较厚的环状带，缠绕在肛门内括约肌上部，其部分肌纤维加入耻骨直肠肌。浅部与深部是控制排便的最重要肌束。

肛直肠环　双侧耻骨直肠肌形成U形袢，围绕于直肠肛管结合处，止于肛管后壁和两侧壁。肛门外括约肌的浅部与深部、直肠下部的纵行肌、肛门内括约肌、肛提肌与耻骨直肠肌一起共同构成肛直肠环，是括约肛管的重要肌。损伤后可引起大便失禁。

肛窦内的粪屑潴留为细菌侵袭感染形成肛窦炎及肛瘘的重要原因。有时肛瓣可被粗糙或稍硬的粪块撕破造成肛裂。痔为直肠肛管的静脉曲张。发生在齿状线以上的直肠肛管静脉曲张称内痔，而发生在齿状线以下的称外痔，横跨齿状线的直肠肛管静脉曲张称混合痔。

动脉供应　来自从阴部内动脉发出的分支肛动脉。

静脉引流　肛管静脉在其壁内形成肛管皮下和肌层表面的内外两个静脉丛。起自肛管内面的静脉丛既可通过直肠上静脉→肠系膜下静脉→肝门静脉引流；又可经直肠下静脉→阴部内静脉→髂内静脉→下腔静脉引流。因此肛管内的静脉丛是沟通门腔静脉的桥梁，在门静脉高压时，会出现严重的直肠肛管静脉曲张，需与一般的痔相区别。

淋巴回流　齿状线以上淋巴管汇入乙状结肠肠系膜内或肠系膜下淋巴结，齿状线以下肛管的淋巴输出管在肛门皮下形成淋巴管丛，注入腹股沟浅淋巴结。

神经支配　齿状线以上受内脏神经支配，对疼痛反应迟钝；齿状线以下的肛门外括约肌和肛周皮肤受躯体神经，即阴部神经的直肠下支和第4骶神经的会阴支支配，由于感觉神经丰富，疼痛反应敏锐，受刺激时可引起括约肌的痉挛性收缩，因此外痔疼痛反应强烈。

（柏树令）

xiāohuàxiàn

消化腺（digestive gland）

消化器官中具有分泌消化液，参与食物及其他营养物质消化与吸收过程的腺体。包括大消化腺和小消化腺，前者由唾液腺、肝、胰组成，后者含胃腺、肠腺等。

（柏树令）

gān

肝（liver）

人体最大的实质性器官和最大的消化腺。大部分位于右季肋区和腹上区，由胚胎肝憩室头支即肝的原基发育而来，为质地柔软红褐色的器官。肝的质量，成年男性为1230～1446.7g；女性为1100～1300g。胎儿和新生儿的肝质量/体质量比大于成年人，胎儿为1/16～1/20，新生儿约为1/36。

位置和分部　肝的位置恒定，借助韧带固定，约占体质量的1/50。大部位于右季肋部和腹上部。其上面隆凸，以韧带悬吊固定于膈的腹腔面。借膈肌，肝与腹前壁的腹腔面、膈胸膜、两肺底、心包及心室相毗邻。

肝镰状韧带呈矢状位，将肝悬吊于膈并将其分为较大的肝右叶和较小的肝左叶。其上后部为三角形无腹膜覆盖的裸区。借结缔组织连膈，其内有门腔静脉吻合支（Retzius静脉）。肝为腹膜间位器官。肝的裸区左侧有一较宽的腔静脉沟，内有下腔静脉通过。胎儿时期脐静脉闭锁而形成的肝圆韧带，经肝镰状韧带游离缘内行至脐。肝冠状韧带由膈下面的壁腹膜返折至肝上面后所形成的双层腹膜构成，呈冠状位走行。在肝裸区，肝冠状韧带的前层与镰状韧带相延续，其前后两层向左右延伸，融合增厚形成左肝三角韧带和右肝三角韧带。

形态结构　肝的下面有左右两条纵沟和一条横沟，呈 H 形。左纵沟左侧为肝左叶，右纵沟右侧为肝右叶，横沟前方为肝方叶，后方为肝尾状叶。

横沟　即肝门，又称第一肝门，该处肝的纤维膜较发达，包裹肝左右管、肝门静脉、肝固有动脉、出入肝的淋巴管和神经等，构成血管周围纤维囊［格利森（Glisson）囊］，并形成肝蒂。

肝左纵沟　狭窄，前部容纳肝圆韧带，后部通过胚胎时期的静脉导管遗迹（静脉韧带）。胎儿期静脉导管连通肝门静脉左支与肝左静脉，从而使胎盘血由脐静脉不经肝血窦而直接回流至心。

肝右纵沟　较为宽阔，前半为胆囊窝，容纳胆囊；后半称腔静脉沟，有下腔静脉通过。由于肝左静脉、肝中静脉、肝右静脉均在肝后缘处注入下腔静脉，因此该区称为第二肝门。在第二肝门所处的 3cm 以内区域还有肝小静脉和副肝中静脉直接或间接汇入下腔静脉。肝短静脉注入下腔静脉处为第三肝门。第三肝门在肝后面下腔静脉段的两侧有两组短小的肝静脉，即肝短静脉。肝短静脉一般 4～8 支（3～31 支）。第一组主要引流肝尾状叶的小静脉，有上下两支，口径≤4mm，第二组称肝后静脉，直径 5～8mm，单独开口至下腔静脉之左前壁、右前壁和前壁正中，在肝后面直接注入下腔静脉，收集主要来自肝尾状叶的静脉血。第三肝门的重要意义在于右半肝切除时需细心处理副肝右静脉以免发生大出血。

由肝门向下移行于胃小弯和十二指肠上部的双层腹膜结构称小网膜，分两部分，与胃小弯相连的小网膜称肝胃韧带，内含胃左右血管、胃上淋巴结和胃的神经；从肝门连结十二指肠上部的双层腹膜结构，称肝十二指肠韧带，其内右侧为胆总管，左侧为肝固有动脉，二者后方是肝门静脉，周围伴有淋巴管、淋巴结和神经丛。小网膜右侧缘游离，后方是网膜孔［温斯洛（Winslow）孔］，为网膜囊之开口（图 1）。

肝腹腔面　与胃前壁、胃小弯、十二指肠、结肠右曲、右肾及右肾上腺毗邻；肝的右侧对应第 6～10 肋；左侧对应第 7～8 肋软骨。前面正中对向腹前壁的腹腔面、腹膜和胸骨剑突，后面位于脊柱、食管腹段和迷走神经前方。

肝前缘　薄而锐利，构成膈面（上面）与脏面（下面）之间的分界线，胆囊窝的前部，在肝前缘形成一胆囊切迹。胆囊底常在此处露于肝的前缘。胆囊内胆汁高度淤积时可在腹部观察到胆囊底的圆隆外形。肝圆韧带通过处的肝前缘上有肝圆韧带切迹即脐切迹。

肝后缘　圆钝，朝向脊柱，有第二肝门。肝右缘是肝右叶的下缘，外形圆钝。肝左缘是肝左叶的左侧缘，薄而锐利（图 2）。

体表投影　成年人肝上界与膈穹隆一致，可用下述三点连线表示：右锁骨中线与第 5 肋的交点、前正中线与剑胸结合连线之交点以及左锁骨中线与左第 5 肋间隙之交点。肝下界与肝前缘基

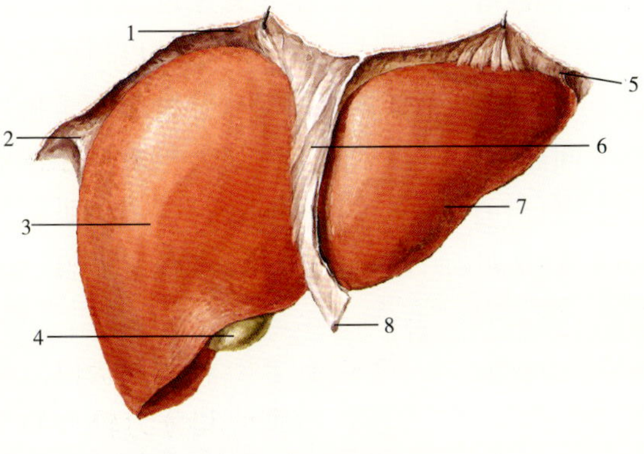

图 1　肝（前面观）

1.冠状韧带　2.右三角韧带　3.肝右叶　4.胆囊　5.左三角韧带　6.镰状韧带　7.肝左叶　8.肝圆韧带

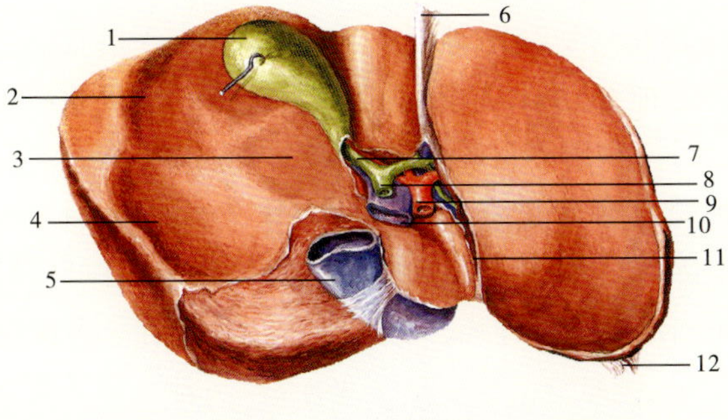

图 2　肝（下面观）

1.胆囊　2.结肠压迹　3.十二指肠压迹　4.肾压迹　5.下腔静脉　6.肝圆韧带　7.胆囊管　8.胆总管　9.肝固有动脉　10.肝门静脉　11.静脉韧带　12.肝纤维附件

本一致，左侧和右侧与肋弓一致，正中线在剑突下约3cm以内，右肋弓下触不到肝。因毗邻关系，肝脓肿时与膈粘连，并可经膈浸润右肺；肝与膈相连，随呼吸运动可上下移动，平静呼吸时，其移动范围为2~3cm。3岁以下幼儿，肝的体积相对较大，肝前缘低于右肋弓1.5~2.0cm；7岁以后，一般右肋弓下触不到肝；若能触及，应怀疑为病理性肝大。

血液供应　肝动脉和肝门静脉分别为肝的营养血管和功能血管，肝静脉引流肝脏的静脉血至下腔静脉，它们与肝内胆道一起构成肝内4套管道，形成两个系统即格利森（Glisson）系统和肝静脉系统。

淋巴回流　源自窦周间隙的肝淋巴，汇入小叶间淋巴管内，经肝周围纤维膜内形成浅淋巴管网或深淋巴管，分别注入膈上及纵隔后淋巴结，胃上淋巴结，主动脉前淋巴结，肝淋巴结等。

神经支配　包括交感和迷走神经，由肝丛发出，随着肝Glisson系统入肝门直至肝细胞及肝血窦内皮细胞表面。胆道受双重神经支配，交感神经使胆囊、胆囊管和肝管平滑肌松弛，肝胰壶腹括约肌收缩；副交感神经则使胆囊、胆囊管和肝管平滑肌收缩，肝胰壶腹括约肌松弛。肝动脉与肝门静脉只受交感神经支配。肝的痛觉神经随右膈神经和交感神经走行，其他感觉纤维分别经第4颈神经和第6至第9胸神经入脊髓。因此肝与胆囊的一些疾病会产生右肩部的牵涉痛。

（柏树令）

gān nèi guǎndào

肝内管道（intrahepatic vessel）　肝内营养供应和胆汁输送的通道。肝内有4套管道形成两个系统，肝格利森（Glisson）系统和肝静脉系统。

肝Glisson系统　由Glisson囊包裹的肝门静脉、肝固有动脉和肝管的各级分支构成，是肝段划分的基础，按照Couinaud肝段划分法，在左半肝和右半肝的划分基础上再分为5个肝叶和8个肝段。肝的Glisson系统位于相邻的肝叶与肝段之间。肝蒂内，来自腹腔干的肝固有动脉和由肠系膜上静脉与脾静脉合成的肝门静脉各分成左右支入肝，分布于左右半肝并与来自肝内的左右肝管同行。肝的营养血管为肝固有动脉，入肝分为叶段动脉并逐级分支为到达肝小叶之间的小叶间动脉，然后注入肝血窦并分支入小叶内称肝小叶内小动脉。肝副动脉又称肝迷走动脉，左肝迷走动脉多来自胃左动脉（25%）；右肝迷走动脉常发自肠系膜上动脉（9%），直接分布到肝的叶与段。肝门静脉左支细长，沿横沟向左行，分横部、角部、脐部及囊部。由横部发出尾状叶支（1~3支）至尾状叶左部；由脐部外侧缘发出外侧支，分布于左半肝外上部与外下部；而由脐部内侧缘发出的分支则分布于左半肝内上部和内下部。肝门静脉右支粗短，发出尾状叶支、前支和后支；分别至尾状叶右部、右半肝前上下部和后上下部。肝管输送由肝细胞分泌的胆汁，经胆小管输送至小叶间胆管，再经多次汇合形成汇集左半肝、右半肝胆汁的肝左管、肝右管至肝门，在肝门汇合成肝总管。肝具有造血、合成蛋白质与酶类、分泌胆汁、分解糖与储存糖原、解毒及吞噬、防御等重要功能。

肝静脉系统　包括3条较大的肝静脉，即肝左静脉、肝中静脉和肝右静脉以及直接开口于下腔静脉的肝右后静脉、肝小静脉和副肝静脉。肝静脉内无瓣膜，因其被固定在肝实质内，故损伤后血管断裂处不易自行收缩而止血。肝左静脉，主干近侧通过左叶间裂，引流肝左外叶全部和左内叶少部分静脉血，注入下腔静脉左前壁或左侧壁，有时与肝中静脉合干后注入下腔静脉。肝中静脉，主干走行在正中裂后半部，由左右两支合成，主要引流肝左内侧段和右叶前段的静脉血，注入下腔静脉左前壁。在半肝切除时，常常为了保护肝中静脉而在肝正中裂左侧或右侧1~1.5cm处切开肝；肝右静脉主干在右叶间裂内，呈向右突出的弧形弯曲。肝右静脉引流范围可达肝右后叶、右前叶上部以及右前叶下部等部位，注入下腔静脉的右侧。

淋巴回流　来自小叶间间隙（Mall间隙）的肝淋巴管，分浅深两组，深淋巴管分升降两组。升组入第二肝门注入膈上淋巴结，降组伴肝门静脉经第一肝门注入肝淋巴结。肝脏面淋巴管注入肝淋巴结。肝右叶膈面淋巴管分别经冠状韧带至膈上淋巴结和腹腔淋巴结；经镰状韧带到肝膈上淋巴结前组、绕肝前缘汇入肝淋巴结。肝左叶膈面淋巴管分别注入肝淋巴结、胃左淋巴结和膈上淋巴结。由于肝的淋巴引流多经膈上淋巴结，故肝肿瘤常有胸腔转移。位于肝门处的肝淋巴结沿肝固有动脉和胆总管排列，汇集胆囊和肝的淋巴管注入腹腔淋巴结。

（柏树令）

dǎnnáng

胆囊（gallbladder）　位于肝脏面的胆囊窝内，呈梨形的囊状器官。有储存和浓缩胆汁的功能。

位置分部和毗邻　胆囊由肝胎肝憩室尾支发育而来，位于肝下面的胆囊窝中，长 8~12cm、宽 3~5cm，容积 40~60ml。其上面借结缔组织连肝，两侧缘及下面被脏腹膜包被，为腹膜间位器官，周围与结肠右曲和十二指肠上曲相毗邻。按胆囊的外形分为底、体、颈和管 4 部。①胆囊底：凸向右前方，前端圆隆膨大。胆汁充盈尤其是胆道梗阻使胆汁淤积时，胆囊底可超出肝前缘，贴于腹前壁而见其圆隆外形。底的后部贴横结肠起始端，胆囊底的体表投影在右第 9 肋软骨与右腹直肌外侧缘交汇处即右锁骨中线与右肋弓交点附近。②胆囊体：是胆囊的主体部分，体与胆囊底之间界限不清，向后逐渐变细，在肝横沟右端附近逐渐移行为胆囊颈。胆囊体的后方与横结肠右侧半、十二指肠的上部和降部的上端相毗邻。偶有从肝门发出的小胆管，经过胆囊体与肝的脏面交接处直接进入胆囊。③胆囊颈：在肝门右端，通常以直角起于胆囊体，多呈 S 形扭转弯曲行向前上方，然后转向后下方续为胆囊管。④胆囊管：与胆囊颈之间有一显著狭窄部，因胆囊管起始处的扩张和膨出形成哈特曼囊（Hartmann 囊）所致。胆囊颈借疏松结缔组织连于肝，该疏松结缔组织内有胆囊动脉走行并分布于胆囊。此处恰位于胆囊管、肝总管和肝的脏面围成的三角区，称为胆囊三角（Calot 三角），为寻找胆囊动脉之标志部位。胆囊颈的黏膜构成迂曲的螺旋襞，与胆囊管的黏膜相延续。当胆囊颈扩张时，其外表面出现螺旋形狭窄。胆道炎症导致螺旋襞水肿或胆石嵌顿均可产生胆囊积液。胆囊管长 2.5~4cm，直径 2~3mm，从胆囊颈向左后下方走行，在第一肝门下方，先与肝总管平行下行短距离后，以锐角汇合至肝总管右壁形成胆总管。胆囊管内有 5~12 个螺旋黏膜皱襞，对胆汁的出入起调控作用。胆囊管汇入肝总管处常有位置异常，可经肝总管的前方和后方汇入肝总管右侧壁，也可汇入肝总管前壁和后壁或肝右管（图）。

变异与畸形　胆囊有系膜时形成游离胆囊；部分或全部被肝包被时形成肝内胆囊；位于肝右叶后下面或肝左叶下面时称异位胆囊；其他还包括双胆囊、中隔胆囊和憩室胆囊等。

动脉供应　半数以上的胆囊动脉来自肝固有动脉右支，到达胆囊颈时分 2 支，一支经胆囊浆膜下行于胆囊游离面；另一支走行在胆囊窝中。变异的胆囊动脉有双胆囊动脉和其他来源的动脉，包括肝固有动脉左支、胃十二指肠动脉、肠系膜上动脉和肝右动脉等。到达胆囊时，这些动脉都经过胆囊三角，故胆囊手术时常在该三角内寻找并结扎胆囊动脉以防出血。

静脉引流　胆囊静脉直接或间接注入肝门静脉。

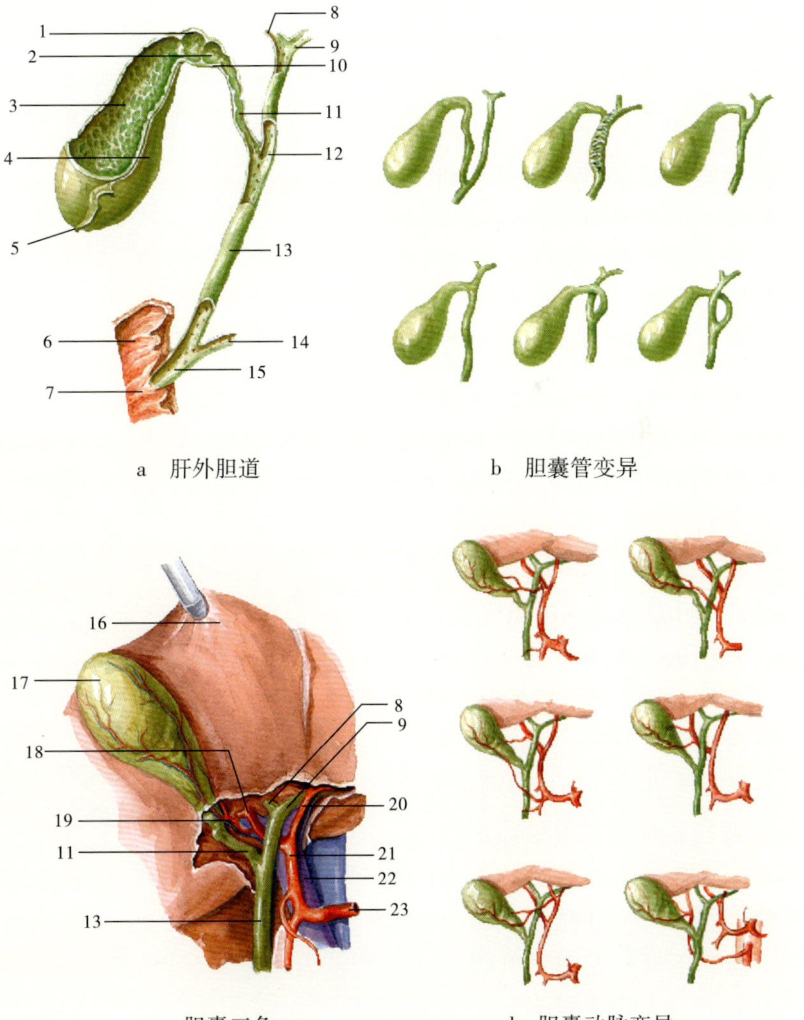

a　肝外胆道　　b　胆囊管变异

c　胆囊三角　　d　胆囊动脉变异

图　胆囊结构和变异

1.胆囊颈　2.哈特曼囊　3.胆囊黏膜　4.胆囊体　5.胆囊底　6.十二指肠　7.十二指肠大乳头　8.肝右管　9.肝左管　10.螺旋瓣　11.胆囊管　12.肝总管　13.胆总管　14.胰管　15.肝胰壶腹　16.肝　17.胆囊　18.肝右动脉　19.胆囊动脉和静脉　20.肝左动脉　21.肝固有动脉　22.肝门静脉　23.肝总动脉

淋巴回流　胆囊的淋巴管起自胆囊浆膜面及其黏膜及黏膜下丛。与肝接触面的淋巴管少，并与肝内淋巴管互相交通。这些淋巴管多数汇入位于肝总管和胆囊管相交汇处的胆囊淋巴结或注入位于胆囊管上端的网膜孔淋巴结。

神经支配　胆囊受双重神经支配，交感神经兴奋使胆囊扩张，有利于胆汁贮存和浓缩。迷走神经兴奋使胆囊收缩，有利于胆汁排出，以助食物消化。胆囊的感觉神经随右膈神经和交感神经走行，胆囊炎和胆石症时，可出现典型的右肩部牵涉痛。

（柏树令）

dǎndào

胆道（biliary duct）　运输由肝细胞产生的胆汁的一系列管道。包括肝内胆道（见肝内管道）和肝外胆道。肝外胆道包括肝左管、肝右管、肝总管、胆总管，还包括胆囊及胆囊管（见胆囊）。

位置分部和毗邻　肝管包括肝左管与肝右管。肝左管长25～40mm，直径约6mm，与肝总管之间的角度较小，其横部位置表浅，横向走行于肝门的左侧半。肝右管粗而短，长8～10mm，直径约5mm，与肝总管之间的角度较大，起自肝门的后上方，位于肝门右侧，在肝门处二者合成肝总管。副肝管出现率为6%，常引流肝右叶的某一个肝段，如后段或前段。偶有来自方叶的副肝管，走行于胆囊三角中，直接在肝外汇入肝右管、胆囊管、肝总管或胆总管中。胆囊下肝管是离开肝组织的表浅肝管，中国人较多见，常见于胆囊与胆囊管之间的结缔组织中，因其细小易被误认为结缔组织或神经纤维。迷走肝管多发于肝镰状韧带、冠状韧带、肝圆韧带等与肝表面相附着的肝结缔组织内。其中从左三角韧带处发出的迷走肝管管径较大。肝左管收纳肝左叶、肝方叶和肝尾状叶的胆汁，肝细胞产生的胆汁经肝内毛细胆管注入小叶间胆管，再汇集至肝左管。肝右管收纳肝右叶及部分方叶内肝细胞产生的胆汁。

形态结构　中国人肝总管出现率为98.6%，长约30mm，直径4～8mm，在肝十二指肠韧带内下行，常位于肝固有动脉右侧、肝门静脉的前方。其长度变化大，因肝左管和肝右管汇合部位的高低而不同。胆囊管在肝十二指肠韧带内以锐角汇入肝总管的右侧壁延续为胆总管，长4～8cm，正常直径6～8mm，直径超过10mm时可认定为异常。其管壁有一定的舒缩功能，壁内有大量的弹性纤维，因此抗扩张力强，胆总管下端梗阻时，可扩张至小肠管般粗而不破裂。在肝蒂内该管居肝固有动脉右侧，下腔静脉前方。在十二指肠上部后方居胃十二指肠动脉左侧，在胰头上外侧部的沟内向右弯曲折向胰头与十二指肠降部后壁的左侧，斜穿十二指肠壁，开口于十二指肠纵襞下部。依行程胆总管可分为十二指肠上段、十二指肠后段、胰段和十二指肠壁内段。在壁内段汇合胰管形成肝胰壶腹（Vater 壶腹），开口于十二指肠纵襞下方的大乳头处。胆总管的肝胰壶腹部长10～25mm，周围被肝胰壶腹括约肌（Oddi 括约肌）环绕，该括约肌分为胆总管括约肌、胰管括约肌、壶腹括约肌，三者均由十二指肠纵行肌与环形肌构成。Oddi 括约肌收缩使肝分泌的胆汁经肝管、胆囊管入胆囊贮存；舒张则促进胆汁由胆囊排入十二指肠。Oddi 括约肌的舒缩运动在食物与消化液的刺激作用下，受自主神经的调控。肝胰壶腹经过的十二指肠降部的后内侧壁处较薄弱，是十二指肠憩室的好发部位（图）。

动脉供应　肝外胆道的动脉

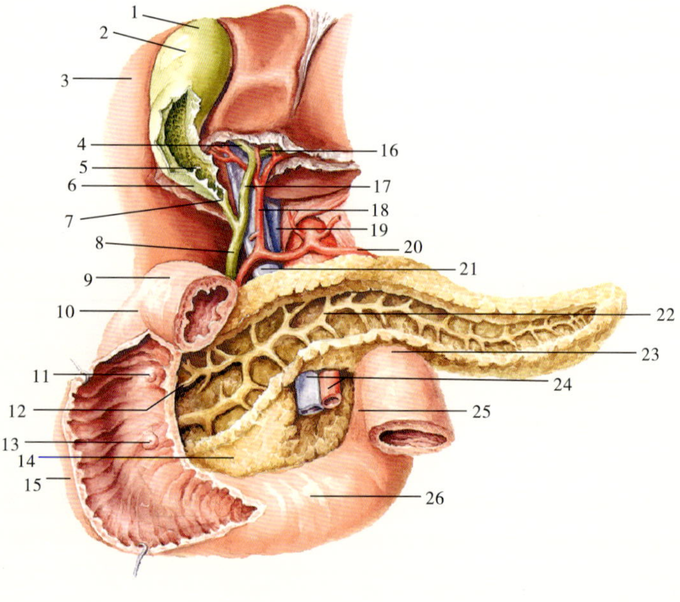

图　输胆管道及开口（前面观）

1.胆囊底　2.胆囊体　3.肝　4.肝右管　5.螺旋襞　6.胆囊颈　7.胆囊管　8.胆总管　9.十二指肠上部　10.十二指肠上曲　11.十二指肠小乳头　12.副胰管　13.十二指肠大乳头　14.胰头　15.十二指肠降部　16.肝左管　17.肝总管　18.肝固有动脉　19.下腔静脉　20.脾动脉　21.肝门静脉　22.胰管　23.十二指肠空肠曲　24.肠系膜上动脉和静脉　25.十二指肠升部　26.十二指肠水平部

分别来自胰十二指肠上后动脉、肝固有动脉的左右支及胆囊动脉的分支。通常肝管与胆总管上段由胆囊动脉供血，中段由胰十二指肠上后动脉及肝固有动脉的分支供血，下段主要由胰十二指肠上后动脉分支供血。在胆总管周围这些血管分支相互吻合成网，并由动脉网发支进入胆总管壁供血。肝胰壶腹因结石堵塞需切开取石引流时，应注意胰十二指肠上后动脉的走行异常，误结扎会导致胆总管的狭窄坏死。

静脉引流　胆总管周围的静脉丛直接引流至肝门静脉，手术中在暴露胆总管时易损伤静脉丛而导致大出血。

淋巴回流和神经支配　见胆囊。

（柏树令）

yí

胰（pancreas）　人体第二大消化腺。呈细长的三棱柱形，由外分泌部和内分泌部组成，分泌胰液和胰岛素。

位置分部和毗邻　位于腹上部与左季肋区，横跨第1～2腰椎椎体的前方。分胰头、胰颈、胰体和胰尾4部。胰头位于人体正中线的右侧，胰体与胰尾位于左侧。整个胰腺大部位于腹膜外，为腹膜外位器官，只有胰尾各面为腹膜包被属腹膜内位。胰在活体呈灰红色，质地柔软，表面分叶。胰右端的胰头和胰颈，嵌入C形的十二指肠窗中。胰腺长12～15cm，宽3～9cm，质量65～75g。胰兼有外分泌与内分泌双重功能，外分泌部分泌胰液，含大量消化蛋白、脂肪和糖类的酶。内分泌部称胰岛，由散在于整个胰腺实质（以胰尾为多）的胰岛细胞组成，参与胰岛激素的合成并对上消化道的运动和功能进行调控。

形态结构　胰头前面隆突，后面平坦，类似三角形，是胰最宽大的部分，其前面和胃的幽门部、十二指肠上部、横结肠及其系膜邻接，其后方借疏松结缔组织与第12胸椎、第1腰椎及膈肌右脚相连。在结缔组织中有肝门静脉、胆总管、下腔静脉和左肾静脉。胰头的后下部，向左下方呈钩状突起，称钩突。该突的左侧凹缘称胰切迹。肠系膜上动脉和肠系膜上静脉越过钩突前方，沿胰切迹左侧下行。连接胰头与胰体的扁薄而狭窄部位为胰颈，长约2cm，其前上部邻接胃的幽门，后面与肠系膜上动脉和肠系膜上静脉及肝门静脉起端相邻。胃十二指肠动脉与胰十二指肠动脉沿着胰头和胰颈下行。胰体较长，占胰的大部分，呈三棱柱形，分前下后3个面和上下前3个缘。胰体的前面紧邻胃的后壁，其下面邻接十二指肠空肠曲、空肠袢与结肠左曲，其后面贴脾静脉，横过第1腰椎椎体的前方并与左肾静脉、左肾及左肾上腺和腹主动脉相邻。胰上缘有脾动脉迂曲左行达脾门，肝总动脉向右行至肝十二指肠韧带内，胰下缘介于下、后两面之间；胰体前缘介于前下两面之间，有横结肠系膜根附着，系膜下叶转向下方覆盖胰体的下面，此部与结肠左曲、十二指肠的空肠曲及空肠袢为邻。胰尾向左上方行，至左季肋部与脾门接触，各面均包被腹膜，活动度大。脾静脉和脾动脉分别经过胰尾的前方和后方，手术时应予以保护。胰管为输送胰液的管道，在胰腺实质内行程与胰的长轴一致。从胰尾开始沿途接收许多胰小叶的导管，管径自左向右逐渐变大汇合成主胰管，在胰头右侧离开胰斜穿十二指肠降部后内侧壁，最终与胆总管汇合，开口于十二指肠大乳头。胰管分3类：①贯穿胰全长，副胰管细而短或者无副胰管者，约占61%。②胰管和副胰管同时存在，互相连通，分别开口于十二指肠大小乳头者占30%。③胰管短小，以副胰管为主，贯通胰全长成为主要胰液输送导管，二者又互不相通，并分别开口于十二指肠大小乳头者占9%。

体表投影　上缘在脐上10cm所在的平面，下缘在脐上5cm所在的平面。

变异与异常　发育异常的腹胰由十二指肠腹侧转向背侧，可形成袢状称环状胰，此种情况男性较高，男女比为1.3∶1，其中完全型占61%，而位于十二指肠降部的，约占86.4%，合并其他畸形如内脏转位、肠旋转不良、异位胰等占12%。当其压迫十二指肠降部时可产生肠梗阻症状。异位胰即副胰或迷走胰，好发于腹腔上部、胃壁、肠壁及肝和脾的实质内，质地较硬，呈浅黄或白色，形态上呈圆形或椭圆形，表面分叶，直径1～4cm，通常异位胰无临床症状，有时会产生溃疡病的症状。

动脉供应　胰头主要由胰十二指肠上动脉和胰十二指肠下动脉的前后支供血，它们在胰头前后面和胰实质内形成动脉网。胰体与胰尾的动脉来自脾动脉的胰支及由脾动脉中段发出的胰大动脉，后者约在胰上缘左中1/3交界处从胰体的中部穿入胰实质，伴胰管走行。胰大动脉发出的右支与胰背动脉吻合，而其左支与胰尾动脉在脾门处吻合。胰背动脉为恒定而较粗的分支，来自脾动脉起点或直接来自腹腔干或肝总动脉，下行到胰颈或胰体背面，分为胰背动脉右支，与胰十二指肠上动脉吻合，分布于胰头和钩突，胰背动脉左支又称胰下动脉，向左走行于胰体后下方的腺实质内，与胰尾动脉吻合。胰尾动脉来自脾动脉末端和胃网膜左动脉，与胰大动脉及胰下动脉分支吻合，分布于胰尾。

静脉引流　胰头的静脉血汇入胰十二指肠上前静脉、胰十二指肠上后静脉和胰十二指肠下静脉与脾静脉，胰体与胰尾的静脉引流至脾静脉。

淋巴回流　来自胰头的全部集合淋巴管汇入胰十二指肠上淋巴结与胰十二指肠下淋巴结，其输出管汇入肠系膜上淋巴结或穿经幽门下淋巴结，然后汇入腹腔淋巴结。胰体右上部与右下部的集合淋巴管分别输入肝淋巴结和肠系膜上淋巴结，二者的输出管均汇入腹腔淋巴结。胰体的左上部和左下部的集合淋巴管分别汇入胰脾淋巴结和中结肠淋巴结，二者的输出淋巴管注入腹腔淋巴结。胰尾上部和下部的集合淋巴管分别注入胰脾淋巴结和中结肠淋巴结，二者的输出淋巴管注入腹腔淋巴结。

神经支配　胰的运动神经来自内脏神经，经过腹腔丛、肠系膜丛和脾丛分布于胰。其中交感神经减少腺体分泌而促进血管收缩；迷走神经终止于胰的腺泡和胰岛，属胆碱能纤维，作用是促进腺体分泌和扩张血管，胰的内脏感觉神经随内脏运动神经走行，分别经过胸 9～胸 12 脊神经和迷走神经将内脏的感觉信息传入脊髓和脑。

（柏树令）

hūxī xìtǒng

呼吸系统（respiratory system）

进行肺通气，在空气与血液之间执行气体交换的人体系统。由呼吸器官组成。呼吸器官包括呼吸道和肺。呼吸道包括鼻、咽、喉、气管和支气管等。肺由实质和间质组织构成，实质组织包括支气管树和肺泡，间质组织包括结缔组织、血管、淋巴管、淋巴结和神经等。呼吸系统的主要功能是进行气体交换，即吸入氧，排出二氧化碳。此外，还有发音、嗅觉、协助静脉血回流入心等功能。

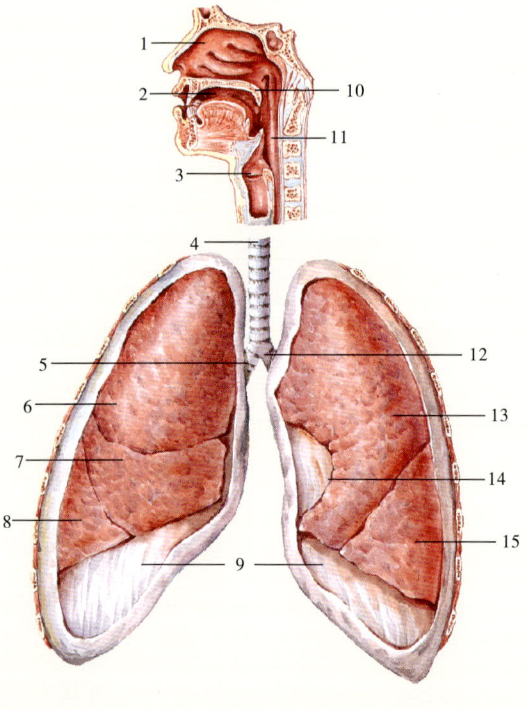

图　呼吸系统全貌

1.鼻腔　2.口腔　3.喉　4.气管　5.右主支气管　6.右肺上叶　7.右肺中叶　8.右肺下叶　9.膈　10.软腭　11.咽　12.左主支气管　13.左肺上叶　14.心切迹　15.左肺下叶

（柏树令）

hūxī qìguān

呼吸器官（respiratory organ）

构成人体呼吸系统进行气体交换的器官。包括呼吸道和肺。前者是输送气体的管道，又称气道；后者是进行气体交换的场所。呼吸道以骨和软骨为支架，保持气流通畅。鼻、咽、喉为上呼吸道；气管和各级支气管为下呼吸道。呼吸道的内表面衬以黏膜，由假复层纤毛柱状上皮构成，气体通过时有过滤、湿润和调温的作用。肺是气体交换的器官，位于胸腔内，表面由胸膜所覆盖。胸膜分脏层和壁层，二者之间为胸膜腔，呈负压状态。胸廓与膈肌的运动是肺扩张和收缩的源动力，而肺内压的变化是导致肺通气形成的根据。肺形态和功能的基本单位是肺泡。包绕在肺泡壁上毛细血管内的二氧化碳及氧气与肺泡腔内的这两种气体按压力梯度产生弥散，进行气体交换。这种气体交换过程是维持人体酸碱平衡、保持内环境稳定的重要基础（图）。

（柏树令）

bí

鼻（nose）

呼吸道的起始部。具有通气、滤过气体和嗅觉等功能。

分部和毗邻　前经鼻孔通外界，后经鼻后孔通咽。包括外鼻、鼻腔和鼻旁窦。外鼻外被皮肤，中层为骨与软骨构成的支架，内衬黏膜，借左右两眶间最凹陷和狭窄的鼻根与额相连。下前端为鼻尖，其两侧扩大成鼻翼，鼻翼围成鼻孔。鼻翼借鼻唇沟与上唇分界。鼻尖与鼻根之间为鼻背。

构成与构造　鼻上部的鼻骨和上颌骨额突及鼻下部的软骨构成外鼻的支架，鼻下部质地较软且有一定的弹性与活动性。鼻软骨由一块鼻中隔软骨和分别位于外鼻上方和下方的一对鼻外侧软骨与鼻翼大软骨以及鼻翼小软骨构成，软骨间借纤维结缔组织相连。鼻孔扩张肌和收缩肌位于鼻翼及鼻孔周围，司鼻孔的运动和面部的表情。鼻孔扩张肌向上外侧牵拉鼻翼，开大鼻孔助深呼吸。收缩肌缩小鼻孔。鼻部皮肤薄而松弛，移动性好，鼻尖与鼻翼处皮肤较厚，与皮下组织和软骨骨膜紧贴，富有皮脂腺和汗腺，为疖和痤疮好发部位。

鼻腔由鼻骨、鼻软骨及其表面被覆的皮肤与黏膜构成。内面衬鼻黏膜，被鼻中隔分左右两半，每半又分为前下份的鼻前庭和后上份的固有鼻腔。鼻前庭内衬皮肤，生有鼻毛，具有滤过净化空气的作用，富含皮脂腺和汗腺，为疖肿好发部位。鼻腔内皮肤与黏膜交界处为鼻阈，是鼻前庭和固有鼻腔的分界线。

固有鼻腔可分为顶底内侧和外侧 4 壁。①鼻腔顶：前份向下倾斜，与鼻背一致。后份向后下方倾斜，中份接近水平，是鼻腔与颅中窝分界处，由筛板构成。嗅神经及筛血管穿过筛骨筛板。颅底骨折时，因其十分薄弱易受累。②鼻腔底：借硬腭和口腔分界。③鼻腔内侧壁：即鼻中隔。鼻中隔后上部与后下部为骨部，由筛骨垂直板和犁骨构成；前部为软骨部，由鼻中隔软骨和鼻翼大软骨的内侧脚为支架，鼻中隔前下份为膜部，由皮肤、皮下组织和降鼻中隔肌组成，为鼻中隔的可动部。鼻中隔常偏向一侧，偏斜部多在骨部与软骨部交界处。④鼻腔外侧壁：有上中下 3 个鼻甲，偶有最上鼻甲。蝶筛隐窝位于上鼻甲后方，有蝶窦开口。分为上中下 3 个鼻道。上鼻道最短，有筛窦后群的开口。中鼻道位于中鼻甲与下鼻甲之间，其中部有凹向上方的弧形裂隙即半月裂孔，裂孔的底向前端呈漏斗状称筛漏斗，有额窦和筛窦前群筛小房的开口。半月裂孔上界有一圆枕形隆起称筛泡，其深面的膨大为筛窦中群筛小房的开口。半月裂孔的下界是一锐嵴，其深面为筛骨钩突。半月裂孔前部为筛窦前群和额窦的开口。裂孔后方有上颌窦的开口。自中鼻甲前端至鼻背之间的中点处略呈凸起的结构称鼻堤，鼻堤与鼻腔顶之间的通道称嗅沟。下鼻道位于下鼻甲下方，距鼻孔约 3cm 处有鼻泪管的开口，开口位置高者开孔较大；位置低者开口多呈裂隙状。鼻泪管穿行表面由黏膜构成的皱襞称泪襞（Hasner 瓣）。位于鼻甲、鼻道与鼻中隔之间的部分称总鼻道，各鼻甲与鼻道后端和咽的移行部的纵沟称鼻咽道。

鼻腔内表面结构 鼻前庭内表面为皮肤覆盖，鼻腔的其他部分均由黏膜被覆。黏膜厚薄不一，以鼻道较薄，上鼻甲平面之上鼻黏膜最薄，为无纤毛的假复层柱状上皮，活体呈淡黄色，称嗅区。含大量嗅细胞及嗅神经，执行嗅觉功能。上鼻甲平面以下被覆假复层纤毛柱状上皮，因黏膜内含大量的腺体及血管，活体呈粉红色，为呼吸部。能改变吸入空气的温度和湿度，黏着灰尘，净化空气，排出异物。小儿鼻腔窄小，下鼻道及鼻前庭发育欠佳，无鼻毛。

动脉供应 上颌动脉的分支蝶腭动脉经翼腭孔入鼻腔，发出鼻后中隔动脉，分布至鼻中隔后下部；由眼动脉发出筛前动脉与筛后动脉分支供应鼻中隔后上部。面动脉的上唇动脉中隔支分布到鼻中隔膜部和鼻前庭。腭降动脉的腭大动脉分支经切牙管由口腔进入鼻腔下部。上唇动脉的鼻中隔动脉、筛前动脉、鼻腭动脉和腭大动脉的终末支在鼻中隔前下部的黏膜内相互吻合成丰富的动脉网，是鼻出血的好发部位称易出血区（Little 区）。

静脉引流 鼻腔的静脉与同名动脉伴行。微静脉在鼻黏膜下，尤其是中鼻甲、下鼻甲及鼻中隔后部构成可膨胀的鼻甲海绵丛。在慢性鼻炎时静脉丛充血，黏膜肿胀而阻塞鼻腔，引起鼻塞等症状。鼻腔静脉向上经筛静脉汇入眼上静脉，形成了颅内外血液沟通的通路。鼻腔静脉的大部分经上唇静脉注入面静脉；向后经蝶腭静脉汇入翼丛。

淋巴回流 嗅区淋巴管网向上经嗅神经周围淋巴间隙入硬脑膜下隙和蛛网膜下隙，并与咽淋巴管相交通；呼吸区淋巴管与面部淋巴管交通，入下颌下淋巴结及颈深上淋巴结。外鼻及鼻腔前分的淋巴汇入下颌下淋巴结；鼻腔后部的淋巴经咽后淋巴管注入颈外侧深淋巴结。

神经支配 鼻的一般感觉由三叉神经主干之一的眼神经分支（筛前神经）经鸡冠穿筛板筛孔入鼻腔形成的鼻内侧支和鼻外侧支支配。鼻中隔上部的嗅区由嗅神经支配，鼻肌的运动由面神经分支支配，鼻的交感神经来自颈内动脉交感丛的颈深神经，其副交感神经节前纤维来自上涎核，在翼腭神经节换元，节后纤维有分支入鼻腔，支配中鼻道、下鼻甲及下鼻道黏膜内腺体（图）。

（柏树令）

bípángdòu

鼻旁窦（paranasal sinus） 含气颅骨开口于鼻腔的腔洞。又称副鼻窦。位于额骨、筛骨、蝶骨与

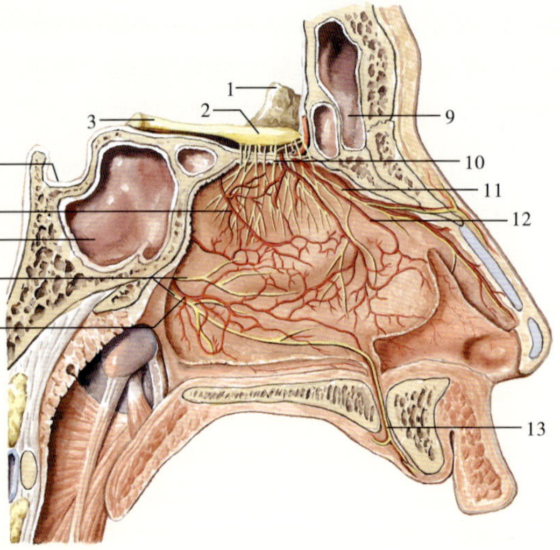

图　鼻腔内的神经

1.鸡冠　2.嗅球　3.嗅束　4.垂体窝　5.筛后动脉　6.蝶窦　7.鼻后支　8.蝶腭动脉　9.额窦　10.嗅神经　11.筛前神经鼻支　12.筛前动脉　13.鼻腭神经

上颌骨内。窦内被覆黏膜，可湿润和温暖吸入空气，对发音起共鸣作用。位于上颌骨、额骨、蝶骨和筛骨内腔的鼻旁窦，左右成对，但大小与形态不对称，在鼻腔内的开口部位也不一致。鼻旁窦内衬的黏膜与鼻腔黏膜相延续，但与鼻黏膜并非完全相同。窦内黏膜因腺体和血管较少，厚度较薄，与窦腔的骨壁附着疏松且易剥离。鼻旁窦开口周围黏膜上皮的纤毛向窦口摆动，气流迅速经过鼻旁窦口时，可使窦内产生负压，协助排出窦内的内容物。鼻旁窦除能减轻颅骨的重量外，还具有：①湿润和温暖吸入的空气。②吸收对头部的震荡，保护感觉器官。③对发音起共鸣作用。鼻旁窦于出生后逐步发育，青春期时显著扩大，为人面型变化的重要因素之一，各窦的形态、体积等有较大的个体差异（图1~图3）。

（柏树令）

édòu

额窦（frontal sinus）　位于额骨额鳞下部内不规则的含气腔隙。其数目、大小与形状不一，一般为三角形，常左右各一。开口于中鼻道。额窦形似三棱锥体，底向下，尖向上，容积1~4.4ml。发育良好者常向周围扩大。向内侧可越过中线与对侧重叠，额窦有时发育较差，容积甚小。窦的前壁内含板障，后壁较薄与硬脑膜及大脑额叶相邻，导静脉可穿过其后壁与硬脑膜下腔相通，故额窦的炎症可侵入颅内。额窦底壁最薄，与眶、鼻及筛前小房相毗邻。额窦口在窦底壁，开口于中鼻道及筛漏斗者居多（49.5%）。在漏斗上隐窝和额隐窝者分别占20.5%和26.20%，开口在筛泡者占3.8%。额窦在15岁左右发育完全，大小形状个体差异很大。腔内常有中隔；中隔多偏向一侧。仅一侧有额窦者占18.7%，两侧均有者占67.6%，左右各一个额窦者占64.4%，额窦不发育者占15.9%，一侧或两侧均有两个额窦者占3.2%，既有巨大额窦，又有一侧见两个额窦腔者。额窦的体表投影在鼻根点以及其上方3cm处与眉弓上缘内侧1/3与外侧2/3结合之点形成三角形的区域。

额窦由颈内动脉发出的眼动脉的分支眶上动脉和另一分支筛前动脉供血。额窦静脉与眶上静脉和眼上静脉交通，并与板障静脉相连接。主要汇入眼上静脉，

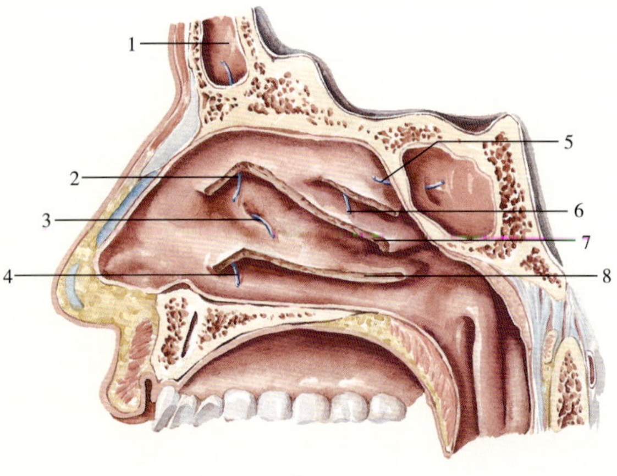

图1　鼻旁窦的开口

1.额窦　2.探针通额窦　3.探针通上颌窦　4.探针通鼻泪管　5.探针通蝶窦　6.探针通筛窦　7.中鼻甲切缘　8.下鼻甲切缘

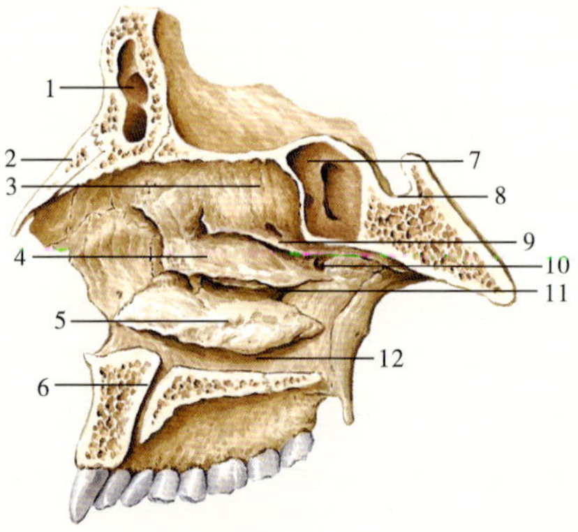

图2　骨性鼻腔外侧壁

1.额窦　2.鼻骨　3.上鼻甲　4.中鼻甲　5.下鼻甲　6.切牙管　7.蝶窦　8.垂体窝　9.上鼻道　10.蝶腭孔　11.中鼻道　12.下鼻道

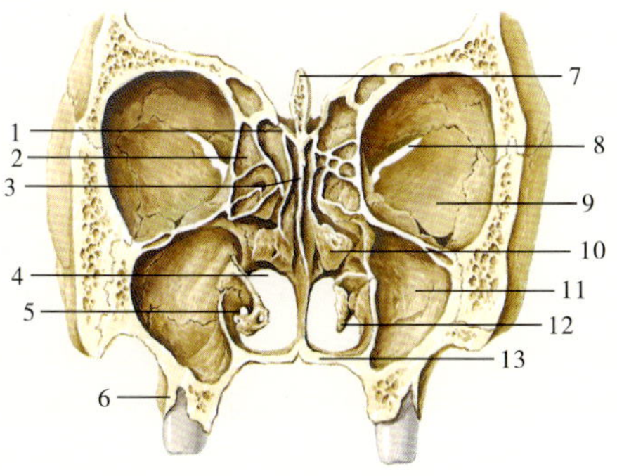

图3　颅冠状切面（前面观）

1.筛板　2.筛小房　3.垂直板　4.鼻腔　5.下鼻道　6.牙槽窦　7.鸡冠　8.眶上裂　9.眶腔　10.中鼻甲　11.上颌窦　12.下鼻甲　13.硬腭

该静脉经眶上裂注入海绵窦。眼上静脉的曲张可引起眼球突出。额窦的淋巴管主要汇入下颌淋巴结。额窦由来自三叉神经分支的筛前神经和额神经内侧支支配，前者由鼻睫神经发出。

（柏树令）

shànghédòu

上颌窦（maxillary sinus）　上颌骨含气的腔隙。形似横置的三角锥体，成对，容积平均约为14.7ml，是人体最大的鼻旁窦。成年人的窦高3.3cm，宽2.3cm，长3.4cm。有5个壁、一个开口。

前壁朝向面部，位于上颌前面的尖牙窝处，骨质薄，可为上颌窦手术的入路。后壁与颞下窝与翼腭窝相毗邻。内侧壁即鼻腔外侧壁的一部分，由中鼻道和大部分下鼻道构成。近下鼻甲处的下方骨质最薄，是临床穿刺术的良好部位，其下份的骨质较厚。上壁即窦顶，为眶下壁，该壁有时薄如纸，甚至缺如。此处有眶下血管和神经通过。当眶下壁特薄弱时，眶下神经仅借骨膜和窦黏膜与窦分隔，上颌窦病变时，可累及眶下血管和神经。窦底即底壁，是上颌骨的牙槽突，常低于鼻腔下壁，骨质薄，甚至缺如。除切牙外，其他牙根皆可突入窦内，常以磨牙较多。窦内感染与牙的感染可互相蔓延。上颌窦开口于中鼻道的膜性壁，额窦和筛窦前群小房开口的下方，多数在筛漏斗后半，少数在前半。时有副孔，副孔多开口于筛漏斗的后下部。

上颌窦常被骨性或膜性隔分为两部分，妨碍引流。由于结构上的毗邻关系，额窦和筛窦前群小房的分泌物及炎性物质可以侵入上颌窦。上颌窦因开口的位置高，分泌物不易排出，易发生慢性上颌窦炎。

上颌窦的动脉来自眶下动脉分支的上牙槽前动脉和上牙槽后动脉。上颌窦的静脉网发达。经上颌静脉注入面后静脉或汇入翼丛，通过面深静脉与面前静脉吻合，可汇入海绵窦。上颌窦的淋巴汇入下颌下淋巴结。三叉神经主干之一的上颌神经终支，经眶下裂入眶，沿眶下壁向前经眶下沟、眶下管出眶下孔的眶下神经以及从翼腭窝内由上颌神经发出的上牙槽神经的后支共同支配上颌窦。

（柏树令）

diédòu

蝶窦（sphenoid sinus）　蝶骨体内不规则的含气腔隙。位于鼻腔上部的后方，邻近后筛窦。多被蝶窦中隔分为左右两腔，开口于同侧鼻腔的蝶筛隐窝。大小与形状不一，成年人的容积约7.5ml。

蝶窦顶部与视交叉和脑垂体相毗邻，后部与脑桥和基底动脉为邻，外侧壁与位于海绵窦内侧壁的颈内动脉、展神经及位于海绵窦外侧壁的动眼神经、滑车神经以及三叉神经的眼神经、上颌神经相毗邻。蝶窦底为鼻咽部的顶，其前缘和下外方分别有蝶腭动脉的鼻中隔支和翼管神经通过。蝶窦的发育个体差异显著，若蝶窦体积增大，可向周围扩展至蝶骨大翼、翼突以及枕骨基底部。蝶窦中隔常偏向一侧，有时呈水平位，致使两个蝶窦上下重叠。

眼动脉的分支筛后动脉及上颌动脉分支咽动脉供应蝶窦。蝶窦静脉血汇入眼上静脉，分别由翼丛或面静脉回流，或进入颈内静脉或汇入海绵窦。蝶窦的淋巴注入咽后淋巴结，输出管汇入颈外侧上深淋巴结。由眼神经分支的筛后神经以及翼腭神经节的眶支支配蝶窦。

（柏树令）

shāidòu

筛窦（ethmoidal sinus）　鼻腔外侧壁上部与两眶之间筛骨迷路内的海绵状小气房。分为前中后3群。

筛骨系脆弱的含气骨，其内含3~18个筛小房，构成筛骨迷路。位于两眶之间、额骨之下，蝶骨之前，构成颅腔的底和鼻腔的顶。筛小房，以中鼻甲附着处为界分为前中后3群。前群和中群筛小房位于中鼻甲附着处的前下方，开口于中鼻道；后群位于中鼻甲附着处的后上方，开口于上鼻道。筛小房气化范围可向邻近的骨侵入，若其发育良好，向后可扩大到蝶骨内，位于蝶窦上方或外侧。筛窦后群与视神经紧密邻接，手术时应严加保护。

筛窦的动脉来自眼动脉的分支筛前动脉，其与筛前神经伴行，穿筛前孔经颅入鼻腔。此外，还有眼动脉分支筛后动脉，经筛后孔入鼻腔。筛前与筛后动脉分别与蝶腭动脉吻合，该动脉及其分支鼻后外侧动脉一起共同供应筛窦。静脉随同名动脉汇入眼上静脉。筛窦前群和中群小房的淋巴汇入位于下颌下腺附近和下颌下腺实质内的下颌淋巴结。后群小房的淋巴流入位于咽后壁与椎前筋膜之间的咽后淋巴结；输出管注入颈外侧上深淋巴结。筛窦由筛前神经和筛后神经支配，二者由三叉神经第一支眼神经的重要分支鼻睫神经干发出。

（柏树令）

hóu

喉（larynx） 颈前部覆有黏膜的肌肉软骨结构。是呼吸过程中空气进出的管道，又是发音的器官，还有部分味觉功能。

位置和毗邻 位于颈前部，由喉软骨、韧带、喉肌和喉黏膜构成。成年人的喉居第3至第6颈椎的前方，上界为会厌软骨上缘和舌骨体部，下界为环状软骨下缘，前方自浅入深依次为皮肤、颈筋膜和舌骨下肌等，后方为咽的前壁，两侧为颈部的血管、神经和甲状腺的左叶与右叶。儿童喉的位置较高，可达第3颈椎上方，随年龄增长，喉逐渐下降，老年人喉的位置较低，男性比女性更低。

形态结构 喉的支架是保持喉腔通畅，呼吸顺畅的主要结构。喉由喉软骨、喉的关节、喉肌、喉的韧带和膜性组织等构成。

喉的软骨 包括单个的甲状软骨、环状软骨和会厌软骨及成对的杓状软骨、小角软骨和楔状软骨。①甲状软骨：构成喉的前壁与侧壁，由呈四边形的左右两块甲状软骨板在前正中线处互相愈着构成，愈着处成角，在成年女性约110°；男性约90°，该角又称为前角，其上端向前凸出，称喉结。喉结上方有一呈V形切迹为甲状软骨上切迹。男性的喉结尤为突出，为男性第二性征。两甲状软骨四边形板后缘彼此远离，向上下各伸出一突起，称为上角和下角。上角长，与舌骨大角借韧带相连；下角短，与环状软骨相关节。甲状软骨板外侧面的斜线供肌附着，甲状软骨上切迹可确定颈前正中线的位置。②环状软骨：质地坚厚，位于甲状软骨下方，是喉软骨中唯一完整的软骨环，对支撑呼吸道免于塌陷起重要作用，是描述气管环的标志。该软骨由前部低窄的环状软骨弓和后部高阔的环状软骨板构成。环状软骨弓平对第6颈椎，是颈部结构重要标志，环状软骨板上缘中线的两侧各有一杓状关节面，弓与板移行处外侧面各有一甲关节面，该两关节面是环杓关节与环甲关节的关节面。环状软骨下缘近乎水平位，常以此缘作为喉下界的体表面标志，平第6颈椎椎体下缘高度。③会厌软骨：位于舌根及舌骨体的后上方，由弹性软骨构成。上宽下窄形如树叶，上缘游离呈弧形，下端称会厌软骨基，借甲状会厌韧带连接于甲状软骨前角内的上部。会厌软骨上部的前面即舌面隆凸，借舌骨会厌韧带连于舌骨体后面，而其上部的后面即喉面凹向后方，表面有许多小凹，内含黏液腺。会厌软骨有喉上神经穿过。会厌软骨被覆黏膜形成会厌，构成喉口的活瓣，吞咽运动时喉上提并前移，会厌则弯向后下，完全封闭喉口，防止食团入喉，导引食团进咽。④杓状软骨：成对，位于环状软骨板上缘中线的两侧，尖向上底向下成锥体形。底为与环状软骨相关节的关节面，由底向前伸出的突起称声带突，有声韧带附着。而由底向外侧伸出的突起称肌突，为大部分喉肌所附着。⑤小角软骨：成对，位于杓状软骨尖的上方。⑥楔状软骨：成对，位于杓会厌襞的小角软骨的上外侧。

喉腔 由喉软骨、韧带、喉肌和喉黏膜等围成的管腔。喉腔上以喉口与喉咽相连，下借气管与肺相通。喉口即喉腔的上口，由会厌上缘、杓状会厌襞和杓间切迹构成。杓状会厌襞是连接杓状软骨尖与会厌软骨侧缘的黏膜皱襞。喉腔的侧壁上有两条矢状位的上下两对黏膜皱襞，上方为前庭襞，下方为声襞。依此为标志将喉腔分为3部。即前庭襞上方的喉前庭，前庭襞和声襞之间为喉中间腔，声襞下方为声门下腔。①喉前庭：呈上宽下窄漏斗状，前壁中下份有会厌软骨茎附着处，附着处上方有结节状隆起称会厌结节。前庭襞又称室襞，其深面为前庭韧带，是喉中间腔的上界，两侧前庭襞之间的裂隙为前庭裂。声襞是喉中间腔的下界，与声韧带和声带肌共同构成声带。双侧的声襞、杓状软骨底的内侧缘与声带突之间称声门裂，即声门。该裂隙是喉腔最狭窄部位，比前庭裂长而窄。声门裂分两部，两侧声襞之间的部分称膜间部，占声带的前2/3，后1/3称软骨间部。中国人男性声带长约21mm，女性的约17mm。声带中部是肿瘤、声带小结和息肉的好发部位。②喉中间腔：侧壁向外凸出的隐窝称喉室，喉室的前端向外上延伸构成一憩室为喉小囊，小囊黏膜下层含有黏膜腺，开口于黏膜。小囊外的肌收缩，挤压黏液使之排出，以润滑声带。③声门下腔：是声襞与环状软骨下缘之间的腔隙，其黏膜下组织疏松，感染时易发生喉水肿。婴幼儿的喉水肿可导致急性喉梗塞，产生呼吸困难。声襞的体表投影大致在甲状软骨前缘中点平面上（图）。

变异和畸形　常见喉软化，由会厌卷曲呈管状所引起，系由软骨在发育过程中营养缺乏或发育障碍所致。其结果是气道通气阻塞，局部阻塞呼吸时可发出声响。

动脉供应　来自喉上动脉和喉下动脉，分别为甲状腺上动脉和下动脉的分支。后者分别起自颈外动脉和锁骨下动脉。

静脉引流　静脉血管伴动脉走行，经喉上静脉汇入颈内静脉，经喉下静脉汇入头臂静脉。

淋巴回流　以声襞为分界线分为上下两组。上组淋巴管注入颈外侧深淋巴结上组。下组分两部，一部分注入颈外侧深淋巴结下组，另一部分注入喉前淋巴结和气管前淋巴结。

神经支配　喉肌之中环甲肌由喉上神经支配，其余喉肌则由喉返神经支配。喉的内脏运动神经，来自迷走神经的副交感纤维和交感神经通过咽神经丛分布至喉。喉的一般感觉神经支配分两部分。声襞以上的内脏感觉由迷走神经下节发出喉上神经的喉内支支配，声襞以下的内脏感觉由喉下神经的感觉支支配。

（柏树令）

hóu de liánjié

喉的连结（laryngeal conjunction）

由喉的关节和韧带构成的结构总称。前者包括环甲关节、环杓关节；后者包括甲状舌骨膜、甲状会厌韧带、舌骨会厌韧带、环气管韧带、方形膜和弹性圆锥等。

喉的关节　系喉软骨间的连接。①环甲关节：由环状软骨关节面和甲状软骨下角的内侧面构成，关节囊薄而松弛，囊外由韧带加强，属于联动关节。其作用为调整声带紧张度。由于环甲肌的牵拉，在冠状轴上甲状软骨做前倾和复位运动，前者使甲状软骨前角与杓状软骨之间的间距拉大，声带紧张；后者使二者之间的间距缩小，声带松弛。②环杓关节：系由环状软骨杓关节面和杓状软骨底关节面构成，关节囊依然薄而松弛，囊的后方为韧带所加强以防杓状软骨的前移。在环杓侧肌和环杓后肌的作用下，杓状软骨可沿环杓关节的垂直轴做旋转运动。旋内使声带突互相靠近，缩小声门；旋外则使声带突互相远离，开大声门。与此同时，环杓关节还可做滑动运动，声带突向内侧或外侧运动的结果，使两声带突互相靠近或分开，从而调节声门裂的大小，调节发音及音量的高低（图a）。

喉的韧带连接　①甲状舌骨膜：甲状软骨上缘与舌骨之间的结缔组织膜，中份较厚称甲状舌骨正中韧带，后缘也增厚，位于甲状软骨上角和舌骨大角之间称甲状舌骨外侧韧带。甲状舌骨膜外后方有喉上血管和神经穿行。②甲状会厌韧带：将会厌软骨基连接到甲状软骨前角内面的韧带。③舌骨会厌韧带：呈水平走向，将舌骨体后面向后连接于会厌软骨舌面的结缔组织膜。④环状软骨气管韧带：连于环状软骨下缘与第一气管软骨环上缘之间的结缔组织膜。⑤方形膜：始于甲状软骨前角后面和会厌软骨两侧缘，向后张于杓状软骨前内侧缘及小角软骨。该膜的游离上缘附着于杓会厌襞，其游离下缘增厚称前庭韧带，位于前庭襞中。⑥弹性圆锥：在方形膜的下方，呈圆锥

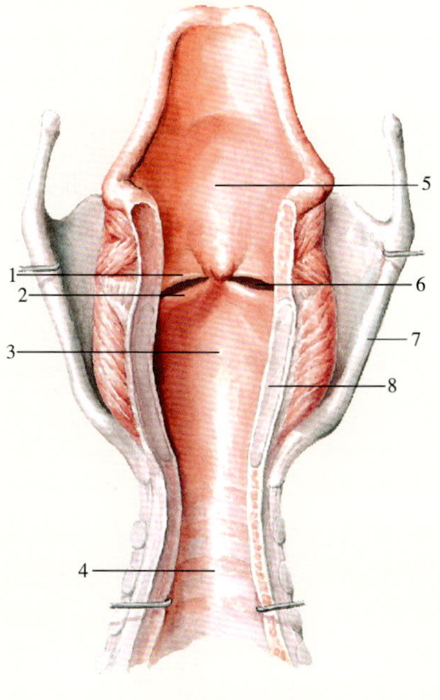

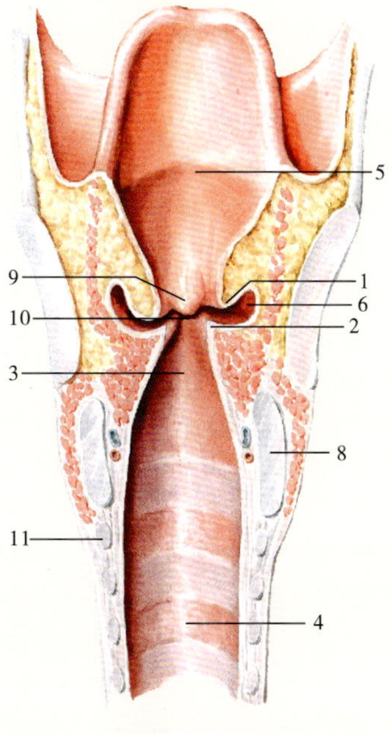

图　喉腔

1.前庭襞　2.声襞　3.声门下腔　4.气管　5.喉前庭　6.喉室　7.甲状软骨　8.环状软骨　9.会厌结节　10.喉中间腔　11.气管软骨

形。起自甲状软骨前角后面，呈扇形向下向后展开，附着于杓状软骨声带突和环状软骨上缘。其游离上缘增厚，张于甲状软骨和杓状软骨声带突之间称声韧带。声韧带由弹性纤维和胶原纤维构成，位于声襞内，构成声带的支架。声韧带连同声带肌及被覆的喉黏膜共同构成声带。弹性圆锥的前部组织较厚，纤维垂直纵行，称环甲正中韧带，其浅面的上方分别有两侧甲状腺上动脉的吻合支并有小分支穿经环甲正中韧带进入喉内（图 b）。

（柏树令）

hóujī

喉肌（laryngeal muscle） 人体发音的动力器官。属于骨骼肌，共 7 块。其协同作用可管理喉口之开闭、声门裂的大小、声带的紧张度，从而调控音量的大小，音调的高低和通气量的多寡。喉肌分喉外肌和喉内肌。环甲肌属于喉外肌，其余 7 块包括环杓侧肌、环杓后肌、甲杓肌、声带肌、杓横肌、杓斜肌和杓会厌肌均位于喉内。除杓横肌为单肌外，其余均成对（图）。喉肌的起止与作用见表。

（柏树令）

qìguǎn

气管（trachea） 位于喉与气管杈之间由气管软骨、平滑肌和结缔组织构成的呼吸通道。

位置与分部 气管上 2/3 位于正中矢状面，下 1/3 稍偏右，前方有主动脉弓跨越。其上端起自环状软骨下缘，平第 6 颈椎椎体的下缘；下端达胸骨角平面的气管杈处，约平第 4 胸椎体下缘处。气管杈内面有一矢状位向上的半月状嵴即气管隆嵴。气管隆嵴略偏左侧，是气管镜检查时鉴别气管分叉的定位标志。成年男

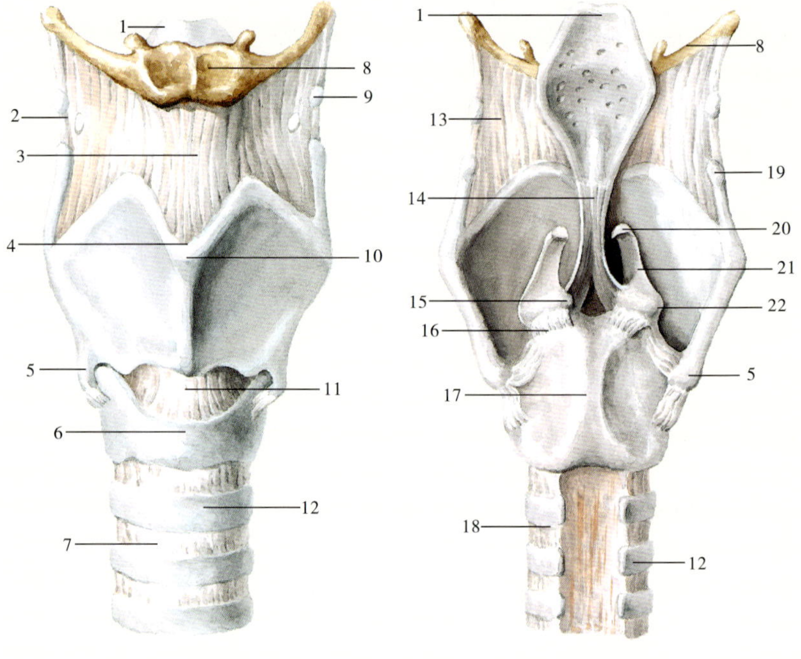

a 前面观 b 后面观

图 喉软骨和韧带

1.会厌软骨 2.甲状舌骨外侧韧带 3.甲状舌骨正中韧带 4.上切迹 5.下角 6.环状软骨 7.环状韧带 8.舌骨 9.麦粒软骨 10.喉结 11.环甲正中韧带 12.气管软骨 13.甲状舌骨膜 14.甲状会厌韧带 15.声带突 16.环杓后韧带 17.环状软骨板 18.膜壁 19.上角 20.小角软骨 21.杓状软骨 22.肌突

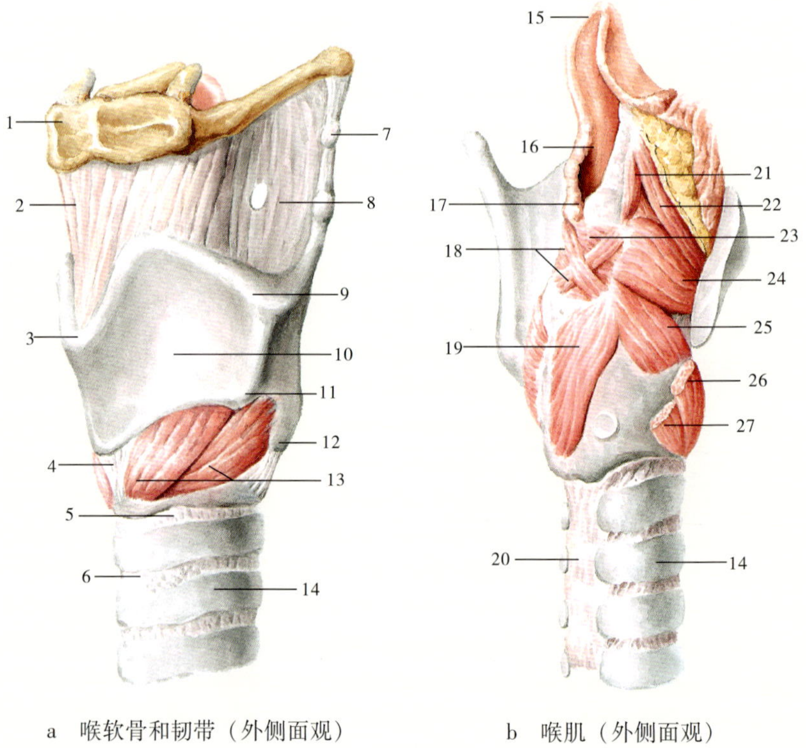

a 喉软骨和韧带（外侧面观） b 喉肌（外侧面观）

图 喉的结构

1.舌骨 2.甲状舌骨正中韧带 3.喉结 4.环甲正中韧带 5.环状软骨气管韧带 6.环状韧带 7.麦粒软骨 8.甲状舌骨膜 9.上结节 10.左板 11.下结节 12.下角 13.环甲肌 14.气管软骨 15.会厌 16.喉口 17.杓间切迹 18.杓斜肌 19.环杓后肌 20.膜壁 21.杓会厌肌 22.甲状会厌肌 23.杓横肌 24.甲杓肌 25.环杓侧肌 26.环甲肌直部 27.环甲肌斜部

表　喉肌的名称起止与主要作用

名称	起点	止点	主要作用
环甲肌	环状软骨弓前外侧面	甲状软骨板下缘和下角	使甲状软骨绕冠状轴倾斜，紧张声韧带
环杓后肌	环状软骨板后面	杓状软骨肌突及后面	使杓状软骨绕垂直轴旋外向外侧倾斜，开大声门裂，紧张声带
环杓侧肌	环状软骨上缘、外侧面	杓状软骨肌突	使杓状软骨绕垂直轴旋内，使声门裂变窄
杓横肌	杓状软骨的后面和外侧缘	对侧杓状软骨后面和外侧缘	使两侧杓状软骨靠近，关闭声门裂
杓斜肌	杓状软骨底及后面	对侧杓状软骨尖和后面	缩小喉口，关闭声门裂
甲杓肌	甲状软骨板内侧面	杓状软骨肌突前面	内侧部使声带松弛，外侧部使声门裂变窄
杓会厌肌	杓状软骨尖	会厌软骨及甲状会厌韧带	关闭喉口
声带肌	甲状软骨近中线处的后面	杓状软骨声带突和椭圆凹	紧张声带。提高音频

性气管平均长 10.31cm，横径约 16.5mm，前后径 15.0mm；成年女性气管平均长 9.71cm，横径约 13.6mm，前后径约 12.6mm（图）。

形态结构　气管壁由气管软骨、平滑肌和结缔组织构成。气管软骨由 14～17 个缺口开向后方的 C 形透明软骨环构成，各环之间借环韧带相连。软骨环具有弹性，维持气道通畅。第一气管环上下径（即宽度）最大，最后一节气管环的中部较宽，下缘突向后下方，成年人切牙至气管隆嵴的距离是 22～31cm，儿童约 16cm，乳儿约 13cm。气管后壁扁平，无软骨，主要由气管肌封闭，气管肌舒缩既可轻度改变气管腔径，还有利于食管腔的扩张。气管壁的结构由外至内分外膜、黏膜下层和黏膜层。气管周围有疏松结缔组织围绕，可活动。当头向一侧转动时气管随之转向同侧，食管则转向对侧。气管切开术时头应后仰，使气管约上升 1.5cm，置于正位，容易触及。食管位于气管与脊柱之间。气管分为两部，胸廓上口以上为颈部，以下到气管杈为胸部，两段长度几乎相等。

颈部　前方的层次由浅入深为皮肤、浅筋膜、颈阔肌、颈前静脉和舌骨下肌群等。在第 2～4 气管环前方有甲状腺峡部，其上

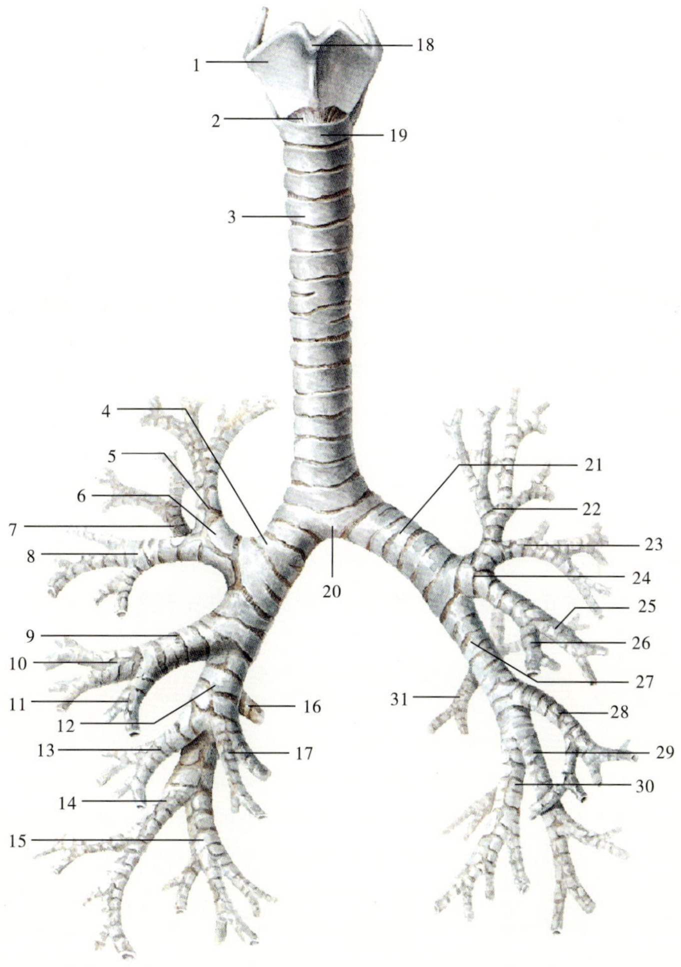

图　气管和肺段支气管

1.甲状软骨　2.环甲正中韧带　3.气管　4.右主支气管　5.尖段支气管(BⅠ)　6.右肺上叶支气管　7.后段支气管(BⅡ)　8.前段支气管(BⅢ)　9.右肺中叶支气管　10.外段支气管(BⅣ)　11.内段支气管(BⅤ)　12.右肺下叶支气管　13.前底段支气管(BⅧ)　14.外侧底段支气管(BⅨ)　15.后底段支气管(BⅩ)　16.尖(上)段支气管(BⅥ)　17.内侧(心)底段支气管(BⅦ)　18.喉结　19.环状软骨　20.气管杈　21.左主支气管　22.尖后段支气管(BⅠ+Ⅱ)　23.前段支气管(BⅢ)　24.左肺上叶支气管　25.上舌段支气管(BⅣ)　26.下舌段支气管(BⅤ)　27.左肺下叶支气管　28.前内侧底段支气管(BⅦ+Ⅷ)　29.外侧底段支气管(BⅨ)　30.后底段支气管(BⅩ)　31.上段支气管(BⅥ)

方可见甲状腺上动脉吻合支。甲状腺峡下方有行经气管前方的甲状腺下静脉，有时可见甲状腺最下动脉走行。气管的两侧紧邻甲状腺的左叶和右叶，其后方的食管气管间沟内有上行的喉返神经以及与其交叉走行的甲状腺下动脉。气管切开术常在第3~5气管软骨环处施行。

胸部　前方及两侧邻接胸腺及纵隔内大血管。少数成年人及儿童的主动脉弓等大血管可升高达到胸骨柄的上缘，头后仰时随着气管的上升大血管可升高至颈部，气管切开术时宜慎重加以保护。

气管异常　气管食管漏由胚胎发育过程中气管与食管的分隔不全形成，大的漏孔常同时伴有先天性食管闭锁，可使胎儿夭折。

动脉供应　由甲状腺上动脉、甲状腺下动脉和食管动脉供血。

静脉引流　引流至甲状腺下静脉丛，最终汇入颈内静脉中。

淋巴回流　气管颈部前方有气管前淋巴结，甲状腺和气管颈部淋巴的输出管汇入气管旁淋巴结与颈外侧下深淋巴结。气管和食管间沟内有气管旁淋巴结，沿喉返神经干排列，将甲状腺、喉、气管及食管的淋巴输出，其淋巴管参与组成支气管纵隔干，部分注入颈外下深淋巴结，该处淋巴结肿大可压迫喉返神经，导致声音嘶哑。

神经支配　气管黏膜由迷走神经和喉返神经感觉纤维支配，气管肌的收缩及腺体分泌由迷走神经副交感纤维支配。气管的交感神经来自脊髓胸2~胸7节段，在颈下神经节和胸部交感干神经节换元。节后纤维的功能作用是收缩血管，扩张气管。

（柏树令）

zhǔzhīqìguǎn

主支气管（principal bronchus）　由气管分出的一级分支。分左右两支，称左主支气管和右主支气管。二者分叉处称气管杈。位于第4与第5胸椎体之间的平面，夹角约70°，夹角大小与胸廓类型有关，女性稍大。奇静脉绕过右主支气管的后方及上部，主动脉弓绕过左主支气管中段的上方。

右主支气管通常有3~4个气管软骨环，男性的长约2.1cm，女性的约1.9cm；其外径男性约1.5cm，女性约1.4cm；气管中线与主支气管下缘夹角称嵴下角，男性右嵴下角约21.96°，女性的约24.7°。左主支气管通常有7~8个气管软骨环，男性的长约4.8cm女性的约4.5cm，均大于右主支气管；其外径男性约1.4cm，女性的约1.3cm，均小于右主支气管；男性左嵴下角约36.4°，女性的约39.3°，均大于右主支气管。

右主支气管短而粗，嵴下角小，走行相对较直。因此经气管壁坠入的异物常落入右主支气管中。左主支气管细而长，嵴下角较大，走行明显斜向。从一级的左右主支气管到肺泡壁共分24级。临床将管径小于2mm的支气管称为小气道，属膜性气道。管壁无软骨支撑，支气管炎，肺气肿等阻塞性肺疾病多从小气道开始。

主支气管的动脉，在左侧常发自胸主动脉前面，在右侧常发自上位肋间动脉，有1~2支，沿支气管后壁入肺。支气管动脉的分支在支气管壁的纤维膜和黏膜下层中吻合成动脉网，同时营养迷走神经、淋巴结和肺血管。右侧主支气管静脉汇入奇静脉，左侧主支气管静脉注入半奇静脉。二者经上腔静脉注入右心房。也有部分支气管静脉经肺静脉入左心房。淋巴回流及神经支配见气管。

（柏树令）

fèi

肺（lung）　呼吸系统执行通气与换气功能的重要器官。位于胸腔内，纵隔两侧，膈的上方。分为左肺和右肺。生理状态下的肺，色浅红，质柔软，呈海绵状，富有弹性。成年人两肺质量约为身体质量的1/50，男性的1000~1300g，女性的800~1100g。两肺的空气容积男性5000~6000ml，女性的小于男性。正常肺内含所空气与其质量之比为0.345~0.746，能浮于水面，胎儿肺约为体质量的1/70，其肺内不含空气，质地坚实，比重1.045~1.056，会沉入水底。成年人左肺质量约481g，右肺约536g。

位置和毗邻　肺借肺根及肺韧带与纵隔相连，其余部分游离于胸腔。肺呈圆锥形，分1尖、1底、3面和3缘。肺尖钝圆，从胸廓上口突入颈根部，高于锁骨中内1/3上方约2.5cm，与胸膜顶相贴。肺底坐落在膈上，受膈压迫肺底呈拱形，凹向下。胸肋面与胸廓的前壁、后壁及两侧壁为邻。第1肋的倾斜平面将肺尖与肋面分界。纵隔面即内侧面，与纵隔器官为邻，中央为肺门（第一肺门）。肺门内的支气管、血管、神经和淋巴管等器官被结缔组织包裹，形成肺根。自前向后依次为：上肺静脉、肺动脉和主支气管。自上而下，左肺根依次为肺动脉、左主支气管和下肺静脉。右肺根依次为上叶支气管、肺动脉和肺静脉。膈面即肺底，与膈为邻，前缘为纵隔面与肋面的移行处，左肺前缘的下部为心切迹，切迹下方之突起称左肺小舌。后缘为肋面与纵隔面在后方的移行处，在脊柱两侧肺沟内。下缘为肺膈面、肋面与纵隔面的移行处，位置随呼吸运动而变化。

形态结构　肺叶是由肺的叶间裂分隔而形成的。左肺叶间裂为斜裂，分左肺上叶及左肺下叶；右肺上叶有一水平裂，其与右肺斜裂共同将右肺分为上中下3叶。在胸腔，肺的前方和内侧与供应上肢和颈部的血管干为邻，外侧紧邻臂丛，下方借膈分别与肺左右叶毗邻。两肺内侧面之间为纵隔，后方为脊柱胸段。膈神经及心包膈血管走行在肺根前方，迷走神经走行于肺根后方。肺前缘覆盖心包前面，对第1肋骨处有一压迹称尖前压迹。第二肺门，指肺动脉、支气管和肺静脉出入肺叶处的门户。肺主支气管在肺门处发出第2级的肺叶支气管，进入肺后再分为第3级支气管。肺的第3级支气管称肺段支气管。每个肺段支气管的分支及其所属的肺组织构成一个支气管肺段或肺段，是肺的基本独立单位，每侧肺有10个肺段。支气管如此繁复分支，越分越细，直至第24级细支气管与肺泡管相连，整体呈树枝样配布，称为支气管树（图）。

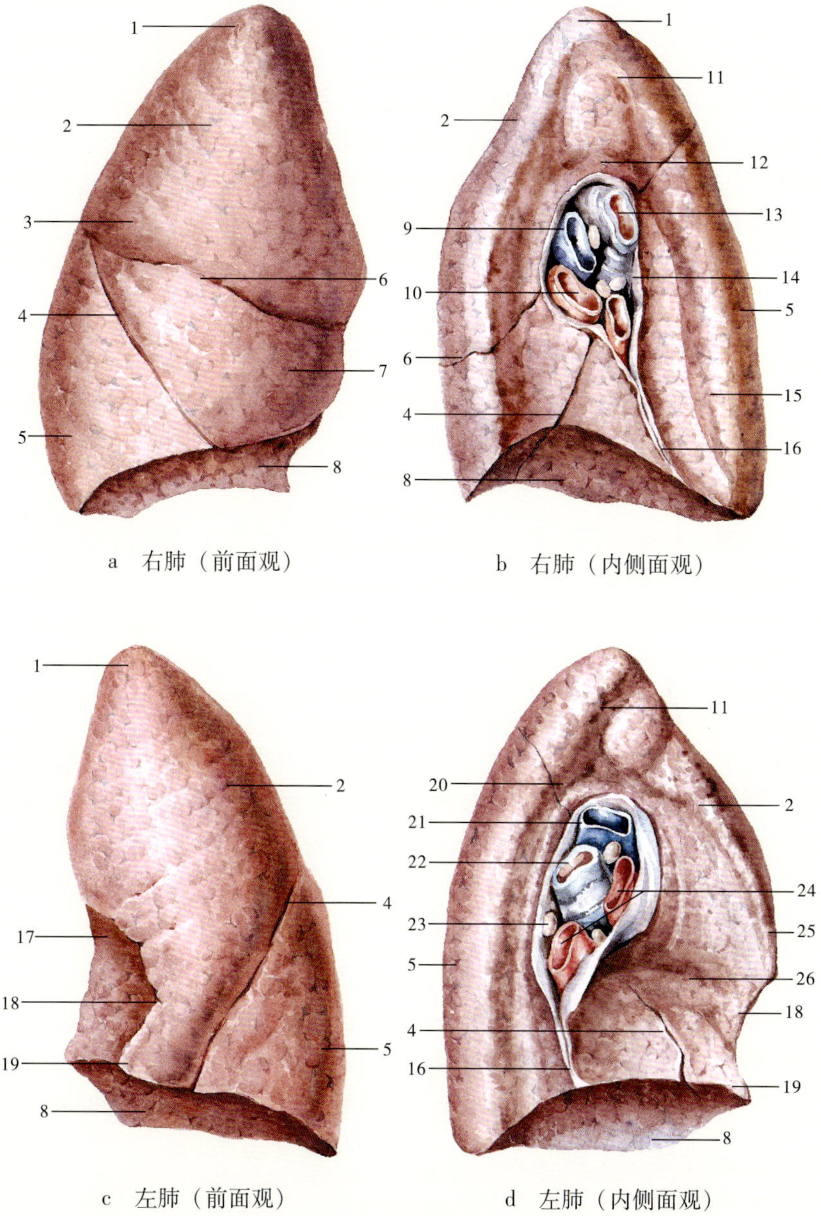

图　肺的形态

1.肺尖　2.上叶　3.肋面　4.斜裂　5.下叶　6.水平裂　7.中叶　8.膈面　9.右肺动脉　10.右肺静脉　11.锁骨下动脉沟　12.奇静脉沟　13.右主支气管　14.肺门　15.食管沟　16.肺韧带　17.内侧面　18.心切迹　19.左肺小舌　20.主动脉沟　21.左肺动脉　22.左主支气管　23.支气管肺门淋巴结　24.左肺静脉　25.前缘　26.心压迹

体表投影　自锁骨内侧上方2.5cm处起，画线斜向下内，经胸锁关节后方至第2胸肋关节处，双侧线靠近前正中线，自此平行并垂直下行至第4肋胸关节水平，然后两线前界分离。左侧沿第4肋软骨水平转向外侧距前正中线约5cm处，再转向下，跨第4肋间隙和第5肋软骨以及第5肋间隙到第6肋软骨之中点，移行为下界。右侧继续下行到第6胸肋关节部位移行为下界。肺下界在锁中线平第6肋，腋中线平第8肋，肩胛线与竖脊肌外缘约平第10肋，而在后正中线肺的界线在第10胸椎棘突尖。成年人平静呼吸时，肺下界比胸膜返折线约高两个肋距离，约5cm，右肺下缘因与肝相邻较左肺高。随着年龄增长肺的下界有所下降，老年人肺下界较低。肺两侧斜裂体表投影基本相同，由人体后方平第3胸椎棘突起，绕向下前，沿第6肋达腋中线再转向前抵达第6肋骨与肋软骨交界处。左肺斜裂稍垂直。水平裂起自右腋中线斜裂处，沿第4肋水平向前，抵达右肺前界。

功能　进行气体交换，吸进氧气，呼出二氧化碳，参与维持人体内环境的平衡与稳定。此外，肺具有内分泌功能，属于弥散性神经内分泌系统。内分泌细胞位于支气管和肺泡上皮内，可合成和分泌5-羟色胺、铃蟾肽、降钙素基因相关肽等胺类以及各种多肽类物质。

变异与畸形　肺的变异包括肺裂数量的增减，如斜裂分隔不全，水平裂缺如及成裂不全以及额外肺裂等。奇叶是肺的重要异常，由位置变异的奇静脉从胸膜囊外陷入肺组织中，使胸膜折叠类似系膜，该系膜与奇静脉压迫肺上部的肺尖形成奇叶，出现率约0.26%，X线下须与肺疾病区别。肺的畸形偶见一侧肺不发育。

血液循环　肺是具有双重血液循环的器官，由肺循环血管与支气管血管组成。①肺循环血管：功能是进行气体交换。将右心室静脉血导至肺，经氧与二氧化碳交换后，由肺静脉输送的动脉血回流至左心房。肺动脉干在左主支气管前方分为左右两条肺动脉，入肺后的分布与支气管树相同。每侧肺均有上下两条肺静脉，下肺静脉位于肺韧带上方，位置相对恒定，肺静脉属支常位于支气管的内侧或下方走行，可分段内与段间静脉。②支气管血管：包括支气管动脉和静脉。支气管动脉均发自胸主动脉。右侧常为1~2支，来自上位肋间动脉，通常由第3肋间动脉发出。左侧多为2支，发自胸主动脉的前面。支气管动脉沿气管后壁入肺后分浅深两支，前者为脏胸膜和肺叶间隔供血；后者随支气管的不同级分支走行，直达呼吸性细支气管，在支气管壁的纤维膜和黏膜下组织内形成广泛的动脉血管网。两侧支气管静脉中，右侧支气管静脉注入奇静脉，左侧支气管静脉回流至半奇静脉。最终汇入右心房，也有部分支气管静脉经肺静脉入左心房。

淋巴回流　分浅深两组。肺浅组淋巴位于肺胸膜深面，形成毛细淋巴管网，收纳肺浅部淋巴结，其淋巴管沿肺表面至肺门。肺深组毛细淋巴管位于小叶间结缔组织和小支气管壁内，收纳肺深部淋巴结，其管道在肺动脉、肺静脉和支气管周围吻合成淋巴管丛，走向肺门。右肺上叶大部及中叶部分淋巴管汇入右气管支气管上淋巴结；右肺下叶大部和右肺中叶部分淋巴管汇入气管支气管下淋巴结。左肺上叶上部淋巴多汇入左气管支气管上淋巴结和纵隔前淋巴结；左肺上叶下部与下叶淋巴汇入气管支气管下淋巴结。后者的输出淋巴管汇入左右气管支气管上淋巴结。左气管支气管上淋巴结输出管可汇入右气管支气管上淋巴结。因此，两肺的淋巴均可汇入右气管支气管上淋巴结。

神经支配　肺受内脏运动神经支配，肺交感神经节前纤维来自脊髓的胸2~胸7节段，在胸2~胸4胸交感神经节内换元，节后纤维至肺的支气管和血管，能收缩血管并扩张支气管。肺副交感神经来自迷走神经的分支，到达肺丛和支气管丛等，作用为扩张血管并收缩支气管，促进支气管腺体分泌。肺的感觉纤维与迷走神经伴行，构成呼吸反射的传入神经。

（柏树令）

xiōngmó

胸膜（pleura）　衬覆于胸壁内面、膈上面、纵隔两侧面和肺表面薄而光滑的浆膜。分为壁胸膜与脏胸膜两部。

位置与分部　壁胸膜包括肋胸膜、膈胸膜、纵隔胸膜及胸膜顶。而包被肺实质并进入肺裂隙内的胸膜称脏胸膜。脏胸膜和壁胸膜在肺根处互相移行，左右各围成一个潜在的完全封闭的腔隙，称胸膜腔，腔内为负压。脏壁两层胸膜紧密相贴，腔内只有少许浆液润滑以减少呼吸时两层胸膜间的摩擦，呼吸运动时肺随胸壁与膈肌的运动而扩张与回缩。

胸膜顶在锁骨中内1/3交点上方约2.5cm处，紧贴肺尖上前方的最高点。通常由胸膜上膜和小斜角肌增强。前者由第7颈椎横突前缘紧张于第1肋内缘的胸内筋膜增厚形成，小斜角肌始自第7颈椎前缘，止于第1肋内缘的锁骨下动脉沟后份及胸膜上膜。其出现率不恒定，约2/3的人只有一侧小斜角肌。该肌收缩可提升胸膜上膜的紧张度。肋胸膜贴附于胸壁内表面、其外为疏松结缔组织，因此易于剥离。膈胸膜紧密粘结在膈肌上面，不易剥脱。纵隔胸膜是覆盖在两肺之间所有器官和结构表面上的一层浆膜，包绕肺根，并与肺根下方脏壁两层胸膜相互移行并重叠构成三角形的皱襞，称肺韧带。呈冠状位的肺韧带，张于肺下叶与纵隔间。左侧肺韧带沿左肺与胸主动脉的前方下行，其下缘抵止在膈肌中心腱的后面。右侧肺韧带在食管沟之前，下行至膈肌中心腱后面，连接纵隔胸膜。肺韧带内淋巴结是肺癌细胞的转移位点。

不同部位壁胸膜的返折及相互移行处形成的胸膜腔隙，即使在深吸气时肺边缘也达不到这些腔隙，不能被肺充满，称胸膜隐窝，包括以下3种：①肋膈隐窝：为最大隐窝，左右各一，由肋胸膜和膈胸膜返折构成。其容量最大，位置最低，深达两个肋间隙的宽度，胸膜腔积液首先积存于该隐窝。②肋纵隔隐窝：在心包部位的肋胸膜与纵隔胸膜移行处。因左肺前缘有心切迹，左侧较大。③膈纵隔隐窝：在膈胸膜与纵隔胸膜之间，由心尖左突而成，仅存在于左侧胸膜腔，容积最小（图）。

体表投影 胸膜前界（肋纵隔返折线）自双侧胸锁关节后面向上，在第1肋内缘处与颈胸膜相延续；向下至胸骨角后方，在前正中线上互相靠拢，达第4肋软骨处。然后向两侧分离，左侧偏向外侧，斜跨第4～5肋间隙，直至第6肋软骨处转为下界。右侧继续下降至剑胸结合处后面达下界，左右胸膜的前界间留有两个呈三角形的间隙，胸骨角上方的间隙称上胸膜间区，第4肋软骨下方的间隙称下胸膜间区（心包区）。前者内含胸腺、脂肪；后者内有心包直贴胸壁，又称心包裸区。胸膜下界（肋膈返折线），左侧起于第6肋软骨后方，向外行。右侧起自平剑胸结合处，此后两侧都经过锁骨中线与第8肋之交点，腋中线与第10肋相交处，肩胛线与第11肋相交点，在竖脊肌外缘与第12肋的相交点，后正中线与第12胸椎棘突根的交点。整个胸膜的下界在胸骨和第12肋处较胸廓下界略低。胸膜前界在胎儿期相互分离，较远，婴幼儿期随呼吸功能的建立，使其逐渐靠近，待到老年时，两侧的胸膜前界多相互重叠。

动脉供应 壁胸膜由支气管动脉、肋间后动脉、胸廓内动脉和膈上动脉的诸多分支供血。脏胸膜由支气管动脉和肺动脉供血。

静脉引流 壁脏两层胸膜的静脉均与动脉伴行，引流至头臂静脉、上腔静脉和下腔静脉。

淋巴回流 脏胸膜的淋巴注入肺门淋巴结。壁胸膜中，胸膜顶的淋巴注入锁骨上淋巴结；而部分膈胸膜、纵隔胸膜的淋巴注入纵隔淋巴结；大部分肋胸膜、膈胸膜及纵隔胸膜的淋巴液回流至胸骨旁淋巴结和肋间后淋巴结。

神经支配 壁胸膜受躯体神经支配，肋间神经支配肋胸膜及膈胸膜的周围部；膈神经支配纵隔胸膜及膈胸膜中央部。壁胸膜对痛觉敏感，尤其是肋胸膜，胸膜炎时其痛难忍。

（柏树令）

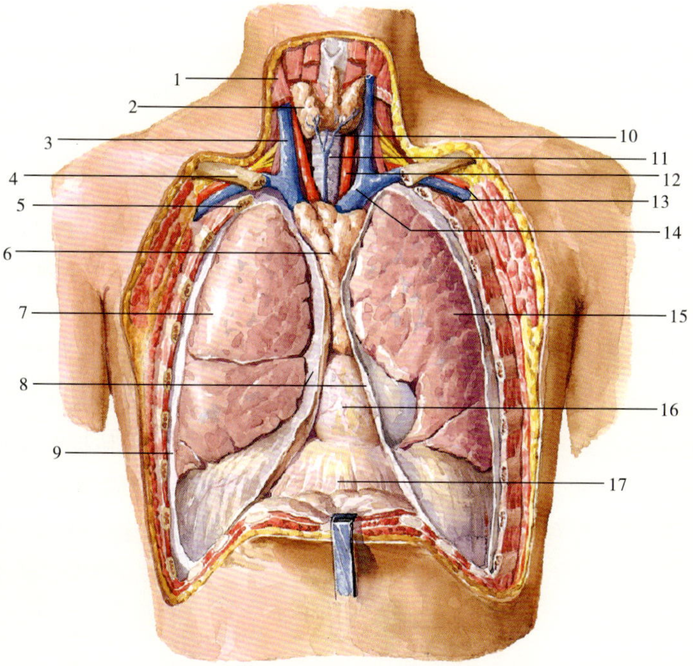

图　肺和胸膜（前面观）

1.胸锁乳突肌　2.甲状腺　3.颈内静脉　4.锁骨　5.第1肋　6.胸腺　7.右肺　8.纵隔胸膜　9.肋胸膜　10.甲状腺下静脉　11.气管　12.颈总动脉　13.锁骨下动脉和静脉　14.头臂静脉　15.左肺　16.心包　17.膈

mìniào xìtǒng

泌尿系统（urinary system）

排出机体新陈代谢过程中产生的废物和多余的水，保持机体内环境平衡和稳态的人体系统。由肾、输尿管、膀胱和尿道等泌尿器官组成。肾产生尿液，输尿管运输尿液至膀胱，膀胱储存尿液，经尿道将尿液排出体外（图）。

（柏树令）

mìniào qìguān

泌尿器官（urinary organ）

构成泌尿系统的器官，为人体新陈代谢产物的重要排泄器官。排泄代谢废物，维持体液和电解质平衡。在脊椎动物，肾的进化分前肾中肾和后肾3个阶段。哺乳类动物的肾属于后肾。人类的泌尿器官为进化过程之中的最高级阶段，其结构和功能非常完善。

泌尿器官包括肾、输尿管、膀胱和尿道。肾产生尿液，尿液内含有新陈代谢过程中产生的有毒物质、代谢废物，如尿酸、尿素、肌酸、肌酐、无机盐和多余的水分等，输尿管将肾产生的尿液运送至膀胱，膀胱为暂时贮存尿液的器官，尿道将膀胱内的尿液排出体外，从而维持人体的水电解质平衡和酸碱平衡。由肾分泌产生的肾素、促红细胞生成素、维生素 D_2 和前列腺素等物质对人

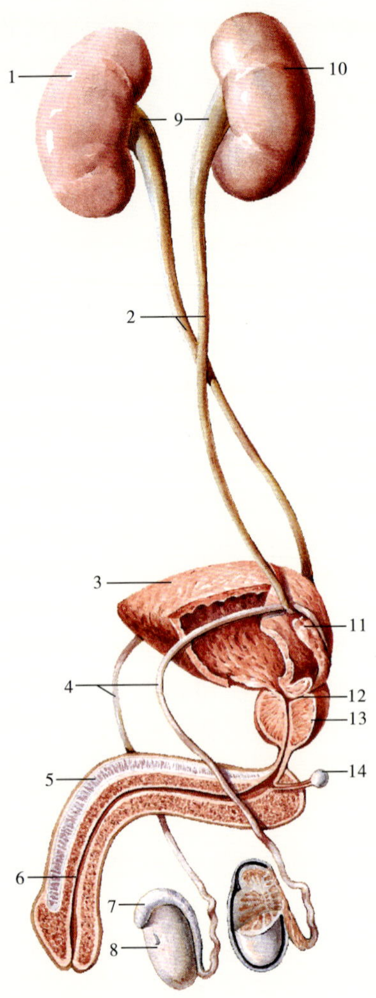

图　男性泌尿系统全貌

1.右肾　2.输尿管　3.膀胱　4.输精管　5.阴茎　6.尿道　7.附睾　8.睾丸　9.肾盂　10.左肾　11.精囊　12.射精管　13.前列腺　14.尿道球腺

体内环境稳定的维持发挥极其重要的作用。

（柏树令）

shèn

肾（kidney）　产生尿液的实质性器官。维持机体的水与电解质平衡，保持人体内微环境的稳定。成年人肾平均长约 10cm，宽约 5cm，厚约 4cm。两肾质量相当于人体质量的 1/170，质量为 130～150g，肾盂的容积 5～11ml。男性肾在体积和质量上均大于女性。小儿两肾质量相当于其体质量的 1/140，质量相对较大。肾长轴与人体正中线成角，男性左侧的约 16.3°，右侧的约 16.7°；女性左侧的约 13.8°，右侧的约 14.9°。

位置和毗邻　位于腹腔后上部，脊柱的两侧，为腹膜外位器官。上端在第 12 胸椎体上下平面中间，下端在第 2～3 腰椎间盘平面之间。右肾下极位置较左肾的约低半个椎体高度（约 1.7cm），女性肾较男性的低约半个椎体，儿童肾低于成年人，新生儿肾的位置更低，肾下极可达髂嵴水平。两肾上方与肾上腺相邻，二者虽共为肾筋膜包裹，但之间却被疏松结缔组织分隔开来，肾上腺位于肾的纤维膜之外，因此，肾下垂时并不伴有肾上腺的下降。左肾前上部与胃底后面为邻，中部与胰尾和脾血管相贴，左肾外侧缘上方与脾贴近，下部与结肠左曲及空肠相邻。这些邻接面分别称为：左肾的胃面、胰面、脾面和结肠系膜面。右肾前上部与肝接触，下部与结肠右曲为邻，内侧缘与十二指肠降部紧贴，分别称为右肾的肝面、结肠系膜面和十二指肠面。两肾后上 1/3 与膈相邻，下方自内侧至外侧分别与腰大肌、腰方肌和腹横肌毗邻（图 1，图 2）。

形态结构　新鲜的肾为红褐色，位于腹膜后方，形似蚕豆，左右各一，为实质性器官。肾分内侧和外侧两缘，前后两面和上下两端。内侧缘中部类似四边形的凹陷称肾门，为肾血管、淋巴管、肾盂和神经出入肾的门户。这些结构被结缔组织包裹成束构成肾蒂。因下腔静脉靠近右肾致右侧肾蒂较短，肾蒂内结构排列顺序自前向后依次为肾静脉、肾动脉和肾盂。自上而下的排列顺序为肾动脉、肾静脉和肾盂。肾蒂的上下高度为 2～2.5cm，异常肾动脉使肾蒂高度改变，肾切除术时值得注意。自肾门向肾内凹陷的腔隙称肾窦，肾窦内容纳肾盏（肾大盏、肾小盏）、肾盂、肾血管及脂肪组织。肾窦是肾门向肾实质内的延续，而肾门则为肾窦之开口。肾前面凸向前外侧，后面紧邻腹后壁，上端宽而薄，下端窄而厚。

内部构造　肾表层为肾皮质，深层为肾髓质及肾窦内的肾盏等结构。在肾的冠状切面上可见：肾皮质厚 4～5mm，红褐色，由肾小球和肾小管组成。肾髓质颜色浅淡，含部分肾小管和集合管，共形成 15～20 个呈圆锥形的肾锥体。肾锥体底朝皮质，尖朝肾窦，分别称为锥体底和肾乳头。肾乳头尖端有乳头孔，为肾锥体内的集合管连接成的乳头管（Bellini 管）的开口。肾乳头孔开口于肾乳头尖的筛区，尿液经此流入肾小盏中。肾乳头孔开口呈裂隙状，具有瓣膜作用，可阻止肾小盏内尿液反流。还可见几个肾乳头汇合一起，其开口的筛区呈杯状。每个肾锥体及其相邻接的肾皮质合称为肾叶。每肾有 7～8 个呈杯状的肾小盏包绕着肾乳头，相邻肾小盏汇合成 2～3 个肾大盏，肾

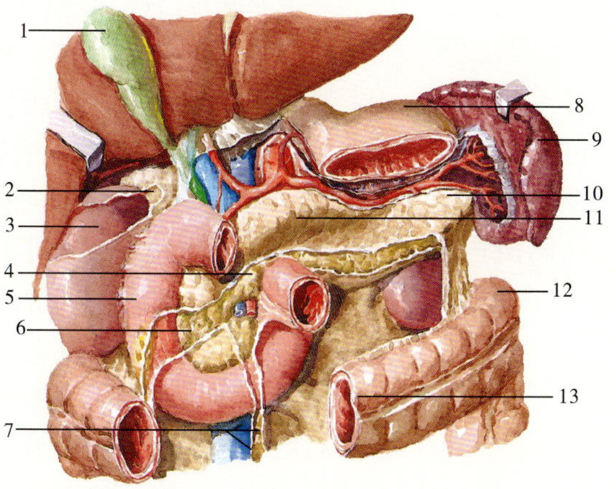

图1　肾的位置和毗邻（前面观）

1.胆囊　2.肾上腺　3.肾　4.胰颈　5.十二指肠　6.胰头　7.肠系膜根　8.胃　9.脾　10.胰尾　11.胰体　12.结肠左曲　13.横结肠

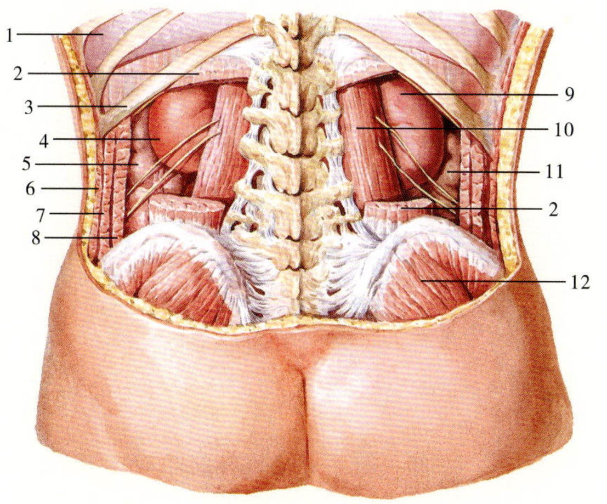

图2　肾的位置和毗邻（后面观）

1.壁胸膜　2.腰方肌　3.第12肋　4.左肾　5.降结肠　6.腹外斜肌　7.腹内斜肌　8.腹横肌　9.右肾　10.腰大肌　11.升结肠　12.臀大肌

大盏再汇合成一个呈漏斗形的肾盂，在肾门处与输尿管相移行。肾盂分3型：①成熟壶腹型：呈漏斗状，有肾大盏、肾小盏。②胚胎壶腹型：缺乏肾大盏，由肾小盏直接开口于肾盂。③分支型：肾盂不明显，肾大盏直接移行于输尿管。肾盂跨越肾门内、外者居多，占69%，肾盂全位于肾门以内的肾窦中，占27.5%，完全位于肾门以外的占3.5%。肾盏与肾盂的壁由黏膜、肌层和外膜构成，肌层包括内纵肌和外环肌。肾小盏的外环肌绕肾乳头底呈螺旋状排列，形成肌环，肌环具有周期性收缩的功能，从而按摩与挤压肾乳头，利于尿液滴入肾小盏中（图3）。

体表投影　成年人仰卧位时，肾上端在胸骨体下端平面与幽门平面的中间处；肾下端连幽门平面与结节间平面的中点处。肾门约在幽门平面，相当于第1腰椎椎体平面，其在第9肋软骨尖的稍内侧，距正中线外侧约5cm。俯卧位时，肾门中心对向第1腰椎棘突尖下缘，距正中线约5cm。右肾因肝的推挤较左肾约低1.25cm。竖脊肌外侧缘与第12肋的夹角处称肾区，正是腰背部肾门的体表投影点。肾疾病时触压或叩击该处可以产生疼痛（图4）。

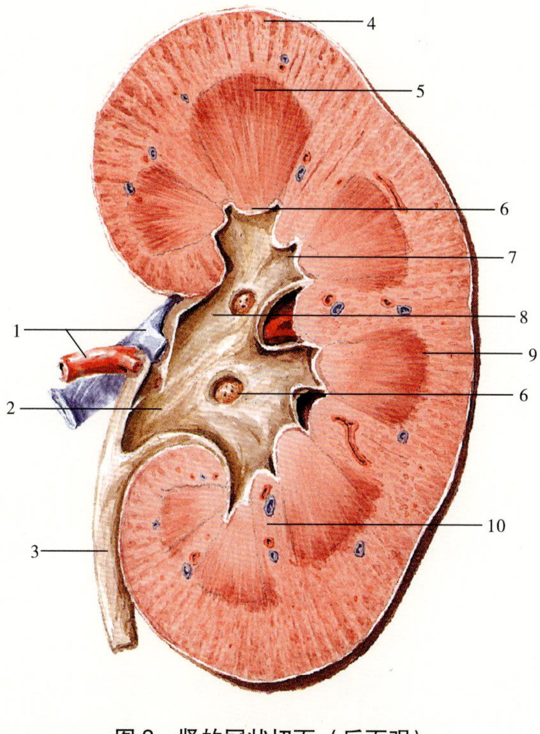

图3　肾的冠状切面（后面观）

1.肾动脉和静脉　2.肾盂　3.输尿管　4.肾皮质　5.肾锥体、肾髓质　6.肾乳头　7.肾小盏　8.肾大盏　9.肾锥体底　10.肾柱

被膜和固定　肾实质的外面包裹肌织膜，与肾实质密切粘连不易剥脱，由平滑肌纤维和结缔组织组成。肌织膜经肾门入肾窦，衬覆于除肾乳头外肾窦壁的内表面。在肌织膜外自内向外依次有3层肾被膜包裹肾脏，分别称肾纤维囊、肾脂肪囊及肾筋膜。

肾纤维囊　即肾纤维膜或肾固有膜，薄而坚韧，由致密结缔组织和弹性纤维构成。在肾门区，肾纤维膜分为两层：一层入肾窦，衬于肾窦壁肌织膜内表面，另一层包被肾窦内容物的外表面。移行于肾血管鞘，并进入肾实质。肾纤维膜与肌织膜连接疏松，两者都是肾自身的固有结构。生理状态肾纤维膜易剥离，病理情况

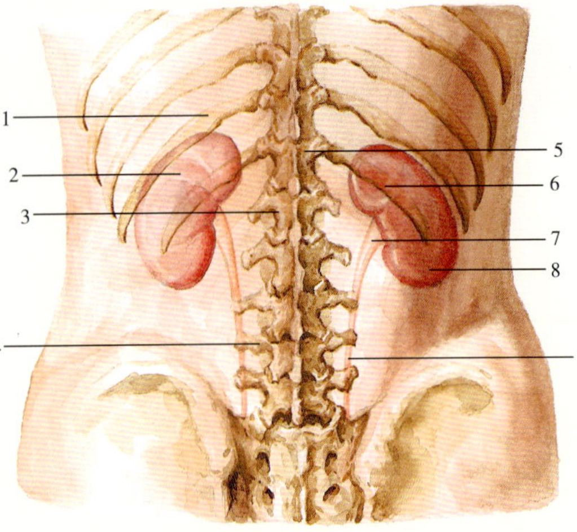

图4　肾和输尿管的体表投影

1.第11肋　2.左肾　3.第1腰椎　4.第3腰椎　5.第12胸椎　6.第12肋　7.肾盂　8.右肾　9.右输尿管

难剥离。肾部分或全切除时纤维膜必须缝合。

肾脂肪囊　包裹在肾纤维囊外的脂肪层，又称肾床。脂肪囊在肾周围边缘增厚，在肾的后面脂肪比前面更厚，肾下端尤为丰富。肾的脂肪经肾门入肾窦，成为肾窦内容物之间隙内的充填物。肾脂肪囊富有弹性，可固定肾与保护血管，临床上做肾囊封闭，就是将药物经腹后壁注入肾脂肪囊中。

肾筋膜　在肾脂肪囊之外，包裹肾上腺和肾。由肾筋膜发出结缔组织小梁穿过脂肪囊连接纤维囊，是肾的固定装置之一。肾前方和肾后方的筋膜分别称肾筋膜前层与肾筋膜后层，二者在肾外侧和肾上腺的上方互相融合，在肾的下方互相分离，分别与腹外组织和髂筋膜相延续，其间有输尿管走行。在肾的内侧，肾筋膜前层包裹肾血管表面，移行为腹主动脉和下腔静脉表面的结缔组织以及对侧的肾前层筋膜。肾筋膜后层经肾后面和输尿管的后方向内行与腰大肌及筋膜融合，附着在椎体筋膜上。肾筋膜前后层之间称肾周间隙，内有肾、肾上腺、脂肪及肾包膜血管。肾门脂肪丰富，肾下极脂肪较少，肾的炎症常局限于肾周间隙内，当炎性渗出物增多时，可推挤肾向前内上方移位，并可沿筋膜向下流至盆腔，直至髂窝或大腿根部，临床需注意与阑尾周围脓肿相区别。肾周脓肿还可弥散至对侧肾周间隙。因肾筋膜下方完全开放，一旦腹壁肌力减弱，肾周脂肪量少，肾的固定装置薄弱时，可产生肾下垂或游走肾。

肾段　见肾段。

变异和畸形　胚胎期肾裂将肾表面分隔成肾叶，所以肾形态呈分叶状。1岁以后，肾裂逐渐消失，不消失者则肾呈现分叶状态。①肾缺如：双侧者少见，单侧多，常伴有输尿管缺如，这是由于输尿管和后肾组织完全不发育所致。②双肾与双输尿管畸形：肾呈狭长形，表面无裂隙，肾盂明显分开，输尿管部分分开或完全分开，是由于胚胎发育过程中输尿管芽的重复分支形成的。③马蹄肾：又称马蹄铁形肾。两肾下极互相接触融合，上极的间距相对加大，使肾长轴与人体正中线形成角度，出现显著的异常。④低位肾：随着胎儿的生长，胎儿时期肾胚芽未能与时上升，即由盆腔上升到正常位置，而是继续停留在原始的盆腔内或髂窝内的部位。⑤多囊肾：由于在胚胎发育过程中肾小管和集合管之间不相通，引起肾小管内的分泌物排除困难，产生肾小管的局部膨大和扩张成囊状。随着囊肿增大，肾组织将逐渐萎缩，坏死，最终引起肾衰竭。

动脉供应　肾动脉是腹主动脉在腰1~腰2椎间盘平面高度由腹主动脉呈直角发出的较大分支，外径0.77cm，自腹主动脉发出后向外侧走行达肾门附近，在发出肾上腺下动脉后入肾门分成前后两支入肾。前支较粗，再分成4支与后支一起进入肾实质，呈节段性分布。应注意肾副动脉、迷走动脉或异常肾动脉的存在。肾副动脉通常不经肾门直接到肾上极和肾下极的肾实质中（图5）。

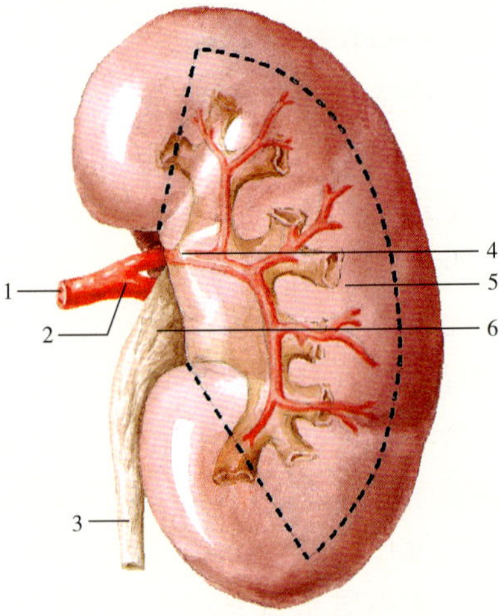

图5　肾的动脉

1.肾动脉　2.肾动脉前支　3.输尿管　4.肾动脉后支　5.后段　6.肾盂

静脉引流　肾内静脉无节段性，彼此形成拱形的吻合静脉网。肾静脉由肾内静脉于肾门处汇合为一干，并经肾动脉前方内侧走行，呈直角，注入下腔静脉。通常左肾静脉长度和外径较右肾静脉大，并从腹主动脉前面跨过。左肾静脉尚接受左肾上腺静脉、左睾丸静脉和腰静脉等。左睾丸静脉呈直角汇入左肾静脉，易使血流回流受阻，成为精索静脉曲张以左侧为多的形态学根据。

淋巴回流　肾的淋巴管丛分两部，即被膜淋巴管丛和深层淋巴管丛。两丛之间有吻合支相连。在肾皮质被膜淋巴管丛，呈袢状环绕肾小球和肾小管并与其相邻的器官淋巴管相连通；位于肾髓质深层淋巴管丛，环绕髓袢和集合管周围配布称淋巴管网；肾皮质与髓质淋巴管汇合形成较大的与血管伴行的淋巴管，走向肾门并与肾纤维膜下淋巴管及脂肪囊内淋巴管汇合。出肾门后，右肾的这些淋巴管将淋巴液输送至腔静脉前淋巴结和腔静脉后淋巴结，主动脉腔静脉间淋巴结及主动脉前淋巴结；左肾的淋巴管沿肾静脉汇入主动脉前及外侧淋巴结。

神经支配　肾受内脏神经支配、交感神经节前纤维来自脊髓胸11~腰2节段，在腹腔神经节和主动脉肾节中换神经元，只有极少数与沿肾血管排列的节后神经元形成突触联系。其节后纤维沿肾血管入肾门，形成肾丛并围绕肾动脉及其分支进入肾内分布到肾内器官如肾血管、肾小球和肾小管中，功能是收缩肾血管，降低肾小球滤过率，减少尿液产生。副交感神经为来自迷走神经的纤维至肾丛。在器官旁节和壁内节换神经元后，节后纤维分布至肾盂和输尿管。功能是使血管舒张，使肾盂收缩。肾的感觉纤维主要是痛觉纤维，经内脏神经传入脊髓胸10~胸12节段后角再上传至脑。

（柏树令）

shūniàoguǎn

输尿管（ureter）　位于腹膜外位，成对的细长、扁圆柱状输送尿液的肌性管道。

位置和分部　输尿管位于腹后壁，属腹膜外位器官。约平第2腰椎上缘，起自肾盂末端，下连膀胱，长20~30cm，管径0.5~1.0cm，最狭窄处只有0.2~0.3cm。输尿管全长分腹部、盆部和膀胱壁内部。腹部和盆部以跨越髂血管为界，二者的长度几乎相等。输尿管的壁内部斜行，长约1.5cm。①输尿管腹部：管径约6mm，从肾盂与输尿管移行处向下，直达其跨越髂血管处。紧贴腰大肌前面下行，后方有生殖股神经斜向通过，在下行至其中间段附近，前方有睾丸及卵巢血管交叉越过。右侧输尿管自上而下与十二指肠降部、右结肠动脉、回结肠动脉和回肠的末端相邻；左侧输尿管前方有左结肠动脉、乙状结肠动脉和乙状结肠的系膜跨越。两输尿管的内侧分别与肠系膜下动脉及下腔静脉为邻。在抵达小骨盆入口部，右侧输尿管越过右髂外动脉起始处前方而左侧输尿管则跨越左髂总动脉末端的前方。②输尿管盆部：管径约4mm起自小骨盆入口跨越髂血管处，止于膀胱底的壁内部入口处即输尿管膀胱结合部。该部在髂内动脉前方下行，沿骨盆侧壁，经脐动脉起始处、腰骶干、骶髂关节的前方跨过闭孔血管神经束。在其内侧下降，抵达坐骨棘平面。转向前方下行，穿入膀胱壁。女性输尿管经子宫阔韧带的基底部下行至子宫颈阴道外侧约2.5cm处向内斜行，从子宫动脉的后下方绕过，行向下内方抵达膀胱底的输尿管膀胱结合部，穿入膀胱壁。子宫部分或全切术结扎子宫动脉时，需注意输尿管的位置。因该处距膀胱底的长度为3~4cm，又称为膀胱旁部。③输尿管壁内部：为输尿管穿过膀胱壁内的斜行管道，长约1.5cm。起始部被膀胱逼尿肌包绕，其后直达膀胱黏膜下，开口在膀胱三角的后外侧角。两侧输尿管内口间距约2.5cm。当膀胱充盈致其内压升高时，引起其壁内管腔的闭合，输尿管在膀胱内开口即输尿管内口的闭合，可防止尿液逆流至输尿管中（图）。

形态结构　输尿管壁自内向外分为黏膜肌织膜和外膜3层。①黏膜层：分别与上端的肾盂内黏膜和下端的膀胱黏膜相延续，空虚时可见有6条纵行的输尿管纵襞，充盈时纵襞消失。②肌织膜：为输尿管中层，在其上2/3为外环肌和内纵肌，与肾盂移行处无明显的括约肌。而在其下1/3，变为内外纵肌间夹着环行肌，内纵肌变薄弱。而至输尿管膀胱结合部，其肌纤维均为纵行肌，并逐渐移行为膀胱三角肌。纤维肌性鞘（Waldeyer鞘）是膀胱旁部和壁内部长约5cm范围内的一段输尿管壁的特殊结构，该鞘包裹此段输尿管，向上与输尿管肌融合，向下与膀胱三角肌相移行，斜穿膀胱壁则与部分膀胱逼尿肌相连。该鞘管如套袖包绕输尿管，并允许输尿管在鞘内作少量的滑动，起固定输尿管的作用。排尿时由于输尿管的壁内部及开口完全闭合，尿液在膀胱内压力剧增，加之膀胱三角肌收缩的挤压使尿液只能由尿道内口流出膀胱。如果输尿管膀胱结合部肌发育欠缺时可影响输尿管口的闭合，发生尿液逆流的现象。③外膜：由疏松结缔组织构成，含成纤维细胞、巨噬细胞及大量的胶原纤维、弹性纤维和网状纤维束，还含有丰富的血管和神经末梢。输尿管弹性纤维缺乏时，易产生输尿管膨出症或巨大输尿管瘤。

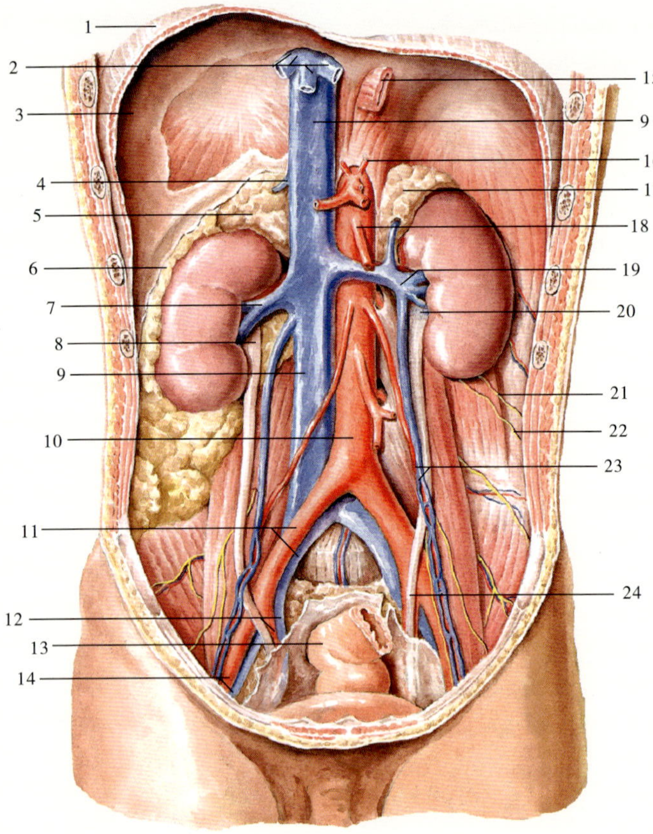

图　腹后壁（示肾和输尿管）

1.膈　2.肝静脉　3.壁腹膜　4.右肾上腺静脉　5.右肾上腺　6.肾脂肪囊　7.右肾静脉　8.右肾盂　9.下腔静脉　10.腹主动脉　11.右髂总动脉和静脉　12.右髂内动脉和静脉　13.直肠　14.右髂外动脉和静脉　15.食管腹部　16.膈下动脉　17.左肾上腺　18.肠系膜上动脉　19.左肾动脉和静脉　20.左肾盂　21.髂腹下神经　22.髂腹股沟神经　23.睾丸动脉和静脉　24.输尿管

生理性狭窄　输尿管管径大小不均，壁较厚，有3处明显的生理性狭窄。①上狭窄：在与肾盂的移行处，管径约2mm。②中狭窄：在与髂血管交叉处，即在跨越小骨盆入口处，管径约3mm。③下狭窄：在穿越膀胱壁的输尿管的壁内部，管径小于2mm。后者为常见的结石嵌顿部位。输尿管的腹部管径约6mm，盆部约4mm。

体表投影　腹前壁投影，从幽门平面（第1腰椎体下缘）距前正中线5cm处向下达耻骨结节段垂直连线，稍偏内侧；腹后壁的投影约与全部腰椎的横突尖连线相一致。

动脉供应　来源动脉自上而下依次为肾动脉，睾丸动脉或卵巢动脉，腹主动脉，髂总动脉，髂内动脉，膀胱上动脉、膀胱下动脉以及子宫动脉的分支。属多源性、多条动脉的节段性分支供应。上1/3动脉来自肾动脉和肾下极动脉；中1/3来自腹主动脉、睾丸动脉、卵巢动脉、髂总动脉、髂内动脉等；下1/3由膀胱上下动脉和子宫动脉等分支供应。这些动脉分支至输尿管壁分为升支和降支于其外膜内相互吻合，更进一步的细小分支入输尿管壁各层形成毛细血管网。输尿管腹部动脉以从内侧抵达的较多，而盆部多从两侧入输尿管，这一规律对手术有重要意义。

静脉引流　微细静脉由输尿管的黏膜下层、肌层至外膜层后，均随伴行动脉经过肾静脉、髂总及髂内静脉、睾丸及卵巢的静脉、子宫及膀胱静脉等引流至下腔静脉中。

淋巴回流　淋巴管多与动脉伴行，在输尿管壁肌层和外膜内形成淋巴管丛。肾盂与输尿管的上1/3部的淋巴管回流至腹主动脉旁及肾淋巴结或腰淋巴结，中1/3的淋巴管汇入到腰淋巴结，下1/3的淋巴汇入髂内淋巴结、腰干淋巴结和膀胱淋巴结。

神经支配　由内脏神经支配，含交感和副交感神经两类。交感神经来自脊髓胸11～腰2侧角，副交感神经发自骶2～骶4节段骶副交感核。前者经内脏小神经和腰内脏神经形成肾丛、腹腔丛和肠系膜上丛、肠系膜下丛，在腹腔神经节和主动脉肾节交换神经元（简称换元）。节后纤维进入输尿管外膜层，部分进入肌层和黏膜层的基底部形成输尿管丛。后者加入盆丛，形成盆内脏神经，伴随髂内动脉分支组成输尿管丛。输尿管丛上部纤维从主动脉肾丛而来，支配输尿管上部。输尿管丛中部纤维发自上腹下丛和腹下神经，支配输尿管的中部。输尿管丛下部的纤维发自下腹下丛和腹下神经，支配输尿管下部。输尿管的副交感神经节止于其外膜及肌织膜内，在输尿管的下部较多，上中部较少。交感神经兴奋抑制输尿管的蠕动性运动，副交感神经兴奋加强输尿管的蠕动。

（柏树令）

pángguāng

膀胱（urinary bladder）　盆腔内储存尿液的肌性囊状器官。位于小骨盆腔的前部，可分为尖体底和颈4部和上面后面以及两个下外侧面4面。

位置和分部　在小骨盆腔内，膀胱充盈时呈卵圆形，顶部可高出耻骨上缘。空虚时呈三棱锥体形。其形状、容积、位置、毗邻、壁厚与膀胱内的尿量及周围器官形态有关，又因年龄和性别而异，通常容纳350～500ml尿液，最大容量为800ml，女性小于男性，新生儿的约50ml，老年人因膀胱肌张力降低而容积较大。上面呈三角形，与下外侧面在前上部接触移行部称膀胱尖，空虚时一般不超过耻骨联合上缘，充盈时可升至腹腔。膀胱上面与下外侧面移行处成一钝缘，其后面为膀胱底，朝向后下方，呈三角形。在男性，膀胱底与精囊及输精管壶腹毗邻。与直肠之间隔以疏松结缔组织。膀胱尖与底之间的部分为膀胱体。膀胱的最下部分，是其最固定的部分称膀胱颈。其下端开口称尿道内口，与尿道的前列腺部相邻。在男性，膀胱颈部接触前列腺，二者间有沟为界，沟内有膀胱静脉丛及前列腺静脉；在女性，膀胱颈直接接触尿生殖膈，位置较低。膀胱上面被覆腹膜，空虚时为腹膜外位器官，充盈时为腹膜间位器官。充盈时其上面的腹膜随膀胱的上升而上升，导致膀胱前面直接与腹前壁接触，根据这一特点，可不经腹膜直接行膀胱穿刺术，不污染腹膜腔。新生儿膀胱位置较高，主要位于腹腔，尿道内口在耻骨联合上缘水平，以后随着骨盆的发育至6岁左右逐渐降至盆腔内，青春期后达到成人位置。

膀胱前方即耻骨联合，二者之间称膀胱前间隙或耻骨后间隙。其内男性有耻骨前列腺韧带，女性有耻骨膀胱韧带。均起自耻骨体背面向后延伸，与前列腺底或膀胱颈筋膜相融合。在女性，该韧带将耻骨后面与盆筋膜腱弓前部这两者分别与膀胱颈之间连接的两条结缔组织索。间隙内有丰富的结缔组织及阴部静脉丛。在男性，膀胱底（即后面）与精囊、输精管壶腹及直肠相接触，形成直肠膀胱陷凹。在女性，则借含有丰富静脉的疏松结缔组织与子宫颈和阴道前壁为邻。膀胱上面被腹膜包被，与乙状结肠及部分回肠相邻，女性前倾的子宫与膀胱上面邻接。膀胱体部两侧缘腹膜与膀胱结合较疏松易于剥离；并向两侧与盆腔侧壁的腹膜相移行，在转折处的腹膜陷凹称膀胱旁窝，内容有肛提肌、闭孔内肌及其筋膜间隙的疏松结缔组织，膀胱旁组织。其内还有至膀胱、输尿管的动脉、到盆腔侧壁的静脉以及输尿管、输精管和膀胱神经丛等（图1）。

形态结构　膀胱壁分黏膜层、肌层和外膜。

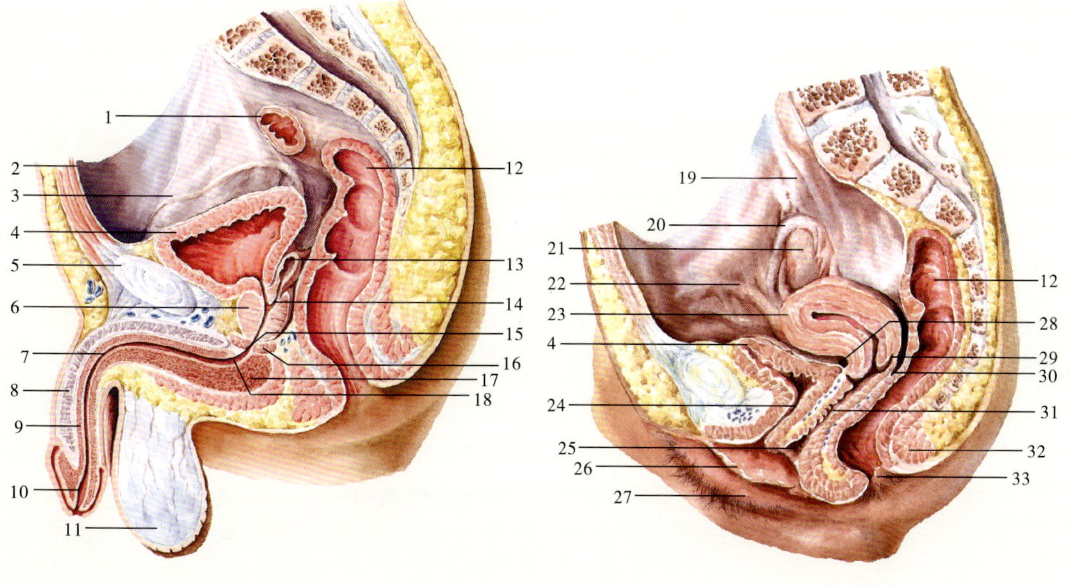

a　男性　　　　b　女性

图1　盆腔正中矢状切面

1.乙状结肠　2.壁腹膜　3.输精管　4.膀胱　5.耻骨联合　6.前列腺　7.耻骨前弯　8.阴茎海绵体　9.尿道海绵体　10.尿道舟状窝　11.阴囊中隔　12.直肠　13.输精管壶腹　14.射精管　15.尿道膜部　16.尿生殖膈　17.尿道球　18.耻骨下弯　19.卵巢悬韧带　20.输卵管　21.卵巢　22.子宫圆韧带　23.子宫　24.尿道　25.阴道口　26.小阴唇　27.大阴唇　28.膀胱子宫陷凹　29.阴道穹后部　30.直肠子宫陷凹　31.阴道　32.肛门外括约肌　33.肛门

黏膜层 分别与输尿管和尿道的黏膜相移行，表面为变移上皮所覆盖。借疏松结缔组织与肌层相连。空虚时黏膜形成许多不规则的皱襞，称膀胱襞。在充盈时膀胱襞消失。膀胱三角位于双侧输尿管口与尿道内口之间，3个口之间距离大致相等，约2.5cm。此处黏膜层与膀胱三角肌连接紧密，表面平滑，膀胱镜检呈淡红色。膀胱三角的底是两侧输尿管口间相连的弧形横襞称输尿管间襞（Mercier带），是寻找输尿管口的标志。该襞后上方的凹陷称输尿管后窝，是膀胱的最低点，在老年人膀胱收缩肌收缩力减弱，是残余尿液的潴留部位。输尿管在膀胱内的开口常呈裂隙状，上外侧常有一薄片的半月皱襞称输尿管襞。输尿管壁内部穿过膀胱壁的壁内开口称输尿管门，是整个膀胱壁的薄弱点。尿道内口位于膀胱的最下端，位于耻骨联合中点后方2~2.5cm，口周缘黏膜呈杯状隆起称膀胱垂，由前列腺中叶和膀胱三角肌的增厚而隆起所致。

肌层 膀胱壁肌层分外纵、中环、内纵3层平滑肌，纤维相互交织有促进尿液排出作用称膀胱逼尿肌。①外纵肌：纵行为主，在膀胱上面及下外侧面近中线处显著，而在两侧则斜行。男性的外纵肌从尿道内口的前后方分别进入前列腺，女性的外纵肌连接尿道壁上部的致密结缔组织。②中环肌：在膀胱体内呈不规则性、散在，而在膀胱颈处中环肌纤维细且密集，环绕尿道内口，斜行向下前，构成膀胱括约肌；男性该肌与前列腺肌纤维相续，女性该肌与尿道壁相续。③内纵肌：为薄而呈网状纤维束，多纵行。在输尿管口处纵行肌向内侧和下方呈扇形分布，与对侧肌纤维相续构成膀胱三角的浅层肌即浅三角。其上缘构成输尿管间襞的形态学基础，下外侧缘构成输尿管括约肌（Bell肌），向着尿道内口集中，在男性和女性的均终于尿道外口平面的尿道后壁。

输尿管的纤维肌性鞘（Waldeyer鞘）呈扇形分布，与对侧纤维相续，在浅三角的深面构成片状的膀胱三角深层即深三角。深三角上缘构成膀胱三角的底，下部纤维斜行向前下方，与对侧纤维融合，形成终于尿道内口的致密肌性胶原纤维结构。浅三角与深三角互不相连，易分离。膀胱括约肌由顶袢和底袢构成。①顶袢：为膀胱中环肌环绕膀胱颈构成的圆盘状结构，和膀胱深三角相融合，尿道内口位于顶袢中心的前面。②底袢：由膀胱外纵肌形成。膀胱前面的外纵肌呈宽带状，自膀胱尖延伸到膀胱颈的大部，终于其前方的纤维性结构即膀胱颈前横弓。膀胱后面的外纵肌坚韧且较长，行至膀胱颈处分成中间群和两个外侧群。前者抵止在膀胱三角尖的后面，两个外侧群肌向前下行，于顶袢（底盘）前部远侧，环绕尿道前壁与对侧相续，形成马蹄铁形的膀胱逼尿肌袢即底袢。该袢凸面与膀胱颈前横弓融合并凹面朝向后方，与膀胱三角尖相对。非排尿时，因顶袢与底袢的肌张力作用，使膀胱三角的尖与底袢的凹面紧密相贴，顶袢呈扁平状态，关闭尿道内口。排尿时膀胱后面外纵肌的中间群收缩，拉膀胱三角尖向后下方，此时膀胱前面外纵肌和后面两个外侧群肌共同收缩，拉膀胱颈前横弓向上方，从而使顶袢由扁平状态转化为漏斗形，开放尿道内口（图2）。

外膜 膀胱上面的外膜系浆膜，由间皮构成，其他面为纤维膜。

异常和畸形 胚胎期，尿生殖窦上段膨大，发育成膀胱，其顶端与尿囊相连，以后随着尿囊的闭锁，连接处退化为脐中韧带。如果膀胱顶端与脐之间的尿囊未闭锁则形成瘘管。胎儿出生后，尿液自瘘管从脐溢出称脐尿管瘘。如果只是部分脐尿管闭锁，残留部分形成脐尿管囊肿。尿生殖窦和表面外层肌间如果无间充质的长入，则前腹壁肌肉缺如，薄层的表皮和膀胱前壁容易破裂，引起膀胱黏膜外露（膀胱外翻），多见于男性。

动脉供应 来自髂内动脉的分支，包括膀胱上动脉、膀胱下动脉，闭孔动脉，直肠中动脉，子宫动脉，阴道动脉和输精管动脉等。

静脉引流 在前列腺附近的下外侧面与底面形成膀胱静脉丛，汇合成膀胱静脉，汇入髂内静脉末端。该静脉丛在前方与阴部静脉丛相交通，在后方与直肠及子宫阴道静脉丛相连。

淋巴回流 膀胱颈的淋巴管注入骶淋巴结及髂总淋巴结，膀胱底的淋巴流向髂内淋巴结及髂外淋巴结，膀胱上面及两外侧面淋巴引流至髂外淋巴结。

神经支配 副交感神经节前纤维发自脊髓骶2~骶4节段的骶副交感核，经盆内脏神经至盆丛再抵达膀胱丛，在膀胱丛及膀胱壁内神经节换元，节后纤维支配膀胱逼尿肌，该肌收缩完成排尿活动。膀胱丛内含交感、副交感及感觉纤维。抑制纤维分布于膀胱括约肌。交感神经来自脊髓胸11~腰2侧角的中间外侧核，在椎前节换元的节后纤维至膀胱丛。

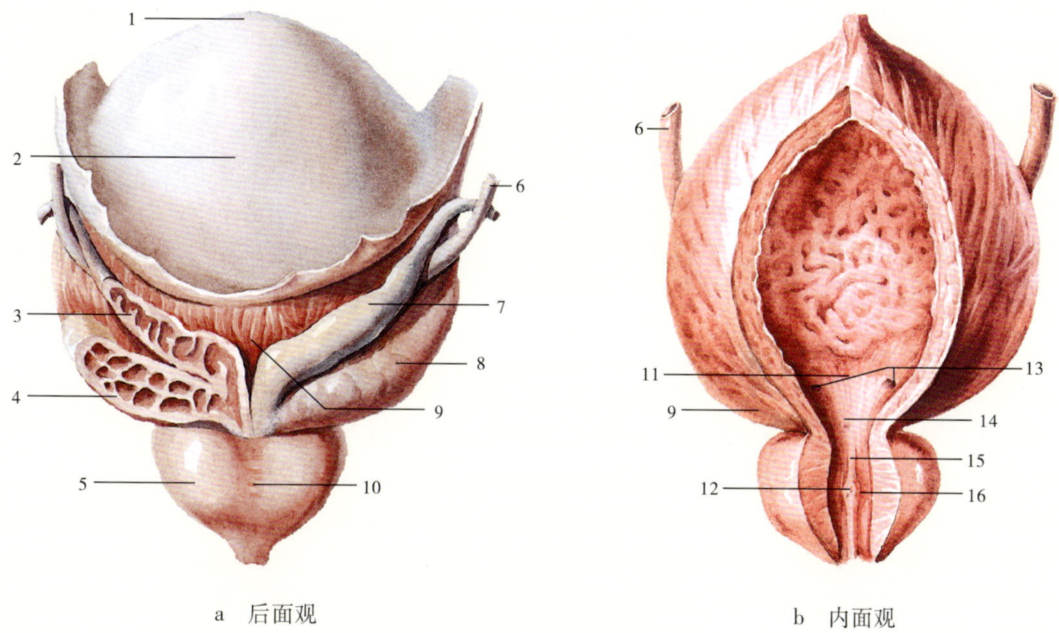

图 2 膀胱的形态结构

1.膀胱顶 2.膀胱体 3.输精管壶腹(断面) 4.精囊(断面) 5.前列腺 6.右输尿管 7.输精管壶腹 8.精囊 9.膀胱底 10.前列腺沟 11.输尿管间襞 12.前列腺小囊 13.输尿管口 14.膀胱三角 15.尿道嵴 16.精阜

含多数缩血管纤维及少量的抑制膀胱逼尿肌纤维和支配膀胱括约肌的纤维。膀胱的本体感觉纤维经脊髓后索上传。膀胱痛觉纤维其中分布于膀胱逼尿肌牵张感觉和膀胱颈的痛觉纤维，主要经盆内脏神经传入脊髓骶 2~骶 4 节段，经脊丘束上传至脑。而传导膀胱其他部分痛觉纤维，经腹下神经和内脏神经传入脊髓胸 11~腰 2 节段后角再上传。

（柏树令）

nǚxìng niàodào

女性尿道（female urethra） 女性排出尿液的管道。起始于膀胱的尿道内口，终止于尿道外口，短而直的管道。只有排尿功能。

位置和毗邻 起始于与耻骨联合中部相对的尿道内口，在耻骨联合的后方向前下行于阴道前方，穿过会阴膜，终于尿道外口。其长 3~5cm，直径约 6mm。尿道内口平耻骨联合后面的中部或上部，女性较男性的低，朝向前下方呈直线走行，开口于阴道前庭，位于阴道口前上方、阴蒂后方约 2.5cm 处的尿道外口。开口处裂隙呈矢状位，周围稍有隆起，为尿道最狭窄处。在尿生殖膈上部、尿道前方与耻骨联合间有阴部静脉丛，耻骨膀胱韧带将尿道固定于耻骨。尿道后方与阴道壁之间的疏松结缔组织称尿道阴道隔。在尿生殖膈下部，两侧阴蒂脚汇合处恰与尿道前面相接触。

形态结构 静止的尿道前后壁紧贴，横切面呈横裂状。排尿时则扩张呈圆柱形。女性尿道自内向外由黏膜、海绵体膜与肌织膜构成。黏膜形成许多纵襞，位于后壁上部正中线上一条纵襞最显著，称尿道嵴，上方连接膀胱垂。黏膜下层有尿道腺，排泄管开口于黏膜表面的尿道陷窝。该腺及腺的排泄管相当于男性前列腺及其排泄管。尿道之下端尚有一些群集于尿道两侧的小的腺体，称尿道旁腺（Skenis 腺），尿道旁腺管开口于尿道外口后部两侧缘周围。尿道内口周围有平滑肌构成的膀胱括约肌环绕。尿道外口周围隆起呈乳头样，有尿道阴道括约肌环绕，对其有紧缩作用。固有膜为薄层海绵体膜，由丰富的弹性纤维、静脉丛和平滑肌纤维束构成。肌织膜为膀胱平滑肌的向下延伸部分，伸延至尿道的全长，分外环肌层和内纵肌层；尿道上端的环形肌增厚构成膀胱括约肌。尿道下部及阴道为尿生殖膈肌所环绕，构成尿道阴道括约肌，属随意肌。尿道黏膜层内段为变移上皮，有黏液腺开口，中段为假复层柱状上皮，外段为复层扁平上皮。

动脉供应 来自膀胱下动脉、子宫动脉和阴道前庭球动脉及尿道动脉，后两者为阴部内动脉的分支。

静脉引流 汇入膀胱静脉丛和阴部静脉丛，注入髂内静脉。

淋巴回流 淋巴液经淋巴管汇入腹股沟淋巴结或髂内淋巴结。

神经支配 尿道上部神经来自内脏神经的膀胱丛和子宫阴道

从。下部来自阴部神经的分支，运动纤维支配尿道阴道括约肌，调控排尿运动，感觉纤维分布于尿道黏膜。

（柏树令）

shēngzhí xìtǒng

生殖系统（reproductive system）

繁衍后代、分泌激素，形成并保持第二性征的人体系统。包括男性生殖系统和女性生殖系统，二者均可分为内生殖器和外生殖器两大部分。内生殖器包括生殖腺、生殖管道和附属腺体，外生殖器为两性交接的器官（表）。

（柏树令）

表　生殖系统概观

生殖器		男性生殖系统	女性生殖系统
内生殖器	生殖腺	睾丸	卵巢
	生殖管道	附睾、输精管、射精管、男性尿道	输卵管、子宫、阴道
	附属腺	精囊、前列腺、尿道球腺	前庭大腺
外生殖器		阴囊、阴茎	女阴

nánxìng shēngzhí qìguān

男性生殖器官（male genital organ）　构成男性生殖系统的器官。包括内生殖器和外生殖器。内生殖器包括产生精子的器官、输精管道和附属腺。前者即生殖腺睾丸；输精管道由附睾、输精管、射精管及男性尿道组成；附属腺体含精囊、前列腺和尿道球腺。外生殖器包括阴茎和阴囊等。睾丸产生精子、分泌男性激素、刺激男性的性征发育，精子储存于附睾中，附属腺体的分泌物参与精液的组成。射精时精液经输精管、射精管和尿道排出体外。除此，男性生殖器官还通过分泌激素维持第二性征，包括胡须，突出的喉结，低调的声音等。

（柏树令）

gāowán

睾丸（testis）　产生精子、分泌雄性激素的男性生殖腺。

位置和毗邻　位于阴囊内，呈扁卵圆形，左右各一。长3～4cm，厚2～3cm，宽2.5～3.5cm。长厚宽的平均数分别为3.3cm、2.0cm和2.5cm。质量10～15g，右侧平均10.7g，左侧平均10.2g。睾丸表面光滑，分上下两端，内外两面和前后两缘。上端与附睾头毗邻，下端游离；内侧面扁平，贴近阴囊中隔，外侧面隆凸紧贴阴囊壁；前缘为游离缘，后缘为系膜缘，较平直，与附睾和精索下部相接触。后缘上部有出入睾丸的血管、淋巴管和神经通过，又称“睾丸门”。

形态结构　睾丸由被膜包裹，由外向内为睾丸外膜、睾丸白膜及血管膜。外膜是睾丸鞘膜的脏层，中层的睾丸白膜是富有弹性，厚约0.5mm的质韧致密结缔组织膜。内膜薄而富有血管，又称血管膜，由睾丸动脉的主支及伴行的静脉构成，既是睾丸实质性结构血供的主要来源，又是睾丸内温度的特殊调控装置。睾丸白膜自睾丸的后缘进入其实质，构建成睾丸纵隔，由此呈放射状发出许多睾丸小隔，将睾丸分为100～200个锥体形的睾丸小叶，其底部朝向白膜，尖部对睾丸纵隔。一个睾丸小叶内含2～4条盘曲的以盲端或呈袢状起始的生精小管。迂曲走向睾丸纵隔，汇合成精直小管，20～30条精直小管进入睾丸纵隔后相互交织成睾丸网。从睾丸网发出的12～15条睾丸输出管离开睾丸上缘进入附睾。

功能　睾丸有生精与内分泌功能。从青春期开始，精曲小管的生殖上皮产生精子，在睾丸小叶内的精曲小管之间的结缔组织中的间质细胞分泌雄性激素——睾酮。血-睾屏障是睾丸小叶内的毛细血管成网状包裹精曲小管所形成的结构，特点是对雄激素和人体免疫物质的交换有选择性。

发育与异常　睾丸来自中胚层生肾节，胚胎初始睾丸发生于腰部的腹后壁，肾的下方。出生后不久即由腹股沟管下降入阴囊。下降时包裹睾丸的腹膜向外突形成囊带，称鞘突。而睾丸下端有与阴囊壁间连接的睾丸引带，是一个结缔组织索，其不断缩短是睾丸下降的形态学基础。胚胎3个月末睾丸达髂窝，7个月达腹股沟管腹环，8～9个月降至皮下环，出生后入阴囊。此时鞘突上部闭锁，变为鞘韧带；下部开放围绕睾丸及附睾形成睾丸鞘膜。其间腔隙为鞘膜腔。出生后如鞘突上部未闭锁或闭锁不全则形成睾丸鞘膜积液或疝。在睾丸下降过程中出现的不完全下降称隐睾。停留的部位分别为腹腔、腹股沟管等处。由于这些部位的温度与阴囊不同，不利于精子的发育，是男性不育及睾丸肿瘤发生的重要原因。

动脉供应　睾丸动脉起自腹主动脉前壁，肾动脉起始处下方；沿腰大肌前面向外下斜行，入腹股沟管，构成精索的主要内容，与输精管动脉，提睾动脉有吻合。从睾丸后缘入睾丸纵隔内，再分支进入睾丸小叶中。

静脉引流　收集睾丸小叶内的静脉血。分向心静脉与离心静脉，前者走向睾丸网穿网后出睾丸门，离开睾丸进入精索内形成蔓状静脉丛。后者即离心静脉，走向睾丸表面，在睾丸血管膜内汇成较大静脉，一条睾丸动脉由两条静脉伴行，向睾丸门集中，加入蔓状静脉丛。丛内静脉血管向上汇集成精索内静脉。右侧注入下腔静脉，注入处呈锐角，左侧注入肾静脉，注入处呈直角，是左侧精索静脉曲张多发的形态学基础。而静脉回流严重受阻时可导致不育。

淋巴回流　毛细淋巴管网非常丰富，分为浅丛与深丛。前者位于睾丸鞘膜的深面，后者存在于睾丸与附睾的实质内。由浅丛与深丛汇集成4～8条淋巴输出管，离开睾丸，伴睾丸动脉上升，经腹股沟管汇入位于腹后壁的腰淋巴结中。

神经支配　交感神经发自脊髓胸10～胸12节段的侧角中间外侧核，至交感干，穿经胸10～胸12胸交感干神经节的节前纤维，组成内脏小神经，穿过膈脚，终止于主动脉肾节换元，节后纤维构成精索上神经，沿睾丸动脉下降，穿过附睾头，斜行穿过白膜，在血管膜与白膜之间神经纤维互相交织成丛，分布于血管膜，走向睾丸的下极。睾丸的感觉神经与睾丸动脉交感神经丛的纤维及交感干伴行，达脊髓胸10～胸12的后角，再经脊髓丘脑束上行入脑，感受睾丸的痛觉。

（柏树令）

fùgāo

附睾（epididymis）

储存和输送精子的管状器官。紧贴睾丸上端后缘，略偏外侧，呈新月形的器官，借睾丸输出小管与睾丸相连通。

位置和分部　分头体尾3部。附睾头系其上端的膨大部，附着于睾丸上极，由8～15条睾丸输出小管汇入附睾后弯曲盘绕在睾丸上极形成的局部膨大。附睾体接续附睾头，沿睾丸后缘向下由附睾管迂曲盘绕形成的结构，借疏松结缔组织与睾丸连接，在睾丸下极处细长而蟠曲的附睾管形成附睾下端尖细部的附睾尾，被结缔组织固定于睾丸下部。附睾尾再向上弯曲移行为输精管（图）。

形态结构　睾丸鞘膜的壁层自后面返折到附睾体的外侧面，从而覆盖了附睾的头和体的大部分，在睾丸体和外侧面之间有睾丸鞘膜形成的间隙称附睾窦。附睾窦的上端和下端均有一皱襞称附睾上韧带和附睾下韧带。附睾的被膜自外至内有鞘膜、白膜、血管膜，后二者紧密相连不易分离，白膜比睾丸白膜薄，从附睾头部深入其内形成附睾小隔，将蜷曲的睾丸输出小管分成8～15个附睾小叶，每个附睾小叶的小管末端自上向下逐步融合成1条附睾管，自头向尾盘曲延伸续为输精管。附睾是暂时储存精子的器官，附睾管迂曲盘绕，长4～

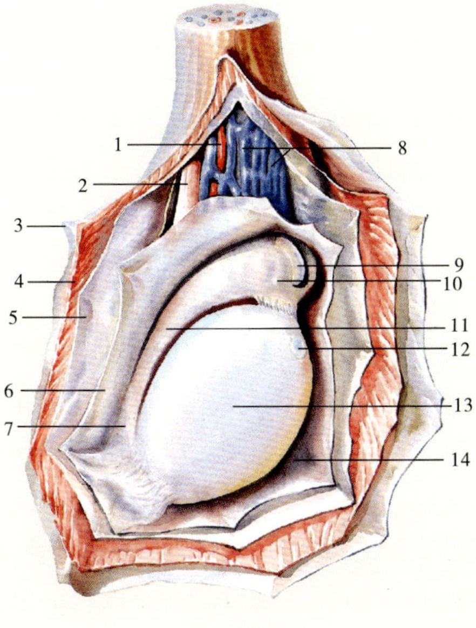

a　外侧面观

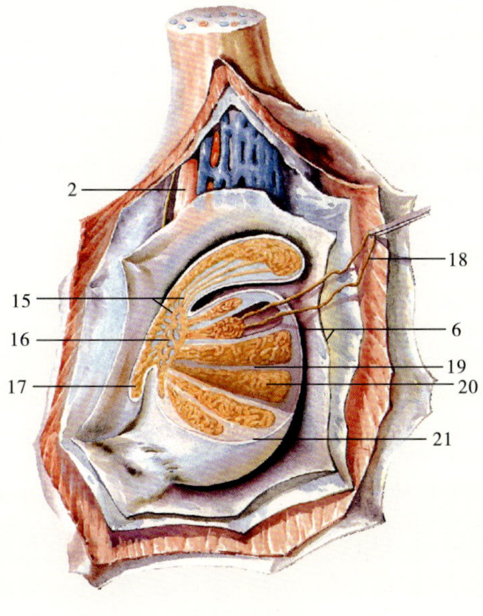

b　内面观

图　睾丸和附睾

1.睾丸动脉　2.输精管　3.精索外筋膜　4.提睾肌　5.精索内筋膜　6.睾丸鞘膜　7.附睾尾　8.蔓状静脉丛　9.附睾附件　10.附睾头　11.附睾体　12.睾丸附件　13.睾丸　14.鞘膜腔　15.睾丸输出小管　16.睾丸网　17.附睾尾　18.生精小管　19.睾丸小隔　20.睾丸小叶　21.白膜

6m，管壁由假复层柱状上皮与平滑肌构成，能分泌附睾液为精子供能，精子在附睾管内运行缓慢，历经2~3周才能在生理上达到成熟。其间衰老的精子则在附睾管内被解体清除，而健康的精子在管内不断获得营养，增加抵抗力，直至发育成熟。附睾附件是中肾管残留物，系附睾头部一块血管丰富的上皮组织，与附睾头间借柄相连而成，柄过长可引起扭转，导致缺血性坏死。迷小管为附睾内从附睾管发出的曲折盲管，在附睾的头和尾部各有一个，也是胚胎时期中肾管的残余。旁睾也是中肾管的残余，在精索最下端的前方，独立或为群集，小囊样结构。

动脉供应　来自睾丸动脉与输精管动脉的微细血管在附睾内相互吻合成动脉网。

静脉引流　经蔓状静脉丛合成精索内静脉，左侧呈直角汇入肾静脉，右侧呈锐角注入下腔静脉。

淋巴回流　淋巴管网同睾丸，由网形成的淋巴输出管伴睾丸动脉上行汇入腰淋巴结。

神经支配　受交感神经及感觉神经支配。前者发自脊髓胸11~腰1节段侧角的中间带外侧核，穿经胸11~胸12交感干神经节，组成内脏小神经与腰交感干神经支一起止于腹腔丛，换元后节后纤维经精索中神经和下神经沿输精管抵达附睾。而感觉神经则沿着上腹下丛，经腹主动脉丛及腰交感干上行，进入脊髓胸11~腰1节段后角上传。

（柏树令）

shūjīngguǎn

输精管（deferent duct）　附睾管的直接延续，开口于尿道的前列腺部，输送精液的肌性管道。分睾丸部、精索部、腹股沟部和盆部。

位置和分部　起自附睾尾，由附睾管的急转向上延续而成，止于射精管，全长约50cm。管壁较厚，肌层发达，管腔细小，管径约3mm。在精索部以手捻摸有绳索感。输精管分4部：①睾丸部：位于睾丸后缘，附睾内侧，始至附睾尾止于睾丸上端，加入精索部。左侧睾丸部长约4.38cm，右侧约4.42cm。②精索部：介于附睾头与腹股沟管皮下环之间，精索血管后内侧上行。此部管腔小，壁厚，质硬韧，在活体易触及，左侧长约7.22cm，右侧长约6.75cm，是输精管结扎术的适宜部位。③腹股沟部：位于腹股沟管之精索内，起自浅环，止于深环，左侧长约4.62cm，右侧长约4.53cm，在腹股沟疝修补术时应注意保护。④盆部：被腹膜覆盖，属于腹膜内位器官。起自腹股沟管深环，入腹腔后立即与睾丸动脉、睾丸静脉分离，向内跨越腹壁下动脉根部，急转向内下方至小骨盆上口处，从上方斜越髂外血管进盆腔。沿盆腔侧壁越过脐动脉、闭孔神经、闭孔血管和膀胱血管的内侧及输尿管的前方，抵达膀胱底。从精囊上端，经其内侧行向下内，两输精管逐渐靠拢趋向并列，抵达前列腺后上部。此段扩大呈纺锤形，称输精管壶腹。壶腹部长2~7cm，表面出现结节样，内腔凹凸不平，由黏膜褶分割为许多小囊，称壶腹憩室。壶腹中央有通行全腔的主管道。壶腹下端再变细至前列腺底的后上部与精囊排泄管汇合成射精管。

形态结构　管壁由内向外分3层：黏膜、肌织膜和外膜。①黏膜：有数条皱襞，为假复层柱状上皮。壶腹部陷窝上皮多呈立方形，类似腺样结构，有分泌功能。在射精管开口处为变移上皮，有基膜，固有膜内弹性纤维丰富，深部血管较多。②肌织膜：由内纵中环外纵3层平滑肌构成。中外层厚，内层薄。在壶腹部肌层整齐，肌肉收缩有助于排出精子。③外膜：由疏松结缔组织构成的纤维膜，血管、神经丰富，平滑肌呈分散式分布。

动脉供应　由输精管动脉、睾丸动脉的分支附睾下动脉以及邻近的动脉分支供应。这些动脉分支分别来自髂内动脉，膀胱下动脉或脐动脉等。分支至输尿管壁分为升支和降支。升支入睾丸，降支至输精管壶腹和精囊等结构。

静脉引流　静脉呈丛状分布，包括输精管静脉和蔓状静脉丛，由其产生的静脉血经膀胱静脉丛，注入髂内静脉。发生血液回流障碍时，常出现静脉曲张并以左侧较多。

淋巴回流　淋巴管非常丰富，愈近膀胱愈密。输精管的淋巴管远侧与精索淋巴管相交通，近侧和精囊淋巴管相交通。这些淋巴管最终分别汇入腰淋巴结及髂内淋巴结。

神经支配　主要来自腹下丛的神经纤维构成的输精管交感丛。其中精索中神经、精索下神经的终末支可达输精管的肌织膜和固有膜。盆部的感觉神经随副交感神经走行，而睾丸部、精索与腹股沟部的感觉神经随交感神经走行，进入脊髓后角并上传。

（柏树令）

shèjīngguǎn

射精管（ejaculatory duct）　输精管壶腹末端与精囊排泄管汇合而成的短管。位于前列腺底的后上方，长约2cm。

自后外上方向前内下方斜行，穿过前列腺中叶的实质，左右两条射精管分别开口于精阜前列腺小囊两侧裂隙样的开口上方或内面。按射精管开口在尿道前列腺部的形态可分为共同开口与分别开口两种类型。其中，共同开口型又分3个亚型：① 输精管壶腹与精囊汇合后，两个合成的管道又融合成一个共同的射精管开口。② 两个输精管壶腹与两个精囊排泄管共4个管在前列腺处融合为一个共同管道。③ 两侧的输精管与精囊排泄管分别融合为左右两个共同管道后，两个共同的管道最终又二次汇合形成一个共同的开口。共同开口型则两侧的输精管与精囊排泄管分别汇合为左右两个共同管道后，分别开口于前列腺小囊两侧的精阜上（图）。

射精管壁由黏膜、肌织膜和外膜（固有膜）构成。黏膜为假复层柱状上皮，在其开口处转化为移行上皮。上皮下有基膜。肌织膜由厚的内纵层和薄的外环层构成，输精管壶腹的肌层不整齐，至前列腺部肌层消失。外膜为疏松结缔组织构成的纤维膜，弹性纤维丰富，富含血管和神经。

（柏树令）

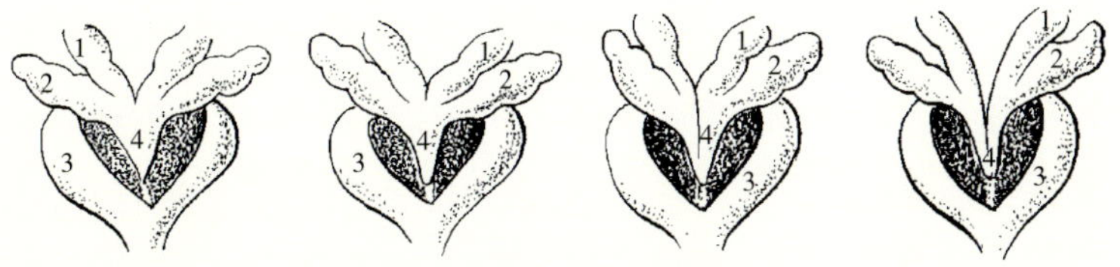

图　射精管的开口分类

1.输精管　2.精囊　3.前列腺　4.射精管

jīngsuǒ

精索（spermatic cord）　腹股沟管腹环至睾丸上端的圆索状结构。长11.5～15cm，内有输精管、睾丸动脉、蔓状静脉丛、输精管血管、淋巴管、神经和鞘韧带等，在活体可触及，输精管呈圆索样结构。在腹股沟管内，各结构排列关系是前方为输精管静脉与蔓状静脉丛，下方为输精管，中间偏上为睾丸动脉。精索的上方有髂腹下神经，下方有髂腹股沟神经和生殖股神经的生殖支走行。腹股沟管浅环至睾丸上端部精索的活动度大，上段行于长收肌起始腱前方，有阴部外浅动脉跨越其前方；其深部有阴部外深动脉。

精索被覆3层被膜，即精索外筋膜、提睾肌和精索内筋膜。精索外筋膜是腹外斜肌腱膜的延续，提睾肌及其筋膜由腹内斜肌和腹横肌最大部分及其筋膜转化而来，精索内筋膜与腹横筋膜相延续。精索静脉曲张好发于左侧，系由左侧睾丸静脉的特点决定，一是距离长，二是以直角注入左肾静脉，血液回流较难。与之相反，右侧呈锐角注入下腔静脉，静脉曲张则较少发生。

动脉供应来自睾丸动脉、提睾肌动脉、输精管动脉。静脉经输精管静脉和蔓状静脉丛回流至髂内静脉。蔓状静脉丛由10～12条静脉迂曲组成，最终汇合成睾丸静脉。精索淋巴回流入腰淋巴结。支配精索的交感神经来自腰交感干的白交通支，经位于腹主动脉前面及两侧的腹主动脉丛的交感节交换神经元（换元），节后纤维发出精索上神经支配精索上部。而来自第5腰椎体前面、腹主动脉末端及两髂总动脉间的腹主动脉丛的分支在向下延续的上腹下丛的交感节换元，节后纤维与来自盆丛（下腹下丛）的交感节换元的节后纤维一起共同支配精索其余部分。

（柏树令）

jīngnáng

精囊（seminal vesicle）　位于前列腺的上方，膀胱底的后方，分泌精液成分的一对长椭圆形、弯曲的囊状腺体。又称精囊腺。长约5cm，表面凹凸不平，前后略扁，上宽下窄。介于膀胱与直肠之间，二者之间被含脂肪的结缔组织膜构成的直肠膀胱筋膜所分隔，其外侧有前列腺静脉丛，输精管壶腹的下外侧。上端游离的扩张部称精囊底，下端直而细的部分为排泄管，开口于内下方，与输精管壶腹下端合并为射精管。精囊的上半及其上2/3的后面为腹膜所包被，膀胱充盈时精囊全部与膀胱紧贴，膀胱空虚时仅精囊下部贴近膀胱。

精囊壁由黏膜、肌层和外膜构成。黏膜形成高而细的皱襞，皱襞间彼此互联成网构成许多小的憩室，憩室腔内有淡黄色胶性蛋白液，皱襞表面被覆假复层柱状上皮，有柱状或立方形细胞构成，合成前列腺素，分泌物为弱碱性黄色黏稠液体，富含果糖，具有稀释和营养精子的功能，是精液的重要成分之一。上皮下层有极薄的固有膜，含大量弹性纤维。肌层薄弱，由少量纵行肌和环行平滑肌组成。外膜由疏松结缔组织构成。精囊大小因人而异，同一个人的左右两侧也多不相同，其大小还可随年龄和内容物多寡而改变。新生儿精囊呈短棒状，较小，表面光滑结构不显著。性成熟期增大较快，转化为囊状；老年人伴随性功能减退而变小，囊壁变薄。

动脉供应来自膀胱下动脉、输精管动脉、直肠下动脉的小分支。静脉汇入膀胱静脉丛，归入髂内静脉中。精囊的淋巴管最终汇入髂内淋巴结中。支配精囊的交感神经来自前列腺丛换元后，节后纤维至精囊。副交感神经由膀胱丛发支，分布到精囊。感觉神经经盆神经伴骶2~骶4骶神经后根入脊髓上传。

（柏树令）

qiánlièxiàn

前列腺（prostate） 男性内生殖器中最大的附属腺体。位于膀胱下方，包绕尿道起始部，为不成对的实质性器官，能产生精液。

位置和分部 形似板栗，表面包被筋膜鞘称前列腺囊，由盆内筋膜脏层构成。前后略扁，包绕着尿道的前列腺部，位于尿生殖膈上筋膜与膀胱颈之间。上端横径约4cm，上下垂直径约3cm，前后径（即厚度）平均约2cm，质量8~20g。分底体尖3部，前后双侧4面。底即上端较宽处与膀胱颈相接，尖即下端尖细部连尿生殖膈，底至尖之间的部分为前列腺体。前列腺体前面贴近耻骨联合，后面贴直肠壶腹，两侧面分别邻接双侧肛提肌。沿前列腺体后正中线有一浅沟称前列腺沟，直肠指检可通过直肠前壁触知前列腺及其沟。男性尿道自前列腺底靠前缘穿入腺实质，称尿道前列腺部，向前下行由前列腺尖穿出。在前列腺底的后缘有双侧射精管穿进前列腺实质，斜行向前下，开口于尿道前列腺部后壁的精阜上。在尿道前列腺部后壁尿道嵴的两侧有前列腺管的开口。前列腺被膜的内层富含弹性的结缔组织和平滑肌，与前列腺囊之间有静脉丛。前列腺分前、中、后、左和右5叶。前叶较小，位于尿道前方；中叶呈楔形位于尿道后方双射精管之前方；两侧叶分别位于尿道前列腺部及中叶与前叶的左右两侧；后叶坐落于中叶和两侧叶的后方。

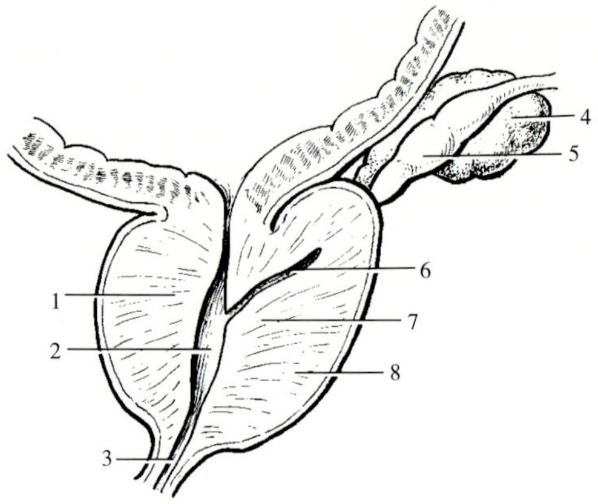

图1 前列腺分叶（纵切面）

1.前列腺前叶 2.尿道前列腺部 3 尿道膜部 4.精囊 5.输精管壶腹 6.射精管 7.前列腺中叶 8.前列腺后叶

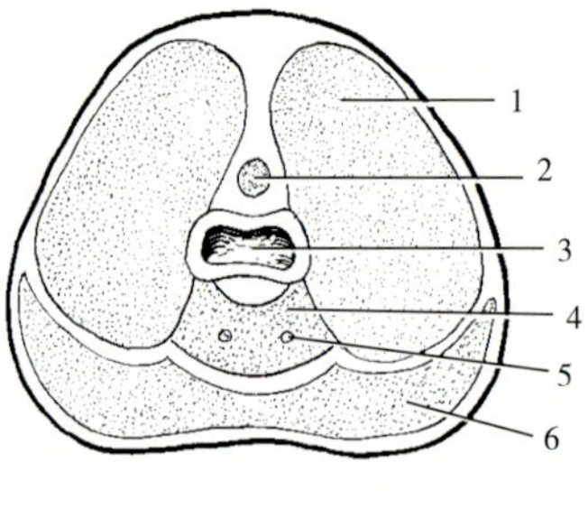

图2 Lowsley前列腺分叶（横切面）

1.侧叶 2.前叶 3.尿道 4.中叶 5.射精管 6.后叶

形态结构 前列腺的组织结构分4区：纤维肌质区、外周区、移行区和中央区。老年人前列腺增生，主要为发生于中叶和两侧叶的前列腺结缔组织增生压迫尿道，产生排尿困难和尿潴留，该部位属于尿道周围的移行区。移行区尿道周围的腺组织、结缔组织和平滑肌增生引起前列腺增生。后叶是前列腺肿瘤多发部位，属于外周区。前列腺的腺组织被纤维肌组织分隔成30~50个腺小叶，腺小叶细管向中央的尿道集中，合并为15~20个前列腺小管进入尿道开口在精阜的两侧面。前列腺液为黏稠蛋白液，每日0.2~2ml排到尿中，呈碱性，有特殊臭味，含核酸酸性磷酸酶、透明质酸酶、纤维蛋白溶酶以及胆固醇、磷脂和前列腺素及微量元素锌等物质。其作用是中和阴道酸性分泌物，有助于凝结精块的溶解，促进精子的运动（图1~图3）。

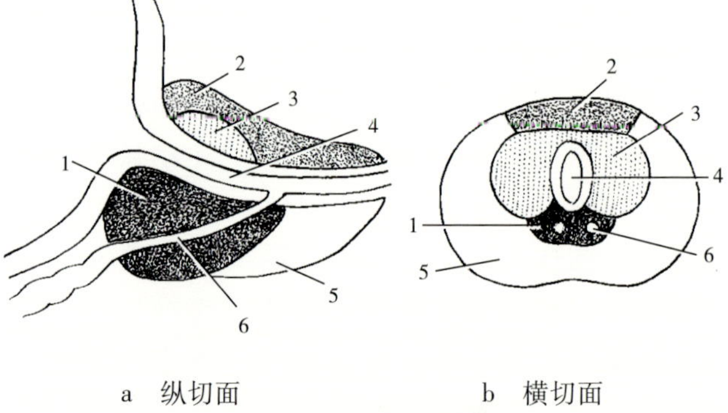

图3 McNeal前列腺分区

1.中央区 2.纤维肌质区 3.移行区 4.尿道 5.外周区 6.射精管

前列腺囊 向前通过耻骨前列腺韧带连接耻骨联合后面。前列腺囊后壁由呈冠状位的纤维结缔组织隔（即直肠膀胱筋膜）与膀胱和直肠相连。左右两侧与膀胱后韧带邻接。前列腺提肌为肛提肌的前部肌束，从耻骨后面向后走行附着于前列腺囊的两侧，固定前列腺。

发育　前列腺发育受雄激素的调控，性腺发育不良，前列腺也发育欠佳，去势（阉割）后的动物前列腺萎缩。幼儿前列腺不发达，小儿前列腺较小，腺组织不甚明显，主要由肌纤维和结缔组织构成。性成熟期腺组织增长迅速，30～50岁期间保持稳定，中年以后随着年龄增加腺组织逐渐退化，代之以结缔组织和前列腺的增生。前列腺沟消失变平是前列腺增生的重要体征。老年人前列腺中叶增生，轻度向上发展可将尿道内口后方的膀胱三角下角黏膜向上顶起形成膀胱垂，直接压迫尿道产生排尿困难。触诊前列腺沟即可判断前列腺增生的程度，距肛门4cm可施行前列腺触诊及按摩采集前列腺液和精液，或进行前列腺穿刺活检以助前列腺炎、前列腺肿瘤等的诊断。

动脉供应　由膀胱下动脉、阴部内动脉和直肠下动脉供血。

静脉引流　前列腺所有的腺静脉均汇入前列腺静脉丛，该丛围绕于前列腺底及其两侧面向外汇入膀胱静脉丛。前方尚接受阴茎背深静脉的静脉血，最终汇入髂内静脉中。

淋巴回流　分别汇入骶淋巴结、膀胱淋巴结、髂内淋巴结或沿神经鞘汇入椎管的淋巴中。

神经支配　交感神经来自脊髓胸12～腰1侧角中间带外侧核，经交感干在腹主动脉丛换元，节后纤维至下腹下丛。由下腹下神经（盆）丛的神经纤维于前列腺周围和神经节一起构成前列腺周围神经丛，密集部位在前列腺近侧部中央，其次为囊前部和底部。稀疏部在腺的周围部。神经肽Y和血管活性肠肽神经纤维分支至腺上皮下结缔组织、平滑肌层和腺的供应血管壁内。副交感神经由脊髓骶2～骶4节段发出，经盆丛换元，节后纤维至前列腺。前列腺的感觉神经纤维伴副交感神经传入骶2～骶4后根，入脊髓后上传。

（柏树令）

niàodàoqiúxiàn

尿道球腺（bulbourethral gland）

位于会阴深横肌内一对豌豆大的球形腺体。导管与尿道球部相通，其分泌物是精液的成分之一。位于尿道球基底后上方，尿道膜部的后外侧，埋藏在会阴深隙的尿道膜部括约肌或会阴深横肌的肌束之间，两个尿道球腺相距0.5～0.6cm。尿道球腺管是一对长约3cm的细长排泄管，两排泄管多呈并列走行，向前下方穿进尿道球，在黏膜下斜行，在尿生殖膈下筋膜下方约2.5cm处，两管分别开口于尿道壶腹部的后下壁。开口处为一对仅能通过一根鬃毛的小裂孔。尿道球腺呈圆形，质地坚实，黄褐色，表面光滑，有的呈结节分叶状，直径0.5～0.8cm。腺体为一对小型分支的复管泡状腺，管泡状的腺泡上皮高低不均；腺导管为单层柱状上皮，腺泡之间有横纹肌与平滑肌。腺体常与弥散的淋巴组织相连。其分泌物参与精液的组成，有利于精子的活动；分泌的透明黏液样物质既有中和尿道内残留尿液的作用，又有润滑剂的功能。

（柏树令）

nánxìng niàodào

男性尿道（male urethra）

起自膀胱的尿道内口，终于阴茎头的尿道外口，兼有排出尿和精液两种功能的细长管道。

位置与分部　始于膀胱的尿道内口，穿经前列腺、尿生殖膈、尿道海绵体，止于阴茎头部的尿道外口。新生儿尿道长5～6cm，16岁少年尿道长10～12cm；成年人尿道全长16～22cm，管径5～7mm，有弹性，可通过8mm的导尿器械。按其走行分为前列腺部、膜部和海绵体部。临床依据前后位置关系将尿道海绵体部称前尿道，而位于其后方的前列腺部与膜部称为后尿道。①前列腺部：长约3cm，是尿道最宽阔、易扩张的部分，其正中线之后壁有纵行隆起，称尿道嵴，嵴的中部隆起处称精阜。精阜中央有前列腺小囊所在部的凹陷，小囊的两侧分别各有一个射精管小细口和较多细小的前列腺排泄管的开口。②膜部：为穿过尿生殖膈的部位，长约1.5cm，较短，其周围为会阴深横肌和尿道膜部括约肌所环绕，该二肌为骨骼肌，又称尿道外括约肌，具有控制排尿的作用。该部管腔最窄，位置最固定，为易损伤部位。③海绵体部：即阴茎部，自尿生殖膈下筋膜至尿道外口，尿道穿经尿道海绵体的全长，长12～17cm，平均约15cm。尿道球腺管开口处的尿道球部系尿道的最宽处，而阴茎头内的尿道扩大形成尿道舟状窝。尿道膜部与海绵体部的交界处的尿道壁最为薄弱，只有疏松结缔组织包裹，是尿道插入器械时最易损伤部位。

形态结构　在行进过程中，尿道呈现粗细不均，有3个狭窄、3个膨大和2个弯曲。尿道内口、膜部与尿道外口为3个狭窄所在处；前列腺部、尿道球部和舟状窝部为3个膨大所在部位；2个弯曲即位于耻骨联合下方，凹向上的耻骨下弯和位于阴茎根与体之间的凹向下的耻骨前弯。尿道管壁由黏膜、黏膜下层和肌膜层构成。前列腺部的黏膜层为移行上皮，而膜部与海绵体部为复层或假复层柱状上皮。前列腺部黏膜面有许多小黏液腺开口。尿道膜部前方有阴部静脉丛和阴茎背静脉，两侧有尿道球腺。尿道海绵体部的黏膜下层有许多分泌黏液的尿道腺，开口于黏膜表面，呈现大小不等的尿道陷窝。尿道肌膜在前列腺部，分内纵外环两层，在尿道膜部又增加了尿道外括约肌，海绵体部只有一层环形肌环绕。

畸形与损伤　畸形有：①后尿道瓣膜导致的排尿障碍，患儿常死于肾衰竭。②胚胎时阴茎腹侧的尿道沟闭合不全形成尿道下裂。③尿道前壁未发育所导致的尿道上裂。这些畸形均引起排尿和性功能障碍。损伤：①多发于球部，尿液和血可渗入会阴浅隙内，由此向阴囊肉膜、阴茎会阴浅筋膜（Colles 筋膜）和腹前壁浅筋膜（Scarpa 筋膜）内蔓延。②尿道膜部损伤时，尿液及血向外蔓延只限于会阴深隙内。③尿道膜部以上损伤时，尿液与血可扩散至盆筋膜间隙内。

动脉供应　由膀胱下动脉、直肠下动脉以及尿道球动脉和尿道动脉的分支供应，它们源自髂内动脉分支脐动脉或阴部内动脉。这些动脉间有丰富的吻合。

静脉引流　汇入膀胱静脉丛和阴部静脉丛，最终汇入髂内静脉中。

淋巴回流　汇入髂内淋巴结或腹股沟下浅淋巴结中。

神经支配　受来自阴部神经分支的会阴神经与交感及副交感神经支配。尿道膜部括约肌由来自骶2~骶4阴部神经的分支支配。

（柏树令）

yīnjīng

阴茎（penis）

男性性交器官。有排尿和射精功能。

位置和分部　后端借结缔组织和浅层的阴茎系带与深层的阴茎悬韧带一起固定于耻骨联合的前方，前端为尿道海绵体的显著膨大部即阴茎头。全长分近侧的阴茎根、中部的阴茎体和远端的阴茎头3部。阴茎头的基底部游离缘的隆起称阴茎头冠，头后与体移行部为稍细的阴茎颈。阴茎头的尖端有稍狭窄的呈矢状位的尿道外口。

形态结构　阴茎表面被覆薄而柔软有伸展性的皮肤，阴茎颈远端的皮肤伸向阴茎头，构成双层环状的皱襞称阴茎包皮。包皮向阴茎头后下方移行至一小皱襞即包皮系带，包皮环切术时勿切断包皮系带。包皮内有包皮腺，属皮脂腺，分泌物形成包皮垢，有异臭。受包皮垢长期刺激可导致阴茎癌。①阴茎浅筋膜：由疏松结缔组织和少量平滑肌构成，无脂肪组织。自阴茎根部起分别与阴囊的肉膜，会阴浅筋膜（Colles 筋膜）和腹前壁浅筋膜（Scarpa 筋膜）相移行。②阴茎深筋膜：在阴茎颈附近逐渐薄弱乃至消失，而在阴茎根部形成浅深两条韧带，阴茎系韧带起自腹白线下端的浅筋膜，止于阴茎体背部两侧的筋膜，为浅韧带。深韧带即阴茎悬韧带，自耻骨联合前下面起始，止于阴茎白膜，该二韧带固定阴茎于正常位置。

阴茎皮肤及浅深筋膜内包裹着两个阴茎海绵体和一个尿道海绵体。阴茎海绵体为圆柱形，两端较细，成对，在阴茎背侧，左右侧紧密结合，向前延伸，尖端逐渐变细，嵌入阴茎头冠的凹陷内。阴茎海绵体的后端左右侧分离，为阴茎脚，各自附着于两侧耻骨下支和坐骨下支。尿道海绵体位于两阴茎海绵体腹侧，其后端膨大为尿道球，在两侧阴茎脚之间，固定于尿生殖膈下面。中部呈圆柱形，前端蕈状膨大为阴茎头，尿道贯穿其全长（图a，图b）。

白膜含结缔组织、弹性纤维和平滑肌，深入海绵体，构成海绵体小梁网，3个海绵体内的网眼间隙相互连通，为血管内皮被覆，其中有迂曲的血管称螺旋动脉，直接开口于海绵体血管腔隙。当腔隙充血时则扩张变大，阴茎变粗、变硬形成阴茎勃起。螺旋动脉血入海绵体腔隙后汇入海绵体静脉中，大部分集合至阴茎深静脉，小部分穿白膜入阴茎背静脉。尿道海绵体静脉部分注入阴茎背静脉，余者入尿道球静脉和尿道静脉中（图c）。

包皮过长与包茎　幼儿包皮较长，包裹整个阴茎头。青春期后包皮逐渐退缩，包皮口日渐开大，阴茎头外显。成年后阴茎头应全露出。如成年后阴茎头部仍为包皮包被，称包皮过长。如包皮口过小，包皮不能退缩使阴茎头暴露则称为包茎。包皮过长与包茎均易造成包皮鞘内感染并诱发阴茎癌，因此应行包皮环切术。

动脉供应　阴茎皮肤由阴囊前动脉、阴囊后动脉供应，尿道海绵体由尿道动脉和尿道球动脉供应，且与阴茎背动脉相吻合。阴茎深动脉和阴茎背动脉相吻合，供应阴茎海绵体。其细小分支沿海绵体小梁走行，营养海绵体小梁。双侧阴茎背动脉的终末吻合成弓，并发出阴茎头动脉，营养阴茎头及包皮。阴茎头动脉、尿道动脉、阴茎背动脉和阴茎深动脉相互吻合成致密血管网，使阴

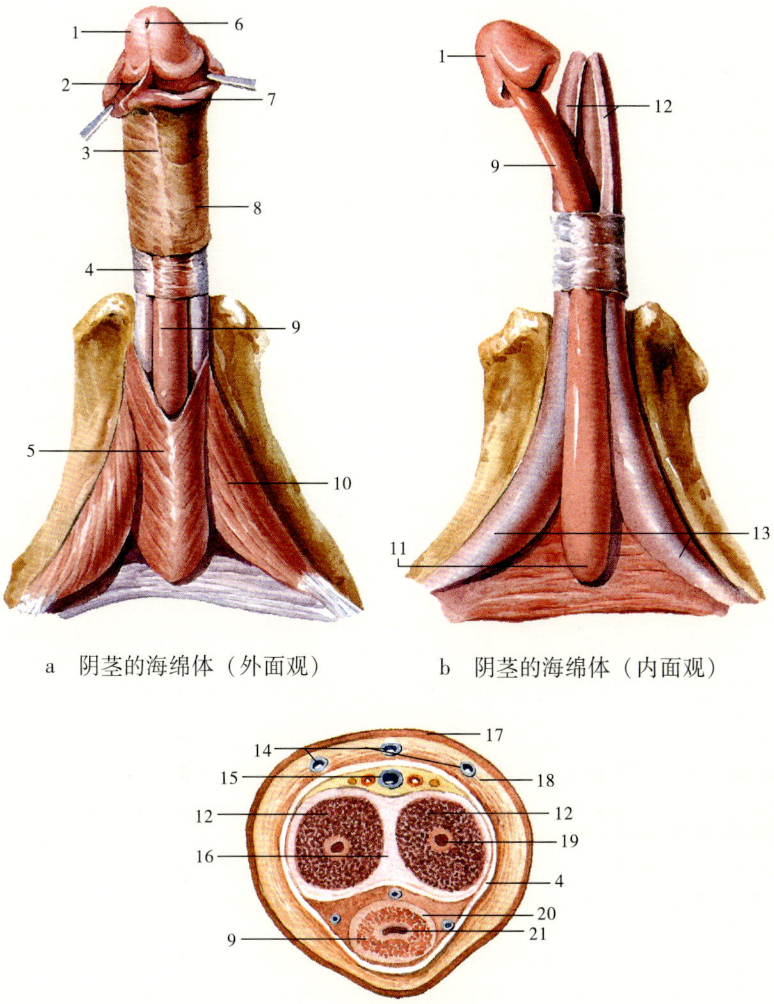

a 阴茎的海绵体（外面观） b 阴茎的海绵体（内面观）

c 阴茎体横切面

图 阴茎结构

1.阴茎头 2.包皮系带 3.阴茎缝 4.阴茎深筋膜 5.球海绵体肌 6.尿道外口 7.阴茎包皮 8.阴茎体 9.尿道海绵体 10.坐骨海绵体肌 11.尿道球 12.阴茎海绵体 13.阴茎脚 14.阴茎背浅静脉 15.阴茎背深静脉 16.阴茎中隔 17.皮肤 18.阴茎浅筋膜 19.阴茎深动脉 20.尿道海绵体白膜 21.男尿道

茎头的血供极其丰富。

静脉引流 阴茎背浅静脉行于阴茎皮下，引流阴茎皮肤和包皮静脉血，汇入阴部外静脉。阴茎头及阴茎海绵体静脉血，经小静脉注入阴茎背深静脉中。尿道海绵体的小静脉支与阴茎海绵体下面穿出的小静脉吻合，经阴茎海绵体两侧至阴茎背侧，注入阴茎背深静脉中。后者经耻骨弓韧带和尿生殖膈前缘间入盆腔，分左右两支汇入阴部静脉丛。

淋巴回流 包皮、阴茎皮肤、皮下组织和阴茎筋膜的淋巴管与阴茎背浅静脉伴行，分别汇入腹股沟下浅淋巴结。阴茎头、阴茎海绵体的淋巴管于阴茎筋膜深面与阴茎背深静脉同行，汇入腹股沟下深淋巴结，也有的淋巴管直接注入髂内淋巴结中。

神经支配 交感神经即阴茎海绵体大神经、阴茎海绵体小神经和副交感神经来自盆丛，它们一起沿血管分布于3个海绵体，形成阴茎海绵体丛，调控阴茎勃起。其中副交感神经在阴茎勃起上起主要作用，其兴奋使血管扩张、充血，促使阴茎勃起。而交感神经兴奋使血管收缩，阴茎变软。阴茎背神经为其感觉神经，传递阴茎浅、深感觉，伴阴部神经进入脊髓并上传。

（柏树令）

yīnnáng

阴囊（scrotum） 阴茎与会阴之间，包被睾丸的皮肤囊袋。

位置和分部 阴囊位于阴茎的后下方，呈囊袋状，下垂于耻骨联合下方，两侧股上部前内侧。其皮肤柔软、可覆阴毛，有显著的色素沉着。皮下为肉膜，系腹前壁浅筋膜和会阴浅筋膜的延续。肉膜内富含平滑肌纤维，可适应环境温度变化而舒张和收缩，以调控阴囊内的温度使其保持恒定，利于精子的生长和发育。肉膜在阴囊皮肤表面沿中线处纵行的阴囊缝部位向深部延伸构成阴囊中隔，分阴囊成左右两腔，分别收容睾丸、附睾及精索等结构。

形态结构 在阴囊深面，睾丸和精索为稳定的结构所包被，形成被膜。被膜自外向内分别为精索外筋膜、提睾肌和精索内筋膜。睾丸鞘膜来自腹膜，其壁层贴精索内筋膜的内表面，脏层包裹睾丸和附睾表面，腹膜的脏壁两层在睾丸后缘相互移行，其腔隙为鞘膜腔，内容少许浆液。阴囊的皮肤富含色素、汗腺、皮脂腺及丰富的弹性纤维，具有良好的弹性。阴囊肉膜由致密的结缔组织、弹性纤维和疏松的平滑肌纤维组成，与皮肤紧密相连。通常阴囊呈收缩状态，当环境温度升高或年老体弱者，阴囊松弛。

动脉供应 为多源性。阴囊后动脉为阴部内动脉的分支，供应阴囊后部皮肤和阴囊隔。阴部外动脉的分支阴囊前动脉供应阴囊前部及阴茎根附近皮肤。腹壁下动脉的分支精索外动脉供应提睾筋膜、睾丸鞘膜及精索被膜与提睾肌。

静脉引流　阴囊静脉尤为丰富，构成静脉网。由阴囊静脉网中汇集的较大静脉与阴囊前动脉、阴囊后动脉、精索外动脉伴行，分别汇入阴囊前静脉、阴囊后静脉、精索外静脉和大隐静脉中。

淋巴回流　淋巴管丰富，汇入腹股沟下浅深淋巴结。

神经支配　感觉神经包括髂腹股沟神经的分支阴囊前神经，生殖股神经的生殖支分出的阴囊支，阴部神经发出的阴囊后神经和股后皮神经的会阴支。

（柏树令）

nǚxìng shēngzhí qìguān

女性生殖器官（female genital organ）

参与繁衍后代、分泌女性激素以及维持女性第二性征的器官。分女性内生殖器和女性外生殖器，前者包括卵巢、输卵管、子宫和阴道，位于盆腔内。后者包括阴阜、大阴唇、小阴唇、阴蒂、前庭大腺、阴道前庭及处女膜等（见膀胱图1b）。

（柏树令）

luǎncháo

卵巢（ovary）

女性生殖腺。其功能为产生卵子，分泌雌激素。

位置和毗邻　位于盆腔侧壁，髂内动脉与髂外动脉分叉处的卵巢窝内。窝底有腹膜覆盖，属于腹膜内位器官。分内侧与外侧两面，前后两缘和上下两端。内侧面朝向盆腔与小肠毗邻，外侧面紧贴卵巢窝底；前缘有卵巢系膜连子宫阔韧带，称系膜缘，中部有卵巢门，后缘游离称独立缘。上端与输卵管伞接触称输卵管端。卵巢悬韧带将卵巢连至骨盆侧壁，由腹膜、平滑肌、结缔组织、卵巢血管、淋巴管和神经等组成，是追踪卵巢血管的标志。下端即子宫端，有卵巢固有韧带即卵巢子宫索连至子宫底。成年人卵巢大小约4cm×3cm×1cm，质量5~6g。大小与形态随年龄变化，幼女卵巢小，表面光滑，性成熟期卵巢最大，发育期卵巢出现周期性排卵，每月只一侧卵巢排一个卵子，每次排卵后表面留下白体即瘢痕。随着排卵的次数的增多，卵巢表面呈现凹凸不平，30~40岁的卵巢显示缩小，50岁以后逐渐萎缩。

形态结构　卵巢悬韧带，又称骨盆漏斗韧带，为起自小骨盆侧缘由腹膜形成的皱襞。其向内下延伸至卵巢上端。内含卵巢血管、淋巴管、神经及少量结缔组织和平滑肌纤维的卵巢门。卵巢固有韧带，又称卵巢子宫索，为一腹膜皱襞，表面为腹膜，内含结缔组织和平滑肌纤维，自卵巢下端连至输卵管与子宫移行处的后下部。子宫阔韧带的后层覆盖卵巢及卵巢固有韧带，固定卵巢。卵巢肿瘤的蒂由卵巢悬韧带、固有韧带和输卵管构成，其扭转时血流受阻并产生剧烈疼痛。卵巢表面为立方形或扁平上皮，深面为结缔组织形成的卵巢白膜。卵巢皮质内有发育阶段不同、大小不一的卵泡。卵巢髓质含丰富的血管、淋巴管、神经和结缔组织。卵泡细胞产生雌激素，促进子宫、阴道和乳腺的发育，维持女性第二性征。成熟卵泡内的卵细胞从卵巢表面排出，并落到腹膜腔的过程称排卵。排卵后卵泡皱缩形成黄体。由黄体产生雌激素和孕激素，促进子宫内膜发育，协助受精卵的着床和植入，保护胚胎及帮助乳腺发育。

发育与变异　新生儿卵巢在腹腔内，表面光滑而细长，7岁之前卵泡不发育，胚胎早期卵巢沿体壁背侧下移，10岁时卵巢降至盆腔。至青春期卵巢内出现不同发育阶段卵泡。卵巢冠即副卵巢（又称旁卵巢），包在输卵管系膜外侧部，其内有中肾管的遗迹副卵巢纵管和副卵巢横小管。囊状附件是连结至副卵巢上部外侧的一至数个盲囊。中肾管的另一个遗迹是卵巢旁体，位于卵巢系膜内侧部与卵巢动脉分支之间，由诸多分支状曲细盲管构成。卵巢下降异常时，可循睾丸下降之途径，进入腹股沟管或大阴唇内。

动脉供应　由卵巢动脉和子宫动脉卵巢支供应，该动脉从卵巢门进入卵巢髓质，形成螺旋状动脉分支，呈辐射状进入卵巢皮质，形成毛细血管网。

静脉引流　卵巢皮质与髓质的毛细血管网集合成小静脉，出卵巢门，在卵巢系膜内形成卵巢静脉丛，再汇合成卵巢静脉，左侧汇入肾静脉，右侧汇入下腔静脉。还有一些小静脉经子宫阴道静脉丛汇入髂内静脉。

淋巴回流　卵巢的淋巴管汇入腹主动脉周围与下腔静脉周围的腰淋巴结群中。

神经支配　交感神经通过腹主动脉丛和肾丛构成卵巢丛，伴卵巢动脉由卵巢门入髓质，形成神经丛，再发分支进入卵巢皮质，分布并支配卵巢。副交感神经由子宫神经丛分布至卵巢。卵巢的感觉神经通过腰交感干上升入脊髓胸10~胸11节段并上传。

（柏树令）

shūluǎnguǎn

输卵管（uterine tube）

女性输送卵子并完成受精过程的肌性管道。成对，自内侧端向外侧分为4部，有输卵管子宫部、输卵管峡、输卵管壶腹及输卵管漏斗。

位置和分部　位于子宫底的

两侧，阔韧带上缘内，连接卵巢上端，长10~14cm。内侧端以输卵管子宫口连通子宫腔，外侧端以输卵管腹腔口开口到腹膜腔，毗邻卵巢。①输卵管子宫部：系输卵管穿经子宫壁的部分，直径约1mm，以输卵管子宫口开口至子宫腔。②输卵管峡部：系子宫部与壶腹部之间一段细、直而短的部分，长约3cm，直径约2mm，是输卵管结扎术的首选部位。③输卵管壶腹部：约占输卵管全长的2/3，迂曲而宽阔，长约5cm，直径6~8mm，血供丰富，管壁较薄，正常时卵细胞在此受精，与精子结合成受精卵后，经输卵管子宫口进入子宫并在其黏膜下着床，发育成胚与胎儿。如果受精卵未能在子宫内发育，而在输卵管及腹腔内发育称宫外孕。④输卵管漏斗部：系输卵管外侧端漏斗状膨大的部分，弯向下后方覆盖卵巢后缘与内侧面，其末端中央有输卵管腹腔口，游离缘有多个指状突起的输卵管伞，其中较长者称卵巢伞，连于卵巢表面，有引导卵子进入输卵管漏斗的作用。

形态结构　输卵管被腹膜包被形成系膜，输卵管系膜是子宫阔韧带的一部分，介于卵巢固有韧带与输卵管之间。输卵管形态随增龄而变化，新生儿的细而弯曲，位于腹腔，10岁之后降入盆腔，青春期与生理期的粗而直，老年者的壁薄、变直，常有管腔闭塞，其位置还随妊娠不同时期子宫位置的变化而改变。输卵管壁由黏膜、平滑肌和浆膜构成。黏膜形成大量纵行皱襞，固有膜由致密结缔组织构成，黏膜纤毛上皮细胞的纤毛摆动方向朝向子宫。肌层由外纵内环两层平滑肌构成，肌收缩形成自输卵管向子宫部的蠕动性运动。二者的协同作用有利于在壶腹部受精；受精卵一边发育一边向子宫内迁移，直至到达子宫内并着床。浆膜即腹膜的一部分，包裹输卵管。

动脉供应　子宫动脉的输卵管支和峡支供应输卵管的内侧2/3，卵巢动脉伞支分布至外侧1/3。两者相互吻合并发出20~30条小血管到达输卵管壁，彼此吻合成动脉网。

静脉引流　静脉一部分汇入子宫静脉丛，另一部分汇入卵巢静脉丛。

淋巴回流　部分输卵管的淋巴与卵巢及子宫上部的淋巴管一起共同汇入腰淋巴结中。另一部分汇入腹主动脉前淋巴结中。

神经支配　受交感与副交感神经支配，以交感神经为主。交感神经来自脊髓胸10~腰2节段，形成卵巢丛和子宫阴道丛的分支调控输卵管。副交感神经中，迷走神经的分支主要分布于输卵管外侧半，盆内脏神经分布于其内侧半。输卵管的感觉纤维沿胸11~腰2脊神经后根入脊髓。

（柏树令）

zǐgōng

子宫（uterus）　供受精卵植入，为胚胎和胎儿提供营养，孕育胎儿、壁厚而腔小的肌性器官。

位置和毗邻　位于盆腔内，居骨盆中央，介于直肠与膀胱之间。下端接阴道，两侧与输卵管和卵巢相连。人体直立时子宫体倾伏于膀胱上面，正常子宫呈前倾前屈位。前倾指子宫的长轴与阴道长轴间构成向前开放的钝角，稍大于90°，整个子宫向前倾斜。前屈是子宫体与子宫颈之间构成向前开放的钝角，约170°。子宫的位置、形状、大小、结构可随胎儿的发育过程而不断变化，活动性较大。膀胱与直肠的充盈程度也对子宫的位置产生影响。未妊娠时子宫底在小骨盆入口平面之下，朝向前上方。膀胱空虚时成年人子宫轻度前倾前屈。子宫位置异常，多见于后倾后屈，即子宫后位，是女性不孕的原因之一。

形态和分部　子宫似前后稍扁的倒置梨形，长7~9cm，最宽处4~5cm，厚2~3cm，质量40~50g。子宫分底体颈3部，上端宽而圆凸部称子宫底，位于两侧输卵管子宫口连线的上方。下端窄而呈圆柱形部分为子宫颈，由突出阴道的子宫颈阴道部和阴道之上的子宫颈阴道上部构成。子宫颈与子宫底之间的部分为子宫体。子宫峡为子宫体下部与子宫颈阴道上部相移行处的较狭细而长约1cm的区域，在妊娠期峡部可逐渐变长，妊娠末期可长达7~11cm，形成子宫下段。峡部壁较薄，是剖宫产术的最佳切口部位。子宫与输卵管移行处称子宫角。子宫内腔较狭窄，其上部位于子宫体内称子宫腔，长约6cm，为底在上、尖在下、前后略扁的三角形。底两端为输卵管子宫口，尖端向下连于子宫颈内的梭形管称子宫颈管。子宫颈管上通子宫腔、下连阴道，下端开口处称子宫口。未产妇子宫口呈圆形，边缘整齐光滑，经产妇子宫口呈横裂隙，边缘欠整齐。子宫口前后缘称前唇与后唇，后唇长且位置高。

构成与构造　子宫壁自内向外由黏膜、肌层和浆膜层组成。黏膜层即子宫内膜，分功能层与基底层。前者随月经周期和妊娠状态的改变而脱落和变化，子宫颈黏膜形成多褶状棕榈襞，基底层与肌层紧密相贴。缺少黏膜下层，不随月经周期脱落。子宫肌层较厚，由平滑肌和纤维组织构成，正常时厚约 0.8cm，妊娠时可达 2.5cm。肌束与纤维组织纵横交错排列成网，其间有血管和神经走行。肌束分外纵行、中交织、内环行，子宫外表被以由脏腹膜包裹的一层浆膜。腹膜覆盖子宫底、子宫体的前面至峡部，自此返折至膀胱上面构成膀胱子宫陷凹。而在子宫后面自子宫底向下覆盖整个子宫体后面并被覆到阴道上部后面以及直肠，返折处构成直肠子宫陷凹（图 a）。

固定装置　子宫前倾前屈的正常位置由韧带、尿生殖膈和盆底肌维持。①子宫圆韧带：由平滑肌和结缔组织构成圆索状的韧带。起自子宫角下方及宫体前面上外侧，被覆阔韧带前叶向前外侧走行，穿经腹股沟管，自皮下环浅出，分散为纤维束，止于阴阜和大阴唇皮下。作用是维持子宫前倾位。②子宫阔韧带：子宫前后面的腹膜，自子宫两外侧缘延伸至骨盆侧壁和盆底的双层腹膜结构。位于子宫的两侧，呈冠状位。子宫阔韧带上缘游离，包裹输卵管，其外侧 1/3 构成卵巢悬韧带。阔韧带分为前叶和后叶，前叶覆盖子宫圆韧带，后叶包被卵巢及其固有韧带，两叶之间为疏松结缔组织，夹杂着子宫动脉、静脉、神经及淋巴管等。依据附着，子宫阔韧带分为子宫系膜、输卵管系膜及卵巢系膜。其功能是限制子宫向两侧倾斜。③子宫主韧带：位于子宫阔韧带基部，由宽厚的结缔组织和平滑肌构成，起自子宫颈阴道上部的侧面，向外延伸止于小骨盆壁，维持宫颈正常位置，不向下脱垂。④子宫骶韧带：由结缔组织纤维和平滑肌构成的韧带，起自子宫颈两侧面，向后越过直肠，止于第 2~3 骶椎前面。作用为向后牵拉子宫颈，以维持子宫前倾。此外，盆底肌和子宫周围结缔组织及尿生殖膈对固定子宫，维持其正常稳定的位置均有重要作用（图 b）。

年龄变化　新生儿子宫高出小骨盆上口，输卵管与卵巢位于髂窝内。子宫颈比子宫体长且粗，壁更厚。性成熟以前子宫发育较快，壁增厚。性成熟期子宫颈与子宫体的长度相差无几。经产妇子宫的各经线和内腔均增大，质量增加一倍，经绝期以后子宫萎缩变小，壁变薄。

变异与异常　①发育过程中中肾旁管（Müllerian 管）中的一部分、大部分和全部未完全合并，常导致子宫异常，包括双子宫双阴道、双子宫、中隔子宫和双角子宫。②子宫的固定装置薄弱或损伤，导致子宫位置异常及不同程度的子宫脱垂（见膀胱图 2）。

动脉供应　子宫动脉沿子宫两侧缘迂曲上升，共分出 20~40 支弓状动脉沿子宫前后壁呈环形进入子宫肌层，在子宫中线区双侧血管吻合。由弓状动脉上发出的细小分支向心性分布至子宫肌的深层，供应肌并到达黏膜层，形成肌层毛细血管网和黏膜下毛细血管网。

静脉引流　子宫的静脉多于

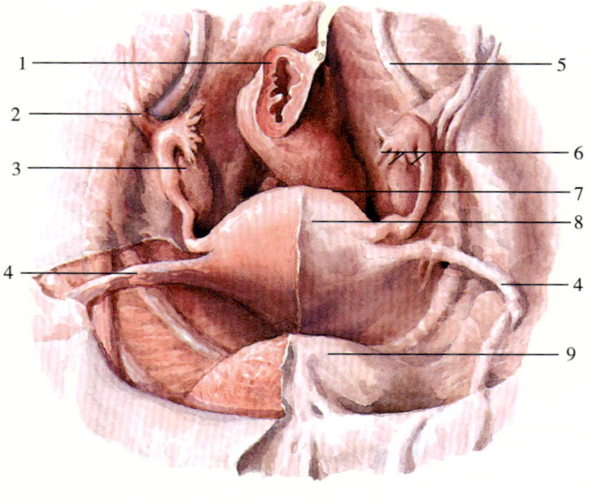

a　上面观

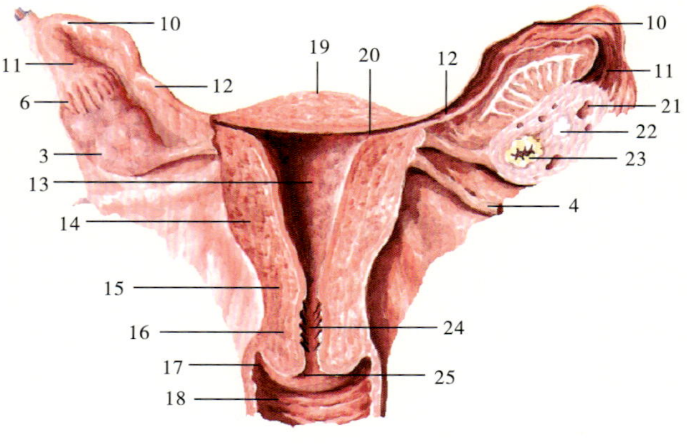

b　冠状切面

图　女性盆腔器官

1.直肠　2.卵巢悬韧带　3.卵巢　4.子宫圆韧带　5.输尿管　6.输卵管伞　7.直肠子宫陷凹　8.子宫　9.膀胱　10.输卵管壶腹　11.输卵管漏斗　12.输卵管峡　13.子宫腔　14.子宫体　15.子宫峡　16.子宫颈　17.阴道穹侧部　18.阴道　19.子宫底　20.子宫部　21.泡状卵泡　22.白体　23.黄体　24.子宫颈管　25.子宫口

动脉，离开子宫壁的静脉在子宫下部两侧构成子宫静脉丛，此丛位于子宫阔韧带两层之间，并与蔓状静脉丛及阴道静脉丛相交通，在相当于子宫口平面处，汇入子宫静脉，注入髂内静脉。

淋巴回流　子宫底和体上部与子宫角的淋巴汇入腰淋巴结和腹股沟浅淋巴结，子宫体下部与子宫颈的淋巴回流至髂内淋巴结和髂外淋巴结以及闭孔淋巴结与骶淋巴结。

神经支配　感觉神经分两部分：子宫体的感觉神经经腹下丛和腰交感干到达脊髓胸11~胸12节段；子宫颈的感觉神经与副交感神经同行，伴盆神经进入脊髓骶2~骶4节段。运动神经来自交感与副交感神经。交感神经源自脊髓胸12~腰1节段侧角，经卵巢丛、腹下丛交感干腰部和骶部加入子宫阴道丛，分布至子宫的肌层和黏膜，其兴奋引起子宫肌收缩和血管收缩。副交感神经源自脊髓骶2~骶4节段，经盆神经入子宫阴道丛。也分布至子宫的肌层及黏膜层，其兴奋能抑制子宫肌收缩，使血管舒张。

（柏树令）

yīndào

阴道（vagina）　连结子宫和女阴的肌性管道。为女性性交器官和娩出胎儿与排出月经的管道。

位置和毗邻　阴道位于小骨盆中央。成年人阴道前壁长约7.5cm，后壁长约9cm，正常时内腔呈闭合状态，上端包绕子宫颈阴道部，形成环状凹陷的阴道穹，即互相通连的阴道穹前部、侧部和后部。阴道穹前部隔阴道壁与膀胱子宫陷凹毗邻，后部以阴道后壁与子宫直肠陷凹相隔。阴道穹后部穿刺即由此凹陷进行。阴道前方借膀胱阴道隔、尿道阴道隔与膀胱和尿道相隔。阴道后方为直肠，后壁中部与直肠间为直肠阴道隔，隔的下部与会阴延续。阴道两侧向上与子宫旁组织相连接，末段输尿管从阴道穹侧部旁边斜向走行，阴道两侧的下方与肛提肌上面毗邻，阴道下端借狭窄的阴道口开口于阴道前庭。

形态结构　处女的阴道口周围有处女膜，形态各异，呈环状、半月状、伞状、肉膜状、瓣状和筛状。处女膜破裂后形成处女膜痕。阴道襞由黏膜层、肌层和外膜构成。①黏膜层：较厚，呈淡红色，月经期更鲜明，妊娠期为浅蓝色。阴道黏膜有明显的横行皱襞，正中线有与阴道长轴方向一致的嵴即阴道褶柱。阴道下部的前褶柱大而明显称阴道尿道隆嵴。褶柱处黏膜内有平滑肌纤维与似海绵样丰富的静脉丛。阴道黏膜无黏液腺，故阴道分泌物由黏膜毛细血管的渗出液和宫颈的黏液混合构成。阴道的上皮细胞富含糖原，阴道杆菌可将糖原分解为乳酸，故阴道为酸性（pH约4.5）环境，能预防病原菌在其内繁衍，是人体的一种自我保护防御屏障。②肌层：为内环与外纵肌交错排列，肌间有丰富的弹性纤维与结缔组织。在阴道的下段为尿生殖三角骨骼肌群中的尿道阴道括约肌和球海绵体肌环绕。③外膜：为结缔组织及弹性纤维，与周围的结缔组织相延续，外膜内富含神经和血管（尤其是静脉）。

年龄变化　新生儿与幼儿阴道相对较长，阴道褶高、密，几乎遍布整个阴道壁，黏膜特别发达。10岁后阴道增长较快，阴道上部皱褶减少进而消失。成年的处女阴道褶多，腔狭小。经产妇阴道腔与阴道口均变宽阔，长度有所延长。老龄者的阴道壁松弛而丧失弹性，上皮细胞内糖原消失，酸度减弱，抗感染能力随之下降，易患老年性阴道炎。

异常与变异　可见阴道全隔，不全纵隔，阴道横隔，先天性阴道闭锁症等变异。

动脉供应　阴道上部由子宫动脉的子宫颈支与阴道支供应。中部由膀胱动脉发出的阴道支供应。下部由直肠下动脉与阴部内动脉的分支供应。以上各支之间有丰富的吻合。

静脉引流　在两侧壁结缔组织中形成阴道静脉丛，与子宫两侧缘和上角附近的子宫静脉丛共同形成子宫阴道静脉丛。阴道周围的膀胱静脉丛和直肠静脉丛均有分支与阴道静脉丛吻合。这些静脉丛的瓣膜不发达，其血液由子宫静脉引流入髂内静脉中。

淋巴回流　阴道壁上部淋巴管网的输出淋巴管与子宫动脉伴行，汇入髂内淋巴结。阴道壁中部的输出淋巴管与阴道动脉伴行，汇入髂外淋巴结。阴道下部的输出淋巴管注入腹股沟下浅淋巴结。而阴道后壁的输出淋巴管汇入肛门直肠淋巴结中。

神经支配　交感神经源自下腹下丛、髂内丛和骶部交感干。副交感神经发自脊髓骶2~骶4节段的盆内脏神经。二者先汇合成子宫阴道丛，再支配阴道。阴道的感觉神经伴盆内脏神经和阴部神经传入，沿脊髓骶2~骶4神经后根入脊髓。阴道下部尚接受阴部神经的分支。

（柏树令）

nǚyīn

女阴（vulva）　女性外生殖器。与排尿、月经、性交和分娩等功能有关的人体结构。

形态结构　女阴包括阴阜、

大阴唇、前庭球、小阴唇、阴蒂、前庭大腺、前庭小腺、阴道前庭、处女膜。

阴阜　位于耻骨联合前面的隆起。皮下脂肪垫丰满，皮肤内含丰富的汗腺与皮脂腺。青春期后生有阴毛，阴毛分布区呈尖向下、底朝上的三角形。尖端向后方两侧分开，被覆在大阴唇的表面。

大阴唇　成对的纵行皮肤皱襞，位于阴阜下后方，自阴阜向下后，形成阴裂的外侧壁。双侧大阴唇的前后端彼此连合形成唇前连合与唇后连合，后者距肛门前方约3cm。两大阴唇自然靠近，遮掩阴道口，分开与否主要与体质的胖瘦有关。老龄者大阴唇萎缩。大阴唇前面的皮肤含色素，生有阴毛，富含汗腺与皮脂腺，内面光滑，外面皮肤与股部者相似，二者相互移行。大阴唇的皮下含丰富的脂肪与结缔组织、平滑肌纤维、血管、淋巴管和神经。局部外伤可引起出血和大血肿（图a）。

前庭球　左右成对，呈马蹄铁形的海绵状结构。与男性尿道球同源。其后端圆钝，与前庭大腺相邻；前端锐细与对侧相连。分中间部和外侧部。中间部细小，位于阴蒂与尿道外口二者间的皮下；外侧部较大，长约3cm、宽约1cm，位于大阴唇的皮下，表面被球海绵体肌所掩盖。该肌收缩压迫前庭球，缩小阴道口，压迫阴蒂背静脉协助阴蒂勃起。前庭球富含静脉丛，极度迂曲的静脉相互吻合成海绵体样组织，具有勃起性。

小阴唇　位于大阴唇内侧薄而成对的纵行皮肤皱襞。其表面光滑，淡红色，湿润，富有弹性，无毛，有皮脂腺。小阴唇皮下含血管、弹性纤维和少许平滑肌；富含神经纤维，感觉灵敏。其前端分出两对皮肤皱襞。一对从阴蒂的上方包裹阴蒂，称阴蒂包皮，另一对于阴蒂下方合成阴蒂系带。小阴唇的后端连大阴唇，在中线上构成横行的阴唇系带皱襞。阴唇系带在未产妇明显，经产妇不显著。

阴蒂　由勃起组织构成，来源和结构与男性的阴茎相同，长约1.78cm。位于阴唇前连合后方，外阴前端和两侧小阴唇之间，由成对的阴蒂海绵体构成。分为3部：①后端：为阴蒂脚，固定在耻骨下支与坐骨下支的骨膜上，表面被覆坐骨海绵体肌。②中间部：由成对坐骨海绵体连合组成，称阴蒂体。③前端：游离形成阴蒂头，被阴蒂包皮包绕。阴蒂头下面借阴蒂系带连于小阴唇，阴蒂海绵体外包白膜，白膜之外包裹阴蒂筋膜。阴蒂体背侧和耻骨联合前下部之间有弹性结缔组织索，浅的称阴蒂系韧带，深的称阴蒂悬韧带。阴蒂头富含神经末梢，极其敏感。性欲冲动状态阴蒂膨胀勃起。

前庭大腺　又称巴氏（Bartholin）腺，为两枚似豌豆或黄豆粒大小的圆形或卵圆形小型腺体，红黄色，位于阴道口两侧前庭球的后内侧。其浅深两面分别被覆球海绵体肌（阴道括约肌）和会阴深横肌。前庭大腺属复泡管状腺，质地坚硬，排泄管长1.5～2cm，行向内前方，开口于阴道前庭的阴道口两侧。位于处女膜或处女膜痕附着部与小阴唇后部间的沟内。前庭大腺分泌物黏稠，作用是润滑阴道前庭。

前庭小腺　位于阴道前庭后方，阴道口周围皮下的黏液腺，数量较多，是男性尿道球腺的同源器官。排泄管在阴道口周围开口至阴道前庭，分泌物与前庭大腺相同（图b）。

阴道前庭　两侧小阴唇内侧面之间的菱形裂隙。前界为阴蒂，后界为小阴唇与大阴唇后端相连形成的阴唇系带。阴道前庭中央有阴道口，口周围有处女膜或处女膜痕，在阴道口前方与阴蒂的后下方，距阴蒂头约2.5cm处，有较小的，周缘呈乳头状隆起的短的矢状裂隙，即尿道外口。尿道外口的后外侧有尿道旁腺管的开口，较小。在阴道口左右的后外方各有一前庭大腺的排泄管开口。

处女膜　位于阴道口与阴道前庭交界部位，由含微细血管的薄片结缔组织与黏膜构成，富含神经末梢。处女膜中间有孔，容许经血流出。其大小、形状、厚薄个体差异很大，通常为半月形或环形，也有呈伞状，筛状，还有呈肉膜状与瓣状等。处女膜厚约2mm，个别人因处女膜厚而坚实，将阴道口全部封堵称处女膜闭锁，此时可在月经来潮时产生经血潴留，须手术治疗。

变异和异常　①子宫圆韧带的纤维束终止于大阴唇前上部的皮肤内。腹膜鞘突未全闭锁时，先天性腹股沟斜疝可降至大阴唇内。②处女膜闭锁或无孔处女膜。

动脉供应　主要来自股动脉的分支阴部外动脉，直径1.08～2.5mm。该动脉横行向内，穿出阔筋膜。分布于阴阜附近皮肤区，并与阴蒂背动脉吻合。另有阴唇前支，至大阴唇的前面并与来自阴部内动脉的阴唇后动脉、阴蒂深动脉、前庭球动脉吻合，这些动脉间形成丰富的吻合网。

静脉引流　大部注入阴部内

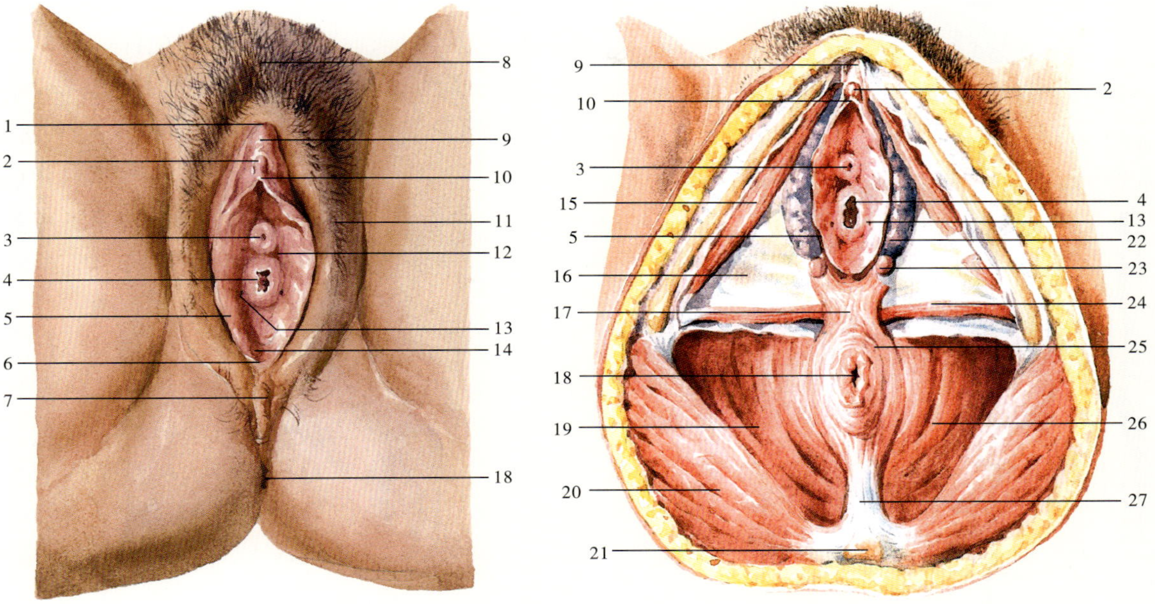

a 外生殖器　　b 前庭球和前庭大腺

图 女阴

1.唇前连合 2.阴蒂头 3.尿道外口 4.阴道口 5.小阴唇 6.阴唇系带 7.唇后连合 8.阴阜 9.阴蒂包皮 10.阴蒂系带 11.大阴唇 12.阴道前庭 13.前庭大腺开口 14.阴道前庭窝 15.坐骨海绵体肌 16.尿生殖膈下筋膜 17.会阴中心腱 18.肛门 19.坐骨肛门窝 20.臀大肌 21.尾骨 22.前庭球 23.前庭大腺 24.会阴浅横肌 25.肛门外括约肌 26.肛提肌 27.肛尾韧带

静脉，少量汇入阴部外静脉。阴蒂背静脉汇入阴部静脉丛，阴蒂深静脉注入阴部内静脉。前庭球静脉汇入阴部内静脉、闭孔静脉和髂内静脉中。

淋巴回流　浅部淋巴管回流至腹股沟下浅淋巴结，深部淋巴管与直肠及阴道的淋巴管相互吻合，回流至髂内淋巴结。

神经支配　大阴唇上部受髂腹股沟神经的分支阴唇前神经支配。大阴唇下部受阴部神经分支阴唇后神经支配。阴唇皮肤受生殖股神经的生殖支支配。阴蒂受躯体神经和交感神经支配。前者来自阴部神经分支阴蒂背神经，后者来自盆神经丛发出的阴蒂海绵体神经的分支。

（柏树令）

màiguǎnxué

脉管学（angiology）　研究人体脉管系统形态结构与功能的学科。包括心血管系统和淋巴系统。血液和淋巴液分别在心、血管和淋巴管道内流动，其主要功能是不断把消化管吸收的营养物质、肺吸收的氧输送到全身各器官的组织和细胞，同时将组织和细胞的代谢产物如二氧化碳、尿素等运送至肺、肾和皮肤等排出体外，以保证人体新陈代谢的正常进行。内分泌腺产生的激素也通过脉管系统输送到相应的器官，发挥调节作用。此外，脉管系统对于维持机体内环境理化特性和机体防御功能也有重要作用。

（王海杰）

xīn-xuèguǎn xìtǒng

心血管系统（cardiovascular system）　人体完整封闭的血液循环管道系统。由心、动脉、毛细血管和静脉组成。心脏射出的血液经动脉到全身组织，在组织内进行物质交换，组织中的代谢产物和多余水分经静脉回流至心，然后再经血液循环至相应器官降解和排出体外。

心是肌性器官，由左心房、右心房和左心室、右心室组成。心房连结大静脉，接受回心血液。心室连接大动脉，将血液射入动脉。动脉是将心室射出的血液送往全身各处的血管，在行程中反复分支，越分越细，最后移行为毛细血管。毛细血管连接于小动脉与小静脉之间，呈网状。毛细血管管壁菲薄，血流缓慢，有利于血液和组织液之间的物质交换。静脉是引导血液回流入心的血管，起自毛细血管静脉端，在向心行程中逐渐汇成小静脉、中静脉、大静脉，最后注入心房（图）。

血液由心搏出，经动脉进入毛细血管，再经静脉回流入心，如此循环不息。血液循环分为相互衔接的体循环和肺循环。

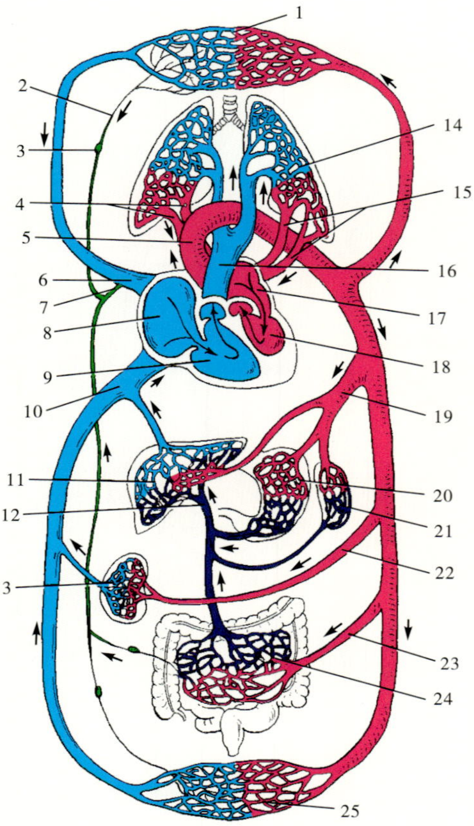

图　血液循环示意图

1.上半身的毛细血管　2.淋巴管　3.淋巴结　4.右肺静脉　5.主动脉　6.上腔静脉　7.胸导管　8.右心房　9.右心室　10.下腔静脉　11.肝毛细血管　12.肝门静脉　13.肾毛细血管　14.肺毛细血管　15.左肺静脉　16.肺动脉干　17.左心房　18.左心室　19.腹腔干　20.胃毛细血管　21.脾毛细血管　22.肾动脉　23.肠系膜上动脉　24.肠毛细血管　25.下半身的毛细血管

①体循环：又称大循环。当左心室收缩时，富含营养物质和氧的鲜红色动脉血自左心室射入主动脉，经主动脉的各级分支到达全身毛细血管，在此处血液与组织进行物质交换，血液中的营养物质和氧进入组织和细胞，组织和细胞的代谢产物进入血液。血液变为二氧化碳含量较多的暗红色静脉血，经各级静脉属支向心流动，最后经上腔静脉、下腔静脉注入右心房。②肺循环：又称小循环。从体循环注入右心房的静脉血流入右心室。当右心室收缩时，血液从右心室射入肺动脉，经肺动脉的各级分支到达肺泡壁的毛细血管网，在此处进行气体交换，排出二氧化碳，吸收新鲜氧气，使静脉血变为含氧丰富的动脉血，再经肺静脉注入左心房。经肺循环注入左心房的血液流入左心室。与体循环不同，肺循环的动脉内含有静脉血，静脉内含有动脉血。

（王海杰）

xīn

心（heart）　胸腔内中空的肌性纤维性器官。既是心血管系统的动力泵，又具有内分泌功能。心节律性地收缩和舒张，驱使血液循环流动。心稍大于本人的拳头。成年人男性心的重量约263.66g（262～328g），女性的约236.15g（236～263g）。心的大小和重量可因年龄、身高、人体重量和体力活动等因素而有较大差异。

位置　心位于胸腔的中纵隔内，外裹以心包。约2/3位于正中矢状面的左侧，1/3位于右侧。前方对胸骨体和第2～6肋软骨，后方平对第5～8胸椎，并与食管、迷走神经和胸主动脉等相邻。后上部连接出入心的大血管，下方邻膈，两侧与纵隔胸膜和肺相邻。心呈前后略扁的圆锥体，斜向左前下方，长轴与正中矢状面呈45°，并依照顺时针方向有一定的旋转，故右半心位于右前方，左半心位于左后方（图1）。

体表投影　心在胸前壁的体表投影可用下列4点的连线表示：①左上点：在左侧第2肋软骨下缘，距胸骨左缘约1.2 cm处。②右上点：在右侧第3肋软骨上缘，距胸骨右缘约1 cm处。③右下点：在右侧第6胸肋关节处。④左下点：在左侧第5肋间隙距锁骨中线内侧1～2cm处。左上点和右上点的连线为心上界，左下点和右下点的连线为心下界，右上点和右下点之间向右微凸的连线为心右界，左上点和左下点之间向左微凸的连线为心左界。心瓣膜的体表投影位于自左侧第3胸肋关节至右侧第6胸肋关节的连线上，右房室瓣（三尖瓣）位于正中线右侧，平第4肋间隙；左房室瓣（二尖瓣）和肺动脉瓣分别位于左第4胸肋关节和第3胸肋关节处；主动脉瓣位于第3肋间隙近胸骨左缘处。由于各瓣膜产生的声音沿血流方向传导，瓣膜的体表投影位置与瓣膜听诊区并不完全一致。

表面形态　心表面有1尖、1底、4个面和4条沟，并划分左心房、右心房和左心室、右心室4部。心尖朝向左前下方，由左心室构成，呈圆钝游离状，其位置平对左侧第5肋间隙锁骨中线内侧1～2 cm处。活体上在此处可触及心尖搏动。心底朝向右后上方，大部分由左心房，小部分由右心房构成。左心房两侧有左右两对肺静脉注入，右心房有上腔静脉和下腔静脉注入。在心底前部，肺动脉干起自右心室，行向左上方。升主动脉起自左心室，在肺动脉干后方行向右上方。心的胸肋面（前面）朝向前上方，大部分由右心房和右心室构成，小部分由左心室和左心房的左心耳构成。此面虽称胸肋面，但大部分隔心包被胸膜和肺的前缘遮盖，只有下方一个小三角形区域与胸

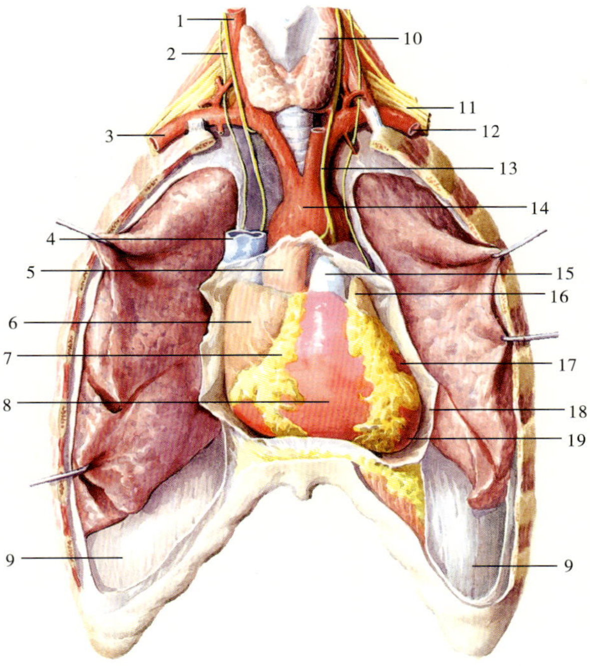

图 1　心的位置和毗邻

1.右颈总动脉　2.右迷走神经　3.右锁骨下动脉　4.上腔静脉　5.升主动脉　6.右心房　7.冠状沟　8.右心室　9.膈　10.甲状腺　11.臂丛　12.左锁骨下动脉　13.左迷走神经　14.主动脉弓　15.肺动脉干　16.左心耳　17.左心室　18.心包　19.心尖

骨下部和左侧第 4～6 肋软骨相邻。临床上进行心内注射多在胸骨左缘第 4 肋间隙进针，可避免损伤胸膜和肺。心的肺面，即左侧面和右侧面，隔心包及纵隔胸膜与肺的纵隔面相邻。心的膈面（下面）朝向后下方，大部分由左心室、小部分由右心室构成。在近心底处，有一近似环形的冠状沟，在前方被肺动脉干所中断。冠状沟是心房和心室的分界。在心的胸肋面和膈面各有一条纵行的沟，从冠状沟向前下至心尖稍右侧，分别称前室间沟和后室间沟，为左心室和右心室的分界。前室间沟和后室间沟在心尖右侧会合，形成心尖切迹。冠状沟、前室间沟与后室间沟有血管及脂肪组织填充。在心底，右肺静脉末端右前方的纵行浅沟称房间沟，是左心房和右心房的分界。冠状沟、后室间沟和房间沟的会合处称房室交点。冠状沟的左侧半和右侧半不在一条直线上，左侧半高于右侧半。房间沟和后室间沟也不在一条垂直线上，房间沟偏左。因此，房室交点不是一个十字交点。该点是左心房、右心房和左心室、右心室分界的标志，内有右冠状动脉的 U 形弯曲、房室结动脉的根部以及冠状窦、心中静脉和心小静脉的末段。

心纤维支架　由致密结缔组织构成的支持性结构，主要分布于心底、房室口和动脉口相连接处。纤维支架作为心肌纤维束和心瓣膜的附着点，对于心肌和心瓣膜具有固定和支持作用。老年人心纤维支架的某些部位可发生钙化。纤维支架包括：①纤维环：右房室瓣环、左房室瓣环、肺动脉瓣环和主动脉瓣环分别围绕右房室口、左房室口、肺动脉口和主动脉口，供瓣膜、心房肌和心室肌附着。②纤维三角：左纤维三角位于左房室瓣环和主动脉左瓣环之间，供心房肌和心室肌附着；右纤维三角又称中心纤维体，位于左房室瓣环、右房室瓣环和主动脉后瓣环之间，供心肌附着。右纤维三角的体积比左纤维三角大，向前下移行为室间隔膜部，向后下与托达罗（Todaro）腱相连，向右续于右房室瓣环。右纤维三角发生钙化等病变时可影响或压迫房室束，导致房室传导阻滞。③漏斗腱：又称圆锥韧带，连于肺动脉瓣环和主动脉瓣环之间，支持和固定两瓣环及其瓣膜。④主动脉下帘：又称瓣膜间隔，呈三角形，位于主动脉左瓣环和后瓣环之间，向两侧与左纤维三角和右纤维三角相续，向下与左房室瓣前尖相续。⑤室间隔膜部（图 2）。

淋巴回流　主要有：①左淋巴干：冠状沟左部内的淋巴管沿左冠状动脉旋支前行，至左冠状动脉起始部和左心耳之间与前室间沟内的淋巴管汇合，形成左淋巴干。引流左半心大部分和近前室间沟的右心室前壁的淋巴，注入位于肺动脉干后方的肺动脉后淋巴结或气管支气管下淋巴结。②右淋巴干：冠状沟右部内的淋巴管沿右冠状动脉前行，至升主动脉附近汇合形成右淋巴干。引流右半心大部分和近后室间沟的左心室下壁的淋巴，多沿升主动脉前面上行，注入主动脉弓淋巴结。

神经支配　受交感神经和副交感神经支配，并有内脏感觉神经分布。交感神经来自颈交感干的颈上神经、颈中神经、颈下神经节发出的颈上心神经、颈中心神经、颈下心神经和上位胸交感神经节发出的胸心支，副交感神经来自迷走神经发出的颈心支、迷走神经或右喉返神经发出的颈

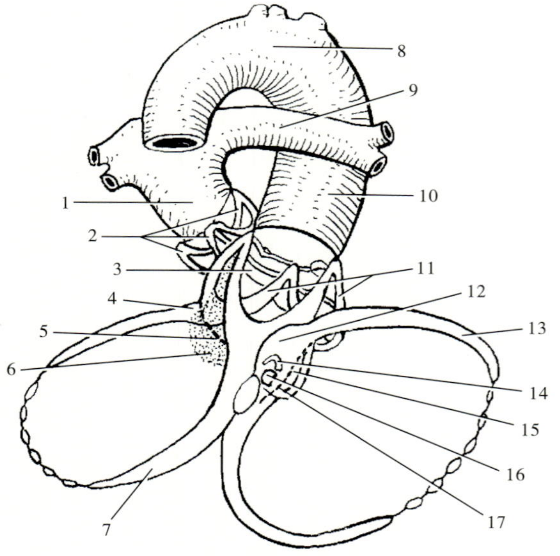

图2 心纤维支架模式图

1.肺动脉干 2.肺动脉瓣环 3.漏斗腱 4.左纤维三角 5.左房室瓣前尖线 6.主动脉下帘和瓣膜延伸区 7.左房室瓣环 8.主动脉弓 9.右肺动脉 10.升主动脉 11.主动脉瓣环 12.右纤维三角(中心纤维体) 13.右房室瓣环 14.Todaro腱 15.室间隔膜部 16.房室结 17.右房室瓣隔侧尖线

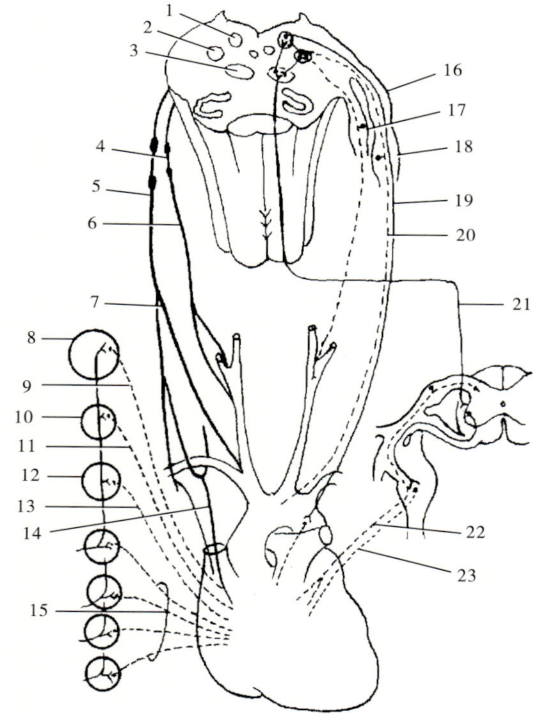

图3 心的神经分布示意图

1.迷走神经背核 2.孤束核 3.网状结构(血管中枢) 4.舌咽神经 5.迷走神经 6.颈动脉窦支 7.颈心支 8.颈上神经节 9.颈上心神经 10.颈中神经节 11.颈中心神经 12.颈下神经节 13.颈下心神经 14.颈胸心支 15.胸心支 16.迷走神经上神经节 17.舌咽神经下神经节 18.迷走神经下神经节 19.副交感神经节前纤维 20.心传入纤维(O_2、CO_2、血压反射) 21.网状脊髓束 22.心传入纤维(痛觉) 23.交感神经节后纤维

胸心支以及迷走神经胸部和左喉返神经发出的胸心支。交感神经和副交感神经的心支在主动脉弓下方和气管杈前面构成心丛。①心浅丛：位于主动脉弓下方和右肺动脉前方，由颈上神经节发出的颈上心神经和迷走神经发出的颈上心支（下支）构成。②心深丛：位于主动脉弓和气管杈之间，由颈中神经节和颈下神经节分别发出的颈中心神经和颈下心神经、第2~5胸交感神经节发出的胸心支和迷走神经发出的颈上心支（上支）、颈下心支构成。心丛发出分支，沿左冠状动脉、右冠状动脉及其分支分布，支配心肌、传导系统和心的血管。交感神经兴奋使心跳加快、心收缩力增强和冠状动脉扩张，副交感神经的作用则相反。感觉神经纤维经交感神经和副交感神经传入，胞体位于第1~6对脊神经节。感觉神经纤维对于心绞痛时牵涉性痛的产生有着重要意义（图3）。

（王海杰）

xīnbāo

心包（pericardium） 包裹心和出入心的大血管根部的锥体形纤维浆膜囊。心包防止心过度扩张，避免心在搏动时与周围器官的摩擦，使胸腔内其他器官和膈下的感染不致蔓延至心。心包分为纤维性心包和浆膜性心包。①纤维性心包：略呈锥体形，由致密结缔组织构成，上方与大血管的外膜相续，下方与膈相连。②浆膜性心包：为密闭的浆膜囊，分为脏壁两层，脏层覆盖于心和大血管根部的表面，心表面的部分即为心外膜；壁层贴衬于纤维性心包内面。浆膜性心包的脏壁两层在大血管根部返折移行，围成潜在性的心包腔。心包腔内含有少量浆液，起润滑作用，减少心搏动时的摩擦。渗出性心包炎时，心包腔内出现大量积液，心受压，导致心排血量降低。纤维蛋白性心包炎时，浆膜性心包变得粗糙，脏壁两层在心脏活动时互相摩擦，出现心前区疼痛和心包摩擦音。浆膜性心包返折处形成的较大间隙称心包窦，包括：①心包横窦：位于升主动脉和肺动脉干的前方，上腔静脉和左心房的后方。在心脏直视手术阻断心脏血流时，可在心包横窦处钳夹升主动脉和肺动脉干根部。②心包斜窦：位于左心房后壁与心包后壁之间，左侧有左肺静脉的根部，右侧有右肺静脉和下腔静脉的根部。心包斜窦呈向左前下方开口的盲囊，不与心包横窦直接相通。心脏直视手术时，可经心包斜窦处理下腔静脉的血流。③心包前下窦：位于心包前壁与下壁返折处，深

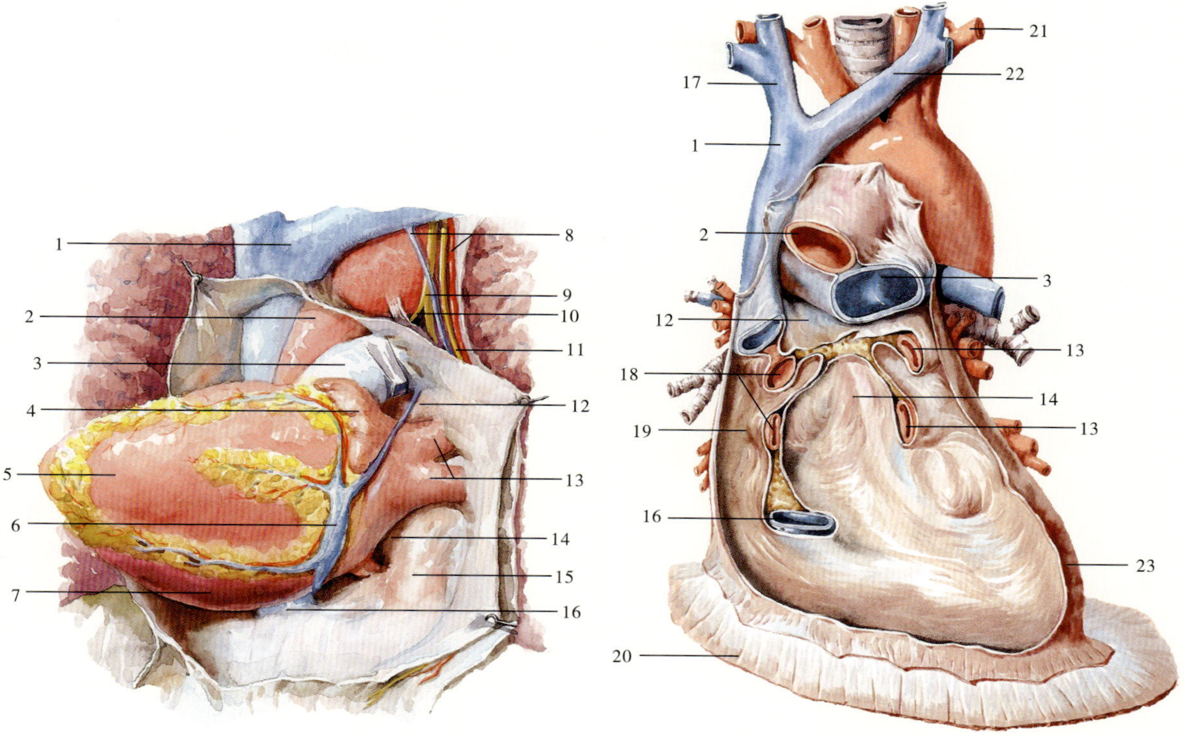

图　心包腔

1.上腔静脉　2.升主动脉　3.肺动脉干　4.左心耳　5.左心室　6.冠状窦　7.右心室　8.心包膈动脉和静脉　9.迷走神经　10.喉返神经　11.膈神经　12.心包横窦　13.左肺静脉　14.心包斜窦　15.食管　16.下腔静脉　17.右头臂静脉　18.右肺静脉　19.浆膜心包壁层　20.膈　21.左锁骨下动脉　22.左头臂静脉　23.纤维心包

1~2cm，是心包腔的最低部位，心包积液首先积聚于此（图）。

心包由心包膈动脉、支气管动脉、食管动脉和膈上动脉等营养，静脉血液注入胸廓内静脉、奇静脉和半奇静脉等。心包前壁和侧壁的淋巴管注入纵隔前淋巴结和胸骨旁淋巴结，后壁的淋巴管注入纵隔后淋巴结，下壁的淋巴管注入膈上淋巴结。心包的交感神经来自心丛和肺丛等，副交感神经来自左喉返神经、心丛、肺丛和食管丛等，感觉神经来自膈神经和肋间神经。

（王海杰）

xīnqiāng

心腔（cardiac cavity）　心脏内部的空腔。心腔借房间隔与室间隔分为左右两半，每半又借房室口分为心房和心室。同侧心房与心室间借房室口相通，但*左心房*与*右心房*、*左心室*与*右心室*之间分别被房间隔和室间隔隔开，互不相通。

（王海杰）

yòuxīnfáng

右心房（right atrium）　位于右心室右后上方和左心房右前方的心房。呈垂直的卵圆形，与上腔静脉和下腔静脉相连。右心房突向左前上方的部分称右心耳，呈三角形，遮盖升主动脉根部的右侧面。右心房外面的纵行界沟与对应腔面的界嵴将其分为腔静脉窦和固有心房两部分（图）。

腔静脉窦：为右心房的后部，由胚胎时期的静脉窦发育而来。内面光滑，有上腔静脉口、下腔静脉口和冠状窦口。上腔静脉口处无静脉瓣，下腔静脉口前缘有半月形的下腔静脉瓣。在胚胎时期，下腔静脉瓣较大，具有引导血流经卵圆孔流向左心房的作用。出生后，下腔静脉瓣变小，有时呈筛状或丝状，甚至缺如。冠状窦口位于下腔静脉口和右房室口之间，下缘有半月形的冠状窦瓣。

固有心房：为右心房的前部，由原始心房发育而来。固有心房因有许多肌性隆起而凹凸不平。梳状肌为平行的肌束，起自界嵴，向前行至右心耳，在该处交织成网状的肌小梁。心功能障碍时，右心耳内的血流缓慢，易形成血栓。固有心房的左前下方有卵圆形的右房室口，通向右心室。

房间隔：由原始隔和继发隔发育而来。在房间隔中下部有一浅凹，称卵圆窝。卵圆窝的前缘、后缘、上缘隆起称卵圆窝缘。卵

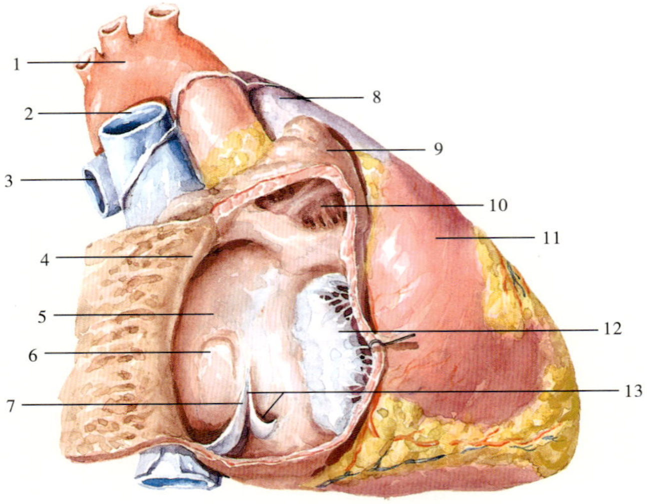

图　右心房（内面观）

1.主动脉弓　2.上腔静脉　3.右肺动脉　4.界嵴　5.房间隔　6.卵圆窝　7.下腔静脉口和瓣　8.肺动脉干　9.右心耳　10.梳状肌　11.右心室　12.右房室瓣隔侧尖　13.冠状窦口和瓣

圆窝和卵圆窝缘是胚胎时期卵圆孔闭锁后的遗迹，为房间隔缺损的好发部位。卵圆窝缘前上方的隆起称主动脉隆凸。主动脉窦瘤或先天性主动脉窦瘘可经此处破入右心房。托达罗（Todaro）腱为条索状的致密结缔组织，起自下腔静脉瓣，在心内膜下斜向前上方，于冠状窦口和卵圆窝之间穿入房间隔，与右纤维三角相续。托达罗腱有牵拉和固定下腔静脉瓣和冠状窦口瓣的作用。在托达罗腱、冠状窦口前内缘和右房室瓣隔侧尖附着缘之间的三角区，称科赫（Koch）三角。科赫三角的心内膜下有房室结，手术中勿用器械刺激或损伤，以免引起心律失常。

右心房舒张时，静脉血液经上腔静脉、下腔静脉和冠状窦流入右心房。右心室舒张时，右心房内的血液经右房室口流入右心室。

（王海杰）

yòuxīnshì

右心室（right ventricle）　位于右心房的左前下方，左心室的右前方的心室。呈斜向前下方的锥体形。右心室凸向前，构成心胸肋面的大部分。由于室间隔凸向右心室，右心室腔在心横切面上呈新月形。右心室以一弓形肌性隆起室上嵴分为流入道和流出道。室上嵴肥厚时可导致流出道狭窄（图1）。

流入道　又称窦部，从右房室口至右心室尖。流入道壁凹凸不平，内有右房室瓣、腱索、乳头肌、肉柱和隔缘肉柱等结构。右房室瓣（三尖瓣）附着于右房室口处的右房室瓣环，按位置分为前尖、后尖和隔侧尖。每个尖瓣自附着缘至游离缘分为基底区、透明区和粗糙区。当心室收缩时，相邻尖瓣的粗糙区互相贴近。相邻瓣叶连接部分别称为前隔连合、后隔连合和前后连合。腱索为较细的条索状致密结缔组织结构，连于右房室瓣游离缘或室腔面与乳头肌之间。数条腱索直接起自室间隔。乳头肌为由室壁突入室腔的锥体状肌束，按位置分为前乳头肌、后乳头肌和隔侧乳头肌3组。每个乳头肌尖端的腱索分别

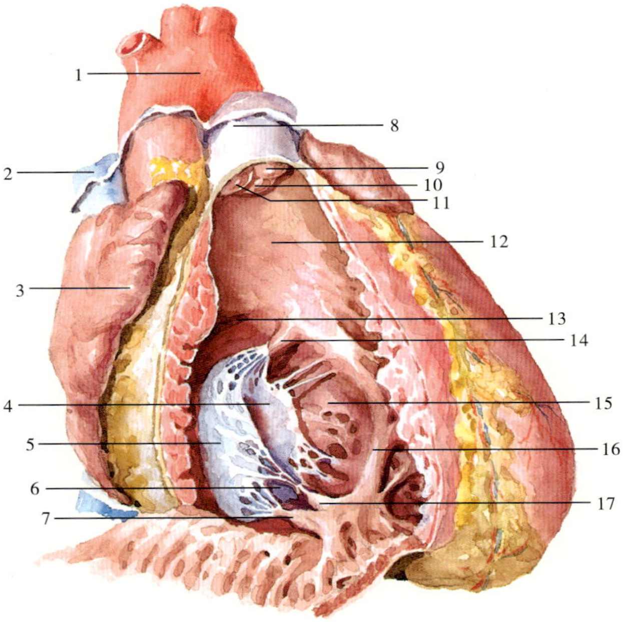

图1　右心室（内面观）

1.主动脉弓　2.上腔静脉　3.右心耳　4.右房室瓣隔侧尖　5.右房室瓣前尖　6.右房室瓣后尖　7.前乳头肌　8.肺动脉干　9.前半月瓣　10.左半月瓣　11.右半月瓣　12.动脉圆锥　13.室上嵴　14.隔侧乳头肌　15.室间隔　16.隔缘肉柱　17.后乳头肌

连于相邻的两个尖瓣。心室收缩时，右房室瓣环缩小和右心室内压升高引起右房室瓣关闭，但由于乳头肌收缩和腱索牵拉，右房室瓣不致翻向右心房。心室舒张时，右房室瓣开放，右心房内的血液注入右心室。右房室瓣环、右房室瓣、腱索和乳头肌在结构和功能上有着密切联系，常合称为右房室瓣复合体。右房室瓣复合体中任何一个部分发生病变，均可影响右房室瓣的功能，导致血液循环障碍。室壁上有许多交错排列的肌隆起，称肉柱，其中连于室间隔和前乳头肌根部之间的肉柱称隔缘肉柱，内有右束支通过。隔缘肉柱支持室间隔和前乳头肌，有限制右心室过度扩张的作用，又称节制索（图2）。

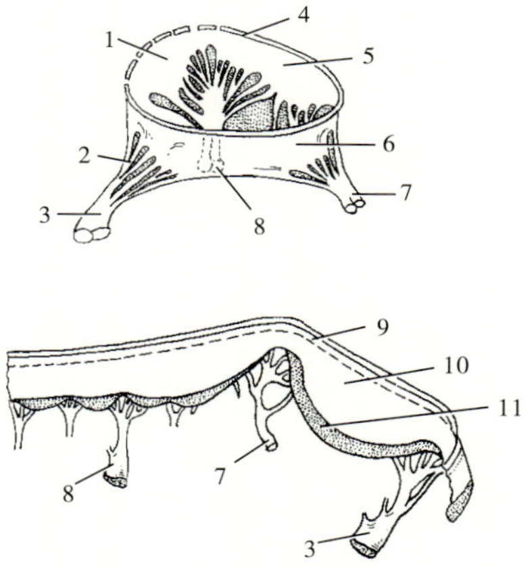

图2　右房室瓣复合体示意图

1.后尖　2.腱索　3.前乳头肌　4.右房室瓣环　5.隔侧尖　6.前尖　7.隔侧乳头肌　8.后乳头肌　9.基底区　10.透明区　11.粗糙区

室间隔　斜向左前下方，侧面略呈三角形，前缘、后缘分别与前室间沟、后室间沟相对应。室间隔可分为膜部和肌部。膜部为室间隔的后部，由致密结缔组织构成，呈卵圆形或圆形。右房室瓣的隔侧尖附着于膜部，故膜部可借隔侧尖附着处分为房室部和室间部，房室部位于右心房和左心室之间；室间部位于左心室和右心室之间。室间部是室间隔缺损的常见部位。肌部上1/3较光滑，下2/3两侧有肉柱（图3）。

流出道　又称动脉圆锥或漏斗部，位于流入道的左上方，腔面光滑无肉柱。右心室经肺动脉口与肺动脉干相通。肺动脉瓣附着于肺动脉口处的肺动脉瓣环。肺动脉瓣由3个半月形瓣叶构成，即前半月瓣、左半月瓣和右半月瓣。半月瓣伸向肺动脉干，游离缘的中点处增厚形成半月瓣小结。每个半月瓣与肺动脉壁围成开口向上的肺动脉窦。心室收缩时，肺动脉瓣开放，血液经肺动脉口进入肺动脉。心室舒张时，肺动脉瓣关闭，防止血液反流入右心室。

（王海杰）

zuǒxīnfáng

左心房（left atrium）　位于左心室的右后上方和右心房的左后方的心房。占据心底，是4个心腔中最靠后的一个，两侧分别有左肺上静脉、左肺下静脉和右肺上静脉、右肺下静脉注入。左心耳突向右前上方，遮盖肺动脉干根部的左侧面。左心耳比右心耳狭长和弯曲，边缘有许多切迹。左心耳离左房室瓣（二尖瓣）较近，故该处作为左房室瓣手术的常用入路。左心耳是由原始左心房发育而来，内有较发达的梳状肌。左心房其余部分是由肺静脉近端发育形成，内面光滑。心功能障碍时，左心耳内的血流缓慢，易导致血栓形成。4条肺静脉开口于左心房的后外侧壁，每侧两条。左肺上静脉和左肺下静脉常汇合以单干注入左心房。肺静脉口呈卵圆形，无瓣膜。左心房前壁有

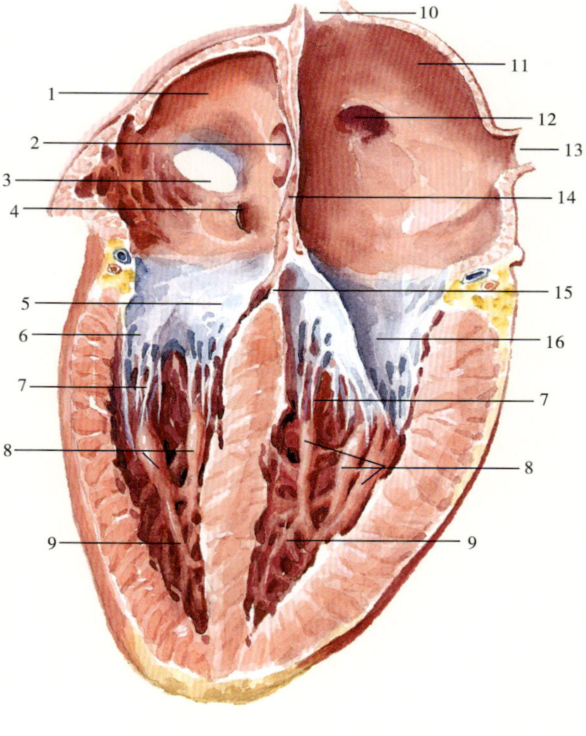

图3　房间隔和室间隔（切面）

1.右心房　2.卵圆窝　3.下腔静脉口　4.冠状窦口　5.隔侧尖　6.后尖　7.腱索　8.乳头肌　9.肉柱　10.右肺静脉　11.左心房　12.右肺静脉口　13.左肺静脉口　14.房间隔　15.室间隔膜部　16.左房室瓣

左房室口，通向左心室。左房室口呈卵圆形，比右房室口略小。左心房接受肺静脉的血液。左心房收缩时使更多的血液进入左心室，从而引起左心室扩张，这有利于左心室射血（图）。

（王海杰）

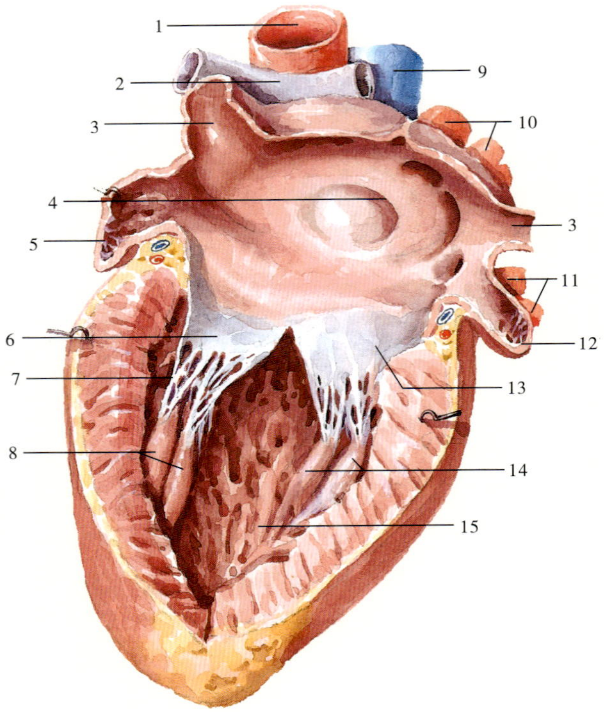

图　左心房和左心室（内面观）

1.主动脉　2.肺动脉干　3.左肺上静脉　4.卵圆孔瓣　5.梳状肌　6.左房室瓣前尖　7.腱索　8.前乳头肌　9.上腔静脉　10.右肺静脉　11.左肺下静脉　12.左心耳　13.左房室瓣后尖　14.后乳头肌　15.肉柱

zuǒxīnshì

左心室（left ventricle）　位于左心房的左前下方，右心室左后方的心室。构成心胸肋面的小部分。由于室间隔凸向右心室，左心室在横切面上略呈圆锥形。左心室的结构比右心室发达，与其强有力的泵血功能相适应。左心室以左房室瓣的前尖为界分为流入道和流出道。

流入道　又称窦部，从左房室口至心尖。流入道壁凹凸不平，内有左房室瓣、腱索、乳头肌和肉柱等结构，其形状与右心室相似。左房室瓣（二尖瓣）附着于左房室口处的左房室瓣环。左房室瓣分为前后两个尖瓣：①前尖：较大，呈半圆形或三角形，位于前内侧，与室间隔接近。②后尖：较小，多呈四边形，游离缘上有多个切迹，位于后外侧，与室壁接近。前尖和后尖的基底部相互延续，形成前外侧连合和后内侧连合，分别对向左腋前线和脊柱右缘。腱索较粗，连于左房室瓣与乳头肌之间。乳头肌较粗大，伸向左房室口，分为前后乳头肌两组。每个乳头肌尖部发出的腱索与两个瓣叶相连。心室收缩时，左房室瓣环缩小和左心室内压升高引起左房室瓣关闭，但由于乳头肌收缩和腱索牵拉，左房室瓣不致翻向左心房。心室舒张时，左房室瓣开放，左心房内的血液注入左心室。左房室瓣环、左房室瓣、腱索和乳头肌在结构和功能上有着密切联系，常合称为左房室瓣复合体。其中任何结构发生病变时都可影响左房室瓣的功能，导致血液循环障碍。在风湿性心脏病患者，左房室瓣的连合处粘连和瓣叶增厚等可引起左房室瓣狭窄。左房室瓣纤维化、僵硬和缩短可引起关闭不全，如果腱索和乳头肌发生纤维化、融合和缩短，则加重关闭不全。肉柱比右心室的肉柱细小，排列复杂。

左心室条束又称假腱索，是一种跨越室腔的条索状结构，它不同于乳头肌、肉柱和腱索。小儿左心室条束的出现率为63%，成年人的为71%。左心室条束位于流出道，多附着于室间隔与后乳头肌或室前壁之间。每支条束内含有左束支的分支。心室射血时，左心室条束可引起吹风样心脏杂音和室性期前收缩。

流出道　又称主动脉前庭，位于窦部的右上方，腔面光滑无肉柱。左心室经主动脉口与主动脉相通。主动脉瓣附着于主动脉口处的主动脉瓣环。主动脉瓣由3个半月形瓣膜构成，即左半月瓣、右半月瓣和后半月瓣。半月瓣游离缘中点处明显增厚形成半月瓣小结。半月瓣与主动脉壁围成开口向上的主动脉窦，即左窦、右窦和后窦。主动脉窦比肺动脉窦大，窦的动脉壁明显向外突出。在左窦和右窦的主动脉壁上分别有左右两冠状动脉的开口。心室收缩时，主动脉瓣开放，血液经主动脉口进入主动脉。心室舒张时，主动脉瓣关闭，防止血液反流入左心室。

（王海杰）

xīn chuándǎoxì

心传导系（conduction system of heart）　由具有自律性与传导性的

特殊心肌细胞构成的系统。其可产生并传导冲动，维持心房肌和心室肌的节律性收缩与舒张。包括窦房结、结间束、房室结及其分支和浦肯野（Purkinje）纤维网。心脏兴奋过程是从心房向心室和从心内膜向心外膜扩展。心传导系发生功能障碍时，可出现心率和心律的失常。

窦房结 心脏的正常起搏点。多呈长梭形，位于上腔静脉与右心房交界处，界沟上端的心外膜深面。窦房结长轴与界沟平行，头部朝向前上方，尾部伸向下腔静脉口。其产生的冲动经结间束传至心房肌和房室结。

结间束 窦房结和房室结之间的心传导束。结间束有3条：①前结间束：起自窦房结前缘，向左分为上结间束和降支，上结间束至左心房，降支经卵圆窝的前方下行至房室结上缘。②中结间束：起自窦房结的后缘，向右、向后绕上腔静脉，进入房间隔，经卵圆窝稍前方下降至房室结上缘。③后结间束：起自窦房结的后缘，经界嵴和下腔静脉瓣下行，在冠状窦口稍上方至房室结后缘。结间束的功能是将窦房结产生的兴奋传递到心房肌和房室结。

房室结 心的正常次级起搏点。为扁椭圆形结构，呈矢状位，位于科赫（Koch）三角的心内膜深面，右侧有薄层心房肌覆盖。房室结将来自窦房结的兴奋通过房室束及其分支传至心室肌，从而在心房收缩后引起心室收缩。房室结、结间束末端和房室束起始部构成房室交界区，按其结构分布可分为房结区、结区和结束区。房室交界区的功能为：①传导冲动：将来自心房的冲动传向心室。②延搁冲动传导：传导冲动缓慢，约延搁0.04秒，保证心房肌和心室肌先后收缩。③减少异常冲动。④起搏：房室交界区是窦房结的冲动从心房传向心室的必经之路，且房室结是次级起搏点，许多复杂心律失常发生在此区（图）。

房室束 又称希氏束（His束），为房室结与左右束支之间的心传导束。起于房室结前端，穿右纤维三角前行，沿室间隔膜部后下缘至室间隔肌部上缘分为左、右束支。①右束支：呈细长圆索状，沿室间隔右侧心内膜深面行向前下方，穿经隔缘肉柱至前乳头肌根部，分支分布于右心室壁。右束支发出间隔组、前组和后组3组分支。间隔组分支：在隔缘肉柱起始处发出，分布于室间隔右侧面下部。前组分支：在前乳头肌前上方和外侧发出，分布于右心室游离壁前部。后组分支：即右束支的终末支，自前乳头肌基底部行向后乳头肌、室间隔后部和右心室游离壁后部。②左束支：呈扁带状，有数条放射状分支，沿室间隔左侧心内膜深面行向左前下方，在室间隔肌部上、中1/3交界处发出前组、后组和间隔组3组分支。前组分支：至前乳头肌中下部分支，分布于前乳头肌和附近室壁。后组分支：行向后下

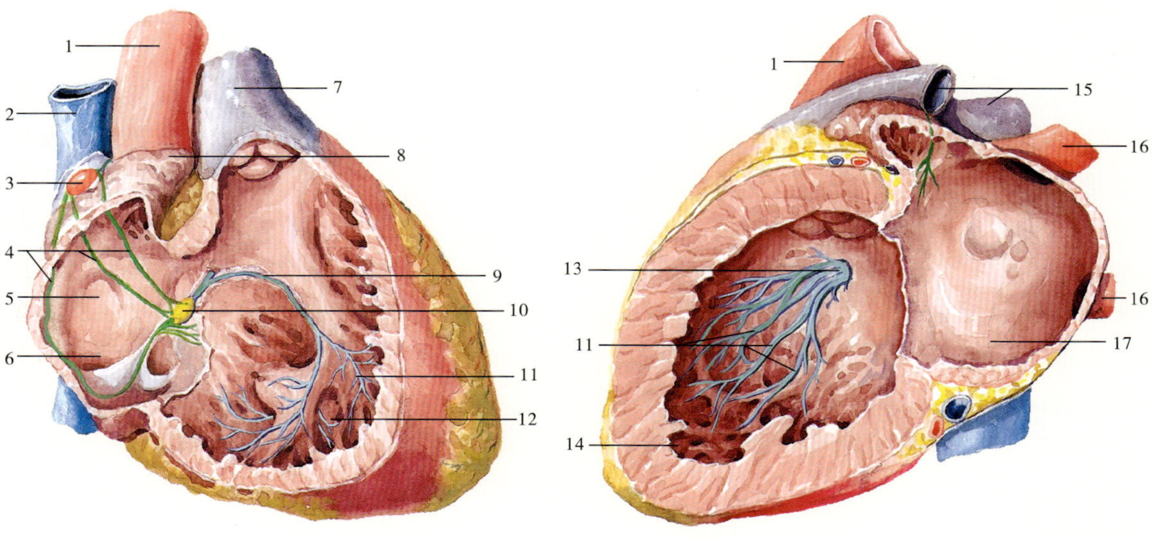

a 右内面观　　b 左内面观

图 心传导系统

1.主动脉 2.上腔静脉 3.窦房结 4.前中后3个结间束 5.卵圆窝 6.右心房 7.肺动脉干 8.右心耳 9.右束支 10.房室结 11.心内膜下支 12.右心室 13.左束支 14.左心室 15.左、右肺动脉 16.肺静脉 17.左心房

方，至后乳头肌下部分支，分布于后乳头肌和附近室壁。间隔组分支：分布于室间隔中下部，并绕心尖分布于左心室游离壁。左束支分支的形式包括二分支型、三分支型和网状型。

浦肯野纤维网　左束支、右束支的次级分支在心室壁内交织形成的心传导系纤维网。主要分布于室间隔中下部、心尖、乳头肌下部和心室游离壁下部。由心内膜下浦肯野纤维网发出的纤维以直角或钝角进入心肌，形成肌内浦肯野纤维网，最终与工作心肌相连。

异常传导束或纤维可将来自心房的冲动过早地传至心室，使局部提前收缩，引起预激综合征。常见的心传导系统变异有：① Kent 束：位于近左房室瓣环和右房室瓣环处或心间隔内，连接心房肌和心室肌。② James 旁路束：前结间束、中结间束的小部分纤维和后结间束的大部分纤维可绕过房室结右侧面，止于房室结下部或房室束起始部，构成 James 旁路束。③ Mahaim 纤维：可分为结室副束和束室副束，前者为房室结发出的纤维连于室间隔的心肌，后者为房室束或左束支、右束支主干发出的纤维连于室间隔的心肌。

（王海杰）

xīn de dòngmài

心的动脉（cardiac artery）

供应心肌和心脏传导系统的动脉。包括左冠状动脉、右冠状动脉。

左冠状动脉　起自左主动脉窦，经肺动脉干和左心耳之间左行，在冠状沟分为前室间支和旋支。主要分支有：①左圆锥支：自左冠状动脉根部发出，分布于动脉圆锥，与右冠状动脉发出的右圆锥支吻合形成 Vieussens 环。② 对角支：多为 1~2 支，起自左冠状动脉分为前室间支和旋支处，斜向左前下方，分布于左心室前壁。③ 前室间支：在肺动脉干的左后方起自左冠状动脉，沿前室间沟下行，绕心尖切迹至后室间沟下 1/3，与右冠状动脉的后室间支吻合。前室间支分布于左心室前壁、部分右心室前壁和室间隔前 2/3 部以及右束支和左束支的前部。当前室间支闭塞时，可发生左心室前壁和室间隔前部心肌梗死。④ 旋支：在肺动脉干的左后方起自左冠状动脉，沿冠状沟左行，继而绕心左缘至左心室膈面，分布于左心房以及左心室的小部分前壁、左侧壁和下壁。40%窦房结动脉起自旋支起始部，沿左心房前壁右行，分布于窦房结、左心房和右心房壁（图 1a）。

右冠状动脉　起自右主动脉窦，经右心耳与肺动脉干之间行向右前方，沿冠状沟下降，在房室交点处分为后室间支和左室后支。右冠状动脉在房室交点处呈倒 U 形弯曲，该弯曲是冠状动脉造影检查的标志。主要分支有：①右圆锥支：起自右冠状动脉起始部，分布于动脉圆锥，与左圆锥支吻合形成 Vieussens 环。② 窦房结动脉：起自右冠状动脉（60%）起始端，沿右心耳内侧壁行向后上方，分布于窦房结、右心房壁以及房间隔。③ 房室结动脉：起自右冠状动脉 U 形弯曲部（91%），在房室交点处向前穿房间隔下部，进入科赫（Koch）三角深面，分布于房室结和房室束近侧段。急性心肌梗死伴有房室传导阻滞时，应首先考虑右冠状动脉闭塞。8%房室结动脉起自左冠状动脉旋支。④ 后室间支：在房室交点处起自右冠状动脉，沿后室间沟下降，多在后室间沟下 1/3 处与左冠状动脉的前室间支吻合。后室间支分布于室间隔后 1/3 部和近后室间沟处的左心室和右心室下壁以及左束支后部。有的后室间支可至心尖切迹。有时后室间支短小，粗大的左心室后支或右缘支进入后室间沟的中份，分布于室间隔中 1/3 的下部。⑤ 左室后支：在房室交点处起自右冠状动脉，沿冠状沟左行，与左冠状动脉的旋支吻合，分布于左心室下壁。右冠状动脉分布于右心房、右心室、部分左心室下壁和室间隔后 1/3 以及左束支后部（图 1b）。

壁动脉　又称穿壁动脉或壁冠状动脉。指冠状动脉的主干或分支在行程中有一段穿经心肌。覆盖于壁动脉表面的心肌称心肌桥。壁动脉的出现率约为 67%，长度为 0.1~5.0cm。冠状动脉手术时，应注意壁动脉的存在。心肌桥在各血管处的出现率为：左冠状动脉的前室间支 60%、左缘支 9%、对角支 6%、旋支的终末支 1%；右冠状动脉的后室间支 10%、右室前支 5%、右缘支 3%；心大静脉 3%、心中静脉 1%。

冠状动脉的分布类型　左冠状动脉、右冠状动脉在心膈面的分布范围变化较大，可按其在分布区的大小分为 3 型：① 右优势型：出现率约为 71%，右冠状动脉分布于右心室膈面和左心室膈面一部分。② 左优势型：约为 6%，左冠状动脉分布于左心室膈面和右心室膈面一部分。③ 均衡型：约为 23%，左冠状动脉、右冠状动脉的后室间支沿后室间沟或在该沟两侧走行，分别分布于左心室、右心室的膈面（图 2）。

冠状动脉狭窄或其他原因引起冠状动脉血流量减少时，导致心肌缺血，轻微时可出现心绞痛，

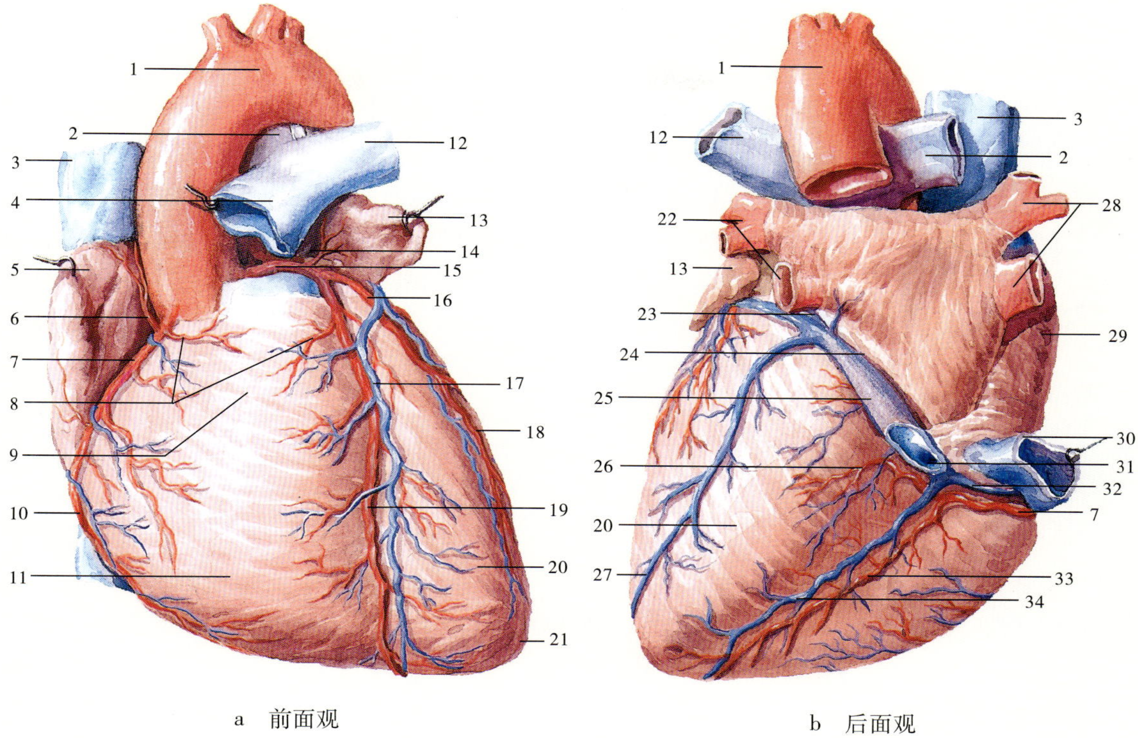

图 1 心的外形和血管

1.主动脉弓 2.右肺动脉 3.上腔静脉 4.肺动脉干 5.右心耳 6.窦房结动脉 7.右冠状动脉 8.圆锥支 9.动脉圆锥 10.右缘支 11.右心室 12.左肺动脉 13.左心耳 14.左房支 15.左冠状动脉 16.旋支 17.心大静脉 18.左缘支 19.前室间支 20.左心室 21.心尖 22.左肺静脉 23.左房斜静脉 24.冠状沟 25.冠状窦 26.左室后支 27.左室后静脉 28.右肺静脉 29.右心房 30.下腔静脉 31.冠状窦口 32.心小静脉 33.后室间支 34.心中静脉

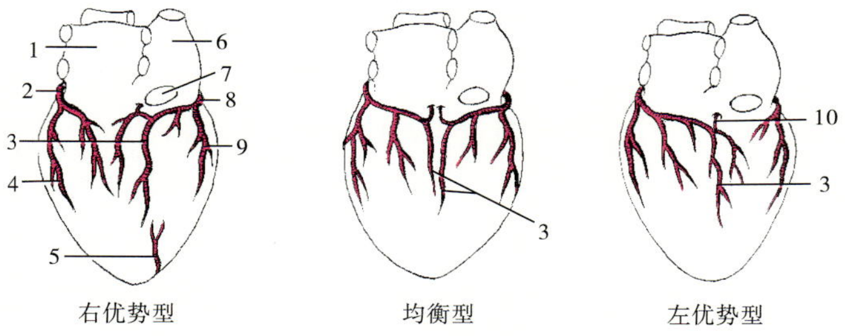

图 2 左、右冠状动脉分布类型

1.左心房 2.左冠状动脉旋支 3.后室间支 4.左缘支 5.前室间支 6.右心房 7.下腔静脉 8.右冠状动脉 9.右缘支 10.房室结动脉

严重时可发生心肌梗死和心律失常，甚至心搏骤停。冠状动脉狭窄的常见原因是动脉粥样硬化。

（王海杰）

xīn de jìngmài

心的静脉（cardiac vein） 起始于心肌各部的静脉血管。其包括浅静脉和深静脉两个系统，主要注入右心房。

冠状窦长 2~3cm，位于房室交点处的冠状沟内，冠状窦收集心大部分静脉血液。冠状窦的属支有：① 心大静脉：与左冠状动脉的前室间支和旋支伴行，向右注入冠状窦。收集左心室前壁和左侧壁、右心室前壁小部分、左心房前外侧壁、室间隔前部和大动脉根部等处的静脉血液。② 心中静脉：与右冠状动脉的后室间支伴行，向上注入冠状窦。收集心尖部、心室下壁和室间隔后部等处的静脉血液。③ 心小静脉：与右冠状动脉伴行，向左注入冠状窦。收集右心室前、后壁的部分静脉血液。心前静脉多为 2~3 支，向上经右冠状动脉浅面或深面，跨冠状沟，注入右心房。收集右心室前壁的静脉血液。心最小静脉位于心壁内，直接开口于各心腔，多注入右心房和右心室（图）。

（王海杰）

dòngmài

动脉（artery） 自心室运送血液离心脏的血管。主动脉和肺动脉干分别自左心室、右心室发出，在行程中不断分支，越分越细，最后移行为毛细血管。主动脉和肺动脉干的直接分支称大动脉（弹性动脉），壁内含有大量弹性纤维。进入器官的动脉及其分支

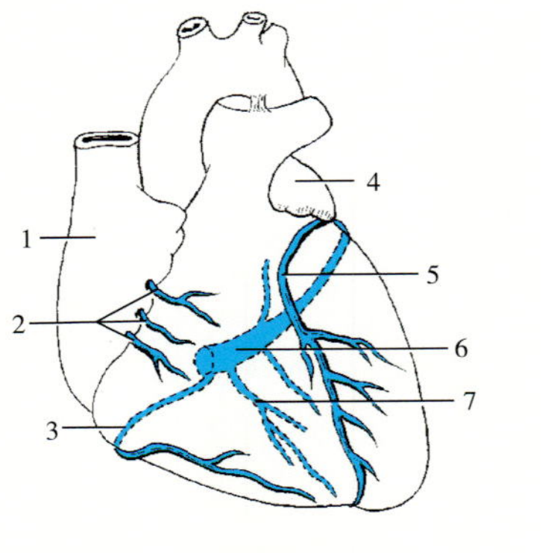

图　心的静脉

1.右心房　2.心前静脉　3.心小静脉　4.左心耳　5.心大静脉　6.冠状窦　7.心中静脉

称中动脉（肌性动脉），壁内含有丰富的平滑肌。小动脉的管径为0.3～1mm，肉眼下可观察到。与静脉相比，动脉的管壁较厚，弹性较大，并随心跳而搏动（图）。

动脉分布规律：①多呈对称性分布。②躯干动脉的分支包括壁支和脏支，壁支多呈节段性分布，如肋间后动脉和腰动脉。③动脉干多位于身体的屈侧或深部。④两动脉干之间可借交通支吻合，形成动脉网（如关节网）、动脉弓（如手、足和肠的动脉弓）或动脉环（如大脑动脉环）。动脉主干近侧和远侧的侧支可形成侧支吻合，动脉主干阻塞时吻合支增粗，从而建立侧支循环。⑤有的器官内小动脉与小静脉构成动静脉吻合（如鼻、耳郭等），有利于调节局部血流、体温等。⑥实质性器官的动脉多由“器官门”进入器官，呈放射状（如肺）、辐辏状（如骨骺）、纵行（如肌）分布。空腔性器官的动脉呈纵行（如输尿管）、横行（如肠管）、放射型或辐辏型（如脑和脊髓）分布。⑦动脉的粗细与器官的功能相适应，如脾。

（王海杰）

fèi dòngmàigàn

肺动脉干（pulmonary trunk）

起自右心室，在升主动脉的前方向左后上方斜行的一短而粗的动脉干。于主动脉弓下方分为左肺动脉和右肺动脉。①左肺动脉：较细短，横行向左，经左主支气管前方至左肺门，分两支分别进入左肺上叶和下叶。左肺动脉起始部与主动脉弓下缘之间有一纤维组织索，称动脉韧带。此结构是胚胎时期动脉导管闭锁后的遗迹。动脉导管若在出生后6个月尚未闭锁，称动脉导管未闭，属于先天性心脏病。②右肺动脉：较粗长，经升主动脉和上腔静脉后方横行向右至右肺门，分3支进入右肺上叶、中叶和下叶。

（王海杰）

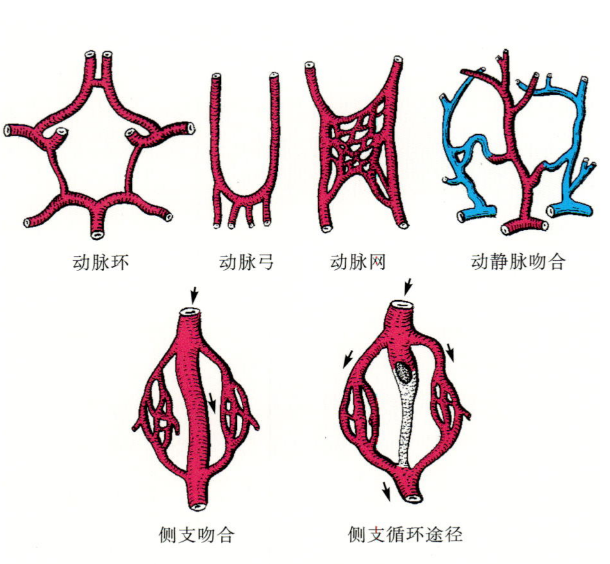

图　血管吻合示意图

zhǔdòngmài

主动脉（aorta）

体循环的动脉主干。其平对胸骨左缘第3肋间起自左心室，先斜向右上方，再弯向左后方，沿脊柱左前方下行，穿膈的主动脉裂孔入腹腔，至第4腰椎体下缘处分为左髂总动脉和右髂总动脉。可依行程将主动脉分为升主动脉、主动脉弓和降主动脉，降主动脉又以膈的主动脉裂孔为界分为胸主动脉和腹主动脉。

升主动脉：起自左心室主动脉口，在上腔静脉左侧向右前上方斜行，至右侧第2胸肋关节高度移行为主动脉弓的大动脉。升主动脉在左主动脉窦和右主动脉窦处发出左冠状动脉和右冠状动脉（见心的动脉）。

主动脉弓：平右侧第2胸肋关节高度，呈弓形弯向左后方，续接升主动脉的大动脉。其先经气管前方，再跨越左肺根，至第4胸椎体下缘左侧移行为胸主动脉。主动脉弓下缘与左肺动脉起始部之间连有动脉韧带。主动脉弓外膜下有丰富的游离神经末梢，称压力感受器。血压升高时，压力感受器接受血压刺激，反射性地引起血压下降。在主动脉弓下方，有2～3个粟粒样主动脉小球，称化学感受器，感受血液中氧分压和二氧化碳分压变化的刺激，血中氧分压降低或二氧化碳分压升高时反射性地引起呼吸加深加快。由主动脉凹侧发出数条细小的支气管动脉和气管支。由主动脉弓的凸侧从右向左发出头臂干、左颈总动脉和左锁骨下动脉。头臂干粗而短，向右上方斜行，至右胸锁关节后方分为右颈总动脉和右锁骨下动脉。

降主动脉：主动脉弓达第4胸椎体下缘处移行为降主动脉。降主动脉分胸主动脉和腹主动脉两部分，前者沿脊柱左侧下行并转至其前方，达第12胸椎高度穿膈的主动脉裂孔处；后者自主动脉裂孔处下降，在腹腔内沿脊柱左前方下行，直至第4腰椎体下缘的分叉处。

（王海杰）

jǐng zǒngdòngmài

颈总动脉（common carotid artery） 供应头颈部的主要动脉。左侧的起自主动脉弓，右侧的起自头臂干。颈总动脉经胸锁关节后方入颈部，沿食管、气管和喉的外侧上行，至甲状软骨上缘高度分为颈内动脉和颈外动脉。颈总动脉、颈内静脉和迷走神经共同包于颈动脉鞘内。颈总动脉末端和颈内动脉起始部膨大，称颈动脉窦，壁内有压力感受器，可感受血压升高的刺激，反射性地引起心跳减慢和末梢血管扩张，从而引起血压下降。颈内动脉和颈外动脉分叉处的后方有一扁椭圆形小体，借结缔组织连于动脉，称颈动脉小球，为化学感受器，感受血液中二氧化碳浓度升高的刺激，反射性地引起呼吸加深加快（图）。

颈外动脉　颈总动脉的两大分支之一。初居颈内动脉的前内侧，后经其前方转至外侧，上行穿腮腺，至下颌颈处分为颞浅动脉和上颌动脉。颈外动脉沿途发出：①甲状腺上动脉：起自颈外动脉起始部，向前下方行至甲状腺侧叶上方 1~2cm 处分为前支和后支，分布于甲状腺，并分布于喉和胸锁乳突肌等。②舌动脉：平舌骨大角发出，经舌骨舌肌的深面前行，至该肌前缘处垂直上升入舌，分布于舌、舌下腺和腭扁桃体等。③面动脉：平下颌角高度发出，向前经下颌下腺深面上行，至咬肌前缘绕下颌骨下缘到面部，再经口角和鼻翼外侧至内眦，改称内眦动脉。面动脉沿途分支分布于下颌下腺、面部和腭扁桃体等。在下颌骨下缘与咬肌前缘相交处可触及面动脉的搏动，面部出血时可在此处压迫止血。④颞浅动脉：穿腮腺上行，在外耳门前方越颧弓根至颞部皮下，沿途分支分布于腮腺以及颞部、额部、顶部的肌和皮肤等。在外耳门前上方，颧弓根部外侧可触到颞浅动脉搏动，头前外侧部出血时可在此处压迫止血。⑤上颌动脉：在下颌颈深面入颞下窝，经翼外肌浅面或深面行向内，再经翼上颌裂入翼腭窝，沿途分支分布于外耳道、鼓室、咀嚼肌、硬脑膜、牙、牙龈、腭、颊部以及鼻腔和鼻旁窦的黏膜等。其中，脑膜中动脉在下颌颈深面发出，向上穿行于耳颞神经两根之间，再穿棘孔入颅中窝，分前后两支分布于硬脑膜和颅骨。前支粗大，行向前外，再转向后外上方。经翼点内面上行处前支多穿经骨管，翼点处骨折时易引起脑膜中动脉损伤，导致硬膜外血肿。后支细小，贴颞鳞内面后行。⑥枕动脉：于二腹肌后腹下缘处发出，经胸锁乳突肌等肌深面向后内行，至枕外隆突外侧，沿途分支分布于项部肌、胸锁乳突肌、硬脑膜和枕部皮肤。⑦耳后动脉：在二腹肌后腹上缘处发出，向上经腮腺深面至乳突与耳郭之间，分布于耳后肌、耳郭后面皮肤和耳郭后上方的顶部和枕部皮肤。⑧咽升动脉：沿咽侧壁上升至颅底，分布于咽、软腭、鼓室和硬脑膜等。

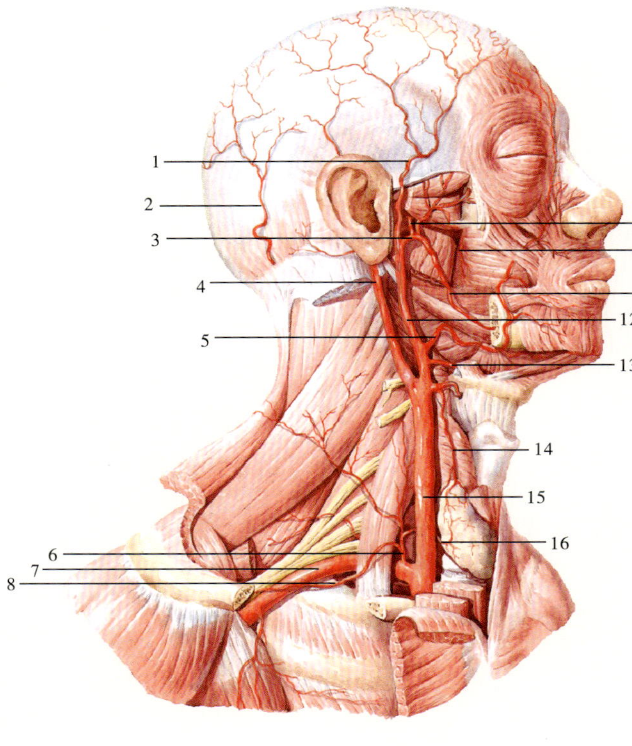

图　头颈部的动脉

1.颞浅动脉　2.枕动脉　3.上颌动脉　4.颈内动脉　5.面动脉　6.甲状颈干　7.锁骨下动脉　8.肩胛上动脉　9.脑膜中动脉　10.颊动脉　11.下牙槽动脉　12.颈外动脉　13.舌动脉　14.甲状腺上动脉　15.颈总动脉　16.甲状腺下动脉

颈内动脉　颈总动脉两大分支较粗的一支，为颈总动脉主干的直接延续。在甲状软骨上缘高度由颈总动脉发出，上行经颈动脉管入颅腔，分支分布于脑和眶内结构。颈内动脉在颅外无分支。

（王海杰）

suǒgǔ xià dòngmài

锁骨下动脉（subclavian artery） 供应上肢以及胸部和头颈部部分结构的动脉干。左侧起自主动脉弓，右侧起自头臂干。锁骨下动脉从胸锁关节的后方斜向外至颈根部，呈弓形经胸膜顶前方，穿斜角肌间隙至第1肋外侧缘，续于腋动脉（图）。

主要分支有：①椎动脉：在前斜角肌内侧发出，向上穿第6~1颈椎横突孔，经枕骨大孔入颅腔，分支分布于脊髓、脑和内耳。在颈部分支分布于项部深肌和脊髓及其被膜。②胸廓内动脉：发自椎动脉起点处，经锁骨下静脉和胸膜顶之间下降入胸腔，贴于第1~6肋软骨后面，沿胸骨侧缘外侧约一横指处下行，至第6肋间隙分为肌膈动脉和腹壁上动脉。肌膈动脉分支入下5个肋间隙。腹壁上动脉穿膈进入腹直肌鞘，在腹直肌后面下行，与腹壁下动脉吻合。胸廓内动脉沿途分支分布于胸前壁、乳房、胸膜、心包、膈、腹直肌和腹膜等。③甲状颈干：为一短干，在椎动脉外侧发出后立即分为数支。其中，甲状腺下动脉沿前斜角肌内侧缘上行，平环状软骨高度转向内，横过颈动脉鞘的后方，至甲状腺侧叶后缘中点处发出分支，分布于甲状腺、喉、气管和食管等，并与甲状腺上动脉的分支吻合。肩胛上动脉经斜角肌前方进入锁骨上三角，行向外下方，至肩胛切迹处经肩胛上横韧带上方进入肩胛区，分布于冈上肌、冈下肌和肩关节等。颈横动脉经前斜角肌前方向外进入锁骨上三角，在肩胛提肌外侧缘处分支分布于邻近的颈肌、背肌和肩部肌。④肋颈干：为一短干，在甲状颈干外侧发出，在胸膜顶上方向后行，至第1肋颈处分为颈深动脉和肋间最上动脉，分布于颈深肌和第1~2肋间隙后部。

（王海杰）

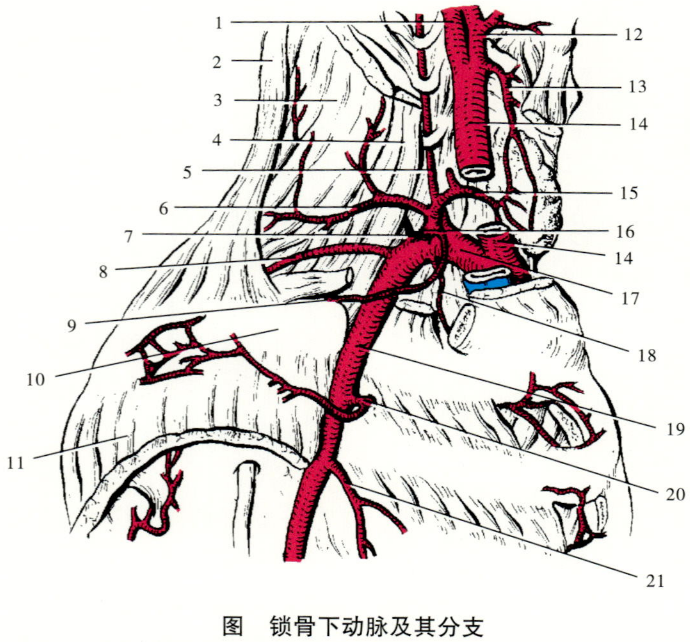

图　锁骨下动脉及其分支

1.颈内动脉　2.斜方肌　3.肩胛提肌　4.中斜角肌　5.椎动脉　6.颈横动脉　7.肋颈干　8.肩胛背动脉　9.肩胛上动脉　10.锁骨　11.三角肌　12.颈外动脉　13.甲状腺上动脉　14.右颈总动脉　15.甲状腺下动脉　16.甲状颈干　14.右颈总动脉　17.右锁骨下动脉　18.胸廓内动脉　19.腋动脉　20.胸肩峰动脉　21.胸外侧动脉

yèdòngmài

腋动脉（axillary artery） 介于锁骨下动脉与肱动脉之间的动脉段。在第1肋外侧缘处续接锁骨下动脉，向外下进入腋窝，至大圆肌腱和背阔肌的下缘处移行为肱动脉。以胸小肌为界，腋动脉从第1肋的外侧缘至大圆肌的下缘分为3段。腋动脉与腋静脉和臂丛伴行，由腋鞘包绕。主要分支有：①胸肩峰动脉：为一短干，在胸小肌上缘处发出，穿出锁胸筋膜后立即分为数支，分布于胸大肌、胸小肌、三角肌和肩关节。②胸外侧动脉：在胸小肌后面下行，分布于前锯肌、胸大肌和胸小肌，在女性分支至乳房。③肩胛下动脉：沿肩胛骨外侧缘下降，分为胸背动脉和旋肩胛动脉，前者分布于背阔肌和前锯肌；后者穿三边孔至冈下窝，分布于冈下肌、肩胛下肌和大圆肌、小圆肌等，并与肩胛上动脉吻合。④旋肱前动脉：较细小，向外绕肱骨外科颈前面，分支分布于邻近的肌和肩关节。⑤旋肱后动脉：向后穿四边孔，分布于三角肌及肩关节，并绕肱骨外科颈与旋肱前动脉吻合（图）。

（王海杰）

gōngdòngmài

肱动脉（brachial artery） 腋动脉在臂部的直接延续。其从大圆肌下缘至肘窝，分为桡动脉和尺动脉两终支。肱动脉除发支至臂前群肌和肱骨外，还有以下主要分支：①肱深动脉：在大圆肌的稍下方发出，向下伴桡神经行于桡神经沟内，至肱骨下端外侧延续为桡侧副动脉，沿途分支分布于三角肌、肱三头肌和肱骨。桡侧副动脉加入肘关节动脉网。②尺侧上副动脉：发自肱动脉中部，伴尺神经下行，加入肘关节

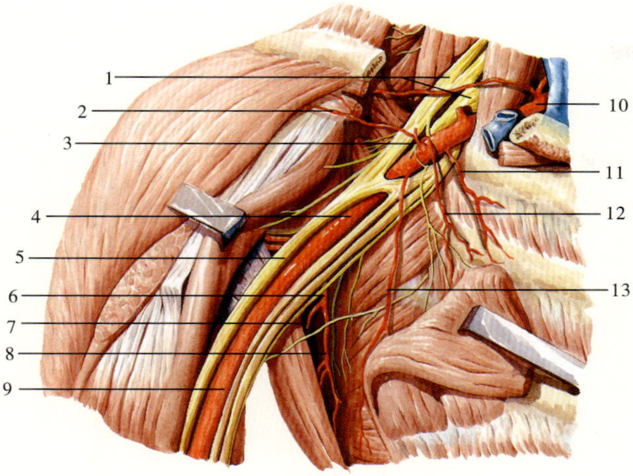

图 腋窝的动脉

1.臂丛 2.三角肌支 3.胸肩峰动脉 4.腋动脉 5.正中神经 6.肩胛下动脉 7.旋肩胛动脉 8.胸背动脉 9.肱动脉 10.锁骨下动脉 11.胸上动脉 12.胸肌支 13.胸外侧动脉

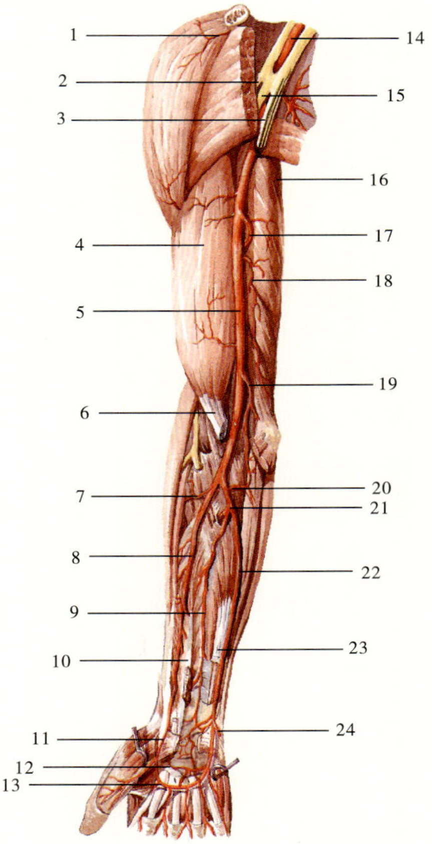

图 上肢的动脉

1.肩峰支 2.肌皮神经 3.尺神经 4.肱二头肌 5.肱动脉 6.肱二头肌腱 7.桡侧返动脉 8.桡动脉 9.骨间前动脉 10.拇长屈肌 11.掌浅支 12.掌深弓 13.掌浅弓 14.腋动脉 15.正中神经 16.肱三头肌 17.肱深动脉 18.尺侧上副动脉 19.尺侧下副动脉 20.尺侧返动脉 21.骨间总动脉 22.尺动脉 23.指深屈肌 24.掌深支

动脉网。③尺侧下副动脉：在肱骨内上髁上方发出，向内下加入肘关节动脉网。肱动脉位置较表浅，可触及其搏动。肘窝内上方肱二头肌腱内侧是测血压时的听诊部位。前臂和手出血时，可在臂中部将肱动脉压向肱骨以暂时止血（图）。

（王海杰）

ráodòngmài

桡动脉（radial artery） 肱动脉的两个终支之一。在肘窝部发自肱动脉，于前臂前面外侧下行至腕部。自肱动脉发出，先经肱桡肌与旋前圆肌之间，继而在肱桡肌与桡侧腕屈肌腱之间下行，在桡骨茎突的下方经拇长展肌和拇短伸肌的深面至手背，穿第1掌骨间隙进入手掌，与尺动脉掌深支吻合成掌深弓。桡动脉沿途分支分布于前臂前面桡侧肌和手肌，并参与肘关节动脉网的构成。主要分支有：①桡侧返动脉：起自桡动脉上段，行向外上方，与桡侧副动脉吻合。②腕掌支：在旋前圆肌下缘发出，在屈肌腱深面与尺动脉的同名动脉吻合。③掌浅支：在桡动脉转入手背之前发出，穿鱼际肌或沿其表面至手掌，分布于鱼际肌，并与尺动脉末端吻合成掌浅弓。④第1掌背动脉：在桡动脉穿第1骨间背侧肌之前发出，分为3支，向下分布于拇指背侧的两侧缘和示指背侧的桡侧缘。⑤拇主要动脉：在桡动脉转入手掌之后发出，分为3支指掌侧固有动脉，分布于拇指两侧缘和示指桡侧缘。桡动脉下端在桡侧腕屈肌腱外侧位置表浅，是触摸脉搏的部位。

（王海杰）

chǐdòngmài

尺动脉（ulnar artery） 供应前臂的两条主要动脉之一。自肱动脉发出，先经旋前圆肌深面行向内下方，再在尺侧腕屈肌与指浅屈肌之间下降，经豌豆骨桡侧至手掌，末端与桡动脉掌浅支吻合成掌浅弓。尺动脉沿途分支分布于前臂前面尺侧诸肌和手肌，并参与构成肘关节动脉网。主要分支有：①尺侧返动脉：自尺动脉上段发出，在旋前圆肌与肱肌之间上升，分两支分别经肱骨内上髁前方和后方上行，分布于附近肌，并与尺侧下副动脉吻合。②骨间总动脉：在尺侧返动脉稍下方发出，经指深屈肌与拇长屈肌之间至前臂骨间膜上缘，分为骨间前动脉和骨间后动脉，分别沿骨间膜前、后面下降，分布于前臂前群肌、后群肌和尺骨、桡骨。骨间返动脉在旋后肌下缘处起自骨间后动脉，沿该肌表面上升，与中副动脉吻合。③腕掌支：在前臂下端自尺动脉发出，经指深屈肌腱深面行向外，与桡动脉的同名动脉吻合。④腕背支：在屈肌支持带近侧自尺动脉发出，经尺侧腕屈肌腱与尺骨之间至腕背侧，参与构成腕背侧动脉网。⑤掌深支：在豌豆骨远侧发出，经小指展肌与小指短屈肌之间至手掌深部，与桡动脉末端吻合成掌深弓。

（王海杰）

zhǎngqiǎngōng

掌浅弓（superficial palmar arch）

由尺动脉末端和桡动脉掌浅支吻合而成的动脉弓。位于掌腱膜深面，下缘平掌骨中部。掌浅弓发出3支指掌侧总动脉和1支小指尺掌侧动脉。指掌侧总动脉沿第2~4蚓状肌前面下降，至指蹼间隙处分别发出2支指掌侧固有动脉，分布于第2~5指的相对缘。小指尺掌侧动脉分布于小指尺侧缘（图）。

（王海杰）

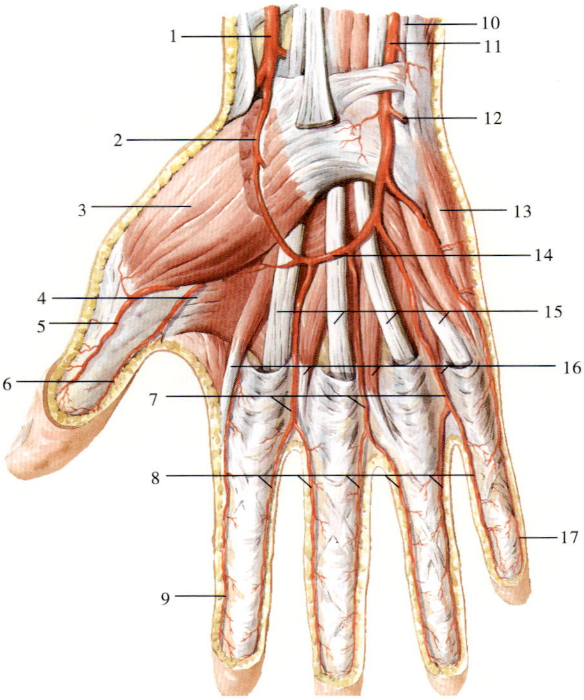

图　右手掌面的动脉（浅层）

1.桡动脉　2.掌浅支　3.拇短展肌　4.拇收肌　5.拇指桡掌侧动脉　6.拇指尺掌侧动脉　7.指掌侧总动脉　8.指掌侧固有动脉　9.示指桡侧动脉　10.尺神经　11.尺动脉　12.掌深支　13.小指展肌　14.掌浅弓　15.指浅屈肌腱　16.蚓状肌　17.小指尺掌侧动脉

zhǎngshēngōng

掌深弓（deep palmar arch）

由桡动脉末端与尺动脉掌深支吻合而成的动脉弓。位于指屈肌腱深面，约平腕掌关节高度。掌深弓发出3支掌心动脉，沿骨间掌侧肌前面下行，至掌指关节处分别与相应的指掌侧总动脉吻合。掌心动脉的穿支穿骨间背侧肌，与掌背动脉吻合。第1掌背动脉发自桡动脉，分为3支，向下分布于拇指背侧的两侧缘和示指背侧的桡侧缘。第2~4掌背动脉发自腕背侧动脉网，沿第2~4骨间背侧肌表面下行，至掌指关节处分别发出2支指背动脉，分布于第2~5指背侧的相对缘（图）。

（王海杰）

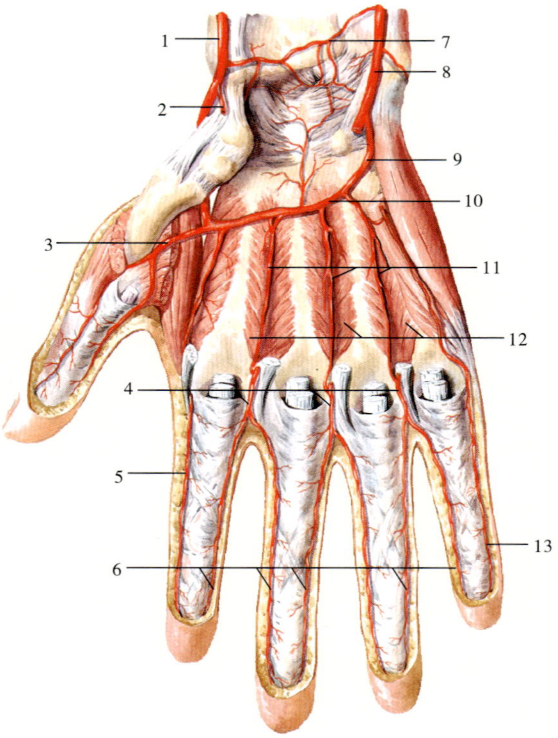

图　右手掌面的动脉（深层）

1.桡动脉　2.掌浅支　3.拇主要动脉　4.指掌侧总动脉　5.示指桡侧动脉　6.指掌侧固有动脉　7.腕掌支　8.尺动脉　9.掌深支　10.掌深弓　11.掌心动脉　12.骨间掌侧肌　13.小指尺掌侧动脉

xiōng zhǔdòngmài

胸主动脉（thoracic aorta） 位于胸后壁的降主动脉。平第4胸椎体下缘续接主动脉弓，沿脊柱和食管的左侧下行，逐渐转至脊柱前方和食管的后方，平第12胸椎穿膈的主动脉裂孔，移行为腹主动脉。胸主动脉发出壁支和脏支，分布于胸壁和除心外的胸腔器官。壁支包括肋间后动脉、肋下动脉和膈上动脉。9对肋间后动脉和1对肋下动脉起自胸主动脉后壁两侧，分别在第3~11肋间隙和第12肋下缘横行向外，在肋头下缘处发出较小的后支至背部皮肤、肌和脊髓，主干沿肋沟经肋间内肌和肋间最内肌之间前行，与胸廓内动脉和肌膈动脉的肋间支吻合，沿途分支分布于第3肋间以下的胸壁和腹前外侧壁上部。第2~4肋间后动脉的外侧皮支分布于乳房，在女性较粗大。膈上动脉为2~3支，分布于膈上面后部，并与心包膈动脉和肌膈动脉吻合。脏支较细小。支气管动脉起自主动脉弓和胸主动脉起始部，每侧1~2支，沿主支气管后面入肺，分布于支气管、肺和胸膜等。食管动脉多为4~5支，分布于食管的胸下段。纵隔支数支，分布于后纵隔的疏松结缔组织和淋巴结（图）。

（王海杰）

fù zhǔdòngmài

腹主动脉（abdominal aorta） 降主动脉在腹后壁的一段。位于下腔静脉左侧，在主动脉裂孔处（平第12胸椎体）续胸主动脉，沿脊柱左前方下降至第4腰椎体下缘处分为左髂总动脉和右髂总动脉。分支有壁支和脏支。壁支包括：①膈下动脉：起自腹主动脉或腹腔干，多为1支，分布于膈的下面，并发出肾上腺上动脉至肾上腺。②腰动脉：4对，起自腹主动脉后壁，横行向外，分布于腹后壁、脊髓及其被膜。③骶正中动脉：从腹主动脉分叉处后壁发出，沿骶骨前面下降，分布于盆后壁。

成对的脏支包括：①肾上腺中动脉：平第1腰椎高度发出，分布于肾上腺。②肾动脉：平第1~2腰椎高度从腹主动脉侧壁发出，横行向外，至肾门附近分为前后两支，经肾门入肾。前支发出上段动脉、上前段动脉、下前段动脉和下段动脉，后支延续为后段动脉，各肾段动脉分布于相应肾段组织。肾动脉在入肾门之前发出肾上腺下动脉至肾上腺。除肾动脉外，不经肾门入肾的动脉称为肾副动脉或迷走肾动脉，出现率为52.96%。肾副动脉起自肾动脉主干、肾动脉分支或腹主动脉等。肾手术时应注意保护肾副动脉，以免损伤后导致出血或相应肾组织坏死。③睾丸动脉：细而长，在肾动脉起始处稍下方由腹主动脉前壁发出，沿腰大肌前面斜向外下方，穿经腹股沟管，参与精索组成，分布于睾丸和附睾。在女性为卵巢动脉，在小骨盆上缘处进入卵巢悬韧带，分布于卵巢和输卵管壶腹部。不成对的脏支包括腹腔干、肠系膜上动脉和肠系膜下动脉。

（王海杰）

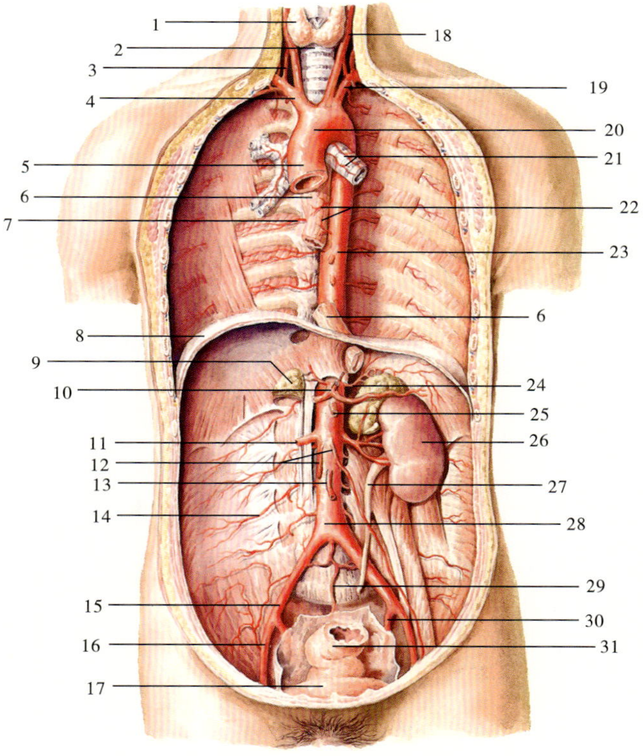

图 胸主动脉、腹主动脉及其分支

1.甲状腺 2.气管 3.椎动脉 4.头臂干 5.升主动脉 6.食管 7.肋间后动脉 8.膈 9.右肾上腺 10.腹腔干 11.右肾动脉 12.睾丸动脉 13.肠系膜下动脉 14.腰动脉 15.髂总动脉 16.髂外动脉 17.膀胱 18.左颈总动脉 19.左锁骨下动脉 20.主动脉弓 21.支气管支 22.食管支 23.胸主动脉 24.膈下动脉 25.肠系膜上动脉 26.左肾 27.输尿管 28.腹主动脉 29.骶正中动脉 30.髂内动脉 31.直肠

fùqiānggàn

腹腔干（coeliac trunk） 起自腹主动脉供应腹腔内不成对器官的动脉主干之一，为一短干。在膈的主动脉裂孔稍下方约平第1腰椎或第12胸椎发自腹主动脉，随即分为胃左动脉、肝总动脉和脾动脉，分布于食管腹段、胃、十二指肠、肝、胆囊、胰、脾和大网膜等上腹部器官（图）。

胃左动脉：向左上方行走，至胃贲门附近转向右，沿胃小弯行于小网膜两层之间，沿途分支至食管腹部、贲门和胃小弯附近的胃壁，其终末支与胃右动脉吻合。

肝总动脉：沿胰头上缘行向右前方，至十二指肠上部的稍上方分为：①肝固有动脉：在肝十二指肠韧带内于胆总管左侧和肝门静脉前方上行，至肝门分为左、右两支入肝，分布于肝左叶和肝右叶。右支入肝前发出胆囊动脉，经过胆囊三角，分布于胆囊。肝固有动脉起始部发出胃右动脉，至幽门上缘转向左，沿胃小弯向左行于小网膜两层之间，沿途分支分布于十二指肠上部和胃小弯附近的胃壁，其终末支与胃左动脉吻合。②胃十二指肠动脉：经十二指肠上部后方下降，至其下缘处分为胃网膜右动脉和胰十二指肠上动脉，前者沿胃大弯向左行于大网膜前两层之间，分支分布于胃大弯附近的胃壁和大网膜，其终末支与胃网膜左动脉吻合；后者有前后两支，分别在十二指肠降部与胰头之间的沟内下行，与胰十二指肠下动脉吻合，分布于胰头和十二指肠。

脾动脉：腹腔干最大的分支。沿胰上缘和脾静脉上方蜿蜒左行，经脾肾韧带至脾门，发出数条脾支入脾。此外尚发出①胰支：数支，分布于胰体和胰尾。②胃后动脉，出现率为72%，在胃膈韧带内上行，分布于胃体后壁的上部。③胃短动脉：3~5支，经胃脾韧带至胃底。④胃网膜左动脉，在大网膜前两层之间沿胃大弯右行，沿途分支分布于胃大弯附近的胃壁和大网膜，其终末支与胃网膜右动脉吻合。

（王海杰）

chángxìmó dòngmài

肠系膜动脉（mesentery artery）

供应小肠和大肠的动脉。包括肠系膜上动脉和肠系膜下动脉（图）。

肠系膜上动脉 腹主动脉供应腹腔不成对器官的三大动脉分支之一。约平第1腰椎高度起自腹主动脉前壁，经胰头与胰体交界处后方下行，越过十二指肠水平部前面进入肠系膜根，弓形向右下方至右髂窝。沿途分支分布于除十二指肠上部以外的所有小肠、盲肠、阑尾、升结肠、横结肠和胰的一部分。主要分支有：①胰十二指肠下动脉：分为前后两支，在胰头与十二指肠降部之间沟内上行，与胰十二指肠上动脉吻合，分布于胰头和十二指肠。②空肠动脉和回肠动脉：有13~18支，发自肠系膜上动脉左侧壁，行于肠系膜内，至肠壁前反复分支并吻合成动脉弓。空肠有1~2级动脉弓，回肠的动脉弓可多至3~5级。由末级动脉弓发直支入肠壁。空肠和回肠的活动度较大，动脉弓有利于保证血液供给通畅。③回结肠动脉：多在十二指肠水平部下缘处起自肠系膜上动脉右侧壁，斜向右下，至盲肠附近分数支，分布于回肠末端、盲肠、阑尾和升结肠。其中的阑尾动脉

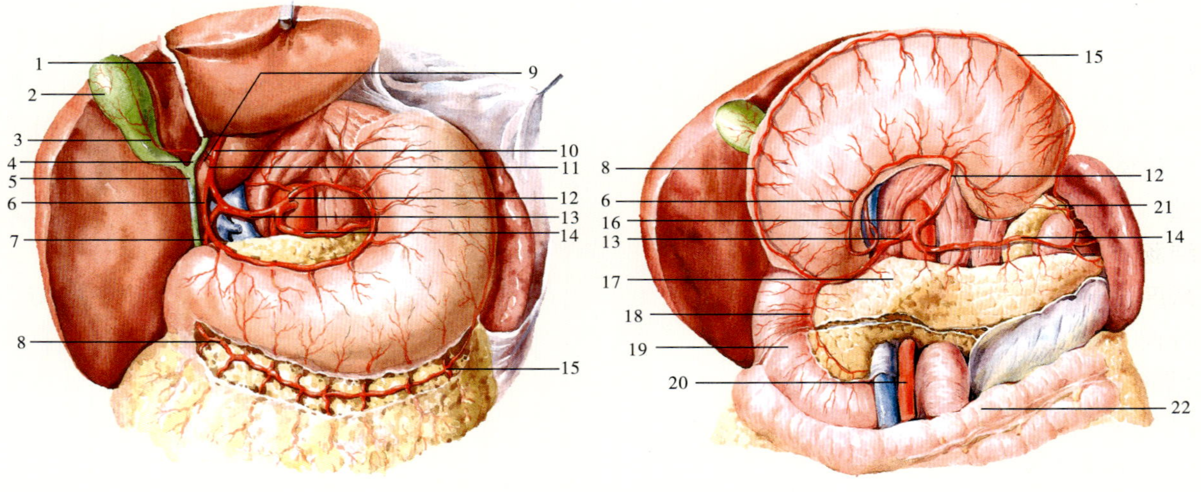

图 腹腔干及其分支

1.肝圆韧带 2.胆囊 3.胆囊动脉 4.肝总管 5.胆总管 6.胃右动脉 7.胃十二指肠动脉 8.胃网膜右动脉 9.右支 10.左支 11.肝固有动脉 12.胃左动脉 13.肝总动脉 14.脾动脉 15.胃网膜左动脉 16.腹腔干 17.胰 18.胰十二指肠上前动脉 19.十二指肠 20.肠系膜上动脉 21.胃短动脉 22.横结肠

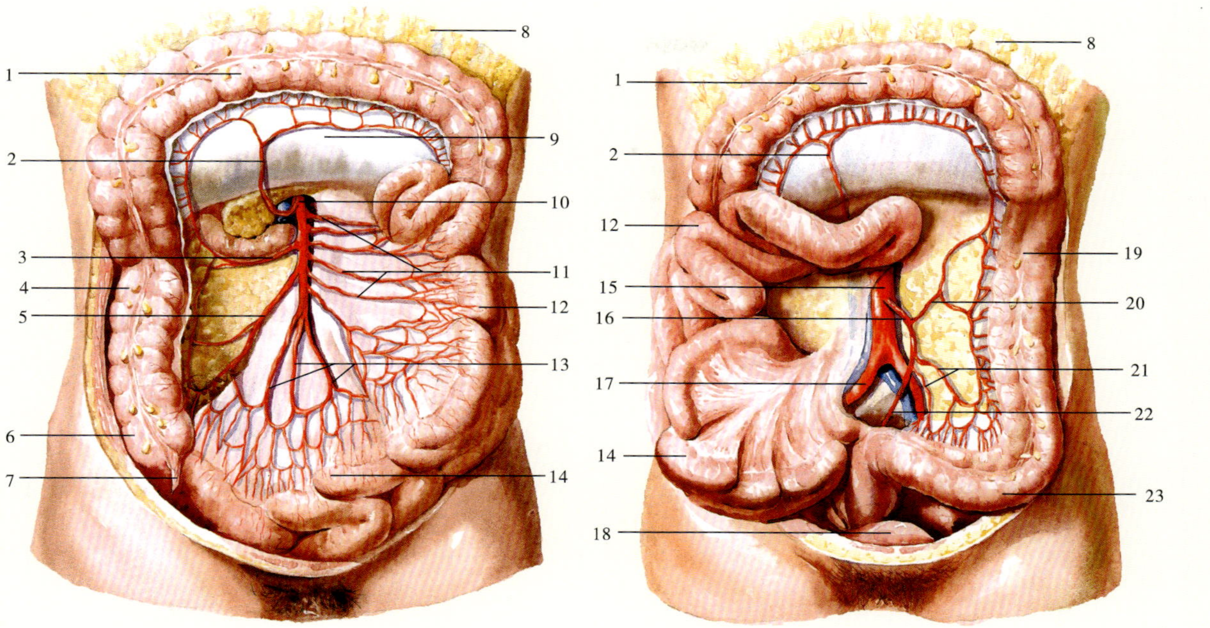

图　肠系膜上和肠系膜下动脉及其分支

1.横结肠　2.中结肠动脉　3.右结肠动脉　4.升结肠　5.回结肠动脉　6.盲肠　7.阑尾　8.大网膜　9.横结肠系膜　10.肠系膜上动脉　11.空肠动脉　12.空肠　13.回肠动脉　14.回肠　15.腹主动脉　16.肠系膜下动脉　17.髂总动脉　18.膀胱　19.降结肠　20.左结肠动脉　21.乙状结肠动脉　22.直肠上动脉　23.乙状结肠

经回肠末段后方入阑尾系膜，分布于阑尾。④ 右结肠动脉：在回结肠动脉上方发自肠系膜上动脉右侧壁，在腹膜后向右行至升结肠，分为升降两支，分布于升结肠上2/3，并与回结肠动脉和中结肠动脉吻合。⑤ 中结肠动脉：在胰下缘处发自肠系膜上动脉右侧壁，向前进入横结肠系膜，分为左右两支，分布于横结肠，并与左结肠动脉和右结肠动脉吻合。

肠系膜下动脉　发自腹主动脉前壁，供应横结肠、降结肠、乙状结肠和直肠的动脉。在第2腰椎高度发出，在腹后壁的腹膜后面行向左下方。主要分支有：① 左结肠动脉：在腹后壁的腹膜后面向左行，近降结肠处分为升降两支，分布于结肠脾曲和降结肠，并与中结肠动脉和乙状结肠动脉吻合。② 乙状结肠动脉：2～3支，斜向左下方，进入乙状结肠系膜内，相互吻合成动脉弓，分布于乙状结肠，并与左结肠动脉和直肠上动脉吻合。③ 直肠上动脉：是肠系膜下动脉的直接延续，经乙状结肠系膜降入盆腔，沿骨盆后壁下行，至第3骶椎处分为两支，沿直肠两侧下行，分布于直肠上部，并与直肠下动脉吻合。

（王海杰）

qià zǒngdòngmài

髂总动脉（common iliac artery）

腹主动脉在主动脉杈处分出的两条大动脉干。主动脉杈平第4腰椎体或第4与第5腰椎体之间。髂总动脉左右各一，沿腰大肌内侧行向外下方，至骶髂关节处分为髂内动脉和髂外动脉（图1）。

髂内动脉　为盆部与会阴的动脉干，分为壁支和脏支，分布于盆部、会阴和臀部。壁支包括：① 闭孔动脉：沿盆侧壁行向前下方，穿闭膜管至股部，分布于大腿内侧肌群和髋关节。闭孔动脉穿闭膜管前发出耻骨支，在耻骨上支后面与腹壁下动脉的耻骨支吻合。有时吻合支异常粗大，成为异常的闭孔动脉。②臀上动脉和臀下动脉：分别穿梨状肌上下两孔至臀部，分布于臀肌和髋关节等。③髂腰动脉：斜向外上方，至腰大肌深面分支，分布于髂腰肌、腰方肌、髋骨和脊髓等。④骶外侧动脉：沿骶前孔内侧下行，分布于梨状肌、尾骨肌、肛提肌和骶管内结构。脏支包括：①脐动脉：出生后远侧段闭锁形成脐内侧韧带（脐动脉索），近侧段发出2～3支膀胱上动脉，分布于膀胱上部和中部。②膀胱下动脉：沿盆侧壁行向内下，分布于膀胱下部和输尿管盆部。在男性还分支至精囊和前列腺，在女性分支至阴道。③ 直肠下动脉：经直肠侧韧带至直肠，分布于直肠下部，与直肠上动脉和肛动脉吻合。④ 子宫动脉：沿盆侧壁行向

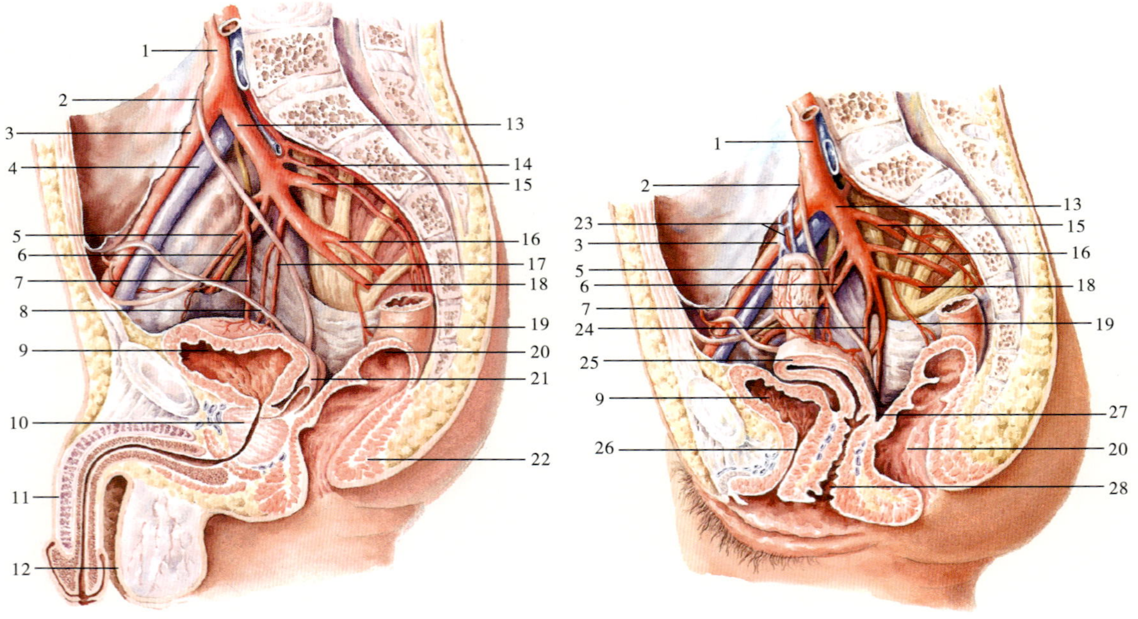

a　男性　　　　b　女性

图1　盆腔的动脉（正中矢状切面）

1.髂总动脉　2.输尿管　3.髂外动脉　4.髂外静脉　5.脐动脉　6.闭孔动脉　7.膀胱上动脉　8.输精管　9.膀胱　10.前列腺　11.阴茎　12.阴囊　13.髂内动脉　14.骶外侧动脉　15.臀上动脉　16.臀下动脉　17.膀胱下动脉　18.阴部内动脉　19.直肠下动脉　20.直肠　21.输精管壶腹　22.肛门外括约肌　23.卵巢动脉和静脉　24.子宫动脉　25.子宫　26.尿道　27.直肠子宫陷凹　28.阴道

前下，进入子宫阔韧带底部，在距子宫颈外侧约2cm处从输尿管前上方跨过向内行，在近子宫颈处分出阴道支至阴道。主干沿子宫侧缘迂曲上行达子宫底，分支至子宫、输卵管和卵巢，并与卵巢动脉相吻合。⑤阴部内动脉：穿梨状肌下孔出盆腔，绕坐骨棘后面，再穿坐骨小孔至坐骨肛门窝，经阴部管前行，至尿生殖膈后缘处分为会阴动脉和阴茎动脉（女性为阴蒂动脉）。阴部内动脉沿途分支分布于会阴，主要分支有：肛动脉，2～3支，向内侧横行，分布于肛门周围诸肌和皮肤，并与直肠下动脉吻合；会阴动脉，前行分布于会阴肌和阴囊（女性为大阴唇）；阴茎（蒂）动脉，穿尿生殖膈内前行，分布于尿道、尿道球和尿道球腺。终末支为阴茎背动脉和阴茎深动脉（女性为阴蒂背动脉和阴蒂深动脉），分布于阴茎（女性为阴蒂）（图2）。

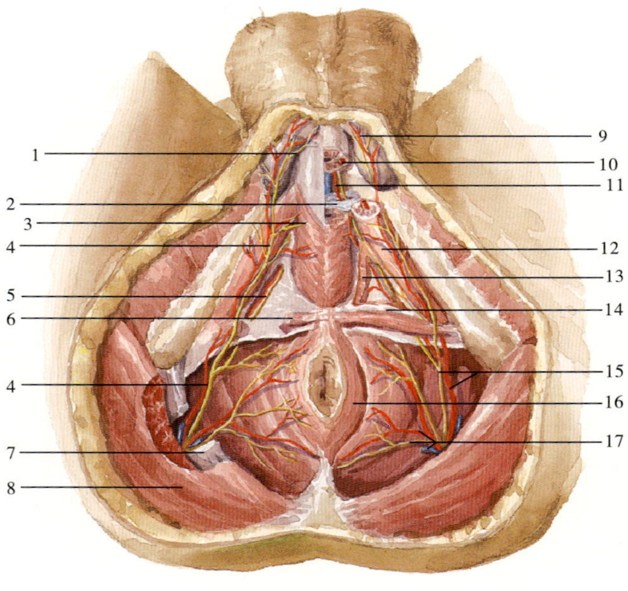

图2　男性会阴的血管和神经

1.阴囊后神经　2.会阴横韧带　3.球海绵体肌　4.会阴动脉和神经　5.阴茎深动脉和阴茎背神经　6.会阴浅横肌　7.骶结节韧带　8.臀大肌　9.会阴动脉阴囊后支　10.阴茎背动脉及神经　11.阴茎深动脉　12.坐骨海绵体肌　13.会阴深横肌　14.尿生殖膈下筋膜　15.阴部内动脉和静脉及阴部神经　16.肛门外括约肌　17.肛动脉和静脉及神经

髂外动脉　在骶髂关节前方起自髂总动脉，沿腰大肌内侧斜向外下方，经腹股沟韧带中点深面至股部，移行为股动脉。髂外动脉在腹股沟韧带的稍上方发出：①腹壁下动脉：经腹股沟管腹环内侧行向内上方，进入腹直肌鞘，在腹直肌后面上升，分布于腹直肌，并与腹壁上动脉吻合。②旋髂深动脉：沿腹股沟韧带外侧半后方斜向外上方，至髂前上棘沿髂嵴后行，分布于腹肌和髂嵴。

（王海杰）

gǔdòngmài

股动脉（femoral artery） 于腹股沟韧带中点深面续接髂外动脉，在股三角内下行，穿收肌管，出收肌腱裂孔至腘窝，移行为腘动脉的动脉。股动脉在腹股沟韧带稍下方发出3支浅动脉，稍向下发出粗大的股深动脉。①腹壁浅动脉：行向内上方，分布于腹前壁下部的浅筋膜和皮肤。②旋髂浅动脉：沿腹股沟韧带行至髂前上棘，分布于附近的浅筋膜和皮肤。③阴部外动脉：向内侧越过精索（女性为子宫圆韧带），分布于腹下部皮肤和外生殖器。④股深动脉：自股动脉后外侧壁发出，经股动脉后方行向内下方，沿途分支分布于大腿肌和股骨，并参与髋周围动脉网和膝关节动脉网的构成。沿途发出：旋股内侧动脉，行向内后，分支分布于大腿内侧群肌，还发出髋臼支，经髋臼横韧带下方至髋臼窝，穿股骨头韧带至股骨头；旋股外侧动脉，分升支、横支和降支，升支分布于缝匠肌、阔筋膜张肌、臀肌和髋关节囊等，横支与臀下动脉、旋股内侧动脉和第1穿动脉吻合成髋周围动脉网，降支分布于股四头肌下部和膝关节，并参与膝关节动脉网的构成；穿动脉，3~4支，穿大收肌腱至股后区，分布于大腿后群肌和股骨。⑤膝降动脉：在收肌管内自股动脉发出，经缝匠肌与股薄肌之间至小腿内侧面的上部，分布于邻近的肌，并参与构成膝关节网。在腹股沟韧带稍下方，股动脉位置表浅，活体上可触及其搏动。下肢出血时，可在此处压迫止血（图）。

（王海杰）

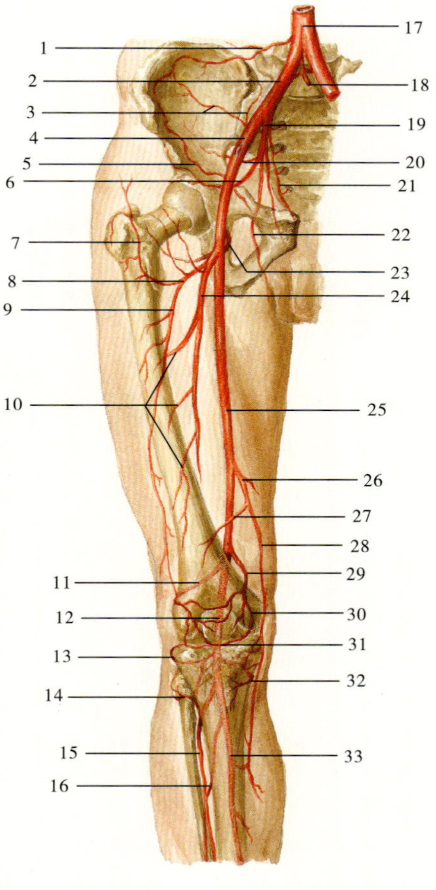

图 髋周围动脉网和膝关节动脉网

1.第4腰动脉 2.髂总动脉 3.髂腰动脉 4.髂外动脉 5.旋髂深动脉 6.臀下动脉 7.旋股外侧动脉升支 8.旋股外侧动脉 9.降支 10.穿支 11.膝上外侧动脉 12.腘动脉 13.膝下外侧动脉 14.胫前返动脉 15.胫前动脉 16.腓动脉 17.腹主动脉 18.骶正中动脉 19.髂内动脉 20.臀上动脉 21.骶外侧动脉 22.闭孔动脉 23.旋股内侧动脉 24.股深动脉 25.股动脉 26.膝降动脉 27.关节支 28.隐支 29.膝上内侧动脉 30.膝关节动脉网 31.膝中动脉 32.膝下内侧动脉 33.胫后动脉

guódòngmài

腘动脉（popliteal artery） 股动脉穿收肌腱裂孔向下至腘窝的动脉。于腘窝深部下行，发出膝上内侧动脉、膝上外侧动脉、膝中动脉、膝下内侧动脉和膝下外侧动脉，分布于膝关节和邻近肌，并参与构成膝关节动脉网。腘动脉至腘肌下缘处分为胫后动脉和胫前动脉（图1，小腿肌图3）。

胫后动脉　在腘肌下缘续于腘动脉的动脉。于小腿后群肌浅、深层之间下行，经内踝后方转至足底，分为足底内侧动脉和足底外侧动脉。胫后动脉沿途分支分布于小腿后区和足底的肌以及胫骨和腓骨。①腓动脉：胫后动脉主要分支，发自胫后动脉起始部，沿胫骨后肌表面斜向外下方，在䟡长屈肌与腓骨之间下降至外踝后方，沿途分支至腓骨及附近肌，并发出内踝动脉和外踝动脉，分别参与内踝动脉网和外踝动脉网的构成。②足底内侧动脉：在足底内侧前行，分布于足底内侧肌，并与第1跖背动脉和第1~3跖足底动脉吻合。③ 足底外侧动脉：斜向外前方，至第 5 跖骨底处弯向内侧，至第 1 跖骨间隙处与足背动脉的足底深支吻合成足底弓。足底外侧动脉沿途分支分布于邻近肌。足底弓发出 4 条足心动脉，前行延续为趾足底总动脉，分布于骨间足底肌，向前至跖趾关节处各分为 2 支趾足底固有动脉，分布于足趾。

胫前动脉　由腘动脉发出的两条大动脉分支之一。穿小腿骨间膜至小腿前面，在小腿前群肌之间下行，至踝关节前方移行为足背动脉。胫前动脉沿途分支分布于小腿前群肌，并分支参与构成膝关节动脉网。主要分支有：①胫后返动脉：由胫前动脉在穿骨间膜之前发出，斜向外上方，参与膝关节动脉网的构成。②胫前返动脉：由胫前动脉在穿骨间膜后立即发出，行向前上方，参与膝关节动脉网的构成。③内踝前动脉：参与内踝动脉网的构成。④外踝前动脉：参与外踝网的构成。⑤ 足背动脉：是胫前动脉的直接延续，经踇长伸肌腱和趾长伸肌腱之间行向前下方，至第 1 跖骨间隙近侧分为第 1 跖背动脉和足底深支，前者分布于踇趾背面两侧缘和第 2 趾背内侧缘，后者穿第 1 跖骨间隙至足底，与足底外侧动脉吻合成足底弓。足背动脉的主要分支有：跗内侧动脉，至足内侧缘，分布于邻近肌和足骨；跗外侧动脉，斜向外前下方，分布于邻近肌和足骨，至第 5 跖骨底处与弓状动脉吻合；弓状动脉，在第 1～2 跗跖关节附近发出，在跖骨底处经趾长伸肌腱和趾短伸肌腱深面向外侧呈弓状弯行，与跗外侧动脉吻合，由动脉弓凸侧缘发出 3 支跖背动脉，至跖趾关节处各分为两支，分布于第 2～5 趾相对缘。足背动脉沿途分支分布于足背肌。足背动脉位置表浅，位于内踝和外踝连线中点处，在踇长伸肌腱的外侧可触及其搏动，足部出血时可在此处压迫止血（图 2，下肢肌图 2）。

（王海杰）

jìngmài

静脉（vein）　运送血液回心的血管。始于毛细血管，止于心房。静脉的数量比动脉多，管径较粗，管腔较大。与伴行的动脉相比，静脉管壁薄而柔软，弹性也小。

特点　① 内有静脉瓣：多成对，半月形，游离缘朝向心，保证血液向心流动，防止血液逆流。

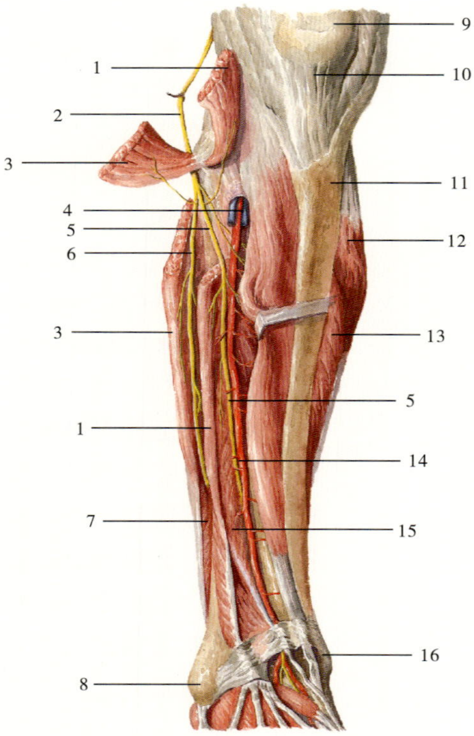

图 1　小腿的肌与血管神经（前面观）

1.趾长伸肌　2.腓总神经　3.腓骨长肌　4.胫前动脉和静脉　5.腓深神经　6.腓浅神经　7.腓骨短肌　8.外踝　9.髌骨　10.髌韧带　11.胫骨　12.腓肠肌　13.比目鱼肌　14.胫前动脉　15.踇长伸肌　16.内踝

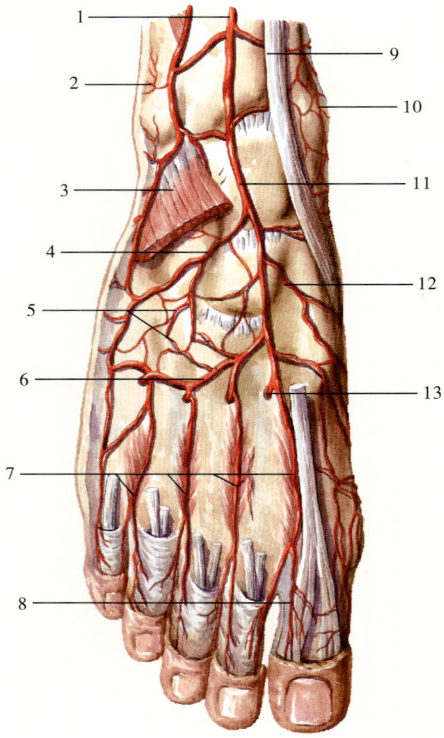

图 2　足背的动脉

1.胫前动脉　2.外踝网　3.趾短伸肌　4.跗外侧动脉　5.足背动脉网　6.弓状动脉　7.跖背动脉　8.趾背动脉　9.胫骨前肌腱　10.内踝网　11.足背动脉　12.跗内侧动脉　13.足底深支

在受重力影响较大的四肢静脉瓣膜较多，而躯干较大的静脉少或无瓣膜。②体循环静脉分浅深两类：浅静脉位于皮下浅筋膜内，又称皮下静脉。上肢和下肢的浅静脉扩张时，在活体表面可观察到呈蓝色的静脉轮廓，特别是手背和足背。浅静脉不与动脉伴行，最后注入深静脉。临床上常经浅静脉输液、输血、取血或插入导管等。深静脉位于深筋膜深面，与动脉伴行，又称伴行静脉。深静脉的名称和行程与伴行动脉相同，引流范围与伴行动脉的分布范围大体一致。③静脉的吻合丰富：浅静脉在手和足等部位吻合成静脉网，深静脉环绕容积经常变动的器官（如膀胱、子宫和直肠等）形成静脉丛。在器官扩张或受压的情况下，静脉丛仍能保证血流通畅。浅静脉之间、深静脉之间和浅深静脉之间都存在丰富的交通支，这有利于侧支循环的建立。④结构特殊的静脉：硬脑膜窦位于颅内，无平滑肌，无瓣膜，故外伤时出血难止。硬脑膜窦收集脑、脑膜、颅骨、眶和内耳等处的血液，并引流脑脊液。板障静脉位于颅骨的板障内，壁薄无瓣膜，借导静脉连接头皮静脉和硬脑膜窦。导静脉无瓣膜，血液通常流向颅外，但可逆流入颅内，故颅内外的感染可互相蔓延。静脉血回流的因素是：静脉瓣顺血流开放，逆血流关闭，是保证静脉血回流的重要装置；心舒张时心室抽吸心房和大静脉的血液；吸气时，胸膜腔负压加大，胸腔内大静脉内压降低，从而促进静脉血回流；器官运动、骨骼肌收缩和动脉搏动有助于静脉血回流。体位改变也对静脉血回流产生影响。静脉血回流受阻时可出现组织水肿等（图）。

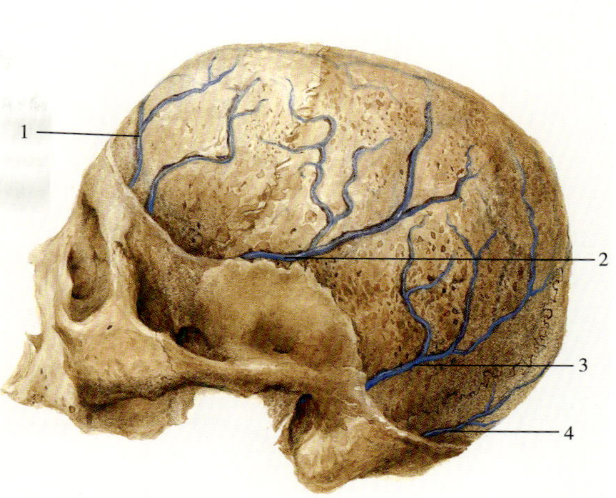

图 板障静脉

1.额板障静脉 2.颞前板障静脉 3.颞后板障静脉 4.枕板障静脉

分类 全身的静脉分为肺循环的静脉和体循环的静脉，前者为输送含氧量高的血液、注入左心房的静脉，后者包括上腔静脉系、下腔静脉系和心静脉系。上腔静脉系：由上腔静脉及其属支组成，收集头颈部、上肢和胸部（心和肺除外）等上半身的静脉血。下腔静脉系：由下腔静脉及其属支组成，收集腹部、盆部、会阴和下肢等下半身的静脉血，下腔静脉系中收集腹腔内不成对器官（肝除外）静脉血液的血管组成肝门静脉系。心静脉系见心的静脉。

（王海杰）

fèijìngmài

肺静脉（pulmonary vein）

从肺将含氧量高的血液输送到左心房的静脉。每侧两条，分别为左肺上静脉、左肺下静脉和右肺上静脉、右肺下静脉。肺静脉起自肺门，向内侧穿过纤维心包，注入左心房后部。左肺上静脉、左肺下静脉分别收集左肺上叶和下叶的血液，右肺上静脉收集右肺上叶和中叶的血液，右肺下静脉收集右肺下叶的血液。

（王海杰）

shàngqiāngjìngmài

上腔静脉（superior vena cava）

在右侧第1胸肋结合处后方由左头臂静脉和右头臂静脉汇合而成粗短的静脉干。沿升主动脉右侧下行，至第3胸肋关节下缘处注入右心房。在穿纤维心包之前，有奇静脉注入。上腔静脉收集头颈部、上肢和胸部（心和肺除外）等上半身的静脉血。头臂静脉由颈内静脉和锁骨下静脉在胸锁关节后方汇合而成。左头臂静脉比右头臂静脉长，向右下斜越左锁骨下动脉、左颈总动脉和头臂干的前面，至右侧第1胸肋结合的后方与右头臂静脉汇合成上腔静脉。头臂静脉还接受椎静脉、胸廓内静脉、肋间上静脉和甲状腺下静脉等。奇静脉在右膈脚处起自右腰升静脉，沿食管后方和胸主动脉右侧上行，至第4胸椎体高度向前勾绕右肺根上方，注入上腔静脉。奇静脉沿途收集右侧肋间后静脉、半奇静脉、食管静脉和支气管静脉的血液。奇静脉上连上腔静脉，下借右腰升静脉连于下腔静脉，故为沟通上腔静脉系和下腔静脉系的重要通道之一。当上腔静脉或下腔静脉阻塞时，该通道可成为重要的侧副循环途径。半奇静脉在左膈脚处起自左腰升静脉，沿胸椎体左侧上行，约达第8胸椎体高度经胸主动脉和食管后方向右跨越脊柱，注入奇静脉。半奇静脉收集左侧下部肋间后静脉、副半奇静脉和食管静脉的血液。副半奇静脉沿胸椎体左侧下行，注入半奇静脉

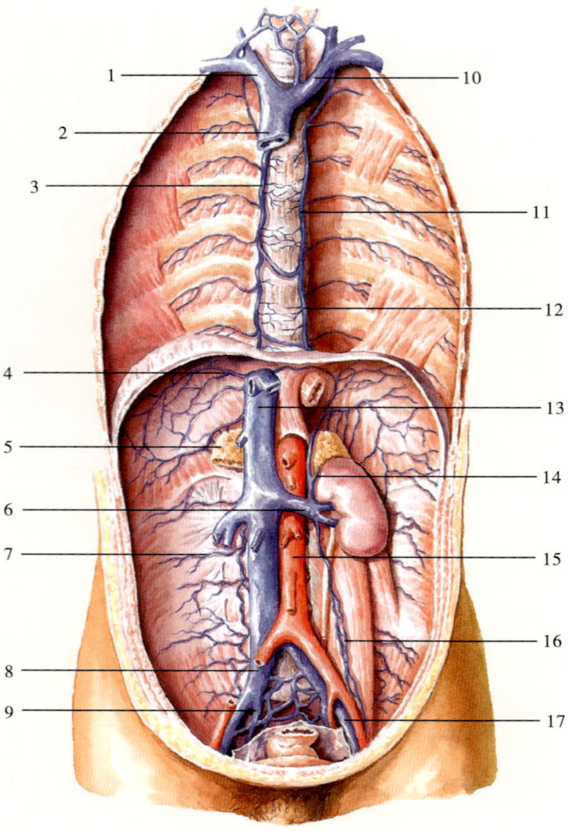

图　上腔静脉和下腔静脉及其属支

1.右头臂静脉　2.上腔静脉　3.奇静脉　4.膈下静脉　5.右肾上腺　6.左肾静脉　7.腰静脉　8.髂总静脉　9.髂内静脉　10.左头臂静脉　11.副半奇静脉　12.半奇静脉　13.下腔静脉　14.右肾上腺静脉　15.腹主动脉　16.左睾丸静脉　17.髂外静脉

或向右跨过脊柱前面注入奇静脉。副半奇静脉收集左侧上部肋间后静脉和食管静脉的血液（图）。

（王海杰）

zhuījìngmàicóng

椎静脉丛（vertebral venous plexus）

椎管内外静脉及其分支吻合形成的静脉丛。①椎内静脉丛：位于椎骨骨膜和硬脊膜之间，收集椎骨、脊膜和脊髓的静脉血。②椎外静脉丛：位于椎体的前方、椎弓及其突起的后方，收集椎体和附近肌肉的静脉血。椎内静脉丛和椎外静脉丛无瓣膜，互相吻合，注入附近的椎静脉、肋间后静脉、腰静脉和骶外侧静脉等。椎静脉丛向上经枕骨大孔与硬脑膜窦交通，向下与盆腔静脉丛交通。因此，椎静脉丛是沟通上腔静脉系、下腔静脉系和颅内静脉、颅外静脉的重要通道。当盆腔、腹腔和胸腔等部位发生感染、肿瘤或有寄生虫时，可经椎静脉丛侵入颅内或其他远位器官（图）。

（王海杰）

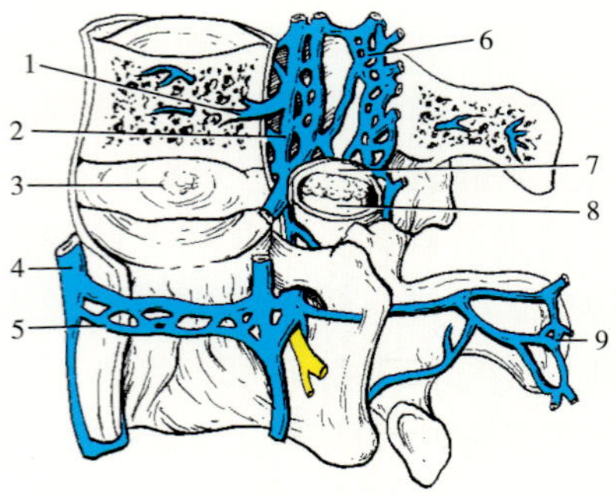

图　脊柱的静脉

1.椎体静脉　2.椎内前静脉丛　3.椎间盘　4.下腔静脉　5.椎外前静脉丛　6.椎内后静脉丛　7.硬脊膜　8.脊髓　9.椎外后静脉丛

jǐng nèi jìngmài

颈内静脉（internal jugular vein）

在颈静脉孔处续于乙状窦的静脉。在颈动脉鞘内沿颈内动脉和颈总动脉外侧下行，至胸锁关节后方与锁骨下静脉汇合成头臂静脉。颈内静脉壁附着于颈动脉鞘，并通过颈动脉鞘与周围的颈深筋膜和肩胛舌骨肌中间腱相连，故管腔经常处于开放状态，有利于血液回流。颈内静脉外伤时，由于管腔不能闭锁和胸腔负压对血液的吸引，可导致空气栓塞。

颈内静脉的颅内属支有乙状窦和岩下窦，收集颅骨、脑膜、脑、泪器和前庭蜗器等处的静脉血。颅外属支主要有：①面静脉：位置表浅。起自内眦静脉，在面动脉的后方下行，于下颌角下方注入颈内静脉。面静脉通过眼上静脉和眼下静脉与颅内的海绵窦交通，并通过面深静脉与翼静脉丛交通，继而与海绵窦交通。面静脉缺乏静脉瓣。因此，面部发生化脓性感染时，若处理不当如挤压等，可导致颅内感染。因此，将鼻根至两侧口角的三角区称为危险三角。②下颌后静脉：由颞浅静脉和上颌静脉在腮腺内汇合而成。上颌静脉起自翼内肌和翼外肌之间的翼静脉丛。下颌后静脉下行至腮腺下端处分为前后两支，前支注入面静脉，后支与耳后静脉和枕静脉汇合成颈外静脉。下颌后静脉收集面侧区和颞区的静脉血。③舌静脉和甲状腺上静脉：与同名动脉伴行。④甲状腺中静脉起自甲状腺中部，收集甲状腺、喉和气管等的静脉血。⑤咽静脉：起自咽侧壁的静脉丛（图）。

（王海杰）

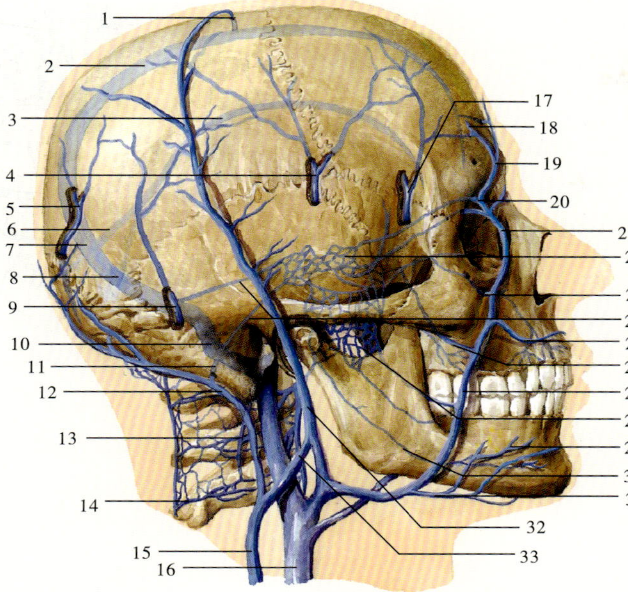

图 颅内外静脉的交通

1.顶导静脉 2.上矢状窦 3.下矢状窦 4.颞前板障静脉 5.枕板障静脉 6.直窦 7.窦汇 8.横窦 9.颞后板障静脉 10.乙状窦 11.乳突导静脉 12.枕静脉 13.髁导静脉 14.椎静脉丛 15.颈外静脉 16.颈内静脉 17.额板障静脉 18.额导静脉 19.眶上静脉 20.眼上静脉 21.内眦静脉 22.海绵窦 23.眶下静脉 24.岩上窦和岩下窦 25.上唇静脉 26.面深静脉 27.面静脉 28.翼静脉丛 29.下唇静脉 30.下牙槽静脉 31.颏下静脉 32.下颌后静脉 33.下颌后静脉后支

suǒgǔ xià jìngmài

锁骨下静脉（subclavian vein）

头臂静脉的两大属支之一。在第1肋外侧缘续于腋静脉，向内行于锁骨下动脉的前下方，至胸锁关节后方与颈内静脉汇合成头臂静脉。锁骨下静脉与颈内静脉汇合部称静脉角，左静脉角和右静脉角分别有胸导管和右淋巴导管注入。锁骨下静脉的主要属支有：①腋静脉：上肢的深静脉与同名动脉伴行，且多为两条。由于上肢的静脉血主要由浅静脉引流，深静脉较细。两条肱静脉在大圆肌下缘处汇合成腋静脉。腋静脉位于腋动脉的前内侧，在第1肋外侧缘续为锁骨下静脉。腋静脉收集上肢浅静脉和深静脉的全部血液。②颈外静脉：为浅静脉，由下颌后静脉的后支、耳后静脉和枕静脉在下颌角处汇合而成，沿胸锁乳头肌表面下行，在锁骨上方穿深筋膜，注入锁骨下静脉或静脉角。颈外静脉主要收集头皮和面部的静脉血。静脉末端有一对瓣膜，但不能防止血液逆流。正常人站位或坐位时，颈外静脉常不显露。当心脏疾病或上腔静脉阻塞引起颈外静脉回流不畅时，在体表可见静脉充盈轮廓，称颈静脉怒张。③颈前静脉：起自颏下方的浅静脉，沿颈前正中线两侧下行，注入颈外静脉末端或锁骨下静脉。左颈前静脉和右颈前静脉在胸骨柄上方常吻合成颈静脉弓。临床上可经锁骨上或锁骨下入路作锁骨下静脉导管插入（图）。

（王海杰）

shàngzhī qiǎnjìngmài

上肢浅静脉（superficial vein of upper limb）

位于上肢浅筋膜内的静脉。①头静脉：起自手背静

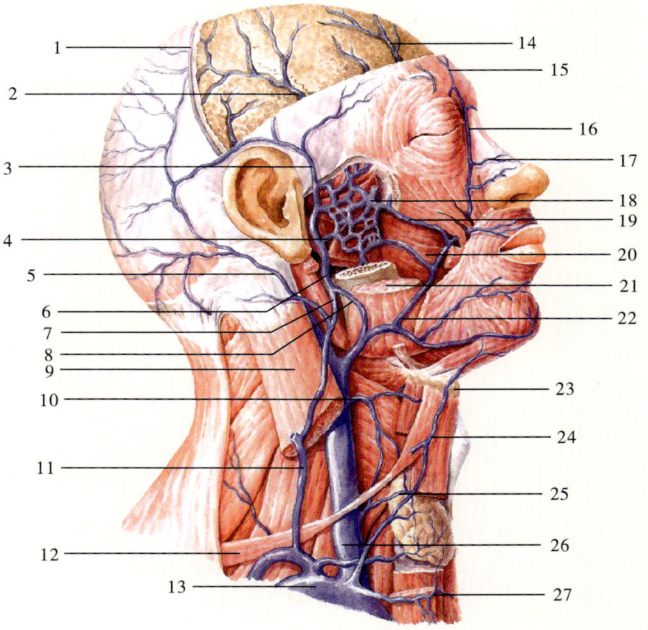

图 头部和颈部的静脉

1.外板 2.颞前板障静脉 3.颞浅静脉 4.上颌静脉 5.耳后静脉 6.下颌后静脉 7.下颌后静脉后支 8.下颌后静脉前支 9.胸锁乳突肌 10.甲状腺上静脉 11.颈外静脉 12.肩胛舌骨肌 13.锁骨下静脉 14.额板障静脉 15.滑车上静脉 16.内眦静脉 17.鼻外静脉 18.翼静脉丛 19.面深静脉 20.颊肌 21.咬肌 22.面静脉 23.舌骨 24.颈前静脉 25.甲状腺中静脉 26.颈内静脉 27.颈静脉弓

脉网的桡侧，沿前臂下部的桡侧、前臂上部和肘部的前面以及肱二头肌外侧沟上行，再经三角肌胸大肌间沟行至锁骨下窝，穿深筋膜注入腋静脉或锁骨下静脉。头静脉主要收集手和前臂桡侧浅层结构的静脉血。②贵要静脉：起自手背静脉网的尺侧，沿前臂尺侧上行，至肘部转至前面，再经肱二头肌内侧沟行至臂中部，穿深筋膜注入肱静脉，或伴肱静脉上行，注入腋静脉。贵要静脉收集手和前臂尺侧浅层结构的静脉血。③肘正中静脉：变异较多，通常在肘窝处连接头静脉和贵要静脉。④前臂正中静脉：起自手掌静脉丛，沿前臂前面上行，注入肘正中静脉。前臂正中静脉有时分叉，分别注入头静脉和贵要静脉，因而不存在肘正中静脉。前臂正中静脉收集手掌侧和前臂前面浅层结构的静脉血。临床上常在手背静脉网、前臂和肘部前面的浅静脉取血、输液和注射药物等（图）。

（王海杰）

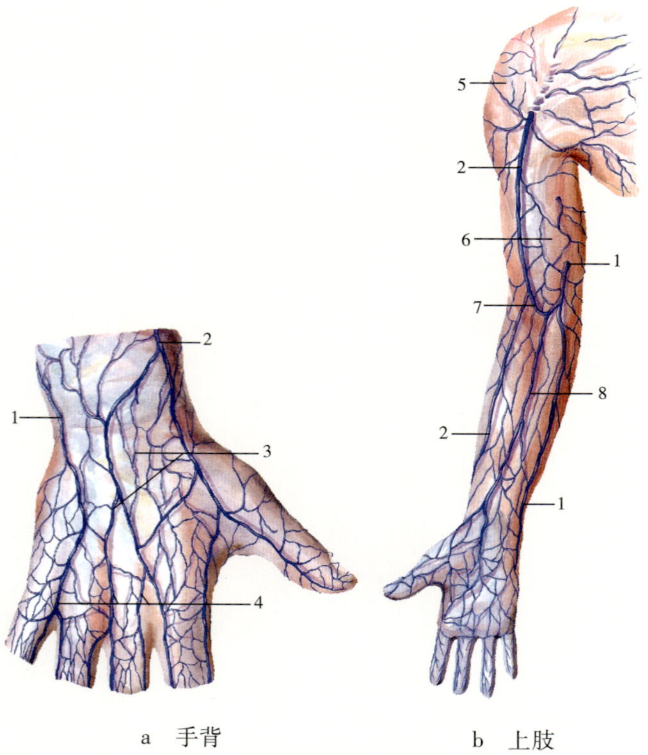

a 手背　　b 上肢

图 上肢的浅静脉

1.贵要静脉 2.头静脉 3.手背静脉网 4.掌背静脉 5.三角肌筋膜 6.臂筋膜 7.肘正中静脉 8.前臂正中静脉

xiàqiāngjìngmài

下腔静脉（inferior vena cava）

由左右两条髂总静脉在第5腰椎体右前方汇合而成的大血管。下腔静脉及其属支组成下腔静脉系。沿腹主动脉的右侧上行，经肝的腔静脉沟向上穿过膈的腔静脉孔进入胸腔，最后穿经纤维心包注入右心房。

下腔静脉的属支分壁支和脏支，多数与同名动脉伴行。壁支包括膈下静脉和腰静脉。各腰静脉之间的纵支连成腰升静脉。左腰升静脉和右腰升静脉向上分别续为半奇静脉和奇静脉，向下与髂外静脉或髂总静脉交通。脏支主要有：①睾丸（卵巢）静脉：睾丸静脉起自睾丸和附睾的小静脉，这些静脉汇合成蔓状静脉丛，该静脉丛参与组成精索，经腹股沟管进入盆腔，汇合成睾丸静脉，左侧以直角汇入左肾静脉，右侧以锐角注入下腔静脉。左睾丸静脉注入左肾静脉的解剖学特点是发生左侧精索静脉曲张的原因之一。因静脉血回流受阻，严重者可导致不育。卵巢静脉起自卵巢静脉丛，在卵巢悬韧带内上行，注入部位同睾丸静脉。②肾静脉：由肾内静脉在肾门处汇合而成，经肾动脉前面行向内侧，注入下腔静脉。左肾静脉比右肾静脉长，跨越腹主动脉的前面。③肾上腺静脉：左肾上腺静脉和右肾上腺静脉分别注入左肾静脉和下腔静脉。④肝静脉：由小叶下静脉汇合而成。肝左静脉、肝中静脉和肝右静脉以及细小的肝静脉在肝的腔静脉沟处注入下腔静脉（见上腔静脉图）。

（王海杰）

gānmén jìngmài

肝门静脉（hepatic portal vein）

肝的功能性血管。其较粗短，缺乏瓣膜。在胰颈后面由肠系膜上静脉和脾静脉汇合而成。经胰颈和下腔静脉之间上行进入肝十二指肠韧带，在肝固有动脉和胆总管的后方上行至肝门，分为两支，分别进入肝左叶和肝右叶。

分支和分布　肝门静脉在肝内反复分支，最终注入肝血窦。肝血窦含有来自肝门静脉和肝固有动脉的血液，经肝静脉注入下腔静脉。肝门静脉及其属支组成肝门静脉系，收集腹盆部消化道（包括食管腹段，但齿状线以下肛管除外）、脾、胰和胆囊的静脉血。肝门静脉的属支多与同名动脉伴行，主要有：①脾静脉：

起自脾门处，经脾动脉下方和胰后面右行。② 肠系膜上静脉：沿同名动脉右侧上行，在胰颈后面与脾静脉汇合成肝门静脉。③ 肠系膜下静脉：向上注入脾静脉或肠系膜上静脉。④ 胃左静脉：在贲门处与奇静脉和半奇静脉的属支吻合。⑤ 胃右静脉：接受幽门前静脉，此静脉经幽门与十二指肠交界处前面上行，是手术时区别幽门和十二指肠上部的标志。⑥ 胆囊静脉：注入肝门静脉右支或肝门静脉主干。⑦ 附脐静脉：起自脐周静脉网，沿肝圆韧带上行至肝下面注入肝门静脉（图 1）。

交通　肝门静脉系与上下腔静脉系之间的交通途径有：① 通过食管腹段黏膜下的食管静脉丛：肝门静脉系的胃左静脉与上腔静脉系的奇静脉和半奇静脉相交通。② 通过直肠静脉丛：肝门静脉系的直肠上静脉与下腔静脉系的直肠下静脉和肛静脉相交通。③ 通过脐周静脉网：肝门静脉系的附脐静脉与上腔静脉系的胸腹壁静脉、腹壁上静脉和下腔静脉系的腹壁浅静脉、腹壁下静脉相交通。④ 肝门静脉系在肝裸区、胰、十二指肠、升结肠和降结肠等处的小静脉与上下腔静脉系的膈下静脉、下位肋间后静脉、腰静脉、肾静脉和睾丸（卵巢）静脉等交通。在正常情况下，肝门静脉系与上下腔静脉系之间的交通支细小，血流量少。肝硬化、肝肿瘤、肝门处淋巴结肿大或胰头肿瘤等可压迫肝门静脉，导致其回流受阻，此时肝门静脉系的血液经上述交通途径形成侧支循环，通过上下腔静脉系回流。由于血流量增多，交通支变得粗大和弯曲，可出现静脉曲张，如食管静脉丛、直肠静脉丛和脐周静脉网曲张。如果食管静脉丛和直肠静脉丛曲张破裂，则引起呕血和便血。当肝门静脉系的侧支循环失代偿时，可导致收集静脉血范围的器官淤血，出现脾大和腹水等（图 2，图 3）。

（王海杰）

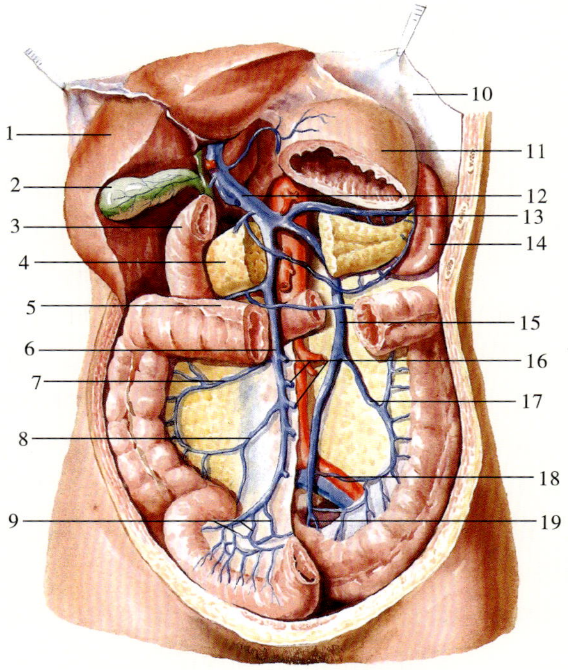

图 1　肝门静脉及其属支

1.肝　2.胆囊　3.十二指肠　4.胰头　5.横结肠　6.肠系膜上静脉　7.右结肠静脉　8.回结肠静脉　9.回肠静脉　10.膈　11.胃　12.肝门静脉　13.脾静脉　14.脾　15.肠系膜下静脉　16.空肠静脉断端　17.左结肠静脉　18.乙状结肠静脉　19.直肠上静脉

qià zǒngjìngmài

髂总静脉（common iliac vein）

髂总动脉的伴行静脉，由髂外静脉和髂内静脉在骶髂关节前方汇合而成。左右两侧髂总静脉上行至第 5 腰椎体右前方汇合成下腔静脉。左髂总静脉长而倾斜，先沿左髂总动脉内侧，后沿右髂总动脉后方上行。右髂总静脉短而垂直，先行于右髂总动脉后方，后行于动脉外侧。髂总静脉接受髂腰静脉和骶外侧静脉，左髂总静脉还接受骶正中静脉。

髂内静脉沿髂内动脉后内侧上行，与髂外静脉汇合成髂总静脉。髂内静脉的属支与同名动脉伴行，收集盆部和会阴的静脉血。盆腔器官的静脉在器官壁内或表面构成丰富的静脉丛，男性有膀胱静脉丛和直肠静脉丛；在女性除有这些静脉丛外，还有子宫静脉丛和阴道静脉丛。这些静脉丛在盆腔器官扩张或受压迫时有助于血液回流。髂外静脉是股静脉的直接延续。足和小腿的深静脉与同名动脉伴行，均为两条。胫前静脉和胫后静脉汇合成腘静脉。腘静脉穿收肌腱裂孔移行为股静脉。股静脉伴股动脉上行，经腹股沟韧带后方续为髂外静脉。股静脉接受大隐静脉和与股动脉分支伴行的静脉。股静脉在腹股沟韧带的稍下方位于股动脉内侧，临床上常在此处作静脉穿刺插管。左髂外静脉沿髂外动脉的内侧上行，右髂外静脉先沿髂外动脉的内侧，后沿动脉的后方上行，至骶髂关节前方与髂内静脉汇合成髂总静脉。髂外静脉接受腹壁下

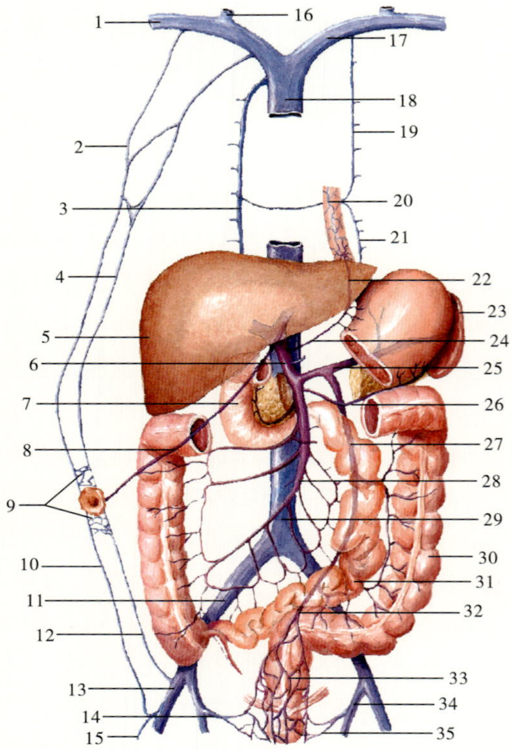

图 2　肝门静脉和门腔静脉吻合

1.锁骨下静脉　2.胸腹壁静脉　3.奇静脉　4.腹壁上静脉　5.肝　6.肝门静脉　7.十二指肠　8.附脐静脉　9.脐周静脉网　10.腹壁浅静脉　11.髂总静脉　12.腹壁下静脉　13.髂外静脉　14.直肠下静脉　15.大隐静脉　16.颈内静脉　17.头臂静脉　18.上腔静脉　19.副半奇静脉　20.食管静脉丛　21.半奇静脉　22.食管支　23.脾　24.胃左静脉　25.脾静脉　26.胃网膜左和右静脉　27.肠系膜下静脉　28.肠系膜上静脉　29.下腔静脉　30.结肠　31.小肠　32.直肠上静脉　33.直肠静脉丛　34.髂内静脉　35.肛静脉

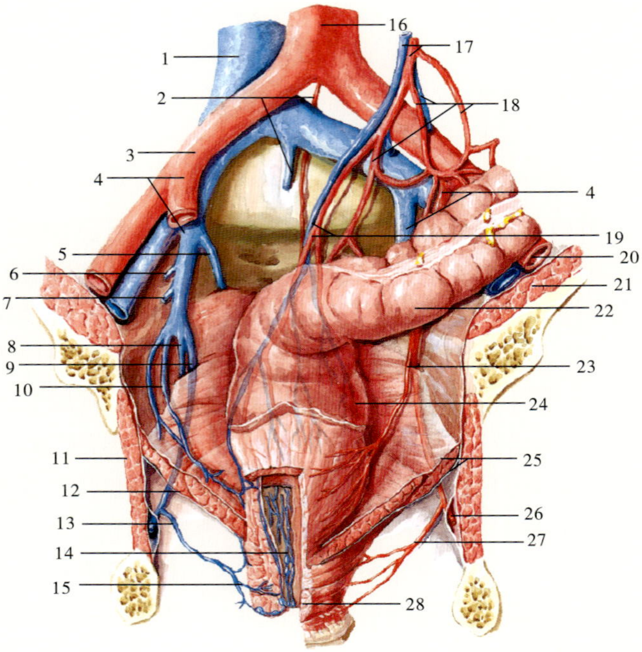

图 3　直肠和肛管的血管

1.下腔静脉　2.骶正中动脉和静脉　3.髂总动脉　4.髂内动脉和静脉　5.臀上静脉　6.闭孔静脉　7.膀胱上静脉　8.臀下静脉　9.阴部内静脉　10.直肠下静脉　11.闭孔内肌　12.肛提肌　13.肛静脉　14.直肠内静脉丛　15.直肠外静脉丛　16.腹主动脉　17.肠系膜下动脉和静脉　18.乙状结肠动脉和静脉　19.直肠上动脉和静脉　20.髂外动脉和静脉　21.髂肌　22.乙状结肠　23.直肠下动脉　24.直肠　25.盆膈上、下筋膜　26.阴部内动脉　27.肛动脉　28.肛门外括约肌

静脉和旋髂深静脉。

（王海杰）

xiàzhī qiǎnjìngmài

下肢浅静脉（superficial vein of lower limb）

下肢浅筋膜内的静脉。包括小隐静脉和大隐静脉。下肢静脉的瓣膜比上肢静脉多，浅静脉与深静脉之间的交通丰富。①小隐静脉：在足外侧缘起自足背静脉弓，经外踝后方，沿小腿后面上行，至腘窝下角处穿深筋膜，再经腓肠肌两头之间上行，注入腘静脉。小隐静脉收集足外侧部和小腿后部浅层结构的静脉血。②大隐静脉：是全身最长的静脉。在足内侧缘起自足背静脉弓，经内踝前方，沿小腿内侧面、膝关节内后方、大腿内侧面上行，至耻骨结节外下方 3～4cm 处穿阔筋膜的隐静脉裂孔，注入股静脉。大隐静脉在注入股静脉前接受股内侧浅静脉、股外侧浅静脉、阴部外静脉、腹壁浅静脉和旋髂浅静脉等 5 条属支。大隐静脉收集足、小腿和大腿的内侧部以及大腿前部浅层结构的静脉血（图）。

大隐静脉和小隐静脉借穿静脉与深静脉交通。穿静脉的瓣膜朝向深静脉，可将浅静脉的血液引流入深静脉。当深静脉回流受阻时，穿静脉瓣膜可发生关闭不全，深静脉血液反流入浅静脉，导致下肢浅静脉曲张。大隐静脉在内踝前方的位置表浅而恒定，是输液和注射的常用部位。

（王海杰）

línbā xìtǒng

淋巴系统（lymphatic system）

由淋巴管道、淋巴组织（弥散淋巴组织和淋巴小结）和淋巴器官（淋巴结、扁桃体、胸腺和脾）组成的系统。其中，淋巴管道和淋巴结的淋巴窦是脉管系统的组成部分之一，输送淋巴液。淋巴组织和淋巴器官具有产生淋巴细胞、过滤淋巴液和进行免疫应答的功能（图）。

淋巴管道和淋巴结的淋巴窦

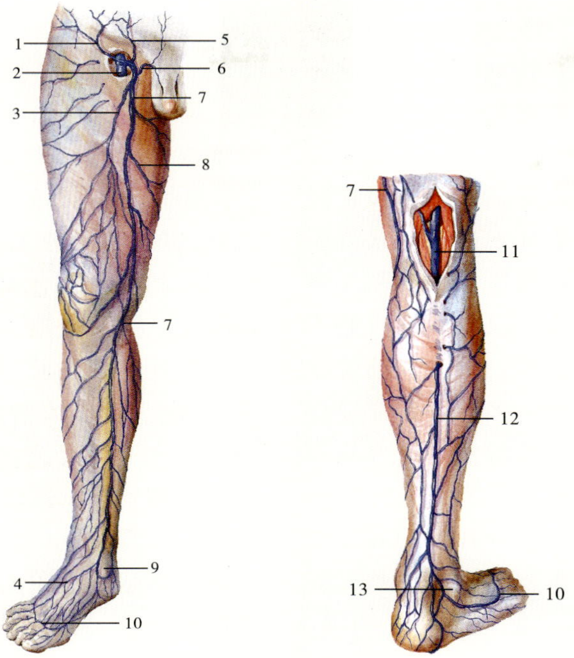

a 大隐静脉　　b 小隐静脉

图 下肢浅静脉

1.旋髂浅静脉　2.股静脉　3.股外侧浅静脉　4.足背静脉网　5.腹壁浅静脉　6.阴部外浅静脉　7.大隐静脉　8.股内侧浅静脉　9.内踝　10.足背静脉弓　11.腘静脉　12.小隐静脉　13.外踝

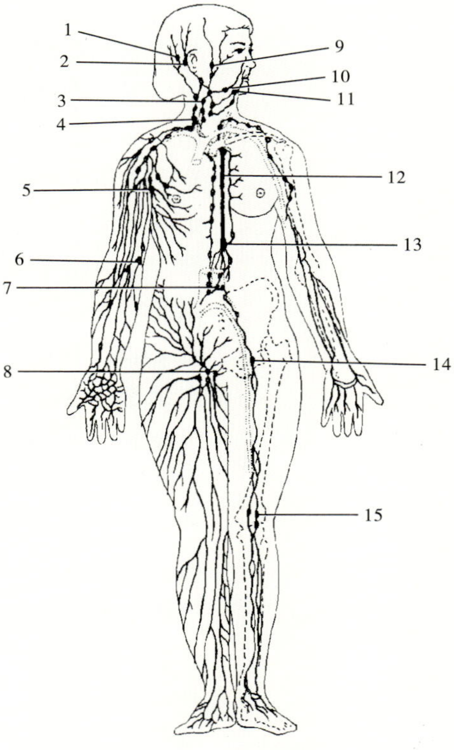

图 全身淋巴管和淋巴结示意图

1.枕淋巴结　2.耳后淋巴结　3.颈外侧深淋巴结　4.颈外侧浅淋巴结　5.腋淋巴结　6.肘淋巴结　7.腰淋巴结　8.腹股沟浅淋巴结　9.腮腺淋巴结　10.下颌下淋巴结　11.颏下淋巴结　12.胸导管　13.乳糜池　14.腹股沟深淋巴结　15.腘淋巴结

内含有淋巴液，简称淋巴。自小肠绒毛中的中央乳糜池至胸导管的淋巴管道中的淋巴因含乳糜微粒呈乳白色，其他部位的淋巴管道中的淋巴无色透明。血液流经毛细血管动脉端时，一些成分经毛细血管壁进入组织间隙，形成组织液。组织液与细胞进行物质交换后，大部分经毛细血管静脉端吸收入静脉，小部分水分和大分子物质进入毛细淋巴管，形成淋巴。淋巴沿淋巴管道和淋巴结的淋巴窦向心流动，最后流入静脉。因此，淋巴系统是心血管系统的辅助系统，协助静脉引流组织液。

在安静状态下，每小时约有120ml淋巴流入血液，每天回流的淋巴相当于全身血浆总量。淋巴流动缓慢，流速是静脉的1/10。远近相邻两对瓣膜之间的淋巴管段构成“淋巴管泵”，通过平滑肌的收缩和瓣膜的开闭，推动淋巴向心流动。淋巴管周围动脉的搏动、肌肉的收缩和胸腔负压对于淋巴回流有促进作用。运动和按摩有助于改善淋巴回流功能。如果淋巴回流受阻，大量含蛋白质的组织液不能及时吸收，可导致淋巴水肿。淋巴管之间有丰富的交通支，参与构成淋巴侧支循环。当炎症、寄生虫、异物或肿瘤栓子阻塞淋巴管，外伤或手术切断淋巴管时，淋巴经交通支回流。在炎症或外伤等情况下，淋巴管新生，形成新的淋巴侧支通路，从而保证了正常组织或病变组织的淋巴回流。但是，淋巴侧支通路可成为病变扩散或肿瘤转移的途径。

（王海杰）

línbā guǎndào

淋巴管道（lymphatic vessel）

将淋巴输送入大静脉的管道系统。

根据淋巴管道的结构和功能特点，可分为以下4种。

毛细淋巴管　以膨大的盲端起始，互相吻合成毛细淋巴管网，然后汇入淋巴管。在上皮、角膜、晶状体、软骨、脑和脊髓等处，无毛细淋巴管。与毛细血管相比，毛细淋巴管丰富，内皮细胞较薄，细胞间隙较大，基膜不完整，无周细胞。内皮细胞外面有纤维细丝牵拉，使毛细淋巴管处于扩张状态。蛋白质、细胞碎片、尘粒、细菌、炎性细胞和肿瘤细胞等容易进入毛细淋巴管。毛细淋巴管在肿瘤淋巴转移等方面起着重要作用（图）。

淋巴管　由毛细淋巴管汇合而成的管道。管壁结构与静脉相似，淋巴管内有丰富的瓣膜，具有防止淋巴逆流的功能。由于相邻两对瓣膜之间的淋巴管段扩张明显，淋巴管外观呈串珠状或藕节状。淋巴管分浅淋巴管和深淋巴管两类，浅淋巴管位于浅筋膜内，与浅静脉伴行；深淋巴管位于深筋膜深面，多与血管神经伴行。浅淋巴管和深淋巴管之间存在丰富的交通。

淋巴干　全身各部的淋巴管经过一系列淋巴结群中继后，在颈根部和膈下汇合成9条淋巴干。包括腰干、支气管纵隔干、锁骨下干、颈干各2条和1条肠干。

淋巴导管　由9条淋巴干汇合而成的导管，共有2条淋巴导管。①胸导管：是全身最大的淋巴管，在第1腰椎前方由左腰干、右腰干和肠干汇合而成。其起始部膨大，称乳糜池。胸导管经主动脉裂孔进入胸腔，沿脊柱右前方、胸主动脉与奇静脉之间上行，至第5胸椎高度经食管与脊柱之间向左侧斜行，再沿脊柱左前方上行，经胸廓上口至颈根部。在左颈总动脉和左颈内静脉的后方转向前内下方，注入左静脉角。胸导管在注入左静脉角处接受左颈干、左锁骨下干和左支气管纵隔干。胸导管引流下肢、盆部、腹部、左上肢、左胸部和左头颈部的淋巴，即下半身和左上半身，占全身3/4部位的淋巴。胸导管与肋间淋巴结、纵隔后淋巴结、气管支气管淋巴结和左锁骨上淋巴结之间存在广泛的淋巴侧支通路。胸导管内的肿瘤细胞可转移至这些淋巴结。胸导管常发出较细的侧支注入奇静脉和肋间后静脉等，故手术误伤胸导管末段后结扎时，一般不会引起淋巴水肿。②右淋巴导管：长1～1.5cm，由右颈干、右锁骨下干和右支气管纵隔干汇合而成，注入右静脉角。右淋巴导管引流右上肢、右胸部和右头颈部的淋巴，即右上半身，占全身1/4部位的淋巴。右淋巴导管与胸导管之间存在着交通。

（王海杰）

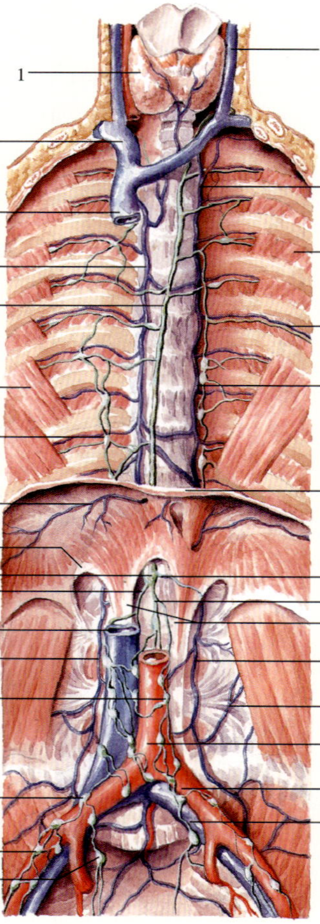

图　体腔后壁淋巴结和淋巴导管

1.甲状腺　2.头臂静脉　3.上腔静脉　4.奇静脉　5.胸导管　6.肋下肌　7.肋间淋巴结　8.膈下静脉　9.内侧弓状韧带　10.乳糜池　11.右腰干　12.下腔静脉　13.腰升静脉　14.腰淋巴结　15.髂总淋巴结　16.髂外淋巴结　17.髂内淋巴结　18.颈内静脉　19.副半奇静脉　20.肋间内肌　21.肋间后静脉　22.半奇静脉　23.膈　24.肠干　25.左腰干　26.膈右脚和左脚　27.腰静脉　28.腹主动脉　29.髂总动脉　30.髂总静脉

línbājié

淋巴结（lymph node）

属于淋巴器官，形态为大小不等的圆形或椭圆形灰红色淋巴小体。一侧凸突，另一侧凹陷，凹陷的中央处为淋巴结门，有血管和神经出入。与淋巴结凸侧相连的淋巴管称输入淋巴管，数目较多。出淋巴结门的淋巴管称输出淋巴管。一个淋巴结的输出淋巴管可成为另一个淋巴结的输入淋巴管。淋巴结内的淋巴窦为淋巴管道的组成部分，故淋巴结对于淋巴引流起着重要作用。淋巴结多成群分布，数目不恒定，青年人有淋巴结400~450个。淋巴结按位置不同分为浅淋巴结和深淋巴结，浅淋巴结位于浅筋膜内，深淋巴结位于深筋膜深面。淋巴结多沿血管排列，位于关节屈侧和体腔的隐藏部位，如肘窝、腋窝、腘窝、腹股沟、“器官门”和体腔大血管附近。

淋巴结有滤过淋巴、产生淋巴细胞和进行免疫应答功能。引流某一器官或部位淋巴的第一级淋巴结称局部淋巴结，临床通常称哨位淋巴结。当某器官或部位发生病变时，细菌、毒素、寄生虫或肿瘤细胞可沿淋巴管进入相应的局部淋巴结。此时，淋巴结发生细胞增殖等病理变化，致淋巴结肿大。因此，局部淋巴结肿大常反映其引流范围存在病变。如果局部淋巴结不能阻止病变的扩散，病变可沿淋巴管道向远处蔓延。了解淋巴结的位置、淋巴引流范围和引流途径，对于病变的诊断和治疗具有重要意义。淋巴结肿大时，可作淋巴结穿刺术或淋巴结活体组织检查术以辅助诊断。在某些肿瘤，切除肿瘤同时常清扫局部淋巴结。甲状腺、食管和肝的部分淋巴管可不经过淋巴结，直接注入胸导管，可导致肿瘤细胞更容易迅速地向远处转移（图）。

（王海杰）

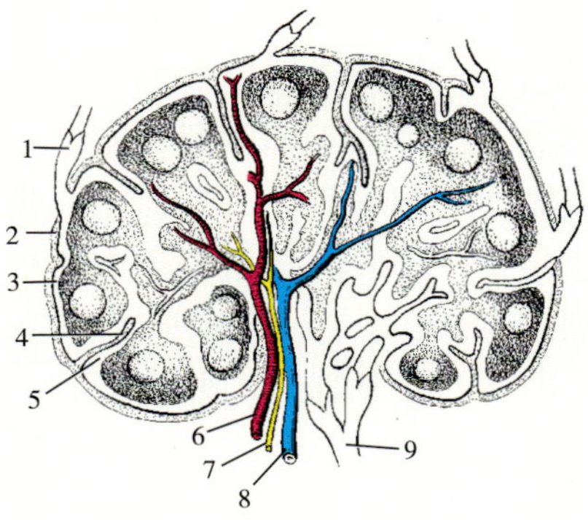

图　淋巴结模式图

1.输入淋巴管　2.被膜　3.被膜下窦　4.小梁　5.小梁周窦　6.小动脉　7.神经　8.小静脉　9.输出淋巴管

tóu-jǐngbù línbājié

头颈部淋巴结（lymph node of head and neck）

于头颈部交界处呈环状排列，在颈部沿静脉纵向排列的淋巴结。其输出淋巴管下行，直接（间接）注入颈外侧下深淋巴结。

头部淋巴结　多位于头部和颈部交界处，主要引流头面部淋巴，输出淋巴管直接（间接）注入颈外侧上深淋巴结。头部的主要淋巴结有：①枕淋巴结：分浅深两群，分别位于斜方肌起点的表面和头夹肌的深面，引流枕部和项部的淋巴。②乳突淋巴结：又称耳后淋巴结。位于胸锁乳突肌止点的表面，引流颅顶、颞区和耳郭后面皮肤的淋巴。③腮腺淋巴结：分浅深两群，分别位于腮腺表面和腮腺实质内，引流额、颅顶、颞区、耳郭、外耳道、颊部和腮腺等处的淋巴。④下颌下淋巴结：位于下颌下腺的附近和下颌下腺实质内，引流面部和口腔器官的淋巴。⑤颏下淋巴结：位于颏下，引流舌尖、下唇中部和颏部的淋巴（图1）。

颈部淋巴结　包括颈前淋巴

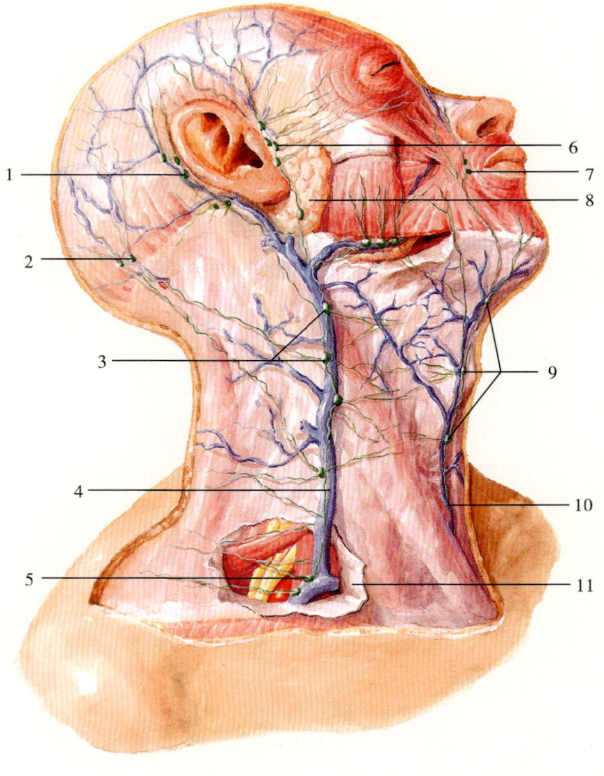

图1　颈部浅层淋巴结

1.乳突淋巴结　2.枕淋巴结　3.颈外侧浅淋巴结　4.颈外静脉　5.锁骨上淋巴结　6.腮腺浅淋巴结　7.颊肌淋巴结　8.腮腺　9.颈前浅淋巴结　10.颈前静脉　11.封套筋膜（颈深筋膜浅层）

结和颈外侧淋巴结。

颈前淋巴结　分两部分。

颈前浅淋巴结　沿颈前静脉排列，引流颈前部浅层结构的淋巴，输出淋巴管注入颈外侧下深淋巴结。

颈前深淋巴结　①喉前淋巴结：位于喉的前面，引流喉和甲状腺的淋巴，输出淋巴管注入气管前淋巴结、气管旁淋巴结和颈外侧下深淋巴结。②甲状腺淋巴结：位于甲状腺峡部的前面，引流甲状腺的淋巴，输出淋巴管注入气管前淋巴结、气管旁淋巴结和颈外侧上深淋巴结。③气管前淋巴结：位于气管颈部的前面，引流喉、甲状腺和气管颈部的淋巴，输出淋巴管注入气管旁淋巴结和颈外侧下深淋巴结。④气管旁淋巴结：位于气管和食管之间的侧沟内，沿喉返神经排列，引流喉、甲状腺、气管和食管的淋巴，输出淋巴管主要参与组成支气管纵隔干，一部分注入颈外侧下深淋巴结。感染或肿瘤转移可致气管旁淋巴结肿大，压迫喉返神经，出现声音嘶哑。

颈外侧淋巴结　分两部分。

颈外侧浅淋巴结　沿颈外静脉排列，引流颈外侧浅层结构的淋巴，并收纳枕淋巴结、乳突淋巴结和腮腺淋巴结的输出淋巴管，其输出淋巴管注入颈外侧深淋巴结（图2）。

颈外侧深淋巴结　主要沿颈内静脉排列，部分淋巴结沿副神经和颈横血管排列。以肩胛舌骨肌为界，分为两群。①颈外侧上深淋巴结：主要沿颈内静脉上段排列。位于面静脉、颈内静脉和二腹肌后腹之间的淋巴结称颈内静脉二腹肌淋巴结，引流鼻咽部、腭扁桃体和舌根的淋巴。鼻咽癌和舌根癌常首先转移至该淋巴结。位于颈内静脉与肩胛舌骨肌中间腱交叉处的淋巴结称颈内静脉肩胛舌骨肌淋巴结，引流舌尖的淋巴。舌尖癌常首先转移至该淋巴结。沿副神经排列的淋巴结称副神经淋巴结。颈外侧上深淋巴结引流鼻、舌、咽、喉、甲状腺、气管、食管、枕部、项部和肩部等处的淋巴，并收纳枕、耳后、腮腺、下颌下、颏下和颈外侧浅淋巴结等的输出淋巴管，其输出淋巴管注入颈外侧下深淋巴结或颈干。②颈外侧下深淋巴结：主要沿颈内静脉下段排列。沿颈横血管分布的淋巴结称锁骨上淋巴结，其中位于前斜角肌前方的淋巴结称斜角肌淋巴结。左侧斜角肌淋巴结又称Virchow淋巴结。患胸、腹、盆部的肿瘤，尤其是食管腹段癌和胃癌时，癌细胞栓子可经胸导管转移至该淋巴结，常可在胸锁乳突肌后缘与锁骨上缘形成的夹角处触摸到肿大的淋巴结。颈外侧下深淋巴结引流颈根部、胸壁上部和乳房上部的淋巴，并收纳颈前淋巴结、颈外侧浅淋巴结和颈外侧上深淋巴结的输出淋巴管，其输出淋巴管合成颈干，左侧注入胸导管，右侧注入右淋巴导管。咽后淋巴结位于咽后壁和椎前筋膜之间，引流鼻腔后部、鼻旁窦、鼻咽部和喉咽部的淋巴，输出淋巴管注入颈外侧上深淋巴结。

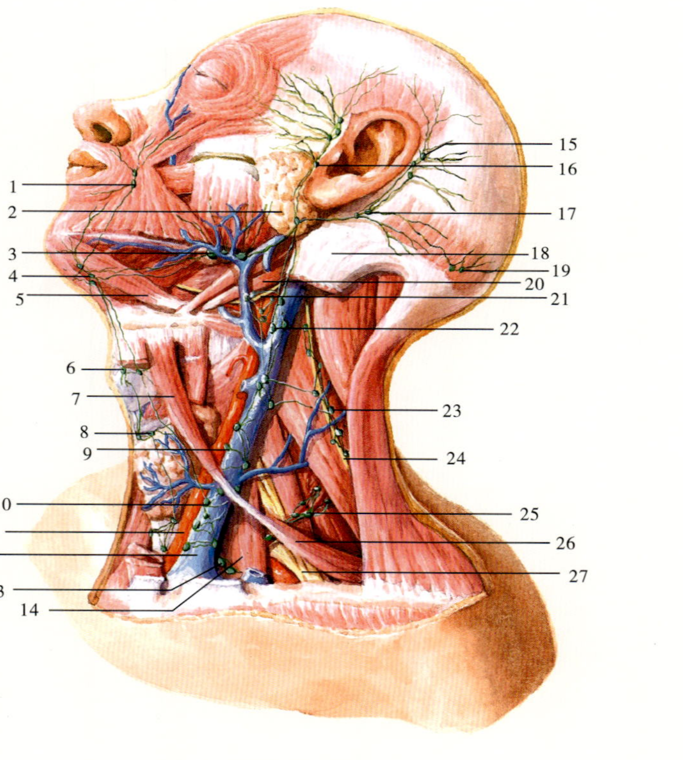

图2　颈部深层淋巴结

1.颊肌淋巴结　2.腮腺　3.面静脉　4.颏下淋巴结　5.二腹肌前腹　6.喉前淋巴结　7.肩胛舌骨肌上腹　8.甲状腺淋巴结　9.颈内静脉肩胛舌骨肌淋巴结　10.颈外侧下深淋巴结　11.颈总动脉　12.颈内静脉　13.锁骨上淋巴结　14.前斜角肌　15.耳后淋巴结　16.腮腺浅淋巴结　17.乳突淋巴结　18.胸锁乳突肌　19.枕淋巴结　20.二腹肌后腹　21.舌下神经　22.颈内静脉二腹肌淋巴结　23.副神经淋巴结　24.副神经　25.颈横动脉淋巴结　26.肩胛舌骨肌下腹　27.臂丛

（王海杰）

shàngzhī línbājié

上肢淋巴结（lymph node of upper limb）　引流上肢及胸部等处

淋巴的淋巴结。① 肘淋巴结：分浅深两群，分别位于肱骨内上髁上方和肘窝深血管周围。浅群又称滑车上淋巴结。肘淋巴结通过浅淋巴管和深淋巴管引流手尺侧半和前臂尺侧半的淋巴，其输出淋巴管沿肱血管上行，注入腋淋巴结。② 锁骨下淋巴结：又称三角胸肌淋巴结，位于锁骨下，三角肌胸大肌间沟内，沿头静脉排列，收纳沿头静脉上行的浅淋巴管，其输出淋巴管注入腋淋巴结，少数注入锁骨上淋巴结。③ 腋淋巴结：位于腋窝疏松结缔组织内，沿血管排列。按位置分为5群：胸肌淋巴结位于胸小肌下缘处，沿胸外侧血管排列，引流腹前外侧壁、胸外侧壁以及乳房外侧部和中央部的淋巴，其输出淋巴管注入中央淋巴结和尖淋巴结。外侧淋巴结沿腋静脉排列，收纳除注入锁骨下淋巴结以外的上肢浅、深淋巴管，其输出淋巴管注入中央淋巴结和尖淋巴结，少数注入锁骨上淋巴结。肩胛下淋巴结沿肩胛下血管排列，引流颈后部和背部的淋巴，其输出淋巴管注入中央淋巴结和尖淋巴结。中央淋巴结位于腋窝中央的疏松结缔组织中，收纳上述3群淋巴结的输出淋巴管，其输出淋巴管注入尖淋巴结。尖淋巴结沿腋静脉近侧段排列，引流乳腺上部的淋巴，并收纳上述4群淋巴结和锁骨下淋巴结的输出淋巴管，其输出淋巴管合成锁骨下干，左侧注入胸导管，右侧注入右淋巴导管。少数输出淋巴管注入锁骨上淋巴结（图）。

（王海杰）

xiōngbù línbājié

胸部淋巴结（lymph node of thorax） 引流胸壁和胸腔器官淋巴的淋巴结。

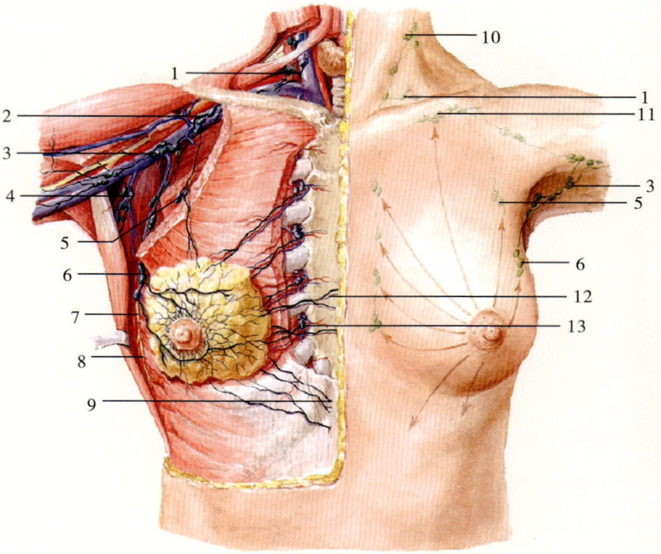

图 腋窝、乳腺的淋巴管和淋巴结

1.锁骨上淋巴结 2.尖淋巴结 3.中央淋巴结 4.肩胛下淋巴结 5.胸肌间淋巴结 6.胸肌淋巴结 7.胸外侧动脉 8.胸长神经 9.至肝的淋巴管 10.颈深淋巴结 11.锁骨下淋巴结 12.至对侧乳腺的淋巴管 13.胸骨旁淋巴结

胸壁的淋巴结：① 胸骨旁淋巴结：沿胸廓内血管排列，引流胸腹前壁和乳房内侧部的淋巴，并收纳膈上淋巴结前群的输出淋巴管，其输出淋巴管参与合成支气管纵隔干。② 肋间淋巴结：多位于肋头附近，沿肋间后血管排列，引流胸后壁的淋巴，其输出淋巴管注入胸导管。③ 膈上淋巴结：位于膈的胸腔面，分前群、外侧群和后群，引流膈、壁胸膜、心包和肝上面的淋巴，其输出淋巴管注入胸骨旁淋巴结、纵隔前淋巴结和纵隔后淋巴结。胸前壁上部的浅淋巴管注入颈外侧下深淋巴结，胸后壁和胸前壁大部分浅淋巴管注入腋淋巴结，胸壁深淋巴管注入胸壁淋巴结（图1）。

胸腔器官的淋巴结：① 纵隔前淋巴结：位于上纵隔前部和前纵隔内，在大血管和心包的前面，引流胸腺、心、心包和纵隔胸膜的淋巴，并收纳膈上淋巴结外侧群的输出淋巴管，其输出淋巴管参与合成支气管纵隔干。② 纵隔后淋巴结：位于上纵隔后部和后纵隔内，沿胸主动脉和食管排列，引流心包、食管胸段和膈的淋巴，并收纳膈上淋巴结外侧群和后群的输出淋巴管，其输出淋巴管注入胸导管。③ 气管、支气管和肺的淋巴结：这些淋巴结引流肺、胸膜脏层、支气管、气管和食管的淋巴，并收纳纵隔后淋巴结的输出淋巴管。在成年人，由于大量灰尘颗粒沉积在淋巴结内，淋巴结变黑色。肺淋巴结位于肺叶支气管和肺段支气管分支夹角处，其输出淋巴管注入支气管肺淋巴结。支气管肺淋巴结位于肺门处，又称肺门淋巴结，其输出淋巴管注入气管支气管淋巴结。气管支气管淋巴结分为上下两群，分别位于气管杈的上方和下方，输出淋巴管注入气管旁淋巴结。气管旁淋巴结沿气管排列。气管旁淋巴结、纵隔前淋巴结和胸骨旁淋巴结的输出淋巴管汇合成支气管纵隔干。左支气管纵隔干和右支气管纵隔干分别注入胸导管和右

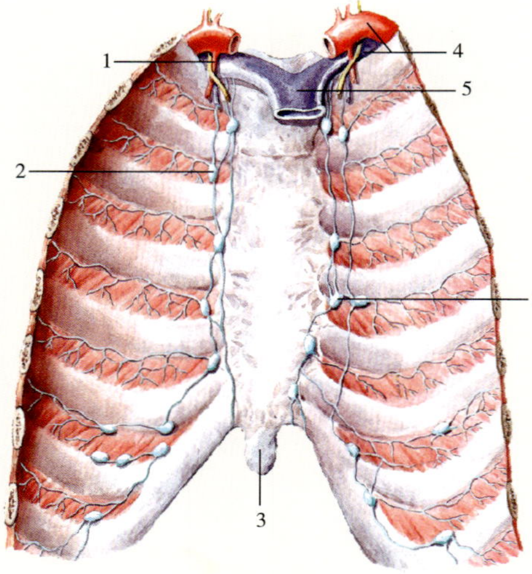

图1　胸骨旁淋巴结

1.胸廓内动脉　2.胸骨旁淋巴结　3.剑突　4.锁骨下动脉和静脉　5.上腔静脉

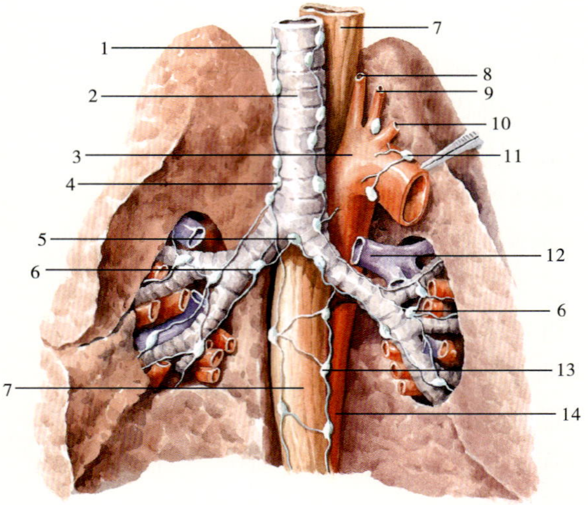

图2　气管、支气管和肺的淋巴结

1.气管旁淋巴结　2.气管　3.主动脉弓　4.气管和支气管上淋巴结　5.气管和支气管下淋巴结　6.支气管肺淋巴结　7.食管　8.左锁骨下动脉　9.左颈总动脉　10.头臂干　11.主动脉弓淋巴结　12.左肺动脉　13.纵隔后淋巴结　14.胸主动脉

淋巴导管（图2）。

（王海杰）

fùbù línbājié

腹部淋巴结（lymph node of abdomen）　位于腹后壁和腹腔器官周围，沿腹腔血管排列的淋巴结。脐平面以上腹前外侧壁的浅淋巴管和深淋巴管分别注入腋淋巴结和胸骨旁淋巴结，脐平面以下腹壁的浅淋巴管注入腹股沟浅淋巴结，深淋巴管注入腹股沟深淋巴结、髂外淋巴结和腰淋巴结。腰淋巴结：位于腹后壁，沿腹主动脉和下腔静脉排列，引流腹后壁深层结构和腹腔成对器官的淋巴，并收纳髂总淋巴结的输出淋巴管，其输出淋巴管汇合成左腰干和右腰干。腹腔不成对器官的淋巴管注入沿腹腔干、肠系膜上动脉和肠系膜下动脉及其分支排列的淋巴结：①沿腹腔干及其分支排列的淋巴结：胃左淋巴结、胃右淋巴结、胃网膜左淋巴结、胃网膜右淋巴结、幽门上淋巴结、幽门下淋巴结、肝淋巴结、胰淋巴结和脾淋巴结引流相应动脉分布范围的淋巴，其输出淋巴管注入位于腹腔干周围的腹腔淋巴结（图1）。②沿肠系膜上动脉及其分支排列的淋巴结：肠系膜淋巴结沿

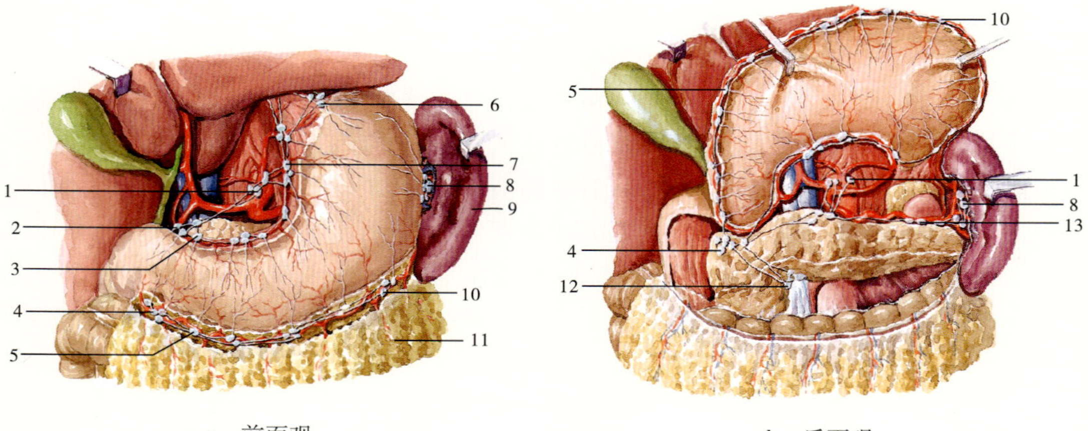

a　前面观　　　　b　后面观

图1　胃的淋巴结

1.腹腔淋巴结　2.幽门上淋巴结　3.胃右淋巴结　4.幽门下淋巴结　5.胃网膜右淋巴结　6.贲门淋巴结　7.胃左淋巴结　8.脾淋巴结　9.脾　10.胃网膜左淋巴结　11.大网膜　12.肠系膜上淋巴结　13.胰上淋巴结

空肠、回肠动脉排列，回结肠淋巴结、右结肠淋巴结和中结肠淋巴结沿同名动脉排列，这些淋巴结引流相应动脉分布范围的淋巴，其输出淋巴管注入位于肠系膜上动脉根部周围的肠系膜上淋巴结。③沿肠系膜下动脉及其分支排列的淋巴结：左结肠淋巴结、乙状结肠淋巴结和直肠上淋巴结引流相应动脉分布范围的淋巴，其输出淋巴管注入沿肠系膜下动脉根部排列的肠系膜下淋巴结。腹腔淋巴结、肠系膜上淋巴结和肠系膜下淋巴结的输出淋巴管汇合成肠干（图2）。

（王海杰）

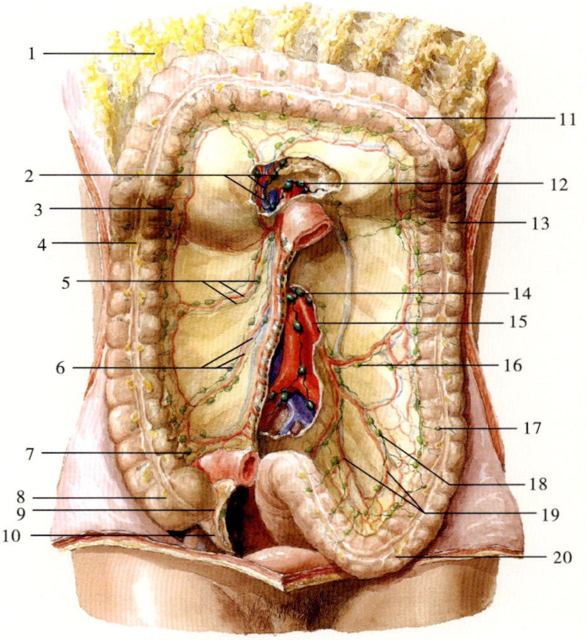

图2 结肠的淋巴结

1.大网膜 2.中结肠动脉和静脉及淋巴结 3.结肠旁淋巴结 4.结肠右曲 5.右结肠动脉和静脉及淋巴结 6.回结肠动脉和静脉及淋巴结 7.盲肠前淋巴结 8.盲肠 9.阑尾动脉 10.阑尾 11.结肠带 12.肠系膜上淋巴结 13.结肠左曲 14.肠系膜下淋巴结 15.肠系膜下动脉 16.左结肠淋巴结 17.结肠上淋巴结 18.乙状结肠淋巴结 19.乙状结肠动脉 20.乙状结肠

pénbù línbājié

盆部淋巴结（lymph node of pelvis）

引流盆部和会阴等处淋巴的淋巴结。①骶淋巴结：沿骶正中血管和骶外侧血管排列，引流盆后壁、直肠、前列腺或子宫等处的淋巴，其输出淋巴管注入髂内淋巴结或髂总淋巴结。②髂内淋巴结：沿髂内动脉及其分支和髂内静脉及其属支排列，引流大部分盆壁、盆腔器官以及会阴、臀部、股后部的深层结构淋巴，其输出淋巴管注入髂总淋巴结。③髂外淋巴结：沿髂外血管排列，引流腹前壁下部、膀胱、前列腺或子宫颈和阴道上部的淋巴，并收纳腹股沟浅、深淋巴结的输出淋巴管，其输出淋巴管注入髂总淋巴结。④髂总淋巴结：沿髂总血管排列，收纳上述3群淋巴结的输出淋巴管，其输出淋巴管注入腰淋巴结（图1，图2）。

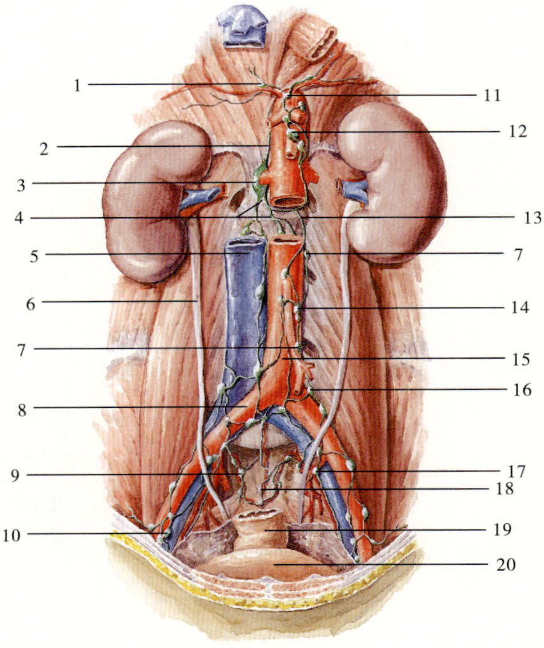

图1 腹膜后隙的淋巴结

1.膈下淋巴结 2.胸导管 3.乳糜池 4.左腰干和右腰干 5.下腔静脉 6.右输尿管 7.腰淋巴结 8.髂总动脉 9.骶外侧淋巴结 10.髂外淋巴结 11.腹腔淋巴结 12.肠系膜上淋巴结 13.肠干 14.肠系膜下淋巴结 15.腹主动脉 16.髂总淋巴结 17.髂内淋巴结 18.骶正中淋巴结 19.直肠 20.膀胱

（王海杰）

xiàzhī línbājié

下肢淋巴结（lymph node of lower limb）

引流下肢等处淋巴的淋巴结。下肢浅和深淋巴管直接或

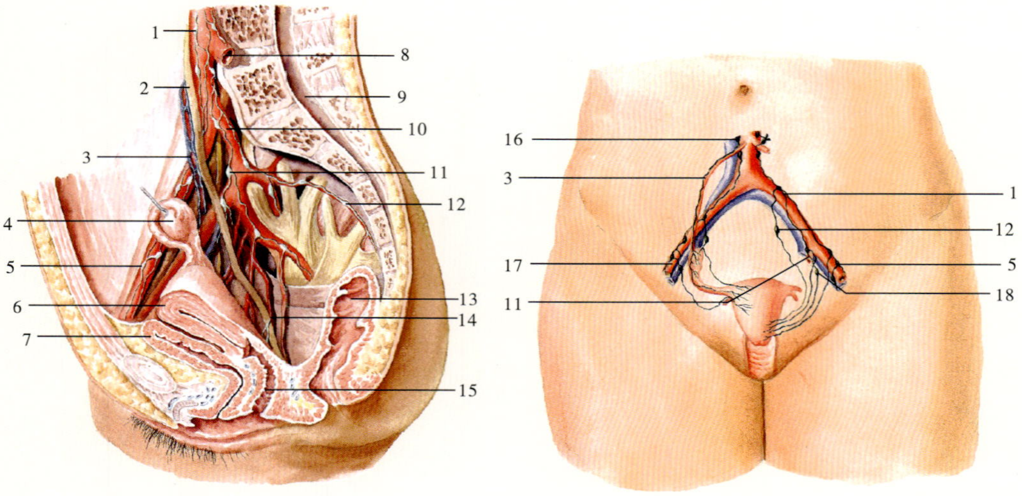

a　正中矢状面观　　　　b　前面观

图2　女性生殖器的淋巴管和淋巴结

1.髂总淋巴结　2.输尿管　3.卵巢动脉　4.卵巢　5.髂外淋巴结　6.子宫　7.膀胱　8.左髂总动脉　9.骶管　10.髂内动脉　11.髂内淋巴结　12.骶淋巴结　13.直肠　14.子宫动脉　15.阴道　16.腰淋巴结　17.髂外动脉　18.闭孔淋巴结

间接注入腹股沟淋巴结。此外，臀部的深淋巴管注入髂内淋巴结。下肢淋巴结有：①腘淋巴结：分浅深两群，分别沿小隐静脉末端和腘血管排列，收纳足外侧缘和小腿后外侧部的浅淋巴管以及足和小腿的深淋巴管，其输出淋巴管沿股血管上行，注入腹股沟深淋巴结。②腹股沟淋巴结：腹股沟浅淋巴结位于腹股沟韧带下方，分上下两群，上群与腹股沟韧带平行排列，引流腹前外侧壁下部、臀部、会阴和子宫底的淋巴；下群沿大隐静脉末端排列，收纳除足外侧缘和小腿后外侧部外的下肢浅淋巴管。腹股沟浅淋巴结的输出淋巴管注入腹股沟深淋巴结或髂外淋巴结。腹股沟深淋巴结位于股静脉周围和股管内，引流大腿和会阴深部结构的淋巴，并收纳腘淋巴结深群和腹股沟浅淋巴结的输出淋巴管，其输出淋巴管注入髂外淋巴结（图）。

（王海杰）

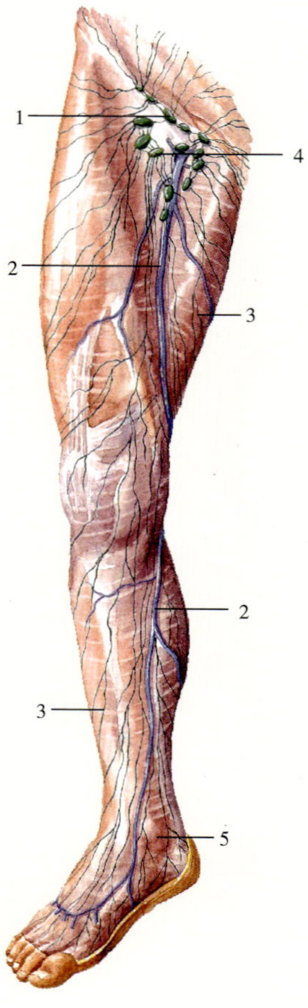

图　下肢浅淋巴管和淋巴结

1.腹股沟上浅淋巴结　2.大隐静脉　3.浅淋巴管　4.腹股沟下浅淋巴结　5.内踝

pí

脾（spleen）　人体最大的淋巴器官。具有储血、造血、清除衰老红细胞和免疫应答等功能。位于左季肋部，胃底与膈之间，第9~11肋深面，长轴与第10肋一致。正常时在左肋弓下触不到脾。脾的位置可随呼吸和体位不同而变化，站立比平卧时低2.5cm。胃脾韧带、脾肾韧带和膈结肠韧带对脾起着支持和固定作用。

脾呈暗红色，质软而脆。脾可分为膈脏两面，前后两端和上下两缘。膈面光滑隆凸，对向膈。脏面凹陷，中央处有脾门，是血管、神经和淋巴管出入之处。在脏面，脾与胃底、左肾、左肾上腺、胰尾和结肠左曲相毗邻。前端较宽，朝向前外方，达腋中线。后端钝圆，朝向后内方，距离正中线4~5cm。上缘较锐，朝向前上方，前部有2~3个脾切迹。脾大时，脾切迹是触诊脾的标志。下缘较钝，朝向后下方。在脾的附近，特别在胃脾韧带和大网膜中可能存在副脾，出现率为10%~40%。副脾的位置、大小和数目不定。因脾功能亢进而行脾切除术时，应同时切除副脾（图）。

（王海杰）

gǎnjuéqì

感觉器（sensory organ） 机体感受刺激的装置，是感受器及其辅助结构的总称。一般指特殊感觉器官，是机体探索世界和认识世界最初步的器官。感受器是指感受某种刺激而产生兴奋的结构。

分类 根据所在部位及接受刺激的来源，把感受器分为 3 类：①内感受器：分布于内脏器官和心血管等处，接受体内环境的物理和化学刺激，如渗透压、压力、温度、离子和化合物浓度等变化所产生的刺激。②外感受器：分布于皮肤、黏膜等处，感受来自外界环境的刺激，如痛觉、温觉、触觉、压觉等刺激，视器和听器亦属于外感受器，可感受光波和声波的刺激。③本体感受器：分布于肌、肌腱、关节和内耳的位觉器等处，接受机体运动和平衡变化时所产生的刺激。另外，根据感受器的特化程度可分为两类：①一般感受器：包括分布于皮肤的痛觉、温觉、触觉、压觉感受器；分布于肌、肌腱、关节等处的位置觉、振动觉感受器及分布于心血管的各种感受器等。②特殊感受器：包括视器、前庭蜗器、嗅器、味器等。再者，根据感受器所接受刺激的性质，可分为光感受器、机械感受器、温度感受器和化学感受器等。

结构与功能 感受器广泛分布于身体各部，在形态和功能也各不相同：有的结构十分简单，仅为感觉神经游离末梢装置，有的则由简单的结构包被感觉神经末梢，形成各种被囊神经末梢，如环层小体、触觉小体等；另有一些在长期演化过程中，不但感受装置更臻完善，而且具有若干复杂的辅助装置，称特殊感觉器或感觉器。

特点 感受器能感受机体内环境和外界环境的改变，分布于体表或组织内部。感受器接受相应的刺激后，通过换能作用将物理或化学刺激转化为神经冲动，再沿神经传导通路传至大脑皮质，从而产生各种特定的感觉。其特点是有最敏感、最容易接受的刺激形式，即用某种能量形式的刺激作用于某种感受器时，仅需要极小的刺激强度就能引起相应的感觉。这一刺激形式为该感受器的适宜刺激。在正常状况下，一种感受器只对某一种特定的刺激敏感，如视网膜对一定波长的光刺激敏感；听器对一定频率的声波刺激敏感等。高等动物的感受器高度特化，是长期进化过程中逐渐演化而来的，并随实践不断完善。它使机体对内环境与外环境不同的刺激做出精确的分析和适当的反应，从而更加灵活地适应生存环境。

（孙晋浩）

shìqì

视器（visual organ） 感受光线刺激并将其转变为神经冲动的器官。又称眼。由眼球及眼副器构成。

位置和分类 眼球位于眼眶内，具有折光成像和感光换能作用。眼副器位于眼球周围，有眼睑、结膜、泪器、眼球外肌以及眶筋膜等，具有保护、支持和运动眼球等作用。

动脉供应 主要由颈内动脉的分支眼动脉供血。眼动脉经视神经孔处入眶，营养眼球及眼副器。眼球由视网膜血管系和睫状血管系供血，两个系统之间有不显著的毛细血管网吻合。视网膜中央动脉在视神经管处起自眼动脉，在眼球后方 10~15mm 处，于视神经下方穿入视神经鞘，在视神经内前行至视神经盘处分出上下两支，约呈直角进入视网膜，给视网膜和视神经起始部供血。睫状血管系的动脉供应眼球内除视网膜内层以外的部分。睫状血管系的睫后动脉包括睫后短动脉、睫后长动脉和睫前动脉。睫后短动脉在视神经周围垂直穿入巩膜，在脉络膜内逐层分支，睫后短动脉主要营养巩膜后部、脉络膜及视网膜外层，有时发出细的分支营养视神经盘附近的视网膜。睫后长动脉，又称虹膜动脉，通常有 2 条分支，经视神经内侧和外

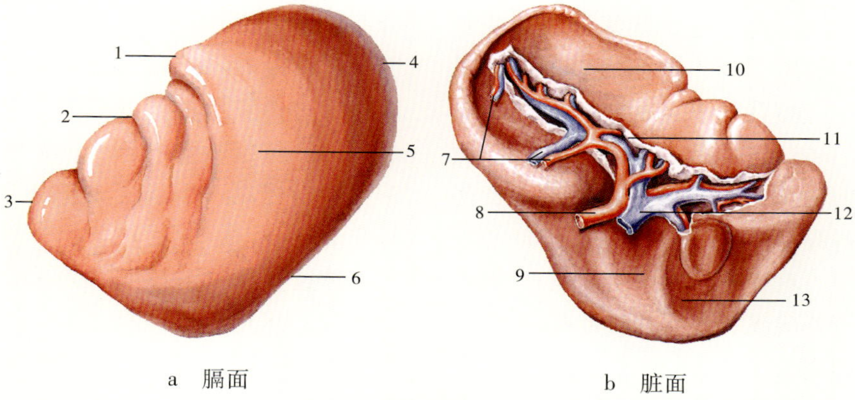

图 脾

1.上缘 2.脾切迹 3.前端 4.后端 5.膈面 6.下缘 7.胃短动脉和静脉 8.脾动脉 9.肾面 10.胃面 11.脾门 12.脾静脉 13.结肠面

侧穿入巩膜，行于巩膜及脉络膜之间，到虹膜睫状缘处，形成虹膜动脉大环，由此发出细的动脉支至瞳孔缘处，再形成虹膜动脉小环，给虹膜和睫状体供血。睫前动脉由眼动脉的肌支发出，经过眼球的4条直肌，在眼球前部穿入巩膜，与虹膜动脉大环吻合，营养巩膜、虹膜和睫状体（图1，图2）。

静脉引流　视网膜中央静脉及分支与同名动脉伴行，注入眼上静脉或海绵窦。睫状血管系的静脉包括涡静脉和睫前静脉。涡静脉多数为4~6条，是眼球中膜的主要静脉，分散在眼球4条直肌之间，呈旋涡状汇集成涡静脉，在眼球赤道附近穿出巩膜，收纳巩膜、睫状体和脉络膜的静脉，涡静脉注入眼上静脉或眼下静脉。睫前静脉较同名动脉小，收纳眼球前份的静脉血液。眼上静脉经眶上裂注入海绵窦。眼下静脉一支汇入眼上静脉；另一支经眶下裂注入翼丛。

淋巴回流　眼眶内没有淋巴结分布，在眼球内也没有发现淋巴管，但二者都有丰富的组织间隙。在角膜组织间隙内，通过吻合小管连成淋巴间隙网，引流淋巴。结膜内有淋巴管分布，这些淋巴管与角膜缘内的淋巴管密切联系，并与眼睑的淋巴管一同终于腮腺淋巴结、下颌下淋巴结和耳前淋巴结。

神经支配　分感觉神经和运动神经。感觉神经包括视神经和眼神经。①视神经：起自视网膜的节细胞，其轴突行于视神经盘处，穿眼球后部巩膜筛板至眶内，再经视神经管入颅。②眼的神经：感觉神经由三叉神经分出，分布于眼球、结膜和泪腺。运动神经主要支配眼球外肌、眼轮匝肌以及眼球内肌和泪腺。动眼神经支配上睑提肌、下斜肌和3条直肌（上直肌、下直肌和内直肌）；滑车神经支配上斜肌；展神经支配外直肌。眼轮匝肌由面神经支配。眼球内肌由副交感神经纤维支配，动眼神经内的副交感纤维分布于瞳孔括约肌和睫状肌。上泌涎核发出的副交感神经纤维管理泪腺分泌。支配视器的交感神经纤维发自颈上神经节，随颈内动脉丛入眶，穿睫状神经入眼球，分布于瞳孔开大肌。睑板肌也受颈上交感神经节的分支支配。

（孙晋浩）

yǎnqiú

眼球（eye ball）　位于眼眶内，近似球形，由眼球壁和眼球内容物组成。为视器的主要结构。其前后径24~25cm。前1/3露于眼裂处被眼睑覆盖，后端经视神经与间脑相连。眼球的周围有眼周围肌附着，其间由脂肪组织、结缔组织及筋膜等填充。眼平视前方时，眼球前面角膜的正中点为前极，后面巩膜的正中点为后极，前后两极的连线为眼轴。距两极相等的各点，绕眼球表面所作的环行线称赤道，又称中纬线。通过瞳孔中央至黄斑中央凹的直线为视轴。眶轴是自蝶骨小翼根部前缘至眶高线中点的连线，与眼轴和视轴不同。在胚胎时期，视轴随视器的发育和眶轴的改变而移动，在出生后亦随眼眶的发育和眶轴的改变而移动。视轴与眼轴相交形成约5°的夹角。

眼球壁由外中内3层膜构成。外膜为眼球纤维膜，厚而坚韧，保护眼球，分为前方的角膜及后方的巩膜。中膜为眼球血管膜，内含血管和色素，有营养眼球的作用，并使眼球内部形成屏蔽光线的暗箱，有利于光色感应，中膜从后向前分为脉络膜、睫状体和虹膜3部分。内膜为视网膜。眼球内容物包括房水、晶状体和玻璃体，再加角膜，即构成眼的屈光系统。外界光线透过角膜和透明的内容物发生折射，在眼底视网膜上聚集成像，再经视细胞的感光换能，把光能转变成神经冲动，经视觉传导通路传入视觉中枢，产生视觉。血液供应、淋巴回流及神经支配见视器。胚胎发育过程中，若两侧视泡在中线

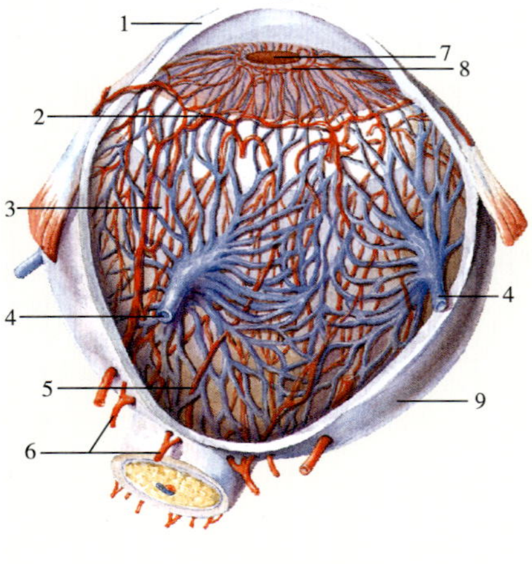

图1　眼球的血管

1.角膜　2.虹膜大环　3.脉络膜　4.涡静脉　5.睫后长动脉　6.睫后短动脉　7.瞳孔　8.虹膜小环　9.巩膜

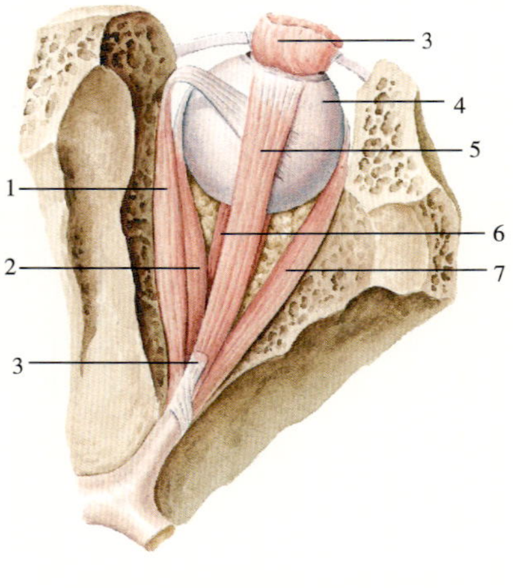

图2　眼球外肌（上面观）

1.上斜肌　2.内直肌　3.上睑提肌（断端）　4.眼球　5.上直肌　6.下直肌　7.外直肌

合并，则产生独眼畸形，仅在正中部有一个眼，眼的上方常有一管状鼻。倘若视泡未发生或视泡发育受阻则产生无眼或小眼畸形（图）。

（孙晋浩）

jiǎomó

角膜（cornea） 位于眼球最前面，占眼球外膜的前1/6，为无色透明，富有弹性的膜性结构。角膜形似圆形玻璃，外凸内凹，曲度较大，直径11～12mm；厚度不一，中央较薄，约0.8mm，周缘较厚，约1mm。角膜前面接触空气，后侧浸浴房水，周缘与巩膜相嵌合，即角膜缘，角膜缘上下略宽，内外略窄。从外面看，角膜呈椭圆形，自后面看呈圆形。角膜前面的弯曲度不均匀，自中央向周缘逐渐扁平，成年人的角膜凸度大，新生儿及老年人的角膜较成年人扁平。

角膜自前向后分为5层：①角膜上皮：为未角化的复层扁平上皮，其中基底细胞有分裂能力，故角膜上皮有再生能力。②前界层：为透明均质膜，对机械损伤或炎症感染的抵抗力较强，但损伤后不能再生。③角膜固有层：又称角膜基质，是角膜中最厚的一层，由多层与表面平行排列的胶原原纤维、少量角膜细胞及基质组成。④后界层：为透明的均质膜。⑤角膜内皮：为单层扁平上皮（图）。

角膜无血管，营养来自角膜缘血管网及房水的渗透作用。睫状前动脉穿入眼球之前，发出许多分支走向角膜缘，分布于角膜四周，这些分支相互吻合成角膜缘环状丛，此环状丛血管渗出的组织液给角膜提供营养。角膜内没有淋巴管分布，仅在角膜缘部血管分布的区域内有淋巴管。角膜内含有丰富的神经末梢。感觉神经来自三叉神经的分支，即睫状长神经及睫状短神经，该神经进入巩膜后向前伸至角膜缘，进入角膜固有层，失去髓鞘，神经末梢穿过前界层分布于上皮细胞之间。角膜对外伤、异物、光线等非常敏感。角膜浅层病变时，常由于神经末梢暴露受到刺激，有畏光、流泪、异物感等。

角膜移植是用正常的角膜替换病变的角膜，从而增进患者视力或治疗角膜疾患。角膜移植适用于多种原因造成的角膜病变，如角膜混浊、角膜溃疡、角膜肿瘤等。由于角膜无血管，因而免疫排斥反应小，移植易成功。

（孙晋浩）

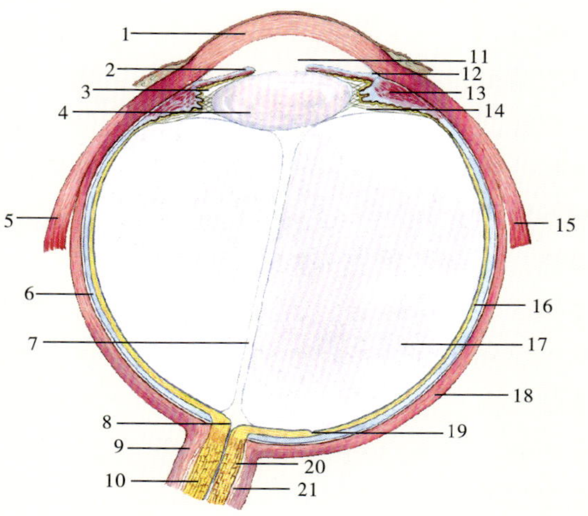

图 眼球水平切面（模式图）

1.角膜 2.虹膜 3.眼后房 4.晶状体 5.内直肌 6.脉络膜 7.玻璃体管 8.视神经盘 9.硬脑膜 10.视神经 11.眼前房 12.虹膜角膜角 13.睫状体 14.睫状小带 15.外直肌 16.视网膜 17.玻璃体 18.巩膜 19.中央凹 20.软脑膜 21.蛛网膜下隙

gǒngmó

巩膜（sclera） 眼球外膜后部乳白色、不透明的纤维膜。占眼球纤维膜的后5/6，有维持眼球形态和保护眼球内容物的作用。巩膜前接角膜，后方与视神经外鞘相连续。

形态结构 巩膜外面有眼球囊包裹，二者间的空隙称巩膜上腔。巩膜的内面有脉络膜贴附，其间的空隙称脉络膜周间隙。巩膜的厚度在各处不一，在视神经穿出的位置巩膜最厚，约1mm，向前逐渐变薄，在赤道附近最薄，约0.5mm，是葡萄肿易发生之处。至最前部，在眼球外肌附着处再次增厚。在巩膜与角膜交界处，即角膜缘处的内外两面均凹陷，分别称内巩膜沟和外巩膜沟。内巩膜沟的后缘有从巩膜伸出的环形小突，称巩膜突，又称巩膜距。巩膜突由环形排列的胶质纤维形成。内巩膜沟有环形的巩膜静脉窦和小梁网。巩膜静脉

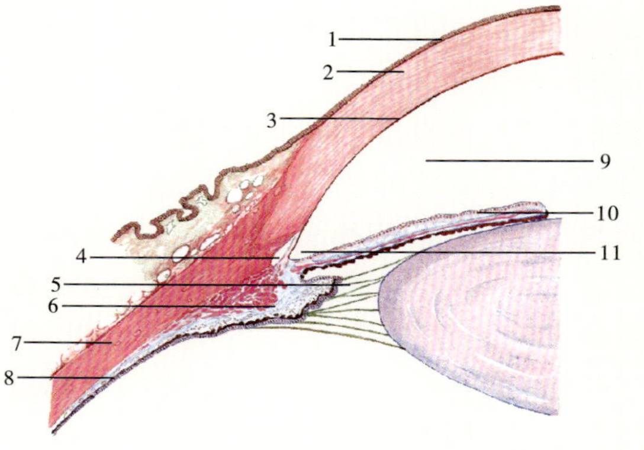

图 眼球前部水平切面

1.前上皮 2.角膜固有层 3.后上皮 4.巩膜静脉窦 5.睫状小带 6.睫状体 7.巩膜 8.脉络膜 9.眼前房 10.虹膜 11.虹膜角膜角

窦是导出房水的环形管道，窦壁由内皮、不连续基膜和薄层结缔组织组成。靠小梁网侧的内皮细胞有吞饮小泡、大泡和穿通小管。巩膜静脉窦可通过穿通小管直接与小梁间隙相通，使房水由小梁间隙直接流入巩膜静脉窦。小梁网位于巩膜静脉窦后方，由小梁和小梁间隙组成，向外通过巩膜静脉窦内皮细胞的穿通小管与窦腔相通，向内与前房角相通。巩膜在视神经通过处形成后巩膜孔，因神经纤维束穿出呈筛板状，称巩膜筛板。后巩膜孔是眼球外壁最薄弱的部分，当眼球内压力增高时，致巩膜筛板向后突出，引起视神经乳头凹陷。巩膜筛板还有视网膜中央动脉和视网膜中央静脉通过。在巩膜筛板的边缘有睫状血管、睫状神经通过的小孔，在赤道的后方有4个较大的涡静脉通过的孔。

巩膜由致密结缔组织构成，质地坚固，从外向内可分3层：①巩膜上层：由疏松结缔组织和血管组成。②巩膜固有层：由致密结缔组织构成，此层对支持眼球形状起重要作用。③棕黑层：富含黑色素细胞。

动脉供应　巩膜内血管很少，主要由睫状前动脉和睫状后动脉发出的分支供血。睫状后动脉在视神经附近穿入巩膜，发出分支营养巩膜。巩膜静脉窦所在的部分巩膜，由睫状前动脉发出分支营养。接近角膜缘部分的巩膜，由睫状前动脉在角膜周围形成角膜缘环状丛营养。

静脉引流　巩膜的静脉多引流至涡静脉和睫前静脉。

淋巴回流　巩膜内没有淋巴管，巩膜外的球间隙可回流组织液。

神经支配　主要由睫状神经支配。睫状神经由视神经周围进入眼球。在巩膜后部，直接由睫状神经分支支配；巩膜前部，则是睫状神经先在睫状体区形成神经丛，再分出小支自角膜缘的后方进入巩膜。

功能与临床　巩膜前部露于眼裂的部分，正常呈乳白色，黄疸患者此部常呈黄色；巩膜的内表面呈棕色，幼儿的巩膜较薄，由于色素透露，呈蓝白色，老年人的巩膜因脂肪沉积呈淡黄色；先天性薄巩膜呈蔚蓝色。巩膜静脉窦发育异常或缺失，致使房水回流受阻，眼压增高，眼球膨大，最后导致视网膜损伤而失明，为先天性青光眼。基因突变或母亲妊娠早期感染风疹病毒等是产生此畸形的主要原因。

（孙晋浩）

hóngmó

虹膜（iris）　眼球中膜的最前部，睫状体向前内方延续的圆盘形薄膜。呈冠状位，介于前房与后房之间。

位置和分部　虹膜位于角膜和晶状体之间，为环形膜，直径约12mm，中央围成一个孔，称瞳孔。瞳孔直径为2.5~4.0mm，可调节进入眼内光线的量，似照相机的光圈随光线强弱而缩小或开大，缩小时可至1.5mm，扩大时可达8.0mm。虹膜游离缘肥厚，称瞳孔缘；与睫状体相连接的部分，称睫状缘。由于晶状体前面凸向前方，故瞳孔缘处略凸向前方（图）。

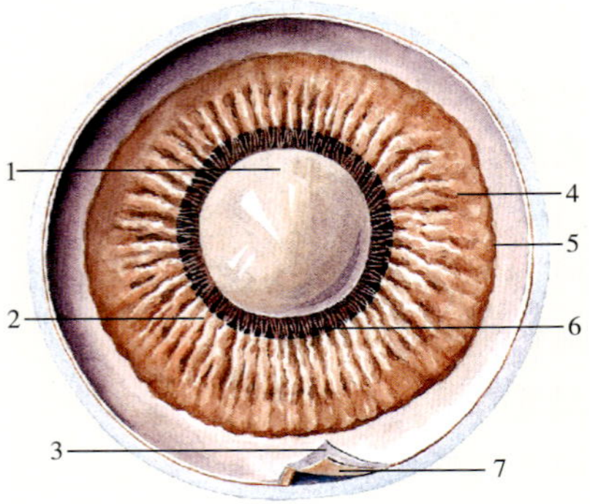

图　眼球前部（内面观）

1.晶状体　2.睫状突　3.视网膜　4.睫状环　5.锯状缘　6.睫状小带　7.脉络膜

形态结构　虹膜较薄，易受钝器损伤而撕裂。虹膜前面分为两区，周边部较宽的称睫状区，围绕瞳孔的狭窄部分称瞳孔区，二者交界形成的环形隆起，称虹膜皱襞。邻近瞳孔的皱襞特别显著，是虹膜最厚处。虹膜的基质内有平滑肌，有两种排列方向，环绕瞳孔周缘呈环状排列的，称瞳孔括约肌，可缩小瞳孔，由动眼神经的副交感神经纤维支配；瞳孔周围呈放射状排列的，称瞳孔开大肌，可开大瞳孔，由交感神经纤维支配。虹膜自前向后分3层结构：①前缘层：由成纤维细胞和黑色素细胞组成。②虹膜基质：由放射状血管、黑色素细胞、成纤维细胞、胶原纤维和黏多糖等组成。③色素上皮：由两层细胞组成，内层细胞含大量色素颗粒，外层细胞含少量色素颗粒。

动脉供应　虹膜内血管丰富。睫状前动脉与睫状后动脉的分支在睫状体相交处吻合形成虹膜大环，发分支呈辐射状走向瞳孔。在近瞳孔缘处，动静脉吻合成虹膜小环。虹膜血管主要在基质中，由于适应瞳孔开大、缩小的功能而呈辐射状，走行弯曲。

静脉引流　通过涡静脉回流至眼静脉。

淋巴回流　虹膜内尚未见有淋巴管。

神经支配　来自睫状后长神经和睫状后短神经。这两条神经在睫状体部形成睫状神经丛，自此神经丛发出分支至虹膜。另外，动眼神经的副交感神经纤维支配瞳孔括约肌；自睫状长神经而来的交感神经纤维分布于瞳孔开大肌。

功能与临床　虹膜的颜色有种族差异，白种人因缺乏色素，虹膜呈浅黄或浅蓝色；有色人种因色素多，虹膜色深，呈棕褐色；黄种人的虹膜多呈棕色。若脉络膜裂在虹膜处未完全闭合，造成虹膜下方缺损，致使圆形的瞳孔呈钥匙孔样，称虹膜缺损。

（孙晋浩）

jiézhuàngtǐ

睫状体（ciliary body）　眼球中膜中部的环形结构。前接虹膜根部，后方移行于脉络膜，是中膜的肥厚部。将眼球分为前后两半，自后向前观察，睫状体呈环形带状。在眼球矢状面上，睫状体呈三角形。睫状体前面中部接虹膜根部，前面外部构成前房后壁的一部分，外面贴附巩膜，内面与玻璃体接触。

睫状体前部隆起称睫状冠，后部较扁平，称睫状环。睫状体内有睫状肌。①睫状冠：又称睫状体冠部，富含血管。从后面看，睫状冠内面有呈放射状排列的隆起皱襞，称睫状突，有70余个，睫状突向后连于睫状环，睫状突能产生房水。②睫状环：睫状体前面的平坦部分，又称睫状体平坦部。在显微镜下可见睫状环内呈放射状排列的细小突起。③睫状肌：有3组，均为平滑肌。纵行纤维靠近巩膜，中间为辐射状纤维，前内部为环行纤维。肌纤维主要起于巩膜突和小梁网，终于脉络膜和睫状体。环行肌受动眼神经内的副交感神经纤维支配，放射肌和纵行肌受交感神经纤维支配。睫状肌可调节晶状体的曲度。

睫状体的组织结构，从外向内分为3层：①睫状肌。②血管层：为富有血管的结缔组织。睫状环的血管膜与脉络膜直接延续。睫状冠内含丰富的血管，是眼球血管最多的区域。③睫状上皮：由两层矮柱状细胞组成。

睫状体主要由睫状后长动脉和睫状前动脉供血。睫状后长动脉穿巩膜前行于脉络膜周间隙，穿睫状体并营养睫状肌。睫状前动脉在角膜缘处穿入巩膜，发出分支营养睫状体。睫状体的静脉血经睫状前静脉引流至眼静脉。由睫状神经丛发出分支至睫状体。其中睫状肌具有交感神经和副交感神经两种纤维分布，有动眼神经的副交感神经纤维，还有伴随动脉分布的交感神经纤维。

（孙晋浩）

màiluòmó

脉络膜（choroid）　眼球中膜后方一层柔软光滑、富含血管、色素且具有一定弹性的棕色薄膜。占中膜的后2/3，介于巩膜和视网膜之间。脉络膜前连睫状体，后有视神经通过，其外面与巩膜相连，内面紧贴视网膜色素部，在视神经乳头及黄斑处结合紧密。脉络膜与巩膜之间结合较疏松，称脉络膜周间隙，与视神经鞘及脑内的蛛网膜下隙相通。脉络膜周间隙内有睫后长动脉、睫后短动脉和睫状神经通过。

脉络膜一般前部较薄，后部较厚，黄斑处厚度可达0.26mm。由外向内分3层结构：①血管层：又称眼葡萄膜。含较大的动脉和静脉，血管间充满疏松结缔组织，有较多的黑色素细胞。②毛细血管层：为排列整齐的毛细血管，与血管层的血管通连。③玻璃膜：又称Bruch膜。具有折光性的透明膜，位于脉络膜和视网膜之间。

脉络膜主要由致密的小动脉、毛细血管丛和小静脉构成，尤其是静脉最丰富，故膜内血流量大，流动速度缓慢，这与调节和维持眼内压有关。脉络膜的作用是供应眼球内组织的营养和吸收眼内分散光线，利于清晰成像。睫状后短动脉在视神经周围穿入巩膜，进入脉络膜周间隙，形成丰富的血管丛，分布于脉络膜。睫状后短动脉在脉络膜内分支为密集的血管网，营养脉络膜。睫状后长动脉也穿行于脉络膜周间隙。睫状前动脉在角膜缘处穿经巩膜入睫状体，并发返支营养脉络膜前部。脉络膜的静脉血沿涡静脉回流至眼静脉。支配脉络膜的睫状后长神经和短神经，分别伴随睫状后长动脉和短动脉，穿过巩膜，走行于脉络膜周间隙。在其内，睫状后短神经发分支至脉络膜，形成密集的神经丛。

（孙晋浩）

shìwǎngmó

视网膜（retina）　衬于眼球中膜内面，为一层柔软而透明的薄膜。又称眼球内膜。由内层的神经上皮和外层的色素上皮组成，有感受光线刺激的作用。

位置和分部　视网膜位于眼球壁的最内层，眼球中膜内面，由前向后附于虹膜、睫状体和脉络膜内面，分别称为视网膜虹膜部、视网膜睫状体部和视网膜脉络膜部。前两部分无神经，薄而无感光作用，称视网膜盲部；视网膜脉络膜部是神经组织膜，有感光作用，为视器接受光波刺激并将其转变为神经冲动的部分，称视网膜视部。视网膜视部可分两层，外层为色素部，内层为神经部。神经部由3层神经细胞组成。外层为感光细胞层，即视锥细胞和视杆细胞，能将光刺激转化为神经冲动。视锥细胞主要分布在视网膜中央部，能感受强光和颜色的刺激，在明亮处视物时起主要作用；视杆细胞主要分布于视网膜周边部，只感受暗光，在暗处视物时起主要作用。中层为双极细胞，将来自感光细胞的神经冲动传导至最内层的神经节细胞。内层为神经节细胞，是视网膜的第三级神经细胞，节细胞的轴突向视神经盘处汇集，构成视神经。视网膜神经层内其余神经细胞起连接传导作用。在组织学上，视网膜脉络膜部范围最大、最厚，向前达锯状缘，与盲部相接，向后连视神经，自外向内分为10层结构，依次为色素上皮层、视杆视锥层、外界膜、外核层、外网层、内核层、内网层、节细胞层、神经纤维层及内界膜。视网膜睫状体部外层为色素上皮，内层是无色素的柱状细胞，两层共同构成睫状体上皮。视网膜虹膜部两层细胞内皆含色素。

形态结构　视网膜视部的后部较厚，前部较薄。在视神经起始处，即眼球后极内侧约3mm处有一淡红色圆形区域，呈盘状，为视神经盘。其中央微凹，称视盘陷凹，有视神经、视网膜中央动脉及视网膜中央静脉穿过。视神经盘无感光细胞，称生理性盲点。在人体标本上，因视神经盘水肿，呈圆形白色隆起，又称视神经乳头。检眼镜下可见正常视神经盘呈现粉红色，而视神经萎缩时则呈苍白色。视网膜颞侧距视神经盘凹约3.5mm处，有一淡黄色区域，称黄斑，视锥细胞密集。黄斑直径1.8～2mm，其中央凹陷，称中央凹，厚约0.1mm，此区无血管，为视网膜感光最敏锐处，也是最薄处。检眼镜下可见视网膜呈均匀的橘红色，视神经盘呈淡红色圆盘状，其颞侧的黄斑区呈淡黄色（图1）。

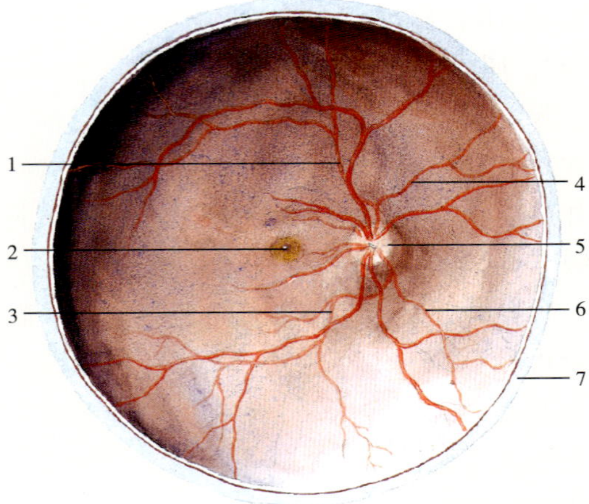

图1　眼球后部（内面观）

1.视网膜颞侧上小动脉　2.黄斑　3.视网膜颞侧下小动脉　4.视网膜鼻侧上小动脉　5.视神经盘　6.视网膜鼻侧下小动脉　7.巩膜

动脉供应　由视网膜中央动脉和脉络膜毛细血管供血。视网膜中央动脉是眼动脉在眶内的第一个分支，可保障视网膜得到直接的血液供应。视网膜中央动脉由眼动脉分出后，在距眼球后面约10mm处经视神经下方穿入视神经硬膜鞘到蛛网膜下隙，然后再穿经软膜进入视神经盘区，在此区先分为上下两支，再复分成视网膜鼻侧上、鼻侧下和视网膜颞侧上、颞侧下4支小动脉，分布至视网膜鼻侧上、鼻侧下、颞侧上和颞侧下4个扇形区，分别供应1个象限的内层视网膜。视网膜黄斑区周围有血管呈弧形绕过，向黄斑内部发出细小的分支，在中央凹直径0.5mm的中心区无血管分布。视网膜的外4层主要由脉络膜毛细血管层提供营养，视网膜中央动脉给外6层提供营养（图2）。

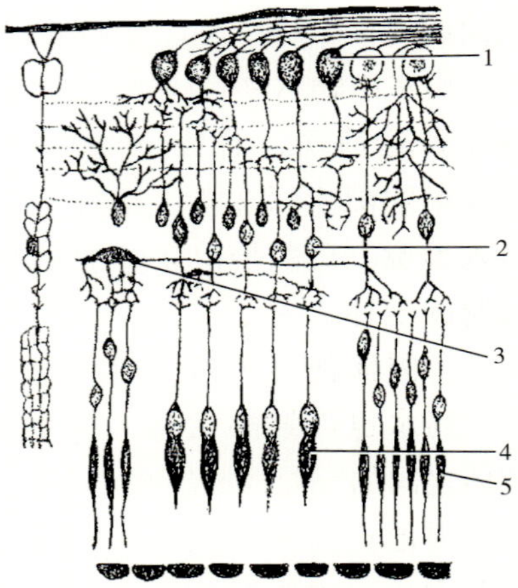

图2　视网膜结构模式图

1.节细胞　2.双极细胞　3.水平细胞　4.视锥细胞　5.视杆细胞

静脉引流　经视网膜上静脉和视网膜下静脉引流至视网膜中央静脉，然后汇入眼静脉或海绵窦。

淋巴回流　视网膜内尚未见有淋巴管。

神经支配　来源于下丘脑的部分组胺能神经纤维及中缝背核的5-羟色胺能神经纤维经视神经入视网膜，从视网膜神经纤维层分布至内网状层，可调节视网膜的敏感性及血流。

功能与临床　从神经发育上，视网膜由视杯发育而成。视杯分为色素部和神经部。二者在视神经盘区域黏着在一起。而在其他部位，尤其紧靠锯齿缘后部，两层之间黏着较弱，有一潜在的间隙，此间隙是造成视网膜神经层与色素上皮层脱离，即视网膜脱离的解剖学基础。

（孙晋浩）

fángshuǐ

房水（aqueous humor）　充满于眼房内的无色透明液体。其略呈碱性，内容与脑脊液近似。可调节眼内压。房水总量为0.2～0.3ml，屈光指数为1.33。

眼房位于角膜和晶状体之间，内含房水。以虹膜为界，分为前房和后房。①前房：位于角膜与虹膜之间，前界是角膜和部分巩膜，后界是虹膜前部、瞳孔、部分睫状体以及瞳孔后方的晶状体。前房的周边处，即虹膜与角膜交界处称虹膜角膜角或前房角。此角的深面有许多小梁状结构为虹膜梳状韧带，小梁之间的网状间隙为虹膜角膜角隙（Foutana 腔）。虹膜角膜角的宽窄可影响房水的回流及眼内压的变化。②后房：介于虹膜后面、晶状体和睫状体之间的空隙。前房与后房借瞳孔相交通。

房水由睫状体产生，经后房、瞳孔到达前房，然后经前房角、虹膜角间隙入巩膜静脉窦，最后汇入静脉。巩膜静脉窦含有无色透明的液体，由于其压力较眼内压低，因而使房水沿一定方向导流。房水也可经晶状体后面与玻璃体之间的裂隙回流出眼球。

眼球内所需的生理性张力，即眼内压，主要通过调节房水的分泌和吸收来维持。房水的循环也为角膜和晶状体提供营养。正常情况下，房水通过瞳孔很少受阻，故前房和后房的压力大致相等。在某些病理情况下，如虹膜后粘连或瞳孔闭锁时，房水通过受阻，滞留于后房，导致眼内压增高，临床称为继发性青光眼。巩膜静脉窦发育异常或缺失，致使房水回流受阻，眼压增高，眼球膨大，最后导致视网膜损伤而失明，为先天性青光眼。

（孙晋浩）

jīngzhuàngtǐ

晶状体（lens） 位于虹膜与玻璃体之间的双凸透镜样结构。无色透明、富有弹性，是眼球的主要屈光装置。

位置和毗邻 晶状体位于虹膜后面，玻璃体前面，与虹膜瞳孔缘接触，将瞳孔缘稍推向前。后面位于玻璃体的晶状体窝内，二者的间隔充满房水。晶状体前面较平，后面较凸，前后面相接的边缘称晶状体赤道部，也称晶状体中纬线。晶状体前面的中心称前极，后面的中心称后极。两极连线为晶状体轴，即晶状体的厚度。晶状体直径约10mm，中心厚3.7～4mm，屈光指数1.36～1.40。

形态结构 晶状体外面包以具有高度弹性的被膜，称为晶状体囊。晶状体内为晶状体实质，由平行排列的晶状体纤维组成，分为中央部较硬的晶状体核和周围部较软的晶状体皮质。晶状体由晶状体囊、晶状体上皮及晶状体纤维3部分组成。①晶状体囊：具有高度折光性，前囊较后囊厚。晶状体囊随年龄的增长逐渐变厚。②晶状体上皮：单层立方上皮，铺于晶状体囊的内面。晶状体就是依靠上皮细胞的增殖而不断生长。③晶状体纤维：构成晶状体的实质。

营养供应 晶状体内无血管和神经，靠房水和玻璃体渗透营养。

曲度调节 晶状体可通过曲度调节而适应所视物体的远近。晶状体借睫状小带系于睫状体。睫状小带由透明、坚硬、无弹性的纤维构成，又称晶状体悬韧带。当眼球看近处物体时，睫状肌收缩牵睫状突向前，使睫状突向内伸，睫状小带变松弛，晶状体借助本身的弹性变凸，屈光度增加，使光线聚焦在视网膜上，以适应看近物。反之，当眼球看远处物体时，睫状肌舒张，睫状突向外伸，加强了对晶状体的牵拉，使晶状体变扁，屈光度减小，适应看远物。

年龄变化 胚胎时期晶状体质软似球形，儿童期，晶状体核小皮质厚。晶状体纤维在人的一生中不断生长，新生儿的纤维层覆盖在晶状体外面形成皮质层，旧皮质层则形成核心层。随着年龄的增长，晶状体核逐渐增大变硬，弹性减弱，同时睫状肌逐渐萎缩，致使晶状体调节能力减弱，出现老视，即产生“老花眼”。正常情况下，晶状体保持透明，如果出生前晶状体不透明，为先天性白内障，多为遗传病，也可由妊娠早期感染风疹病毒引起。临床上，某些疾病如糖尿病，常导致晶状体混浊并发白内障。

（孙晋浩）

bōlítǐ

玻璃体（vitreous body） 充填于晶状体和视网膜之间的无色透明胶状物质。有屈光和支撑视网膜作用。玻璃体位于晶状体、睫状体与视网膜内面的腔隙内，约占眼球内腔的后4/5。玻璃体前面以晶状体及其悬韧带（睫状小带）为界，呈凹面状，称玻璃体凹。玻璃体其他部分与睫状体和视网膜相邻。玻璃体内水分占99%，其他物质有玻璃蛋白、透明质酸及胶原纤维等，还有少量成纤维细胞和透明细胞。玻璃体表层含较密胶原纤维，称玻璃体膜。玻璃体周边部含少数细胞。玻璃体使视网膜紧贴色素上皮，若支撑作用减弱，易导致视网膜脱离。玻璃体内无血管，以扩散的方式与邻近组织进行物质交换。其因病混浊，可发生“飞蚊症”。

（孙晋浩）

yǎnfùqì

眼副器（accessory organs of eye） 位于眼球周围或附近的结构，是眼的辅助装置。包括眼睑、结膜、泪器、眼球外肌、眶脂体和眶筋膜、神经、血管等，对眼球有支持、保护、营养和运动的功能。

眶脂体：是填充于眼眶内的脂肪组织，对眶内结构起弹性垫样的保护作用。眼球后部较多，前部较少。中央部的眶脂体疏松、质软，有利于眼球运动；周围部脂肪分布于眼外肌和眶骨膜之间。随年龄的增加，眶脂肪可脱入结膜内或眼睑皮下，形成眶脂肪脱垂（图）。

眶筋膜：包括眶骨膜、眼球筋膜鞘、眼肌筋膜鞘和眶隔。①眶骨膜：衬于眶壁内面的结缔组织，致密有韧性，在面前部与额骨膜相续连。在视神经管处，与硬脑膜的外层相续。在视神经管内口处，眶骨膜增厚形成总腱环，为眼外肌起点附着处。②眼球筋膜鞘：位于眶脂体与眼球之间，是眼球后方的结缔组织囊，薄而致密，又称特农（Tenon）囊。眼球筋膜鞘内面光滑，与眼球纤维膜之间的间隙称为巩膜外隙，此间隙内有松软而纤细的结缔组织，眼球在鞘内可进行较灵活地运动。可使眼球与其后方的眶脂体分开，包绕从角膜缘稍后至视神经周围的眼球后部。眶内手术时，需将麻醉剂注入巩膜外隙。③眼肌筋膜鞘：为包绕眼外肌的鞘状结构，前部较厚，后部较薄。④眶隔：为一薄层纤维结缔组织膜，起自眶缘骨膜，上睑眶隔附着于上睑提肌腱膜前面，下睑眶隔终于下睑板下缘。

（孙晋浩）

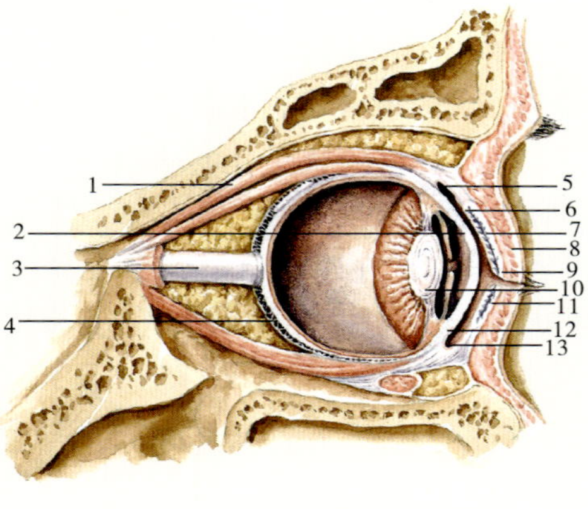

图 右侧眼球及眶矢状切面

1.上睑提肌 2.角膜 3.视神经 4.眼球鞘 5.结膜上穹 6.睑结膜 7.睑板腺 8.眼轮匝肌 9.上睑板 10.晶状体 11.下睑板 12.球结膜 13.结膜下穹

yǎnjiǎn

眼睑（palpebrae） 位于眶前部，覆盖于眼球前方，由皮肤及黏膜构成的结构。是保护眼球的屏障。

位置和毗邻 眼睑遮盖在眼球前方，分上睑和下睑，二者之间的裂隙为睑裂，上睑和下睑在内侧端相连的眼角为内眦，外侧端相连的眼角为外眦。睑的游离缘称睑缘，分为睑前缘和睑后缘，前后两缘之间有一条灰色的缘间线，是睑部手术的标志。眼睑的前缘有2~3行睫毛，上睫毛和下睫毛均弯曲向前，可阻止灰尘颗粒进入眼内，并能遮蔽光线的照射。睫毛的根部有睫毛腺（Moll腺），排出管开口于毛囊。在近睑缘处，有睑缘腺（Zeis腺）。睫毛毛囊或睫毛腺的急性炎症，称麦粒肿。

形态结构 眼睑由浅至深可分为皮肤、皮下组织、肌层、睑板和睑结膜5层结构。眼睑的肌层由眼轮匝肌睑部、提上睑肌构成。睑板由致密结缔组织构成的半月形板，上眼睑及下眼睑内均有睑板。睑板借睑内侧韧带和外侧韧带固定于眶缘。睑板内含睑板腺，为麦穗状的特殊皮脂腺，与睑缘垂直排列，开口于睑缘后缘。睑板腺分泌油脂样液体，含脂肪、脂酸及胆固醇，可润滑睑缘并防止泪液蒸发。睑板腺导管阻塞可形成睑板腺囊肿，亦称霰粒肿。

动脉供应 血供丰富，主要由颈外动脉和眼动脉供血。颈外动脉发出的分支有面动脉、颞浅动脉和眶下动脉等；眼动脉发出的分支有眶上动脉、泪腺动脉和滑车上动脉等。这些动脉分支在眼睑的浅部形成动脉网，在深部吻合成动脉弓。

静脉引流 主要引流至眼静脉和内眦静脉以及外侧的颞浅静脉。眼睑的手术需注意血管的位置及吻合。

淋巴回流 上睑部和额部的淋巴管注入耳前淋巴结，下睑部及鼻部和颊部的淋巴管，注入下颌下淋巴结。

神经支配 眼睑的运动神经分为支配上睑提肌的动眼神经分支和支配眼轮匝肌的面神经分支，还有颈交感神经的分支支配上睑板肌、血管和腺。眼睑的感觉神经为三叉神经的分支，即眼神经和上颌神经。

功能与临床 如果睫毛朝向角膜生长，为倒睫；严重时可引起角膜溃疡及结瘢；眼睑部皮肤薄，容易形成皱褶，老年人尤为明显；皮下组织结构疏松，在局部炎症或者全身性疾病时可出现眼睑水肿，如肾炎患者常伴有眼睑水肿；眼睑部手术的皮肤切口应与眼轮匝肌纤维方向平行，以利于切口愈合。

（孙晋浩）

jiémó

结膜（conjunctiva） 覆盖在眼球前面及眼睑内面的一层薄而透明、富有血管的黏膜。结膜连结眼球和眼睑，按所在部位分为 3 部：①睑结膜：位于上眼睑和下眼睑内面，与睑板结合紧密。睑结膜内血管丰富，呈红色或淡红色。②球结膜：覆盖在眼球前面，在近角膜缘处移行为角膜上皮并与巩膜结合紧密，球结膜的其余部分连结疏松易移动。③结膜穹：介于睑结膜和球结膜之间，分为结膜上穹和结膜下穹，结膜上穹较深。结膜形成的囊状腔隙称结膜囊，通过睑裂与外界相通。结膜囊在内眦内侧处有一凹陷，称泪湖，泪湖底部的突起称泪阜，其外侧的新月形皱襞，称结膜半月襞。

结膜的组织结构可分为上皮层与固有层。固有层又分为腺样层和纤维层，内含血管、神经和淋巴管。结膜内富含血管。由结膜前动脉和结膜后动脉供血。结膜前动脉来自睫状前动脉，结膜后动脉来自眼睑动脉。结膜前动脉营养角膜缘附近的球结膜。结膜后动脉分布于睑结膜、穹隆结膜和球结膜的一部分。静脉血一部分沿皮肤和眼睑的静脉注入面静脉；另一部分沿结膜前静脉注入睫前静脉。上睑结膜的淋巴管注入耳前淋巴结，下睑结膜的淋巴管注入下颌下淋巴结。滑车下神经分布于结膜内半部，泪腺神经分布于结膜外半部，睫状长神经和睫状短神经分布于角膜缘附近的结膜。

结膜各部的组织结构不完全相同，一般病变常局限于某一部位。如沙眼易发于睑结膜和结膜穹隆；疱疹则多见于角膜缘的结膜和球结膜。在受到刺激或发生炎症时，常引起结膜充血肿胀。

（孙晋浩）

lèiqì

泪器（lacrimal apparatus） 分泌和排泄泪液的器官。由泪腺和泪道组成。

泪腺：位于眼眶外上部的泪腺窝内。泪腺组织呈分叶状，通过 10~20 个排泄小管开口于结膜上穹外侧部。在结膜上穹附近还有数个小的副泪腺开口于结膜囊。泪液弥布于眼球表面，有防止角膜干燥、冲洗微尘及杀菌作用。泪液经鼻泪管排入下鼻道，部分从眼裂蒸发。泪腺由眼动脉发出的泪腺动脉供血。泪腺静脉注入眼上静脉，泪腺的淋巴管与结膜及眼睑淋巴管相连，淋巴回流至耳前淋巴结，泪腺神经支配泪腺。

泪道：由泪点、泪小管、泪囊和鼻泪管组成。①泪点：是泪小管的开口，位于泪乳头顶部。泪乳头是上睑缘和下睑缘近内侧端的隆起。泪点朝向后方，正对泪湖，便于吸入泪液。沙眼等疾病可造成泪点变位而引起溢泪。②泪小管：分为上泪小管和下泪小管，连结泪点与泪囊。两者分别垂直向上行、下行，继而转向内侧几乎成直角汇合在一起，注入泪囊。③泪囊：在眶内侧壁前部，位于泪囊窝内。泪囊为一膜性盲囊，上端为盲端，下部移行为鼻泪管。泪囊的前面有睑内侧韧带和眼轮匝肌泪囊部的肌纤维横过，少量眼轮匝肌肌纤维跨过泪囊深面。眼轮匝肌收缩时牵引睑内侧韧带，从而扩大泪囊使泪液流入。④鼻泪管：在骨性鼻泪管中，开口于下鼻道外侧壁的前部，开口处黏膜富含血管，感冒时黏膜充血肿胀，致鼻泪管下口闭塞使泪液引流不畅。故感冒时常伴有流泪（图）。

营养泪囊的动脉有睑内侧上动脉、内眦动脉及眶下动脉。营养鼻泪管上部的为睑内侧下动脉、内眦动脉与眶下动脉；营养鼻泪管下部的为蝶腭动脉的分支。泪道静脉丛汇入内眦静脉及眶下静脉。泪囊的淋巴管汇入下颌下淋

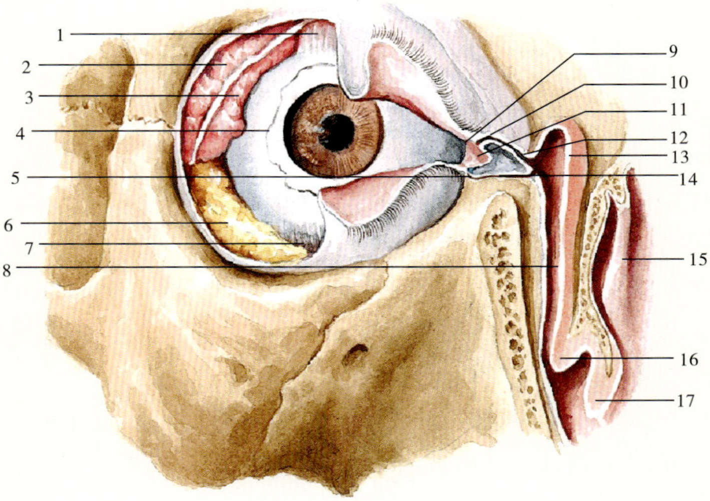

图 右侧泪器（前面观）

1.上直肌 2.泪腺眶部 3.泪腺睑部 4.球结膜 5.下泪点 6.眶脂体 7.下直肌 8.鼻泪管 9.结膜半月襞 10.上泪点 11.泪阜 12.上泪小管 13.泪囊 14.下泪小管 15.中鼻甲 16.泪襞 17.下鼻甲

巴结；鼻泪管的淋巴结随口唇的淋巴向前入下颌下淋巴结，向后入颈深淋巴结。泪囊及鼻泪管上部由滑车下神经支配；鼻泪管下部由上牙槽前神经支配。

（孙晋浩）

yǎnqiú wàijī

眼球外肌（extraocular muscle）

运动眼球的肌肉。属横纹肌，包括 4 条直肌和 2 条斜肌及 1 块上睑提肌，即上直肌、下直肌、内直肌、外直肌和上斜肌、下斜肌（图、视器图 2）。

4 条直肌均起自视神经管周围的总腱环，在眼球赤道的前方，分别止于巩膜的上侧、下侧、内侧和外侧。上斜肌起于蝶骨体，在内直肌与上直肌之间前行，在眶内上缘移行为纤细的肌腱，通过滑车止于眼球后外侧赤道后方的巩膜。下斜肌起自眶下壁的前内侧部，行向外，止于眼球赤道后外侧的巩膜。

上睑提肌呈三角形，起自总腱环上侧，前行于眶顶，止于上睑及皮下，上睑提肌可上提眼睑。在睑和眶内尚有米勒（Müller）肌和眶肌，均属于平滑肌。Müller 肌薄而小，分为上睑板肌和下睑板肌，由交感神经支配，可增大睑裂。上睑板肌起自上睑提肌深部肌纤维，止于上睑板上缘；下睑板肌极小，起自下直肌向下延长部，止于下睑板下缘。眶肌起自眶下裂，向前连于下斜肌，人类此肌不发达。

眼球外肌可使眼球向上下转动与内外转动。上下转动是瞳孔围绕眼球的水平横轴转动的方向；内外转动是围绕通过瞳孔前后方向轴的旋转方向。各肌对眼球的作用是对一侧眼球的运动而言，实际上眼球活动是两侧眼肌协同作用的结果（表）。

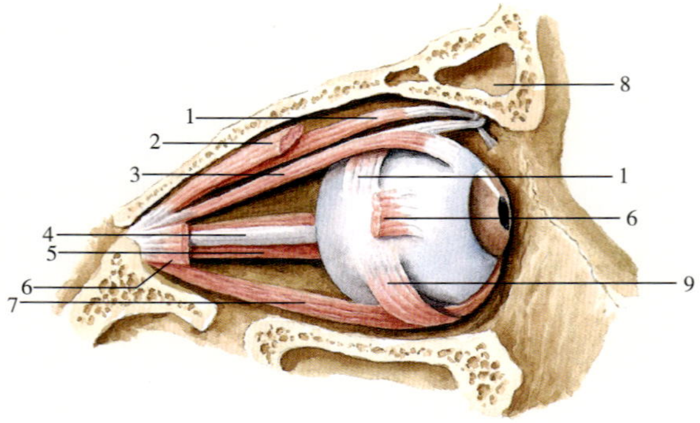

图　眼球外肌（外侧面观）

1.上斜肌　2.上睑提肌　3.上直肌　4.视神经　5.内直肌　6.外直肌　7.下直肌　8.额窦　9.下斜肌

表　眼球外肌的起止、功能及神经支配

名称	作用	神经支配
上斜肌	瞳孔转向下外	滑车神经
下斜肌	瞳孔转向上外	动眼神经
上直肌	瞳孔转向上内	动眼神经
下直肌	瞳孔转向下内	动眼神经
内直肌	瞳孔转向内侧	动眼神经
外直肌	瞳孔转向外侧	展神经
上睑提肌	提上睑	动眼神经

（孙晋浩）

qiántíngwōqì

前庭蜗器（vestibulocochlear organ）

感受声波和位置变动的刺激并发放听觉和平衡觉冲动的装置。又称耳。前庭蜗器始于耳郭并延伸到颞骨内，分为外耳、中耳和内耳。外耳和中耳收集与传导声波，内耳接受声波和头部位置变化的刺激。前庭蜗器包括前庭器（位觉器）和蜗器（听觉器）。前庭器接受头位、体位变动，重力变化及运动速度的刺激，通过前庭神经将神经冲动传入中枢，产生空间感觉，从而引起眼外肌、随意肌以及有关内脏的相应反射，借以维持身体在静态或动态中的平衡。蜗器接受空气振动，即音波的刺激，通过蜗神经，将神经冲动传入中枢而产生听觉，借以辨认外界事物（图）。

（孙晋浩）

wàiěr

外耳（external ear）

收集和传导声波的装置。是前庭蜗器的组成部分，包括耳郭、外耳道和鼓膜。

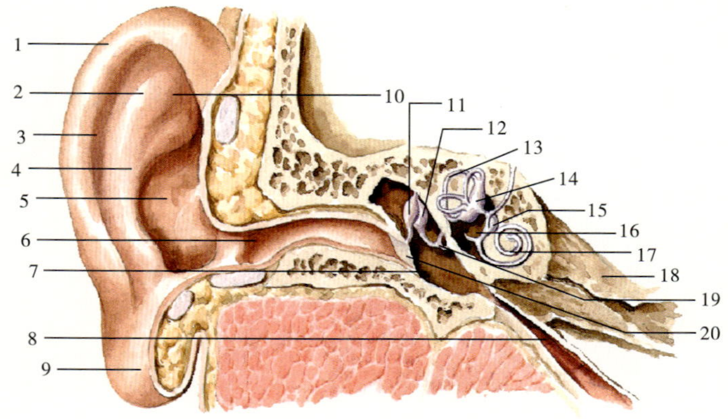

图　前庭蜗器（切面）

1.耳轮　2.对耳轮脚　3.耳舟　4.对耳轮　5.耳甲　6.外耳道　7.鼓室　8.咽鼓管　9.耳垂　10.三角窝　11.锤骨　12.砧骨　13.骨半规管　14.椭圆囊　15.球囊　16.前庭　17.耳蜗　18.岩部（锥体）　19.镫骨　20.鼓膜

外耳由颞浅动脉、耳后动脉和上颌动脉供血。耳郭前外侧面的动脉来自颞浅动脉的耳前支和耳后动脉至耳郭前外侧面的分支；耳郭后内侧面主要由耳后动脉供血，并有枕动脉的耳支分布。耳郭内有丰富的动静脉吻合。外耳道的动脉供应来自颞浅动脉的耳前支、耳后动脉和上颌动脉的耳深动脉。耳深动脉还分布于鼓膜表皮层下。鼓膜黏膜层下由上颌动脉的鼓室前动脉和茎乳动脉的鼓室后动脉分布。

外耳的静脉和同名动脉伴行，主要引流至颞浅静脉、耳后静脉、上颌静脉、颈外静脉和翼丛等。鼓膜内侧面的静脉则汇入横窦、硬脑膜的静脉和咽鼓管的静脉丛。外耳的淋巴回流至耳郭周围的淋巴结。外耳前部淋巴流入腮腺浅淋巴结和腮腺深淋巴结；后部淋巴流入乳突淋巴结；下部淋巴则流入颈外侧淋巴结。

外耳的神经丰富，属多元性，有耳大神经、枕小神经、耳颞神经、面神经、迷走神经、舌咽神经的分支，也有分布于血管壁上的交感神经纤维。这些神经在三角窝和耳甲等处的皮下交织形成神经丛；在真皮内形成多种感觉神经末梢。面神经的运动纤维支配耳郭肌，耳郭肌在人类已退化。外耳道的感觉由耳颞神经和迷走神经支配，耳颞神经分布于前上壁，迷走神经耳支分布于后下壁。它们向内侧延伸，分布于鼓膜外侧面表皮层下。鼓膜内侧面黏膜层下为舌咽神经的鼓室神经分布。

（孙晋浩）

ěrguō

耳郭（auricle） 位于头部两侧凸面向后、凹面朝前外侧的结构。与外耳道构成外耳，是收集声波的装置。耳郭上 2/3 含软骨，下 1/3 为耳垂，无软骨，仅含有结缔组织和脂肪，是临床上常用的采血部位。

耳郭的前外侧面凸凹不平，游离缘向前卷曲，称耳轮。耳轮前方，与其平行的弓状隆起为对耳轮。耳轮和对耳轮之间有凹沟，为耳舟。对耳轮上端分叉为对耳轮上脚和对耳轮下脚，上脚和下脚间的凹陷称为三角窝。在对耳轮前方有深凹，为耳甲，耳轮脚将耳甲分为两部分，上部为耳甲艇，下部为耳甲腔。耳甲腔通入外耳门。外耳门前方的小结节名耳屏，对耳轮前下端的突起为对耳屏。耳屏与对耳屏之间的凹陷为屏间切迹。耳屏与对耳轮脚之间的凹陷为屏前切迹。耳郭后内侧面的皮下组织疏松，皮肤移动性大。

耳郭由皮肤、软骨、韧带及肌构成。① 耳郭皮肤：较薄，内含皮脂腺。② 耳郭软骨：为一不规则的单块弹性软骨。③ 耳郭内有外部韧带与颅骨连接，有内部韧带连接软骨本身。④ 耳郭的肌：有耳郭内肌和耳郭外肌，前者起止于耳郭内软骨，后者起于颅骨或头皮止于耳郭软骨。人类的耳郭外肌退化，耳郭内肌很不发达。因此，人耳几乎不能运动（图）。

耳郭由耳后动脉和颞浅动脉供血。耳后动脉沿耳郭根部上行，发出数条耳后支分布于耳郭后内侧面，另发出穿支分布于耳郭前外侧面的后部；颞浅动脉的耳前支供应耳郭前外侧面的前部。此外，尚有枕动脉供应。静脉引流至颞浅静脉和耳后静脉。耳中央部及外耳道后面的淋巴管注入乳突尖淋巴结。耳郭前外侧的淋巴管注入耳前淋巴结，少数到腮腺淋巴结，最后注入颈深淋巴结。

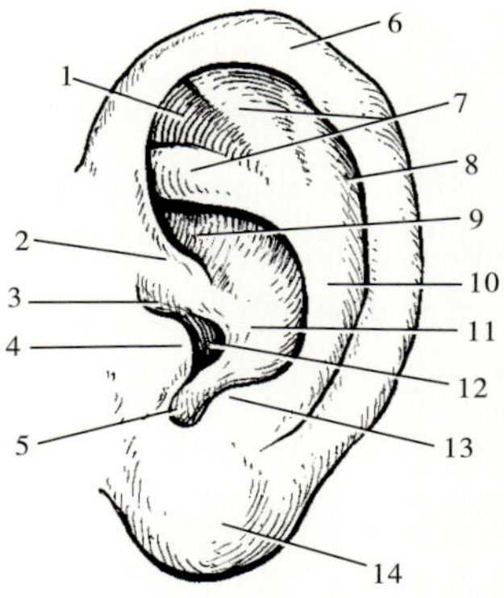

图　耳郭外形

1.三角窝　2.耳轮脚　3.耳前切迹　4.耳屏　5.屏间切迹　6.耳轮　7.对耳轮脚　8.耳舟　9.耳甲艇　10.对耳轮　11.耳甲腔　12.外耳门　13.对耳屏　14.耳垂

耳郭肌由面神经分支支配。颈动脉交感丛神经沿着动脉走行分布。交感神经来源有颈丛的耳大神经、枕小神经，还有从脑神经发出的耳颞神经、迷走神经耳支及面神经耳支等。

（孙晋浩）

wàiěrdào

外耳道（external acoustic meatus） 由耳郭底至鼓膜，向内穿过颞骨鼓部的管道。包括内侧的骨性部和外侧的软骨部。耳郭收集的声波经此管道传至鼓膜。外耳道约呈一斜形的 S 状弯曲，从外耳门延伸至鼓膜，先从外向内，再斜向前上方，继而水平转向后，最后又转向前方。成年人外耳道长 2.0~2.5cm。因鼓膜位置倾斜，故外耳道的前下壁较后上壁长。外耳道的前壁内侧部接颞下颌关节，前壁外侧部和下壁与腮腺为邻；骨性外耳道上壁接颅中窝；后壁与乳突小房相邻。外耳道最深部上方邻接鼓室上隐窝，后上分邻接乳突窦。临床手术时需考虑这些毗邻结构。

外耳道分为两部分，外侧 1/3 以软骨为基础，为软骨性外耳道，内侧2/3以骨为基础，为骨性外耳道。两部交界处狭窄，狭窄处距外耳门约2cm。外耳道最狭窄处称为峡，有阻止异物进入外耳道损伤鼓膜的作用。外耳道软骨与耳郭软骨相连续，临床检查鼓膜时，将耳郭向后上提起，可使外耳道变直，便于观察。婴幼儿骨性外耳道发育未全，软骨性外耳道的底与顶靠近，呈裂隙状朝内前下方，故检查鼓膜时，需将耳郭拉向下。外耳道的皮肤薄，与软骨膜及骨膜紧密相连。软骨性外耳道的皮肤富有毛囊、皮脂腺及耵聍腺，是疖肿的好发部位。耳毛及耵聍具有防虫、防尘、防水和保护空气温暖的作用。

颞浅动脉的耳前支和上颌动脉发出的耳深动脉，分布于外耳道、下颌关节及鼓膜。外耳道的静脉注入颞浅静脉、上颌静脉和翼静脉丛。淋巴回流见耳郭。下颌神经发出的耳颞神经支配外耳道的上壁与前壁，迷走神经的耳支支配后壁与下壁。

（孙晋浩）

gǔmó

鼓膜（tympanic membrane） 外耳道与鼓室之间椭圆形半透明的薄膜。长9~10mm，宽8~9mm，厚约0.1mm。鼓膜边缘较厚，附着于颞骨鼓部和鳞部。鼓膜外侧面呈浅凹形，朝向前外下方，与外耳道底成45°~50°角。鼓膜中心为锤骨柄的尖端附着处，向内凹陷，为鼓膜脐。自此向上微偏前有一白色条纹，称为锤纹，在鼓膜内侧面对应锤骨柄。锤纹上端突出为锤凸，对应锤骨外侧突。锤凸向前、向后分别形成锤骨前襞和锤骨后襞。两襞将鼓膜分为上方的松弛部和下方的紧张部。紧张部的前下方有三角形的反光区，称光锥。临床上做耳镜检查时，可见光锥，常为鼓膜检查的标志。中耳的一些疾患可引起光锥改变或消失。鼓膜的作用是将声波转化为机械振动，是一个压力承递装置。具有较好的频率响应和较小的失真度，其形状利于把振动传递至位于漏斗尖顶处的锤骨柄。鼓膜由3层组织构成，外层为表皮层，与外耳道皮肤相延续；中层为纤维层；内层为黏膜层，与鼓室黏膜相延续。鼓膜松弛部缺乏纤维层，故较松弛薄弱（图）。

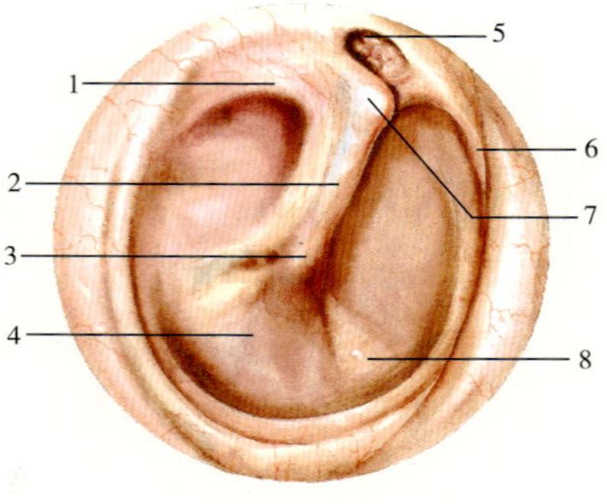

图 右侧鼓膜（外侧面观）
1.锤骨后襞 2.锤纹 3.鼓膜脐 4.紧张部 5.松弛部 6.锤骨前襞 7.锤凸 8.反射光锥

鼓膜由表皮层及黏膜层的血管网供血。鼓膜表皮层的动脉来自外耳道的动脉和上颌动脉发出的耳深动脉，它们发出细支到鼓膜表层下成放射状分布。静脉随动脉分布连成静脉丛。鼓膜黏膜层的动脉来自耳后动脉的茎乳支和上颌动脉发出的鼓室动脉。其浅静脉注入颈外静脉，深静脉一部分注入横窦和硬脑膜的静脉，一部分进入咽鼓管的静脉丛。鼓膜内有丰富的淋巴管，表皮层、纤维层及黏膜层内均有淋巴管网，淋巴回流进入乳突、耳屏和外耳道等处的淋巴结。鼓膜前部由三叉神经的耳颞神经分布，后部由迷走神经的耳支分布。鼓膜内侧面由舌咽神经的鼓室神经支配。鼓膜下半部分的神经较上半部少，前部较后部少。

（孙晋浩）

zhōng'ěr

中耳（middle ear） 介于外耳和内耳之间含气的不规则腔隙。中耳大部分位于颞骨岩部，外借鼓膜与外耳道相隔，内借封闭前庭窗和蜗窗的结构与内耳相隔，向前借咽鼓管通向鼻咽部。中耳内结构包括鼓室、听小骨、咽鼓管、乳突窦、乳突小房。

中耳的动脉来源较多。鼓室前动脉发自上颌动脉，分布于鼓室前部、锤骨、砧骨和鼓膜等处。鼓室后动脉是茎乳动脉的分支，分布于鼓室后部、鼓膜、镫骨肌、乳突和乳突小房等处。此外，脑膜中动脉发出的鼓室上动脉、颈内动脉的颈鼓动脉、上颌动脉的翼管动脉，以及咽升动脉的鼓室下动脉等，在鼓室黏膜下相互吻合形成血管网，为黏膜、肌和骨质供血。翼管动脉的分支以及咽升动脉的咽支给咽鼓管供血。中耳的静脉多与同名动脉伴行，主要引流到翼丛和岩上窦。中耳的淋巴注入腮腺淋巴结、颈外侧深淋巴结和咽后淋巴结等。中耳分布的神经主要有下颌神经、面神经及鼓室丛。下颌神经支配鼓膜张肌，面神经支配镫骨肌。鼓室丛由舌咽神经的鼓室神经和颈内动脉丛的颈鼓神经组成，另有面神经的鼓室丛交通支加入。鼓室神经含有感觉和副交感神经纤维，颈鼓神经含交感神经纤维。鼓室丛在岬的表面分支，分布于鼓室、乳突小房和咽鼓管，司黏膜感觉。三叉神经的咽支亦分布到咽鼓管，下颌神经的脑膜支亦分布乳突小房。鼓索在面神经管垂直部内发自面神经，自鼓室后壁与外侧壁交接处穿入鼓室，在鼓室上份黏膜下前行，横过锤骨柄上部与砧骨长脚之间，再经岩鼓裂出鼓室。

中耳的功能是传导声波、增强信号，并将空气振动转换成机械能。鼓索神经并不分布于中耳，中耳手术时应避免伤及此神经。

（孙晋浩）

gǔshì

鼓室（tympanic cavity） 颞骨内不规则的含气腔隙。位于外耳道和内耳之间，是中耳的组成部分。

位置和结构 鼓室位于鼓膜和内耳外侧壁之间，内含听小骨、韧带、肌和血管神经等结构。鼓室上下径及前后径各约15mm、横径在上部约6mm、下部约4mm，容积1～2ml。鼓室各壁均覆有黏膜，形成黏膜襞和隐窝，如锤骨前襞、锤骨后襞、砧骨襞、镫骨襞，鼓索襞和鼓膜前隐窝、鼓膜后隐窝、鼓膜上隐窝等（图）。

鼓室的6个壁：①鼓室外侧壁：称为鼓膜。鼓室与鼓膜同高的部分为鼓室本部；鼓膜以上的空间为鼓室上隐窝，由颞骨鳞部的骨质构成。②鼓室上壁：为盖壁，由鼓室盖构成，将鼓室与颅中窝分隔开来。盖壁向后延伸形成乳突窦的上壁。中耳疾患可侵犯此壁，引起耳源性颅内并发症。③鼓室下壁：为颈静脉壁，对应颈静脉窝，与颈静脉上球相邻。此壁有时未骨化或先天缺损。临床手术时易伤及颈静脉球引发出血。④鼓室前壁：又称颈动脉壁，此壁仅以一薄骨板与颈动脉管相隔，有时骨板不完整。前壁上方有两个小管的开口，上部为鼓膜张肌半管口，被鼓膜张肌的止端腱所占据；下部为咽鼓管鼓室口。⑤鼓室后壁：称乳突壁，其上份有乳突窦入口，经乳突窦连乳突小房。乳突窦入口的底部有砧骨窝，砧骨短脚位于窝内。乳突窦入口的下方约平前庭窗高度处有锥隆起，内含镫骨肌。⑥鼓室内侧壁：称迷路壁，即内耳的外侧壁。迷路壁中部有圆形隆起，称岬，由耳蜗的隆凸形成。岬的后上方有一卵圆形小孔，称前庭窗或卵圆窗，通向前庭。前庭窗由镫骨底及其周缘的韧带封闭。岬的后下方有一圆形小孔，称蜗窗或圆窗，被第二鼓膜封闭。鼓膜穿孔时，第二鼓膜可直接受到声波的振动。前庭窗后上方有一弓形隆起，称面神经管凸，内藏面神经。面神经管壁骨质甚薄，甚至缺如，中耳炎症或手术易伤及管内的面神经。

鼓室内结构 ①鼓室黏膜：被覆于鼓室内面以及听小骨、韧带和肌的表面。黏膜与骨壁的骨膜相愈着，与咽鼓管、乳突窦及乳突小房的黏膜等相连续。②听小骨。③听小骨韧带：有6条，即锤骨头上韧带、锤骨外侧韧带、锤骨前韧带、砧骨上韧带、砧骨后韧带及镫骨底环韧带。④鼓室内的肌：有鼓膜张肌和镫骨肌。鼓膜张肌起自咽鼓管软骨部上壁的内面和蝶骨大翼，肌腹位于鼓膜张肌半管内，肌腱至鼓室内，呈直角折向外下，止于锤骨柄。鼓膜张肌收缩时向内紧张鼓膜，并使镫骨底压向前庭窗，下颌神经支配鼓膜张肌。镫骨肌位于锥隆起内，肌腱经锥隆起尖端的小孔进入鼓室，于镫骨肌后方止于镫骨后脚。镫骨肌是鼓膜张肌的拮抗肌，收缩时拉镫骨头向后，使镫骨底前部离开前庭窗，松弛鼓膜。镫骨肌由面神经支配，该肌瘫痪可引起听觉过敏。

动脉供应 主要由颈外动脉

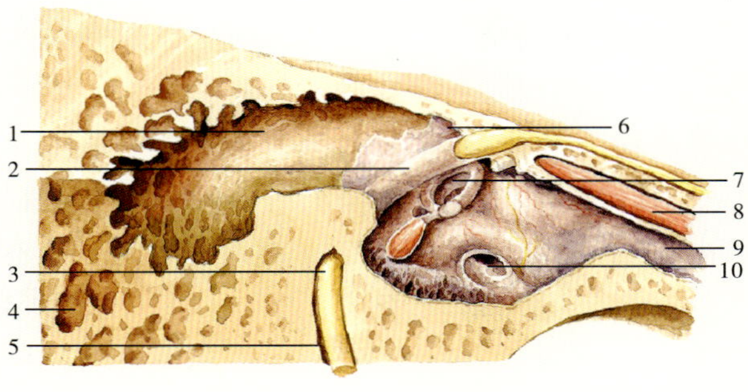

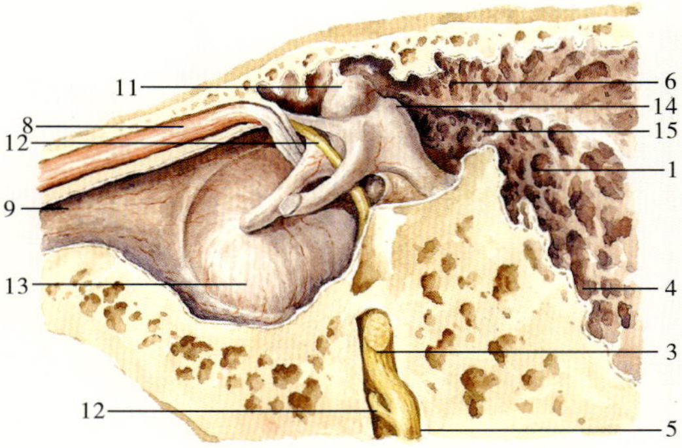

图 右侧鼓室

1.乳突窦 2.面神经管凸 3.面神经 4.乳突小房 5.面神经管 6.鼓室上隐窝 7.前庭窗 8.鼓膜张肌 9.咽鼓管 10.蜗窗 11.锤骨 12.鼓索 13.鼓膜 14.砧骨 15.乳突窦入口

和颈内动脉的分支供血。有上颌动脉发出的鼓室前动脉，耳后动脉发出的茎乳动脉，脑膜中动脉发出的鼓室上动脉，咽升动脉发出的鼓室下动脉，迷路动脉发出的弓下动脉等。这些动脉的分支在鼓室黏膜中形成致密的血管网，再由血管网发出分支营养鼓室。

静脉引流　静脉与动脉伴行，引流至岩上窦或翼丛。

淋巴回流　鼓室黏膜的淋巴管注入腮腺淋巴结或颈深上淋巴结。

神经支配　有鼓索和鼓室丛等。面神经的分支鼓索穿经鼓室。鼓室丛由面神经和舌咽神经的纤维在岬的表面构成，分布于鼓室、咽鼓管及乳突小房等处的黏膜。

功能与临床　鼓室可经过以下几个途径传播炎症：① 向上穿通薄的鼓室盖。婴儿的鼓室盖，在颞骨鳞部和岩部之间，尚有未骨化的纤维组织，易经此通路到脑膜和岩上窦。② 向下借小静脉到颈内静脉，传至横窦。③ 向内经骨松质进入外半规管或面神经管，可引起面瘫。④ 向后直接进入乳突窦和乳突小房。

（孙晋浩）

tīngxiǎogǔ

听小骨（auditory ossicles）

人体耳内最小的一组骨。包括锤骨、砧骨和镫骨，由胚胎鼓室周围间充质分化而来，构成传导声波的机械装置。听小骨位于中耳内，每侧有 3 块，之间借关节形成听骨链，构成将声波由外耳传入内耳的机械装置的重要组成成分。锤骨如鼓槌，分头、柄、外侧突和前突。锤骨头与砧骨体形成砧锤关节，位于鼓室上隐窝。借韧带连于上壁。柄附于鼓膜脐区，柄的上端有鼓膜张肌附着。砧骨形如砧，有体和长短 2 脚，体与锤骨头形成砧锤关节，长脚与镫骨形成砧镫关节，短脚的韧带连于鼓室后壁。镫骨形似马镫，可分为头、颈及两脚和底，底借韧带连于前庭窗周边，封闭前庭窗。3 块听小骨之间的关节称砧锤关节与砧镫关节，听骨链的外侧和内侧分别与鼓膜和前庭窗相连，表面附以鼓室黏膜，形成杠杆系统（图，前庭蜗器图）。

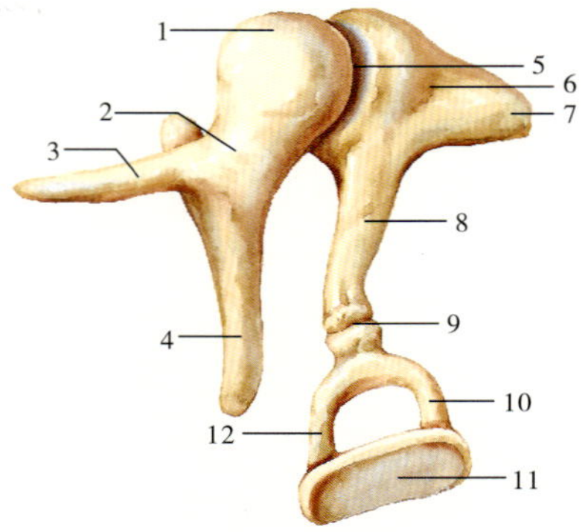

图　右侧听小骨

1.锤骨头　2.锤骨颈　3.前突　4.锤骨柄　5.砧锤关节　6.砧骨体　7.短脚　8.长脚　9.砧镫关节　10.后脚　11.镫骨底　12.前脚

听骨链的机械杠杆作用可将冲击鼓膜声波的振动，借助机械运动传入内耳螺旋器（Corti 器），并经内耳螺旋器转换为神经冲动，由听神经传入脑的听区，产生听觉。鼓膜张肌作用是紧张鼓膜。镫骨肌具有牵拉镫骨底向后外方的作用，依信号强弱接受和调节声波震动。

听小骨由颈内和颈外动脉的分支供血，如上颌动脉、脑膜中动脉、鼓室下动脉、岩浅动脉等在鼓室黏膜内形成的致密血管网并发出分支。静脉经局部静脉丛（如翼丛）和脑静脉窦引流至上腔静脉等。

正常声波经外耳道传入冲击鼓膜，牵动听骨链，引起前庭阶的外淋巴和蜗管内淋巴一系列机械性运动，经内耳螺旋器将机械能转化为电传导。由此产生的神经信号经蜗神经核中继，然后传至大脑颞叶听区，产生听觉。再经脑的分析综合，通过一系列相应的肌肉反射，产生对听觉的反应。临床上将中耳内听小骨病变引起的耳聋称为传导性耳聋，可人工再造听小骨而恢复病耳听力。

（柏树令）

yān-gǔguǎn

咽鼓管（pharyngotympanic tube）

沟通鼓室与鼻咽部的管道。由鼓室端的骨性部和咽端的软骨部组成，长 3.5～4.0cm。咽鼓管软骨部占咽鼓管全长的外 2/3，向前内侧开口于鼻咽部侧壁的咽鼓管咽口。咽鼓管骨部占咽鼓管全长的内 1/3，以颞骨的咽鼓管半管为基础，此部向后外开口于鼓室前壁的咽鼓管鼓室口。两部交界处，称咽鼓管峡，是咽鼓管的最窄处，内径仅1～2mm。

咽鼓管有 2 个口：① 咽鼓管鼓室口：起于鼓室前壁，斜向内前下方。② 咽鼓管咽口：连通咽腔鼻部侧壁。咽鼓管壁的黏膜与鼓室及咽部的黏膜相互移行，衬有纤毛。纤毛的运动方向朝向鼻咽部，故中耳分泌物可经此管排至咽部。咽鼓管软骨部的黏膜有皱襞，可阻止咽部液体进入中耳，软骨部常处于闭合状态，当吞咽或呵欠时，由于咽肌和腭肌的牵拉而间断地开放，可平衡鼓室内外的气压。小儿咽鼓管较短而平，管腔较大，故鼻与咽部的感染可侵入鼓室。

咽鼓管的动脉分别来自翼管动脉的分支，鼓室动脉的分支和咽升动脉的咽支。咽鼓管咽端的淋巴管直接注入颈深上淋巴结，也可通过咽后淋巴结注入颈深上淋巴结。咽鼓管鼓室口附近的淋巴管，注入颈深上淋巴结。咽鼓管的神经支配来自舌咽神经的鼓室神经和三叉神经的咽支。

咽鼓管的作用是保持鼓室内、外气体压力平衡，从而维持鼓膜的正常位置、形状和振动性。咽鼓管阻塞时，鼓室气体被吸收，使鼓室内压力下降，引起鼓膜内陷。

（孙晋浩）

rǔtūdòu

乳突窦（mastoid antrum） 鼓室后上方的腔隙。又称鼓窦。乳突窦位于鼓室上隐窝的后方，向前开口于鼓室后壁的上部，向后下与乳突小房相通，为鼓室和乳突小房之间的通道。乳突窦向前借乳突入口通鼓室；后壁邻乙状沟，后下方通乳突小房；顶部以鼓室盖向后延伸的乳突窦盖与颅中窝分隔；内侧壁有外半规管凸和面神经管凸；外侧壁正对耳甲艇深处的外耳道上三角，成年人的壁厚1.0~1.5cm。乳突窦在出生时已发育完成。血管及神经见乳突小房（图）。

（孙晋浩）

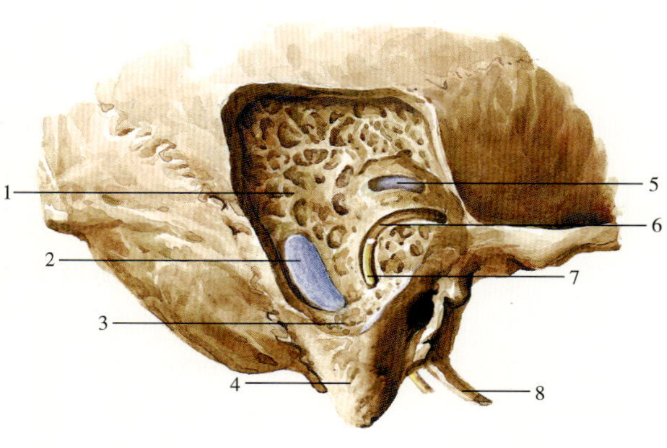

图 乳突、乙状窦和面神经的关系

1.颞骨 2.乙状窦 3.乳突小房 4.乳突 5.外膜半规管 6.面神经管 7.面神经 8.茎突

rǔtūxiǎofáng

乳突小房（mastoid cells） 颞骨乳突内许多互相连通的含气小腔。大小不等，形态不一，互相连通，腔内覆盖黏膜，与乳突窦和鼓室的黏膜相连续。在幼儿2岁时，乳突小房开始发育，气化程度存在年龄及个体的差异。根据发育情况可分为气化型、板障型和坚实型。气化型发育良好；板障型发育障碍；坚实型完全无气化。发育良好的小房并不局限于乳突内，在其他部位，骨质也可出现小房，如迷路周围、颞鳞、颧突根部、乙状窦周围、岩部尖端、咽鼓管以及茎突骨质内等。乳突小房由耳后动脉发出的茎乳动脉和脑膜中动脉发出的鼓室上动脉供血。舌咽神经的鼓室神经及下颌神经的脑膜支均发分支至乳突小房。中耳炎症时，可经乳突窦侵犯乳突小房而引起乳突炎。中耳内手术时，可经乳突小房入路操作。

（孙晋浩）

nèi'ěr

内耳（internal ear） 听觉和位觉感受器所在的部位。又称迷路。埋藏于颞骨岩部，是前庭蜗器的主要部分。

位置和分部 内耳介于鼓室内侧壁和内耳道底之间，长1.7~2cm，与颞骨岩部长轴一致。内耳形状不规则，构造复杂，分为骨迷路和膜迷路两部分，二者形状相似，皆为内部连续而不规则的腔隙结构。

形态结构 骨迷路是颞骨岩部骨密质围成的腔隙，包括耳蜗、前庭和骨半规管。膜迷路套于骨迷路内，为上皮和结缔组织构成的膜性管或囊，分为前庭迷路和蜗迷路。由椭圆囊和球囊、膜半规管和蜗管组成。膜迷路内充满内淋巴，膜迷路与骨迷路之间充满外淋巴，相互间没有直接的交通。

动脉供应 由迷路动脉和茎乳动脉供血。迷路动脉发自小脑下前动脉或基底动脉，在内耳道底分为前庭支和蜗支，前者分布于椭圆囊、球囊、前膜半规管和外膜半规管，后者再分为蜗固有动脉和前庭蜗动脉。其中，蜗固有动脉分成若干蜗小动脉，分布于螺旋板和基膜，前庭蜗动脉分布于椭圆囊、球囊、后膜半规管和蜗管起始段。茎乳动脉的分支亦分布于膜半规管。

静脉引流 有3个路径：①经迷路静脉注入岩下窦，迷路静脉在蜗轴底起自蜗螺旋静脉。②经前庭水管静脉注入岩上窦，前庭水管静脉起自椭圆囊半规管等处的小静脉。③经蜗水管静脉注入横窦，蜗水管静脉起于椭圆囊、蜗管始段和耳蜗骨质内小静脉。3条路径最后均汇入颈内静脉。

淋巴回流 外淋巴与细胞外液成分类似，可能是由外淋巴间隙周围的血管渗透而来，也可能来自前庭蜗神经鞘周围的间隙，或由脑脊液经蜗水管缓慢地渗入。在蜗水管内，外淋巴间隙与蛛网膜下隙相通。内淋巴与细胞内液成分类似，可能产生于膜迷路不同部位的上皮细胞和血管纹，也有研究认为内淋巴是由血管纹内微血管渗出的。内淋巴含K^+较多，含Na^+较少。内淋巴经淋巴管流至内淋巴囊，可能被囊的特化上皮细胞转移至囊周的血管丛或淋巴管。内淋巴也可在蜗管的外壁再吸收或在迷路的其他部位以胞饮方式排出。

神经支配　前庭蜗神经分布于内耳，由蜗神经和前庭神经组成。蜗神经节位于蜗螺旋板的基部，节细胞周围突分布于螺旋器，中枢突组成蜗神经。前庭神经节位于内耳道底，周围突有3部分，其中椭圆囊壶腹神经分布于椭圆囊斑、前膜半规管和外膜半规管的壶腹嵴；球囊神经分布于球囊斑；后壶腹神经分布于后膜半规管的壶腹嵴。前庭神经节的中枢突组成前庭神经，和蜗神经共同构成前庭蜗神经，行于内耳道内。在内耳道底，面神经入面神经管，最初走在前庭之上，至面神经裂孔处，向后弯曲形成膝神经节，出茎乳孔。在面神经管内，面神经分出岩大神经、鼓室丛交通支、镫骨肌神经和鼓索等。

（孙晋浩）

nèi'ěrdào

内耳道（internal acoustic meatus）

颞骨岩部后面的短管。起自颅后窝的内耳门，穿过颞骨岩部，止于内耳道底。内耳道一端开口于颅腔，即内耳门；另一端以盲端终于内耳道底。从内耳门至内耳道底，长约10mm。内耳道底邻接骨迷路的内侧壁，有神经血管穿经的孔隙，前庭蜗神经、面神经和迷路动脉由此穿行。内耳道底有一横位的骨嵴称横嵴，将内耳道底分隔为上下两部。上部的前份为面神经区，有面神经通过；后份为前庭上区，有椭圆囊壶腹神经通过。下部的前份为蜗区，对应于蜗轴底，有许多孔排列成螺旋状，即螺旋孔，蜗神经通过；下部的后份为前庭下区，有球囊神经通过；再向后有较大的单孔，有后壶腹神经通过（图）。

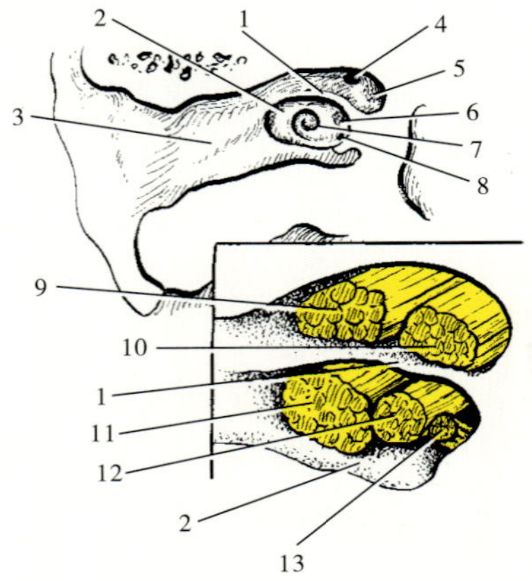

图　内耳道底及其与神经的关系

1.横嵴　2.内耳道底　3.内耳道　4.面神经区　5.前庭上区　6.前庭下区　7.螺旋孔　8.单孔　9.面神经　10.椭圆囊壶腹神经　11.蜗神经　12.球囊神经　13.后壶腹神经

（孙晋浩）

gǔ mílù

骨迷路（bony labyrinth）

颞骨岩部内骨密质围成的、由弯曲小管构成的腔隙。为内耳的一部分。包括耳蜗、前庭和骨半规管，它们互相连通。

耳蜗　位于前庭前方，外形如蜗牛壳。耳蜗尖朝向前外侧，称为蜗顶；底朝向后内侧，称蜗底，对向内耳道底。耳蜗由蜗轴和蜗螺旋管构成。蜗轴呈圆锥形，位于耳蜗的中央，由蜗顶至蜗底之间的骨松质构成，内有蜗神经和血管穿行。蜗轴伸出骨螺旋板，骨螺旋板的基部有蜗轴螺旋管，内藏蜗神经节。蜗螺旋管由骨密质围成，围绕蜗轴旋转约两圈半，在蜗底处通向前庭，管腔底部较大，紧贴中耳内侧壁，蜗顶终于盲端。骨螺旋板未达蜗螺旋管的对侧壁，将蜗螺旋管不完全地分割为两部分，缺空处由膜迷路的蜗管填补封闭。故蜗螺旋管腔可分为前庭阶、鼓阶和蜗管。前庭阶，起自前庭，位于近蜗顶侧的管腔；鼓阶近蜗底，中间是蜗管。鼓阶外侧壁有蜗窗，由第二鼓膜封闭。前庭阶和鼓阶内均含外淋巴，在蜗顶处借蜗孔彼此相通。蜗孔位于蜗顶处，由骨螺旋板和膜螺旋板与蜗轴围成。

前庭　近似椭圆形的腔隙，位于骨迷路中部。前庭前部较窄，前下连通耳蜗；后部较宽，有5个孔连通3个骨半规管。前庭的外侧壁对应鼓室内侧壁，有前庭窗和蜗窗，前者与镫骨底相接，后者被第二鼓膜封闭。前庭内侧壁对应内耳道底，有自前上斜向后下的前庭嵴。前庭嵴的后上方为椭圆囊隐窝，前下方为球囊隐窝，分别容纳椭圆囊和球囊。前庭嵴的下方分开，分叉处的隐窝为蜗管隐窝，容纳蜗管的前庭盲端。内侧壁上有数群小孔，称为筛斑，为前庭神经的通道。椭圆囊隐窝的下分还有前庭水管内口，为内淋巴管通入前庭水管处。

骨半规管　骨迷路后部的3个半环形骨性管道，彼此成直角排列。分别为前骨半规管、外骨半规管和后骨半规管。3个骨半规管均呈C形，管径为0.8～1.0mm，骨壶腹处管径增加一倍。每个骨半规管皆有两个骨脚连于前庭，即膨大的壶腹骨脚和细小的单骨脚。前骨半规管和后骨半规管两个单骨脚合成一个总骨脚，故3个骨半规管共有5个口开口于前庭的后上壁。在空间位置关系上，3个骨半规管互相垂直（图）。

（孙晋浩）

mó mílù

膜迷路（membranous labyrinth）

颞骨岩部骨迷路内的连续膜性管道。包括前庭内的椭圆囊和球囊，骨半规管内的膜半规管，耳蜗内的膜蜗管。三者之间相互交通，其内充填的液体，称内淋巴；

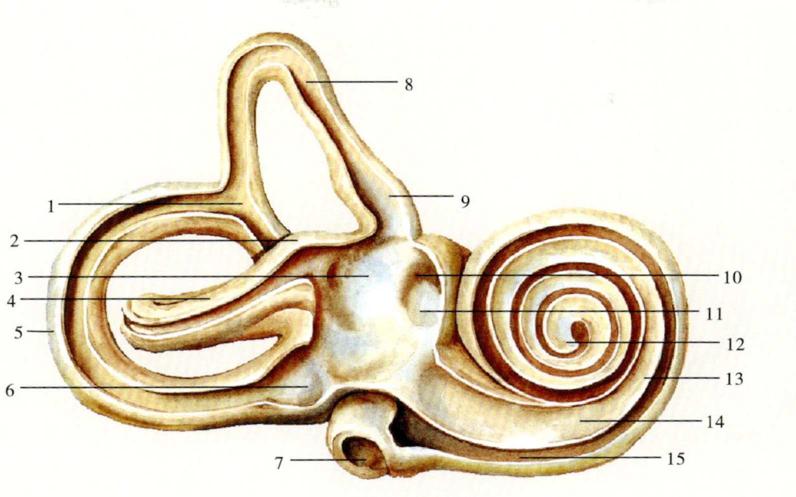

图 右侧骨迷路内腔

1.总骨脚 2.外骨壶腹 3.椭圆囊隐窝 4.外骨半规管 5.后骨半规管 6.后骨壶腹 7.蜗窗 8.前骨半规管 9.前骨壶腹 10.前庭嵴 11.球囊隐窝 12.螺旋板沟 13.骨螺旋板 14.前庭阶 15.鼓阶

骨迷路与膜迷路之间充填的液体，称外淋巴。内淋巴与外淋巴之间互不交通。

椭圆囊 呈椭圆形，位于前庭后上方的椭圆囊隐窝内。椭圆囊向前发出细的椭圆球囊管，椭圆囊借此管连接球囊和内淋巴管。内淋巴管自椭圆球囊管中段发出，穿前庭水管至颞骨岩部后面，在硬脑膜内形成内淋巴囊。内淋巴囊位于颞骨岩部后面的前庭水管外口处。内淋巴管通向内淋巴囊。在椭圆囊上端的底部和前壁上有增厚的感觉上皮，称椭圆囊斑，是位觉感受器，感受头部静止的位置及直线变速运动的刺激。其神经冲动沿前庭神经的椭圆囊支传入。

球囊 呈扁平状的梨形，位于椭圆囊前下方的球囊隐窝内。球囊向前下借连合管与蜗管相连；向后借椭圆球囊管及内淋巴导管连接椭圆囊和内淋巴囊。在球囊的前上壁，有增厚的感觉上皮，称球囊斑。球囊斑亦是位觉感受器，感受头部静止的位置及直线变速运动引起的刺激。球囊斑的神经冲动沿前庭神经的球囊支传入。

椭圆囊斑和球囊斑的形态较壶腹嵴平坦，表面上皮的结构与壶腹嵴相似，但毛细胞的纤毛较短。斑表面覆盖的均质性蛋白样胶质膜称位砂膜，又称耳石膜，膜表面的结晶体称位砂或耳石，为碳酸钙结晶。由于两个斑的位置互成直角，位砂的比重大于内淋巴，故无论头处于任何位置，位砂膜都可受地心的引力作用刺激毛细胞。

膜半规管 半环形，位于相应的骨半规管内，包括外膜半规管、前膜半规管和后膜半规管。膜半规管具有3个壶腹膜脚、1个总膜脚和1个单膜脚。膜半规管管腔约为骨半规管的1/4，各膜壶腹分别具有前、外和后膜壶腹，内有横位的峰样隆起，为局部黏膜增厚呈嵴状突入壶腹内形成，为壶腹嵴。壶腹嵴是位觉感受器，接受旋转变速运动的刺激。在组织学上观察，嵴由两种上皮细胞构成，即支持细胞和毛细胞。支持细胞游离面有微绒毛，胞质顶部有分泌颗粒。毛细胞呈烧瓶状，位于嵴顶部的支持细胞之间，顶部有纤毛。3个膜半规管内的壶腹嵴相互垂直，当头部作任何方向旋转，在其开始和停止时均能导致半规管内淋巴位移，从而刺激毛细胞，兴奋通过前庭神经传入脑，产生位置觉。

蜗管 位于蜗螺旋管内，与骨螺旋板一起，在骨螺旋板与耳蜗外壁之间将前庭阶和鼓阶完全分开的结构。又称中阶。蜗管两端皆为盲端，在前庭端，有连合管与球囊相连；盲端顶处借螺旋板钩与蜗轴围成蜗孔，前庭阶与鼓阶经此孔相通。蜗管的横切面呈三角形，其3个边分别为蜗管的上壁、外侧壁和下壁。上壁为蜗管前庭壁，为一薄的前庭膜，对应前庭阶；外侧壁为骨螺旋管内表面骨膜的增厚部分，有丰富的结缔组织和血管，该处上皮深面富有血管，名血管纹，有分泌内淋巴的作用；下壁由骨螺旋板和蜗管鼓壁组成，蜗管鼓壁即基底膜，又称螺旋膜。在基底膜上有螺旋器（Corti 器），它是听觉感受器，感受声波的刺激，其神经冲动经蜗神经传入脑。基底膜中除有血管和神经外，还含有从蜗轴向外呈放射状排列的胶原样细丝，称听弦。从蜗底至蜗顶，听弦长度逐渐增长。因此，近蜗底部基底膜的共振频率高，越近蜗顶部，共振频率越低（图）。

（孙晋浩）

pífū

皮肤（skin）

覆盖于人体表面最大的器官。由表皮和真皮组成。

表皮 没有血管的皮肤表层，由角化的复层鳞状上皮构成。表皮分为两层，浅层为角化层，由多层扁平细胞构成，角化层在机体易受摩擦的部位如手掌、足底

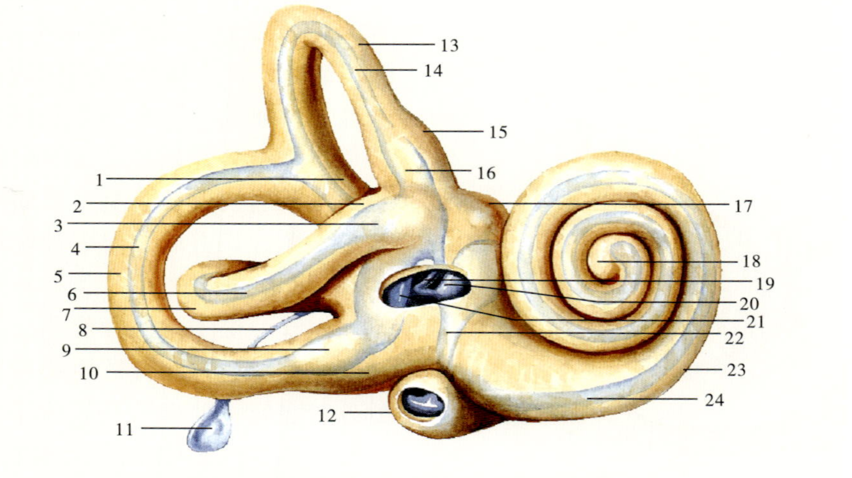

图　右侧骨迷路和膜迷路（前外侧面观）
1.总骨脚　2.外骨壶腹　3.外膜壶腹　4.后膜半规管　5.后骨半规管　6.外膜半规管　7.外骨半规管　8.内淋巴管　9.后膜壶腹　10.后骨壶腹　11.内淋巴囊　12.蜗窗　13.前骨半规管　14.前膜半规管　15.前骨壶腹　16.前膜壶腹　17.前庭　18.蜗顶　19.椭圆球囊管　20.球囊　21.椭圆囊　22.连合管　23.耳蜗　24.蜗管

等处最厚。角化层细胞衰老脱落，成为皮屑。表皮的深层为生发层，由矮柱状细胞构成，具有活跃的分裂增殖能力，能产生新细胞向浅层更新。人表皮细胞每3~4周更新一次。生发层因细胞形态不同又分为两层，即基底层及其上面的棘状层，基底层增殖能力强，棘状层细胞不规则，表面伸出突起似棘状（图）。

真皮　由致密纤维结缔组织构成，纤维成分中含弹性纤维，因而皮肤具有一定弹性。真皮的乳头层突向表皮，所以表皮与真皮的交界凹凸不平，切面上呈波浪形。乳头层的下方为网状层，此二层间无明显界限。真皮内除血管、动脉、淋巴管之外，还含大量的汗腺、皮脂腺及毛囊等。皮肤深面为皮下组织，即浅筋膜，由疏松结缔组织构成，内含大量脂肪组织，具有维持体温、储存能量和缓冲外来冲击的作用。皮下组织内含有血管、淋巴管、毛囊、汗腺等结构。一般而言，女性及小儿的皮下组织较多，成年男性相对较少。

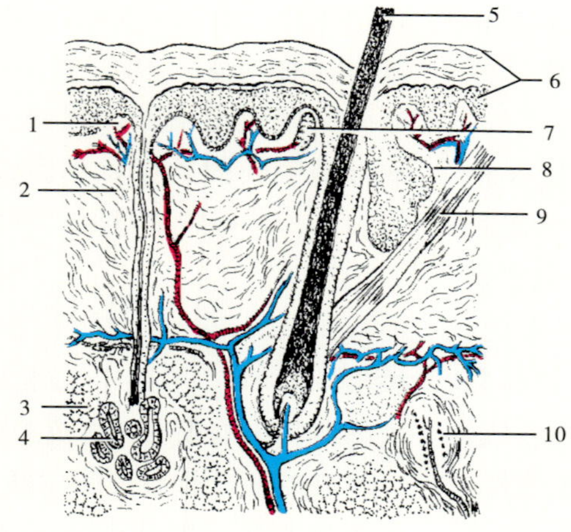

图　皮肤的构造
1.真皮乳头　2.网状层　3.皮下组织　4.汗腺　5.毛发　6.表皮　7.触觉小体　8.皮脂腺　9.竖毛肌　10.环层小体

皮肤内血管的层次与皮肤层次相适应，除真皮乳头外，其他结缔组织内均无毛细血管网。小动脉在皮下组织内先分支进入真皮网状层，相互吻合成动脉网，自该网分支营养脂肪、汗腺和毛囊，主要分支上升到达真皮网状层及乳头层分界处，形成乳头下动脉网。由乳头下动脉网再发细支进入真皮乳头内，营养真皮乳头及周围组织。静脉由表皮下毛细血管网在乳头下汇集成平面静脉丛，与深部静脉丛交通，引流至皮下静脉。皮肤淋巴管丰富，从乳头层以盲端开始，逐渐集中于皮下组织。皮肤内含有丰富的游离神经末梢和被囊神经末梢；自主神经分布于皮肤的附属器官，如皮脂腺、竖毛肌和血管等。

皮肤覆盖机体表面，可防止体内液体的丧失；阻止外来病原微生物和化学物质等的侵入，是机体的防御屏障；皮肤表面有汗腺的开口，可排出汗液、调节体温；皮肤内含有痛觉、温觉、触觉和压觉等感受器，可感受多种刺激。

（孙晋浩）

xiùqì

嗅器（olfactory organ）　为鼻腔嗅黏膜内的气味感受器。位于鼻腔外侧壁，上鼻甲以上及对应鼻中隔上份的黏膜内。此部黏膜呈浅黄色，称为鼻黏膜嗅区，总面积约500mm^2，黏膜内含嗅细胞。嗅细胞为双极细胞，周围突末端有纤毛，中枢突组成嗅丝，经筛孔入颅前窝，连于嗅球。嗅区黏膜内还有嗅腺，又称Bowman腺，其分泌物可冲刷掉溶解于黏膜表面的物质，使嗅细胞对新物质保持敏感。

（孙晋浩）

wèiqì

味器（gustatory organ）　感受味觉的器官。分布在人的舌、软腭、咽和会厌等处的味蕾。主要分布在轮廓乳头、菌状乳头和叶状乳头内，前二者内味蕾较多，亦有少数味蕾散在于软腭和会厌黏膜内。味蕾形似花蕾，呈卵圆形，嵌于黏膜上皮内，顶端通过味孔开口于口腔或咽腔黏膜。味蕾内有味细胞，顶端有味毛，基部有神经末梢环绕。味蕾的功能是感受酸、甜、苦、咸 4 种不同的味觉刺激。舌表面不同区域的味蕾对味觉刺激的敏感性不同，舌尖对甜味最敏感，舌尖两侧及舌侧缘后部对咸味最敏感，舌侧缘的中部对酸味最敏感，舌根则对苦味最敏感。

（孙晋浩）

nèifēnmìxiàn

内分泌腺（endocrine gland） 没有排泄管的腺体。又称无管腺。它们所分泌的物质即激素直接进入周围的血管和淋巴管中，由血液和淋巴液输送到全身。包括内分泌器官和内分泌组织。前者作为腺体独立存在，肉眼可见，如垂体、甲状腺、甲状旁腺、肾上腺、松果体及胸腺等；后者以细胞团为单位分散于其他腺组织之间，显微镜下可见，例如胰腺的胰岛、睾丸的间质细胞、卵巢内的卵泡和黄体以及分布广泛的嗜铬系统等（图）。

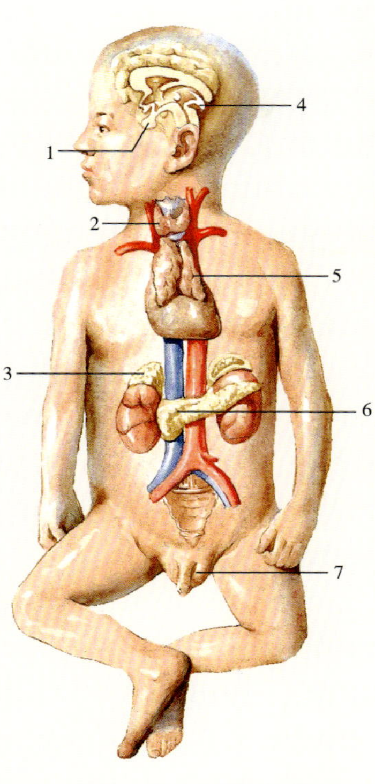

图 内分泌腺概观

1.垂体 2.甲状腺 3.肾上腺 4.松果体 5.胸腺 6.胰 7.睾丸

激素作用的细胞、组织或器官称为靶细胞、靶组织或靶器官。内分泌腺通过分泌激素调节器官或细胞的活动，以维持机体内环境的相对平衡。激素分泌过多或过少都将导致机体的功能紊乱。因此，维持激素水平的相对稳定，对机体的生理功能非常必要。激素与靶细胞之胞内或胞膜上的某一种受体特异性结合，从而发挥其对靶器官特定的调节作用。除内分泌腺外，人体尚有一些器官兼有内分泌功能。如下丘脑内的视上核及室旁核分别分泌血管升压素和催产素，脑的其他部分（小脑除外）、脊髓以及第三脑室某些部位的室管膜细胞等也有分泌激素的功能，总称为弥散神经内分泌系统。胃肠道黏膜内也有些细胞具有分泌激素的功能，称为胃肠内分泌。另外，肾小球旁器和胎盘也可分泌激素。

（孙晋浩）

chuítǐ

垂体（hypophysis） 位于垂体窝内、呈椭圆形的内分泌器官。借漏斗连于下丘脑，外被坚韧的硬脑膜，调控多种内分泌腺的功能。

分类 分为腺垂体和神经垂体。腺垂体即垂体前叶，占垂体大部，约为其质量的 75%。包括远侧部、结节部和中间部。神经垂体即垂体后叶，包括神经叶和漏斗，后者由正中隆起及漏斗柄组成。腺垂体的中间部和神经垂体的神经叶又合称为垂体后叶，垂体远侧部称为前叶。腺垂体结节部和神经垂体的漏斗，合称垂体柄。在胚胎发生上腺垂体来自原始口腔顶的 Rathke 囊；神经垂体由原始脑泡间脑底部向下凸出形成。垂体呈淡红色，大小为 0.5 cm×1.0 cm×1.0cm，成年男性垂体质量为 0.35～0.8g，女性为 0.45～0.90g。

细胞构筑 腺垂体由腺细胞、血窦和少量结缔组织构成。腺细胞在常规染色下可分为嗜色细胞和嫌色细胞两大类。①嗜色细胞：分为嗜酸性和嗜碱性两种细胞。嗜酸性细胞约占腺细胞的 37%，又分为生长激素细胞和催乳激素细胞，前者分泌生长激素，后者分泌催乳激素。嗜碱性细胞约占腺细胞的 11%，包括 3 种细胞，为分泌尿促卵泡素、黄体生成素的促性腺激素细胞，分泌促甲状腺素的促甲状腺激素细胞，以及分泌促肾上腺皮激素的促肾上腺皮激素细胞。②嫌色细胞：约占腺细胞的 52%。当嗜色细胞的颗粒排出后转变成嫌色细胞。嫌色细胞内的颗粒逐渐形成、增多时，便转变为嗜色细胞。因此，认为嫌色细胞是处在分泌周期中间阶段的细胞。神经垂体即垂体的神经部，由神经胶质细胞和无髓神经纤维组成，无分泌功能，是贮存激素的场所，贮存抗利尿激素和催产素。抗利尿激素由视上核分泌，又称血管升压素，可促使远曲小管和集合管对水分的重吸收，减少尿液排出，还可使小动脉收缩，引起血压升高。抗利尿激素过少时引起尿崩症。催产素由室旁核分泌，作用于平滑肌，使子宫收缩和输乳管排乳。这两种激素储存于神经垂体内的轴突末端，可见均匀一致、大小不等的圆块，即 Herring 体（图）。

动脉供应 由垂体上动脉和垂体下动脉供血。前者为大脑动

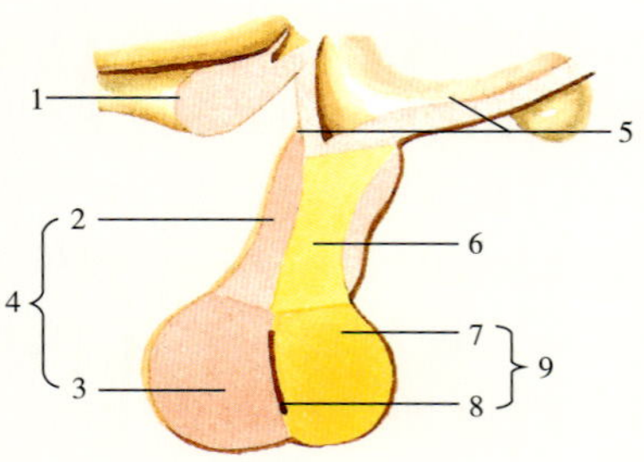

图　垂体的分部

1.视交叉　2.结节部　3.远部　4.腺垂体　5.正中隆起　6.漏斗核　7.神经部　8.正中部　9.神经垂体

脉环发出的分支，后者为颈内动脉海绵窦段发出的分支。垂体上动脉通常分支至垂体柄、视交叉、灰结节和乳头体等，至垂体柄中段的动脉分为前后两支，包绕垂体柄吻合成环，自该环再分小支上行可至下丘脑和漏斗上部。此外，自前支向下发出小梁动脉，下行至垂体前叶。垂体下动脉，通常为左右各一支，在垂体前后叶交叉处分为内外两支，在垂体的上面和下面互相吻合成垂体下动脉环，下动脉环发出分支分布至垂体后叶和中间部，有时分支穿过鞍膈上行进入垂体柄后面。

静脉引流　垂体正中隆起和漏斗的毛细血管汇集成数条小静脉，沿垂体柄下行至远侧部，小静脉再次分成毛细血管丛，这种起自毛细血管网终于毛细血管丛的静脉系，称垂体门静脉系。起自正中隆起和漏斗下部的小静脉行程较短，称短垂体门静脉。垂体门静脉是下丘脑分泌激素至垂体远侧部的通路。垂体静脉很短，出腺体后注入邻近的海绵窦。

神经支配　垂体的远侧部，除有与血管伴行的运动神经之外，无其他神经。与神经垂体相系的神经来自下丘脑。

功能与临床　垂体的分泌受下丘脑高位中枢的调节。下丘脑可分泌释放激素或释放因子等促使垂体各种激素的分泌，如促甲状腺激素释放激素和促性腺激素释放激素等；也可分泌抑制因子，抑制垂体相应激素的分泌，如生长抑制激素和催乳激素抑制因子等。这些激素由垂体门静脉运送至垂体的远侧部。激素分泌过多或过少均会导致相应的疾病。如幼年时促生长激素分泌不足可引起侏儒症；如生长激素分泌过剩，引起巨人症；成人生长激素过剩引起肢端肥大症。

（孙晋浩）

jiǎzhuàngxiàn

甲状腺（thyroid gland）

分泌甲状腺激素的腺体。为人体最大的内分泌腺。由两侧叶和峡部组成，峡部位于第2~4气管环之间。

位置与形态　甲状腺位于颈前部，呈H形，分为左右两个侧叶，中间以甲状腺峡相连。甲状腺长约5cm，宽约2.4cm，平均质量在男性为26.71g，女性为25.34g。甲状腺侧叶贴于喉和气管的侧面，呈锥体形，右叶比左叶稍大，上端达甲状软骨的中部，下端抵第4气管软骨环。甲状腺峡连接左右叶，位于第1~3气管环前方，少数人的甲状腺峡可缺如。多数人自峡部向上伸出一个锥状叶，锥状叶长短不一，有的可达舌骨，是甲状腺发育过程的残余。甲状腺的外面有两层被膜，内层为纤维囊，是腺本身的被膜，直接贴覆在腺组织的表面，并深入腺的实质，将腺组织分隔成若干小叶。外层为甲状腺鞘，由颈深筋膜，即气管前筋膜构成，向外侧与颈血管鞘紧密相连。自舌骨至甲状腺峡或锥状叶，有时出现一条小的肌束，称甲状腺提肌，有上提甲状腺的作用。甲状腺侧叶与甲状软骨、环状软骨之间有韧带连接，在吞咽动作时，甲状腺可随喉上下移动（图）。

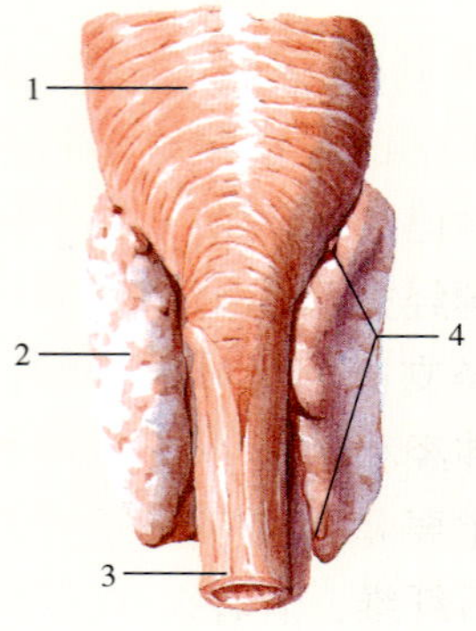

图　甲状腺和甲状旁腺

1.咽　2.甲状腺侧叶　3.食管　4.甲状旁腺

动脉供应　由甲状腺上动脉和甲状腺下动脉供血。甲状腺上动脉发自颈外动脉或颈总动脉，伴喉上神经外支下行至甲状腺，供应甲状腺上部。甲状腺下动脉发自甲状颈干，经颈总动脉后方至甲状腺左右两叶的后面，分支进入腺体，供应甲状腺下部。甲状腺下动脉与喉返神经关系密切，左甲状腺下动脉多位于左喉返神经的前方，右甲状腺下动脉行经右喉返神经的后方；但动脉的分支与神经交叉者多见。除上述动脉外，尚可见到发自头臂干、颈总动脉或胸廓内动脉，或直接发自主动脉弓的甲状腺最下动脉，分布至腺体下部。

静脉引流　静脉在腺体的表面吻合成丛，由甲状腺上静脉、甲状腺中静脉和甲状腺下静脉引流，分别汇入颈内静脉和头臂静脉。甲状腺是血管极为丰富的器官，在毒性弥漫性甲状腺肿患者的颈前区，常能听到杂音或扪到震颤。

淋巴回流　甲状腺内有丰富的淋巴管，腺体的淋巴管起于甲状腺滤泡周围，沿甲状腺的血管向上方、下方和侧方引流。甲状腺中部和上部淋巴注入颈深中部淋巴结、喉前淋巴结及气管前淋巴结，向下与上纵隔的气管前淋巴结相连注入颈深下淋巴结；甲状腺下部的淋巴可直接回流至颈深下淋巴结或气管旁淋巴结。

神经支配　由喉上神经和喉返神经支配。另外，甲状腺接受交感神经和副交感神经双重支配，前者主要是来自颈部交感神经节的节后纤维，后者来自迷走神经。

功能与临床　甲状腺激素的主要作用是促进机体新陈代谢，维持机体的正常生长发育，对骨骼和神经系统的发育有较大的影响。在甲状腺内的滤泡旁细胞分泌降钙素，有降低血钙的作用。甲状腺分泌功能减退时，机体的基础代谢率低，可出现黏液性水肿。如果在胎儿或婴儿时期甲状腺分泌功能丧失，则骨骼和脑的发育停滞，表现为身体矮小，智力低下，称呆小症。甲状腺激素分泌过多可导致甲状腺功能亢进，出现心跳加快、失眠、急躁和手颤等症状。

（孙晋浩）

jiǎzhuàngpángxiàn

甲状旁腺（parathyroid gland）分泌甲状旁腺素的腺体。为甲状腺侧叶后方两对扁椭圆形的内分泌腺，称上甲状旁腺和下甲状旁腺，居甲状腺与甲状腺囊之间，偶尔亦可埋入甲状腺或胸腺的实质内。上甲状旁腺位于甲状腺侧叶后缘上、中 1/3 交界处。下甲状旁腺多位于甲状腺侧叶后缘近下端的甲状腺下动脉处。甲状旁腺为两对扁椭圆形小体，呈棕黄色。腺体长 4～6mm，宽 3～4mm，厚 1～2mm，约为黄豆大小，每个腺体重约 50mg。腺体表面包绕一层结缔组织被膜，被膜向腺的实质内发出小隔，将其分成若干不明显的小叶，小叶内的主细胞有分泌功能。甲状旁腺的数目和位置可有变异。数目有时多于 4 个，个别可少于 4 个。位置变异也较多，上甲状旁腺多数位于环甲关节附近；居甲状腺上极后方者较少；位于咽后和食管后方的更少。下甲状旁腺位于胸腺上端（颈部）实质内的较少；居其他位置者更少见。

甲状旁腺由甲状腺下动脉或甲状腺上动脉和甲状腺下动脉之间的吻合支供血。静脉汇入甲状腺静脉。甲状旁腺的淋巴管很丰富，与甲状腺和胸腺的淋巴管有联系。神经来自颈上和颈中交感干神经节，主要是血管运动神经纤维，少量至腺细胞。

甲状旁腺分泌的甲状旁腺素能升高血钙，调节钙磷代谢。甲状旁腺分泌功能减退时，血钙下降，出现手足搐搦症；功能亢进，则血钙增高，血磷降低，引起骨质疏松，易发生骨折。

（孙晋浩）

shènshàngxiàn

肾上腺（suprarenal gland）肾上方被肾筋膜和结缔组织包裹的、成对的内分泌腺。左侧呈半月形，右侧为三角形，因位于肾上方而得名。

位置与形态　位于脊柱两侧肾的上内方，属于腹膜外位器官。腺体质软，呈淡黄色，大小为 5cm × 3cm × 1cm，质量约 7g。肾上腺的前面有肾上腺门，是血管、神经和淋巴管出入之处。左肾上腺呈半月形，前面与胃、胰和脾相邻；后面贴附膈的左脚；下面凹陷紧卧于左肾内侧缘的上部；内侧缘接触腹主动脉和腹腔神经节。左肾上腺门位于其前面的下部，肾上腺中央静脉自此穿出注入左肾静脉。右肾上腺近似三角形，其前内侧部无腹膜，紧邻下腔静脉；外侧部邻接肝脏。右肾上腺的后面稍凸，与膈相贴；底凹陷紧卧于右肾的上端，内侧缘邻腹腔神经节。右肾上腺门位于腺体的前内上部，肾上腺中央静脉经此穿出汇入下腔静脉或右肾静脉。肾上腺和肾共同包裹在肾筋膜内，但各有自己的纤维囊和脂肪囊；因此不随肾向上移动。肾上腺与肾之间的脂肪结缔组织，在胎儿和新生儿不明显，随年龄增长而逐渐加厚。肾上腺附近或腹腔丛内可见到与肾上腺皮质构造相似的小块组织，称为副肾上腺，人类较少见（图）。

动脉供应　肾上腺的血供丰富，主要有：①肾上腺上动脉，发自膈下动脉。②肾上腺中动脉，发自腹主动脉。③肾上腺下动脉，发自肾动脉。3 条动脉分成小支至肾上腺的纤维囊，互相吻合成动脉丛，由动脉丛发出分

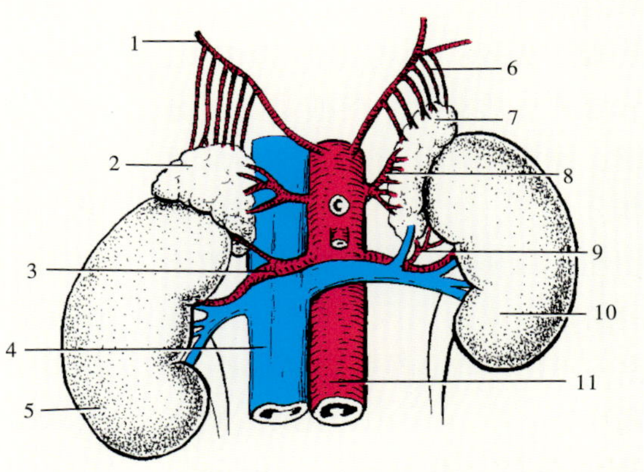

图　肾上腺的血液供应

1.膈下动脉　2.右肾上腺　3.右肾动脉　4.下腔静脉　5.右肾　6.肾上腺上动脉　7.左肾上腺　8.肾上腺中动脉　9.肾上腺下动脉　10.左肾　11.腹主动脉

支供应肾上腺皮质和髓质。

静脉引流　血窦内的血液，经小静脉、中央静脉输出，经左肾上腺静脉和右肾上腺静脉分别汇入左肾静脉和下腔静脉。

淋巴回流　肾上腺内毛细淋巴管汇成较大的淋巴管输出，汇入腰淋巴结。

神经支配　来自腹腔丛，此丛形成的膈丛和肾上腺丛发支分布腺体。交感神经的节前纤维在肾上腺的内侧构成肾上腺丛，穿过纤维囊形成肾上腺的囊下丛，囊下丛再发出分支至血管、髓质的嗜铬细胞和交感神经节细胞，调节细胞功能。

功能与临床　肾上腺实质由肾上腺皮质和肾上腺髓质组成。肾上腺皮质约占肾上腺重量的90%，依其细胞的排列和功能，分球状带、囊状带和网状带3层结构。①球状带：约占全部皮质的15%，分泌盐皮质激素，调节水盐代谢，维持体内的钠钾平衡。如醛固酮，可促进肾小管和集合管保钠排钾。醛固酮分泌不足时，出现钠低钾高，血压下降，皮肤色素沉着，称艾迪生（Addison）病，又称原发性慢性肾上腺皮质功能减退症。醛固酮分泌过多时，体内钠高钾低，血压上升。②束状带：最厚，约占皮质的78%，分泌糖皮质激素，促使蛋白质分解、糖异生以及脂肪在体内的重新分布等。如可的松，调节体内糖和蛋白质的代谢。糖皮质激素分泌过多或长期服用可的松类激素，可出现向心性肥胖、肌萎缩、高血糖、高血压、腹壁及大腿有紫色条纹，称库欣（Cushing）病，又称皮质醇增多症。③网状带：最薄，占皮质的7%，分泌性激素，以雄激素为主。正常时，网状带分泌性激素的量不大，作用不显著。如果分泌功能亢进，可出现女性男性化或男童的性早熟。肾上腺髓质约占腺体重量的10%，由髓质的细胞和丰富的血窦构成。细胞质内有小颗粒，经铬盐类溶液处理，颗粒显棕黄色，称嗜铬细胞。髓质内除嗜铬细胞之外，还有少量神经节细胞。肾上腺髓质细胞分泌大量肾上腺素和少量去甲肾上腺素，有促使血压升高、血流加速和血糖升高的作用。

（孙晋浩）

sōngguǒtǐ

松果体（pineal body）　间脑后上部椭圆形的松果样内分泌腺。又称松果腺或脑上腺。其钙化时为颅脑X线片的一个标志点。松果体在种系发生上与作为光感受器的顶器关系密切，故认为它和感光有关。

松果体位于间脑缰联合的后上部、胼胝体压部和中脑上丘之间，呈椭圆形，极似松果，因而得名。以细茎附于第三脑室顶的后部。松果体长5~8mm、宽约4mm、厚约4mm，质量100~200mg。松果体起源于神经外胚层，在人类胚胎早期出现。出生后松果体内增加神经胶质细胞及间质成分，体积继续增大。7~10岁起，松果腺开始退化并逐渐钙化，形成脑砂，为矿物质沉积形成同心层排列的小体，在头颅X线检查时可见，多数人松果体在60岁前已钙化。松果体表面覆有被膜，由软脑膜形成，被膜伸入腺体，将腺的实质分成若干不规则的小叶。松果体实质由松果体细胞和神经胶质细胞组成。松果体内结缔组织的量随年龄增加。松果体由脉络丛后动脉供血。其静脉引流至大脑大静脉。松果体的神经来自颈上交感神经节的节后纤维（图）。

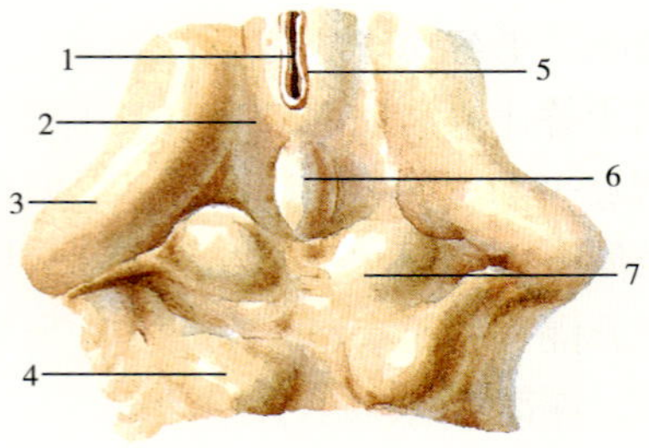

图　松果体

1.第三脑室　2.缰连合　3.背侧丘脑　4.下丘　5.缰三角　6.松果体　7.上丘

松果体合成和分泌褪黑激素，该激素可使两栖类动物黑色素细胞内的色素颗粒聚集，使皮色变浅。褪黑激素最明显的作用是抑制生殖系统功能，可抑制垂体分泌尿促卵泡素和黄体生成素，从而间接抑制性腺活动。松果体内的褪黑激素和5-羟色胺含量随昼夜规律改变，参与调解生殖系统的发育及动情周期的变化。松果体一般在青春期以前已开始萎缩并钙化，有防止性早熟的作用。在儿童期，如松果体病变导致分泌功能不足，可出现性早熟或生殖器官过度发育，若松果体功能亢进，可致青春期延迟。

（孙晋浩）

xiōngxiàn

胸腺（thymus）　分泌胸腺素和促胸腺生成素的腺体。位于胸骨后面，胸腔上纵隔的前部。属于淋巴器官。

胸腺在主动脉弓和头臂静脉等大血管的前方，上端达胸腔上口，或伸入颈根部，下端至心包上部；前面被肺和胸膜遮掩；后面贴附于心包和大血管的前面。胸腺分为左右两叶，两叶借结缔组织相连，常前后叠掩。每叶多呈扁条状，质柔软。胸腺的大小有明显的年龄变化特点。新生儿和幼儿的胸腺相对较大，质量10~15g。青春期胸腺最大，质量

25~45g。之后胸腺开始萎缩逐渐变小，老年人的胸腺多被结缔组织所替代，但胸腺遗迹仍可辨认。胸腺表面有结缔组织被膜，并纤维伸入腺的实质，分成若干不完全分隔的小叶，小叶周围部为皮质，深部为髓质。皮质主要由淋巴细胞和上皮性网状细胞构成，髓质的细胞多数为上皮性网状细胞和少量淋巴细胞。在髓质可见大小不等的圆形或卵圆形胸腺小体，由数层网状上皮细胞排列而成。胸腺内的淋巴细胞称为胸腺细胞（图）。

胸腺由胸廓内动脉和甲状腺下动脉的分支供血。静脉引流至左头臂静脉、胸廓内静脉和甲状腺下静脉。胸腺的淋巴管极为丰富，输入纵隔前淋巴结、气管支气管淋巴结及胸骨淋巴结等。神经支配来自迷走神经和交感神经的分支，舌下神经降支以及膈神经等。

胸腺分泌胸腺素和促胸腺生成素，可将来自骨髓及脾等处的淋巴干细胞从无免疫力转化为具有免疫力的T淋巴细胞，T淋巴细胞再转入血液、淋巴结和脾内增殖并参加机体的免疫反应。因而胸腺是T淋巴细胞分化及成熟的场所。进入血循环的胸腺素继续促进T淋巴细胞成熟。胸腺素还能促进受放射线损伤而退化的淋巴组织再生。当淋巴组织被破坏，T淋巴细胞极度减少时，进入胸腺的干细胞仍可转化为淋巴干细胞。胸腺素对于运动神经末梢释放和合成乙酰胆碱的过程有抑制作用。胸腺素分泌过多时，可引起神经肌肉传导障碍，导致重症肌无力。

（孙晋浩）

shēngzhíxiàn

生殖腺（genital gland） 见男性生殖器官，女性生殖器官。

shénjīng xìtǒng

神经系统（nervous system） 由神经组织构成的人体系统。其是人体最复杂的控制系统，具有主导、调节和控制人体各种功能活动的作用。根据形态和功能，可分为中枢神经系统和周围神经系统。中枢神经系统由脑和脊髓构成，周围神经系统包括脑神经、脊神经和内脏神经。神经系统的基本组织是神经组织。神经组织由神经元和神经胶质组成。神经元即神经细胞，由细胞体和突起构成，突起又分树突和轴突。神经元和神经胶质经过极其精细、高度复杂的组建，形成了具有三维构筑的神经网络（图）。

人体有神经系统、内分泌系统和免疫系统三大调节系统，它

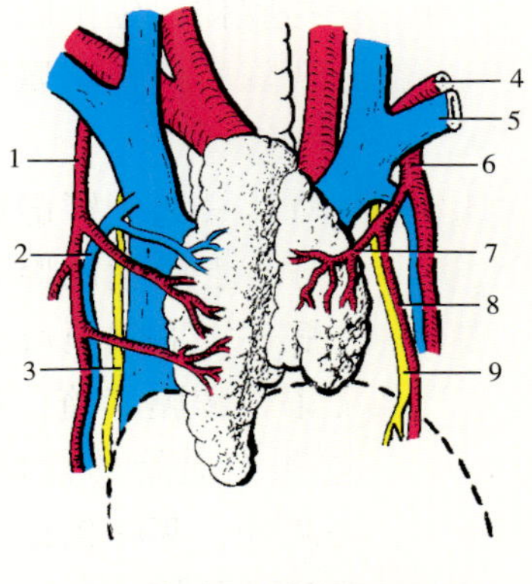

图 胸腺及其血液供应

1.右胸廓内动脉 2.右胸廓内静脉 3.右膈神经 4.左锁骨下动脉 5.左锁骨下静脉 6.左胸廓内动脉 7.胸腺动脉 8.心包膈动脉 9.左膈神经

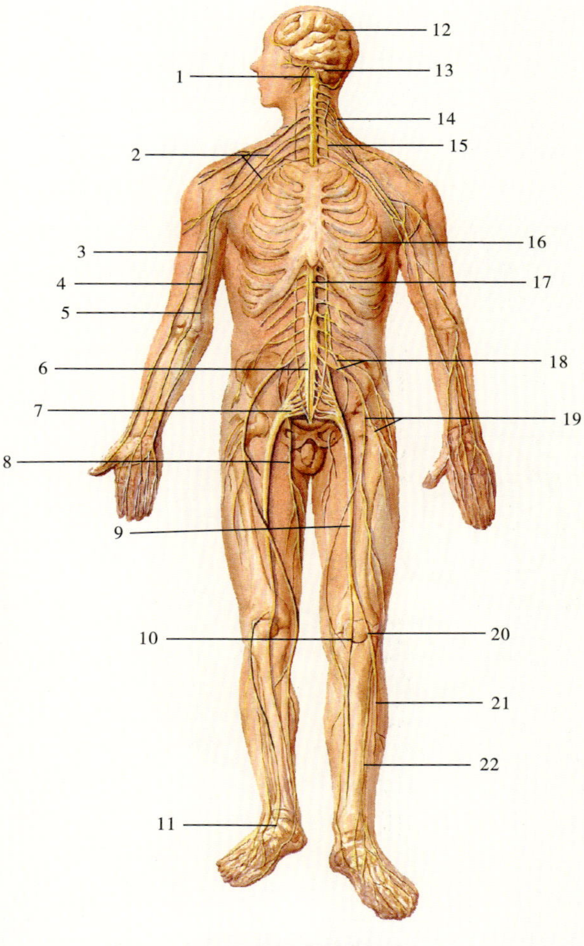

图 神经系统概观

1.脑干 2.臂丛 3.正中神经 4.桡神经 5.尺神经 6.终丝 7.骶丛 8.闭孔神经 9.坐骨神经 10.胫神经 11.隐神经 12.大脑 13.小脑 14.颈丛 15.交感干 16.肋间神经 17.脊髓 18.腰丛 19.股神经 20.腓总神经 21.腓浅神经 22.腓深神经

们之间存在相互统一、相互依赖、相互协调和相互制约的高度复杂关系。神经系统的主要功能是将人体接收的内环境和外环境的各种刺激（信息）转变为神经冲动，通过脑和脊髓各级中枢的整合，在内分泌系统和免疫系统的共同参与下，通过神经控制来调节机体各器官系统的功能活动，维持机体与内环境和外环境的稳定与统一，保证生命活动的正常进行。免疫-神经-内分泌网络学说的提出，表明神经系统不仅可以通过神经对其他系统进行直接调节，也可通过内分泌系统和免疫系统来进行间接调节。人类的神经系统在长期进化发展过程中得到了高度发展，尤其是大脑皮质的高度进化并不断完善，产生了语言、思维、学习、记忆、创造等高级功能活动，使人类不仅能被动地适应外界环境的变化，而且能主动地认识和改造客观世界，使自然界为人类服务，这是人类的神经系统区别于其他动物神经系统的最重要特点。

（顾晓松　吕广明）

zhōngshū shénjīng xìtǒng

中枢神经系统（central nervous system）

调节和控制人体各种机能活动的最高中枢。由胚胎时期的神经管发育而来，位于人体的中轴，是神经系统中神经元最为集中的结构。包括脑和脊髓。人类的中枢神经系统结构极为复杂，尤其是大脑皮质的高度发展，成为神经系统最重要和最高级的部分。

位置和功能　脑和脊髓位于颅腔和椎管内。通过周围神经系统与人体其他各个系统、器官发生联系。脑位于中枢神经系统的头端膨大部分，分为端脑、间脑、中脑、脑桥、小脑和延髓。端脑即大脑，分为左大脑半球和右大脑半球，中间借粗大的纤维相连。大脑半球的表面为大脑皮质，凹凸不平，有凹下的沟或裂，沟与沟之间有隆起的脑回，分工管理特定的功能，如躯体运动、躯体感觉、听觉、视觉、内脏活动以及语言功能等。大脑皮质深面的白质为大脑髓质，髓质内靠近大脑半球基底部有一些灰质核，称为基底核。间脑大部分埋在大脑半球内，分为背侧丘脑、上丘脑、后丘脑、底丘脑以及下丘脑，是皮质下主要的感觉中枢和调节躯体运动的中间站。小脑位于颅后窝内，主要功能是维持机体平衡、调节肌张力和协调随意运动。中脑、脑桥和延髓合称为脑干，是大脑、小脑与脊髓相互联系的重要通路。脑干的网状结构具有调节重要内脏活动的功能。延髓向下经枕骨大孔与脊髓相连。在脑和脊髓内部的管腔彼此相通，构成脑室系统，内含脑脊髓液。脑和脊髓的外面有 3 层结缔组织被膜，对脑、脊髓具有支持、保护和营养等功能（图）。

形态和结构　在神经系统的不同部位，神经元胞体和突起的聚集部位与排列方式不同，因而有不同的术语。在中枢神经系统

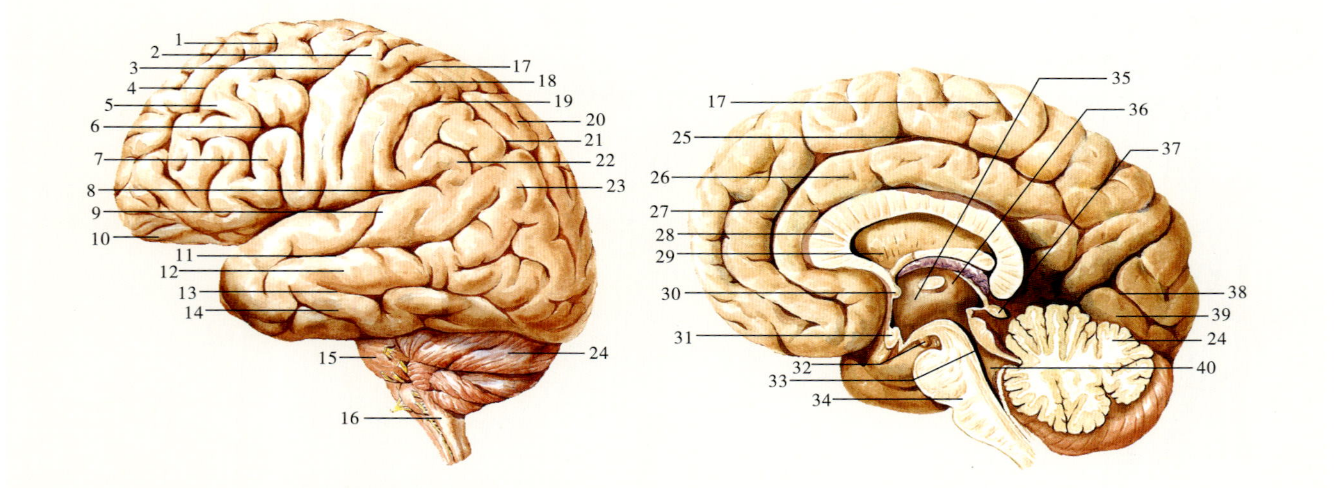

a　外侧面　　　　b　内侧面

图　脑

1.额上回　2.中央前回　3.中央前沟　4.额上沟　5.额中回　6.额下沟　7.额下回　8.外侧沟　9.颞上回　10.眶回　11.颞上沟　12.颞中回　13.颞下沟　14.颞下回　15.脑桥　16.延髓　17.中央沟　18.中央后回　19.中央后沟　20.顶上小叶　21.顶内沟　22.缘上回　23.角回　24.小脑　25.扣带沟　26.扣带回　27.胼胝体沟　28.胼胝体　29.透明隔　30.前连合　31.视交叉　32.乳头体　33.中脑导水管　34.脑干　35.第三脑室　36.背侧丘脑　37.松果体　38.距状沟　39.舌回　40.第四脑室

内，神经元胞体及其树突的集聚部位，因富有血管，在新鲜标本中色泽灰暗，称灰质，如脊髓灰质，位于脊髓内部。在大脑和小脑，灰质主要集中于脑的表层，称皮质，如大脑皮质、小脑皮质。在中枢神经系统内部，除皮质之外，形态和功能相似的神经元胞体聚集成细胞团或细胞柱，埋于白质之中，称神经核，如脑神经核、小脑中央核、基底核以及丘脑核团等。在中枢神经系统内，因多数神经纤维表面的髓鞘含有类脂质，色泽亮白，称白质，如脊髓白质，位于脊髓表层。大脑及小脑的白质位于脑皮质的深部，称髓质。在中枢神经系统的白质中，起止、行程和功能基本相同的神经纤维集合成束，称纤维束，又称传导束。除了特定的神经核和传导束的所在部位以外，灰质和白质混杂交织的区域称网状结构。

（顾晓松　吕广明）

zhōuwéi shénjīng xìtǒng

周围神经系统（peripheral nervous system）

脑和脊髓之外的所有神经结构。由胚胎时期的神经嵴发育而来，其联络于中枢神经系统和人体各系统器官之间，包括与脑相连的脑神经、与脊髓相连的脊神经，以及起自脑和脊髓、行于脑神经和脊神经之内的内脏神经。根据功能和分布，将周围神经系统分为躯体神经和内脏神经。躯体神经分布于体表、骨、骨骼肌和关节，包括躯体感觉神经和躯体运动神经；内脏神经分布于内脏、心血管、平滑肌以及腺体，又称植物性神经系统或自主神经系统，包括内脏感觉神经和内脏运动神经。内脏运动神经根据功能又分为交感神经和副交感神经。

在周围神经系统内，神经元胞体聚集部位形成神经节，外面包有结缔组织膜。根据神经节内神经元的功能，可分为感觉性神经节和植物性神经节（内脏运动神经节）。由假单极或双极神经元等感觉性神经元胞体聚集起来所形成的神经节属于感觉性神经节，如脊神经节、三叉神经节等；而由内脏运动神经（交感或副交感神经）的节后神经元胞体聚集在一起形成的神经节，称为植物性神经节，如交感干神经节、腹腔神经节、翼腭神经节等。周围神经的主要成分是神经纤维。根据功能和神经冲动传导方向，神经纤维可分为传入（感觉）神经纤维和传出（运动）神经纤维。在周围神经系统内，神经纤维聚集在一起形成长短、大小、粗细不等的神经。包裹在每条神经外面的结缔组织膜，称神经外膜。神经外膜伸入神经内将神经分为若干小束，并包绕神经束，构成神经束膜。包裹在每根神经纤维外面的结缔组织，称神经内膜。功能不同的若干神经束在神经内反复地编排、组合。了解神经内神经束的编排组合，对外伤后的神经缝合很重要，有利于神经再生和功能的恢复。周围神经系统一方面与脑和脊髓相连；另一方面与各种器官和组织相连，实现中枢神经系统对全身的控制。

（顾晓松　吕广明）

shénjīngyuán

神经元（neuron）

神经系统结构和功能的基本单位。又称神经细胞。其由胞体与突起构成，可接受信息和传导神经冲动。每个神经元均可分为胞体和突起两部分。胞体表面为细胞膜，胞体内部中央有细胞核，可见核仁，核的周围为细胞质，胞质内除含有一般细胞所具有的细胞器如内质网、线粒体等之外，还含有神经元特有的尼氏（Nissl）体及神经原纤维（图1）。

结构与分类　神经元的突起根据形状和功能，分为树突和轴突。树突数目较多，形态各异，一般树突较短但分支较多，能接受神经冲动，并将神经冲动传至细胞体。轴突由胞体发出，且每个神经元只发出一条轴突，长短不一，胞体的神经冲动沿轴突传出。

根据突起的数目　分为3类：①假单极神经元：常自神经元胞体发出一个突起，距胞体不远处又呈T形分叉，形成两支，一支分布到外周组织和器官，称周围突，功能相当于树突；另一支进入脑或脊髓，称中枢突，功能相当于轴突。这种细胞见于脑神经节和脊神经节中的感觉神经元

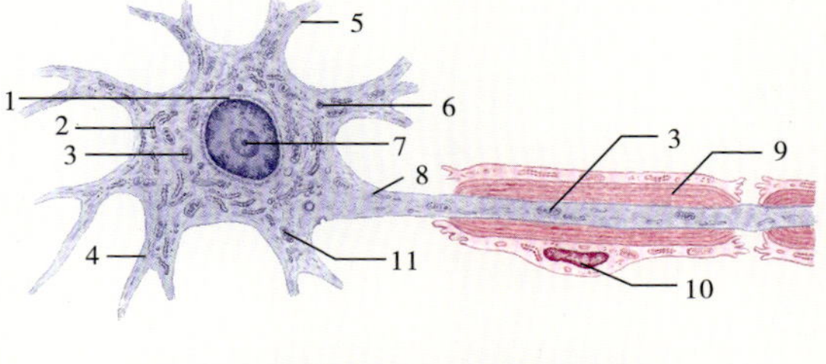

图1　神经元的结构（电镜模式图）

1.核膜　2.粗面内质网　3.线粒体　4.微丝　5.树突　6.溶酶体　7.核仁　8.滑面内质网　9.髓鞘　10.施万细胞核　11.小泡

（如脊神经节、三叉神经节等）。②双极神经元：有两个突起，轴突和树突。多位于特殊感觉器官中，如视网膜双极细胞、前庭神经节及螺旋神经节的感觉神经元。③多极神经元：数目最多，形态和大小差别较大，有一个轴突和多个树突，如大脑皮质的锥体细胞、脊髓前角运动神经元、小脑的浦肯野细胞等（图2）。

根据功能及传导冲动方向　分为3类：①感觉神经元：又称传入神经元，能感受机体内环境和外环境的各种刺激，并将周围的信息向中枢传递，即上述的假单极神经元和双极神经元。②运动神经元：又称传出神经元，是将冲动由中枢传至周围，支配骨骼肌、心肌、平滑肌和腺体等的活动，多数为多极神经元。③联络神经元：又称中间神经元，位于中枢神经系统的感觉和运动神经元之间，广泛存在于中枢神经系统灰质内，起联络作用，多数为多极神经元。人类神经系统的中间神经元约占神经元总数的99%，在中枢神经系统内构成复杂的神经网络。

根据轴突的长短　分为2类：①高尔基（Golgi）Ⅰ型神经元：具有一条长轴突，最长的可达1m以上，胞体较大，树突上有棘，联系范围较广，如大脑皮质的锥体细胞、小脑皮质的浦肯野细胞及脊髓前角运动神经元等。②高尔基（Golgi）Ⅱ型神经元：具有一条短轴突（可短至数微米），胞体相对较小，树突无棘或少棘，轴突分支不超出其树突延伸的范围，如脊髓前角的闰绍（Renshaw）细胞等。高尔基Ⅰ型和Ⅱ型神经元都是多极神经元。

根据电生理特性　分为2类：①兴奋性神经元：该类神经元的兴奋，使与其相联系的突触后成分产生兴奋。②抑制性神经元：该类神经元的兴奋，使与其相联系的突触后成分产生抑制。兴奋性神经元和抑制性神经元的精密构筑，组成中枢神经系统内的众多形式多样的神经反馈环路和局部神经元回路，构成了极其复杂的神经网络。

根据含不同的神经递质或神经调质　分为如下类型：①胆碱能神经元：位于中枢神经系统和部分内脏神经系统中，支配随意运动，在其突触释放最古老而经典的神经递质乙酰胆碱（Ach）。②胺能神经元：广泛分布于中枢神经系统和周围神经系统，含有单胺类神经递质，主要包括肾上腺素能神经元、去甲肾上腺素神经元、多巴胺神经元、5-羟色胺能神经元和组胺能神经元。③氨基酸能神经元：主要分布于中枢神经系统，主要包括作为抑制性氨基酸的γ氨基丁酸、甘氨酸及作为兴奋性氨基酸的谷氨酸。④肽能神经元：广泛分布于中枢神经系统和周围神经系统，含具有神经调质作用的神经肽。主要的肽能神经元有10多种，含有的神经肽有：P物质（SP）、脑啡肽（EK）、神经激肽A（NKA）、神经激肽B（NKB）、血管活性肠肽（VIP）、血管升压素（VP）、催产素（OXT）、神经肽Y（NPY）、心钠素（ANF）和缩胆囊素（CCK）等。同时应强调的是，随着神经递质共存研究的深入和共存递质与调质概念的发展，过去一直认为一种神经元只释放一种递质的Dale原则，已不能确切地反映神经元所含调节活性物质的复杂情况，一种神经元可含有两种或两种以上递质或调质，存在递质或调质的共存现象。

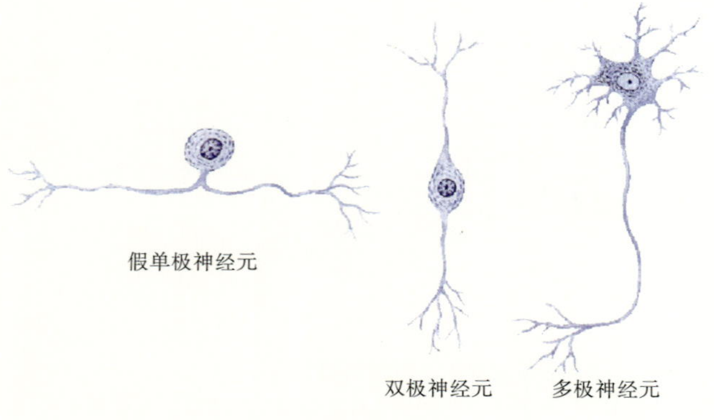

图2　神经元的类型

功能与临床　传统观点认为，绝大部分哺乳动物体内的神经元在出生后不久就停止了有丝分裂活动，失去再生能力。但成年哺乳动物的脑组织某些部位仍可不断产生新的神经元，主要位于侧脑室下层和海马齿状回两处。这些部位的一些细胞具有自我更新及多向分化潜能，称神经干细胞，可以向神经元、星形胶质细胞和少突胶质细胞分化。神经干细胞移植是修复和代替受损脑组织的有效方法，如神经干细胞移植治疗帕金森病、多发性硬化等神经系统疾病，能重建部分神经环路和功能。

（顾晓松　吕广明）

shénjīngyuán bāotǐ

神经元胞体（body of neuron）

神经元的主体，为其代谢、营养和功能活动中心。略呈球形，包括细胞膜、细胞核和细胞质3部分，不同神经元的胞体大小差异很大，典型的胞体直径约20μm。小的直径仅5~8μm，如小脑的颗粒细胞及视网膜的双极细胞等；大的直径达100~150μm，如大脑皮质的贝兹（Betz）细胞及脊髓的前角运动神经元等。细胞质内除含有线粒体、内质网、溶酶体、高尔基复合体等，还含有特征性结构即尼氏体和神经原纤维（图）。

尼氏（Nissl）体：是神经元特有的容易被碱性染料着色的小块状或颗粒状结构，分布于整个胞体及树突内，轴突和轴丘中没有，其化学成分是核糖核酸和蛋白质，又称核蛋白体，是合成蛋白质的场所。在正常情况下，各种神经元的尼氏体形状各异，当神经元受到损伤或轴突被切断时，尼氏体溶解并消失，称染色质溶解。通过切断轴突造成尼氏体溶解的实验，可以逆行追踪其起源的神经细胞。当神经元免于死亡和功能恢复时，则溶解的尼氏体可以恢复，使神经纤维得以再生。

神经原纤维：光镜下用镀银染色（Cajal 法），可见胞质内很多棕黑色的细纤维交错成网，伸入树突和轴突内。电镜下，神经原纤维由排列成束的微管和神经细丝组成，与微丝共同构成神经元的骨架，参与物质的运输等。

（顾晓松　吕广明）

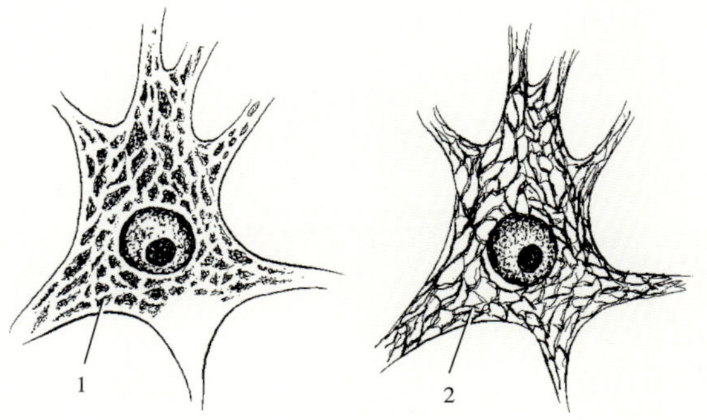

图　神经元胞体、尼氏体和神经原纤维

1.尼氏体　2.神经原纤维

shùtū

树突（dendrite）

神经元胞体发出的单个或多个树枝状突起。通常有多个，自细胞体发生后即成锐角反复分支，逐渐变细而终止。神经元胞体内多数细胞器也伸入树突中一段距离。在树突的表面上，常有多种形状的细小突起，称树突棘。树突棘是接受信息的装置，是神经元之间形成突触的主要部位。

（顾晓松　吕广明）

zhóutū

轴突（axon）

神经元胞体发出粗细均匀、表面光滑可传导神经冲动的一条长突起。每个神经元轴突只有一条，多由胞体发出，极少数可从主干树突的根部发出，并可发出侧支。轴突长度可从小于 1mm 到大于 1m。轴突从胞体发出的部位膨大形成锥形，称轴丘。轴突缺乏粗面内质网和核糖体，不能合成蛋白质。轴突内含有的新合成的大分子以及组装成细胞器的过程都是在神经元胞体内完成的，这些细胞器可以在胞体与轴突之间进行单向或双向流动，称轴浆运输。轴突的功能是将胞体发出的神经冲动传递给其他神经元，或传递给肌细胞和腺细胞等效应器。神经元发育或再生时，神经元突起的末端常膨大呈扇形，称生长锥，是所有轴突、树突及其分支活跃生长的尖端。神经元突起的生长和延伸，仅发生在生长锥。

（顾晓松　吕广明）

tūchù

突触（synapse）

神经元与神经元之间、神经元与感受器、神经元与效应器之间特化的接触区域。为神经元之间信息传递的特殊结构。1897 年由英国神经生理学家 Sherrington 提出。根据神经元与神经元或非神经元之间所形成的突触部位，分为轴-体突触、轴-树突触、轴-棘突触、轴-轴突触、树-树突触以及体-体突触等。根据信息传递的介质，突触可分为化学突触和电突触两大类。化学突触的信息传递以化学物质（神经递质）介导；电突触则以电流（电信号）传递信息。神经系统内大多数突触是化学突触，而通常所说的突触就是指化学突触。根据突触前细胞传来的信号，是使突触后细胞产生兴奋或兴奋性上升，还是使突触后细胞不易产生兴奋或兴奋性下降，又可将突触分为兴奋性突触和抑制性突触。突触的超微结构显示，突触由突触前膜、突触后膜以及突触间隙构成（图）。

（顾晓松　吕广明）

shénjīngjiāozhì xìbāo

神经胶质细胞（neuroglial cell）

神经组织内除神经元以外的另一大类不具有传导神经冲动的细胞。又称神经胶质，存在于神经元周围，对神经元起支持、保护、营养和绝缘等作用。

位置和形态　神经胶质细胞的分类见表：

- 神经胶质细胞
  - 胶质细胞（中枢神经系）
    - 大胶质细胞
      - 星形胶质细胞
      - 少突胶质细胞
    - 小胶质细胞
    - 室管膜细胞
    - 脉络丛上皮细胞
  - 胶质细胞（周围神经系）
    - 施万细胞
    - 被囊细胞

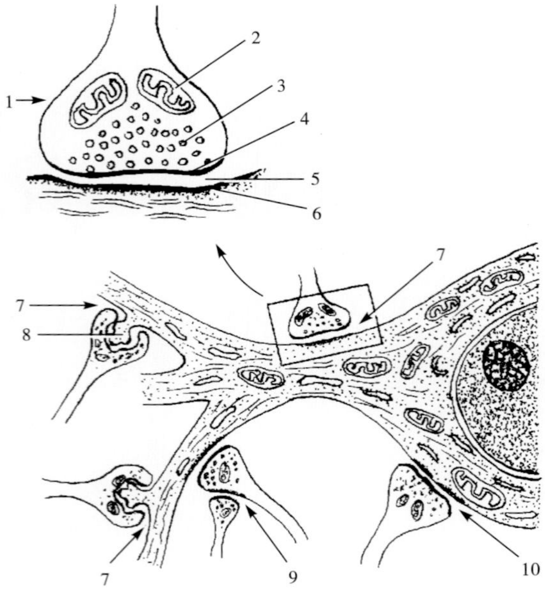

图　各类突触模式图

1.终扣　2.线粒体　3.突触小泡　4.突触前膜　5.突触间隙　6.突触后膜　7.轴-树突触　8.树突小芽　9.轴-轴突触　10.轴-体突触

星形胶质细胞　在神经胶质细胞中体积最大，也是中枢神经系统内分布最广泛、功能最复杂的细胞。从细胞胞体发出许多长而多分支的突起，伸展充填在神经元的胞体和突起之间，起支持和分隔神经元的作用。细胞的突起末端常膨大形成脚板或终足，这些终足有的贴附在邻近的毛细血管壁上，称为血管足，有的靠近脑和脊髓表面，彼此连接构成胶质界膜。胞质中没有尼氏体，但具有一般细胞具有的细胞器。星形胶质细胞胞体及突起中含有微细的交错排列的胶质原纤维，亦称胶质丝，是构成细胞骨架的主要成分。组成胶质丝的蛋白质即胶质原纤维酸性蛋白。根据胶质丝的含量及突起的形状，星形胶质细胞可分为纤维性星形胶质细胞和原浆性星形胶质细胞，前者胞质中富含胶质丝，突起细长，分支较少，主要分布在脑和脊髓的白质中，后者胞质中胶质丝含量较少，突起粗短，分支多，主要分布于灰质中。根据 Raff（1983年）等提出的双谱系学说，可将星形细胞分为Ⅰ型星形细胞和Ⅱ型星形细胞。

小胶质细胞　中枢神经系统内最小的胶质细胞，又称中枢神经系统内的巨噬细胞。约占中枢神经胶质细胞总数的10%。灰质中小胶质细胞比白质中多。正常情况下，小胶质细胞是静止的。当中枢神经损伤后，静止的小胶质细胞被激活，并大量增殖和迁移到组织损伤区，逐步转变成具有吞噬功能的小胶质细胞，称反应性小胶质细胞。小胶质细胞的吞噬功能对于神经系统的正常发育具有非常重要的作用，同时还具有免疫功能。

少突胶质细胞与施万细胞　二者分别是中枢神经系统和周围神经系统中神经纤维的髓鞘形成细胞。

室管膜细胞　衬于脑室和脊髓中央管壁表层的细胞。是一层立方、柱形或扁平的上皮细胞，主要功能是协助神经组织与脑室内的液体之间进行物质交换。脉络丛上皮细胞是参与形成脉络丛的室管膜细胞，具有分泌脑脊液的功能。伸长细胞是脑腔的某些特定区域的室管膜细胞，其基底部变细形成细长突起，伸到深部的神经毡内。伸长细胞在血管、神经元和脑脊液之间起主动双向运输物质的作用，即能把脑脊液内的物质运输给邻近的毛细血管和神经元，亦可把毛细血管内或神经元释放的物质运输到脑室脑脊液内。

卫星细胞　位于周围神经节内节细胞周围的一层扁平的小细胞。又称被囊细胞或神经节胶质细胞。可能与神经细胞的代谢有关。

功能与临床　神经胶质细胞与神经元一样，都是具有突起高度分化的细胞，但其突起不分树突和轴突，不具传导神经冲动的功能。神经胶质细胞广泛分布于神经元之间，体积一般比神经元小。脑内神经元数目达 10^{11} 以上，而神经胶质细胞的数量更多，为神经元的 10~50 倍，全脑的神经胶质细胞超过脑总重量或脑体积的 1/2。其有较强的分裂增殖能力，对神经元起支持、保护、免疫、营养、绝缘、髓鞘生成以及修复等作用，并积极参与神经元的活动，调节神经元的代谢和离子环境。神经胶质细胞对正常脑发育、神经元的调控和中枢神经再生等方面所发挥的影响，已不亚于神经元。

（顾晓松　吕广明）

shénjīng xiānwéi

神经纤维（nerve fiber）　传导神经冲动的结构，由神经元突起及其外面的包被结构组成。

位置和形态　组成神经纤维

的神经元突起一般是轴突，亦包括细长的树突，如脊神经节中的感觉神经纤维等。神经纤维参与构成中枢神经系统的白质及神经纤维束和周围神经系统的脑神经、脊神经及内脏神经。在形态学上，根据髓鞘的有无，可将神经纤维分为有髓神经纤维和无髓神经纤维。髓鞘是围绕在神经元长突起（轴突）周围，电镜下呈明暗交替排列、螺旋状盘绕的同心圆板层结构。髓鞘的形成细胞来源于中枢神经系统的少突胶质细胞和周围神经系统的施万（Schwann）细胞。髓鞘主要由髓磷脂（60%）和蛋白质（40%）组成。髓磷脂能有效排斥水分及水溶性物质，因此髓鞘具有绝缘和防止神经冲动扩散的作用。新鲜状态下，髓鞘呈半流动的乳白色。在普通染色的神经纤维标本上，由于经过脱脂（脂溶剂）处理，髓鞘中的脂质大部分被溶解，仅遗留一些网状的蛋白结构。经锇酸处理的神经纤维标本中，髓鞘被染成黑色，髓鞘板层内还可见数个呈漏斗形的斜裂，称髓鞘切迹或施-兰（Schmidt-Lanterman）切迹。髓鞘切迹构成螺旋形的胞质通道，并与细胞外、内边缘的胞质相通，与髓鞘形成细胞的营养、代谢和髓鞘的更新相关。

结构和功能　有髓神经纤维由轴突、髓鞘及神经膜构成。轴心为轴突或长树突，外有节段性的髓鞘，每一段髓鞘外面包被神经膜（由少突胶质细胞和施万细胞的胞膜构成）。髓鞘节段间的缩窄部分，称郎飞（Ranvier）结，此处无髓鞘及神经膜细胞。相邻两个郎飞结之间的一段，称结间段，结间段的长短不一，一般与轴突直径成正比。有髓神经纤维的神经冲动呈跳跃传导，即由一个郎飞结跳跃到下一个郎飞结，结间段越长，跳跃距离越大，传导速度也越快。周围神经系统的有髓神经纤维的突起除起始和终末外均包有髓鞘。每一结间段的髓鞘是由一个施万细胞的胞膜呈同心圆包卷突起而形成的同心板层。施万细胞核位于髓鞘表层的胞质中，表层的细胞膜与其外面的一层基膜共同形成神经膜。中枢神经系统有髓神经纤维的髓鞘是由少突胶质细胞突起末端的扁平薄膜包裹轴突并反复环绕而成。一个少突胶质细胞有多个突起，可分别包裹多个轴突，其胞体位于神经纤维之间。脊髓内有髓神经纤维郎飞结处轴突的外表面没有基膜包裹，即无明显的神经膜，借星形胶质细胞的胞质薄层与周围环境分隔（图1，图2）。

无髓神经纤维由轴突及包在其外面的神经膜构成，没有髓鞘。周围神经系统的无髓神经纤维由

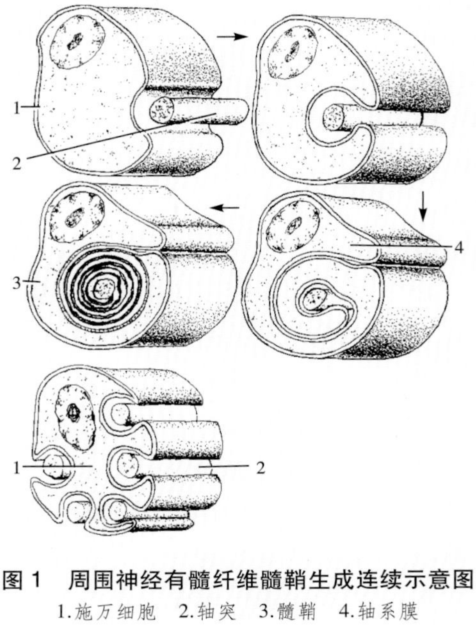

图1　周围神经有髓纤维髓鞘生成连续示意图

1.施万细胞　2.轴突　3.髓鞘　4.轴系膜

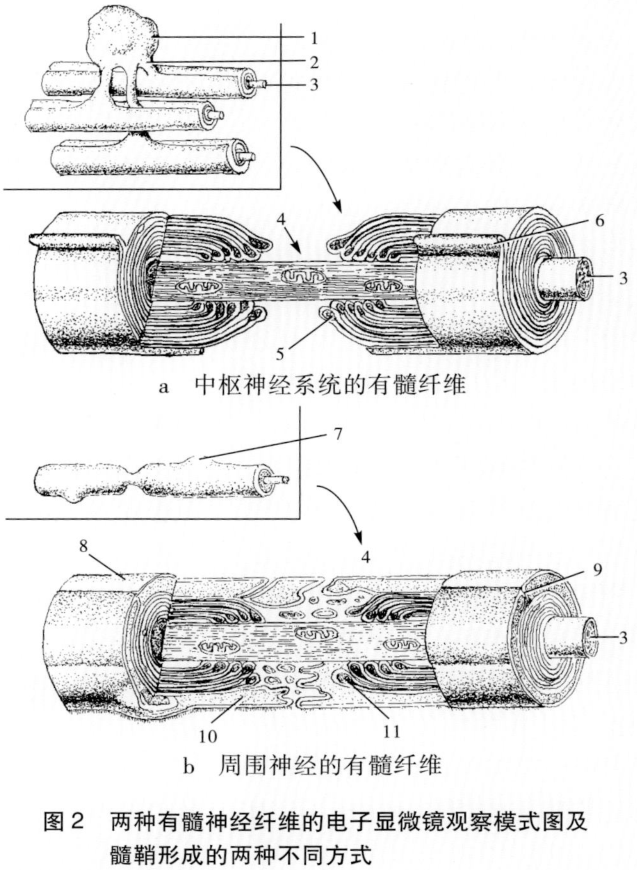

a　中枢神经系统的有髓纤维

b　周围神经的有髓纤维

图2　两种有髓神经纤维的电子显微镜观察模式图及髓鞘形成的两种不同方式

1.神经胶质细胞　2.细胞突起　3.轴突　4.郎飞结　5.胞质折袢的指状突　6.包卷折袢　7.施万细胞　8.基膜　9.轴系膜　10.施万细胞质外突　11.施万细胞的胞质指状突

较细的神经元长突起和包在其外的施万细胞组成。施万细胞沿着神经元长突起形成连续的鞘，但不形成髓鞘板层，且不存在郎飞结；一个施万细胞可完全或不完全地分别包裹多条神经元长突起。多条无髓神经纤维由共同的神经膜所包裹。中枢神经系统的无髓神经纤维外面无鞘膜，因此是裸露的轴突，常借星形胶质细胞的胞质薄层与周围环境分隔。无髓神经纤维因没有郎飞结，故神经冲动无跳跃式传导，而是沿轴膜连续传导，其传导速度比有髓神经纤维慢得多。

（顾晓松　吕广明）

fǎnshè

反射（reflex）　在神经系统控制和调节下，机体对内环境和外环境各种刺激作出的反应。是神经系统的基本活动方式。反射的形态学基础是反射弧，包括感受器、传入神经、中枢神经、传出神经和效应器5个部分。机体的各种感受器，接受内环境和外环境的各种刺激，产生神经冲动经传入神经传至中枢（脊髓和脑）的不同部位，经过整合后发出相应的神经冲动，再经传出神经将神经冲动传至相应的效应器，从而产生各种反应。

反射的类型较多。在脊髓内，反射弧若仅涉及一个脊髓节段的反射，称节段内反射；若涉及数个脊髓节段的反射，称节段间反射；反射弧若不仅限于脊髓，而上达到脑部的反射，称超节反射。根据反射弧中所含突触的多少，反射可分单突触反射和多突触反射。按临床应用，可分浅反射（刺激皮肤、黏膜引起的反射，如角膜反射、腹壁反射、提睾反射、跖反射等）、深反射（刺激骨膜、肌腱引起的反射，如膝腱反射、肱二头肌反射、跟腱反射等）和病理反射［锥体束病变时，失去了对脑干和脊髓的抑制功能，而出现踝关节以及足趾背伸的反射，如巴宾斯基（Babinski）征、奥本海姆（Oppenheim）征等］。根据巴甫洛夫在20世纪20年代进行的条件性食物反射实验分先天性的非条件反射和后天获得的条件反射。非条件反射是指在出生后无需训练就具有的先天反射，包括防御反射、食物反射、性反射等，这类反射能使机体初步适应环境变化，对个体生存与种系生存有重要意义。条件反射是指在出生后通过训练而形成的反射，既可以建立，也可以消退，且反射的数量也可不断增加，这类反射使人类和高等动物能更精确地适应环境变化。在个体的一生中，纯粹的非条件反射仅在刚出生时容易出现，以后由于条件反射的不断建立，条件反射与非条件反射越来越不可分割地融合在一起，而且条件反射逐渐起着主导作用。

（顾晓松　吕广明）

fǎnshèhú

反射弧（reflex arc）　反射的形态学基础。包括感受器、传入神经、中枢神经、传出神经和效应器5个部分。在反射弧完整的情况下，以适宜的刺激加于感受器，就会使效应器发生相应的反应。例如，用小锤叩击髌韧带可引起小腿上踢，就是一种简单的反射活动，称膝反射，其过程是：刺激（叩击）→股四头肌内的感受器（肌梭）→股神经内的传入纤维→脊髓（中枢）→股神经内的传出纤维→股四头肌（效应器）收缩→小腿上踢。在最简单的反射弧中，传入神经元和传出神经元直接在中枢内相突触，这就是单突触反射，如膝反射等。其他反射的反射弧则都是涉及多个神经元的多突触反射，即在传入神经元和传出神经元之间还有一个或多个的中间神经元。在反射弧中涉及的中间神经元越多，引起的反射活动就越复杂。也就是说，当感觉神经元把感觉信息传入中枢后，可以马上传递给运动神经元引起效应器的反射活动，也可以通过多个中间神经元把信息贮存起来，经过多次分析和综合后再作出适宜的反应。人类大脑皮质的思维活动，就是通过大量中间神经元的极为复杂的反射活动（图）。

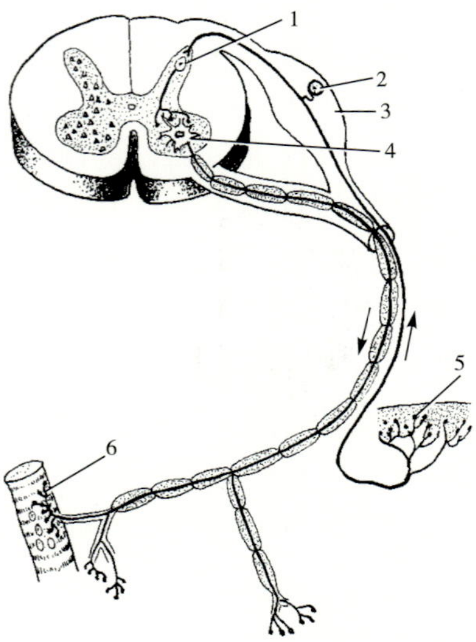

图　反射弧构成示意图

1.中间神经元　2.传入神经元　3.脊神经节　4.传出神经元　5.感觉神经末梢　6.运动神经末梢

（顾晓松　吕广明）

jǐsuǐ

脊髓（spinal cord）　位于椎管内，呈长圆柱状的器官，系中枢神经系统的低级部位。起源于胚胎时神经管尾部，为躯干与四肢的初级反射中枢。上端在枕骨大孔处与延髓相延续，下端延伸为终丝，止于尾骨，具有传递信息和神经反射功能。脊髓由神经元、神经胶质、神经细胞的突起（包括内源性和外源性）及血管构成，中心有纵行通向脑室的中央管，围绕中央管是灰质及外层的白质。脊髓两侧发出31对脊神经，分布到四肢、体壁和内脏。脊髓和脑各部结构间有广泛的双向联系，受脑的调控。

位置与分部　脊髓占据椎管的上2/3，外包被膜，成年男性的平均长为42～45cm。脊髓下端缩细成圆锥，其高度与性别和年龄有关，成年男性其下端约平对第1腰椎下缘；成年女性的约平对第2腰椎下缘；胎儿出生时其下端约平对第3腰椎下缘。临床上作腰椎穿刺时，多在第3～4或第4～5腰椎之间进行。脊髓前后略扁，最宽处横径为1.0～1.2cm。脊髓表面有6条纵行的沟或裂，最明显的为前正中裂和后正中沟，将脊髓分为左右两半。在脊髓两侧，前方有前外侧沟，为脊神经前根根丝穿出处；后方有后外侧沟，为脊神经后根根丝穿入处。在脊髓上部后正中沟与外侧沟之间有后中间沟，为薄束与楔束在脊髓表面的分界线（图1）。

脊髓分为颈髓、胸髓、腰髓、骶髓和尾髓。每一对脊神经前、后根的最上根丝和最下根丝之间相连的一段脊髓称为一个脊髓节段。脊髓有31个节段，包括8节颈段、12节胸段、5节腰段、5节骶段和1节尾段。脊髓节段与同序数的椎体并不完全对应。第1～4颈髓节与相应椎体同高度，第5～8颈髓节及第1～4胸髓节比同序数的椎体高一个椎体，第5～8胸髓节高2个椎体，第9～12胸髓节高3个椎体（如第9胸髓节段平对第6胸椎），腰髓节全部位于第10～11胸椎，骶髓节、尾髓节位于第12胸椎与第1腰椎之间（图2）。

脊髓全长粗细不等，有颈膨大（相当于第4颈髓至第1胸髓节段）（C4～T1）和腰骶膨大（自第1腰髓至第3骶髓节段）（L1～S3）。两膨大处的神经元胞体和纤维数目增加，这与种系进化过程中四肢的出现有关。颈膨大是支配上肢的许多脊神经的来源，为臂丛发出的节段，最大周

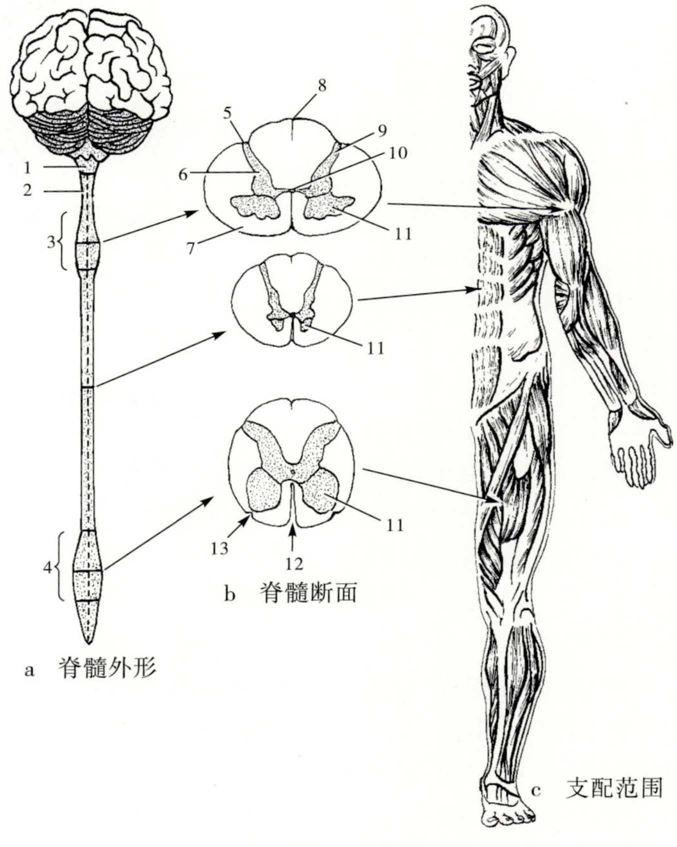

图1　脊髓外形及其断面解剖

1.延髓　2.脊髓　3.颈膨大（C3～T2）　4.腰骶膨大（L1～S3）　5.后外侧沟　6.灰质　7.白质　8.后正中沟　9.后角　10.中央管　11.前角　12.前正中裂　13.前外侧沟

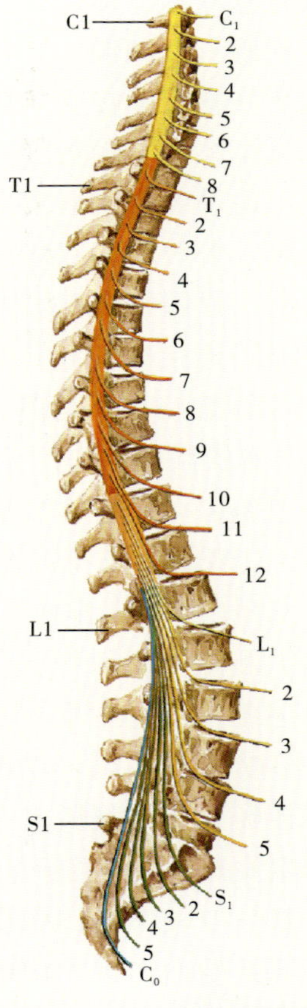

图2　脊神经根和椎骨的关系

C1：第1颈椎　T1：第1胸椎
L1：第1腰椎　S1：第1骶椎

径约为 38mm（位于第 6 颈髓）；腰骶膨大是下肢的神经支配的来源，为腰丛、骶丛发出的节段，最大周径约为 35mm（位于第 12 胸椎体下部）。在腰骶膨大以下，脊髓急剧变细的部分，称脊髓圆锥，圆锥以下延为一细丝，称终丝，其内无神经组织，长约 20cm。终丝约在平对第 2 骶椎处穿出硬脊膜，向下止于尾骨背面的骨膜。

内部结构　包括灰质、白质和中央管。脊髓的网状结构位于外侧索，靠近前角与后角之间，有些灰质小梁突入白质区，与白质相互交织，在颈部比较明显。脊髓内含多种神经递质、神经调质及其受体和各种生长因子、转运因子，如乙酰胆碱、氨基酸类、单胺类和肽类等。

功能与临床　①传导功能：脊髓既通过成对脊神经及其外周分支支配躯干及四肢，又通过这些神经及分支广泛接受从躯体及内脏组织外周感受器的纤维传入，同时发出运动纤维到骨骼肌，并提供心脏、平滑肌和腺体的自主神经支配。脊髓和脑被上行和下行传导通路连接在一起，使得高位中枢可以监控和感受内、外刺激，调节和控制脊髓的传导活动。②反射功能：包括躯体反射和内脏反射。前者如牵张和屈肌反射；后者有发汗、排尿、排便、勃起、血管张力和瞳孔反射等。在脊髓内有上述各种反射中枢，由此可调控许多功能。③营养功能：脊髓前角神经元对于其所支配的骨骼肌和相关骨骼有神经营养作用。

脊髓病变较常见，病变累及脊髓不同结构而出现相应的临床症状。①脊髓半横断：脊髓外伤或脊髓外肿瘤引起脊髓半边横断性损伤，在同侧损伤节段以下出现痉挛性瘫痪（皮质脊髓侧束阻断），运动觉、位置觉、振动觉和精细触觉障碍（后索被阻断）。而在损伤平面 1～2 个脊髓节段以下的对侧半躯体痛觉、温觉减退或丧失（因脊髓丘脑束在脊髓内交叉），但触觉存在，称脊髓半切综合征［布朗－色夸（Brown Séquard）综合征］。②脊髓全横断：脊髓外伤或脊髓受压的晚期可致脊髓全部横断性损伤。此时，损伤节段以下两侧的感觉和运动全部丧失。若伤在上颈部，可表现为四肢截瘫；若伤在颈膨大与腰骶膨大之间，则为双下肢截瘫。脊髓横断伤初期（数日至数周）表现为脊髓休克现象：损伤平面以下的躯体和内脏反射全部消失；休克期过后，可出现肌张力增高，腱反射亢进，甚至不能随意控制排便反射等症状。

（汪华侨）

jǐsuǐ huīzhì

脊髓灰质（gray matter of spinal cord）　位于脊髓中央，在横切面上为围绕中央管周围呈 H 形的结构。在新鲜脊髓切面上，灰质颜色呈灰红色。主要含神经元胞体、树突、轴突始段及神经胶质，血管也较丰富。

形态结构　灰质的两侧部向前和向后伸展，向前的扩大部分称为前角，向后延伸的部分狭细称为后角。前角与后角之间的部分称中间带，在脊髓胸段和上腰段（第 1 胸节～第 3 腰节），中间带向外侧突出形成侧角。包绕中央管且连接两侧灰质的分别称为灰质前连合和灰质后连合。

细胞构筑　脊髓灰质的神经元以多极为主，大小和形态特征彼此不同，尤其是轴突的长度和胞体的排列方式差异更大。多数神经元分为高尔基Ⅰ型和Ⅱ型，前者轴突可伸出灰质到达前根或加入脊髓传导束，后者的大部分轴突和树突局限于灰质周围。同种功能的神经元分布可局限于一个脊髓节段内，即在一个单独的节段内分布；也可分散于多个脊髓节段，即在数个节段内展开。神经元胞体群集称神经核。任何节段内灰质的数量均可与这个节段内神经元所支配的肌肉、皮肤及其他组织的数量呈正相关。因此，灰质的比例在颈膨大和腰骶膨大处最大，这是由于这些脊髓节段的神经元分别支配上肢和下肢，在胸段的比例则降低。

功能与临床　灰质的前角含运动神经元，其轴突组成脊神经的前根，支配骨骼肌。后角含有与传导感觉冲动有关的中间神经元，接受后根传入的感觉神经冲动。侧角含有交感神经节前纤维的胞体，其轴突加入脊神经前根，支配内脏活动。雷克塞德（Rexed，20 世纪 50 年代）根据神经元的细胞构筑特征，将脊髓灰质从后向前划分成 10 个板层，但某些传统的脊髓核团名称也还在使用，二者之间有对应关系，了解其关系有重要的实用意义。Ⅰ～Ⅵ层组成灰质后角，接受后根的传入纤维，是皮肤传入信息的感受区：Ⅰ层相当于后角尖；Ⅱ层相当于胶状质；Ⅲ、Ⅳ层含有后角固有核；Ⅴ、Ⅵ层相当于后角的基部。Ⅶ层为中间带，含有胸核和中间外侧核。Ⅷ～Ⅸ层为前角，主要支配骨骼肌的运动。Ⅹ层是围绕中央管的一个区域，接受后根的某些传入纤维（图 1～图 3）。

（汪华侨）

qiánjiǎo

前角（anterior horn）　脊髓灰质前柱的横切面上，灰质向前突出形成的结构。主要含运动神经元

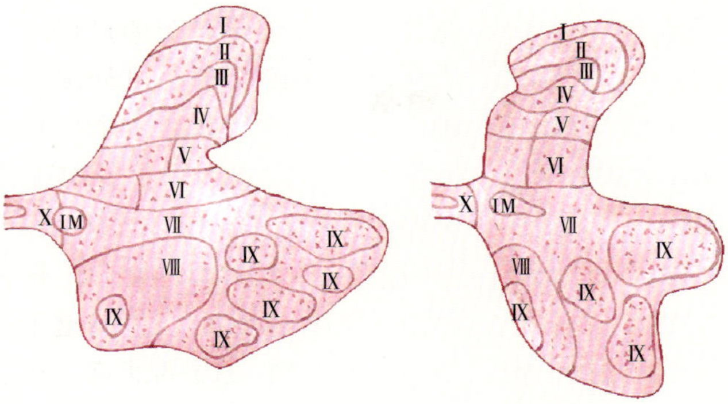

图 1　脊髓的细胞构筑分层

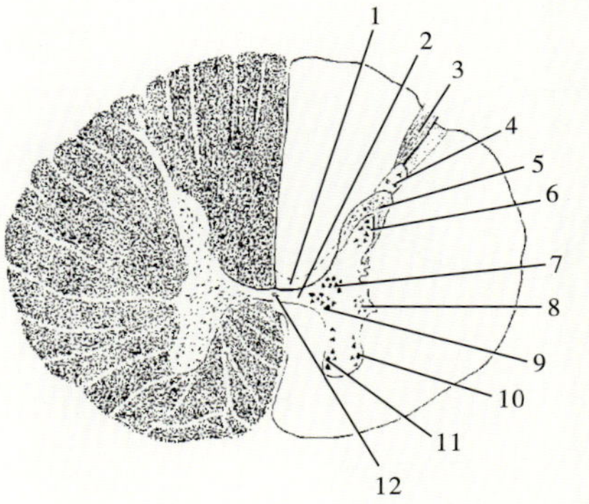

图 2　脊髓灰质（1）

1.后固有束　2.灰质连合　3.后根　4.后角边缘核　5.胶状质　6.后角固有核　7.胸核　8.中间带外侧核　9.中间带内侧核　10.外侧核群　11.内侧核群　12.中央管

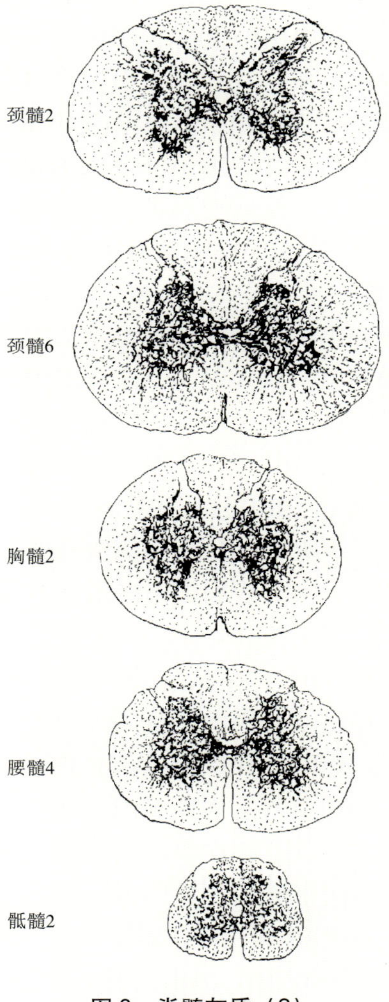

图 3　脊髓灰质（2）

和中间神经元。来源于神经管基板。

形态结构　前角短宽，在颈膨大和腰骶膨大处特别发达。前角纵贯脊髓全长，整体上称前柱。前角运动神经元大体可分内侧群（核）、中央群（核）和外侧群（核）。① 内侧群：位于前角内侧部，又分为前内侧核和后内侧核。前者见于脊髓的全长，主要支配躯体近中线的屈肌；后者较小，见于胸髓和上腰髓，主要支配伸肌。② 中央群：在某些颈髓、腰髓和骶髓节段出现，如在第 3 ~ 5 颈髓节段，中央核发纤维参与组成膈神经，支配膈肌，又称膈核；在第1 ~ 5 颈髓节段，中央核发出纤维在颈髓侧面浅出，汇成单一的副神经脊髓根，支配斜方肌和胸锁乳突肌，又称副神经核；腰骶核居第 2 腰髓 ~ 第 1 骶髓节段的前角中央，支配盆底肌和会阴肌。前角连合核位于前角后内侧缘，其轴突经灰质连合而终于对侧前角。③ 外侧群：位于前角外侧部，在颈膨大和腰骶膨大处发达，支配四肢肌。分为前外侧核、后外侧核和后外侧后核（图 1）。

细胞构筑　前角内含有大型、中型和小型神经元，各型细胞在脊髓全长内混杂相间。大型、中型细胞为前角运动神经元，包括 α-运动神经元和 γ-运动神经元。前者为脊髓中最大的多极细胞，直径 25 ~ 100μm；后者为中型神经元，直径 15 ~ 25μm。小型细胞多为中间神经元，数量最多，如闰绍（Renshaw）细胞。γ-运动神经元散在于 α-运动神经元之间，少量的细胞形成核群（如前角连合核），发出轴突终于对侧前角运动神经元之间（图 2）。

动脉供应　脊髓前动脉分布于前角、前索。

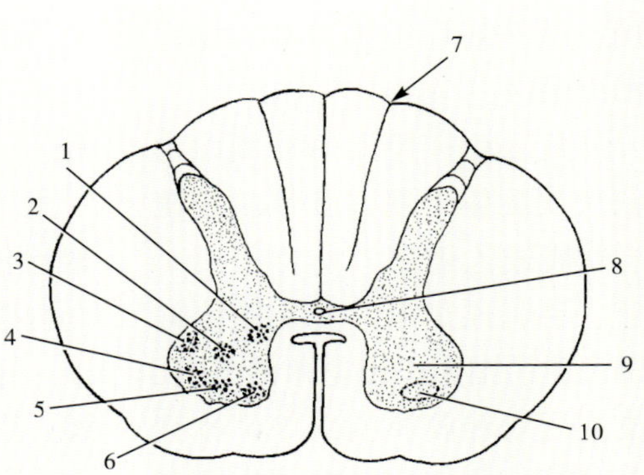

图 1　脊髓灰质前角神经细胞群或核

1.后内侧核　2.膈核　3.后外侧后核　4.后外侧核　5.前外侧核　6.前内侧核　7.后中间沟　8.中央管　9.前角　10.副神经核

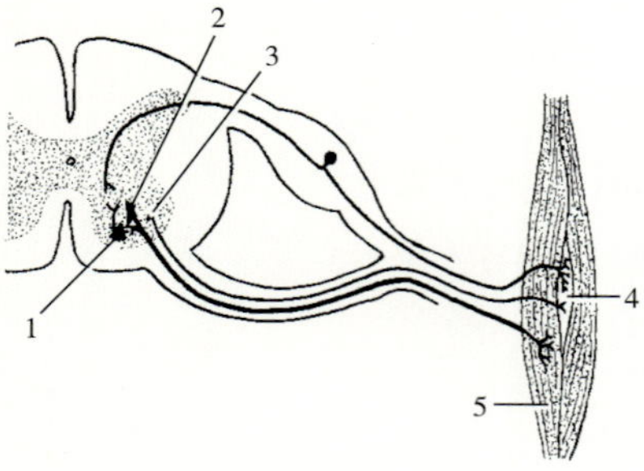

图2 闰绍细胞

1.闰绍细胞 2.α-运动神经元 3.γ-运动神经元 4.肌梭 5.骨骼肌

静脉引流 经沟静脉、前根静脉引流至脊髓前静脉。

功能与临床 α-运动神经元发出的α纤维（直径9~13μm），约占前根纤维的2/3，支配跨关节的梭外骨骼肌纤维，主要传送随意运动冲动，引起关节运动；γ-运动神经元发出的轴突较细，称γ纤维（直径3~6μm），约占前根的1/3，分布到骨骼肌的梭内肌纤维，维持肌张力和调节腱反射。闰绍细胞散在于大型和中型细胞之间，接受α-运动神经元轴突的返回侧支的突触终末（胆碱能，兴奋性），其发出的轴突再与同一个或其他α-运动神经元的胞体形成突触，形成抑制性负反馈环路。闰绍细胞可能通过释放甘氨酸对α-运动神经元起反馈抑制作用，以保证骨骼肌运动的稳定性和准确性。

前角运动神经元由近侧向远侧依次支配躯干肌、肢带肌或髋肌、臂肌或大腿肌、前臂肌或小腿肌、手肌或足肌。支配肢体伸肌和展肌的细胞位于前角的外周，而支配屈肌和收肌的细胞则排列在其深部。此外，支配同一关节屈肌和伸肌者常位于脊髓的同一节段或相邻节段内。

前角运动神经元是锥体系的下运动神经元，也是引起所有躯干、四肢肌反射活动的上级神经元的终止处，故有最后公共通路之称。它接受后根的传入纤维、脊髓内部联络神经元的纤维以及脑下行的运动纤维并在其调控下，通过骨骼肌执行反射的或随意的运动，并对骨骼肌的代谢进行调节。前角运动神经元损伤时，其所支配的骨骼肌由于丧失神经冲动，从而失去反射活动和随意运动，出现肌张力降低、代谢障碍，以至引起肌萎缩，造成相应肌的随意运动及肌张力丧失和所有反射均消失，称弛缓性瘫痪（软瘫）。由病毒感染所致的脊髓灰质炎便是一种典型的软瘫。

（汪华侨）

zhōngjiāndài

中间带（intermediate zone）

位于脊髓前角与后角之间的灰质。由较小型的中间神经元组成，属于自主神经的节前细胞。中间带的主要结构有中间带内侧核、中间带外侧核、骶中间外侧核和中央管。胚胎时位于中央管的背外侧，其中许多细胞向侧角迁移形成中间带外侧核（见脊髓灰质图2）。

中间带内侧核 位于中央管外侧的中间带内侧部，板层Ⅶ最内侧、板层Ⅹ的外侧，由靠近中央管的细胞组成，见于脊髓全长。其由中型和小型神经元组成，直径10~24μm，为内脏感觉信息的中继核，接受内脏传入纤维，中继后传递至内脏运动神经元，参与内脏反射。

中间带外侧核 第1胸髓节段~第3腰髓节段的中间带向外突出形成外侧角（柱），主要含中间带外侧核，其由中等及大型神经元组成，直径12~45μm，为交感神经节前神经元胞体所在部位（交感神经低级中枢）。其轴突随前根、脊神经、白交通支等至交感神经节，换元后分布于内脏、心血管和腺体。外侧角中的交感神经节前神经元数量最多，占中间带的80%左右。侧角细胞簇内神经元胞体之间只有少量神经毡，穿行着许多无髓纤维或无髓纤维小束，它们与侧角细胞体及其树突平行，以轴-树突触为主，轴-体和轴-轴突触较少。外侧角含酪氨酸羟化酶、5-羟色胺、P物质和亮氨酸-脑啡肽等终末。中间带的外侧有广泛的上行和下行纤维与中脑、小脑联系，与身体姿势和运动调节有关。

骶中间外侧核 位于第2~4骶髓节段板层Ⅶ的外侧部。该段骶髓虽无侧角，但在前角基部相当侧角位置的细胞群称骶中间外侧核，即骶副交感核，是副交感神经节前神经元胞体所在部位（副交感神经低级中枢），此核发出轴突，经脊神经前根组成盆内脏神经，加入盆丛，在盆腔器官的壁内或壁旁副交感神经节内换神经元，其节后纤维分布于结肠左曲以下的消化管和盆腔器官。

中央管 位于脊髓灰质连合中心，为纵贯脊髓全长的细长管道。新生儿中央管内充满脑脊液，成年人中央管腔不连续，常闭塞。管壁衬有一层柱状纤毛上皮细胞（室管膜）。中央管向上延续至延髓的尾侧，并借助于闩通向第四脑室；其下端在脊髓圆锥下部形成一梭形膨大，称终室，在成年人长为8~10cm，末端成盲端。在脊髓横切面上中央管呈三角形。在颈髓、胸髓节段，中央管位于中心；而在脊髓圆锥节段，中央管偏向背侧；再向下中央管深入终丝内5~6mm。中央管周围灰质内存在肽能神经元、5-羟色胺能神经元和γ-氨基丁酸能神经元及其神经纤维。灰质周围一些神经元的突起可穿过室管膜细胞与脑脊液接触，成为接触脑脊液神经元，参与神经-体液的调节。

功能与临床　病变累及骶副交感节前神经元（如截瘫），可引起排尿、排便以及性功能障碍。脊髓空洞症或脊髓内肿瘤均可引起中央管周围灰质病变，病变常侵犯白质前连合，而阻断了脊髓丘脑束在此交叉的纤维。若病变区发生在颈膨大，则两侧上肢出现痛觉和温觉丧失，而触觉存在（因后索未受损伤），称感觉分离。

（汪华侨）

hòujiǎo

后角（posterior horn）　脊髓横切面上后柱的横断面，即中间带向后延伸的部分结构。纵贯脊髓全长，在整体上称后柱。来源于神经管的翼板，接受感觉信息。

形态结构　在脊髓横切面上，自后向前分为后角尖、胶状质、后角头、后角颈和基底部。后角尖呈一弧形薄带呈弧形覆盖在胶状质的背侧；胶状质呈新月形；后角头居背侧，较为膨大；后角基底部连中间带（见脊髓灰质图2）。

后角由大量神经元胞体和树突聚集而成，形态和功能相似的细胞形成界线比较分明的神经核。神经核在脊髓纵轴上呈长度不一的神经元柱状结构。后角内的神经元形态、大小不一，为感觉性，接受经后根传至脊髓的各种感觉纤维。

后角边缘核　为一薄层细胞带，位于板层Ⅰ、呈弧形、与白质相邻的细胞群，内有粗细不等的纤维穿过，呈海绵状，由大型、中型和小型细胞组成，又称海绵带。因在胶状质背方，也称缘层（Waldeyer层）。此核纵贯脊髓全长，在腰骶膨大尤为明显，其轴突经白质前连合至对侧，参与组成脊髓丘脑束，构成浅感觉的上行传导通路。

胶状质　由密集的小卵圆形和多角形细胞组成，相当于板层Ⅱ，占脊髓全长。因该层几乎不含有髓纤维，故髓鞘染色法不着色，呈胶状。又称罗兰多（Rolando）胶状质。此层对痛觉信息有调节作用。接受传导伤害性和温度的后根外侧部（薄髓和无髓）细纤维侧支及脑干的下行纤维；胶状质内小神经元的轴突，参与形成背外侧束，又称李骚（Lissauer）束，在束中上行或下行，发出侧支，最后进入胶状质，完成脊髓节段间的联系；在第1~2颈髓节段，胶状质明显增大，接受三叉神经脊束的纤维。

后角固有核　位于后角头和颈部的中央部，相当于板层Ⅲ和Ⅳ，由中等大梭形细胞和少数大多角形细胞组成，纵贯脊髓全长。其树突伸入胶状质，大多数轴突走向同侧或经白质前连合交叉至对侧，参与组成脊髓丘脑束，传导痛觉、温觉、触觉和压觉的信息。

胸核　位于第8颈髓~第4胸髓后角基部（相当于Ⅵ层和Ⅶ层内侧区）内侧的明显核团，又称背核（Clarke核），由大型多极和圆形细胞组成。它接受后根内侧部纤维的终支或侧支，其发出纤维走向同侧的侧索，一部分形成脊髓小脑后束，参与非意识性本体感觉的传导；另一部分则为联络纤维。

脊髓网状核　位于后角固有核腹外侧的网状结构内，见于脊髓全长，由中型和小型细胞组成。位于第1~2颈髓节段外侧索内的颈外侧核，是脊颈丘脑束的中继站，与触觉和痛觉传递有关。

后角连合核　位于后角基部内侧缘，见于脊髓全长，由中型和小型多角细胞组成。其轴突经灰质连合而终于对侧后角。

纤维联系　后角细胞直接接受后根传入纤维的终支或侧支传递来的感受外界刺激的本体感觉信息和感受内部刺激的信息，也接收来自脑的某些下行纤维束及脊髓灰质本身发出的短纤维。Ⅰ~Ⅴ层是主要的皮肤感受区；Ⅴ层接受来自于皮肤、肌肉和内脏的细纤维；Ⅵ层接受本体感觉和一些皮肤传入纤维。大部分初级传入纤维在进入脊髓时分为上行和下行的分支。这些分支在背外侧束内走行不同的距离，贴近于脊髓表面，并向下方邻接的灰质发出侧支。因此，后角是一个主要的初级纤维经脊神经后根进入脊髓的终区，其与感觉传导通路有关，脊神经节中枢突形成后根（初级传入纤维）传入脊髓，后角发出的轴突有3个去向：①长的升支组成上行纤维束上传最终至大脑皮质，形成意识性感觉；若上传至小脑，形成非意识性感觉，不能觉察但参与运动调节。②短的降支则成为节段间的联络纤维。③直接进入前角，与运动神经元形成直接联系（如形成腱反射）或间接联系，形成节段内反射弧或节段间反射弧。

后角及后根神经纤维已鉴定出十多种神经递质，包括谷氨酸、P物质、降钙素基因相关肽、生长抑素、强啡肽、缩胆囊素和血管紧张素等。

动脉供应　脊髓后动脉分布于后角、后索。

静脉引流　经沟静脉、后根静脉引流至脊髓后静脉。

（汪华侨）

jǐsuǐ báizhì

脊髓白质（white matter of spinal cord）

围绕在脊髓灰质周围的结构，由神经纤维、神经胶质及血管等组成。因白质纤维中有大量的有髓纤维，富含髓磷脂，在新鲜脊髓切面上，呈乳白色，故称白质。每侧白质以前外侧沟和后外侧沟分为前索、外侧索和后索，纤维束走行在3个索内（图1）。

白质连合　在脊髓灰质前连合的前方，内含交叉越边的纤维称白质前连合；在灰质后连合中穿行的横行有髓纤维称白质后连合，它们连接脊髓的两侧半。白质的大小、相对体积以及聚集在中央的神经元胞体随节段高度的变化而变化。

上行和下行纤维束　在脊髓白质中，由起止、行程和功能相同的许多神经纤维集合而成。又称传导束。白质内的神经纤维来自脊神经节、脊髓灰质和脑内神经元的轴突，多形成纵向上、下走行，横行纤维多为起始或终止的纤维，包括出入脊髓的神经根纤维、纵行纤维的终支和侧支及灰质内神经元轴突横行入白质部分。上行传导束包含从背根进入的初级传入纤维和从邻近脊髓神经元起源的携带传入刺激到达上级节段的纤维；下行传导束包括从不同上级脊髓节段发出的长纤维，同脊髓神经元形成突触联系。白质的数量在颈段最多，在向下的节段内逐渐减少，这是由于下行传导束在下降过程中发出纤维，上行传导束在上升过程中收集纤维。白质内的上行、下行传导束是脊髓和脑之间上传下达的通路，也是脊髓各段间的联系途径。脊髓接受感觉冲动时，通过白质中上行传导束传给脑，脑发出的大部分神经冲动先沿下行传导束传达至脊髓，再由脊髓通过脊神经传给身体各器官，完成各种活动。传导束在白质内有一定的排列位置，各传导束纤维也有局部定位排列（图2）。

脊髓固有束　局限于脊髓内，集中于脊髓灰质周围的纤维束。为短距离的纤维束，联络不同的脊髓节段。位于脊髓白质的后索、外侧索及前索内，分别称为后固有束、外侧固有束及前固有束。固有束起始于灰质，又终止于灰质，形成紧贴脊髓灰质表面上下走行的纤维束，主要由后角内的中间神经元和散在于传导束内的神经元的轴突聚集而成。固有束在上行和下行过程中与相邻脊髓节段灰质的神经元发生联系。因此，它们都具有联系不同脊髓节段的功能，调节节段内和节段间反射活动信息；也介导出汗、血管运动、肠道和膀胱活动等自主神经活动。

（汪华侨）

qiánsuǒ

前索（anterior funiculus）

脊髓前正中裂与前外侧沟之间的白质。由密集有髓纤维组成（见脊髓白质图1）。含上行和下行纤维束。下行纤维束包括皮质脊髓前束、顶盖脊髓束、内侧纵束、前庭脊髓束、中介脊髓束和部分网状脊髓内侧束等。上行纤维束主要为脊髓丘脑前束。

（汪华侨）

pízhì-jǐsuǐshù

皮质脊髓束（corticospinal tract）

起自大脑皮质中央前回和旁中央小叶前部的大锥体细胞，下行经延髓锥体交叉到达脊髓外侧索或前索的运动纤维束。是人体最

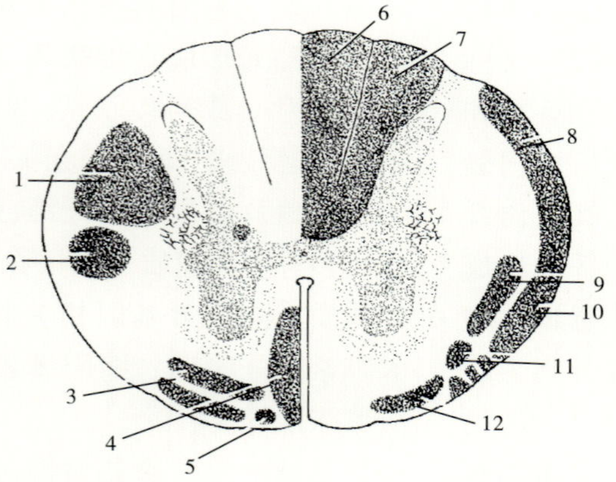

图1　脊髓白质内传导束位置模式图

1.皮质脊髓侧束　2.红核脊髓束　3.网状脊髓束　4.皮质脊髓前束　5.顶盖脊髓束　6.薄束　7.楔束　8.脊髓小脑后束　9.脊髓丘脑侧束　10.脊髓小脑前束　11.脊髓丘脑前束　12.前庭脊髓束

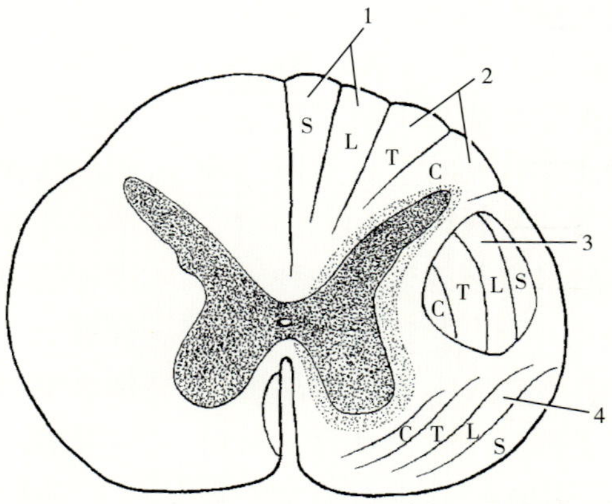

图2　脊髓主要传导束纤维的局部定位排列

1.薄束　2.楔束　3.皮质脊髓侧束　4.脊髓丘脑束　C:颈髓　T:胸髓　L:腰髓　S:骶髓

粗大且最重要的运动传导束，包括皮质脊髓侧束、皮质脊髓前束和皮质脊髓前外侧束（图，脊髓白质图1）。

组成　皮质脊髓束起源于大脑皮质中央前回中上部（4区和6区）、中央后回（3区、1区和2区）和中央旁小叶前半部的皮质锥体细胞，其发出的轴突下行经内囊后肢的前部、大脑脚底中3/5外侧部、脑桥基底部至延髓锥体。其与皮质核束组成锥体束。

皮质脊髓侧束　在锥体交叉处，锥体束中的大部分纤维交叉到对侧形成皮质脊髓侧束。交叉后纤维在侧索后部下行，经前角运动神经元支配四肢肌和躯干肌。其纤维在下降过程中不断地终止

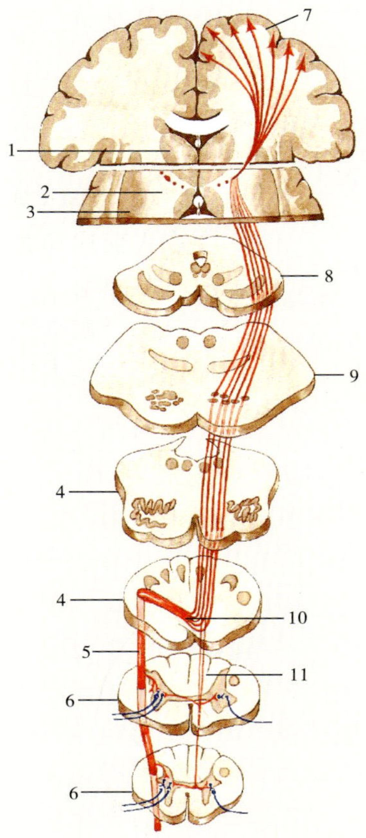

图　锥体系（皮质脊髓束）
1.背侧丘脑　2.内囊　3.豆状核　4.延髓　5.皮质脊髓侧束　6.脊髓　7.中央前回　8.中脑　9.脑桥　10.锥体交叉　11.皮质脊髓前束

于脊髓灰质，越向下纤维数量越少，直达脊髓下部。实际上，只有一部分皮质脊髓侧束纤维直接与前角运动神经元形成突触，大部分纤维经脊髓第Ⅶ层的中间神经元间接与脊髓前角运动神经元相联络。皮质脊髓侧束内的纤维由外向内依次为下肢、躯干、上肢和颈部。

皮质脊髓前束　由锥体束中在锥体交叉处少量未交叉的纤维在同侧下行组成。位于前索前正中裂两侧，只存在于胸髓中段以上，且仅见于人及高等猿类。其纤维在前索内下行中，大部分纤维逐节经白质前连合交叉至对侧前角；部分纤维终于同侧前角，支配上肢肌和颈肌的随意运动。

皮质脊髓前外侧束　皮质脊髓束中最小的纤维束，由锥体束中始终不交叉的纤维组成。又称巴恩（Barne）前外侧束，约占锥体束纤维的2%。锥体束中始终不交叉的纤维，沿同侧侧索腹侧部、皮质脊髓侧束前外侧下行，大部分终止于同侧颈髓前角运动细胞，少部分纤维可达同侧腰髓和骶髓前角中部、后角的底和中间带，支配躯干肌。

功能与临床　在脊髓内，皮质脊髓侧束的纤维在下行过程中陆续止于同侧脊髓各节的前角运动细胞；皮质脊髓前束与中间神经元形成突触，将信息间接地传递至脊髓前角运动神经元而影响其活性，一般对屈肌神经元起易化作用，对伸肌神经元起抑制作用。

位于大脑皮质的锥体细胞发出皮质脊髓束、皮质核束，称为上运动神经元，而脑神经运动核和脊髓前角运动神经元则称为下运动神经元。由于上运动神经元及其发出的传导束行程距离较长，许多平面的损伤均有可能阻断此通路。因此，上运动神经元性瘫痪的症状和程度主要取决于损伤的部位，其瘫痪表现以典型的痉挛性瘫痪（硬瘫）为特征。

从3种纤维束的行径看，支配躯干肌的脊髓前角运动神经元是受两侧大脑皮质控制的，而支配上、下肢远端肌的前角运动神经元只接受交叉纤维的分布。当皮质脊髓束在锥体交叉以上受损后，主要导致对侧肢体瘫痪，而躯干肌运动无明显影响，表现为肢体远侧端肌最明显，瘫痪肌的张力增高、痉挛，腹壁反射等浅反射减弱或消失，腱（深）反射亢进，同时出现病理反射——巴宾斯基征阳性。

（汪华侨）

qiántíng-jǐsuǐxshù

前庭脊髓束（vestibulospinal tract）

位于前索，纤维与脊髓丘脑前束相混合的纤维束（见脊髓白质图1）。该束起始于前庭神经核复合体，发出前庭脊髓外侧束和前庭脊髓内侧束。

前庭脊髓外侧束见于脊髓全长，其始于同侧脑干前庭外侧核，起始后沿同侧下降，在颈髓，大部纤维位于侧索的前部，至脊髓尾侧部其则转入前索。前庭脊髓外侧束的纤维起始有局部定位，起于前庭外侧核腹嘴侧部、中间部和背尾侧部纤维分别终于颈节、胸节、腰骶节段的灰质板层Ⅶ、Ⅷ和Ⅸ层的内侧及中央部。除在胸节的前庭脊髓外侧束有少量纤维直接终于前角的前内侧群细胞外，其他节的该束纤维不直接终于运动神经元，而是与板层内的中间神经元形成轴-树突触和轴-体突触，再止于前角运动神经元。

前庭脊髓内侧束纤维主要起始于同侧脑干前庭内侧核及下核，沿内侧纵束下行，纤维交叉或不

交叉，到达脊髓前索靠近沟缘束的中线。与外侧束不同的是，其有部分纤维交叉。前庭脊髓内侧束的纤维主要投射到脊髓颈段及上胸段，终止于颈髓和上胸髓的第Ⅶ、第Ⅷ层。

前庭脊髓外侧束的纤维可兴奋同侧颈、背、肢体的伸肌神经元，抑制屈肌运动神经元；前庭脊髓内侧束纤维易化与颈肌和上肢屈肌有关的运动神经元。两者调节肌张力，维持体位和平衡，与去大脑僵直的形成有关。脊髓横断性病变时，若皮质脊髓束和前庭脊髓束同时受损，可表现为屈曲型截瘫；若只损伤皮质脊髓束，而前庭脊髓束完整，则出现伸展型截瘫。

（汪华侨）

dǐnggài-jǐsuǐshù

顶盖脊髓束（tectospinal tract）

位于脊髓前索、近前正中裂两侧（见脊髓白质图1），为下行传导束的锥体外系成分。分为顶盖脊髓内侧束和顶盖脊髓外侧束。

顶盖脊髓内侧束主要起自中脑顶盖的上丘的中间层和深层细胞，纤维绕中脑水管周围灰质向腹内侧，在内侧纵束的前方形成被盖背侧交叉。在脑干上部，纤维位于内侧纵束的前方，至延髓则与内侧纵束混合，后沿脊髓前索前内侧部下降，大部分纤维投射至上4个颈节，仅少量纤维终于下部颈节，分布于板层Ⅷ、Ⅶ和Ⅵ的一部及副神经脊髓核。

顶盖脊髓外侧束自中脑顶盖发出交叉和不交叉纤维，于脊髓侧索的前份下降，一直下行分布于腰骶髓的板层Ⅷ、Ⅶ及中间外侧核。

顶盖脊髓内侧束与运动神经元形成多突触联系，易化对侧颈肌，抑制同侧颈肌活动，与传递视反射、听反射活动的信息有关；顶盖脊髓外侧束为暗环境中瞳孔扩大反射的一个途径。

（汪华侨）

nèicèzòngshù

内侧纵束（medial longitudinal fasciculus）

中脑水管周围灰质腹侧的混合性纤维束。位于脊髓前索内侧部、前正中裂底的两侧（见脊髓白质图1）。此束大部分发自脑干网状结构和前庭神经核，小部分来自中脑卡哈尔（Cajal）中介核、后连合核及达克谢维奇（Darkschewitsch）核。内侧纵束的纤维主要来自同侧，也有来自对侧，在脑干，其含有上行及下行纤维，联络与眼外肌运动有关的动眼神经核、滑车神经核、展神经核和副神经核，而在脊髓，主要为下行纤维，行走在前索，可达上胸髓，分布于板层Ⅶ、Ⅷ，经中继后至支配颈肌和上肢肌的前角运动神经元。内侧纵束向下进入脊髓白质前索，靠近前正中裂的部分称为沟缘束。

内侧纵束的功能是实现两眼的协同运动、生理性眼球震颤、眼头颈运动协调，并维持头部与躯体运动的平衡。

（汪华侨）

zhōngjiè jǐsuǐshù

中介脊髓束（interstitiospinal tract）

由卡哈尔（Cajal）中介核及其邻近区域神经元发出向脊髓直接投射的纤维束。经内侧纵束下行至脊髓前索。纤维束可以抵达脊髓的颈段、胸段和腰段，呈双侧性投射，以向同侧投射为主。功能以支配同侧脊髓占优势。

（汪华侨）

wàicèsuǒ

外侧索（lateral funiculus）

脊髓前外侧沟和后外侧沟之间的白质。含有上行和下行传导束（见脊髓白质图1）。上行传导束有脊髓丘脑侧束（协助痛觉和温度觉的感知）、位于外侧索表面后部的脊髓小脑后束及其前方的脊髓小脑前束（与无意识性本体感觉和协调运动有关）、脊髓网状外侧束（与维持意识和觉醒状态有关）等。下行传导束有位于外侧索后部的皮质脊髓侧束（与随意运动有关）和位于皮质脊髓侧束腹侧的红核脊髓束（与姿势调节有关）等。

（汪华侨）

jǐsuǐ-qiūnǎoshù

脊髓丘脑束（spinothalamic tract）

传递由脊髓后根细纤维传入的痛觉和温度觉信息的纤维束。分为脊髓丘脑侧束和脊髓丘脑前束。脊髓丘脑侧束位于外侧索的前半部、脊髓小脑前束内侧；脊髓丘脑前束位于前索，脊神经前根出脊髓处的内侧，前庭脊髓束的背侧，并与之重叠。脊髓丘脑侧束的组成纤维比前束浓密，包含许多直达丘脑的长纤维（见脊髓白质图1）。

行程　脊神经节细胞的周围突分布于躯干、四肢皮肤内的痛觉、温度觉感受器，中枢突经后根的外侧束进入脊髓（痛温觉纤维在外侧，触觉纤维在内侧），终止于板层Ⅰ、Ⅵ、Ⅶ和Ⅷ层的细胞（边缘核和后角固有核），发出的轴突可在同一脊髓节段、也可先在同侧上升1~2个脊髓节段以后，再经白质前连合交叉到对侧的外侧索和前索，分别组成脊髓丘脑侧束和脊髓丘脑前束。脊髓丘脑前束一部分与上行的脊髓网状纤维和下行的网状脊髓纤维混合，至延髓中部，与脊髓丘脑侧束合并为脊髓丘脑束，或称脊髓丘系，经延髓下橄榄核的背外侧、脑桥和中脑内侧丘系的外侧，向上终止于背侧丘脑的腹后外侧核，其轴突经内囊后肢投射至中央后回。

功能与临床　脊髓丘脑束将对侧躯干和四肢皮肤的痛觉、温度觉、粗触觉和压觉传导至丘脑，信息在丘脑换元后继续上传至大脑皮质。脊髓丘脑侧束传导经后根细纤维传入的痛觉和温度觉信息，且束中的纤维有定位关系，最外侧和后面的纤维代表身体的最下部，靠近内侧和前部的纤维与上肢和颈部有关，自外向内依次为骶段、腰段、胸段和颈段的纤维（见脊髓白质图 2）。脊髓丘脑前束传导经后根粗纤维传入的粗触觉、压觉信息，痒觉也由此束传导，可协助粗触觉和压觉的感知。

一侧脊髓丘脑束损伤时可出现对侧半身体损伤平面 1~2 个脊髓节段以下的区域出现痛觉和温度觉的减退或消失，由于传递温度觉的纤维位于痛觉纤维的背外侧，因此，可发生痛觉和温度觉的分离性障碍。而粗略触觉和内脏感觉因为双侧传导而受影响较小。

（汪华侨）

jǐsuǐ-xiǎonǎoshù

脊髓小脑束（spinocerebellar tract）

脊髓传递冲动至小脑的全部纤维束。与非意识性本体感觉传导有关。

行程　脊髓小脑束包括脊髓小脑前束、脊髓小脑后束和楔小脑束。

脊髓小脑前束　位于外侧索浅层的前半、皮质脊髓侧束的外侧（见脊髓白质图 1）。源自神经肌梭和腱器官、触压感受器的神经纤维进入脊髓，在脊髓灰质不同部位换元后发出脊髓小脑前束。脊髓小脑前束初见于下腰部脊髓节。该束的起始核团一般认为起自腰骶髓的后角基底部和中间带的外侧部，即相当于Ⅴ~Ⅶ层的外侧部。纤维起始后大部分经白质前连合交叉至对侧，小部分在同侧上行，对侧交叉和同侧没有交叉的纤维共同形成脊髓小脑前束上行，至上颈部脊髓节段，有些纤维与脊髓小脑后束混合，经脊髓、延髓和脑桥上升，在脑桥上部，此传导束转向后，由小脑上脚背侧上行，大部分终止于对侧的小脑蚓前部。

脊髓小脑后束　位于外侧索浅层的后半、皮质脊髓侧束的外侧（见脊髓白质图 1）。又称弗累西格（Flechsig）束。该束纤维呈板层状组构，主要来自于同侧第 1 胸髓~第 1 腰髓板层Ⅶ层内的胸核的大型神经元，少数来自对侧胸核。胸核接受来自于后索的长上行初级纤维的侧支和短的后索初级传入上行纤维的终末。在其上行过程中纤维逐渐变粗，在延髓中，脊髓小脑后束经过小脑下脚，止于同侧小脑蚓嘴侧和尾侧。

楔小脑束　由于第 8 颈髓以上无胸核，传导上肢及上半身的本体感觉和触觉纤维在楔束内上行至延髓的楔束副核中继，由该核发出后外弓状纤维形成楔小脑束，经同侧小脑下脚入小脑。

功能与临床　脊髓小脑前束和脊髓小脑后束传导胸部以下躯干及下肢的非意识性本体感觉冲动以及皮肤触觉冲动。前者传导来自下肢和躯干下部信息，该束中的传入纤维可以单突触的方式兴奋克拉克（Clarke）柱的神经元，传导来自单一肢体不同节段的信息，但其不能对不同的感觉信息进行区分，主要与协调下肢的运动和姿势有关；后者传导感觉类特异性的信息，还传递具有空间特异性的信息，以这些信息用于对下肢个别肢体肌的精细运动与姿势进行调节。楔小脑束传导颈部和上肢冲动。上述传导束构成了躯干和四肢的非意识性本体感觉传导通路，反射性地调节躯干、四肢的肌张力和协调运动，以及维持身体的平衡和姿势。

脊髓小脑前束和脊髓小脑后束损伤会引起下肢共济失调：步态蹒跚，两腿分开以求站稳，不能沿直线行走。

（汪华侨）

hónghé-jǐsuǐshù

红核脊髓束（rubrospinal tract）

起自对侧中脑红核，位于脊髓外侧索、皮质脊髓侧束前方，为下行纤维传导束。红核脊髓束在低等动物较显著，在人类则不发达，对支配屈肌的前角运动神经元有强的兴奋作用（见脊髓白质图 1）。

从对侧中脑红核尾侧大细胞部发出的纤维束，立即在被盖腹侧交叉内交叉，再下行于脊髓外侧索，经皮质脊髓侧束的腹侧，并与之混合。红核脊髓束不直接止于前角运动神经元，而是通过终于各脊髓节板层Ⅴ、Ⅵ、Ⅶ层的中间神经元中继。红核脊髓束纤维有局部定位，终止于颈节、胸节、腰骶节段的纤维分别起于红核的背内侧部、中间部和腹外侧部。红核脊髓束在下行中，发侧支至小脑、面神经核及延髓外侧网状核。红核还发出不交叉的下行纤维终于下橄榄核。该束的功能：① 对α-运动神经元和γ-运动神经元的效应与皮质脊髓束相似，易化屈肌而抑制伸肌活动，调节肌张力和协调肌群运动。② 与皮质脊髓束一起对肢体远端肌运动发挥重要影响。③ 调节与上行中继躯体感觉信息有关的反应。

（汪华侨）

wǎngzhuàng-jǐsuǐshù

网状脊髓束（reticulospinal tract）

起自脑干网状结构，下行并止于脊髓前角和侧角，贯穿脊髓全长的纤维束。属于脊髓前索和外侧索内侧部的下行传导束。分为脑桥网状脊髓束和延髓网状脊髓束。

脑桥网状脊髓束（又称网状脊髓内侧束）纤维始于脑桥被盖内侧部的嘴侧和尾侧网状核，纤维几乎不交叉，下行于同侧脊髓前索内侧部，止于脊髓双侧板层Ⅷ、Ⅶ层。延髓网状脊髓束（又称网状脊髓外侧束）纤维起始于延髓网状巨细胞核，大部分纤维在延髓上部越边交叉下行至对侧脊髓侧索，终止于脊髓板层Ⅰ、Ⅱ、Ⅵ、Ⅷ和Ⅶ层及颈外侧核。两束纤维均通过板层内中间神经元中继后而影响前角细胞。网状脊髓束还有部分纤维来自中脑网状结构，内脏运动束的纤维以及与呼吸、呕吐等反射有关的孤束核脊髓束也行于其中。

功能：①与运动有关：脑桥网状脊髓束可兴奋中轴肌和四肢肌的运动神经元，而延髓网状脊髓束既能兴奋或抑制颈肌运动神经元，亦能兴奋中轴肌运动神经元。网状脊髓束与头部的固定、调节躯干的转动与姿势控制及肢体的粗大定型运动有关。②与调节肌紧张及内脏活动有关。③与痛觉控制有关。

（汪华侨）

gǎnlǎn-jǐsuǐshù

橄榄脊髓束（olivospinal tract）

仅见于脊髓颈段，位于颈髓外侧索表浅部，由下行薄髓纤维组成。起自延髓下橄榄核的细小纤维束，下行越中线至对侧下行于脊髓前索和外侧索交界处的三角区域。此束纤维与脊髓橄榄束纤维混杂（见脊髓白质图1），轴突止于第4颈髓节以上的前角。参与颈肌的反射活动。

（汪华侨）

gūshùhé-jǐsuǐshù

孤束核脊髓束（solitariospinal tract）

位于脊髓前外侧索（见脊髓白质图1）。纤维起自对侧孤束核的腹外侧部，在同侧脊髓前索和前外侧索内下行，终止于膈核、脊髓胸段的前角及中间带外侧核，纤维行于网状脊髓束中。孤束核脊髓束支配呼吸肌的运动并且在经舌咽神经和迷走神经传入的内脏冲动引起脊髓应答方面起主要作用，如通过易化吸气活动，控制呼吸运动，参与呕吐反射等。

（汪华侨）

xiàqiūnǎo-jǐsuǐshù

下丘脑脊髓束（hypothalamo-spinal tract）

内脏运动传导束的主要部分，纤维主要发自下丘脑室旁核，后在同侧脊髓外侧索和前索内下行，走行较为弥散，止于中间带的交感或副交感神经节前神经元。下丘脑脊髓束含有催产素能、升压素能和多巴胺能神经纤维。下丘脑、脑干外侧被盖或脊髓侧索的病变，均可导致同侧交感神经功能障碍，如霍纳（Horner）综合征。

（汪华侨）

jǐsuǐ-wǎngzhuàngshù

脊髓网状束（spinoreticular tract）

位于脊髓外侧索（见脊髓白质图1），属于网状上行系统。见于脊髓全长，是进化中的古老部分。纤维起始于脊髓各节段内板层Ⅶ、Ⅷ及Ⅴ的后角细胞，以上颈髓段最多，发出的多为有髓纤维，大部分纤维不交叉于外侧索内上行，止于延髓网状结构巨细胞网状核和部分外侧网状核，中继后经小脑下脚至小脑。至脑桥的纤维来自双侧，主要止于脑桥尾侧网状核。少量纤维终止于中脑网状结构。脊髓网状束构成脊髓-网状结构-丘脑-大脑皮质通路，对保持意识和觉醒状态起重要作用，也是痛觉传导的一条重要径路。

（汪华侨）

nèizàng gǎnjuéshù

内脏感觉束（visceral sensory tract）

传导胸腔、腹腔器官痛觉和牵张觉的纤维束。脊神经节的周围突分布于胸腔、腹腔脏器的痛觉和牵张觉感受器，中枢突经后根进入脊髓后角板层Ⅴ层和中间带内，由其发出的内脏感觉束纤维，在同侧和对侧外侧索内伴随脊髓丘脑束上行到达丘脑。成对器官的痛觉纤维在对侧外侧索前部上行至脑干网状结构，中继后再上行到达丘脑；不成对脏器的痛觉纤维在双侧的外侧索前部外侧上行，而膀胱、直肠的痛觉纤维可能在后索内上行。该途径由于突触传递层次多，传导速度较慢。进入脊髓的内脏感觉可借中间神经元与内脏运动神经元联系以完成内脏-内脏反射，也可与躯体运动神经元联系以完成内脏-躯体反射。

（汪华侨）

jǐsuǐ-zhōngnǎoshù

脊髓中脑束（spinomesencephalic tract）

起自脊髓止于中脑各区的纤维束。分脊髓顶盖束和脊髓环状束。脊髓顶盖束起自对侧脊髓灰质深部板层Ⅰ、Ⅳ~Ⅷ层，在外侧索浅部与脊髓丘脑束伴行，行经延髓、脑桥至中脑上丘的深层及中脑导水管中央灰质外侧区，将躯体的痛觉、温度觉信息传递至与视觉、听觉有关的中脑顶盖前区，与引起头颈转向刺激的来源方向和传导伤害性刺激冲动有关。脊髓环状束始于脊髓，纤维上行终止于中脑导水管周围灰质。

（汪华侨）

zhōngfèng-jǐsuǐshù

中缝脊髓束（raphespinal tract）

位于脊髓外侧索背侧部的纤维束。包括中缝脊髓外侧束和中缝脊髓腹侧束。中缝脊髓外侧束自中缝大核发出，紧邻皮质脊髓侧束下行，分布于脊髓板层Ⅰ、Ⅱ和Ⅴ层，该束为5-羟色胺（5-HT）能纤维，具有抑制后角神经元活动的作用，与控制伤害性刺激信息传递有关。中缝脊髓腹侧束自中缝苍白核、中缝隐核发出，行经前索内侧部，止于脊髓板层Ⅷ和Ⅸ，易化伸肌和屈肌运动神经元。中缝脊髓束的部分纤维还可投射至交感神经节前神经元，与心血管活动的中枢控制有关。

（汪华侨）

jǐ-jǐng-qiūnǎoshù

脊颈丘脑束（spinocervicothalamic tract） 经脊髓、颈外侧核和丘脑上行的纤维束。位于脊髓外侧索后外侧部，传导皮肤感觉。脊神经后根内细的有髓纤维及部分无髓纤维传入的触觉、温度觉、痛觉和位置觉，自后根内侧进入脊髓后索，并上行数个节段，止于后角Ⅲ、Ⅳ、Ⅴ板层内的神经元。这些后角神经元发出轴突，在同侧外侧索的后外侧部形成脊颈丘脑束，与脊髓小脑后束相混，上行止于外侧索内、第1～2颈髓后角腹外侧的颈外侧核。中继后发纤维伴随内侧丘系，止于对侧丘脑腹后外侧核和中脑，传导皮肤触觉和伤害性刺激信息。

（汪华侨）

hòusuǒ

后索（posterior funiculus） 为脊髓后外侧沟和后正中沟之间的白质（见脊髓白质图1）。主要含薄束和楔束，为上行纤维传导束，感知本体感觉和一部分精细触觉。在脊髓的颈段和上胸段，后索被后中间沟分为内侧的薄束和外侧的楔束。后索起自肌腱、关节、骨膜的皮肤、皮下结缔组织的各种感觉末梢，传入纤维组成脊神经节的周围突，中枢突经后根内侧部进入后索，或在脊髓后角换神经元后进入后索，后索中长的升支主要由一级纤维和部分二级纤维构成，即薄束和楔束。后根中一部分纤维或其侧支不进入后索而终止在脊髓前角，执行单突触或多突触反射。第5胸节以下的后根升支组成薄束，第4胸节以上的升支组成楔束。后索内的纤维由内侧向外侧依次排列为骶、腰、胸、颈部的后根纤维（见脊髓白质图2）。后索传递本体感觉（深部感觉）和精细触觉。关节位置变化的感觉一部分被加工成有意识的知觉，通过后索传导的知觉，定位精确，对物体有立体感。

脊髓后索病变时，导致损伤平面以下同侧意识性本体感觉和精细触觉的信号不能向上传入大脑皮质，发生感觉性共济失调：肌张力减退加上运动觉丧失，导致运动不准确、不协调而显得笨拙。闭目时，不能确定自己的肢体所处的位置，站立或行走时身体摇晃倾斜。也不能辨别物体的性状、纹理粗细等，但上述表现尚可依靠视觉得到部分补偿。

（汪华侨）

bóshù

薄束（fasciculus gracilis） 位于整个脊髓的后索，含粗的有髓纤维（见脊髓白质图1）。薄束起自同侧第5胸髓节段以下的脊神经节细胞的中枢突。脊神经节细胞的周围突分布至肌、腱、关节和皮肤的感受器，中枢突经后根内侧部进入脊髓后索组成薄束，并上行止于延髓背侧的薄束核。在第5胸髓节段以下后索内仅有薄束。由于进入尾部和下骶髓的纤维不断有较高节段纤维的加入，在上部脊髓节段，薄束比楔束更加靠近中央。薄束中约有25%的纤维在上升至薄束核之前不发任何侧支至脊髓灰质；一部分短纤维在上升过程中终止于邻近节段的脊髓灰质中；多数纤维在终止于薄束核之前沿途发侧支至脊髓板层Ⅳ～Ⅵ层。在上颈段，含有较大比例的来自皮肤感受器的传入纤维加入薄束，但来自本体感受器的纤维较少，因为深部本体感受器的纤维在稍低的颈髓节段离开薄束，与胸核发生突触联系。腰髓以下薄束内还有一些纤维终止于胸核，再经脊髓小脑后束投射至小脑。

薄束传导下肢和躯干下半部的意识性本体感觉（肌、腱、关节和皮肤的位置觉、运动觉、振动觉和精细触压觉）信息以及外部精细触觉和内脏痛信息至脑干。薄束损伤引起可损伤平面以下的同侧意识性本体感觉及精细触觉减退或消失。

（汪华侨）

xiēshù

楔束（fasciculus cuneatus） 位于第4胸髓节段以上后索的外侧部，含粗的有髓纤维（见脊髓白质图1）。楔束在薄束的外侧，二者在颈髓有胶质隔分开，在脊髓表面以后中间沟为界（见前角图1）。楔束由第4胸髓节段以上脊神经后根内侧部粗的有髓纤维入脊髓后上行组成，比薄束粗大，构成与薄束相似。在上段颈髓，由后根初级纤维传入的许多来自上肢皮肤感受器和深感受器的冲动进入楔束。此外，楔束中还有一些纤维起自于同侧后角板层Ⅳ～Ⅵ层的次级神经元。在楔束中上升的许多纤维既有初级纤维也有次级纤维，终止于延髓背侧的楔束核，还有一些纤维终止于楔束外侧核，再经楔小脑束投射至小脑。由楔束核、薄束核发出的次级纤维，一起向腹内侧呈弓状绕过延髓的中央灰质，形成内弓状纤维，在延髓下部横过中线形成内侧丘系交叉。交叉后的纤维转折向上，组成矢状位排列的内侧丘系。内侧丘系上升经脑桥、中脑至丘脑的腹后外侧核，中继后发出的第3级纤维，经内囊后肢投射到大脑皮质的躯体感觉中枢。

楔束和薄束携带相同感觉信息，但却来自不同的脊髓节段。楔束传导同侧第4胸髓节段以上，即同侧上半身的意识性本体感觉信息，而薄束的神经冲动来自第5胸髓节段以下，二者在脊髓第4胸节节段处相遇。楔束损伤可导致损伤平面以下的同侧上肢及躯干上部两点间精细触觉、位置觉和振动觉受损。

（汪华侨）

nǎogàn

脑干（brainstem） 介于脊髓和间脑之间的脑组织。是大脑、小脑与脊髓三者之间联系的通道，由多种神经核团组成，为人体呼吸、吞咽、感觉和平衡等重要反射的中枢。

位置分部与毗邻 位于颅后窝，腹侧卧在枕骨基底部的斜坡上。自上向下分为中脑、脑桥和延髓，中脑向颅侧与间脑相连，延髓向尾侧经过枕骨大孔与脊髓相续。

脑干和脊髓均由灰质和白质构成，脑干的内部结构比脊髓复杂。脑干灰质是功能相同细胞集合成团状或柱形的神经核，为白质所分隔。第3～12对脑神经与脑干的不同部位相连，使脑神经核在脑干的分布具有明显的节段性。脑干的神经核分为3类：一是直接与脑神经相连的脑神经核，其中，从脑干发出纤维至外周的脑神经运动核称起核，接受外周传入纤维的脑神经感觉核称终核；二是网状结构核团；三是脑干固有的神经核团中继核，如薄束核、楔束核、红核和黑质等。脑干的白质被灰质和网状结构划分成不连续状，从大脑皮质下行的纤维束主要走行于脑干的腹侧并进入脊髓，与从脊髓上行的纤维束合并，如脊髓丘脑侧束和脊髓丘脑前束合并成脊髓丘系；或交换神经元后形成新的束路，如薄束和楔束交换神经元后形成内侧丘系。此外，脑干还出现了新的束路，如三叉丘脑束、外侧丘系等。脊髓丘系、内侧丘系、三叉丘脑束和外侧丘系均走行在中线及其附近的网状结构（图1，图2）。

核团分类 根据脑神经核的结构、功能、发生和支配或接受信息的范围，分为7类。

一般躯体运动核 由4个核团组成，由上而下依次为动眼神经核、滑车神经核、展神经核和舌下神经核。它们发出一般躯体运动纤维，支配由肌节衍化的眼外肌和舌肌的随意运动。

特殊内脏运动核 由4个核团组成，即三叉神经运动核、面神经核、疑核和副神经核。这些核团发出特殊内脏运动纤维，支配由鳃弓衍化而成的面肌、咀嚼肌、咽喉肌、胸锁乳突肌和斜方肌的随意运动。

一般内脏运动核 由4个核团组成，自上而下是动眼神经副核、上泌涎核、下泌涎核和迷走神经背核。这些核团发出一般内脏运动（副交感）纤维，支配头、颈、胸、腹部平滑肌、心肌的收缩和腺体的分泌。

一般内脏感觉核 由单一的孤束核的下部构成，接受来自颈动脉体、咽喉、心、肺和肠道等的一般感觉纤维。

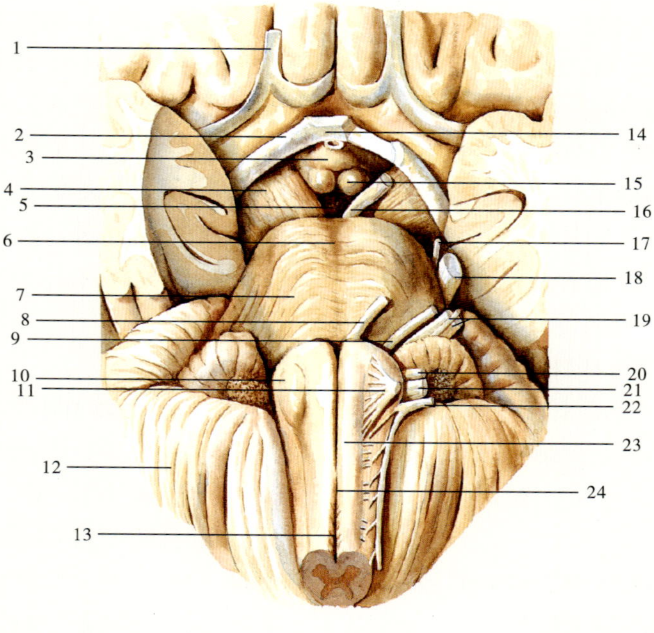

图1 脑干（腹侧面观）

1.嗅束 2.视束 3.灰结节 4.大脑脚 5.脚间窝 6.基底沟 7.脑桥 8.展神经 9.面神经 10.橄榄 11.舌下神经 12.小脑 13.锥体交叉 14.视交叉 15.乳头体 16.动眼神经 17.滑车神经 18.三叉神经 19.前庭蜗神经 20.舌咽神经 21.迷走神经 22.副神经 23.锥体 24.前正中裂

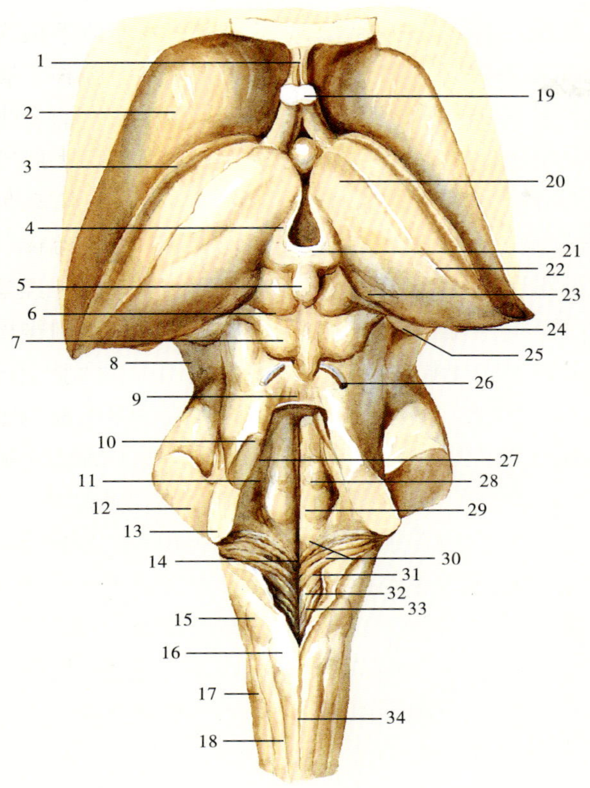

图2 脑干（背面观）

1.透明隔 2.尾状核 3.终纹 4.丘脑髓纹 5.松果体 6.上丘 7.下丘 8.大脑脚 9.前髓帆 10.小脑上脚 11.界沟 12.小脑中脚 13.小脑下脚 14.正中沟 15.楔束结节 16.薄束结节 17.后外侧沟 18.后中间沟 19.穹隆 20.背侧丘脑 21.缰三角 22.脉络带 23.枕 24.外侧膝状体 25.内侧膝状体 26.滑车神经 27.蓝斑 28.内侧隆起 29.面神经丘 30.髓纹 31.舌下神经三角 32.迷走神经三角 33.最后区 34.后正中沟

特殊内脏感觉核　接受来自味蕾的味觉传入纤维。

一般躯体感觉核　由3个与三叉神经有关的核团构成，即三叉神经中脑核、三叉神经脑桥核与三叉神经脊束核。三叉神经中脑核主要与咀嚼肌的本体感觉信息的传递有关；三叉神经脑桥核和三叉神经脊束核主要接受经三叉神经来自头面部皮肤和口、鼻腔黏膜的纤维传入，其中脑桥核传递触觉、压觉，脊束核传递痛觉、温度觉。

特殊躯体感觉核　位于内脏感觉核的外侧，相当于延髓上部和脑桥下部水平、菱形窝的外侧，由蜗神经核和前庭神经核组成。蜗神经核又分为蜗腹侧核和蜗背侧核，接受来自前庭蜗神经中蜗神经的纤维，传导听觉。前庭神经核接受来自前庭蜗神经中前庭神经的纤维，传导平衡觉。

核团位置　①一般躯体运动核：紧靠中线两侧排列，动眼神经核和滑车神经核在中脑，展神经核在脑桥，舌下神经核在延髓。②特殊内脏运动核：位于一般躯体运动核的腹外侧，三叉神经运动核、面神经核在脑桥，疑核、副神经核在延髓和脊髓颈段。③一般内脏运动核：介于一般躯体运动核与特殊内脏运动核之间，包括动眼神经副核、上泌涎核、下泌涎核和迷走神经背核。④一般内脏感觉核：即孤束核中段和下段位于迷走神经背核的腹外侧，大部分位于延髓，小部分延伸到脑桥下端。⑤特殊内脏感觉核：即孤束核颅侧段。⑥一般躯体感觉核：三叉神经脑桥核和三叉神经脊束核在孤束核的腹外侧，位置较深；三叉神经中脑核位于三叉神经运动核的背侧，在中脑的尾段逐渐移向背侧，位于中脑导水管周围灰质外侧中部与中脑网状结构的交界处。⑦特殊躯体感觉核：位于菱形窝的外侧角。

动脉供应　脑干的动脉主要来自椎-基底动脉系。中脑主要由大脑后动脉和小脑上动脉供血，小部分发自后交通动脉和脉络丛前动脉；脑桥由基底动脉发出的脑桥支供血；延髓由脊髓前动脉和脊髓后动脉发出的延髓支以及椎动脉延髓支、小脑下后动脉的延髓支供血。

静脉引流　延髓的静脉向下与脊髓静脉相续，汇入延髓外侧静脉，再入小脑上外静脉，最后汇入岩上窦；脑桥和中脑腹侧面的静脉汇入基底静脉，而背侧面的静脉大部分汇入大脑大静脉。

功能与临床　由脊髓传至脑的神经冲动经过脑干传到大脑。大脑皮质和小脑的下行传导通路均经过脑干。脑干中有许多重要的神经中枢，包括心血管运动中枢、呼吸中枢、吞咽中枢以及视觉、听觉和平衡觉等反射中枢。

（李云庆）

zhōngnǎo

中脑（midbrain）　脑干上段，间脑与脑桥之间的脑组织。由顶盖、中脑导水管周围灰质、大脑脚组成，为人体视觉与听觉的皮质下反射中枢。

位置分部与毗邻　中脑位于颅后窝小脑幕切迹与鞍背形成的小脑幕裂孔中，上界为间脑的视束，下界为脑桥基底部腹侧上缘，两侧与海马旁回相邻，中脑是脑干中最短的一段，长约2cm。两侧大脑脚之间的凹陷为脚间窝，窝底称后穿质，有许多血管出入的小孔，在脚间窝的下部大脑脚的内侧有动眼神经根出脑。中脑背侧面上下两对圆形隆起，分别称上丘和下丘，合称四叠体，其深面含有上丘核和下丘核。在上下两丘的外侧，各自向外上方伸出一条长的隆起，称上丘臂和下丘臂，分别与间脑的外侧膝状体和内侧膝状体相连。下丘与上髓帆之间有滑车神经根出脑（见脑干图1）。

内部结构　中脑分成背侧的顶盖和左右大脑脚两部分。大脑脚是位于中脑腹侧最浅层的纤维柱，由大脑皮质向脑干、小脑和脊髓下行投射的皮质脑桥束和锥体束在中脑底部集中组成。大脑脚被黑质分为腹侧的大脑脚底和背侧的被盖。大脑脚底在切面上近似为半月形，在脚底中部3/5为锥体束，内侧是额桥束，外侧是顶枕颞桥束。被盖部分是连在一起的，中间有连接第三脑室和第四脑室的中脑导水管，被盖部在上丘水平的神经核有动眼神经核、动眼神经副核、三叉神经中脑核、红核及黑质等，在下丘水平有滑车神经核、脑桥被盖核及黑质等灰质核团。顶盖位于中脑导水管的背侧，由顶盖前区和四叠体构成，顶盖前区位于中脑和间脑交界部，介于后连合和上丘上端之间，中脑导水管周围灰质的背外侧区内有视束核、豆状下核、顶盖前区核、顶盖前区橄榄核和顶盖前区主核等小核团。该区直接接受视束、上丘臂传入的来自视网膜的视觉纤维，并接受视觉皮质和上丘的投射。其传出纤维部分经中脑导水管腹侧交叉，或经后连合交叉，止于双眼动眼神经副核。上丘是视觉反射中枢，细胞成层排列，除接受视束的纤维外，还接受枕叶皮质等处的纤维。下丘的细胞则成团，形成下丘核接受外侧丘系的纤维，自上丘和下丘发出的纤维组成顶盖脊髓束，沿中央灰质外缘走向腹侧，在中线交叉后下行，止于脊髓前角运动神经元。中脑的血液供应和静脉引流见脑干。

功能与临床　中脑发出的动眼神经和滑车神经支配眼球外肌、睫状肌和瞳孔括约肌，可以运动眼球、调节晶状体的屈光度和瞳孔大小。中脑是视觉、听觉的皮质下反射中枢。视觉顶盖前区及上丘是视觉反射中枢，参与瞳孔对光反射、辐辏反射等。下丘是听觉反射中枢。中脑参与调节运动、维持身体姿势。中脑导水管周围灰质是痛觉传递的皮质下整合中枢。

（李云庆）

shàngqiū píngmiàn

上丘平面（transverse section of the superior colliculus）　通过中脑上丘的水平面。为人体视觉反射中枢所在的部位。平面背侧有一对隆起的上丘，内有分层的上丘灰质。中脑导水管周围灰质的腹侧有动眼神经核和动眼神经副核（Edinger-Westphal 核，E-W 核）。两核发出的纤维从腹侧穿越被盖部，由大脑脚的脚间窝出脑，故大脑脚损伤常同时累及动眼神经，出现同侧眼球活动和对侧肢体运动的交叉性瘫痪。在被盖部中央有成对浑圆的富含铁色素的红核，红核之间有交叉纤维。其背侧是发自上丘和下丘的顶盖脊髓束交叉纤维，腹侧的是发自红核的红核脊髓束交叉纤维。红核的外侧是内侧丘系。脊髓丘脑束和三叉丘脑束在此水平已移向背侧。红核腹外侧有黑质，是大脑脚被盖和脚底的分界，脚底的组成与下丘平面相同（图）。

（李云庆）

xiàqiū píngmiàn

下丘平面（transverse section of the inferior colliculus）　通过中脑下丘的水平面。该平面背侧第四脑室已消失，代之以中脑导水管。中脑导水管背侧为属于顶盖的下丘，腹侧为大脑脚脚底和被盖。围绕中脑导水管的是很厚的导水

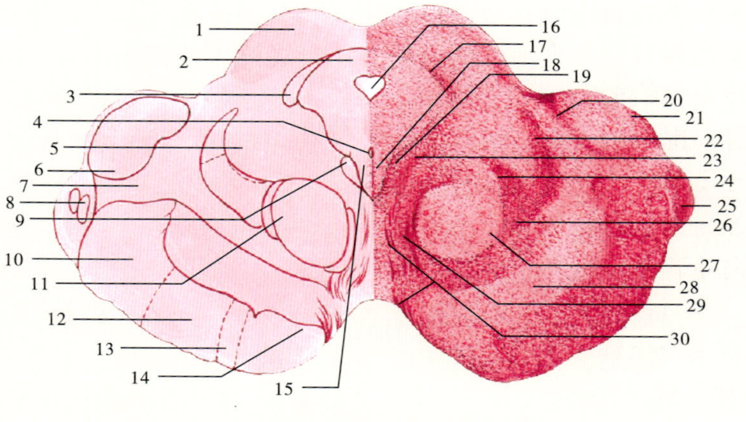

图　中脑水平切面（经上丘颅侧部）

1.上丘　2.导水管周围灰质　3.三叉神经中脑核　4.动眼神经副核　5.网状结构　6.内侧膝状体核　7.脑脚周核　8.外侧膝状体核　9.内侧纵束颅侧中介核　10.顶枕颞桥束　11.红核（小细胞部）　12.皮质脊髓束　13.皮质核束　14.额桥束　15.动眼神经核　16.中脑导水管　17.三叉神经中脑束　18.背侧纵束　19.内侧纵束　20.下丘臂　21.上丘臂　22.脊髓丘脑束　23.被盖中央束　24.三叉丘系　25.视束　26.内侧丘系　27.小脑丘脑纤维　28.黑质　29.缰核脚间束　30.动眼神经纤维

管周围灰质或称中脑中央灰质，在中脑中央灰质外侧边缘处可见少量三叉神经中脑核的大细胞，腹侧部分中线两旁有。滑车神经核腹侧有内侧纵束。内侧纵束两侧有中央被盖束。被盖部的中央有结合臂交叉，大量的小脑传出纤维在此交叉继续上升。在此平面上内侧丘系、脊髓丘系和三叉丘脑束移至黑质背侧的被盖两侧，沿腹背方向排列，外侧丘系在背侧逐渐靠近并止于下丘。被盖与大脑脚底之间为黑质。大脑脚的脚底全部由纵行纤维组成，自外向内依次是枕颞桥束、皮质脊髓束、皮质脑干束（皮质核束）和额桥束（图）。

（李云庆）

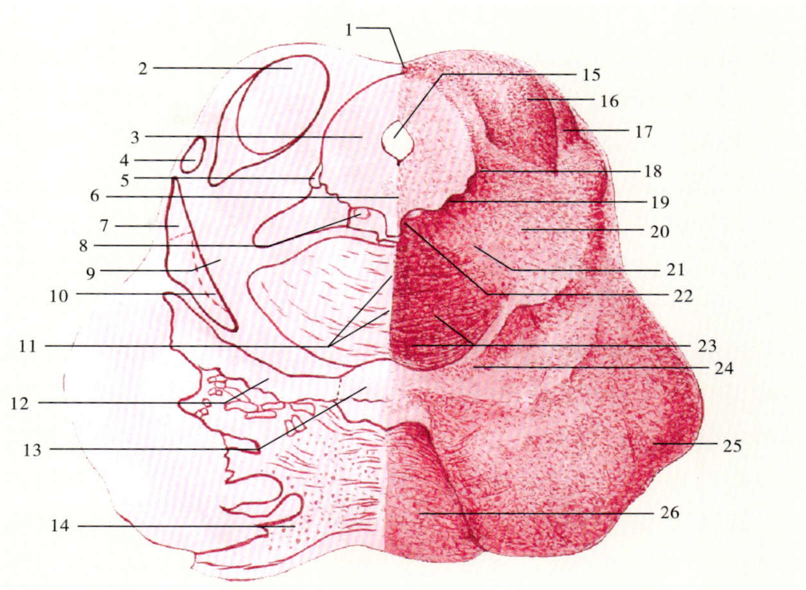

图　中脑水平切面（经下丘）

1.下丘连合　2.下丘(中央核)　3.导水管周围灰质　4.二叠体旁核　5.三叉神经中脑核　6.中缝背核　7.脊髓丘脑束　8.滑车神经核　9.脚桥被盖核　10.三叉丘系　11.中央上核　12.黑质　13.脚间核　14.脑桥核　15.中脑导水管　16.外侧丘系　17.下丘臂　18.三叉神经中脑束　19.滑车神经纤维　20.被盖中央束　21.顶盖脊髓束　22.内侧纵束　23.小脑上脚及其交叉　24.红核脊髓束　25.大脑脚底　26.脑桥小脑纤维

huáchē shénjīnghé

滑车神经核（nucleus of trochlear nerve）

滑车神经的起核，属一般躯体运动核。位于中脑下丘平面，中脑导水管周围灰质腹内侧、内侧纵束背面所形成的凹槽内（见下丘平面图），紧接动眼神经核的尾侧并与之有少部分重叠，因滑车神经核神经元体积较小，故二者容易区分。滑车神经核的传入纤维来自锥体系的皮质脑干束以及前庭神经核等部位，滑车神经核发出的神经纤维围绕中脑导水管周围灰质在其背侧交叉后在脑干上髓帆两侧出脑，构成滑车神经，支配对侧上斜肌，使瞳孔转向外下方。

（李云庆）

dòngyǎn shénjīnghé

动眼神经核（nucleus of oculomotor nerve）

动眼神经的起核，属一般躯体运动核。较大，位于中脑上丘平面，中脑导水管周围灰质的腹侧部。形状不规则，长5~6 mm（见上丘平面图）。动眼神经核由几群大型运动神经元组成。从背侧至腹侧，不同运动神经元群分别支配同侧的眼球外肌，包括下直肌、下斜肌和内直肌，中间一群运动神经元发出纤维在核的尾部交叉，支配对侧的上直肌和上睑提肌。动眼神经核的传入纤维主要来自内侧纵束颅侧间位核和卡哈尔（Cajal）中介核，二者与眼球垂直运动有关；其他来源的纤维有直接的，也有间接的，起源包括后连合核、上丘、齿状核和皮质的一些区域；前庭神经核向支配内直肌的神经元发出直接投射。动眼神经核主要控制眼球运动。

（李云庆）

dòngyǎn shénjīng fùhé

动眼神经副核（accessory nucleus of oculomotor nerve）

由副交感节前神经元组成，是动眼神经内副交感神经节前纤维的起核，属一般内脏运动核。又称E-W核。动眼神经副交感核较小，位于动眼神经核前部的背内侧（见上丘平面图），主要由小多极神经元构成，从其发出的轴突在向中脑腹侧走行过程中加入动眼神经根纤维，这些纤维贯穿中脑被盖部的内侧，自脚间窝外侧缘出脑，其中副交感纤维走在最内侧。动眼神经中的副交感纤维与睫状神经节的节后神经元形成突触，再由该节发出节后纤维，直接支配瞳孔括约肌和睫状肌。动眼神经副交感核的传入主要来自于顶盖两侧的核团，另一部分来自于视觉皮质。动眼神经副交感核参与瞳孔对光反射和视觉通路调节。

（李云庆）

hóngné

红核（red nucleus）

上丘平面，中脑被盖的中央，黑质背内侧一个因富含铁色素而略呈红色，大而浑圆的神经核团。为人体中枢神经运动通路的中继站。自上丘高度一直延伸至间脑尾端，直径约5mm，分为小细胞部和大细胞部。红核主体由小型细胞组成，在尾端腹内侧由大型细胞组成（见上丘平面图）。红核传入纤维主要来源于小脑核群和大脑皮质，还包括苍白球、下丘脑、下丘、黑质和脊髓等，传出纤维构成中央被盖束、红核延髓束和红核脊髓束。小细胞部发出的纤维组成中央被盖束，在同侧下行，止于下橄榄核；大细胞部神经元发出红核延髓束和红核脊髓束，红核延髓束纤维投射到三叉神经运动核、面神经核、动眼神经核、滑车神经核和展神经核。红核脊髓束终于脊髓前角的α-运动神经元和γ-运动神经元，兴奋屈肌运动神经元，同时抑制伸肌运动神经元，与皮质脊髓束一起对肢体远端运动发挥重要影响，另有一部分纤维止于桥延网状结构，这部分纤维称为红核网状束。红核是躯体运动通路的重要中继站，连接大脑皮质、小脑和脊髓，参与对躯体运动的控制。

（李云庆）

hēizhì

黑质（substantia nigra）

中脑内合成多巴胺的神经核团。其贯穿中脑全长，富含黑色素而呈黑色。黑质位于大脑脚底背内侧，红核和内侧丘系的腹外侧之间，并延伸至间脑尾部，纤维联系广泛，参与运动调节，是中脑内最大的核团。动眼神经穿经黑质中部腹侧并由脚间窝出脑（见上丘平面图）。依据细胞构筑，黑质分为腹侧的网状部和背侧的致密部。致密部由密集分布的大型多极神经元构成，其神经元的胞体内含有黑色素颗粒，神经元排列不规范，部分与网状部神经元混杂分布。黑色素随着年龄增多，在灵长类，尤其是人类最为丰富，即使白化病患者的黑质也有产生黑色素的能力，致密部黑色素神经元为多巴胺能神经元，投射到基底节的纹状体等部位。网状部向颅侧一直延伸至间脑尾侧，与大脑脚的纤维混杂，神经元较少，只有部分神经元含少量黑色素，网状部神经元多为γ-氨基丁酸能神经元，其细胞内铁的含量较高。黑质的传入纤维来自纹状体的尾状核和壳核，大部分终止于黑质网状部，来自底丘脑核的谷氨酰胺能神经纤维投射至网状部。传出纤维投射到纹状体，致密部神经元轴突主要投射到纹状体的尾状核和壳核，少部分投射到苍白球和丘脑下核。在帕金森病患者，致密部神经元减少可导致黑质和纹状体中的多巴胺显著降低。

（李云庆）

sānchā shénjīnghé

三叉神经核（trigeminal nuclei）

三叉神经终核与起核的合称，包括三叉神经感觉核和三叉神经运动核。

位置与构成　三叉神经感觉核为脑干内最长的一个脑神经核，纵贯脑干全长，由下而上依次分为三叉神经脊束核、三叉神经脑桥核、三叉神经中脑核和三叉神经运动核（图）。

三叉神经脊束核　为一细长的核团，位于三叉神经脊束的内侧，分为吻侧亚核、极间亚核和尾侧亚核。吻侧亚核和极间亚核细胞均匀分散，尾侧亚核细胞构筑的形式与脊髓后角类似，分为边缘层、胶状质、大细胞部，分别相当于脊髓的Ⅰ、Ⅱ、Ⅲ、Ⅳ层，故尾侧亚核又称延髓后角。尾侧亚核胶状质主要由小型中间神经元构成。三叉神经初级传入中的无髓纤维和薄髓纤维主要终止于胶状质，经胶状质内的中间神经元中继后，再把口面部的痛

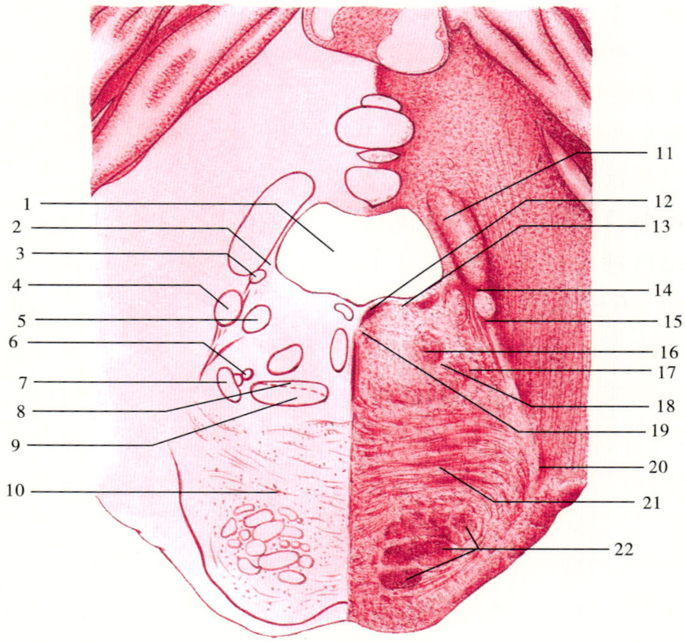

图　脑桥水平切面（经脑桥中部）

1.第四脑室　2.室周灰质　3.三叉神经中脑核　4.三叉神经脑桥核　5.三叉神经运动核　6.上橄榄核　7.外侧丘系　8.三叉丘系　9.内侧丘系　10.脑桥核　11.小脑上脚　12.内侧纵束　13.背侧纵束　14.三叉神经中脑束　15.三叉神经纤维　16.被盖中央束　17.脊髓丘脑束　18.红核脊髓束　19.顶盖脊髓束　20.小脑中脚　21.脑桥小脑纤维　22.皮质脊髓束、皮质核束与皮质脑桥束

觉信息传到边缘层和大细胞部，后者再发出二级纤维向对侧丘脑腹后内侧核投射。感觉核接受三叉神经初级传入，是一个大核团，主要部分位于脑桥被盖，尾端延伸至脊髓颈段，颅侧端延伸至中脑。

三叉神经脑桥核　又称三叉神经感觉主核，位于脑桥的被盖外侧区，介于三叉神经中脑核与三叉神经脊束核之间，三叉神经运动核的外侧。此核细胞较密集，胞体呈圆形或椭圆形，属中型和小型细胞。

三叉神经中脑核　是细长的细胞柱，下端在三叉神经根水平，位于脑桥被盖背外侧，第四脑室底两侧；上端延伸至中脑导水管周围灰质两侧。此核中有许多假单极和双极细胞，假单极神经元的突起分周围支与中枢支。周围支随三叉神经分布至咀嚼肌、下颌关节，牙周膜及硬膜等处的本体觉感受器和压觉感受器；中枢支形成 Probst 束，向下走行于三叉神经脊束的背内侧，直至颈髓上段，终止于三叉脊束核吻侧亚核的背内侧部和邻接的网状结构区并发出侧支，沿途终止于三叉神经运动、疑核、三叉神经脊束核和中脑上丘等部位。

三叉神经运动核　位于脑桥中部网状结构背外侧，三叉神经脑桥核的内侧，是特殊内脏运动功能柱的一部分，核团呈卵圆形，含有两类神经元：大型多极神经元和散在分布的小多极神经元。神经元又可分成多个不连续的亚核，各亚核神经元轴突组成的纤维支配不同的肌肉。三叉神经运动核接受双侧皮质延髓束的纤维投射，还接受三叉神经感觉核、网状结构、红核、顶盖、内侧纵束等处的纤维。

功能与临床　三叉神经脊束核参与角膜反射、喷嚏反射、咳嗽、呕吐等神经反射活动；三叉神经脑桥核是传导面部触压觉信息的中继核；三叉神经中脑核管理咀嚼肌和表情肌的本体感觉，调节咀嚼肌力；三叉神经运动核支配咀嚼肌、二腹肌前腹、下颌舌骨肌、腭帆张肌和鼓膜张肌。

（李云庆）

zhōngnǎodǎoshuǐguǎn zhōuwéi huīzhì

中脑导水管周围灰质（periaqueductal gray matter，PAG）

环绕中脑导水管的灰质区。属中脑边缘系结构，亦是内源性阿片肽神经元的重要分布区，又称中央灰质。

PAG 分 4 个区：内侧区、背侧区、腹外侧区和背外侧区。①内侧区：紧紧围绕中脑导水管周围，神经元较小，多呈梭形或三角形，排列较稀疏。②背侧区：位于中脑导水管的背侧，神经元中等大小，呈梭形、三角形或菱形。③腹外侧区：位于内侧区的腹外侧部，含有各种类型的神经元，但以大神经元为多见。④背外侧区：位于腹外侧区的背侧部，以中小型神经元为多见。内侧区的纤维除以放射形投向被盖腹侧部外，主要向颅侧投射到 Forel 区和被盖腹侧区；背侧区发出纤维到同侧顶盖前区和外侧缰核；背外侧区则投射到下丘脑后区和某些丘脑核；腹外侧区主要投射到延髓中缝核簇及其周围的网状结构、脊髓和延髓的后角等部位，传入纤维来源很多，其中包括扣带回、前额叶皮质、海马、隔区、下丘脑某些核团、缰核、黑质、未定带、脚间核，还有脊髓、网状结构等。

PAG 与整合本能行为、调控内脏功能活动、致痛与镇痛及海洛因成瘾与戒断等有关。腹外侧区在对下行抑制系统的调控、发挥镇痛作用及直接抑制外周伤害性信息传递方面具有重要的作用。其镇痛作用，与吗啡的镇痛机制密切相关。此外 PAG 还具有抑制情绪反应、进食反应以及影响膀胱紧张等作用。

（李云庆）

nǎoqiáo

脑桥（pons）

中枢神经系统的一部分，位于延髓和中脑之间，小脑的腹侧，是脑干中段较为膨隆的一段，由横行纤维构成的连接小脑两半球的桥样结构。支配咀嚼、表情等肌肉运动和调整呼吸、排尿反射等活动。

位置与毗邻　脑桥位于延髓颅侧和中脑尾侧，在脑干的腹侧面，脑桥和延髓以横向的延髓脑桥沟为界。在延髓脑桥沟的外侧部，延髓、脑桥和小脑的结合处为脑桥小脑三角。面神经和前庭蜗神经即位于此三角内。脑桥腹侧隔脑桥池与斜坡相邻，向两侧膨隆紧邻颞骨岩部内侧的内耳门。其腹侧面上有大量横行纤维束，向两侧集中形成粗大的纤维柱，称脑桥臂，纤维向背侧进入小脑，腹侧表面正中有一纵行浅沟，称为基底动脉沟，基底动脉走行于其中。脑桥的背侧面平坦稍凹陷，构成菱形窝的上半部，与延髓上半部的背面共同构成第四脑室底，此处窝的外侧界是左小脑上脚和右小脑上脚，脑桥与中脑的移行部缩窄，称菱脑峡，包括小脑上脚、上髓帆及丘系三角。菱形窝上半部正中沟两侧形成纵行的隆起，称内侧隆起，尾侧部凸隆称面丘。内侧隆起的外方为界沟，界沟外方有三角形的前庭区，内藏前庭神经核簇。前庭区的颅侧部有蓝斑，内含蓝斑核。三叉神经根由桥底和桥臂分界处出脑。

内部结构　纵行的皮质脑桥束、皮质延髓束和皮质脊髓束经中脑的大脑脚进入脑桥，在脑桥背面被脑桥核和横行的脑桥纤维分隔成散在的纤维束，其中皮质脊髓束经过脑桥到延髓形成锥体束；皮质延髓束纤维一部分止于对侧，另一部分止于同侧脑神经核或者脑桥网状结构其他核团。脑桥核发出的纤维通过小脑中脚投射到对侧小脑皮质及小脑核。皮质脑桥束的纤维终止于脑桥核。面丘深面有展神经核及面神经膝，面神经核在展神经核的腹外侧，前庭神经核位于菱形窝的外侧前庭区的深面，前庭神经核外侧有蜗神经核。脑桥下端分布有孤束核上部（味觉核），脑桥被盖新出现的纤维束有斜方体、外侧丘系、展神经和面神经。在一般内脏运动柱分布有上泌涎核。

功能与临床　脑桥部的脑神经核支配由鳃弓衍化而成的表情肌、咀嚼肌、咽喉肌、胸锁乳突肌和斜方肌的随意运动，控制泪腺、舌下腺和下颌下腺等腺体分泌，头面部一般感觉的信息传入，感受味觉、平衡觉、听觉的信息传入。脑桥网状结构参与调整呼吸、肌肉运动，参与排尿反射。脑桥中缝核簇参与痛与镇痛过程，还与内分泌、体温调节，觉醒、睡眠、情绪等活动有关。

（李云庆）

miànqiū píngmiàn

面丘平面（transverse section of facial colliculus）

通过菱形窝内面丘的脑桥横断面。脑桥基底位于此平面的腹侧部，其背侧面为第四脑室底，两侧部形成脑桥臂（小脑中脚），向背侧伸入小脑。整个切面以中间的斜方体为界划分出背侧的被盖部和腹侧的基底部。在基底部纤维中散在有脑桥核，脑桥核接受皮质脑桥束的纤维，由脑桥核发出的横行纤维越向对侧，组成脑桥臂进入小脑。在正中线两旁，有分散的皮质脊髓束和皮质脑干束的横断面，前者向下延续为延髓的锥体（图）。

脑桥被盖的第四脑室底部的躯体运动核和感觉核仍以界沟为界排列，界沟内侧有隆起的面丘，内有展神经核和绕过此核的面神经膝，发自展神经核的纤维斜向腹外方进入脑桥基底，穿过分散的锥体束纤维出脑。界沟的外侧有前庭神经核。在斜方体的背外侧有上橄榄核，此核的背外方有面神经核，面神经核发出纤维先行向背内，然后绕过展神经核折向腹外侧出脑。面神经核和面神经根的背外侧有三叉神经脊束核和三叉神经脊束，后两者的腹内侧有红核脊髓束和脊髓丘脑束。斜方体为听觉系的交叉纤维，集中至上橄榄核外侧形成外侧丘系上升。在斜方体的横行纤维中有纵行的内侧丘系穿过走向中脑，此处还有脊髓丘系及三叉丘系。四个丘系所占的位置合称丘系带。在丘系带的背侧有被盖中央束及脑桥网状结构。正中线两侧的背侧有内侧纵束和顶盖脊髓束。

（李云庆）

sānchā shénjīnggēn píngmiàn

三叉神经根平面（transverse section through the trigeminal nerve root）

脑桥上部通过三叉神经根部的平面。三叉神经根位于脑桥基底部与小脑中脚交界处，可见到其背侧的被盖部和第四脑室已渐变小，基底部则变得很宽大。脑室侧壁自内向外有小脑上脚（结合臂）、小脑下脚（绳状体）和小脑中脚（脑桥臂）作为边界，脑室的背面为小脑。在被

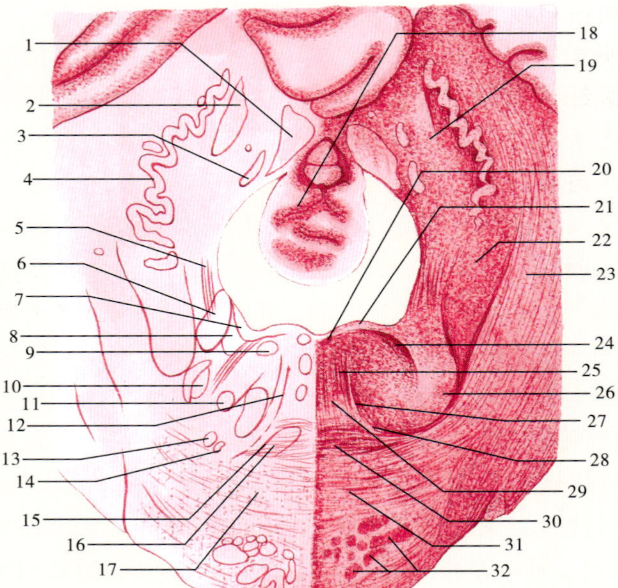

图　脑桥水平切面（经脑桥中下部）

1.顶核　2.栓状核　3.球状核　4.齿状核　5.旁绳状体　6.前庭上核　7.前庭内侧核　8.前庭外侧核　9.展神经核　10.三叉神经脊束核颅侧部　11.面神经核　12.网状结构　13.外侧丘系　14.上橄榄核　15.三叉丘系　16.内侧丘系　17.脑桥核　18.小结　19.小脑上脚　20.面神经膝　21.背侧纵束　22.小脑下脚　23.小脑中脚　24.面神经纤维　25.内侧纵束　26.三叉神经脊束　27.展神经纤维　28.被盖中央束　29.顶盖脊髓束　30.斜方体　31.脑桥小脑纤维　32.皮质脊髓束及皮质核束

盖的外侧部有三叉神经脑桥核，内侧有三叉神经运动核，二者之间有三叉神经根通向腹外侧出脑。少量纤维向背内侧延伸至结合臂内侧的三叉神经中脑核。三叉神经根纤维的下行分支形成三叉神经脊束，止于三叉神经脊束核。在被盖与桥底之间有内侧丘系、脊髓丘系和外侧丘系。被盖的正中线旁靠背侧的部分仍为内侧纵束和顶盖脊髓束，其两侧有网状结构和中央被盖束。桥底结构与面神经丘平面相同（图）。

（李云庆）

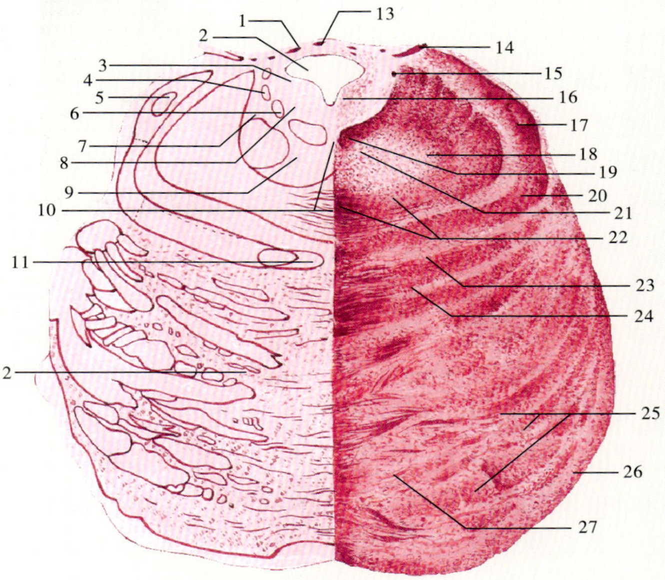

图　脑桥水平切面（经脑桥上部）

1.前髓帆　2.第四脑室　3.室周灰质　4.三叉神经中脑核　5.外侧丘系核　6.蓝斑　7.臂旁核　8.被盖背核　9.网状结构　10.中央上核　11.脚桥被盖网状核　12.脑桥核　13.滑车神经交叉　14.浅出的滑车神经纤维　15.从同侧中脑下行的滑车神经纤维　16.背侧纵束　17.外侧丘系　18.被盖中央束　19.内侧纵束　20.脊髓丘脑束　21.顶盖脊髓束　22.小脑上脚及其交叉　23.三叉丘系　24.内侧丘系　25.皮质脊髓束和皮质核束与皮质脑桥束　26.小脑中脚　27.脑桥小脑纤维

wōshénjīnghé

蜗神经核（cochlear nucleus）

蜗神经的终核。包括蜗背侧核和蜗腹侧核，为特殊躯体感觉核。位于脑桥和延髓交界区，第四脑室外侧隐窝室底灰质内，前庭神经核的外侧。蜗腹侧核又包括蜗腹侧前核和蜗腹侧后核，主要接受来自内耳的听觉纤维。

蜗神经核的传入纤维来自蜗神经初级听觉纤维，从蜗神经核发出的二级纤维大部分在基底部和被盖部之间越中线横行交叉到对侧上升，构成斜方体，小部分纤维不交叉，在同侧上行。对侧交叉和同侧未交叉的纤维共同构成外侧丘系。部分纤维再沿着内侧丘系的外缘上行，止于间脑的内侧膝状体。斜方体的一部分纤维经上橄榄核和外侧丘系核中继后上升加入外侧丘系。因此，蜗神经核是听觉传导通路二级神经元所在部位，发出纤维与上橄榄核和外侧丘系等结构联系，完成声响引起的转眼反射活动。

（李云庆）

qiántíng shénjīnghé

前庭神经核（vestibular nucleus）

位于脑桥被盖部，界沟外侧前庭区的深面，展神经核的外侧，属于前庭神经的终核。前庭神经核包括4个亚核：前庭内侧核、前庭外侧核、前庭下核和前庭上核，其中主要的是前庭内侧核和前庭外侧核。前庭内侧核呈三角形，在界沟的外侧，紧贴第四脑室底的下方。前庭外侧核位于内侧核的外侧，自延髓上部延伸至脑桥下部（见面丘平面图）。前庭神经核主要接受前庭神经传入的初级平衡觉纤维，还接受来自小脑的传入纤维。由前庭神经核发出的纤维有5个去向：①向大脑皮质投射，在丘脑腹后核换元，投射至颞上回前方的大脑皮质。②与来自前庭神经传入纤维共同组成小脑下脚内侧部，到达小脑蚓部皮质和顶核。③前庭外侧核发出的前庭脊髓束沿脊髓同侧前索下降，止于脊髓前角神经元。④前庭内侧核和前庭外侧核向正中线两侧发出上行纤维参与形成内侧纵束，止于动眼神经核、滑车神经核和展神经核，发出下行纤维止于副神经核和颈段脊髓前角运动神经元。⑤发出纤维投射到脑干网状结构、迷走神经背核及疑核等。

前庭神经核接受平衡觉、位置觉的传入，换元后向高级中枢传递，产生意识；前庭神经发出的纤维投射至动眼神经核、滑车神经核和展神经核，完成眼肌前庭反射；前庭外侧核发出纤维组成前庭脊髓束，完成躯干、四肢的姿势反射；参与小脑的平衡调节。该核损伤，患者可出现眩晕、呕吐、恶心等症状。

（李云庆）

miànshénjīnghé

面神经核（nucleus of facial nerve）

位于脑桥下部，被盖腹外侧部的网状结构内，为面神经运动根的起核。又称面神经运动核。其接受皮质核束支配，主要控制面部表情肌的运动。属于特殊内脏运动核，发出的纤维组成面神经运动根。

面神经核位于脑桥网状结构尾部，展神经核的腹外侧，斜方体的背侧以及三叉神经脊束核吻侧亚核和三叉神经脊束的腹内侧，头端与上橄榄核邻近，尾端与下橄榄核、疑核邻近。面神经核内的神经元大部分呈规则的多角形，直径15~55μm，神经元胞体主要在头尾方向延伸，树突可伸向任何方向，但以头尾方向为主（见面丘平面图）。面神经核接受皮质脑干束的传入，其中核团上部接受双侧皮质脑干束传入，发出的纤维支配同侧眼裂以上的表情肌；而下部只接受对侧皮质脑干束传入，发出的纤维支配同侧眼裂以下的表情肌。面神经核的传出纤维先走向展神经核的内侧，后绕过展神经核的背侧形成面神经膝，继而转向腹外侧经面神经核外侧出脑，参与形成面神经。面神经核发出的纤维支配全部表情肌、二腹肌后腹和茎突舌骨肌，参与咀嚼、吞咽、吸吮、表情和发音等活动。

（李云庆）

shàngmìxiánhé

上泌涎核（superior salivatory nucleus） 位于脑桥最下端，神经元沿面神经脑桥内段呈簇状分布，散在于网状结构的外侧部，属于副交感神经核。该核发出的副交感节前纤维，加入面神经，其分支岩大神经和鼓索分别在翼腭神经节和下颌下神经节换元后，其节后纤维分布于泪腺、下颌下腺、舌下腺及鼻腔和腭部的黏膜腺，控制其腺体的分泌。

（李云庆）

zhǎnshénjīnghé

展神经核（nucleus of abducent nerve） 展神经的起核。其位于脑桥中下部，相当于面神经丘的深面。由两种不同神经元组成：一种是运动神经元，接受双侧皮质脑干束纤维的传入，发出一般躯体运动纤维经展神经支配眼球外肌的随意运动；另一种是中间神经元，发出纤维交叉至对侧动眼神经核内支配内直肌的神经元，接受对侧动眼神经核的信息，是控制水平共轭凝视的结构基础。

（李云庆）

lánbānhé

蓝斑核（nucleus ceruleus） 位于脑桥背侧上半部的菱形窝内，界沟上端外侧可观察到青灰色斑的区域，由去甲肾上腺素能神经元构成的神经核团。界沟的上端，颅侧达中脑下丘下缘，其尾侧达三叉神经运动核上端平面，外侧邻接三叉神经中脑核（见三叉神经根平面图）。蓝斑核下端位置表浅，此核含有两种神经元：一种是呈圆形、卵圆形或多极型的中型神经元，在成年人黑色素含量高；另一种为圆形或卵圆形的小型神经元，散在于大型和中型神经元之间。蓝斑发出的纤维投射到丘脑下部、边缘系统、小脑皮质、延髓和脊髓等部位。蓝斑核的功能与呼吸、睡眠和觉醒有关，其向延髓和脊髓背角浅层的下行投射与伤害性信息的调控有关。

（李云庆）

yánsuǐ

延髓（medulla oblongata） 中枢神经系统的一部分，位于脑干的下段，脑桥和脊髓之间，上粗下细，呈倒圆锥形的结构，为基本生命中枢所在部位。

位置分部与毗邻　腹侧面颅侧以横行的延髓脑桥沟与脑桥分界；背侧面上半部分参与第四脑室底的构成，以髓纹与脑桥分界，尾侧端起于第1对颈神经根的上方。长约3cm，最宽处直径2cm。腹侧隔脑膜与枕骨基底部的斜坡相邻，背侧邻接两小脑半球腹侧面。延髓腹侧面有前正中裂，背侧面有后正中沟，前正中裂被发辫状的锥体交叉所占据，在颅侧端终止于脑桥下缘一较浅的盲孔。前正中裂向两侧即是纵行隆起的锥体，锥体内含有下行的皮质脊髓束，锥体外侧有浅的前外侧沟，舌下神经根丝由此沟出脑（见脑干图1）。向尾侧锥体逐渐变细延续为脊髓腹侧面。在锥体和前外侧沟的外侧有卵圆形隆起，称为橄榄，内含下橄榄核。橄榄的外侧是后外侧沟，自上而下依次有舌咽神经、迷走神经和副神经的根丝附着。脊髓的中央管延伸至延髓的尾侧段，逐渐向背侧迁移，直到开放形成第四脑室底。延髓分为闭合部和开放部，其中闭合部包含中央管，开放部包含第四脑室底的一部分。闭合部的后索分为内侧的薄束和外侧的楔束，两者被后正中沟分隔。薄束和楔束分别向上投射于薄束核和楔束核。两核表面隆起，称薄束结节和楔束结节。在楔束结节的外上方有隆起的小脑下脚，又称绳状体，由脊髓和脑干行向小脑的纤维构成。小脑下脚构成了第四脑室外侧隐窝的前界和上界，第四脑室通过此处的外侧孔（Luschka孔）与蛛网膜下腔相通，外侧孔分布有脉络丛，并与第四脑室内脉络丛相连（图）。

神经核团　①脑神经核：三叉神经脊束核、孤束核、疑核、下泌涎核、迷走神经背核、副神经核和舌下神经核。②上下传导路径上的中继核：薄束核、楔束核、下橄榄核。③分布在网状结构内的核：巨细胞网状核、外侧网状核以及腹侧网状核等。

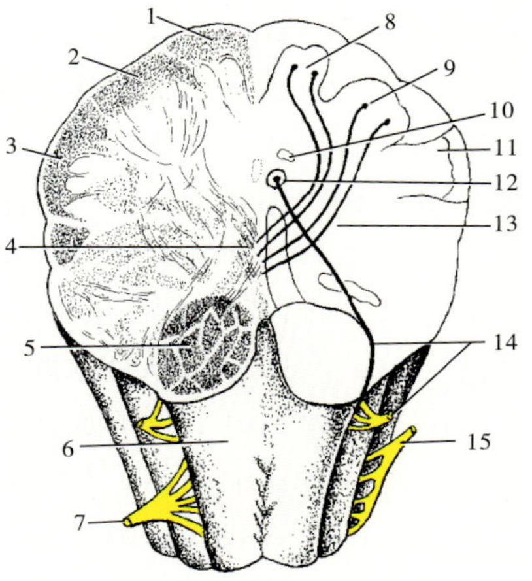

图　延髓平内侧丘系交叉横切面

1.薄束　2.楔束　3.三叉神经脊束　4.内侧丘系交叉　5.锥体束　6.锥体　7.第1颈神经　8.薄束核　9.楔束核　10.迷走神经背核　11.三叉神经脊束核　12.舌下神经核　13.网状结构　14.舌下神经　15.副神经

功能与临床　延髓发出的脑神经支配咽喉肌、胸锁乳突肌、斜方肌、舌内肌和舌外肌的运动，腮腺分泌，颈部、胸部所有器官、腹部大部分器官的活动；接受头面部一般躯体感觉和胸腔、腹腔的一般内脏感觉。延髓是躯干、四肢意识性本体感觉和精细触觉传导路中继换元部位，二级神经元位于薄束核和楔束核，薄束和楔束换元后发出内侧弓状纤维，两侧的内侧弓状纤维相互交叉后形成内侧纵束。延髓白质是由上行传导束和下行传导束组成，是脊髓与其他中枢神经联系的必然通路。延髓网状结构分布有与生命活动有关的中枢，包括心血管中枢、呼吸中枢、肌紧张调节中枢、觉醒和睡眠调节中枢等。许多基本生命活动（如循环、呼吸等）的反射调节在延髓水平已能初步完成。延髓由于受压、炎症、出血等原因而发生病变时，可出现严重的心血管功能障碍而危及生命，因此又称延髓为基本生命中枢。

（李云庆）

zhuītǐ jiāochā píngmiàn

锥体交叉平面（transverse section of the medulla oblongata through pyramidal decussation）

平延髓锥体交叉的水平切面。位于延髓下段，其轮廓与脊髓横断面相似，切面中心为中央管，灰质柱大体在断面上仍呈飞蝶状，但前角被交叉的皮质脊髓束或称延髓锥体束所占据，灰质后角扩大，移行于三叉神经脊束核尾侧亚核，外侧与脊髓侧索相当的部分也被下行的三叉神经脊束所代替。后索的薄束和楔束中开始出现薄束核和楔束核的神经元群。锥体中的皮质脊髓束纤维大部分交叉至对侧的侧索中下降，形成皮质脊髓侧束，小部分不交叉，在本侧前索中下降形成皮质脊髓前束。其他传导束如脊髓丘脑侧束，脊髓小脑前束、脊髓小脑后束等仍保持在脊髓中的位置继续上升（图）。

（李云庆）

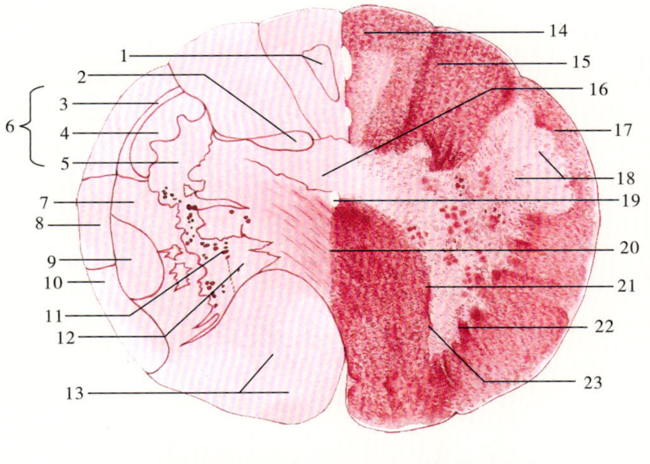

图　延髓尾侧部水平切面（经锥体交叉）

1.薄束核　2.楔束核　3.边缘带　4.胶状质　5.大细胞核　6.三叉神经脊束核尾侧部　7.红核脊髓束　8.脊髓小脑后束　9.脊髓丘脑束　10.脊髓小脑前束　11.副神经核　12.前角运动神经元内侧群　13.锥体束　14.薄束　15.楔束　16.中央灰质　17.三叉神经脊束　18.三叉神经脊束核　19.中央管　20.锥体交叉　21.前庭脊髓内侧束（内侧纵束降部）　22.前庭脊髓外侧束和网状脊髓束　23.顶盖脊髓束

nèicèqiūxì jiāochā píngmiàn

内侧丘系交叉平面（transverse section through the decussation of medial lemniscus）

通过薄束核与楔束核最膨大处的水平切面。位于锥体交叉的上方，经过薄束核与楔束核增大处，切面上可见明显的薄束核与楔束核，由这二核神经元发出的纤维称内弓状纤维；该纤维走向腹侧，绕过中央管，并左右交叉，形成内侧丘系交叉；交叉后的纤维沿正中线上升，形成内侧丘系。最终向上投射至背侧丘脑的腹后外侧核。中央管周围灰质内出现一些脑神经核，由腹侧向背侧是舌下神经核和迷走神经背核，在稍高平面的中央灰质背侧部分可见左孤束核和右孤束核相连形成的连合核。三叉神经脊束核极间亚核位于楔束核的腹外侧，三叉神经脊束从其外侧终止于该核。在内弓状纤维经过的部位及其外侧为网状结构，其中有疑核、外侧网状核。锥体束位于前正中裂两侧，其背侧有下橄榄核开始出现（图）。

（李云庆）

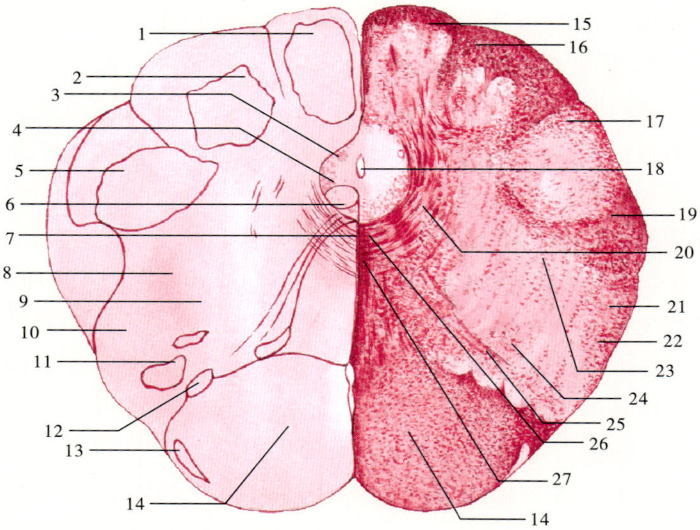

图 延髓水平切面（经内侧丘系交叉）

1.薄束核 2.楔束核 3.孤束核 4.迷走神经背核 5.三叉神经脊束核尾侧部 6.舌下神经核 7.前庭脊髓内侧束(内侧纵束降部) 8.疑核 9.网状结构 10.外侧网状核 11.下橄榄主核 12.内侧副橄榄核 13.弓状核 14.锥体束 15.薄束 16.楔束 17.三叉神经脊束 18.中央管 19.脊髓小脑后束 20.内弓状纤维 21.脊髓小脑前束 22.脊髓丘脑束 23.红核脊髓束 24.前庭脊髓外侧束和网状脊髓束 25.舌下神经纤维 26.顶盖脊髓束 27.内侧丘系和内侧丘系交叉

gǎnlǎn zhōngbù píngmiàn

橄榄中部平面（transverse section of the medulla oblongata through the middle part of olive）

延髓上部在闩平面以上通过橄榄的水平切面。在闩平面以上，中央管移向背侧扩大形成第四脑室。延髓背面成为第四脑室底。中央灰质中的脑神经核随之向两侧展开，由脊髓的前后方向排列变为延髓的内外方向排列。由内向外依次排列舌下神经核、迷走神经背核、孤束及孤束核，再向外侧可见前庭内侧核和前庭下核的下部，或外侧楔核的上部。绳状体，即小脑下脚开始在三叉神经脊束和三叉神经脊束核的背外侧出现，脊髓小脑后束的纤维并入该结构进小脑。脊髓小脑前束仍在延髓外侧上行。在其内侧仍有脊髓丘脑侧束和脊髓丘脑前束。下橄榄核很大，细胞集中形成一个褶皱很多的囊状结构，开口向内侧，囊的内外都是白质纤维，囊内纤维交叉后集中至对侧的绳状体入小脑。切面正中线的两侧，锥体位于腹侧，其背侧依次为内侧丘系、顶盖脊髓束和内侧纵束。在内侧丘系外侧，下橄榄核背侧为网状结构，可见疑核（图）。

（李云庆）

shéxià shénjīnghé

舌下神经核（nucleus of hypoglossal nerve）

位于延髓背侧灰质中线附近，舌下神经三角内的灰质核团。呈柱形，为舌下神经的起核，支配舌肌运动。其颅侧端位于第四脑室底舌下神经三角深面，自髓纹下方尾侧端延伸至菱形窝尾端，长约2cm（见内侧丘系交叉平面图），由大型运动神经元及有髓神经纤维构成。舌下神经核只接受来自对侧皮质延髓束投射的纤维，这些纤维直接与舌下神经核的运动神经元或中间神经元发生突触联系。靠近内侧的舌下神经亚核同时接受双侧皮质脑干束的纤维投射。从舌下神经核的腹侧发出的舌下神经纤维，越过外侧的网状结构和内侧丘系，从下橄榄核内侧穿过，而后汇聚成10～15束纤维，在延髓的腹外

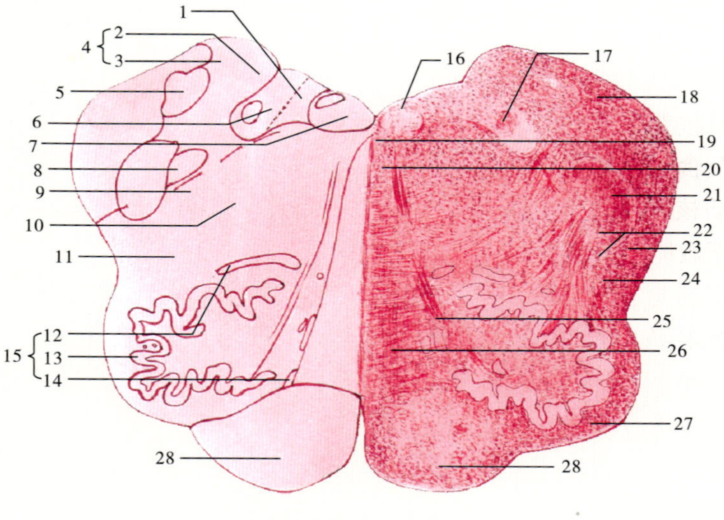

图 延髓水平切面（经橄榄中部）

1.迷走神经背核 2.前庭内侧核 3.前庭下核 4.前庭神经核 5.楔束副核 6.孤束核 7.舌下神经核 8.三叉神经脊束核极间部 9.疑核 10.网状结构 11.外侧网状核 12.背侧副橄榄核 13.下橄榄主核 14.内侧副橄榄核 15.下橄榄核 16.背侧纵束 17.孤束 18.小脑下脚 19.内侧纵束 20.顶盖脊髓束 21.三叉神经脊束 22.红核脊髓束 23.脊髓小脑前束 24.脊髓丘脑束 25.舌下神经纤维 26.内侧丘系 27.被盖中央束 28.锥体束

侧，经锥体与橄榄之间的前外侧沟出脑，支配同侧全部舌内肌和部分舌外肌的随意运动。

（李云庆）

fùshénjīnghé

副神经核（accessory nucleus）

为副神经脊髓部的起始核。其位于锥体交叉至上6个颈髓节段的前角背外侧部。又称副神经脊髓核（见锥体交叉平面图）。副神经核由延髓部和脊髓部组成。延髓部起自疑核的尾端，出颅后并入迷走神经支配咽喉肌。脊髓部为副神经本干，起自副神经核，属于特殊内脏运动核，发出的传出纤维构成副神经脊髓根，自橄榄后沟出脑后，逐渐合成一干，上行至枕骨大孔入颅，与疑核尾端发出的副神经脑根合并成副神经。该核团接受双侧皮质脑干束的传入投射，副神经核发出的纤维支配胸锁乳突肌和斜方肌的运动。前庭神经核发出的纤维加入内侧纵束，然后止于副神经核等部位，协调转头等运动。

（李云庆）

yíhé

疑核（nucleus ambiguus） 延髓下橄榄核背外侧网状结构中支配咽喉及食管上段骨骼肌的特殊内脏运动核。其位于三叉神经脊束核和下橄榄核之间的网状结构中，颅侧至迷走神经背核上端，尾侧与副神经核（副神经核脊髓部）相接（见内侧丘系交叉平面图、橄榄中部平面图）。此核接受双侧皮质脑干束纤维的传入。疑核包含几个亚细胞群，各亚群与所支配肌均有明确的对应关系。疑核发出的纤维先向背内侧走行，然后折向腹外方出脑。颅侧端纤维加入舌咽神经，仅支配茎突咽肌，尾侧端纤维加入迷走神经和副神经脑根支配咽缩肌、除环甲肌以外的喉肌，中部纤维加入迷走神经，支配软腭与咽的骨骼肌、喉的环甲肌和食管上部的骨骼肌。疑核接受双侧皮质延髓束或称皮质核束纤维投射，经过中间神经元联系两侧的疑核，控制吞咽和发音活动，参与完成咳嗽、吞咽及呕吐等反射活动。

（李云庆）

mízǒu shénjīng bèihé

迷走神经背核（dorsal nucleus of vagus nerve） 迷走神经内脏运动纤维的起始核。又称迷走神经核（见内侧丘系交叉平面图）。其位于延髓室底灰质内，迷走神经三角深面，舌下神经核的背外侧。该核属于一般内脏运动核，与交感神经一起共同支配内脏的运动，是脑干最大的副交感神经核，80%的神经元发出迷走神经的节前纤维，其余神经元为中间神经元，迷走神经背核发出的节前纤维参与形成迷走神经，经其分支到达相应的副交感神经的旁节或器官内节交换神经元后，节后纤维控制颈部、胸部（心、支气管、肺和食管）和腹部（胃、肝、胰、脾、小肠和近端大肠）的平滑肌、心肌的活动和腺体的分泌，核内的神经元分布不均匀，分为颅侧群、中间群和尾侧群3个区和9个亚核。迷走神经背核各亚群功能不同，尾部及外侧部支配心和肺，中间部支配胃和胰，核团的颅侧和内侧部支配腹腔其他器官。

（李云庆）

gūshùhé

孤束核（nucleus of solitary tract）

位于延髓界沟外侧、迷走神经背核腹外侧的神经核团。三叉神经脊束核的背内侧的一般内脏感觉纤维和味觉纤维的终核。属于一般内脏感觉和特殊内脏感觉核。大部分在延髓，小部分延伸至脑桥下端，左右两侧孤束核的尾侧端相距较远，颅侧段逐渐靠近并相连形成连合核（见橄榄中部平面图）。核的上部较小，属特殊内脏感觉核，接受来自味蕾的特殊内脏感觉的初级纤维传入，又称味觉核。核的中部和下部主要接受来自颈部、胸腔和腹腔的一般内脏感觉的纤维传入，又称心-呼吸核。颈部、胸腔和腹腔的一般内脏感觉纤维和味觉纤维的中枢支进入脑干后，在迷走神经背核的外侧形成孤束，由孤束核的神经元所包绕。舌后1/3、舌前2/3及腭部的味觉信息分别经过舌咽神经的下神经节和面神经的膝神经节的中枢突止于味觉核；颈部、胸腔和腹腔的内脏传入纤维经过迷走神经的结状神经节止于心-呼吸核，颈动脉窦、颈动脉小球的压力和化学变化信息以及舌后1/3的一般内脏感觉纤维经舌咽神经下神经节止于心-呼吸核。

（李云庆）

xiàmìxiánhé

下泌涎核（inferior salivatory nucleus） 迷走神经背核颅侧端附近网状结构内的神经核团。其位于延髓上部、疑核的上部内侧和上泌涎核的下部，橄榄上部，下泌涎核又称延髓泌涎核，属于脑干内控制腮腺分泌的副交感神经核，核团界限不清，核中的神经元比较分散，发出的副交感节前纤维进入舌咽神经，经其分支岩小神经至耳神经节换元，节后纤维进入下颌神经的分支耳颞神经，最后达到腮腺，管理腮腺的分泌。

（李云庆）

xiàgǎnlǎnhé

下橄榄核（inferior olivary nucleus） 为延髓上部橄榄深部的一个核团。其位于延髓橄榄的深面，锥体的腹外侧、网状结构的腹侧，它在人类非常发达，形状不规则，在延髓上部横断面可以看到下橄榄核呈褶皱的囊状，开口向内侧（见橄榄中部平面图）。其传入纤维来自脊髓全长的上行投射纤维和脑干感觉性中继核团的传入纤维；还接受大脑皮质、纹状体、网状结构、红核和中脑导水管周围灰质等部位的下行投射纤维。下橄榄核发出橄榄小脑束，经由对侧小脑下脚进入小脑构成攀缘纤维，参与对躯体运动的调控。因此，下橄榄核可能是大脑皮质、红核等与小脑之间纤维联系的重要中继站。

（李云庆）

bóshùhé

薄束核（gracile nucleus） 接受来自薄束的传入纤维，传递第5胸节以下下肢和躯干下部的意识性本体感觉和精细触觉的中继核团。其位于延髓下部薄束结节的深面，传出纤维形成内弓状纤维，向前绕过延髓中央灰质的腹侧，在中线上与对侧薄束核发出的纤维交叉，形成内侧丘系交叉。交叉后的纤维在中线两侧、锥体束的后方折转上行形成内侧丘系，最终投射至背侧丘脑的腹后外侧核。

（李云庆）

xiēshùhé

楔束核（cuneate nucleus） 接受来自楔束的传入纤维，传递第4胸节以上上肢和躯干上部的意识性本体感觉和精细触觉的中继核团。其位于延髓下部楔束结节的深面，传出纤维形成内弓状纤维，向前绕过延髓中央灰质的腹侧，在中线上与对侧楔束核发出的纤维交叉，形成内侧丘系交叉。交叉后的纤维在中线两侧、锥体束的后方折转上行形成内侧丘系，最终投射至背侧丘脑的腹后外侧核。

（李云庆）

nǎogàn wǎngzhuàng jiégòu

脑干网状结构（reticular formation of brainstem） 中脑导水管周围灰质、第四脑室底灰质和延髓中央灰质的腹外侧，脑干被盖区域内，除了神经核、中继核和长的纤维束外，神经元与纤维相互交织成网的弥散性结构。

位置和分部 脑干网状结构分外侧区和内侧区。外侧区称感受区或联络区，占据延髓和脑桥的外侧1/3。此区以接受各种传入冲动为主，小型神经元居多，其轴突多向内侧行至内侧区。内侧区称效应区或整合区，占据延髓、脑桥的内侧2/3以及中脑被盖的大部。此区以大型神经元和中型神经元为主，轴突很长，有的上行投射至间脑或前脑；有的下行投射达脊髓；约有半数神经元的轴突分升降两支，分别向颅侧和尾侧投射。神经元构筑有节段性：树突多与脑干长轴相垂直，伸向脑干横截面的各个方向；轴突多沿脑干长轴上下分布，轴突有许多侧支，构成脑干各个节段间的联系。脑干网状结构具有多突触联系的形态特点：大部分神经元属等树突型神经元，树突长并呈辐射状，主要分布在内侧区；另一种是异树突型神经元，树突短而弯曲，蟠曲在核团之内，使核团边界较明确，此型神经元分布于外侧区（图）。

神经递质 许多神经元含有不同的单胺类物质，如含去甲肾上腺素、多巴胺等儿茶酚胺衍生物的神经元，称A类神经元。从延髓至端脑（嗅球），A类神经元集中形成16组，其中A_1～A_7组为去甲肾上腺素能神经元，A_8～A_{16}组为多巴胺能神经元。A_1～A_3组位于延髓，包括迷走神经背核和孤束核的一些神经元；A_4～A_7位于脑桥，其中蓝斑属A_6组。A_8～A_{16}位于中脑及中脑以上，其中A_8～A_{10}位于黑质及附近区域。A_{16}组位于嗅球，A_3仅见于大鼠。肾上腺素能神经元属于C组，分为C_1群、C_2群和C_3群，位于延髓的孤束核及其周围、外侧网状核及其附近的神经元，含肾上腺

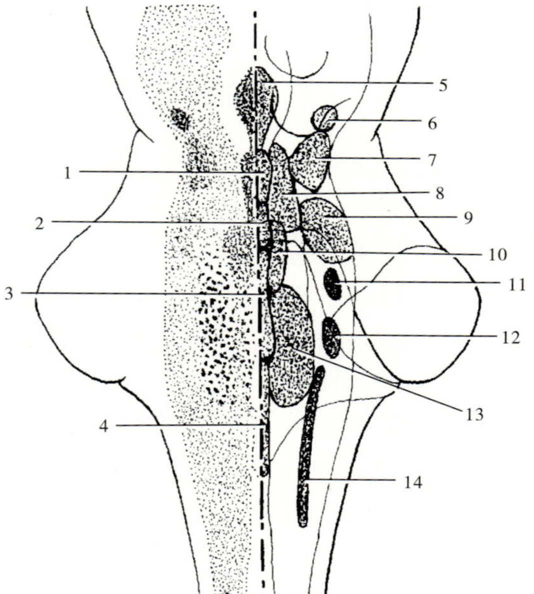

图 脑干网状结构及中缝核簇主要核团投影位置

1.中央上核 2.脑桥中缝核 3.中缝大核 4.中缝隐核 5.中缝背核 6.脑桥被盖网状核致密部 7.臂旁外侧核 8.脑桥颅侧网状核 9.臂旁内侧核 10.脑桥尾侧网状核 11.三叉神经运动核 12.面神经核 13.巨细胞网状核 14.延髓中央核

素。其他神经递质还包括乙酰胆碱、神经多肽、氨基酸等。

纤维联系　①脑干网状结构是神经冲动会聚和分散的核心场所。脑和脊髓各个部位的信息都向脑干网状结构汇聚，它对神经系统的各种功能起整合作用。反之，脑干网状结构又将信息返回脑和脊髓的各个部分，影响着整个中枢神经系统的功能状态。②以传递非特异性传入信息为主。一方面，各种感觉传导通路的侧支或部分纤维，终止于脑干网状结构，虽然与特异性视、听、嗅及躯体感觉无直接联系，但对维持大脑皮质的清醒状态很重要。另一方面，脑干网状结构也传递诸如慢性内脏痛等特异性信息。③分上行和下行激活系统：如上行激活系统，下行皮质网状纤维和网状脊髓束等。

功能与临床　①对躯体感觉的调控：网状脊髓束的5-羟色胺、去甲肾上腺素、脑啡肽、P物质能下行纤维共同对上行痛觉信息及其他感觉信息的传递发挥调节作用。初级传入纤维在脊髓和脑干的初级传入部位接受网状结构的突触前或突触后、易化性或抑制性影响。与处理感觉信息有关的脑区均接受脑干网状结构的传入。听、视、嗅等特殊感觉也接受网状结构的影响，如网状结构的传出纤维进入蜗核，前庭神经核，顶盖和顶盖前区，内侧膝状体和外侧膝状体，以及间接传入至大脑皮质的视区、听区及嗅区。②对躯体运动的控制：前脑和锥体束的下行侧支终止于发出网状脊髓束的内侧网状核群，网状结构的内侧网状核群发出网状脊髓束与脊髓中间神经元发生突触联系，最终调控着前角运动神经元。这种调控作用既有抑制性的，又有易化性的。③对呼吸运动的调节：延髓网状结构内存在有吸气神经元和呼气神经元。脑桥网状结构上端外侧区有呼吸调整中枢，脑桥网状结构的中下部有长吸中枢，延髓腹外侧表面的下方，在舌咽神经和迷走神经进出延髓处的腹侧还有呼吸中枢的化学敏感区，此区对血中CO_2浓度或H^+浓度的变化十分敏感，能兴奋呼吸中枢的有关部分，可调节呼吸的频率和深度。④对心血管活动的控制：有3个区参与心血管活动的调节：血管收缩区、血管舒张区和感觉区。⑤参与内分泌活动及生物节律的调节：向丘脑下部发出投射纤维，直接或间接终止于下丘脑神经分泌神经元，影响后者激素的合成、运输及释放，从而也影响垂体的内分泌活动。网状脊髓束终止于胸髓节前神经元，从颈上节发出的节后纤维支配松果体，与昼夜24小时生物节律的调节有关。⑥对睡眠、觉醒、意识状态的影响：中脑和间脑尾侧网状结构是维持觉醒的关键部位，对觉醒的维持，各种传入冲动是必不可少的。⑦对高级神经活动的影响：向下丘脑-边缘系统的投射参与时空性分辨、认知、探究、酬谢、学习与记忆以及情感变化等高级神经活动。

（李云庆）

wàicè héqún

外侧核群（lateral nuclear group）

处于脑干网状结构外侧1/3部分的神经核团。主要由小型神经元构成，树突分支多而长，轴突较短，止于内侧核群。外侧核群包括的核团有：①背侧网状核：位于延髓中央核的背侧部，神经元多而密集，以小梭形神经元为主。②小细胞网状核：位于延髓和脑桥被盖的背外侧部，从下橄榄核上中1/3交界平面，上达三叉神经运动核下端平面。此核由小型和中型神经元组成，呈三角形或梭形，分布稀疏，方向不规则。③臂旁内侧核：沿小脑上脚内侧面分布，位于脑桥被盖上部的背外侧区。从前庭上核上端平面，上至滑车神经交叉平面。神经元排列密集，多为小卵圆形或小梭形神经元，中度嗜染，偶见含黑色素的较大神经元。④臂旁外侧核：覆盖小脑上脚外侧面和腹外侧面，呈狭长的神经元带。从三叉神经运动核上方起直至中脑下端平面，细胞小而染色深。⑤脚桥被盖网状核：位于中脑被盖下半的腹外侧、楔形核和楔形下核的腹侧、小脑上脚的外侧、内侧丘系的背内侧、臂旁核上方。核团从脑桥与中脑交界平面，上至红核下端平面。核团边界不清，由深染的大型和中型神经元组成，呈卵圆形或长梭形，主要含乙酰胆碱，部分神经元含P物质和心房肽等。⑥Barrington核：位于脑桥颅侧部背外侧的网状结构内，在被盖背外侧核的腹外侧，向尾侧延伸至蓝斑的内侧，含中等大小神经元（见脑干网状结构图）。

外侧核群主要接受各种感觉传导通路的侧支或纤维，其轴突向内侧与网状结构内侧区形成突触联系。外侧区也接受来自对侧大脑皮质运动区，以及对侧红核的下行纤维。皮质网状纤维、红核网状纤维、外侧网状核群及延髓运动神经元，共同组成控制精细随意运动的功能系统的一部分。外侧核群的小神经元也发出较短的上行和下行纤维，与各鳃弓运动核及舌下神经核形成突触联系，组成一个延髓固有系统。此系统与脑神经的传入纤维和传出纤维一起，组成许多延髓反射通路。

构成该系统的神经元也称为运动前神经元。

（李云庆）

nèicè héqún

内侧核群（medial nuclear group）

处于脑干网状结构内侧 2/3 部分的神经核团。其位于外侧核群内侧和中缝核群外侧，靠近中线。又称中央核群。主要由大型和中型神经元构成，散在有巨型神经元。大型神经元树突少而长，与脑干长轴垂直并向各方向伸展；轴突长，分支数量众多，可分为升支、降支和侧支，联系范围广。内侧核群包含的核团有：①延髓中央核：位于延髓中央部，由脊髓延髓交界平面至橄榄中下 1/3 交界平面，依神经元密度和神经元类型，又将其分为腹侧网状核和背侧网状核。②巨细胞网状核：位于腹侧网状核上方，延髓上 1/3 和脑桥下半平面，在脑干横切片上位于被盖的腹内侧部。③脑桥尾侧网状核：占脑桥下半被盖的大部分，始于面神经核下端平面，在三叉神经运动核中间平面，与巨细胞网状核上端有部分重叠。④脑桥颅侧网状核：占脑桥上半被盖大部分，始自三叉神经运动核中间平面，上达下丘下端平面。⑤楔形核：位于中脑被盖的背外侧部，中脑导水管周围灰质的腹外侧。该核自下丘下端至上丘上端。⑥楔形下核：占中脑中间平面的被盖外侧部，楔形核的腹侧（见脑干网状结构图）。

内侧核群主要接受外侧核群、脊髓和所有脑神经感觉核的传入纤维，双侧大脑皮质、嗅脑的嗅觉及中脑顶盖视觉、听觉传入纤维。其传出纤维包括大量的上行、下行纤维束，广泛投射到中枢神经系统的许多部位，是网状结构的效应区。内侧核群包含上行网状激动系统和上行网状抑制系统，参与睡眠-觉醒周期和意识状态调节；内侧群包含易化区和抑制区，可对躯体运动进行调节；调节内脏运动及情绪反应。

（李云庆）

xiǎonǎo xiāngguān wǎngzhuàng héqún

小脑相关网状核群（cerebellum-related reticular nuclei）

脑干网状结构与小脑发生联系的神经核团。包括外侧网状核、旁正中网状核和脑桥被盖网状核。

外侧网状核：又称侧索核，位于下橄榄核下半部的背外侧。根据神经元形态和密度，分为外侧部和内侧部。外侧部由中型神经元组成，排列密集；内侧部由大型神经元组成，排列疏松。外侧网状核的主要传入纤维来自脊髓、大脑皮质及红核；其传出纤维经小脑下脚进入小脑。

旁正中网状核：又称前索核，位于下橄榄核中部平面的背侧，靠近正中线。神经元以大型者占多数，染色适中，神经元排列疏松。旁正中网状核的传入纤维来自脊髓、后索核、前庭神经核、小脑顶核、顶盖、舌下周核，以及大脑皮质躯体感觉Ⅰ区及运动前区（6 区）；其传出纤维至小脑（前叶和蚓后部）和脊髓等。旁正中网状核可能与两眼共轭水平凝视运动的发起有关。

脑桥被盖网状核：又称翼状核，位于脑桥被盖的腹侧部，内侧丘系的背侧，由中型多极神经元组成。脑桥被盖网状核既参与小脑-网状结构-小脑回路，又是大脑-小脑通路的中继站之一。

（李云庆）

zhōngfèng héqún

中缝核群（raphe nuclear group）

脑干正中线两侧若干相连续的窄带状核团。主要由 5-羟色胺（5-HT）能神经元构成。

位置分部与毗邻　根据其形态及分布分为 8 个核团，从尾侧向颅侧依次为：①中缝隐核：位于延髓中部平面至脑桥下部平面之间，被盖背侧部中缝两侧的纤维网内。多数为小型神经元，呈圆形或卵圆形；散在少量大中型神经元，染色较深。②中缝苍白核：分布平面同中缝隐核，位于中缝隐核的腹侧，锥体背侧的正中线上，不成对。大中型神经元占多数，因胞质淡染而得名。③中缝大核：下方与中缝隐核及中缝苍白核相接续，从下橄榄核上部平面上至脑桥中部平面，在下橄榄核上部平面较发达，位于被盖的腹侧部。神经元形态与巨细胞网状核和脑桥尾侧网状核类似。背侧部神经元较少，以中型多极神经元为主；腹侧部神经元密集而多，在横切片上略呈菱形，以大型和中型神经元为主，其间散布着巨大神经元。④脑桥中缝核：又称中央下核，核柱上界略高过三叉神经运动核的上端平面，下界位于中缝大核上端的背侧，实际上是中缝大核向颅侧的直接延续。此核由中型和小型神经元组成。⑤中央上核：下方与中央下核相接续。核柱下端起自脑桥中上部平面，上达中脑下丘中部平面，在菱脑峡平面最明显。其背侧有小脑上脚交叉和中缝背核，腹侧为脚间核。此核由密集的中型和小型神经元组成。⑥中缝背核：位于中脑导水管周围灰质的腹侧区。核的下界为脑桥上部平面，上界为动眼神经核下部平面。在滑车神经核平面上，分为密集的正中组和弥散的两侧翼组。神经元属中型，呈多极形或梭形。⑦中间线形核：位于小脑上脚交叉纤维的背侧，中缝背核的腹侧，下接中央上核。该核从小脑上脚交叉中部平面，延至红核下端平面。含两种神经元，一种是中型多极或梭形神经元；另一种是小型圆形或梭形神经元。⑧ 嘴侧线形核：位于动眼神经根纤维的内侧，形成狭窄的神经元带，其下端接中间线形核。核柱从红核中部平面，上至中脑上端平面。含大型多极神经元、中型梭形或三角形神经元以及胞质淡染的小神经元（见脑干网状结构图）。

纤维联系　延髓的中缝大核接受大脑皮质、中脑导水管周围灰质及脊髓的纤维，发出纤维至脑干网状结构及脑干和脊髓的感觉核，对感觉信息传递过程有调节作用，特别是对痛觉传递有抑制作用，可产生镇痛效应。脑桥中缝核群发出的投射纤维向上可到黑质、丘脑板内核群、终纹、隔区等处，向下可到小脑、蓝斑、脑桥网状结构及三叉神经感觉核簇。中缝背核、中央上核及线形核的传出纤维可达丘脑、纹状体、小脑及大脑皮质等处。此外，中缝背核还向中缝大核、延髓和脊髓后角的浅层发出下行投射纤维。

神经活性物质　中缝核群内的5-HT能神经元可以分为9个细胞群，即B_1～B_9群。B_1～B_3群分别位于中缝苍白核、中缝隐核和中缝大核；B_4～B_6群、B_7群位于第四脑室底深面、脑桥中缝核、中央上核和中缝背核；B_8群、B_9群位于中缝正中核及中脑腹侧网状结构。此外，还含有脑啡肽（ENK）、γ-氨基丁酸（GABA）、谷氨酸（Glu）、甘氨酸（Gly）、一氧化氮（NO）、神经降压肽（NT）和P物质（SP）等神经活性物质。

功能与临床　与脑干网状结构关系密切，参与下行抑制系统的构成，起自中缝苍白核（B_1）、中缝隐核（B_2）和中缝大核（B_3）的中缝脊髓的5-HT能纤维，终止于脊髓的Ⅰ、Ⅱ和Ⅴ层，参与痛觉传递的调节，对痛觉传递具有抑制作用；终止到脊髓中间带外侧核的5-HT能纤维，参与交感神经中枢对心血管运动的控制。中缝大核（B_3）、中央上核（B_6）和中缝背核（B_7）发出的5-HT能纤维终止到间脑、基底核和大脑皮质广泛区域，抑制大脑皮质的活动，产生中枢镇痛和催眠作用；参与边缘系统功能的调节。脑桥中缝核（B_5）和中央上核（B_6）的5-HT能纤维经小脑中脚投射至小脑皮质和中央核群，参与维持肌张力和协调骨骼肌的运动。

（李云庆）

xiǎonǎo

小脑（cerebellum）　位于颅后窝内，脑桥和延髓的背侧，为后脑的最大部分，借第四脑室与脑桥和延髓相隔。胚胎时期小脑是菱脑背侧的球形隆起，由后脑两侧翼板融合演变而成。通过与大脑、脑干和脊髓之间的传入和传出联系，参与躯体平衡、随意运动和肌紧张的调节与协调，是重要的运动调节中枢。

位置毗邻　小脑上面平坦，隔小脑幕与大脑半球颞叶后部和枕叶相对；下面中部凹陷，容纳延髓，两侧小脑半球的下面位于颅后窝底的左小脑窝和右小脑窝内，小脑镰深入两半球间。小脑的背侧为枕鳞，枕骨骨折最易伤及小脑；腹侧为脑干，出入小脑的纤维形成小脑的三对脚连于脑干。小脑和延髓、脑桥背面之间的窄隙为第四脑室。小脑的上方正中有直窦，后上方有窦汇，向左右延续为横窦和乙状窦。小脑镰的后缘内有枕窦，向上通窦汇。小脑周围完全被硬脑膜窦所包绕，小脑手术时，注意不要损伤这些毗邻结构，以免引起颅内出血（图1）。

外形与分叶　从外观上可见小脑中间有一条纵贯上下的狭窄部分，外形卷曲，称小脑蚓。两侧部膨大称小脑半球。在小脑蚓和半球表面有许多平行的浅沟，两沟之间的部分称小脑叶片。小脑上面前1/3和后2/3交界处呈V形的深沟称原裂，原裂前面的小脑半球与小脑蚓称前叶，原裂后面及小脑下面大部分称后叶。始自小脑中脚的水平裂在水平方向绕小脑半球的外侧缘和后缘并终于小脑后切迹，是小脑上面和下面的分界线。小脑上面中间为上蚓，两侧为小脑半球的上面。上蚓被深沟分为5部，从前向后依次为小舌、中央小叶、山顶、山坡、蚓叶。除小舌外，上蚓的每个小叶向两侧都与相应的半球小叶相连。中央小叶连于中央小叶翼；山顶和山坡连于方叶，中间隔以原裂。蚓叶向前与其两侧的上半月小叶相连，后方借水平裂与下半月小叶相接。小脑下面中间为下蚓，下蚓深陷于小脑谷底，分为4部，从后向前是蚓结节、蚓锥体、蚓垂和小结。蚓结节向两侧连于下半月小叶，蚓锥体连于二腹小叶，二者之间隔以次裂（锥后裂）。蚓垂连于小脑扁桃体，小脑扁桃体紧邻延髓和枕骨大孔的两侧，颅内压增高时，小脑扁桃体可被挤压入枕骨大孔，形成枕骨大孔疝（小脑扁桃体疝），压迫延髓，危及生命。下蚓的最前部是小结，与蚓垂之间隔以后外侧裂，小结向两侧借绒球

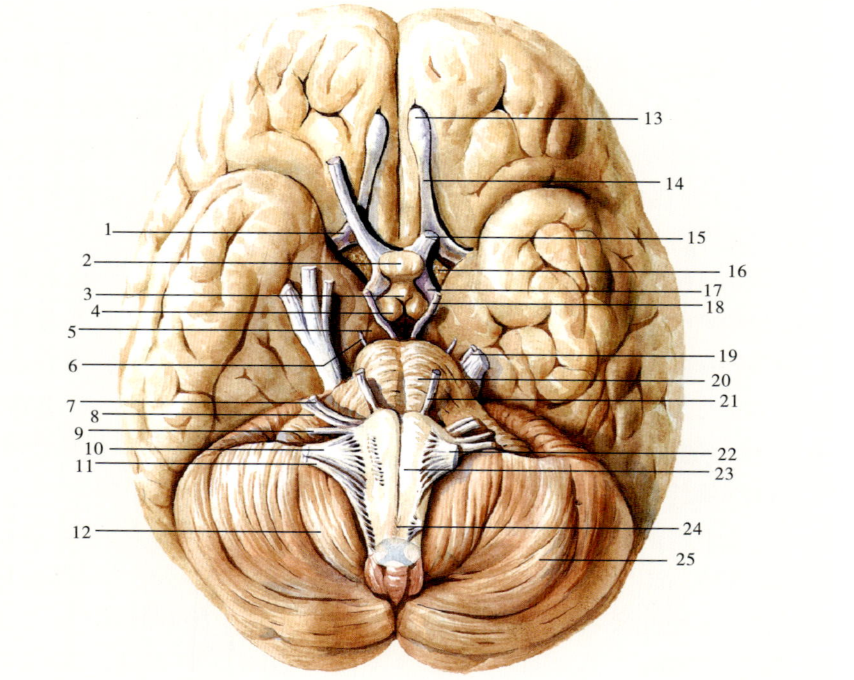

图 1　脑底面

1.嗅三角　2.垂体　3.灰结节　4.乳头体　5.大脑脚　6.滑车神经　7.面神经　8.前庭蜗神经　9.舌咽神经　10.迷走神经　11.副神经　12.小脑扁桃体　13.嗅球　14.嗅束　15.视神经　16.前穿质　17.视束　18.动眼神经　19.三叉神经　20.脑桥　21.展神经　22.舌下神经　23.锥体　24.锥体交叉　25.小脑

脚与绒球相连，共同构成绒球小结叶。后外侧裂将小脑分成绒球小结叶和小脑体两部，原裂又将小脑体分成前叶和后叶（图 2）。

绒球小结叶位于小脑下面前方，在种系发生上，此叶出现最早，又称原小脑或古小脑。由于其主要与前庭神经和前庭神经核发生联系，也称前庭小脑。前叶位于小脑上面，为原裂以前的皮质结构。在种系发生上，前叶和蚓垂、蚓锥体等出现较晚，称旧小脑。由于其主要接受脊髓小脑前束和脊髓小脑后束的纤维，又称脊髓小脑。后叶是原裂以后除去蚓垂、蚓锥体的大部分小脑皮质结构。在种系发生上，出现最晚，与大脑皮质的发展有关，称新小脑。由于其通过脑桥核与大脑皮质的广泛区域发生联系，又称脑桥小脑或大脑小脑。

内部结构　小脑表面为一层灰质，称小脑皮质，皮质下为白质形成的小脑髓质。在小脑正中矢状切面上，可见髓质发出白质板伸入小脑各叶，各叶内的白质板再反复发出多级白质板，白质板表面包以小脑皮质，构成小脑叶片。在切面上白质板呈树枝状，称活树。髓质内有 4 对小脑核，由内侧向外侧依次为顶核、球状核、栓状核和齿状核。

动脉供应　动脉全来自椎-基底动脉系。小脑下后动脉，为椎动脉颅内段的最大分支，供应小脑下面、外侧缘及小脑下蚓；小脑下前动脉，发自基底动脉尾侧，供应小脑下面的前外侧区；小脑上动脉，从基底动脉的嘴侧发出，供应小脑半球的上面及上蚓、上髓帆。脊髓后动脉，在延髓附近

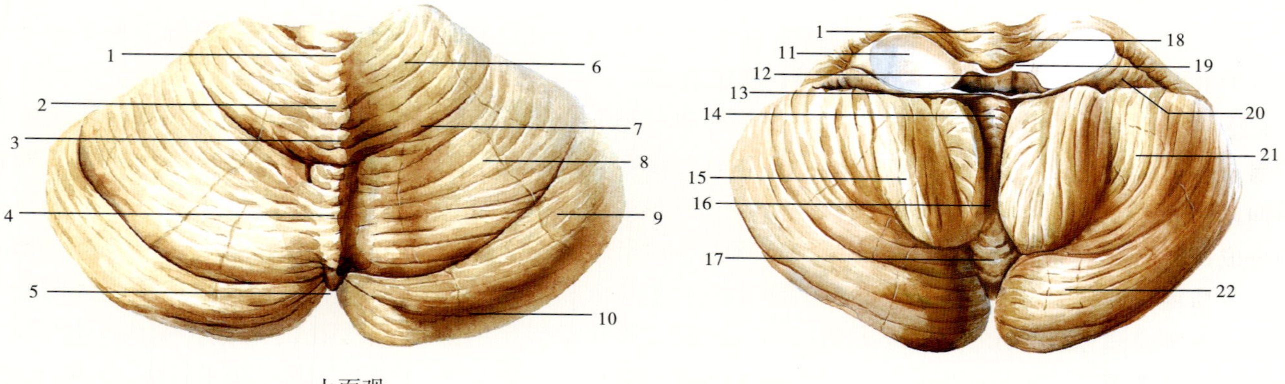

a　上面观　　　　b　下面观

图 2　小脑

1.中央小叶　2.山顶　3.小脑蚓　4.山坡　5.小脑后切迹　6.方形小叶前部　7.原裂　8.方形小叶后部　9.上半月小叶　10.水平裂　11.小脑中脚　12.前髓帆　13.后髓帆　14.小结　15.小脑扁桃体　16.蚓垂　17.蚓锥体　18.中央小叶翼　19.小脑上脚　20.绒球　21.二腹小叶　22.下半月小叶

起自椎动脉，其起始段发出的小支供应小脑下脚的尾背侧部。

静脉引流　静脉位于小脑表面的软脑膜内，分上下两组。小脑上静脉由小脑上面的小静脉汇合而成，向中线汇入直窦或向前汇入左大脑内静脉和右大脑内静脉；向外侧注入横窦，向前外注入岩上窦。小脑下静脉较粗大，注入乙状窦或直窦，一些小静脉注入岩下窦和枕窦。

功能与临床　调节肌紧张，维持姿势和躯体平衡，精细、协调随意运动。以上功能需要不同肌群的共同协作，主动肌收缩，拮抗肌相应的弛缓，同时固定肌来固定近节或远节关节。这些肌群间必须有交互神经支配，通过接受兴奋和抑制性冲动来实现肌张力的转换。肌张力是由牵张反射维持的。牵张反射是由肌梭传入冲动到 α-运动神经元来完成，而 γ-运动神经元具有调节这一反射的作用。当肌张力的状态和肌群间的协作信息经传入路径到达小脑，小脑对信息进行整合，经传出路径进行修正或转换，使肌群保持最适宜的张力状态和不同肌群间的协调以维持姿势、平衡及随意运动的顺利进行。小脑在肌群运动和协调中起重要作用。

（臧卫东）

xiǎonǎo pízhì

小脑皮质（cerebellar cortex）

覆盖于小脑表面的薄层灰质。皮质向内部深陷形成沟，将小脑表面分成许多大致平行的小脑叶片。小脑皮质由神经元的胞体和树突组成，细胞构筑由深至浅依次分为 3 层：① 颗粒层：主要由颗粒细胞构成，并含有抑制性中间神经元［高尔基（Golgi）细胞］。传入纤维来自脊髓、脑桥核和脑干网状结构等处的兴奋性苔藓纤维，纤维终末形成花结样膨大，称玫瑰结，与颗粒细胞的树突和 Golgi 细胞的轴突终末共同构成小脑小球。颗粒细胞是兴奋性中间神经元，其轴突进入分子层，成 T 形分叉，沿小脑叶片的长轴分布形成平行纤维。② 梨形细胞层：由排列整齐的单层梨形细胞（浦肯野细胞）构成。该细胞的树突分支在分子层内扇形展开成侧柏枝状，扇面方向与平行纤维垂直，并与之形成大量突触。梨形细胞的树突分支还接受来自延髓下橄榄核的另一种兴奋性纤维（攀缘纤维）和小脑分子层的两种抑制性神经元（篮细胞和星形细胞）的轴突终末。梨形细胞的轴突则是小脑皮质的唯一传出纤维。③ 分子层：主要成分是梨形细胞树突和颗粒细胞轴突形成的平行纤维和攀缘纤维。含稀疏分布的少量神经元，主要是篮细胞和星形细胞，该两种细胞的轴突与梨形细胞的树突形成抑制性突触。

小脑皮质的每一部分，均直接或间接接受苔藓纤维和攀缘纤维传入的冲动，这些冲动将感觉信息传至小脑皮质的特定部位。在皮质内整合过程中，梨状神经元受到局部抑制性神经元诸如高尔基（Golgi）细胞、篮细胞和星形细胞的调节，将抑制性冲动传到小脑核和前庭外侧核。小脑核既接受来自小脑皮质的抑制性冲动，又接受来自小脑以外的兴奋性冲动。而小脑核的传出纤维，传输的是经过核内整合后的兴奋性神经冲动。投射到大脑皮质运动区、顶盖、红核、前庭神经核、脑干网状结构和脊髓等对运动进行调控的含上运动神经元的结构，继而经皮质脊髓束、顶盖脊髓束、红核脊髓束、前庭脊髓束、网状脊髓束和内侧纵束等下行传导束直接调控下运动神经元的活动。

（臧卫东）

xiǎonǎo suǐzhì

小脑髓质（cerebellar medulla）

小脑半球皮质深部的白质。又称髓体。由 3 类纤维构成：① 固有纤维：联系小脑的不同区域或某些小脑叶片之间，小脑蚓与同侧小脑半球之间以及左小脑半球和右小脑半球之间的纤维。② 传入纤维：传导来自前庭器官的特殊本体感觉和来自肌、腱、关节的本体感觉冲动及来自大脑皮质运动中枢下行的运动信息，经脊髓、脑干内的前庭神经核、下橄榄核、脑桥核、脑干网状核等中继后再传入小脑。③ 传出纤维：小脑皮质整合活动的信息由梨形细胞传出。其中一部分直接由小脑传出；大部分纤维终止于同侧小脑核，经其中继后再离开小脑，投射到中枢神经系统其他部位。

小脑脚由小脑的传入纤维和传出纤维构成，其中传入纤维约占 3/4，传出纤维约占 1/4，形成 3 对小脑脚：① 小脑上脚：由起自齿状核、栓状核和球状核的纤维构成，又称结合臂。这些由齿状核门发出的纤维，组成第四脑室上部的背外侧壁，连于小脑和中脑之间。起自小脑核的纤维，上升至菱脑峡，行向腹内侧入脑桥被盖，于中脑下丘水平全部交叉，大多数纤维进入并包裹对侧红核。而始自齿状核的纤维上行，终止于丘脑腹外侧核，并进一步投射至 4 区皮质。小脑传入纤维主要有脊髓小脑前束、三叉小脑束及起自顶盖和红核的顶盖小脑束、红核小脑束等。② 小脑中脚：与脑桥相连，又称脑桥臂，为小脑脚中最粗大的一对。主要成分为以谷氨酸为神经递质的小脑传入纤维，且几乎全部由对侧脑桥核发出的脑桥小脑纤维构成，仅少许脑桥网状核到小脑皮质的纤维。小脑传出纤维为小脑至脑桥的纤维，数量非常稀少。③小脑下脚：连于小脑和延髓、脊髓之间，又称绳状体。包含小脑的传入纤维和传出纤维两部分。传入纤维包括：由脊髓发出到旧小脑的脊髓小脑后束；由延髓下橄榄核发出至新小脑皮质的楔小脑束；由延髓下橄榄核发出至小脑蚓的橄榄小脑束和由前庭神经、前庭神经核发出到古小脑的前庭小脑束。传出纤维包括：发自绒球和部分小脑蚓部皮质，止于前庭神经核的小脑前庭束和起自顶核，止于延髓的顶核延髓束（包括顶核前庭纤维和顶核网状纤维）。

（臧卫东）

xiǎonǎohé

小脑核（cerebellar nuclei）

埋于小脑髓体内的4对灰质神经核团。又称小脑中央核。

位置　位于小脑内部，髓体之中，由内侧向外侧依次为顶核、球状核、栓状核和齿状核。

结构与分类　顶核发生上出现最早，位于第四脑室顶的上方，小脑蚓的白质内，属于古小脑。球状核和栓状核合称为中间核，属于旧小脑。齿状核位于小脑半球的髓体中部，最大，呈皱褶袋状，袋口朝向背内侧，为齿状核门，属于新小脑。小脑核主要接受小脑皮质梨形神经元的纤维，还接受苔藓纤维和攀缘纤维的侧支，含有兴奋性（谷氨酸能）和抑制性（GABA）两种神经元。小脑核神经元的轴突构成小脑的主要传出纤维，其侧支可返回小脑皮质，与小脑皮质形成反馈联系。

顶核　第四脑室顶上方小脑蚓的白质内的灰质团块，成对，外形呈卵圆形，其矢状径为10mm，横径5mm。由外侧部和内侧部组成，外侧部发生上比较古老，由大型多极细胞组成；有许多纤维穿过而呈网状。内侧部发生上比较新，含有较密集的小型细胞。在人类，每个核含有大型和小型两种细胞约5000个。顶核接受蚓部皮质的纤维，前蚓的纤维终止于顶核的嘴侧部；单叶、蚓叶和蚓结节的纤维终于中部；蚓锥体、蚓垂和小结的纤维终于尾侧部，这些纤维有定位关系。顶核延髓束是顶核发出，由交叉和不交叉的纤维组成。其中一束纤维绕过结合臂后下降，称钩束。此束经齿状核内侧下降，经过旁绳状体终于前庭神经核和网状结构。再沿内侧纵束和网状脊髓束走行，终于眼外肌和颈肌的运动核，参与平衡反射活动。

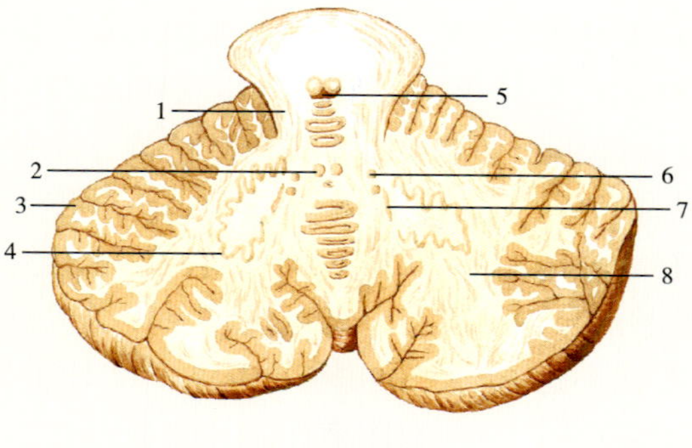

图　小脑深核

1.小脑上脚　2.顶核　3.皮质　4.齿状核　5.菱形窝　6.球状核　7.栓状核　8.髓质

球状核　小脑半球髓体中成对较小的灰质团块，位于顶核的外侧，略呈球形，大小约为5mm × 5mm × 3mm，由大型和小型多极细胞组成。常被纤维分隔成数块，球状核主要接受来自旧小脑皮质的纤维，由其发出的纤维加入结合臂。

栓状核　小脑核中位于齿状核门的一对前后狭长的楔形灰质团块。其与齿状核之间界限常不清晰。栓状核矢状径13～18mm，垂直径及横径仅3～4mm，核尾部横径为0.25～0.5mm。该核团主要由大型多极细胞和少量较小的多极细胞组成，细胞总数约26万个。它既接受新小脑皮质的纤维又接受旧小脑皮质的纤维。由其发出的纤维进入结合臂。而在低等哺乳动物，栓状核和球状核合成一个间位核（图）。

齿状核　小脑半球髓体中部成对的灰质团块，呈皱褶袋状，袋口向背内侧，为齿状核门。核长16～21mm，高7～11mm，宽约8mm。只有哺乳动物有齿状核，人类最发达，细胞总数约28万个。齿状核较小的背内侧部发生较早，称旧齿状核，属于旧小脑；而较大的腹外侧部在发生上较晚，称新齿状核，属于新小脑。齿状核的细胞主要由大型多极细胞构成，还有数量不多的散在的星形小细胞。多极细胞的轴突出齿状核门组成结合臂进入中脑，投射到网状结构和对侧红核，止于红核小细胞的周围。这些轴突还发侧支止于齿状核内。小细胞的轴突投射到丘脑。齿状核接受小脑新皮质来的纤维。

（臧卫东）

jiānnǎo

间脑（diencephalon）

位于中脑与端脑之间，大部分被两侧大脑半球所掩盖，由胚胎时期的前脑泡发育而来。

位置与毗邻　前以室间孔与视交叉上缘的连线为界与端脑相

交，后以后连合至乳头体后缘的连线与中脑分界。外侧壁与大脑半球的内囊、尾状核以及终纹相连，腹侧壁以视交叉、视束以及位于两侧大脑脚之间的灰结节、漏斗、乳头体为界。除腹侧壁的一部分露于脑表面外，间脑的大部分都被大脑半球掩盖。

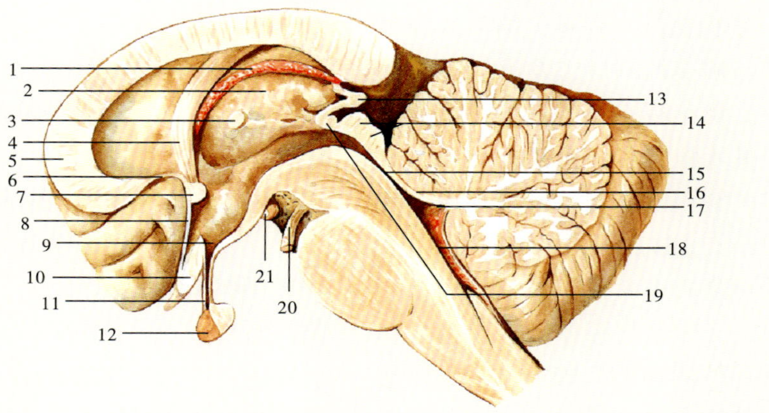

图1　间脑（内侧面观）

1.第三脑室脉络丛　2.背侧丘脑　3.丘脑间黏合　4.穹隆体　5.胼胝体膝　6.胼胝体嘴　7.前连合　8.终板　9.漏斗隐窝　10.视交叉　11.漏斗　12.垂体　13.松果体　14.上丘和下丘　15.大脑水管　16.前髓帆　17.第四脑室盖　18.第四脑室　19.后连合　20.动眼神经　21.乳头体

分部与功能　间脑分为背侧丘脑、后丘脑、上丘脑、下丘脑和底丘脑。间脑内狭窄的腔隙是位于正中矢状面的第三脑室。它将间脑分成左右两半。间脑的结构和功能相当复杂，仅次于端脑。身体各上行感觉传导通路发纤维至间脑特异性中继核团、联络核团及非特异性投射核团，将各通路的信息整合在一起，形成复合信息，投射至额叶和顶叶的联合皮质区，同时特异性中继核团也接受大脑皮质发出下行纤维的抑制性信息，故间脑不仅承担感觉中继站的作用，还将感觉信息进行联络与整合，是极为复杂而重要的感觉性整合中枢，可汇聚躯体和内脏的感觉、运动信息，参与运动调节及脑的高级神经活动如情感、学习与记忆等。背侧丘脑或丘脑皮质联系损伤后可引起感觉功能障碍和痛觉过敏，自发性疼痛等（丘脑综合征）。非特异性投射系对维持大脑皮质的觉醒状态和改变其兴奋水平，是必不可少的。破坏此投射系，可使人长期处于昏睡状态。下丘脑通过内脏神经系统及神经内分泌系统可控制机体内脏活动和内分泌活动，从而保证机体内环境的稳定（图1，图2）。

动脉供应　起自脑底动脉环及大脑前动脉、大脑中动脉和大脑后动脉的近侧段发出的中央支，血管短而细，以垂直方向穿入脑实质，仅有前毛细血管间吻合，一旦主要血管阻塞或脑缺血，很难维持其正常血液循环。以大脑

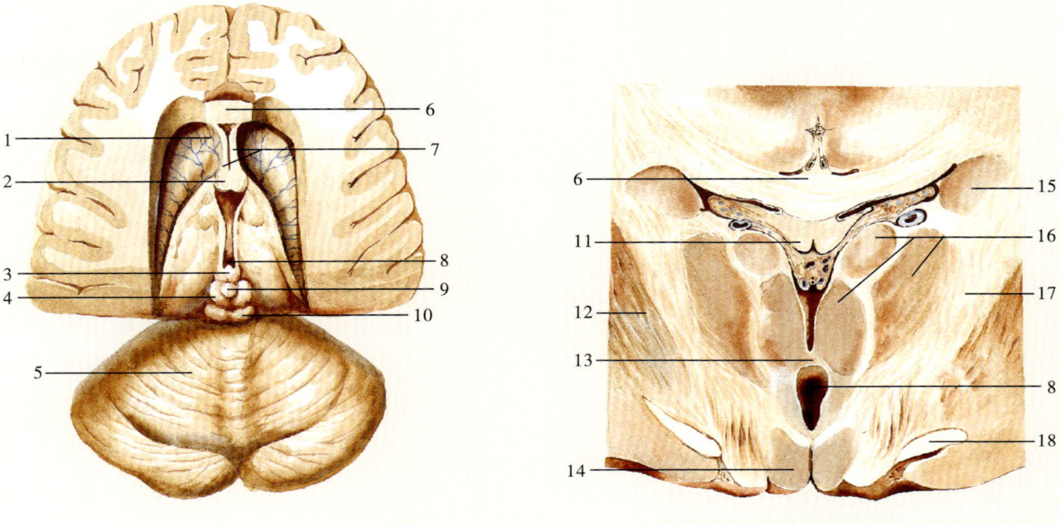

a　后上面观　　　　b　冠状切面（乳头体平面）

图2　间脑

1.尾状核头　2.穹隆柱　3.缰连合　4.上丘　5.小脑　6.胼胝体　7.透明隔　8.第三脑室　9.松果体　10.下丘　11.穹隆体　12.豆状核　13.丘脑间黏合　14.乳头体核　15.尾状核　16.背侧丘脑　17.内囊　18.视束

动脉环为中心，分为以下几群：①前内侧群：发自大脑前动脉环部与前交通动脉，发出的2~3条小支位于视交叉的前方，经前穿质进入脑实质。②后内侧群：起自大脑后动脉与后交通动脉，有些小支直接起自颈内动脉终末段，经后穿质进入脑实质。③后外侧群：又称丘脑膝体动脉，起自动脉环外侧端的大脑后动脉干，此支动脉阻塞可引起丘脑综合征。④脉络丛后动脉：起自大脑后动脉，分为内侧支和外侧支，内侧支分布到丘脑内侧面和丘脑上部，也分支供应中脑顶盖、松果体及第三脑室脉络丛。外侧支与脉络丛前动脉吻合，参与组成侧脑室脉络丛，并发出分支供应海马结构（图3）。

静脉引流　间脑的静脉大部分回流入大脑深静脉，上丘脑、后丘脑的静脉回流入中脑的静脉。

（罗学港　蔡维君）

bèicè qiūnǎo

背侧丘脑（dorsal thalamus）　间脑的最大核团。又称丘脑。两个呈卵圆形的灰质团块，借丘脑间黏合相连，居于第三脑室的两侧，为视、听觉之外全身的感觉信息向大脑皮质传递的最后中继站。其前端的突出部称丘脑前结节，后端膨大为丘脑枕；丘脑背面的外缘借终纹与端脑的尾状核分界，丘脑内侧面游离，构成第三脑室侧壁。与下丘脑之间以下丘脑沟为界，此沟的前端始于室间孔，后端止于中脑导水管。

背侧丘脑内部被一Y形白质板——内髓板分隔为3个主要核群：①前核群：位于丘脑前结节的深部，内髓板分叉部前方，包括前背侧核、前腹侧核和前内侧核。前核群是边缘系统的中继核，与内脏活动有关。②内侧核群：主要是背内侧核，位于内髓板与中线核群之间，是感觉活动的整合中枢。③外侧核群：又分为背侧组和腹侧组。背侧组自前向后分为背外侧核、后外侧核与枕核；腹侧组由前向后分为腹前核、腹外侧核及腹后核。腹后核又分为腹后内侧核及腹后外侧核。此外，在内髓板中有板内核群，包括中央中核、束旁核、中央旁核、中央外侧核和中央内侧核等。丘脑间黏合内与第三脑室侧壁的薄层灰质内核团为中线核群，包括丘脑室旁核、带旁核、菱形核、连接核和室周灰质。外侧核群与内囊之间的薄层灰质为丘脑网状核（图）。

根据功能和纤维联系，背侧丘脑的核团可分为3类：非特异性投射核团、特异性中继核团、联络性核团。

背侧丘脑的血液供应，大脑后动脉发出丘脑穿后动脉、丘脑膝体动脉供应丘脑内侧部、丘脑下部、丘脑底部及丘脑后外侧部，后交通动脉发出结节丘脑动脉供应丘脑前部，脉络丛动脉支配丘脑上内侧部，大脑中动脉发出豆丘动脉供应丘脑上外侧部。丘脑的静脉大致可分为两群：丘脑上部和内侧部的静脉向后上方集中，汇集成丘脑上静脉，流入大脑内

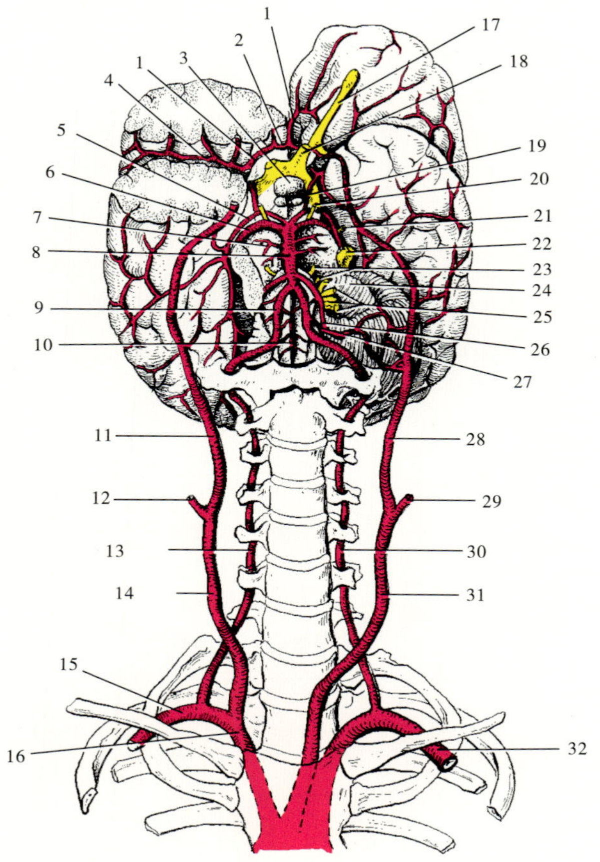

图3　脑干腹侧面示椎基底动脉及大脑动脉环

1.大脑前动脉　2.前交通动脉　3.垂体　4.大脑中动脉　5.大脑后动脉　6.小脑上动脉　7.脑桥动脉　8.基底动脉　9.椎动脉　10.脊髓前动脉　11.右颈内动脉　12.右颈外动脉　13.右椎动脉　14.右颈总动脉　15.右锁骨下动脉　16.头臂干　17.嗅神经　18.视神经　19.后交通动脉　20.动眼神经　21.滑车神经　22.三叉神经　23.展神经与面神经　24.前庭蜗神经　25.舌咽、迷走、副神经　26.小脑下前动脉　27.小脑下后动脉　28.左颈内动脉　29.左颈外动脉　30.左椎动脉　31.左颈总动脉　32.左锁骨下动脉

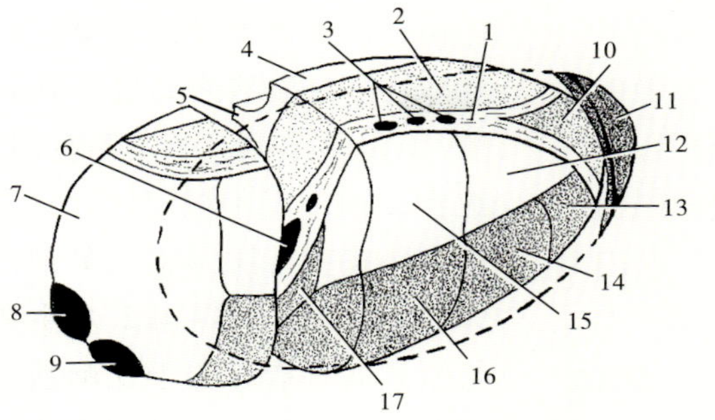

图 背侧丘脑核团模式图

1.内髓板 2.背内侧核 3.板内核 4.正中核 5.丘脑间黏合 6.中央中核 7.枕 8.内侧膝状体 9.外侧膝状体 10.丘脑前核 11.丘脑网状核 12.背外侧核 13.腹前核 14.腹外侧核 15.后外侧核 16.腹后外侧核 17.腹后内侧核

静脉或大脑大静脉；丘脑下部和外侧部的静脉向下方集中，汇集成丘脑下静脉，流入基底静脉或中脑后静脉。

（罗学港 蔡维君）

bèicè qiūnǎo fēitèyìxìng tóushè hétuán

背侧丘脑非特异性投射核团（nonspecific thalamic nuclei） 背侧丘脑内中线核群、板内核群和丘脑网状核等进化上比较古老的核群。又称古丘脑。①中线核群：传入纤维主要来自脑干网状结构的上行纤维，以及小脑、脊髓丘脑束和嗅脑等处。传出纤维主要至眶回、扣带回、顶叶、枕叶、嗅皮质、海马、下丘脑和纹状体，并与这些结构形成往返的纤维联系，参与内脏活动的调节。②板内核群：接受脑干网状结构、脊髓丘脑束、小脑齿状核和中线核群的传入纤维，中央正中核和束旁核还接受大脑皮质4区、6区发出的纤维。板内核群的传出纤维至中线核群、丘脑网状核、纹状体和大脑皮质躯体感觉运动区。板内核群与纹状体有丰富的往返纤维联系，与运动功能有关。脊丘束的侧支，脊网丘束纤维也投射至板内核群，主要是束旁核和中央外侧核，板内核群在痛觉整合中有重要作用，损毁中央正中核和束旁核可以缓解患者痛觉而无其他感觉障碍。③丘脑网状核：接受来自大脑皮质、板内核群、苍白球以及脑干网状结构的纤维。丘脑与皮质间的往返纤维穿行网状核，其侧支与网状核树突形成突触。网状核的纤维投射至丘脑的特异性核团、其他非特异性核团以及中脑，参与丘脑与皮质之间信息的整合，并影响丘脑其他核团和中脑的活动。

（罗学港 蔡维君）

bèicè qiūnǎo tèyìxìng zhōngjì hétuán

背侧丘脑特异性中继核团（relay thalamic nuclei） 背侧丘脑内腹前核、腹外侧核和腹后核等进化上较新的丘脑核群。又称旧丘脑。

腹前核 丘脑联系基底核及小脑的特异性中继核团。位于丘脑外侧核群腹侧组的最前方。腹前核前方及腹侧为丘脑网状核，后方与腹外侧核相邻，腹前核前部有纵向有髓纤维穿行。腹前核分为大细胞部和小细胞部。①大细胞部：位于背内侧并伸向后方，主要由深染并密集的大多极细胞组成。②小细胞部：位于外侧，由大与中等大小的多极细胞组成。大细胞部接受来自黑质、皮质8区、皮质6区的纤维。小细胞部接受来自苍白球内侧部的纤维以及来自小脑核、中央正中核、束旁核、中线核和皮质6区的纤维。腹前核的传出纤维分布到额叶皮质的广泛区域，与纹状体及前顶叶皮质也存在联系。此外，腹前核和板内核也有联系。

腹外侧核 位于腹前核和腹后核之间的核团，又称腹中间核。参与机体运动调控。分为嘴侧部、尾侧部和内侧部。①嘴侧部：位于前方，为最大的部分，由许多深染的成串状细胞组成。②尾侧部：位于后方，由散在的大细胞组成。③内侧部：位于腹前核的腹侧，向后延伸至底丘脑区。来自苍白球的纤维经丘脑束大部分投射至嘴侧部和内侧部的外侧；发自小脑核的上行投射纤维投射至该核细胞稀疏区；来自黑质网状部的纤维至内侧部；腹外侧核亦接受来自脊髓丘脑束和前庭核的纤维投射。丘脑腹外侧核和大脑皮质运动区（4区、6区）存在大量的双向纤维联系。内侧部发纤维至皮质运动区的面区，外侧部发纤维至下肢区，中间部发纤维至上肢及躯干区。腹外侧核影响运动皮质的输出，可对运动的启动、肌张力的控制和皮质的反射性活动调节起重要作用。

腹后核 位于背内侧核的腹外侧，外髓板的内侧，分为较大的腹后外侧核和较小的腹后内侧核，是躯体感觉传导的特异性中继核。①腹后外侧核：为腹后核的外侧部，其尾侧与枕核相邻，又可分为嘴侧部和尾侧部。嘴侧部细胞大而稀疏，尾侧部细胞分散含大小两型细胞。两核中均有斜行纤维束穿过。腹后外侧核接受内侧丘系和脊髓丘脑束的纤维，其中薄束核纤维止于外侧部，楔束核纤维止于内侧部；脊髓丘脑束的纤维止于尾侧部，骶段在外侧，颈段在内侧，胸腰区在背侧，四肢的远侧部止于腹侧。腹后外侧核的传出纤维主要经内囊后肢，至第1躯体感觉区（3区、1区、2区）的上2/3部和第2躯体感觉区。②腹后内侧核：似弓形，位于腹后外侧核的内侧。腹后内侧核由大小两型细胞组成。大细胞多位于核的外侧部，接受三叉丘脑束纤维；小细胞部位于核的内侧尖端，味觉纤维经孤束核和臂旁核中继后至此。腹后内侧核投射定位在第1躯体感觉皮质及顶叶岛盖部43区。

（罗学港　蔡维君）

bèicè qiūnǎo liánluòxìng hétuán

背侧丘脑联络性核团（association thalamic nuclei）　背侧丘脑内的内侧核群、外侧核群的背侧组和前核群等在进化上属于背侧丘脑最新的核群。又称新丘脑。①背内侧核：接受躯体和内脏的感觉信息，对内脏与躯体冲动进行复杂的整合。其与前额皮质、丘脑的中线核、板内核和外侧核群有密切联系。它发出纤维至眶额叶和6区、32区以前的前额叶皮质，背内侧核与前额皮质的联系，具有点对点的定位关系，即该核中的内外侧顺序对应前额皮质的前后轴顺序。手术破坏背内侧核或切除前额叶，患者情感发生变化，对疼痛及其他伤害刺激常无反应。②外侧核群的背侧组：自前向后依次为背外侧核、后外侧核和枕核。背外侧核很小，从外形上看似乎是前核群向后的延伸部分。后外侧核位于背外侧核尾部。二者接受一些上行感觉纤维和丘脑腹后核的纤维。③背外侧核：主要投射到扣带回后部和楔叶的前部。后外侧核主要投射到顶上小叶（5区，7区）并且有广泛的双向纤维联系。枕核是一个大核团，形成丘脑后份，主要接受上丘和顶盖前区等传来的视觉冲动，以及视皮质纹状区和纹周区、前额皮质和躯体感觉区皮质的传入纤维。它发出纤维到顶、颞、枕叶的联络区，参与躯体感觉、视觉和听觉的高级整合过程。痛觉冲动可经网状结构到达枕核，枕核与顽痛的感知有关，其内侧部分损伤可引起痛觉消失。

（罗学港　蔡维君）

hòuqiūnǎo

后丘脑（metathalamus）　背侧丘脑后端腹侧的一对圆形隆起。分为内侧膝状体和外侧膝状体。为听觉和视觉的中继站。

位置与毗邻　内侧膝状体位于丘脑后方腹侧，大脑脚背侧，外侧膝状体内侧，借下丘臂连于下丘，借上丘臂与丘脑枕相隔。外侧膝状体是位于丘脑后方腹侧的一小卵圆形隆起，借上丘臂连于上丘。

形态结构　内侧膝状体核为听觉信息中继核，分为背侧和腹侧两部，背侧部较大，由散在的小细胞组成，又称小细胞部。背侧部又分为嘴背内侧部和尾腹外侧部。腹侧部较小，由大型多极细胞组成，又称大细胞部。外侧膝状体核为视觉信息中继核，由腹侧核和背侧核组成。腹侧核较大，是外侧膝状体的主要成分。在人类无外侧膝状体腹侧核，与之相当的为前外侧膝状体核。外侧膝状体在横切面上呈一倒U形核，尼氏染色展示线状细胞结构，细胞长轴垂直于板层，这种线状细胞构筑和从腹侧进入外侧膝状体的小血管方向一致。小细胞部胞体方向垂直于板层，所以细胞的长轴和投射线平行。在人类外侧膝状体可能分为7层甚至8层（图）。

纤维联系　内侧膝状体核通过下丘臂接受来自下丘的纤维，发出纤维形成听辐射，止于颞横回（Brodmann 41区）。内侧膝状体腹侧细胞板层结构与音调代表区相关，其中高频调在内侧，低频调在外侧。听觉第Ⅰ皮质区发出的皮质丘脑纤维终于内侧膝状体核的腹侧部。来自视网膜节细胞层至外侧膝状体核的投射定位十分精细，视束中的交叉纤维止于第1层和第4层，而同侧未交叉的纤维止于第2、第3及第5层。尽管交叉和不交叉的纤维终于不同板层内，但双眼视野的代表区在两侧外侧膝状体的6个板层中具有相应的点对点投射。来自两眼视网膜下1/4的纤维投射至外侧膝状体的内侧半；而视网膜黄

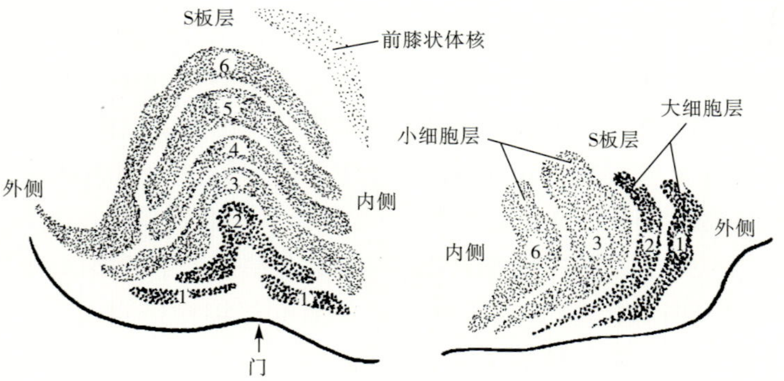

a　成人外侧膝状体核靠近中心区的冠状切面　　b　其后极附近的冠状切面，板层数减少

图　右外侧膝状体核的细胞分层

斑的纤维投射至双侧外侧膝状体核的尾侧部形成楔入的扇形区，黄斑在外侧膝状体上的代表区约占其总量的12%。外侧膝状体核还接受大量的皮质丘脑投射，这些投射纤维主要起自17区，但少量起自外纹区。其他的传入有来自上丘的浅层纤维终止于1和2、2和3板间层。此外还有来自蓝斑的去甲肾上腺素能纤维，来自中脑中缝核的5-羟色胺能传入纤维和来自脑桥、中脑网状结构的胆碱能纤维。外侧膝状体核发出膝距束，此束经过内囊豆核后部，形成视辐射，止于枕叶的纹状区（17区），亦到达纹旁区（18区）及纹周区（19区）。纹状区与外侧膝状体有往返联系，并有纤维投射至上丘及顶盖前区。

视辐射的纤维在视皮质具有定位投射，代表视网膜上象限、来自外侧膝状体腹内侧部的纤维，经视辐射背侧部，投至距状沟的上唇；代表视网膜下象限，来自外侧膝状体腹外侧部的纤维，经视辐射的腹侧部，投至距状沟的下唇；代表黄斑、起自外侧膝状体中央部的纤维占据视辐射中间的大部分，向后终于距状沟上下皮质的后1/3，即靠近枕极，其前方依次为视网膜周边部的代表区。

动脉供应　大脑后动脉发出丘脑膝体动脉供应内侧膝状体和外侧膝状体内侧部，脉络丛前动脉也发分支供应外侧膝状体。

静脉引流　后丘脑的静脉主要有内、外侧膝状体静脉，出现率为94.1%，主要回流入基底静脉、中脑外侧静脉和副基底静脉。

（罗学港　蔡维君）

shàngqiūnǎo

上丘脑（epithalamus）　间脑背侧部与中脑顶盖前区相移行的部分。位于背侧丘脑的后上方、第三脑室顶部的周围。

组成和结构　自前向后依次包括松果体、缰三角、缰连合、丘脑髓纹和后连合等。上丘脑的核群主要为缰核，位于缰三角。

松果体　位于两上丘之间的凹陷内，是神经内分泌的转换器，属于内分泌腺，分泌褪黑激素。松果体细胞的核呈球形、卵圆形或分叶状。胞体多呈不规则形，发出一个或多个弯曲的嗜碱性的突起，其中含有并行排列的微管，突起末端呈球形膨大，止于邻近毛细血管壁的周围，有时也终止于松果体隐窝的室管膜细胞。这种球形膨大内含粗面内质网、线粒体和电子致密核心小泡，小泡中储存有单胺和多肽激素，这些物质的释放受交感神经的调控，通过胞吐作用释放，与小泡膜片段一起排出。当这些物质释放出以后，神经-松果体蛋白与激素形成的复合物即分离，激素与钙离子交换，在松果体内形成钙-载体蛋白复合物，并围绕胞吐碎片形成同心圆沉积，形成脑砂，人松果体内16～17岁时即可见脑砂。松果体细胞除含粗面内质网、滑面内质网、发达的高尔基复合体、线粒体等外，还见有特殊的细胞器即成簇的微管和有孔板层结构。成年人松果体细胞含有各种细胞器以及丰富的微丝、微管和纤毛，可能是变异的神经细胞。有些哺乳动物的松果体细胞含突触带，突触带附近的小泡含神经递质如γ-氨基丁酸。颈上神经节的节后纤维进入腺体，以膨大的末梢与松果体细胞接触，类似于星形胶质细胞将松果体细胞隔开。松果体柄（脚）处的神经胶质细胞具有长的纵行突起，突起中有贯通全长的细丝。

松果体可调节腺垂体、神经垂体、胰内分泌部、甲状旁腺、肾上腺皮质、肾上腺髓质和性腺的活动，主要起抑制性作用。松果体的分泌物可通过脑脊液或血流到达靶细胞。许多哺乳动物松果体中的某些吲哚，包括褪黑激素及其生物合成酶（羟基吲哚-O甲基转移酶、N-乙酰转移酶）的浓度和活化有昼夜节律变化，其内在的节律性控制着松果体的周期性变化。

缰三角　位于第三脑室顶后端，上丘前方的三角形结构。三角内的灰质即缰核，属于边缘系统。缰核包括较小的缰内侧核和较大的缰外侧核。缰内侧核由密集而深染的神经细胞组成，缰外侧核由分散、浅染的大多极神经元组成。缰核除接受髓纹的纤维外，其传入纤维还来自双侧前梨形皮质、Meynert基底核及苍白球内侧段。此外，来自黑质致密带、中脑中缝核和背外侧被盖核的传入纤维终末是分散的而且大多数终止于缰外侧核，来自隔海马伞核的传入纤维则终于缰内侧核。缰核的主要传出纤维终于中脑脚间核、丘脑内侧背核、中脑顶盖及网状结构，其中最大的传出纤维是缰核脚间束又称Meynert后屈束，自缰核向尾侧行终止于中脑脚间核和部分中缝核，以及中脑网状结构和中脑导水管周围灰质。缰内侧核与缰外侧核在纤维联系上有差别，缰内侧核至脚间核的投射纤维多，且有头尾反置的局部定位关系，缰外侧核至脚间核的投射纤维少，且无局部定位关系。两侧缰核借缰连合相连，内有髓纹越边至对侧缰核的纤维，也有两侧缰核相互联系的纤维。缰核脚间束含胆碱能和P物质能纤维。缰核具有调节内脏活动、内分泌的功能及参与调控睡眠机制的作用。

缰连合　左右缰三角之间为缰连合。两侧缰核间的纤维经过缰连合，一侧丘脑髓纹的纤维经过缰连合止于对侧缰核。

丘脑髓纹　联系隔核、视前区、丘脑前核和苍白球等核团与缰核的纵行纤维束，位于丘脑带的深方，为丘脑背侧面与内侧面的分界标志。髓纹纤维主要来自丘脑前核、隔核、下丘脑前方的视前区、苍白球等，终止于同侧缰核，少量经缰连合至对侧缰核，另有些纤维穿过缰核下行至导水管周围灰质或丘脑核团。髓纹纤维含有乙酰胆碱、去甲肾上腺素、5-羟色胺、γ-氨基丁酸、促黄体生成激素释放激素、生长抑素、血管升压素及催产素等多种物质。

动脉供应　源于大脑后动脉的脉络丛后动脉，在大脑后动脉近侧段后缘发出脉络丛后内侧动脉，至上丘附近沿丘脑上面第三脑室顶向前，形成第三脑室脉络丛，沿途发分支至丘脑枕、丘脑背面及松果体等。

静脉引流　上丘脑的静脉经丘脑上静脉和松果体奇静脉收集，汇入大脑大静脉或大脑内静脉。丘脑上静脉位于上丘脑的缰三角处，沿松果体两侧后行，在其后方，两侧静脉汇合于中线，注入大脑大静脉或大脑内静脉。

（罗学港　蔡维君）

dǐqiūnǎo

底丘脑（subthalamus）

间脑与中脑之间的移行区。又称腹侧丘脑。

中脑被盖向头端的延续。位于背侧丘脑的腹侧，下丘脑的背外侧及内囊的内侧，红核与黑质的上端位于其尾侧。底丘脑的主要核群有网状核、底丘脑核、未定带、Forel 被盖区、红核和黑质的上端以及脚内核。底丘脑核与苍白球之间具有丰富的往返纤维联系，少量纤维来自运动皮质和中央正中核，传出纤维至苍白球及黑质，传入与传出纤维组成底丘脑束。未定带接受来自感觉运动皮质、膝状体前核、小脑核等处的纤维，其传出纤维投射至脊髓和顶盖前区。脚内核接受尾状核与壳的传入纤维，传出纤维加入豆状核袢至红核前区核。底丘脑网状核是苍白球至中脑被盖网状结构的中继站。底丘脑主要由后交通动脉后段发出的中央动脉供血，脉络丛前动脉偶有发分支供应底丘脑核。

（罗学港　蔡维君）

xiàqiūnǎo

下丘脑（hypothalamus）

位于背侧丘脑的腹侧，被第三脑室分成左右两半。其内侧面借下丘脑沟与背侧丘脑为界，底面外露。下丘脑结构自前向后依次为视交叉、灰结节、正中隆起、乳头体和漏斗，漏斗与脑垂体相连（图1）。是调控内脏活动、内分泌功能和情绪行为等的中枢。

形态结构　核团按细胞的功能分为非神经内分泌细胞核团和神经内分泌细胞核团。前者包括视交叉上核、视前外侧核、漏斗核外侧亚核、腹内侧核、背内侧核、外侧核、乳头体核和下丘脑后核，它们均为神经信息传导通路中的中继核，与摄食、体温、昼夜节律等的调节有关。后者有视上核和室旁核以及视前内侧核、室旁内侧亚核和漏斗核内侧亚核等。

视上核　下丘脑中重要的内分泌核团之一。位于视上区，跨越视束前段，横贯内侧带和外侧带。根据它与视束的关系可分为背外侧部、腹内侧部和背内侧部。视上核接受来自嗅结节、隔核及脑干、海马来的纤维，还接受来自下丘脑的核团如室旁核及腹内侧核的纤维。视上核内神经元细胞大而密集，属下丘脑的大神经分泌细胞，分泌血管升压素和催产素。视上垂体束是联系下丘脑与神经垂体的神经纤维束，由大细胞发出的纤维走向漏斗，集合成束下行至垂体后叶。

室旁核　下丘脑中重要的内分泌核团之一，分泌血管升压素、催产素和其他激素。位于视上区中间带近室周带处，呈长楔形，前下端在视交叉上方数毫米处，向后上斜越背内侧核的背方至下丘脑沟。室旁核细胞密集，有大小两类细胞。室旁核接受来自海马、隔核及伏隔核、脑干蓝斑及其他含儿茶酚胺细胞群、孤束核、中脑中央灰质、下丘脑核团如腹内侧核及弓状核的纤维。传出纤维终止于大部分下丘脑的核团，并发出上行纤维终于隔核及杏仁体，其下行纤维行经被盖腹侧区至延髓孤束核、疑核、脊髓的侧

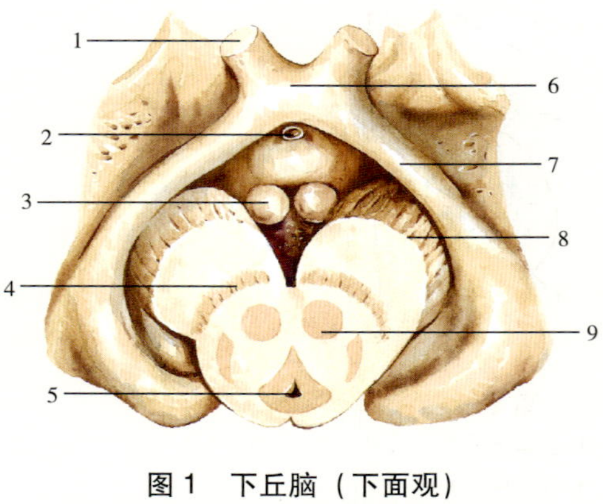

图1　下丘脑（下面观）

1.视神经　2.漏斗　3.乳头体　4.黑质　5.大脑水管　6.视交叉　7.视束　8.大脑脚　9.红核

角细胞及后角Ⅰ、Ⅱ层细胞。室旁核神经元除分泌催产素和血管升压素外，还产生其他递质如脑啡肽、肠多肽、生长抑素、缩胆囊素等，并且也是一氧化氮合酶阳性神经元。室旁核大细胞神经元的轴突向后走向视上核形成室旁垂体束，与视上垂体束一起再向下经漏斗柄终于神经垂体。血管升压素和催产素经末梢释放进入血液循环，血管升压素具有抗利尿和升血压的作用，催产素具有促进子宫平滑肌收缩和乳腺分泌的功能。室旁垂体束损伤可导致脑性尿崩症（图2）。

弓状核　下丘脑中重要的内分泌核团之一。产生多种神经肽，位于结节区的室周带内，第三脑室的腹侧，垂体柄的后上方，又称漏斗核。向前伸至正中隆起，向后伸至乳头体前区，衬在漏斗隐窝底。此核在冠状切面上呈弓形，核内的细胞小而深染，大多为单极或双极细胞。这些细胞的轴突参与组成结节漏斗束，可分泌多种释放或抑制因子参与腺垂体的激素调节。弓状核接受来自视前内侧区、交叉上核、室周核及下丘脑前区的纤维，还有纤维来自下托、嗅结节、隔核、杏仁体以及由脑干中央灰质发出经背侧纵束上行的纤维。结节漏斗束是联系下丘脑与腺垂体的神经纤维束。起自结节区的弓状核，终于正中隆起区垂体门静脉的一级毛细血管网。结节漏斗束的纤维运送释放或抑制因子经垂体门静脉血管至前叶，调节腺垂体激素的合成和释放。弓状核内有多巴胺神经元，此类神经元支配正中隆起外侧带，并将多巴胺释放入垂体门静脉中，以抑制前叶催乳素的释放。

纤维联系　下丘脑是内脏活动的较高级中枢，具有复杂的纤维联系。主要的传入纤维有前脑内侧束、穹隆、杏仁下丘脑纤维、丘脑下丘脑纤维、脑干下丘脑纤维、视网膜下丘脑纤维、皮质下丘脑纤维等。传出纤维有前脑内侧束的传出纤维、背侧纵束、乳头丘脑束、乳头被盖束、下丘脑延髓束、下丘脑脊髓束、室旁垂体束、视上垂体束、结节垂体束等。

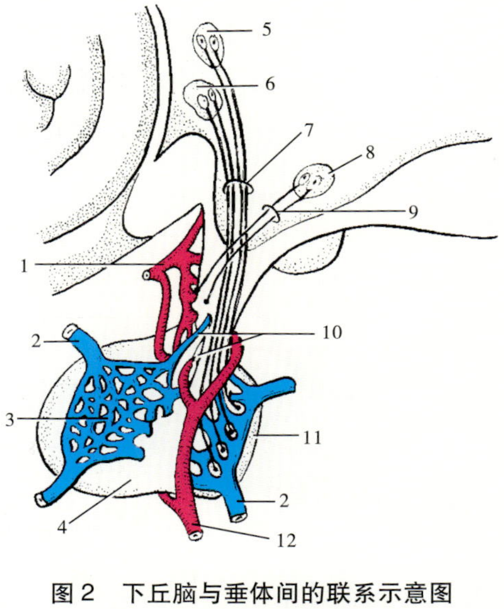

图2　下丘脑与垂体间的联系示意图

1.垂体上动脉　2.回流至硬脑膜窦的静脉　3.血窦　4.腺垂体　5.室旁核　6.视上核　7.室旁垂体束和视上垂体束　8.漏斗核　9.结节垂体束　10.垂体门静脉　11.神经垂体　12.垂体下动脉

前脑内侧束　联系前脑自主神经及边缘系统与下丘脑及脑干之间的纤维通道。由下丘脑的传入纤维和传出纤维组成，是一个边界弥散的纤维束。其前端约在前连合水平，后端在中脑被盖区。起自基底嗅区、隔核、杏仁体周区及下托的前脑内侧束行经视前外侧区及下丘脑外侧区并终止于此区。在前连合嘴侧，此束中的纤维主要来自隔区，在行程中接受无名质及杏仁复合体来的纤维，此外还接受来自眶额皮质、纹状体等的纤维及来自中脑中央灰质、中脑被盖的投射，止于下丘脑外侧区。前脑内侧束中的传出纤维起自下丘脑外侧向头侧投射至隔核及斜角带核，由此再发出纤维经海马伞至海马结构。

乳头丘脑束　联系下丘脑乳头体与丘脑之间的纤维束。纤维起自乳头体内侧核、乳头体外侧核，分别投射至同侧丘脑前内侧核和丘脑前腹侧核、双侧丘脑前背侧核。此束参与构成边缘系统Papez环路。

动脉供应　由前交通动脉、大脑前动脉、颈内动脉和后交通动脉前部发出的视前内侧动脉、视前外侧动脉、视上室旁动脉、视交叉上动脉、垂体上动脉和漏斗动脉分支供应视交叉前部、视前内侧核、视前外侧核、室旁核、视上核、漏斗和垂体，后交通动脉则发出结节内侧动脉、结节外侧动脉、结节丘脑动脉等分支供应丘脑下部腹内侧核、背内侧核、后核、弓状核和乳头体内、外侧核，大脑后动脉和后交通动脉发出丘脑穿后动脉供应丘脑下部乳头体区。

静脉引流　下丘脑的静脉大致可分为纵行和横行两个系统，多汇入邻近的静脉。明显可见的静脉有结节纵静脉、漏斗前静脉弓和乳头体前静脉弓。

（罗学港　蔡维君）

duānnǎo

端脑（telencephalon）　中枢神经系统最高级的部位，由左右大脑半球构成。又称大脑。系胚胎前脑泡发育而成。两侧大脑半球之间为大脑纵裂，裂底为胼胝体，借胼胝体将左大脑半球和右大脑半球连接起来。端脑与小脑之间为大脑横裂。大脑半球表面被覆的灰质层称大脑皮质，是神经元集中的部位，深部的白质称大脑髓质，由各类出入的神经纤维组成，髓质内的灰质团块总称为基底核，半球内的室腔称侧脑室（见中枢神经系统图）。

发育与分叶　前脑泡在演化过程中，两侧大脑半球高度发育，向外膨出，遮盖间脑和中脑，并把小脑推向后方，形成人类中枢神经系统的最大部分。由于大脑皮质各部之间发育速度不一，使大脑皮质表面有深浅不同的脑沟、脑裂和隆起的脑回。发育缓慢的部分陷在深处称大脑沟，发育迅速的部分形成隆起露在表面称大脑回。每侧大脑半球借外侧沟、中央沟和顶枕沟分为额叶、顶叶、枕叶、颞叶和岛叶。外侧沟上方和中央沟前方的部分为额叶，外侧沟以下的部分为颞叶，中央沟后方和顶枕沟以前的部分为顶叶，顶枕沟以后的部分为枕叶。在外侧沟的深部藏有岛叶，被额叶、顶叶和颞叶所遮盖，覆盖岛叶的脑区称岛盖。额叶的前端称额极，颞叶的前端称颞极，枕叶的后端称枕极（图1）。

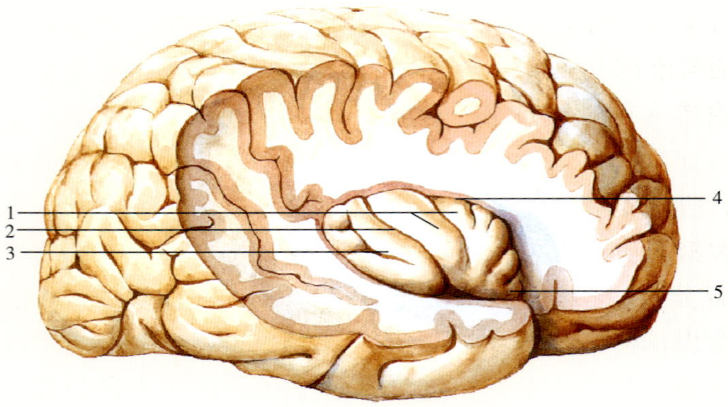

图1　大脑岛叶的沟回

1.岛短回　2.岛中央沟　3.岛长回　4.岛环状沟　5.岛阈

表面形态　大脑半球外侧面中央沟的前方有与之相平行的中央前沟，两沟之间为中央前回。自中央前沟向前伸出额上沟和额下沟，额上沟上方部分是额上回。额上沟和额下沟之间是额中回。额下沟与外侧沟之间是额下回。

中央沟的后方有与之相平行的中央后沟，两沟之间为中央后回。在中央后沟的后方有一条与大脑半球上缘平行的顶内沟，将中央后沟以后的顶叶分为顶上小叶和顶下小叶。顶下小叶包括缘上回和角回，分别围绕外侧沟后端和颞上沟末端。与外侧沟大致平行的颞上沟和颞下沟，将颞叶分为颞上回、颞中回和颞下回。在外侧沟下壁，近颞上回后部有2～3个短而横行的脑回，称颞横回。

大脑半球内侧面胼胝体背侧有胼胝体沟，上方有与之相平行的扣带沟，两沟之间为扣带回。中央前回和中央后回延至内侧面的部分，称中央旁小叶。在顶枕沟后下方有一弧形的距状沟，与顶枕沟之间为楔回，与下方的侧副沟之间为舌回（图2）。

大脑半球下面额叶内有纵行的嗅束沟，内侧为直回，外侧部分总称为眶回。嗅束沟内有嗅球，嗅神经终止于此。嗅球向后发出嗅束，连于嗅三角。嗅三角与视束之间为前穿质，内有许多小血管穿入脑。枕叶和颞叶内有纵行的侧副沟及其外下方平行的枕颞沟，后者的两侧分别为枕颞内侧回和枕颞外侧回。侧副沟前部的内侧有海马旁回，其前内方的突起称钩。位于海马旁回上缘的沟称海马沟，沟内有一锯齿状的皮质窄条，称齿状回。齿状回外侧的一部分皮质卷入侧脑室下角，

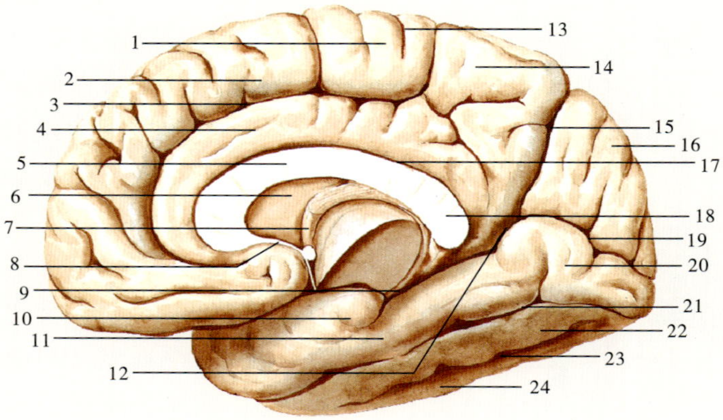

图2　大脑半球内面的沟回

1.中央旁小叶　2.额上回　3.扣带沟　4.扣带回　5.胼胝体干　6.透明隔　7.穹隆　8.胼胝体嘴　9.海马沟　10.钩　11.海马旁回　12.弓状沟　13.中央沟　14.楔前叶　15.顶枕沟　16.楔叶　17.胼胝体沟　18.胼胝体压部　19.距状沟　20.舌回　21.侧副沟　22.枕颞内侧回　23.枕颞沟　24.枕颞外侧回

形成海马。海马和齿状回合称海马结构（见小脑图1）。

功能与临床　身体各部的感觉冲动由传入神经传至大脑，经分析整合，产生特定的感觉和运动冲动，应答内环境和外环境的刺激。大脑皮质还可将多项信息进行综合分析，在学习和记忆、情绪与意识、思维及语言方面发挥作用。

（罗学港　蔡维君）

dànǎo pízhì

大脑皮质（cerebral cortex）　大脑半球表面的灰质层。大脑皮质是高级神经活动的物质基础，是人体全部功能活动的最高调节器官，包括原皮质、旧皮质和新皮质，由神经细胞和神经纤维组成，并含有神经胶质和血管。

形态结构　大脑皮质重量约600g，占全脑重量的40%，其中神经细胞占30%，神经胶质和血管占70%。人类大脑皮质内神经胶质多于神经细胞，其比例约为10∶1。

皮质的神经元有120亿~140亿，其形态可分为3大类：①锥体细胞：是大脑皮质特有的细胞，数目最多（约占神经细胞的66%），分布在皮质除第Ⅰ层外的各层内。细胞体呈锥体形，尖顶朝向皮质表面，底朝向髓质面，胞体直径10~80μm不等，大锥体细胞胞体的高度约40μm，中央前回第Ⅴ层的细胞最大，胞体可高过100μm，称贝兹（Betz）细胞。锥体细胞尖顶部发出顶树突，向皮质表面行进，可达皮质第Ⅰ层，胞体两侧底角发出基树突，其走向与皮质表面平行，或上下斜向伸展，树突上有许多小棘称树突棘，与其他神经元建立突触联系。锥体细胞基底部发出轴突，主支伸向髓质，组成投射纤维、连合纤维或联络纤维，轴突行进沿途可发出侧支或返回支，返回到皮质浅层，与其他锥体细胞的树突建立突触联系。②梭形细胞：胞体呈纺锤形，体积大小不一，由胞体的上、下端各发一个粗大而分支的树突，分别伸入皮质的表层与深层，轴突由细胞体的中部或下部发出，进入髓质。有些大梭形细胞，位于第Ⅵ层，其轴突进入髓质组成投射纤维或连合纤维。③颗粒细胞：数量很多，分布在皮质全层，胞体较小，轴突较短，树突分支呈星形，又称星形细胞，分为水平细胞、篮细胞、枝形细胞、双簇细胞、神经胶质样细胞和上行轴突细胞［马提诺蒂（Martinotti）细胞］，颗粒细胞的轴突与锥体细胞树突或胞体形成突触，调节锥体细胞的活动，或者联络多数锥体细胞或梭形细胞同时兴奋，保证传出神经元功能的联动性。

分层与纤维联系　皮质神经元胞体最明显的显微特征是其水平分层。原皮质，为发生上最古老的异型皮质（如海马、齿状回），旧皮质为原皮质向新皮质的过渡，发生上较晚（如梨状前区、杏仁周区），其结构为3层：分子层、锥体细胞层和多形细胞层。内嗅区虽具有6层结构，但不同于新皮质，属于过渡皮质。其余皮质为新皮质，为进化过程中与感觉和运动系统的发展相伴随而高度发育的广泛大脑皮质区，属同型皮质，占皮质的96%。典型的新皮质为6层结构，由浅到深是：Ⅰ层为分子层或丛层，约占皮质厚度10%，细胞稀少，为散在的水平细胞，水平纤维较多。纤维来自深层锥体细胞和梭形细胞的顶树突，以及丘脑的传入纤维。Ⅱ层为外颗粒层，占皮质厚度9%，主要由颗粒细胞和小锥体细胞组成。小锥体细胞的轴突主要止于Ⅴ层和Ⅵ层或进入髓质，形成短的联络纤维（皮质-皮质纤维）。小锥体细胞本身还接受来自Ⅵ层细胞的轴突。此层有髓纤维很少，故又称为无纤维层。Ⅲ层为外锥体（细胞）层，占皮质厚度1/3，以中小型锥体细胞为主，还有颗粒细胞，它们的顶树突上升到第Ⅰ层，轴突少数终止在Ⅴ、Ⅵ层，大量进入髓质，组成长的联络、连合纤维。Ⅳ层为内颗粒层，占皮质厚度10%，主要由颗粒细胞的胞体组成，偶有小锥体细胞。感觉皮质和视皮质的此层较发达，而运动皮质缺乏此层。丘脑的特异传入纤维进入此层，与此层神经元形成突触。Ⅴ层为内锥体（细胞）层，占皮质厚度20%，以大型锥体细胞为主，如运动皮质的贝兹细胞，也有小锥体细胞和颗粒细胞，它们的轴突主要构成皮质的下行纤维。Ⅵ层为多形（细胞）层，占皮质厚度20%，以梭形细胞为主，还有少量小锥体细胞和颗粒细胞，是皮质传出纤维的起始区。此层的深部逐渐移行为白质。皮质各层细胞相互联系，构成复杂的神经微环路，除接受信息和发送指令外，还可分析、整合和贮存信息。皮质Ⅰ~Ⅳ层的功能是对传入的信息进行接受和处理，尤其是Ⅳ层。主要的皮质传出纤维的神经元位于深层第Ⅴ和第Ⅵ层（图1）。

皮质功能柱　根据对细胞突起的分布和功能的研究，皮质内有的区域呈现与软膜表面垂直的直径为200~500μm贯穿皮质整个6层的柱形单位，称为皮质功能柱。它是大脑皮质的基本功能单位，是多个神经元和神经回路的复合体，由传入纤维、中间神经

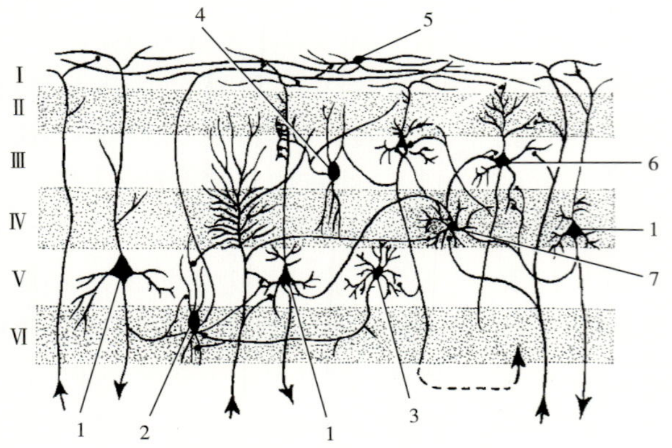

图 1　大脑皮质分层

1.锥体细胞　2.马提诺蒂细胞　3.神经胶质细胞　4.梭形细胞　5.水平细胞　6.星形细胞　7.篮细胞

元和传出神经元相互连接而成。同一柱状结构内的神经元都具有同一种功能，如都对同一感受野的同一类型感觉刺激起反应，同一刺激引起柱内所有神经元的放电，潜伏期基本相同。但必须指出，皮质功能柱并没有界限清楚的解剖学范围（图 2）。

大脑功能偏侧化　1830 年，Dax 提出了人脑的两侧大脑半球的功能并不是完全对称的。左侧半球主要表现为文字和语言功能，以及运算技巧和分析思维功能。右侧半球主要是非语言文字性的，主要包括有空间思维、功能整体性或“Gestalt”思维，以及音乐和情绪方面的功能。记忆也表现为一侧化的特点，文字语言记忆主要位于左侧半球，而非文字语言记忆主要在右侧半球。但这些不对称是相对的，不是绝对的，根据所涉及的功能和个体的不同，其不对称的程度也不同。

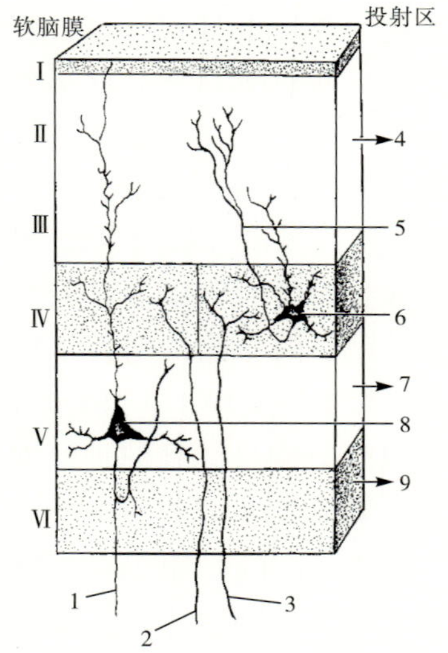

图 2　皮质垂直柱（视皮质）

1.轴突　2.从外侧膝状体来的左眼传入纤维　3.从外侧膝状体来的右眼传入纤维　4.高级皮质区　5.轴突　6.星形细胞　7.上丘　8.锥体细胞　9.外侧膝状体

（罗学港　蔡维君）

dànǎo pízhì gōngnéngqū

大脑皮质功能区（functional areas of cerebral cortex）

大脑皮质与人体各种功能活动有相应定位关系的区域。包括感觉区、运动区和联络区。分为第 1 躯体运动区、第 1 躯体感觉区、视觉区、听觉区、平衡觉区、嗅觉区和味觉区等。

虽然大脑皮质全部或大部都有传入和传出的特点，通常只把功能以传出为主、接受为辅的区域称为运动区，以接受为主、传出为辅的区域称为感觉区，运动区和感觉区周围的皮质称为边周区，各边周区之间的皮质称为联络区。联络区将各种单项信息进行综合分析，在情绪、意识、记忆、思维、语言等方面有重要作用。各部皮质的总厚度、各层的分厚度以及细胞的类型和数量、有髓纤维的配布模式等方面存在差异，根据皮质不同部位的构筑特点，结合功能与皮质损伤后的症状，可将其分为若干区。常应用 Brodmann 分区法将皮质分为 52 区（图）。

（罗学港　蔡维君）

dì 1 qūtǐ yùndòngqū

第 1 躯体运动区（primary somatomotor area）

为大脑皮质执行躯体运动功能的核心区域，位于中央前回和中央旁小叶的前部（Brodmann4 区和 6 区）。该区主要接受来自中央后回和背侧丘脑腹前核、腹外侧核及腹后核的纤维，发出纤维组成锥体束，至脑干一般躯体运动核、特殊内脏运动核与脊髓前角运动神经元，控制骨骼肌运动。其特点为：①身体各部代表区呈上下倒置关系，但头面部器官是正置的。②支配对侧肢体的运动，但躯干固有肌、

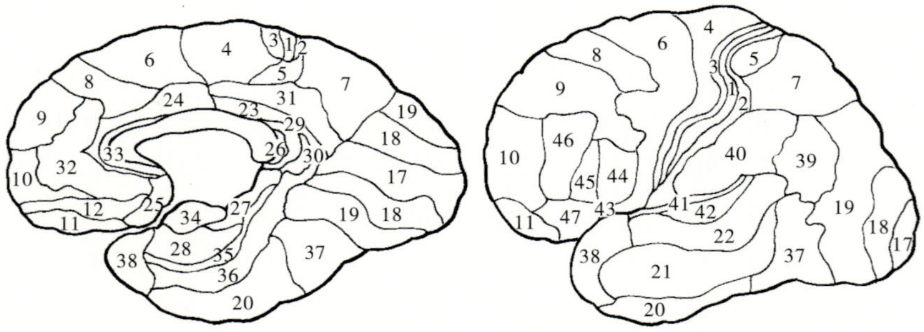

a　内侧面　　b　外侧面

图　大脑皮质分区

咽喉肌、咀嚼肌、眼球外肌以及睑裂以上面肌等是双侧支配。该区损伤时，可出现对侧肢体痉挛性瘫痪。③身体各部代表区的大小与各部形体大小无关，而与运动的精细程度成正比，运动愈是精细的部位，如手、舌、唇等，代表区域大。在人类有第2躯体运动区，位于外侧沟的上壁，与中央前回和后回的最下端相续，此区仅有上肢运动和下肢运动的代表区，刺激此区可诱发双侧肢体运动。

大脑前动脉在胼胝体中部附近发出额叶后内侧动脉经额上回后部越过内上缘至大脑背外侧面分支供应中央前回上1/4部分，在胼胝体后部或中部附近发出旁中央动脉入扣带沟后行至旁中央小叶处分支供应旁中央小叶及中央前回上1/4部分。大脑中动脉发出中央前沟动脉入中央前沟上行分支供应中央前回下3/4，发出中央沟动脉沿中央沟上行分支供应中央沟下3/4前缘皮质。中央静脉及中央前静脉和中央内侧静脉是大脑运动区的主要浅静脉，Trolard静脉又称上吻合静脉，常参与组成运动区静脉。运动区浅静脉汇入大脑上静脉，然后注入上矢状窦。

（罗学港　蔡维君）

dì 1 qūtǐ gǎnjuéqū

第1躯体感觉区（primary somatosensory area）　为大脑皮质执行躯体感觉功能的核心区域，位于中央后回和中央旁小叶的后部（Brodmann 3区、1区和2区）。该区接受背侧丘脑腹后核中继的浅感觉和本体感觉冲动，产生相应的感觉。其特点为：①身体各部代表区呈上下倒置关系，但头面部器官是正置的。②接受对侧半身的感觉冲动。③身体各部代表区的大小与感觉的敏感程度成正比，如手指、唇和舌等，代表区较大。该区损伤时，对侧肢体本体感觉和精细触觉消失，但因间脑可感知粗略的浅感觉等，仍能感知温度觉、痛觉和粗略触觉。研究表明3区主要与皮肤感觉有关；2区主要与关节的深感觉有关；而1区与浅、深感觉均有关。在人类有第2躯体感觉区，位于中央后回的最下端并延伸到中央前回，此区可对感觉进行粗略分析，并且是双侧性的。

大脑前动脉在胼胝体后部或中部附近发出旁中央动脉入扣带沟后行至旁中央小叶处分支供应旁中央小叶及中央后回上1/4部分。大脑中动脉发出中央后沟动脉经中央后沟上行分支供应中央后回下3/4，发出中央沟动脉沿中央沟上行分支供应中央沟下3/4后缘皮质。

（罗学港　蔡维君）

shìjuéqū

视觉区（visual area）　为大脑皮质执行视觉功能的核心区域。位于距状沟上方、下方的皮质，即楔回和舌回（Brodmann 17区）。该区接受外侧膝状体核中继的同侧视网膜颞侧半和对侧视网膜鼻侧半的视觉冲动。该区损伤时，可出现双眼对侧视野同向性偏盲。大脑后动脉在海马沟后部发出颞叶后支供应舌回，大脑后动脉主干沿海马沟后行至距状沟底部与顶枕沟汇合处分为距状沟支和顶枕支供应楔叶。

（罗学港　蔡维君）

tīngjuéqū

听觉区（auditory area）　为大脑皮质执行听觉功能的核心区域，位于颞横回（Brodmann 41、42区）。听觉区接受内侧膝状体核中继的听觉冲动。一侧听觉区皮质接受双侧的听觉冲动，但以对侧者为主。单侧听觉区的损伤，不致引起全聋。听觉区由大脑中动脉的分支供血。

（罗学港　蔡维君）

pínghéngjuéqū

平衡觉区（vestibular area）　大脑皮质执行平衡觉功能的核心区域。位于中央后回下端，头面部感觉区附近。关于此区的位置尚有异议。大脑中动脉发出中央后沟动脉经中央后沟上行分支供应中央后回下3/4，发出中央沟动脉沿中央沟上行分支供应中央沟下3/4后缘皮质。

（罗学港　蔡维君）

xiùjuéqū

嗅觉区（olfactory area）　为大脑皮质执行嗅觉功能的核心区域。位于海马旁回钩附近（Brodmann 34区），嗅觉冲动由嗅束后端的外侧嗅纹传至此区对嗅觉进行整合。大脑中动脉下缘发出颞极动脉与大脑后动脉的分支共同供应海马旁回钩，脉络丛前动脉也发分支供应海马旁回钩。

（罗学港　蔡维君）

wèijuéqū

味觉区（taste area）　为大脑皮质执行味觉功能的核心区域。位于中央后回下端，即头面部躯体感觉区的下方（Brodmann 43区）。去除猴的此处皮质，可引起味觉障碍；刺激清醒患者此区，可产生味觉。大脑中动脉发出中央后沟动脉经中央后沟上行分支供应中央后回下3/4，发出中央沟动脉沿中央沟上行分支供应中央沟下3/4后缘皮质。

（罗学港　蔡维君）

nèizàng huódòng pízhì zhōngshū

内脏活动皮质中枢（cortical area of visceral motility）　为大脑皮质执行内脏活动功能的核心

区域。位于边缘叶，包括隔区（胼胝体下区和终板旁回）、扣带回、胼胝体上回、海马旁回、钩、海马和齿状回以及脑岛前部、颞叶前端和眶回后部。

组成与纤维联系　边缘系统由边缘叶和与之联系密切的皮质下结构，如杏仁体、下丘脑、背侧丘脑前核群和中脑被盖区的一些结构等共同组成，这些结构在脑干上缘与端脑相接处，环绕大脑两半球内侧，形成环形，主要调节内脏活动、精神、情绪和记忆等，又称内脏脑（图）。

边缘系统皮质间联系主要有：①边缘叶和边缘叶周围的新皮质之间的往返纤维联系。②通过扣带将边缘叶各部皮质联系起来。③通过钩束连接额叶眶回和额叶前部皮质。④前连合连接两侧额叶前部皮质。⑤穹隆连合连接两侧海马结构。

边缘系统皮质下联系主要有：①颞极和梨状区的皮质→杏仁体→终纹→隔核、视前区、视上核和室旁核↔前脑内侧束↔其他下丘脑诸核→中脑被盖→脑干的躯体和内脏运动核。②眶回、额前区皮质和穹隆的纤维→隔核→丘脑髓核→缰核（与中脑顶盖间有往返纤维）→缰脚间束→脚间核→中脑网状核→脑干的躯体和内脏运动核。

边缘系统内的环路：内嗅区→海马→穹隆→乳头体→乳头丘脑束→扣带回（Brodmann 32区、24区、23区、29区）→扣带→海马。在边缘系统的联系中，隔核接受穹隆、终纹、前穿质、扣带回以及前脑内侧束中的中脑网状结构的上行纤维。各种冲动均汇合于隔核，而隔区又发出纤维投射至边缘系统各部皮质，也投射到脑干网状结构。隔核是各种冲动的整合中枢。

边缘系统在进化上较古老，与嗅觉、情绪反应、内脏活动、性功能及记忆等有关，在维持个体生存及延续后代等方面起重要作用。在嗅觉方面，边缘系统中的杏仁周区，海马结构的内嗅区与梨区皮质组成的梨状叶，属于嗅脑的一部分，与嗅觉有关，刺激人的杏仁周区和梨区皮质能引起嗅幻觉，一般均为难闻的味道。对情绪的作用方面，Papez（1937年）提出海马通过乳头体→丘脑前核→扣带回→海马旁回→海马的环路（Papez 环路）是情绪活动的中枢结构，Papez 环路受到破坏可出现情绪紊乱。

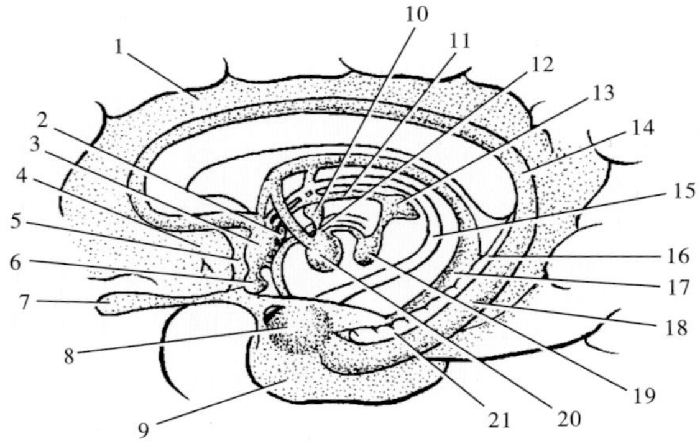

图　嗅脑和边缘系统

1.扣带回　2.前连合　3.隔核　4.胼胝体下区　5.终板旁回　6.嗅结节　7.嗅球　8.杏仁体　9.海马旁回　10.背侧丘脑前核　11.丘脑髓纹　12.乳头丘脑束　13.缰核　14.胼胝体上回和纵纹　15.终纹　16.束状回　17.海马伞　18.海马　19.脚间核　20.乳头体　21.齿状回

动脉供应　隔区（胼胝体下区和终板旁回）、扣带回、胼胝体上回、眶回后部由大脑前动脉发出的额叶中内侧动脉、额叶后内侧动脉、旁中央动脉、楔前动脉、眶后动脉分支供血，海马旁回、钩、海马和齿状回以及脑岛前部、颞叶前端由大脑中动脉下缘发出的颞极动脉与大脑后动脉的分支共同供血。

静脉引流　眶回、嗅区、基底核、岛叶、海马沟回等部位的静脉血汇入基底静脉，然后进入大脑大静脉。隔区、胼胝体以及扣带回的静脉血入下矢状窦。此外，脉络丛静脉接受附近海马静脉，部分胼胝体的血液入大脑内静脉、丘脑纹状体静脉和隔静脉。

功能与临床　边缘系统对内脏活动的作用主要表现在血压、心率、瞳孔、呼吸，也可有胃肠道运动和分泌的变化。用电刺激法可以在边缘系统的皮质区找到各种内脏活动中枢，例如刺激扣带回前部可出现呼吸抑制或加强、血压上升或下降、心律变慢、胃运动抑制、瞳孔扩大或缩小；刺激杏仁体出现咀嚼、吞咽，头、眼转向对侧等一系列复杂的躯体运动，唾液、胃酸分泌增加，胃运动增加、排便，心率变慢，瞳孔放大等一系列内脏运动的改变。隔区、杏仁核、海马等部位兴奋时都能够通过下丘脑引起心血管反应。隔区对自主神经系统的作用主要是抑制效应，如血压下降、心率减慢。对学习和记忆的作用方面，海马与杏仁核是参加学习记忆功能的主要结构。扣带回前区皮质的神经元参与短时记忆，包括注意力的集中，后区皮质与学习行为的保持有关。海马损伤，近期记忆丧失，丧失程度取决于损伤部位的大小，但从前的记忆多不受影响，而新的长期记忆不能建立或不能完全建立。刺激颞叶的某些部位，可忆起往事。上述功能可能与海马环路有关。对本能活动、维持个体和种系生存的作用方面，杏仁核的主要功能是摄食及抑制性行为。刺激隔区、海马、扣带回和内侧前脑束可引起性兴奋的行为。

（罗学港　蔡维君）

yǔyán zhōngshū

语言中枢（speech area）　大脑皮质管理语言功能的核心区域。由运动性语言中枢、书写中枢、视觉性语言中枢和听觉性语言中枢组成。多数人集中在一侧大脑半球上。右利人和多数左利人的语言中枢位于左侧大脑半球，少数左利人的语言中枢位于右侧大脑半球。

运动性语言中枢位于额下回后部，又称说话中枢（Broca 区），相当于第 44 区和第 45 区。此区损伤时，患者虽能发音，但丧失说话的能力，称运动性失语症（并非由视觉障碍、听觉障碍和肌肉运动障碍所引起的语言缺陷，称为失语症）。书写中枢位于额中回后部，相当于第 8 区。此区损伤时，患者的手能够运动，但不能写出文字，称失写症。视觉性语言中枢又称阅读中枢，位于顶下区的 39 区，靠近视觉中枢，因为阅读要依赖视觉。此区受损时，视觉没有障碍，但不能阅读书报，不能理解文字和符号的含义，称文字盲或失读症。听觉性语言中枢又称听话中枢，位于颞叶的颞上回后部，相当于第 22 区。此区损伤时，听觉无障碍，但听不懂别人说的话，称感觉性失语症。

语言中枢由大脑中动脉分支供血。大脑中动脉发出眶额动脉及中央前沟动脉分支供应运动性语言中枢和书写中枢，颞叶后动脉供应听觉性语言中枢，角回动脉供应视觉性语言中枢。

（罗学港　蔡维君）

jīdǐ qiánnǎo

基底前脑（basal forebrain）　位于前连合下方，端脑和间脑腹侧一些结构的总称。其有广义和狭义之分。广义的基底前脑包括：下丘脑视前区和前区，隔核群，终纹床核，斜角带核群，Meynert 基底核在内的无名质，伏隔核，嗅结节，嗅皮质和杏仁核群。狭义的基底前脑主要指半球前内侧面和基底面的一些靠近脑表面的灰质，包括：腹侧纹状体苍白球（又称腹侧基底节）、杏仁核的延伸部；基底前脑大细胞核群。

在脑底矢状切面上，腹侧纹状体位于尾核与壳核之间的连接部，其中含伏隔核及部分嗅结节，这个连接部向后延续直至视交叉水平，尼氏染色及免疫组化等发现这个连接部的细胞均呈中等大小，细胞构筑基本与尾、壳核一致，而延续部分的头端即无名质，其吻侧多为大的梭形细胞，其构筑与苍白球十分相似，称腹侧苍白球，或合称为腹侧基底节。

杏仁核延伸部是指杏仁体中央内侧核、终纹穿过的无名质部分及终纹床核三者形成的一条完整的细胞带，呈环状包绕内囊，又称终纹床核-杏仁体中央内侧核联合体。其中终纹床核紧贴腹侧纹状体苍白球的后方横穿无名质，沿终纹纤维排列成细胞柱，细胞柱的中间部包绕前连合，并与内侧隔区、视前区及下丘脑前区相毗邻。大细胞核群包括 Meynert 基底核、隔核及 Broca 斜角带核，这些核群中都含有大中型胆碱能神经元。Meynert 基底核位于豆状核下方，前穿质与大脑脚间窝之间。在经过视交叉与漏斗后侧水平的横切面上，可见 Meynert 基底核与背内侧的豆状核袢及苍白球、背外侧的前连合及壳核、腹内侧的 Broca 斜角带、腹外侧的杏仁核延伸部相邻。

基底前脑的传入纤维来自边缘系皮质的海马结构、梨形区、扣带回、海马旁回、脑岛和眶额皮质，皮质下核的基底节、杏仁复合体，下丘脑、丘脑、脑干的腹侧被盖、中缝核群、室周灰质及蓝斑、孤束核等。传出纤维多与传入结构有往返联系。

基底前脑与很多基本的生命活动密切相关，包括觉醒、昼夜节律、饮水、体液平衡、摄食等。基底前脑胆碱能神经元参与高级认知，其病理变化与老年性痴呆密切相关。精神分裂症、强迫症和焦虑症等精神疾病的精神症状多与杏仁体延伸部和基底神经节的神经回路相关，而伏隔核和杏仁体延伸部与药物的成瘾性有关。

由大脑前动脉发出的眶后动脉、眶前动脉、额极动脉、前内侧中央动脉及脉络丛前动脉共同分支供血。

（罗学港　蔡维君）

dànǎo suǐzhì

大脑髓质（cerebral medullary substance）　大脑半球深部的白质。由联系大脑皮质各部和皮质下结构的大量神经纤维组成。纤维可分为联络纤维、连合纤维和投射纤维。联络纤维是连于同侧半球不同部位皮质间的纤维。其中短纤维经脑沟深面连接相邻的脑回，称弓状纤维。长纤维连接同侧半球各叶，主要包括：① 上纵束：位于岛叶和豆状核的上方，连接额、顶、枕、颞4个叶。②下纵束：沿侧脑室下角和后角的外侧壁走行，连接颞枕两叶。③钩束：勾绕外侧沟底，连接额颞两叶的前部。④扣带：位于扣带回和海马旁回的深面，连接边缘叶各部。⑤额枕束：连于额叶与枕叶、颞叶之间，又分额枕上束和额枕下束。连合纤维是连于两侧半球皮质间的纤维，包括胼胝体、前连合和穹隆连合。投射纤维为联系大脑皮质和皮质下中枢的上行纤维和下行纤维。大多数投射纤维经背侧丘脑、尾状核和豆状核之间出入大脑半球，行经内囊。髓质深部包裹着灰质核团称基底核。基底核包括尾状核、豆状核、屏状核和杏仁体，又称基底神经节。

（罗学港　蔡维君）

piánzhītǐ

胼胝体（corpus callosum）　联系左右两侧大脑半球各部皮质的横向连合纤维，构成大脑纵裂底以及侧脑室前角、中央部和后角的上壁，是大脑半球中最大的连合纤维。胼胝体在正中线处形成宽厚的白质板，在正中矢状切面上自前向后分为嘴膝干和压4个部，嘴向下连接终板。在大脑半球内，胼胝体的纤维向前后左右等方向放射，连系额叶、顶叶、枕叶和颞叶，其下面构成侧脑室顶。胼胝体连合纤维能将一侧皮质的活动向另一侧传送，对完成双侧的运动、一般感觉和视觉功能调节有重要作用。胼胝体由大脑前动脉、大脑中动脉和大脑后动脉发出的皮质支和中央支及脉络丛动脉、后交通动脉分支共同供血（图1，图2）。

（罗学港　蔡维君）

qiónglóng

穹隆（fornix）　联系海马与下丘脑乳头体之间的弓形纤维束，行经胼胝体干的下方。由海马发出的纤维经海马伞向后上方弯曲形成，弓形向上贴在胼胝体的下面前行，两侧互相靠近，其中部分纤维越中线交叉至对侧穹隆，形成穹隆连合。在穹隆连合前方，两侧穹隆并行向前，绕室间孔前方，大部分纤维向下止于乳头体。穹隆是下丘脑最粗大的传入纤维束。穹隆与胼胝体之间的薄板，称透明隔。穹隆连合是连接两侧海马的三角形纤维薄片。穹隆主要由来自大脑后动脉的脉络丛后动脉分支供血（图）。

（罗学港　蔡维君）

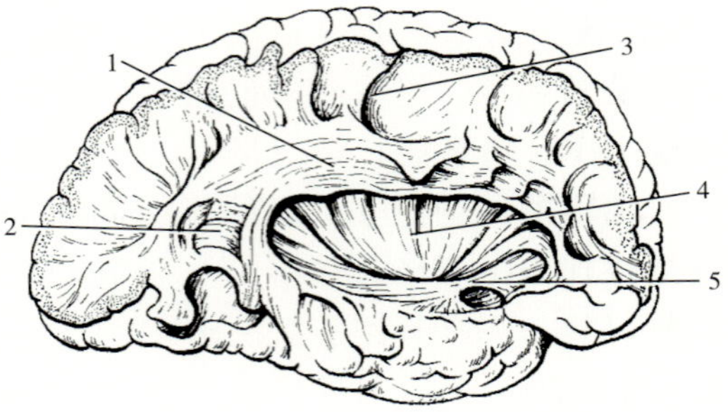

图1　大脑半球联络纤维

1.上纵束　2.下纵束　3.弓状纤维　4.豆状核　5.钩束

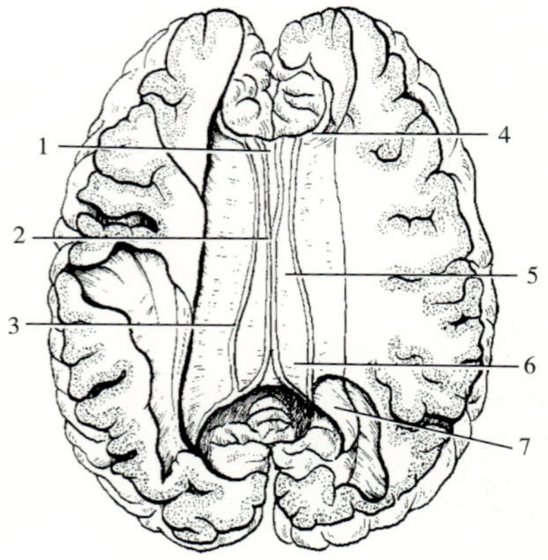

图2　胼胝体上面观

1.胼胝体嘴　2.内侧纵纹　3.外侧纵纹　4.额钳　5.胼胝体干　6.胼胝体压部　7.枕钳

qiánliánhé

前连合（anterior commisure）

联系两侧颞叶及嗅球的前弓形纤维束和后弓形纤维束。于终板上方横过中线，在正中矢状切面上，前连合位于胼胝体嘴、终板和穹隆交汇处，纤维断面呈卵圆形。

（罗学港　蔡维君）

jīdǐhé

基底核（basal nuclei）　大脑半球髓质内的灰质核团的总称。包括尾状核、豆状核、屏状核和杏仁体。又称基底神经节。

位置和形态

①尾状核：呈弓形，环绕背侧丘脑，全长伴随侧脑室。尾状核前部膨大，称尾状核头，位于背侧丘脑的前端，背面突向侧脑室前角；中部稍细，称尾状

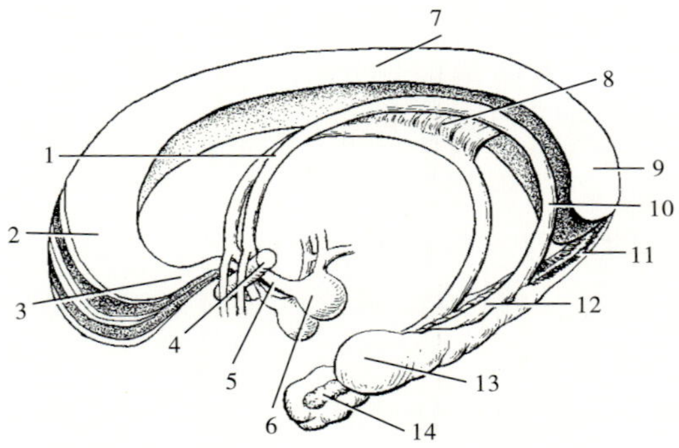

图　大脑半球连合纤维

1.穹隆柱　2.胼胝体膝　3.胼胝体嘴　4.前连合　5.连合后穹隆　6.乳头体　7.胼胝体干　8.穹隆连合　9.胼胝体压部　10.穹隆脚　11.束状回　12.海马伞　13.海马　14.齿状回

核体，沿背侧丘脑的背外侧缘延伸，突向侧脑室中央部；下部逐渐变细呈圆柱状，称尾状核尾，自背侧丘脑后端向腹侧弯曲，伸入颞叶，沿侧脑室下角的顶前行，末端与杏仁体相连。②豆状核：形似扁豆，位于岛叶深方、内囊外面。此核前部与尾状核头相连，其余部分借内囊与尾状核和背侧丘脑相分隔。在水平切面上，豆状核呈三角形，借外侧髓板分为内侧的苍白球和外侧的壳，苍白球又借内侧髓板分为内侧、外侧苍白球。③屏状核：位于岛叶皮质与壳之间，菲薄。屏状核的内侧面平坦与壳之间以外囊相隔。其外侧面凹凸不平与岛叶皮质之间以最外囊相隔。它的前下部最厚，与前穿质、杏仁体以及梨状前皮质相移行。④杏仁体：不是一个单一的核，而是由许多亚核组成的核簇或复合体。它位于海马旁回钩深处，大部分靠近侧脑室下角前端的上方，小部分位于下角顶部的上方，与尾状核的末端相连。杏仁体一般分为两大核群，即皮质内侧部和基底外侧部（图1，图2）。

纤维联系　基底核中尾状核和豆状核合称纹状体。尾状核与壳在种系发生上较晚，因此合称新纹状体。苍白球发生较早，是较古老的部分，称旧纹状体。进入新纹状体的纤维主要来自皮质的第Ⅴ层细胞、丘脑中央中核（小部分起自板内核）、黑质致密部、脑干中缝核及蓝斑的去甲肾上腺素能神经元，主要传出纤维止于苍白球和黑质网状部。其中纹状体黑质纤维和黑质纹状体纤维构成纹状体-黑质-纹状体环路，对黑质多巴胺能神经元起反馈性调节作用。苍白球的传入纤维主要来自尾核与壳、丘脑底核，主要的传出纤维分别止于丘脑、中脑被盖尾端的脚桥网状核、丘脑底核和黑质致密部。其中苍白球底丘脑纤维与底丘脑苍白球纤维构成苍白球-丘脑底核-苍白球往返环路，二者合称底丘脑束。屏状核的纤维联系在人不清楚，但动物实验表明，它与大脑皮质有往返纤维联系。人类脑杏仁核的纤维联系尚不十分清楚。

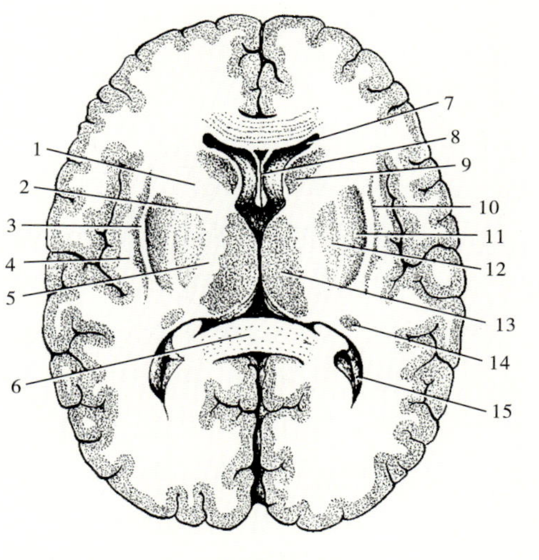

图1　大脑水平切面

1.内囊前肢　2.内囊膝　3.外囊　4.最外囊　5.内囊后肢　6.胼胝体压部　7.侧脑室前角　8.透明隔　9.尾状核头　10.屏状核　11.壳　12.苍白球　13.背侧丘脑　14.尾状核尾　15.侧脑室后角

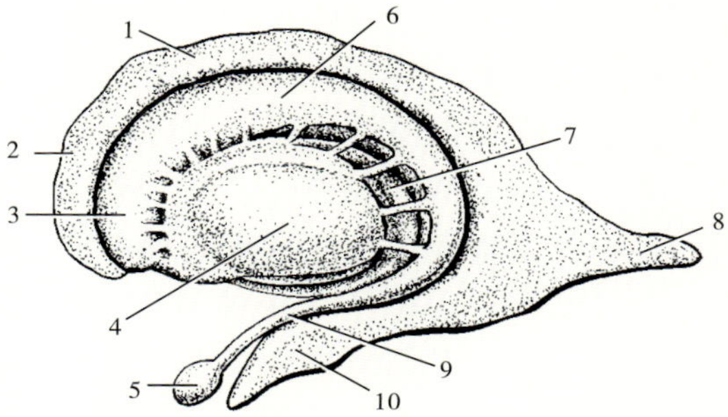

图2　纹状体和背侧丘脑

1.侧脑室中央部　2.侧脑室前角　3.尾状核头　4.豆状核　5.杏仁体　6.尾状核体　7.背侧丘脑　8.侧脑室后角　9.尾状核尾　10.侧脑室下角

动脉供应　大脑中动脉和大脑前动脉发出的中央支穿过前穿质入基底核并供应基底核，脉络丛前动脉和脉络丛后动脉也发分支供应尾状核，而大脑后动脉则发出丘脑纹状体动脉分支供应豆状核。

功能与临床　高等哺乳动物，纹状体的功能虽仍与运动密切相关，但此项功能已不再独立，而与运动皮质、底丘脑核、黑质乃至小脑等关系密切，退居为大脑新皮质控制下的次级运动中枢，成为锥体外系皮质下的一个重要结构，对躯体运动的调节起重要的作用，如肌张力的调节，随意运动的稳定和肌群运动的协调。杏仁体是边缘系统的皮质下中枢，与情感、行为、内脏活动及自主神经功能等有关。

纹状体功能障碍可导致运动异常和肌张力改变，出现两类症状。其中一类主要表现为肌张力增高和运动减少，如帕金森病，以静止性震颤、运动迟缓、肌强直和姿势步态异常为主要特征。另一类主要表现为运动过多和肌张力低下，如舞蹈病，临床特征为不自主的舞蹈样动作、肌张力降低，肌力减弱、自主运动障碍和情绪改变。

（罗学港　蔡维君）

nèináng

内囊（internal capsule）　位于背侧丘脑、尾状核和豆状核之间的脑组织。为宽厚的白质纤维板，是几乎所有投射纤维集中通过之处。在大脑水平切面上，内囊呈向外开放的V形，分3部：内囊前肢、内囊膝和内囊后肢。前肢位于豆状核和尾状核头之间，在豆状核的内侧，尾状核头的外侧。内有额桥束和丘脑前辐射等通过，前者与脑桥的神经元形成突触，后者联系丘脑前核、丘脑内侧核。膝位于内囊前肢和内囊后肢汇合处，主要有皮质核束通过。纤维主要发自大脑皮质4区，止于同侧和对侧脑神经运动核。膝内尚有丘脑中央辐射的前部纤维。后肢在豆状核内侧，丘脑外侧，其中位于豆状核和背侧丘脑之间的部分，称丘脑豆状核部，内含：①皮质脊髓束纤维，由前向后分别与上肢、躯干、下肢的运动控制有关。②皮质红核纤维，由额叶至红核。③部分额桥束纤维，发自大脑皮质4区、6区至脑桥核。④丘脑中央辐射至中央后回。内囊后肢向后下延续至豆状核的后方和下方，分别称豆状核后部和豆状核下部。前者有视辐射通过，后者有听辐射通过。另外，内囊后肢还有顶、枕、颞桥束等通过。内囊纤维向上向各方向放射至大脑皮质，称辐射冠，与胼胝体的纤维交错。内囊向下续于中脑的大脑脚底。内囊是脑出血的好发部位。一旦出血，就会出现典型的三偏征，即出现对侧偏身感觉丧失（丘脑中央辐射受损）、对侧偏瘫（皮质脊髓束、皮质核束受损）和对侧视野偏盲（视辐射受损）（图1，图2）。

内囊主要由大脑中动脉的分支豆纹动脉供血。大脑中动脉是颈内动脉的直接延续，血流量大。而豆纹动脉从大脑中动脉垂直分出，管腔纤细，管腔压力较高，极易形成微动脉瘤。血压突然升高时，易破裂出血。

（罗学港　蔡维君）

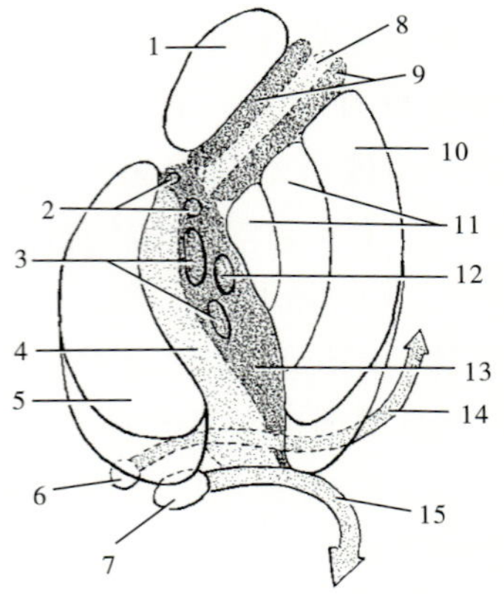

图1　内囊内主要纤维束排列示意图

1.尾状核头　2.皮质核束　3.皮质脊髓束　4.丘脑中央辐射　5.背侧丘脑　6.内侧膝状体　7.外侧膝状体　8.丘脑前辐射　9.额桥束　10.壳　11.苍白球　12.皮质红核束　13.顶枕颞桥束　14.听辐射　15.视辐射

zhōuwéi shénjīng

周围神经（peripheral nerve）

神经系统的周围部分。连接中枢神经系统与全身各个部位的感受器及效应器，将全身各部不同的感觉信息传入中枢，将中枢的各种信息传递给效应器，实现中枢神经系统对全身的调控。

周围神经分为与脑相连的脑神经和与脊髓相连的脊神经，脑神经和脊神经中既有分布于皮肤、骨、关节与骨骼肌的躯体神经，也有分布于器官、心血管、平滑肌和腺体的内脏神经；既有将感受器的冲动传入中枢的传入神经（感觉神经），也有将中枢冲动传向周围的传出神经（运动神经）。所有的周围神经，包括神经细胞及神经纤维所形成的神经节、神经干、神经丛及神经终末装置，组成了周围神经系统。它们在结构上是不可分割的整体，为了叙述方便将其分为脑神经、脊神经和内脏神经3个部分。

神经节包括脊神经节、脑神经节和内脏运动神经节。脊神经

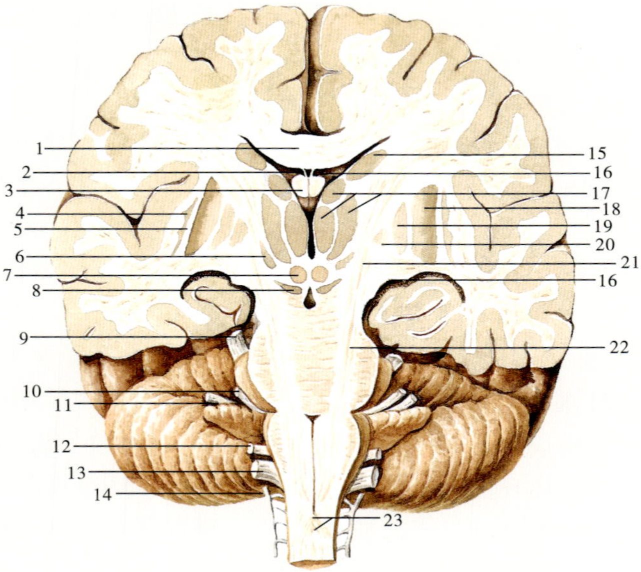

图2　脑的冠状切面

1.胼胝体膝　2.透明隔　3.穹隆　4.屏状核　5.外囊　6.底丘脑核　7.红核　8.黑质　9.三叉神经　10.面神经　11.前庭蜗神经　12.舌咽神经　13.迷走神经　14.副神经　15.尾状核　16.侧脑室脉络丛　17.背侧丘脑　18.壳　19.外侧苍白球　20.内侧苍白球　21.内囊　22.锥体束　23.锥体交叉

节和脑神经节为感觉神经节，是感觉神经元胞体所在处，其形态属假单极神经元或双极神经元。内脏运动神经节是内脏运动神经的节后神经元胞体所在处，属多极神经元。内脏运动神经节又可分为交感神经节和副交感神经节。神经丛有脊神经丛和内脏神经丛。

（刘仁刚）

jǐshénjīng

脊神经（spinal nerves） 与脊髓相连的周围神经。由脊神经前根和后根在椎间孔处合为脊神经干，分布于躯干及四肢的骨骼肌、血管和皮肤。共 31 对，即颈神经 8 对、胸神经 12 对、腰神经 5 对、骶神经 5 对和尾神经 1 对。

走行和毗邻 每对脊神经借前根和后根与相应的脊髓节段连接。前根连于脊髓前外侧沟，由运动性神经根丝构成；后根连于脊髓后外侧沟，由感觉性神经根丝构成，其在近椎间孔处，与前根汇合前，有一椭圆形膨大，称脊神经节，为感觉神经节，内含假单极感觉神经元。不同部位脊神经的前根和后根在椎管内的走行方向和距离有明显差别。颈神经根最短，行程近于水平。胸神经根较长，斜向外下走行。腰神经根、骶神经根和尾神经根最长，几乎垂直下行，在脊髓以下的椎管内形成马尾。各部脊神经经椎间孔或骶前孔、骶后孔出椎管或骶管。第 1 颈神经在寰椎与枕骨之间的间隙离开椎管，第 2~7 颈神经从同序数颈椎上方的椎间孔出椎管，第 8 颈神经在第 7 颈椎下方的椎间孔出椎管，所有胸神经和腰神经都经同序数椎骨下方的椎间孔出椎管，第 1~4 骶神经由同序数骶前孔和骶后孔出骶管，第 5 骶神经和尾神经从骶管裂孔出骶管。脊神经在椎间孔处有重要的毗邻：前方为椎体及椎间盘，后方为关节突关节和黄韧带，上方是上位椎弓的椎下切迹，下方是下位椎弓的椎上切迹。还有与脊神经伴行的脊髓动脉和静脉。这些结构的损伤和病变均可累及脊神经，临床上多见于颈部和腰部（见神经系统图，脊髓图 2）。

纤维成分 每对脊神经均含有 4 种纤维成分：① 躯体感觉纤维：来自脊神经节中的假单极神经元，其中枢突构成脊神经后根进入脊髓，周围突组成脊神经分布于皮肤、骨骼肌、肌腱及关节等部位，将皮肤浅感觉（痛觉、温觉和触觉）以及肌、腱和关节的深感觉（运动觉和位置觉）信息传入中枢。② 内脏感觉纤维：亦来自脊神经节中的假单极神经元，其中枢突构成后根进入脊髓，周围突分布于内脏、心血管和腺体的感受器，将这些结构的感觉冲动传入中枢。③ 躯体运动纤维：来自于脊髓灰质前角的运动神经元的轴突，构成前根，分布于躯干和肢体的骨骼肌，支配其随意运动。④ 内脏运动纤维：发自胸髓 12 个节段和腰髓第 1~3 节段的中间外侧核（交感神经核）以及骶髓 2~4 节段的骶副交感核的纤维，构成前根，经内脏运动神经节交换神经元后，分布于内脏、心血管和腺体的效应器，支配心肌和平滑肌的运动，控制腺体的分泌活动。

分支分布 脊神经的前根和后根在椎间孔处合为脊神经干后，立即分为 4 支：前支、后支、交通支和脊膜支。

前支 脊神经干发出的最粗大分支，神经纤维的含量多，分布范围广，主要分布于躯干前外侧部和四肢的肌和皮肤。胸神经前支仍然保持节段行走和分布的特点，其余各部脊神经前支先相互交织成脊神经丛，即颈丛、臂丛、腰丛和骶丛，由这些脊神经丛发出神经分布于身体的效应器和感受器。

后支 脊神经干发出的一系列向躯干背面走行的细小分支，具有明显的节段性分布的特点，经相邻椎骨横突之间或骶后孔向后走行，分布于项、背、腰、骶和臀部的深层肌或皮肤。腰神经后支分为内侧支和外侧支，其内侧支细小，经横突下方向后，分布于腰椎棘突附近的短肌与长肌。腰椎骨质增生的患者，可因横突附近软组织骨化，压迫这些小细支而引起腰痛。某些脊神经后支形成较粗大的神经干，分布范围较大。第 1 颈神经后支又称枕下神经，直径粗大，在寰椎后弓上方与椎动脉下方之间穿行，支配寰枕肌。第 2 颈神经后支称枕大神经，穿斜方肌肌腱到达皮下，分布于枕、项部皮肤。第 3 颈神经后支的内侧支称第 3 枕神经，亦穿斜方肌至皮下，分布于枕部下方皮肤。第 1~3 腰神经后支的外侧支较粗大，分布于臀上部的皮肤，称臀上皮神经。第 1~3 骶神经后支的皮支分布于臀中区的皮肤，称臀中皮神经。

交通支 连于脊神经与交感干之间的细支，分为两类：① 白交通支：自脊神经连于交感干，由源于脊髓灰质中间外侧核的有髓节前神经纤维构成。② 灰交通支：自交感干连于脊神经，由交感干内神经元发出的无髓鞘的节后神经纤维组成（见交感神经）。

脊膜支 脊神经出椎间孔后发出的一条返回椎管的细支。该支在椎管内分为横支、升支和降支，分布于脊髓被膜、血管壁、骨膜、韧带和椎间盘等处。每条脊膜支尚接受来自邻近灰交通支或胸交感神经节的分支。上3对颈神经脊膜支的升支较大，可至颅后窝，分布于硬脑膜。

功能与临床　在颈部，椎间盘容易发生慢性萎缩，引起椎骨间的间隙变窄，椎间孔相应缩小，和（或）椎体骨质增生压迫和刺激脊髓或颈神经，导致受累颈神经所分布区域疼痛和所支配肌肉的肌力减弱。在腰部，易发生椎间盘的纤维环破裂，髓核突出压迫腰神经，引起腰腿痛，以及受压神经分布区域感觉减退或消失及所支配肌肉的肌力减弱。

（刘仁刚）

jǐngcóng

颈丛（cervical plexus）　第1~4颈神经前支交织而成的脊神经丛。位于胸锁乳突肌上部的深面，分布于颈深肌、膈及头、颈、胸部的皮肤。

分支分布　颈丛的分支可分为浅支和深支。

浅支　含枕小神经、耳大神经、颈横神经及锁骨上神经，均为皮支，由胸锁乳突肌后缘的中点附近浅出，向各处散开分布于头颈部及胸上部的皮肤。①枕小神经：由第1和第2颈神经前支的纤维组成，在胸锁乳突肌后缘中点附近浅出，沿该肌后缘上行，近头部处，越过胸锁乳突肌止点后部的表面，分布于耳郭后面、乳突部及枕外侧区的皮肤，并与耳大神经、枕大神经及面神经的耳后支相交通。②耳大神经：由第2和第3颈神经前支的纤维组成，在胸锁乳突肌后缘中点附近浅出，沿胸锁乳突肌表面行向内上，达腮腺时分为前中后3支。前支分布至被覆于腮腺及咬肌下部的皮肤，并有分支至腮腺内与面神经的颈支相交通；中支分布于耳郭后面下部的皮肤；后支分布于乳突部的皮肤，并与枕小神经的分支及面神经的耳后支相交通。由于耳大神经位置表浅，附近没有重要结构，是临床神经干移植的理想供体。③颈横神经：由第2和第3颈神经前支的纤维组成，从胸锁乳突肌后缘中点附近浅出，绕该肌后缘至其表面横向前内侧，经颈外静脉深面前行至该肌前缘，发数条分支分布于颈前区的皮肤，其上部的分支与面神经的颈支连接成袢。④锁骨上神经：由第3和第4颈神经前支的纤维组成，在胸锁乳突肌后缘中点处向后下方穿出，行于深筋膜及颈阔肌深面，在锁骨上方穿深筋膜及颈阔肌至皮下。锁骨上神经可分为内侧中间和外侧3组分支。内侧支较细小，越过锁骨内侧浅面，分布于胸骨柄上部的皮肤及胸锁关节。中间支越过锁骨前面，分布于被覆胸大肌及三角肌上部的皮肤，有分支至肩锁关节，并与上位肋间神经的皮支有交通。外侧支越过斜方肌外侧面及肩峰，分布于肩后部及上部的皮肤（图）。

深支　分为肌支以及与其他神经的交通支。

肌支　许多细小肌支分布至颈深肌，如头前直肌、头外侧直肌、头长肌、颈长肌、斜角肌及肩胛提肌。其中膈神经走行距离长，分布至膈肌。

交通支　①与舌下神经的交通支：来自第1颈神经前支的纤维交通支与舌下神经相汇，部分纤维加入舌下神经分布于颏舌肌和甲状舌骨肌；其余纤维与舌下神经伴行，在舌下神经绕过颈外动脉时，离开舌下神经形成舌下神经降支即颈袢上根，下行于颈动脉鞘表面或鞘内。第2和第3

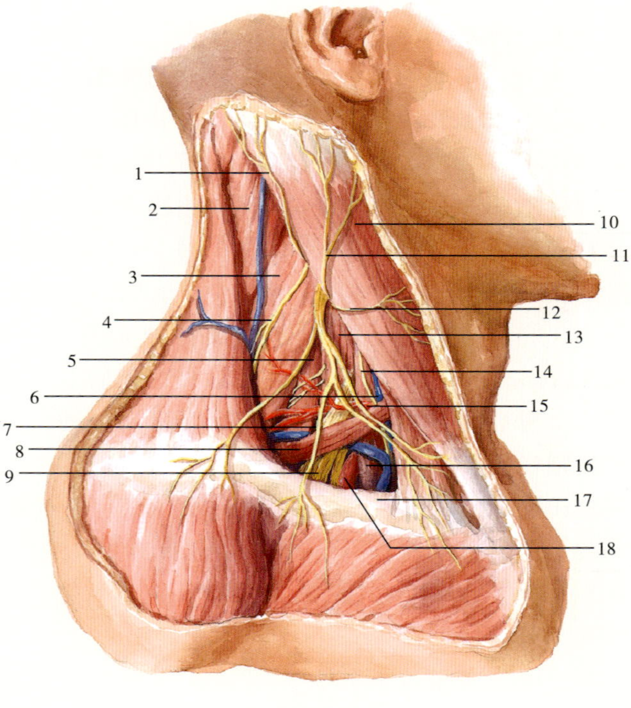

图　颈部浅层神经

1.枕小神经　2.头夹肌　3.肩胛提肌　4.副神经　5.后斜角肌　6.颈内静脉　7.锁骨上神经　8.肩胛舌骨肌　9.臂丛　10.胸锁乳突肌　11.耳大神经　12.颈横神经　13.中斜角肌　14.膈神经　15.颈横动脉和静脉　16.前斜角肌　17.锁骨　18.锁骨下动脉

颈神经前支的部分纤维下行合成颈神经下支即颈袢下根。颈袢上下两根于环状软骨水平汇合形成颈袢，发支支配肩胛舌骨肌、胸骨舌骨肌和胸骨甲状肌。② 与副神经的交通支：起自第 2 颈神经的分支抵达胸锁乳突肌时，加入副神经；起自第 3 和第 4 颈神经的分支经胸锁乳突肌的深面，在副神经之下，行向外下方，至斜方肌深面汇入副神经。③ 与其他神经的交通支：颈丛还与迷走神经及交感干之间有交通支。

功能与临床　浅支的浅出部位，即胸锁乳突肌后缘的中点，称为神经点，是颈部浅层结构浸润麻醉的阻滞点。

（刘仁刚）

géshénjīng

膈神经（phrenic nerve）　支配膈肌并分布于心包、胸膜及膈等处的颈丛分支。经颈、胸到达腹上部，含有大量运动纤维和少量感觉纤维，与交感神经节之间有交通支。

起自第 4 颈神经前支，有第 3 及第 5 颈神经前支的纤维加入，发起后先在前斜角肌上端外侧，继沿该肌前面下降至肌的内侧，于锁骨下动脉及静脉之间经胸廓上口入胸腔。入胸后与心包膈血管伴行，经肺根前方，在纵隔胸膜及心包之间下行达膈。沿途发出分支至心包及胸膜。在颈根部与交感神经及颈袢有交通支。分布于膈的分支可分为前支、前外侧支及后支。运动纤维支配膈肌的运动，感觉纤维分布至心包、胸膜及膈下面的部分腹膜。右膈神经的感觉纤维还分布到肝、胆囊及肝外胆道的浆膜。副膈神经，中国人出现率 48%，一支的占 82.4%。多发自第 4 和第 5 颈神经，也可起自第 6 颈神经，先在膈神经外侧下行，于锁骨下静脉上方或下方加入膈神经（图）。

膈神经损伤后引起同侧膈肌瘫痪，表现为腹式呼吸减弱或消失，严重者可有窒息感。膈神经受到刺激时可发生呃逆。右膈神经有分支分布于肝及胆囊，膈神经和分布于肩部的锁骨上神经有共同的起源，因此肝及胆囊的疾病可引起右肩的牵涉性痛。

（刘仁刚）

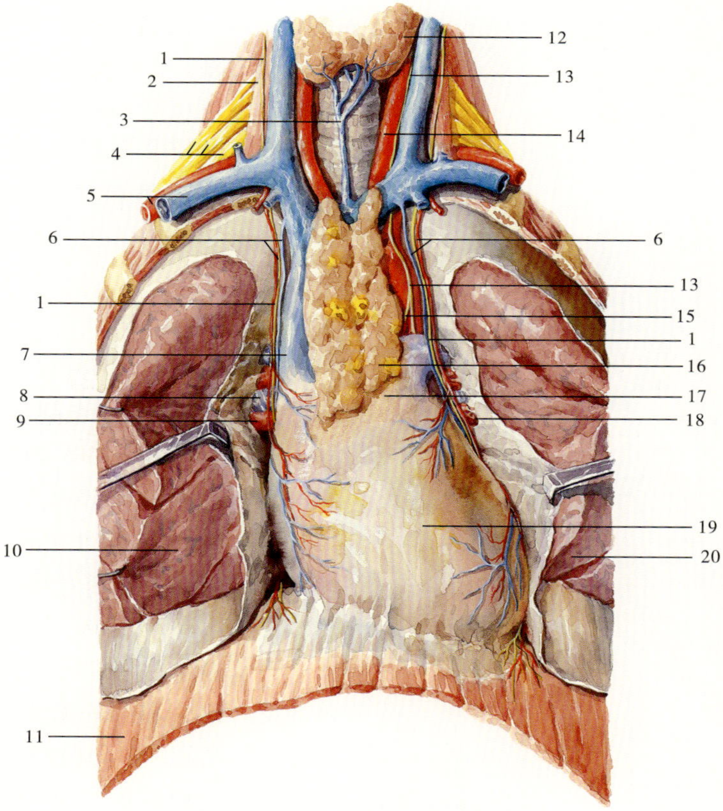

图　上纵隔器官和心包

1.膈神经　2.前斜角肌　3.甲状腺下静脉　4.臂丛　5.锁骨下动脉和静脉　6.心包膈动脉和静脉　7.上腔静脉　8.右主支气管　9.右肺静脉　10.右肺　11.膈　12.甲状腺　13.迷走神经　14.颈总动脉　15.喉返神经　16.胸腺　17.肺动脉　18.左肺静脉　19.心包　20.左肺

bìcóng

臂丛（brachial plexus）　第 5～8 颈神经前支和第 1 胸神经前支大部分纤维反复交织而成的脊神经丛。斜行于颈根部和腋窝大血管周围，分布于上肢带及上肢。

走行和毗邻　组成臂丛的 5 条神经根，先经斜角肌间隙向外侧穿出，行于锁骨下动脉后上方，再经锁骨后方进入腋窝。组成臂丛的 5 条神经根在其行程过程中有规律地反复编织，先后形成干、股、束。在中斜角肌外侧缘，第 5 与第 6 颈神经前支合成上干；第 7 颈神经前支单独形成中干；第 8 颈神经前支与第 1 胸神经前支在前斜角肌后方合成下干。在向外下行于锁骨后方时，每个神经干又分为前股和后股。进入腋窝时，上干和中干的前股合成外侧束，下干的前股形成内侧束，3 个神经干的后股合成后束。3 个神经束分别位于腋动脉的内侧、外侧和后方，包绕着腋动脉（图）。

分支分布　分为臂丛锁骨上

分支和臂丛锁骨下分支。锁骨上分支是臂丛在颈根部锁骨以上发出的分支，多为短的肌支。臂丛锁骨下分支是在锁骨以下腋窝部发出的分支，多为长支，分别发自臂丛的3个束。锁骨上分支分布于颈深肌群、背部浅层肌（斜方肌除外）、部分胸上肢肌及上肢带肌。锁骨下分支分布范围广泛，包括肩部、胸部、腰部、臂部、前臂部和手部的肌、关节与皮肤。

变异 臂丛的干、股、束在组成和编排上与上述不同者即为变异。臂丛的变异率达16.2%。

功能与临床 臂丛损伤多为外伤引起。当外力导致头颈与肩过度分开时，可使臂丛上干受损，致使三角肌、肱二头肌、肱肌和喙肱肌瘫痪，有时也累及冈上肌、冈下肌和旋后肌。表现为上肢下垂旋内、不能外展；前臂屈肘和旋后困难，呈伸直旋前位；前臂和手的桡侧以及三角肌区的皮肤感觉障碍。臀位产或使用产钳助产不当时，新生儿头颈受到过分牵拉也可使臂丛上干受损。当上肢外展受到猛力牵拉时，可能伤及臂丛下部的神经，多为第1胸神经，有时累及第8颈神经的纤维，主要是屈腕肌和手肌瘫痪，表现为爪形手和前臂及手的尺侧区感觉障碍，如伤及第1胸神经的白交通支则将产生霍纳（Horner）综合征。阻滞麻醉有两条路径：①锁骨上径路：在锁骨中点上方因臂丛较集中且位置浅表，可在此施行臂丛阻滞。进针注意不要刺破胸膜顶及锁骨下动脉。②腋径路：上肢外展、外旋与躯干成直角时，因在腋动脉第2段臂丛分束包绕腋动脉，此时臂丛和腋动脉被拉紧而固定，可在胸大肌止点下方针刺注入麻醉药，药物注入腋鞘内，达到麻醉上肢的作用。

（刘仁刚）

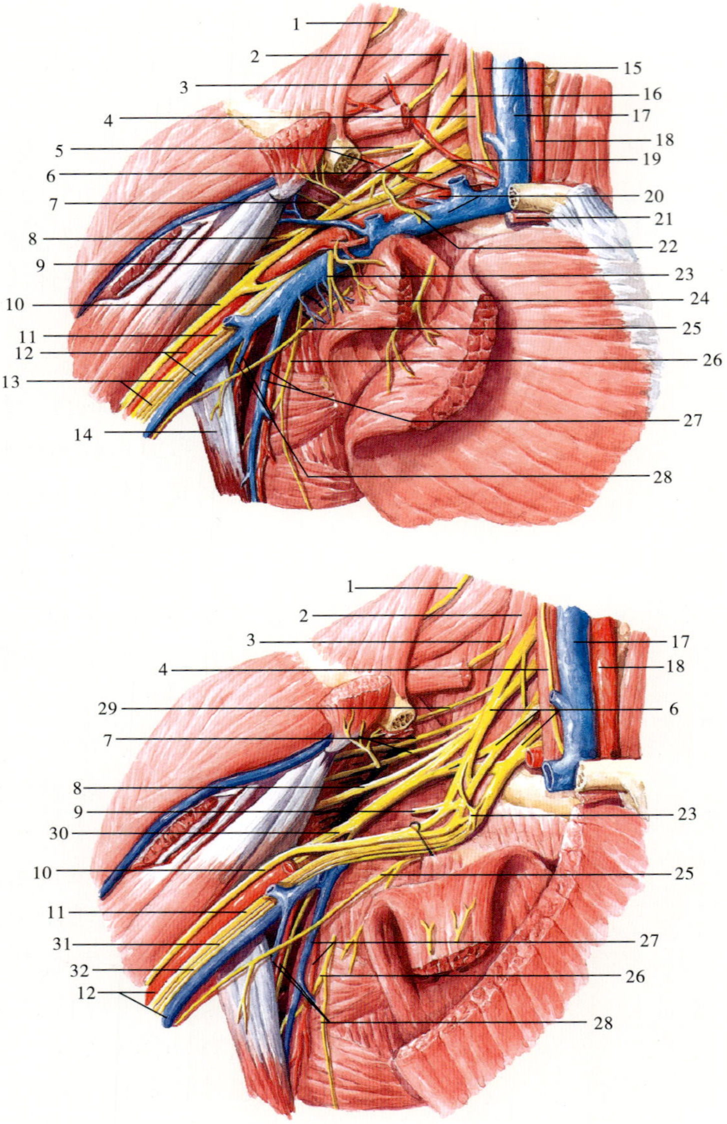

图　腋窝的神经及其毗邻

1.副神经　2.中斜角肌　3.肩胛背神经　4.膈神经　5.肩胛上动脉和神经　6.臂丛干　7.肩胛下神经　8.腋神经　9.肌皮神经　10.正中神经　11.尺神经　12.肱动脉和静脉　13.前臂和臂内侧皮神经　14.背阔肌　15.前斜角肌　16.臂丛根　17.颈内静脉　18.颈总动脉　19.颈横动脉　20.锁骨下动脉和静脉　21.锁骨下肌　22.胸外侧神经　23.胸内侧神经　24.胸小肌　25.肋间臂神经　26.胸长神经　27.胸外侧动脉和静脉　28.胸背动脉和静脉　29.肩胛上神经　30.桡神经　31.前臂内侧神经　32.臂内侧皮神经

bìcóng suǒgǔ shàng fēnzhī

臂丛锁骨上分支（supraclavicular branches of brachial plexus）

臂丛于锁骨上方未形成神经束之前各级神经干发出的分支。包括胸长神经、肩胛背神经和肩胛上神经。

胸长神经：起自第5~7颈神经前支。第5和第6颈神经前支的纤维，穿经中斜角肌时相汇合，第7颈神经前支的纤维经中斜角肌前面，至前斜角肌上部与其合为胸长神经。该神经下行经臂丛及腋动脉第一段的后面下降入腋窝，沿胸侧壁前锯肌表面伴随胸外侧动脉下行（见臂丛图），分支分布于前锯肌和乳房。肩挑重担或颈外侧区受重力打击时易损伤胸长神经，导致前锯肌瘫痪，患侧上肢不能高举过头，肩胛骨内侧缘翘起，呈翼状肩。

肩胛背神经：主要起自第5颈神经前支，有第4颈神经前支发出的小支加入，向后下穿中斜角肌，至肩胛提肌前缘，经该肌和菱形肌深面，沿肩胛骨内侧缘伴肩胛背动脉下行，分布至大菱形肌、小菱形肌和肩胛提肌。

肩胛上神经：起自臂丛上干，由第5和第6颈神经前支的纤维组成。在中斜角肌表面向外行，经肩胛切迹进入冈上窝，继而伴肩胛上动脉绕肩胛冈外侧缘转入冈下窝。在冈上窝发出分支支配冈上肌，并分布于肩关节和肩锁关节；在冈下窝发支支配冈下肌。有时该神经发出肩峰下皮神经与胸肩峰动脉的肩峰支伴行，分布于三角肌区的上1/3皮肤。该神经在肩胛切迹处易受损伤，表现为冈上肌和冈下肌无力，肩关节疼痛等症状。

臂丛的锁骨上部尚接受来自于颈上神经节和颈下神经节的灰交通支，第5和第6颈神经前支有纤维加入膈神经。

（刘仁刚）

bìcóng suǒgǔ xià fēnzhī

臂丛锁骨下分支（infraclavicular branches of brachial plexus）

在腋窝内由臂丛内侧束、外侧束和后束发出的分支。包括肩胛下神经、胸内侧神经、胸外侧神经、胸背神经、臂内侧皮神经、前臂内侧皮神经、肌皮神经、正中神经、尺神经、桡神经和腋神经等（见臂丛图）。

肩胛下神经　发自臂丛后束，含有第5和第6颈神经前支的纤维，分为上支和下支。上支位于腋窝上后部，下降分布于肩胛下肌上部。下支在肩胛下肌前面下行至其下缘，经肩胛下动脉后方进入并支配大圆肌。下支还发出分支支配肩胛下肌下部。

胸内侧神经　发自臂丛内侧束，含有第8颈神经前支和第1胸神经前支的纤维，穿过腋动脉和腋静脉之间弯曲前行，在腋动脉第一段前方与胸外侧神经的分支汇合，从深面进入并支配胸小肌，尚有分支穿胸小肌或绕其下缘而至胸大肌。

胸外侧神经　发自臂丛外侧束，含有第5~7颈神经前支的纤维，向内斜越腋动脉和腋静脉前面，穿锁胸筋膜，至胸大肌深面并支配该肌。其在走行中还发分支与胸内侧神经在腋动脉第一段的前方汇合，发出分支支配胸小肌。

胸背神经　发自臂丛后束，含有第6~8颈神经前支的纤维，沿肩胛骨外侧缘向下先与肩胛下动脉、继与胸背动脉伴行，下降至背阔肌前面，进入并支配该肌。乳腺癌根治术中清除肩胛下淋巴结时，易损伤此神经。损伤后表现为上肢后伸无力。

臂内侧皮神经　由第8颈神经前支及第1胸神经前支的纤维组成，发自臂丛内侧束，先经腋动脉和腋静脉之间，后沿腋静脉内侧下行，继而沿肱动脉和贵要静脉内侧下行至臂中部穿深筋膜浅出，分布于臂内侧和前面的皮肤。其在腋窝常与第2肋间神经之间有交通。臂内侧皮神经可作为神经移植的供体。

前臂内侧皮神经　由第8颈神经前支及第1胸神经前支的纤维组成，发自臂丛内侧束，较臂内侧皮神经粗，初行于腋动脉、腋静脉之间，继沿肱动脉内侧下行，于臂的中下1/3处穿深筋膜浅出与贵要静脉伴行。其在前臂分为前、后两支。前支又称掌侧支，远端下行可达腕部，分支分布于前臂前面内侧的皮肤，与尺神经掌支之间有交通支。后支又称尺侧支，斜向后下经肱骨内上髁前面，在前臂浅层屈肌起始部的前面下降，分支分布于前臂后内侧部的皮肤。后支与臂内侧皮神经、前臂后皮神经及尺神经手背支之间可有交通支。前臂内侧皮神经可作为神经移植的供体。

（刘仁刚）

jīpíshénjīng

肌皮神经（musculocutaneous nerve）

臂丛外侧束发出的分支，支配肱二头肌、喙肱肌和肱肌，并分布于前臂外侧的皮肤。

由第5~7颈神经前支的纤维组成，有时可有第4颈神经前支的纤维加入。肌皮神经于胸小肌下缘处发自臂丛外侧束（见臂丛图），起始位于腋动脉和正中神经外侧，向外下斜穿喙肱肌，至肱二头肌和肱肌之间行向下外，在肘关节稍上方，肱二头肌腱的外侧穿出深筋膜至皮下（见正中神经图1），于前臂外侧下行，称为前臂外侧皮神经。肌皮神经在穿入喙肱肌之前发肌支支配该肌。于肱二头肌和肱肌之间时发支支配该二肌，还发出细小分支至肘关节和伴滋养动脉入肱骨。前臂外侧皮神经分为前、后两支。前支沿前臂前面的外侧下行，分布于前臂前面外侧的皮肤，向下可达鱼际中部的皮肤。后支较小，经肱骨外上髁前方行向后下，分布于前臂后部外侧的皮肤。

从肩胛骨喙突起经肱二头肌外侧沟到肱二头肌腱外侧的连线，可表示肌皮神经的行程。肌皮神经有时由发自臂丛外侧束的2~5

个分支组成。行程亦可不穿越喙肱肌，甚至与正中神经结合走行一段距离后再离开正中神经。而在桡神经浅支缺如时，肌皮神经可替代桡神经浅支的作用。肱骨骨折和肩关节受损时，可伴有肌皮神经的损伤，受伤后出现肱二头肌瘫痪，肱二头肌腱反射消失。此时表现为屈肘无力以及前臂外侧部皮肤感觉的丧失或减弱。

（刘仁刚）

zhèngzhōng shénjīng

正中神经（median nerve）　由臂丛内侧束和外侧束发出的内侧根及外侧根向下汇合而成的神经干。含第6~8颈神经前支及第1胸神经前支的纤维，经臂及前臂下行达手掌。

走行和毗邻　臂丛发出的内侧根和外侧根于胸小肌下缘，在腋动脉下部的前方或外侧呈锐角相交汇合成正中神经主干，向下进入肱二头肌内侧沟，起初行于肱动脉的外侧，再经肱动脉前方或后方转到动脉内侧下行至肘窝（见臂丛图）。从肘窝向下穿旋前圆肌和指浅屈肌腱弓至前臂正中下行，走行于指浅屈肌和指深屈肌之间，至腕部上方，则行于桡侧腕屈肌腱与掌长肌腱之间，此处位置表浅仅被覆皮肤和前臂筋膜，再向下经腕管至手掌（图1）。

分支分布　在臂部无分支，在肘关节上方发出至旋前圆肌的肌支，在近肘关节处旋前圆肌肌支的下方发出至桡侧腕屈肌、指浅屈肌和掌长肌的肌支。正中神经穿旋前圆肌时发出骨间前神经，与骨间前动脉伴行，在前臂骨间膜掌侧，于指深屈肌和拇长屈肌之间下行达旋前方肌的深面，分支支配拇长屈肌、旋前方肌及指深屈肌桡侧半。正中神经在屈肌支持带近侧发出正中神经掌支，经桡侧腕屈肌及掌长肌之间下行，跨过屈肌支持带的表面，穿出深筋膜分为内外两支。内侧支分布于手掌中心的皮肤，与尺神经掌支有交通支；外侧支分布于鱼际的皮肤，与桡神经浅支及前臂外侧皮神经有交通支。正中神经经屈肌支持带深面入手掌，分为3条指掌侧总神经，位于掌腱膜与掌浅弓的深面，指浅屈肌腱的表面。第1指掌侧总神经发出正中神经返支，于桡动脉掌浅支的外侧，微向近侧返回而进入鱼际肌（即拇短展肌、拇指对掌肌和拇短屈肌）并支配之。当鱼际近侧部手术时，应注意勿损伤返支，以免造成拇指对掌功能丧失。第1指掌侧总神经的末端分为3条指掌侧固有神经，外侧的2条分布于拇指的桡侧和尺侧的皮肤，并有分支分布于拇指末节背面的皮肤；内侧的1条分布于示指掌面桡侧的皮肤及示指中远节背面的皮肤，并发分支支配第1蚓状肌。第2和第3指掌侧总神经在掌指关节近侧各分为两条指掌侧固有神经，分布于示指、中指和环指相对缘的皮肤以及该3指中节和

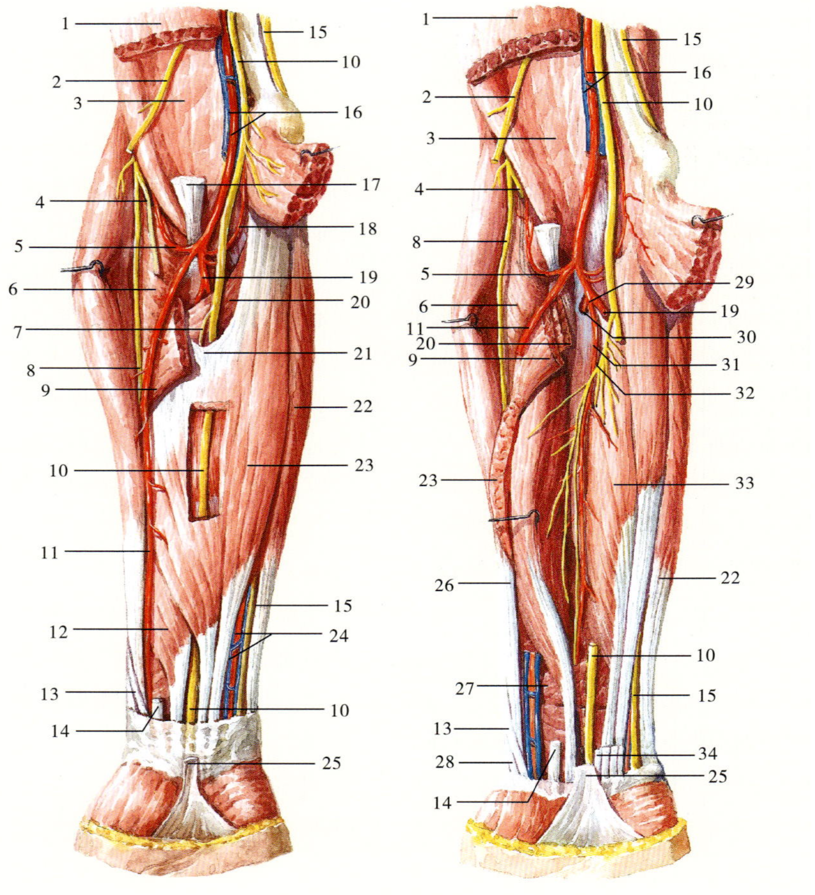

图1　前臂的神经（前面观）

1.肱二头肌　2.肌皮神经　3.肱肌　4.桡神经深支　5.桡侧返动脉　6.旋后肌　7.骨间前神经　8.桡神经浅支　9.旋前圆肌（肱头）　10.正中神经　11.桡动脉　12.拇长屈肌　13.拇长展肌腱　14.桡侧腕屈肌腱　15.尺神经　16.肱动脉和静脉　17.肱二头肌腱　18.尺侧返动脉　19.尺动脉　20.旋前圆肌（尺头）　21.指浅屈肌腱弓　22.尺侧腕屈肌　23.指浅屈肌　24.尺动脉和静脉　25.掌长肌腱　26.肱桡肌腱　27.旋前方肌　28.拇短伸肌　29.骨间总动脉　30.骨间后动脉　31.骨间前动脉　32.骨间前神经　33.指深屈肌　34.指浅屈肌腱

远节背面的皮肤。第 2 指掌侧总神经还发出分支支配第 2 蚓状肌（图 2）。

体表投影　喙肱肌内侧缘上端、肱骨内上髁与肱二头肌腱连线中点、腕远侧纹中点稍外侧三点的连线。

变异　多数中国人正中神经的内侧根和外侧根由臂丛内外侧束发出，在胸小肌下缘或其下缘上方附近，于腋动脉的前方汇合成为一个主干（占 78.3%）。有时在旋前圆肌的浅面或尺骨头深面穿过，极少数与肌皮神经交通。也有在其起始处呈单根、三根、四根或多根呈丛状者。

功能与临床　因脊髓与臂丛病变，上臂、前臂、腕、手掌的创伤都可伤及正中神经。正中神经因位居肌层深面，故多在前臂及腕部外伤时受到损伤。正中神经在穿过旋前圆肌和指浅屈肌腱弓处受压损伤后出现旋前肌综合征。表现为前臂不能旋前，屈腕及外展力弱，拇指、示指和中指不能屈曲，拇指不能对掌；由于鱼际萎缩，手掌平坦，称猿手；手掌掌心和鱼际皮肤，桡侧 3 个半手指掌侧皮肤及各该指中节、末节背侧皮肤感觉丧失或明显减弱。正中神经在腕部上方位置表浅易受伤，损伤后除无前臂旋前和屈腕屈指障碍外，其余障碍与旋前肌综合征相同。正中神经在穿经腕管处如受压迫则出现腕管综合征。其表现与腕部上方受损相似，但因其掌支在屈肌支持带上方已分出，故掌心和鱼际皮肤感觉无障碍。

（刘仁刚）

chǐshénjīng

尺神经（ulnar nerve）　臂丛内侧束发出的分支，由第 7 和第 8 颈神经前支及第 1 胸神经前支的纤维组成，经臂及前臂尺侧达手部。

走行和毗邻　自臂丛内侧束发出，于腋动脉和腋静脉之间的后方下行，至肱二头肌内侧沟伴行于肱动脉内侧（见臂丛图），在臂中部穿过内侧肌间隔至臂后区，下行于肱骨内上髁后方的尺神经沟内。由此向前穿过尺侧腕屈肌起点至前臂前面，在尺侧腕屈肌和指浅屈肌之间，伴行于尺动脉内侧达腕部，经豌豆骨桡侧，在屈肌支持带浅面、掌腱膜深面进入手掌（图）。

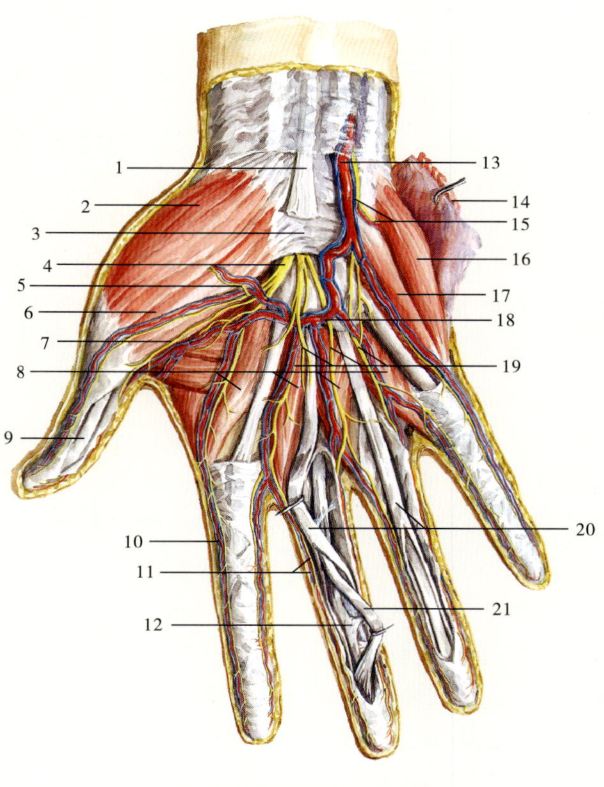

图 2　手掌侧的神经及血管

1.掌长肌腱　2.拇短展肌　3.屈肌支持带　4.指掌侧总神经　5.正中神经返支　6.拇短屈肌　7.指掌侧固有神经　8.蚓状肌　9.拇长屈肌腱　10.示指桡掌侧固有动脉　11.指掌侧固有动脉和静脉及神经　12.腱纽　13.尺动脉　14.掌短肌　15.尺神经和动脉深支　16.小指展肌　17.小指短屈肌　18.掌浅弓　19.指掌侧总动脉和神经　20.指浅屈肌腱　21.指深屈肌腱

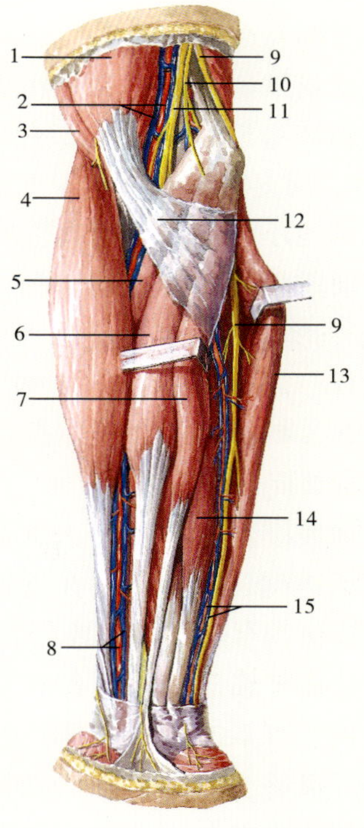

图　前臂的神经（前面观）

1.肱二头肌　2.肱动脉和静脉　3.肱肌　4.肱桡肌　5.旋前圆肌　6.桡侧腕屈肌　7.掌长肌　8.桡动脉和静脉　9.尺神经　10.前臂内侧皮神经　11.正中神经　12.肱二头肌腱膜　13.尺侧腕屈肌　14.指浅屈肌　15.尺动脉和静脉

分支分布　在臂部无分支。经肘关节时，发支至肘关节。在前臂上部发肌支支配尺侧腕屈肌和指深屈肌尺侧半。于前臂中部发出尺神经掌支，在尺动脉表面下降，在腕关节上方穿至皮下，分布于手掌内侧1/3皮肤（小鱼际皮肤），并与前臂内侧皮神经及正中神经的掌侧皮支有交通支。约在腕关节上方5cm处分出尺神经手背支，向下行，经尺侧腕屈肌深面转至腕背和手背，分为3条指背神经，管理手背尺侧半及尺侧两个半手指近节、一个半手指中节和末节背面皮肤的感觉（见桡神经图2）。手背支与臂内侧皮神经及桡神经的浅支有交通支。在豌豆骨桡侧，屈肌支持带浅面分出浅支和深支。浅支发分支至掌短肌后分为两支，一支为指掌侧固有神经至小指尺侧缘；另一支为指掌侧总神经，其又分为2支指掌侧固有神经至小指桡侧缘和环指尺侧缘（见正中神经图2）。深支随尺动脉掌深支经小指展肌与小指短屈肌之间并穿过小指对掌肌至深部，在掌深弓近侧成弓形，沿途发支支配上述3肌之外，尚分支支配第3和第4蚓状肌、拇收肌、拇短屈肌深头及全部骨间肌。

体表投影　在臂部为腋窝顶至肘后内侧沟的连线，在前臂为肘后内侧沟至豌豆骨桡侧的连线。

功能与临床　尺神经在肘部肱骨内上髁后方尺神经沟内位置表浅，极易受损。另外两处易受损部位在尺侧腕屈肌起点处和豌豆骨外侧。前两个部位主要伤及尺神经主干，运动障碍表现为屈腕力弱；环指和小指末节不能屈，不能屈掌指关节和伸指间关节（掌指关节伸位，指间关节屈位）；拇指不能内收，第2~5指的内收与外展运动丧失。感觉障碍为手掌和手背二者的内侧缘（尤其是小鱼际和小指）感觉丧失。由于肌肉萎缩使小鱼际平坦，掌骨间呈现深沟，由于蚓状肌和骨间肌的瘫痪而表现为爪形手。若在豌豆骨处受损，由于手的感觉支已经发出，所以手的皮肤感觉不受影响，主要表现为骨间肌的运动障碍。

（刘仁刚）

ráoshénjīng

桡神经（radial nerve）

臂丛后束发出的分支，由第5~8颈神经前支及第1胸神经前支的纤维组成，经臂后及前臂后达手背。

走行和毗邻　臂丛后束最粗大的分支（见臂丛图），在腋窝内位于腋动脉后方，肩胛下肌前面，经腋窝底至臂部，与肱深动脉伴行，经肱三头肌长头与内侧头之间到臂后，继而进入肱骨肌管，沿桡神经沟紧贴肱骨中段后面行向外下，在肱骨外上髁上方，穿臂外侧肌间隔至肘窝位于肱肌与肱桡肌之间，在此处分为深支和浅支两终末支（图1）。

分支分布　在腋窝内发出至肱三头肌长头的肌支，在肱骨肌管内发出至肱三头肌内侧头、外侧头和肘肌的肌支，在肘窝处发出至肱桡肌和桡侧腕长伸肌的肌支。臂后皮神经由腋窝发出后，绕肱三头肌长头下行穿深筋膜至臂的后内侧，分布于臂后区的皮肤。臂外侧下皮神经在肱骨肌管内发出，由三角肌止点远侧浅出，分布于臂下外侧部的皮肤。前臂后皮神经也由肱骨肌管内发出，自臂中份外侧浅出下行至前臂后面达腕部，沿途分支分布于前臂后面皮肤。桡神经浅支由桡神经穿外侧肌间隔到达臂前面肱肌与肱桡肌之间时分出，向下伴桡动脉于肱桡肌内侧下行（见正中神经图1），在前臂中下1/3处转向背侧，经肱桡肌深面，至肱桡肌和桡侧腕长伸肌之间穿前臂筋膜至手背，分支分布于手背桡侧半以及拇指、示指和中指桡侧半近节背面的皮肤，桡侧的分支与前臂外侧皮神经有交通支，尺侧的分支与尺神经手背支有交通支。桡神经深支，又称骨间后神经，于肘窝肱桡肌深面分出后穿旋后肌，绕桡骨外侧至背侧，行于前臂伸肌浅、深层之间，至前臂下部则行于拇长伸肌深面，沿骨间膜背面下行达腕背，沿途发分支分布于前臂伸肌群（见前臂肌）、桡尺远侧关节、桡腕关节和掌骨间关节（图2）。

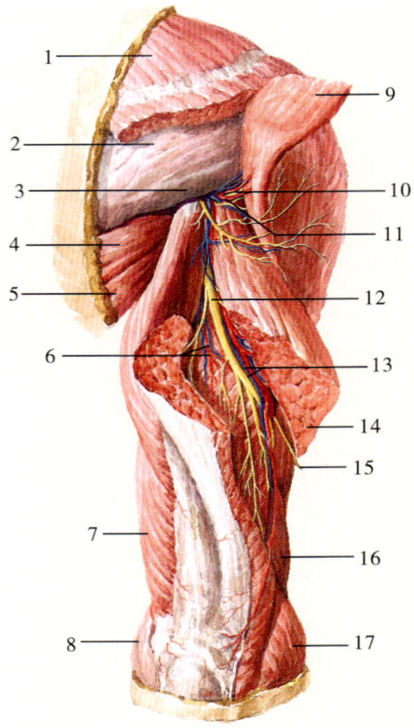

图1　臂部的神经（后面观）

1.斜方肌　2.冈下肌　3.小圆肌　4.大圆肌　5.背阔肌　6.中副动脉和静脉　7.肱三头肌内侧头　8.尺侧腕屈肌　9.三角肌　10.腋神经　11.旋肱后动脉　12.桡神经　13.肱深动脉和静脉　14.肱三头肌外侧头　15.前臂后皮神经　16.肱桡肌　17.桡侧腕长伸肌

体表投影　在臂部为腋后襞

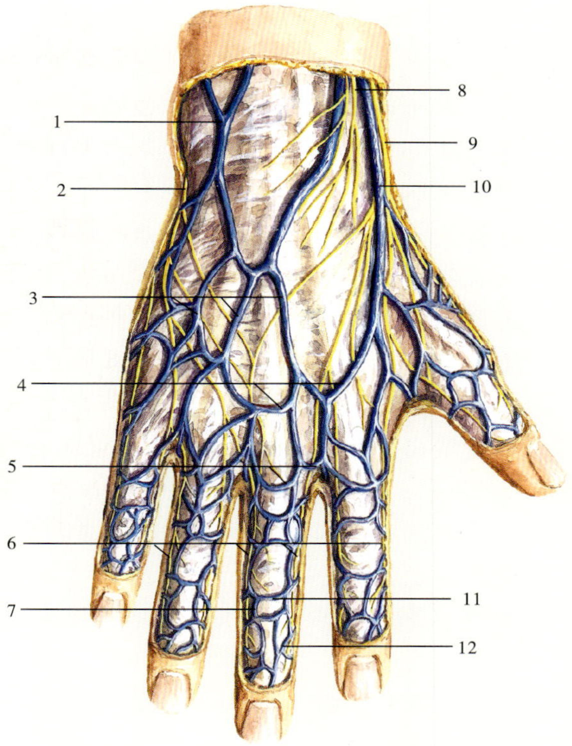

图2 手背的神经及其毗邻结构

1.贵要静脉 2.尺神经手背支 3.手背静脉网 4.掌背静脉 5.掌骨头间静脉 6.指背神经 7.指尺侧静脉 8.前臂外侧皮神经 9.桡神经浅支 10.头静脉 11.指静脉弓 12.指桡侧静脉

与臂的相交处至肱骨外上髁的连线。在前臂，肱骨外上髁至桡骨茎突的连线为桡神经浅支的体表投影；肱骨外上髁至前臂背面中线上的中、下1/3交点处的连线为桡神经深支的体表投影。

变异 桡神经大多数起自于臂丛后束，也有起自于后束及内侧束以及其他类型的。桡神经的分支也有一些变异。

功能与临床 当肱骨中部或中下1/3交界处骨折时，易伤及桡神经。表现为不能伸腕和伸指，前臂不能旋后，前臂背面及手背面桡侧半皮肤感觉障碍。由于伸肌瘫痪和重力作用，抬前臂时呈垂腕状。桡骨颈骨折时，可损伤桡神经深支，出现伸腕无力，不能伸指等症状。

（刘仁刚）

yèshénjīng

腋神经（axillary nerve） 臂丛后束发出的分支，含有第5和第6颈神经前支的纤维，支配三角肌、小圆肌及肩部、臂外侧区上部的皮肤。

自臂丛后束发出（见臂丛图），在腋动脉的后方、桡神经外侧向下，于肩胛下肌下缘处与旋肱后动脉伴行，向后穿四边孔，绕肱骨外科颈至三角肌深面（见桡神经图1）。在三角肌深面，腋神经分为上下两支。上支在腋神经绕肱骨外科颈至三角肌深面时发出分支支配三角肌，其中的皮支穿过三角肌，分布于三角肌表面的皮肤，管理其感觉。下支绕过三角肌后缘，穿深筋膜至皮下即形成臂外侧上皮神经，分布于三角肌后下部及臂外侧上部的皮肤，管理其感觉。此外，下支在绕三角肌后缘时还发肌支至三角肌后部和小圆肌并支配之。肱骨外科颈骨折，肩关节脱位或使用腋杖不当所致的压迫都有可能损伤腋神经，导致三角肌瘫痪和萎缩，表现为臂外展障碍、肩部和臂外侧上部皮肤感觉减弱等。由于三角肌萎缩，肩部失去圆隆外观形成方肩。

（刘仁刚）

xiōngshénjīng

胸神经（thoracic nerves） 连于脊髓胸段的脊神经。共12对，为混合性神经。胸神经经同序数椎骨下方的椎间孔出椎管，即分为前支、后支、脊膜支和交通支。①前支：有12对。第1胸神经前支分为大支和小支，大支参与组成臂丛；小支与第2～11对胸神经前支，走行于相应的肋间，称肋间神经；第12胸神经前支大部分纤维行于第12肋下方，称肋下神经，小部分纤维参与组成腰丛。②后支：走向背侧，分布于背部、腰部的深层肌和皮肤。③脊膜支：是一条返回椎管的细支，分布于脊髓被膜、血管壁、骨膜、韧带和椎间盘等处。④交通支：为连于脊神经与交感干之间的细支。

走行和毗邻 上6对肋间神经分布于胸壁，下5对肋间神经及肋下神经分布于胸壁及腹壁。上6对肋间神经在相应肋间隙内，行于肋间血管的下方。在胸廓后部，向外行于胸膜与肋间内膜之间；转向外侧部时，向前穿行于肋间最内肌与肋间内肌之间；至前部向内行走，至胸骨旁向前穿肋间内肌、肋间外膜、胸大肌及其筋膜达皮下。下5对肋间神经在后部的走行与上6对相似；在外侧部，穿经于腹横肌肌齿之间至其浅面，向内行于腹横肌与腹内斜肌之间，继穿入腹直肌鞘至腹直肌深面，终末支向前穿腹直肌、腹直肌鞘前壁达皮下。肋下神经沿第 12 肋的下缘与肋下血管伴行，经腰大肌上部及胸膜下部的后面行向下外，经过腰方肌的前面与肾的后面，在腰方肌外侧缘穿腹横肌起始部的腱膜，行于腹横肌与腹内斜肌之间，向内下穿入腹直肌鞘达腹直肌前面，终末支穿腹直肌鞘前壁至皮下（图）。

分支分布　肋间神经发出肌支、外侧皮支及前皮支。①肌支：上 6 对分布于上后锯肌、肋间肌和胸横肌；下 5 对分布于肋间肌、腹横肌、腹内斜肌、腹外斜肌及腹直肌；第 9～11 对肋间神经还发支至下后锯肌和膈的肋部。②外侧皮支：沿腋中线依次浅出，上 6 对在肋角处发出，穿肋间肌及前锯肌至皮下分为前后两支，后支分布于肩胛区的皮肤，前支分布于胸外侧壁，并分出乳房外侧支至乳房；下 5 对，由上向下分别穿肋间肌、腹外斜肌浅出，也分前后两支，分布于胸下部及腹部前外侧壁的皮肤，以及背部外侧的皮肤；第 2 肋间神经的外侧皮支，其后支较大，称肋间臂神经，横过腋窝至臂内侧与臂内侧皮神经交通，分布于臂后内侧区皮肤。③前皮支：沿胸骨旁或穿腹直肌鞘前壁浅出，分布于胸前部及腹前部的皮肤；第 2～4 肋间神经前皮支发出乳房内侧支至乳房。肋间神经还发分支分布于胸膜、肋骨骨膜、腹膜壁层及腹膜外组织。

肋下神经肌支至腹横肌、腹内斜肌、腹外斜肌、腰方肌、腹直肌及锥状肌；外侧皮支在髂嵴上方穿腹外斜肌浅出，下行分布于臀前部大转子处的皮肤；前皮支分布于脐至耻骨联合之间的中部皮肤。肋下神经也有分支分布于腹膜壁层及腹膜外组织。

功能与临床　胸神经前支由上向下依次分布于胸壁及腹壁的皮肤，具有明显的节段性。如第 2 胸神经分布区相当于胸骨角平面，第 4 胸神经分布区相当于乳头平面，第 6 胸神经分布区相当于剑突平面，第 8 胸神经分布区相当于两侧肋弓中点连线的平面，第 10 胸神经分布区相当于脐平面，第 12 胸神经分布区相当于脐与耻骨联合连线中点的平面。临床上，可以根据皮肤感觉障碍发生的区域推断受损的胸神经；也可以在明确了具体受损的胸神经后，判断皮肤感觉障碍的分布区。

（刘仁刚）

yāocóng
腰丛（lumbar plexus）　由第 12 胸神经前支一部分和第 1～3 腰神

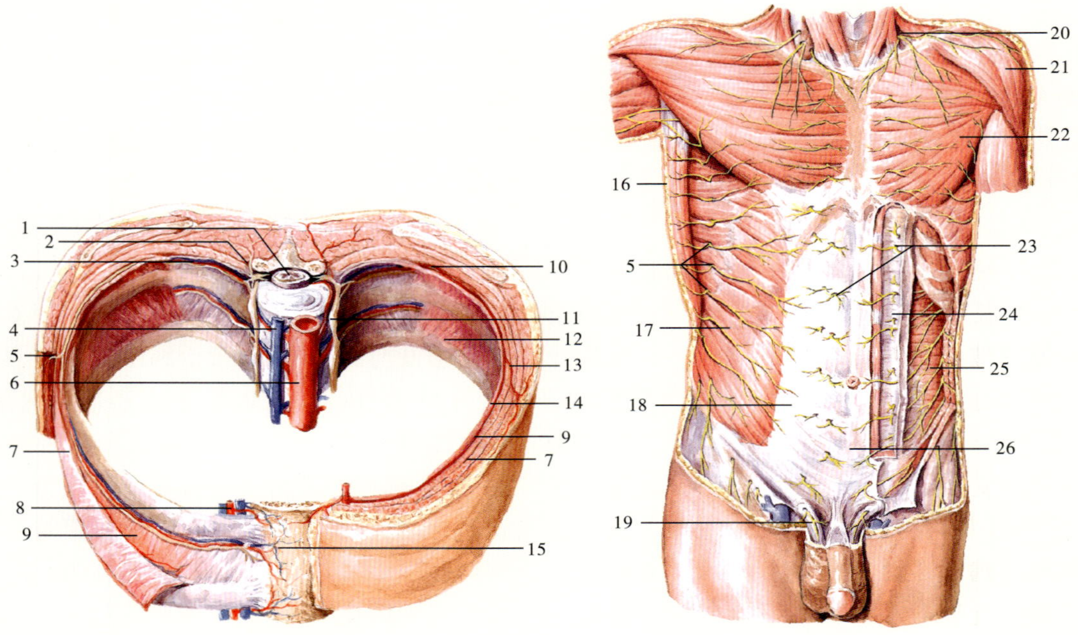

a　肋间神经及其分布　　b　胸神经前支的配布

图　胸神经的分布

1.脊髓　2.胸神经后支　3.肋间后动脉和静脉及肋间神经　4.奇静脉　5.肋间神经外侧皮支　6.胸主动脉　7.肋间外肌　8.胸廓内动脉和静脉　9.肋间内肌　10.肋间后动脉　11.胸交感干　12.肋间最内肌　13.肋间动脉外侧皮支　14.肋间动脉　15.胸骨　16.背阔肌　17.腹外斜肌　18.腹外斜肌腱膜　19.精索　20.锁骨上神经　21.三角肌　22.胸大肌　23.肋间神经前皮支　24.腹直肌鞘后层　25.腹横肌　26.白线

经前支以及第 4 腰神经前支部分纤维交织而成的脊神经丛。位于腰大肌深面，分支有髂腹下神经、髂腹股沟神经、生殖股神经、闭孔神经、股神经和股外侧皮神经等。组成腰丛的神经由同序数的椎骨下方的椎间孔出椎管，在腰大肌深面、腰椎横突的前方及腰方肌的内侧编织汇合。第 1 腰神经前支分为 3 支，前两支分别为髂腹下神经和髂腹股沟神经，第 3 支与第 2 腰神经前支的上支组成生殖股神经。第 2 腰神经前支的下支、第 3 腰神经前支及第 4 腰神经前支的大部，都分为较小的前股和较大的后股。前股汇合成闭孔神经；后股合成股神经；在第 2 和第 3 腰神经前支的后股中，有部分纤维汇合成股外侧皮神经。腰丛主要分布于腹股沟区、大腿前部和内侧部的肌及皮肤，还发出数条小肌支至髂腰肌和腰方肌（图）。

（刘仁刚）

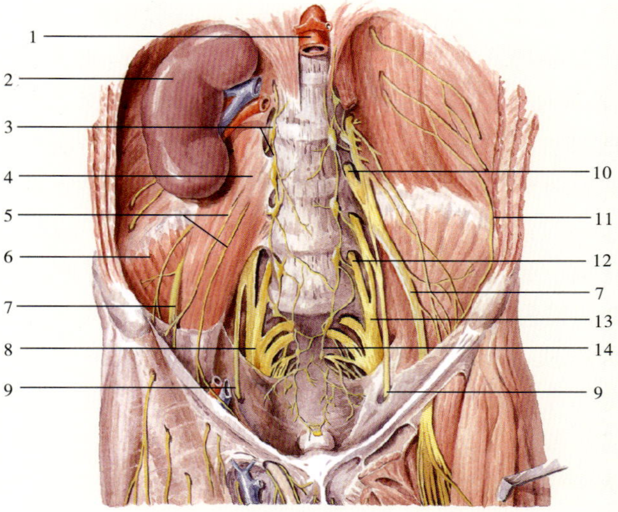

图　腰丛和骶丛

1.腹主动脉　2.右肾　3.腰交感神经节及干　4.腰大肌　5.生殖股神经　6.髂肌　7.股神经　8.骶丛　9.闭孔神经　10.第3腰神经　11.髂腹股沟神经　12.第5腰神经　13.腰骶干　14.骶交感干

qià-fù xià shénjīng

髂腹下神经（iliohypogastric nerve）

腰丛发出分布于腹前外侧壁下部的神经，由第 1 腰神经前支及第 12 胸神经前支的纤维组成。自腰丛发出后，经腰大肌外侧缘的上部穿出，于肾的后面与腰方肌前面行向外下方，在髂嵴后份上方，穿腹横肌腱膜行于腹横肌与腹内斜肌之间，在髂嵴中份上方分为前皮支（腹下支）及外侧皮支（髂支）。前皮支，行向前下方，在髂前上棘内侧约 2cm 处，穿腹内斜肌行于腹内斜肌与腹外斜肌腱膜之间，在腹股沟管皮下环上方约 3cm 处穿腹外斜肌腱膜至皮下。分支支配所穿经的腹壁肌，并分布于腹股沟区及下腹部的皮肤。外侧皮支，向下分别穿经腹内斜肌和腹外斜肌下降至皮下，分布于臀外侧部的皮肤。

（刘仁刚）

qià-fùgǔgōu shénjīng

髂腹股沟神经（ilioinguinal nerve）

腰丛的小分支。在髂腹下神经下方并与之平行，分布于腹壁下部肌，并随精索经腹股沟管浅环穿出，分布于腹股沟区和阴囊（阴唇）皮肤。髂腹股沟神经起自第 1 腰神经前支，在髂腹下神经下方穿出腰大肌外侧缘，于肾的后面和腰方肌前面行向外下，继沿髂肌前面前行，近髂嵴前端穿腹横肌，至腹横肌与腹内斜肌之间前行进入腹股沟管，伴行于精索或子宫圆韧带外下方，从腹股沟管皮下环穿出。分支支配所经过的腹壁肌，皮支分布于大腿内侧上部的皮肤、阴茎根部及阴囊或阴唇的皮肤。至阴囊或阴唇的皮支称阴囊前神经或阴唇前神经。有时髂腹股沟神经与髂腹下神经共干，向前行至腹横肌与腹内斜肌之间才分开。有时髂腹股沟神经缺如，则由髂腹下神经或生殖股神经代替。

（刘仁刚）

shēngzhí-gǔ shénjīng

生殖股神经（genitofemoral nerve）

由第 1 和第 2 腰神经前支的纤维组成，支配提睾肌、阴囊（或大阴唇）及股三角区皮肤的腰丛分支。自腰大肌前面穿出并下行，达髂总动脉外侧跨输尿管后方处分为生殖支及股支。①生殖支：又称精索外神经，于髂外动脉外侧下行，发分支至腰大肌，本干下降至腹股沟管腹环，绕腹壁下动脉外侧入腹股沟管与精索（或子宫圆韧带）伴行，分布于提睾肌和阴囊（或大阴唇）的皮肤。②股支：又称腰腹股沟神经，下行经腹股沟韧带深面入股鞘，在股动脉外侧于腹股沟韧带稍下方穿股鞘前壁及阔筋膜达皮下，分布于股三角区的皮肤。在腹股沟疝修补术和盲肠后位阑尾手术时，注意勿伤此神经。

（刘仁刚）

bìkǒng shénjīng

闭孔神经（obturator nerve）

由第 2~4 腰神经前支的前股纤维组成的腰丛分支。从腰大肌内侧缘穿出，在髂总血管的后方、腰骶干的外侧经骨盆上口入盆腔，沿盆腔侧壁，紧贴闭孔内肌及其筋膜前行，伴闭孔血管穿闭膜管，出盆腔至股部。闭孔神经在闭膜管内分为前后两支（见腰丛图，股神经图）。①前支：在闭孔外肌的前面下降，继行于短收肌与长收肌之间，发关节支至髋关节，肌支支配股薄肌、长收肌和短收肌，皮支分布于大腿内侧上部皮肤。②后支：穿闭孔外肌上部向下，行于大收肌与短收肌之间，发肌支支配闭孔外肌和大收肌。闭孔神经常发出细长的膝关节支，该支多由后支发出，穿大收肌的下部向后行至腘窝，伴行于腘动脉的深面，穿腘窝底的腘斜韧带入膝关节，分布于膝关节囊、交叉韧带及附近结构。副闭孔神经偶有出现，一般沿腰大肌内侧缘下行，在耻骨肌后方跨过耻骨上支后分布于耻骨肌和髋关节，并与闭孔神经之间有交通。

脊髓、腰丛的病变、盆腔内肿瘤的压迫以及怀孕子宫的压迫或难产，均可伤及闭孔神经。损伤后表现为大腿不能内收，两下肢交叉困难。

（刘仁刚）

gǔshénjīng

股神经（femoral nerve） 腰丛最大的分支。起于第2~4腰神经前支的后股，从腰大肌下部外侧缘穿出，在髂肌前面沿腰大肌外侧缘下行，至腹股沟韧带中点稍外侧的深面，经肌腔隙，位于股动脉外侧与其伴行，进入股三角。股神经在髂肌前面下行时发肌支支配该肌。在股三角内，于股动脉外侧分为前支、后支和隐神经（见腰丛图）。

前支分支有：①耻骨肌肌支：向内下经股血管鞘后面，于耻骨肌前面进入该肌。②缝匠肌肌支：与股中间皮神经共干，分出后，从缝匠肌上部进入该肌。③股神经前皮支：再分为股中间皮神经和股内侧皮神经。股中间皮神经，发出后分为内侧及外侧两支，内侧支穿阔筋膜，外侧支先穿缝匠肌再穿阔筋膜，至皮下沿股前内侧下降达膝关节，分布于股前内侧下2/3的皮肤。股内侧皮神经，沿股动脉外侧行向内下，继而跨动脉前面至其内侧，于大腿下1/3处穿阔筋膜浅出，分支分布于大腿中部和下部内侧部及膝关节前面的皮肤；穿阔筋膜之前发分支沿缝匠肌后缘下行，于膝内侧穿出阔筋膜，至小腿中部加入隐神经。

后支分支有：①股内侧肌肌支：在缝匠肌深面下行，至股内侧肌内侧进入该肌。②股中间肌肌支：于该肌的上部前面进入肌内。③股外侧肌肌支：向外下伴旋股外侧动脉经股直肌深面达股外侧肌下部进入肌内。④股直肌肌支：经该肌上部的深面进入肌内。

隐神经伴股动脉下行入收肌管，在收肌管下端向前穿收肌腱板出收肌管，下行于膝内侧，至缝匠肌与股薄肌之间穿深筋膜达皮下，伴大隐静脉下行于小腿内侧及足内侧缘，分支分布于髌下、小腿内侧面及足内侧缘的皮肤（图）。

脊髓、马尾或腰丛的病变均

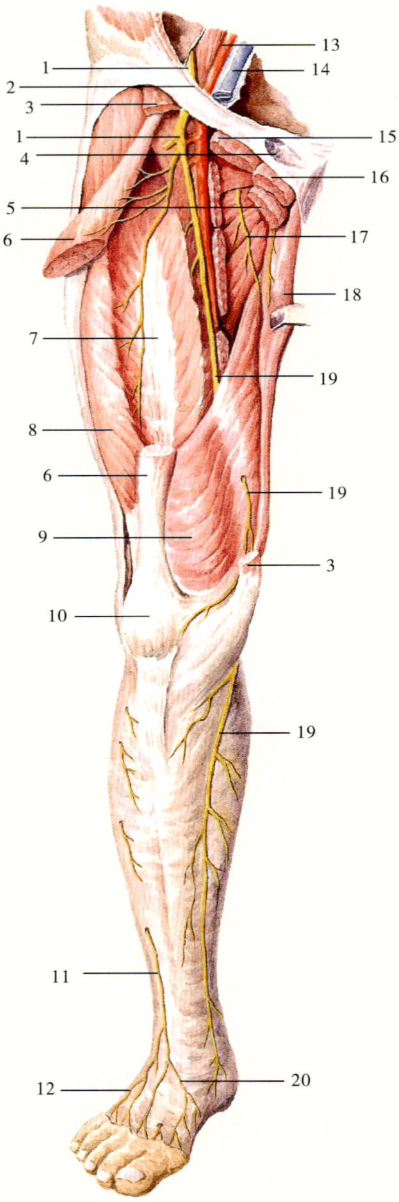

图　下肢的神经（前面观）

1.股神经　2.腹股沟韧带　3.缝匠肌　4.腹股沟管浅环　5.短收肌　6.股直肌　7.股中间肌　8.股外侧肌　9.股内侧肌　10.髌骨　11.腓浅神经　12.足背外侧皮神经　13.髂外动脉　14.髂外静脉　15.耻骨肌　16.长收肌　17.闭孔神经后支　18.股薄肌　19.隐神经　20.足背内侧皮神经

可影响股神经，骨盆内肿瘤、腰肌脓肿、股骨或盆腔骨折也可伤及股神经。损伤后表现为屈髋无力，不能伸膝，行走困难，膝跳反射消失，大腿前面及小腿内侧面皮肤感觉障碍。隐神经可作为神经移植的供体，也可用于带神经血管蒂的皮瓣移植。

（刘仁刚）

gǔ wàicè píshénjīng

股外侧皮神经（lateral femoral cutaneous nerve） 腰丛发出的皮支。由第2和第3腰神经前支后股的纤维组成，在髂前上棘下方5~6cm处浅出，分布于股前外侧区皮肤。股外侧皮神经于腰大肌外侧缘穿出，沿髂肌前面行向下外，在髂前上棘内侧穿腹股沟韧带深面入股部，在缝匠肌的前面分为前后2支。①前支：在髂前上棘下方5~6cm处穿阔筋膜至皮下，分布于大腿前外侧的皮肤，直至膝关节前面。②后支：在前支的稍上方穿出阔筋膜，分布于大腿外侧部大转子至大腿中部的皮肤。股外侧皮神经在穿经腹股沟韧带深面或阔筋膜时容易卡压，导致分布区域异常性疼痛。股外侧皮神经可作为神经移植的供体。

（刘仁刚）

dǐcóng

骶丛（sacral plexus） 脊神经丛中最大的神经丛。由腰骶干、第1~5骶神经前支及尾神经前支共同构成。在盆腔内，位于骶骨及梨状肌前面，髂内血管的后方（见腰丛图）。

走行和毗邻　腰骶干由第4腰神经前支的一部分和第5腰神经前支的全部在腰大肌深面汇合而成，经髂总动脉和髂总静脉的后方，闭孔神经的内侧下行入盆腔加入骶丛。第1~4骶神经前支经骶前孔入盆腔；第5骶神经前支和尾神经前支自骶管裂孔穿出，在骶角的下方分别绕骶骨和尾骨外侧转向前，穿尾骨肌到盆腔。骶丛位于盆腔后壁及梨状肌的前面，盆筋膜及髂内血管的后方。左侧骶丛前方有乙状结肠，右侧骶丛前方有回肠袢。骶丛略呈三角形，三角形的尖向梨状肌下孔处集中，穿梨状肌下孔出盆腔，至臀深部向下移行于坐骨神经。

分支分布　骶丛发出的分支可分为两大类。一类是短距离走行的分支，直接分布于邻近的盆壁肌，如梨状肌、闭孔内肌和股方肌等。至梨状肌的肌支，由第1和第2骶神经前支发出，于该肌的前面进入该肌。至闭孔内肌的肌支，由第5腰神经前支及第1和第2骶神经前支发出，经梨状肌下孔出盆腔，至臀部发分支至上孖肌，继于阴部内动脉的外侧，绕坐骨棘穿坐骨小孔达会阴，在闭孔内肌内侧进入该肌。至股方肌的肌支，由第4和第5腰神经前支及第1骶神经前支发出，穿梨状肌下孔至臀部，经上孖肌、下孖肌和闭孔内肌腱的深面下行，在股方肌前面进入该肌，并发分支至下孖肌，且有关节支至髋关节。肛尾神经由第4和第5骶神经前支及尾神经前支的纤维组成，穿骶结节韧带，分布于尾骨附近的皮肤。另一类为走行距离较长的分支，有臀上神经、臀下神经、股后皮神经、阴部神经和坐骨神经，分布于臀部、会阴、股后区、小腿和足部的肌群和皮肤。

（刘仁刚）

túnshàng shénjīng

臀上神经（superior gluteal nerve） 骶丛的分支。由第4和第5腰神经前支及第1骶神经前支的纤维组成。经梨状肌上孔出盆腔至臀部（见坐骨神经图），于臀中肌与臀小肌之间分为上下两支。上支较小，与臀上动脉深支的上支伴行，分支支配臀中肌，有时发出分支至臀小肌。下支较上支粗大，与臀上动脉深支的下支伴行，发出分支支配臀小肌及臀中肌，终支从阔筋膜张肌的后内侧进入该肌并支配阔筋膜张肌。

（刘仁刚）

túnxià shénjīng

臀下神经（inferior gluteal nerve） 骶丛的分支。由第5腰神经前支及第1和第2骶神经前支的纤维组成。经梨状肌下孔伴臀下动脉及静脉出盆腔至臀部，行于臀大肌深面，支配臀大肌并有分支至髋关节（见坐骨神经图）。

（刘仁刚）

gǔ hòu píshénjīng

股后皮神经（posterior femoral cutaneous nerve） 骶丛的分支。由来自第1~3骶神经前支的纤维组成。伴随坐骨神经和臀下动脉穿梨状肌下孔出盆腔至臀部，在臀大肌深面沿坐骨神经内侧或背侧下行，至股后，在股二头肌浅面和股后深筋膜之间下行达腘窝。分支有：①会阴支：分布于股后上内侧的皮肤，其中有一长支弯曲向前内侧，经半腱肌及半膜肌起始部的后方，坐骨结节的前方，穿深筋膜至会阴筋膜浅层，达会阴前部。分布于阴囊或大阴唇的皮肤。沿途发出分支浅出分布于臀部、股后部和腘窝的皮肤。②臀下皮神经：有2~3支，自臀大肌下缘发出，绕臀大肌下缘向上分布于臀大肌下部及外侧的皮肤。③股后及小腿后的皮支：有许多细支由股后皮神经的两侧发出，分布于股后、腘窝及小腿后上部的皮肤。可作为神经移植的供体。

（刘仁刚）

yīnbù shénjīng

阴部神经（pudendal nerve） 由第2~4骶神经前支的纤维组成的骶丛分支。自骶丛发出，穿梨状肌下孔至臀部，随即绕坐骨棘经坐骨小孔进入会阴部的坐骨肛门窝，在其外侧壁与阴部内动脉及静脉共行于阴部管内。在阴部管内，阴部神经发出3个分支，分布到会阴部和外生殖器的肌和皮肤。①肛神经：由阴部管后部分出，与肛动脉伴行，向内横过坐骨肛门窝，至肛门。支配肛门外括约肌，分布于肛管下部及肛门周围的皮肤。②会阴神经：在阴部管前部分出，与会阴动脉伴行，向前至尿生殖三角分出肌支及阴囊后神经。肌支支配会阴浅横肌、球海绵体肌、坐骨海绵体肌、会阴深横肌及尿道括约肌等。阴囊后神经有内外两支，穿入会阴浅隙，与阴囊后动脉伴行，向前分布于阴囊的皮肤；在女性为阴唇后神经，分布于大阴唇的皮肤。③阴茎背神经：在阴部管前部分出，向前行至尿生殖三角，伴阴茎动脉穿入会阴深隙，沿坐骨下支，耻骨下支前行，穿尿生殖膈下筋膜及阴茎悬韧带，经耻骨弓状韧带下方，至阴茎背侧，在阴茎背动脉的外侧行至阴茎头。分支至阴茎海绵体、阴茎背侧的皮肤、包皮及阴茎头等。在女性为阴蒂背神经分布于阴蒂（图）。

（刘仁刚）

zuògǔ shénjīng

坐骨神经（sciatic nerve） 骶丛最大的分支。由第4和第5腰神经前支及第1~3骶神经前支的纤维组成。为全身最粗大、行程最长的神经。

走行和分布 经梨状肌下孔出盆腔至臀大肌深面，在坐骨结节与股骨大转子间下行入股后区，经股二头肌长头深面，继而在半腱肌、股二头肌和大收肌之间下行至腘窝。沿途发出以下分支：①在臀部发关节支至髋关节。②在股上部发肌支至股二头肌长头、半腱肌、半膜肌及大收肌。③在股中部发肌支至股二头肌短头。④在腘窝上角处分为胫神经和腓总神经两终支，分布于小腿及足部肌，小腿前外侧及背侧、足背外侧及足底的皮肤（图）。

体表投影 坐骨结节与大转子连线的中点至腘窝上角的连线。坐骨神经痛时，该投影线上有压痛。

变异 坐骨神经以总干从梨状肌下孔出盆腔者为最常见的形式。坐骨神经干分为两支，一支穿梨状肌，另一支出梨状肌下孔。还可有以下几种形式：以总干穿梨状肌；一支出梨状肌上孔，另一支穿梨状肌；以总干出梨状肌上孔；两支分别从梨状肌上孔和梨状肌下孔出盆腔等。以上变异中，有总干或分支穿梨状肌者，

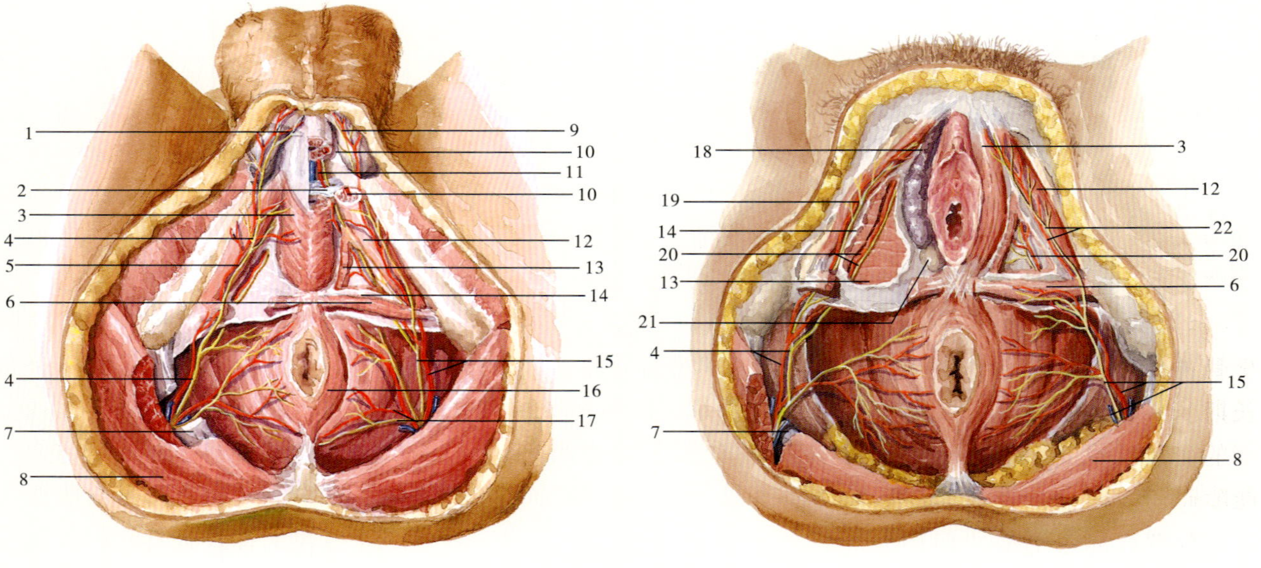

a 男性　　b 女性

图 会阴部的神经及其毗邻结构

1.阴囊后神经 2.会阴横韧带 3.球海绵体肌 4.会阴动脉和神经 5.阴茎深动脉和阴茎背神经 6.会阴浅横肌 7.骶结节韧带 8.臀大肌 9.阴部内动脉阴囊后支 10.阴茎深动脉 11.阴茎背动脉和神经 12.坐骨海绵体肌 13.会阴深横肌 14.尿生殖膈下筋膜 15.阴部内动脉和静脉及阴部神经 16.肛门外括约肌 17.肛动脉和静脉及神经 18.前庭球 19.阴唇后神经 20.阴蒂深动脉和阴蒂背神经 21.前庭大腺 22.阴唇后支和阴唇后神经

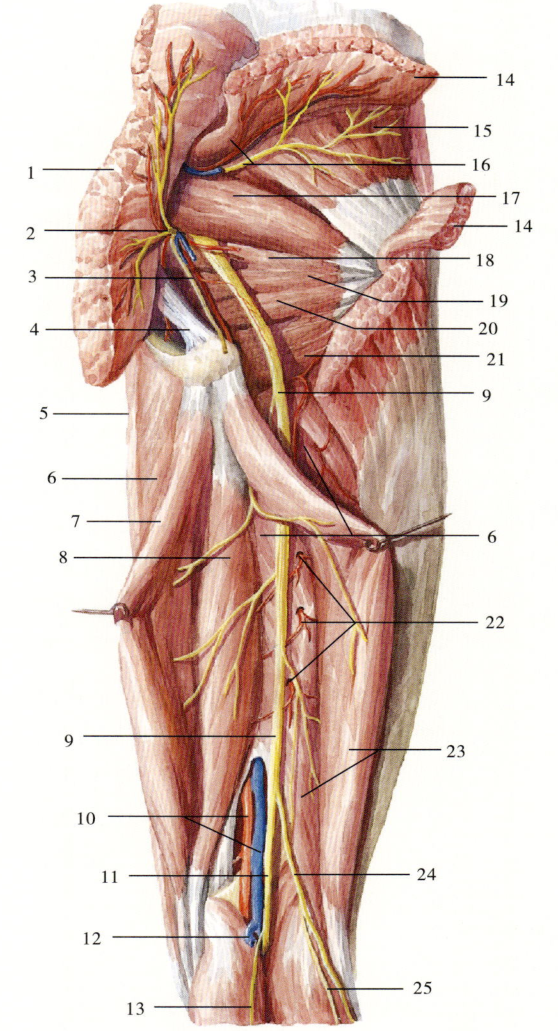

图 臀部和股后部神经及其毗邻结构

1.臀大肌 2.臀下动脉和静脉及神经 3.股后皮神经 4.骶结节韧带 5.股薄肌 6.大收肌 7.半腱肌 8.半膜肌 9.坐骨神经 10.腘动脉和静脉 11.胫神经 12.小隐静脉 13.腓肠内侧皮神经 14.臀中肌 15.臀小肌 16.臀上动脉和静脉及神经 17.梨状肌 18.上孖肌 19.闭孔内肌 20.下孖肌 21.股方肌 22.股深动脉穿支 23.股二头肌长头和短头 24.腓总神经 25.腓肠外侧皮神经

对坐骨神经的影响较大。坐骨神经长期受梨状肌收缩的压迫，神经干的血液供应受到影响，出现功能障碍，临床称为梨状肌综合征。一般坐骨神经在腘窝上角处分为胫神经和腓总神经两大分支，也有在出盆腔时即分为两大分支者，更有甚者，在出盆腔前已分为两个终支。

功能与临床 坐骨神经的损伤，可由骨盆骨折、髋关节脱位、分娩损伤、脊髓或神经的病变等引起。坐骨神经主干损伤，股后群肌、小腿肌及足部肌全部瘫痪，表现为不能屈膝，足与足趾运动不能；跟腱反射及跖反射消失；小腿外侧及足部感觉障碍。此时，由于股四头肌的作用和骨盆与股部支撑，躯干重心可获支持，尚能步行，呈跨阈步态，不能急行。坐骨神经不完全损伤时，常出现灼痛。当坐骨神经在股下部损伤时，由于支配股二头肌、半腱肌和半膜肌的分支未受损，故可屈膝关节。

（刘仁刚）

jìngshénjīng

胫神经（tibial nerve）

坐骨神经两终支之一，由来自第4和第5腰神经前支及第1～3骶神经前支的纤维组成。分支分布于小腿及足部，支配小腿后群肌及足底肌，管理小腿后面及足底的感觉。

走行和毗邻 由坐骨神经分出后，沿中线下行入腘窝，伴行于腘血管浅面，至腘肌下缘，与腘动脉共同穿过比目鱼肌腱弓深面入小腿，继而伴胫骨后血管行于小腿后群浅层和深层肌之间，经内踝后方，在屈肌支持带深面的踝管内分为足底内侧神经和足底外侧神经两终支进入足底。

分支分布 在腘窝发出的分支：①腓肠内侧皮神经：伴小隐静脉下行于腓肠肌两头之间，约在小腿中点处穿深筋膜浅出，接受来自腓总神经的腓神经交通支的纤维后，称腓肠神经，沿跟腱外侧缘下降，经外踝的后方转向足背外侧，改称足背外侧皮神经，沿足及小趾外侧缘前行达小趾末节基底。腓肠内侧皮神经分布于小腿后面、足及小趾外侧缘的皮肤。②肌支：在腓肠肌两头之间发出，支配腓肠肌、跖肌、比目鱼肌及腘肌。③关节支：有膝上内关节支、膝中关节支和膝下内关节支，与同名动脉伴行，穿膝关节韧带入关节（图）。

在小腿后面发出的分支：发肌支支配比目鱼肌、胫骨后肌、足的踇长屈肌及趾长屈肌；在内踝附近发关节支至踝关节；在小腿的下端发跟内侧支分布于足跟的内侧皮肤。

在足底发出的分支：①足底内侧神经：在踇展肌深面、趾短屈肌内侧前行，分支分布于足底内侧肌群、足底内侧半皮肤及内侧三个半趾跖面皮肤。②足底外侧神经：在踇展肌和趾短屈肌深面行至足底外侧，发支分布于足底中间群和外侧群肌，以及足底外侧半皮肤和外侧一个半趾跖面皮肤。

体表投影 股骨内侧髁和外侧髁连线的中点至内踝后方的连线。

功能与临床 腘窝的外伤易伤及胫神经，引起小腿后群肌及足底肌瘫痪，表现为足不能跖屈，内翻力弱．不能以足尖站立，同时出现足底皮肤感觉障碍。由于

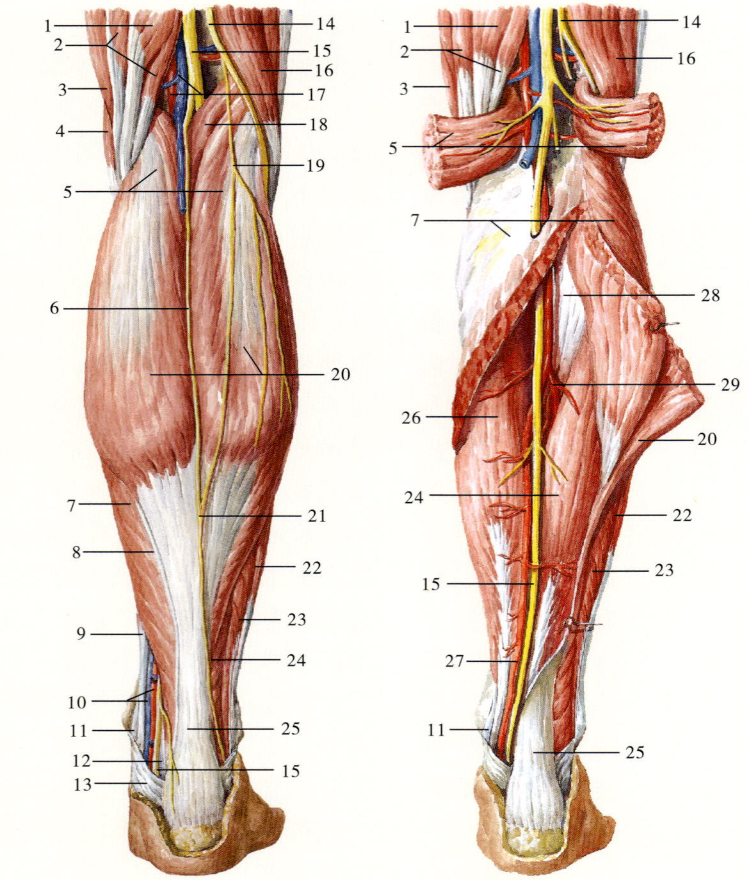

图　小腿后部神经及其毗邻结构

1.半腱肌　2.半膜肌　3.股薄肌　4.缝匠肌　5.腓肠肌内侧头和外侧头　6.腓肠内侧皮神经　7.比目鱼肌　8.跖肌腱　9.趾长屈肌腱　10.胫后动脉和静脉　11.胫骨后肌腱　12.踇长屈肌腱　13.屈肌支持带　14.腓总神经　15.胫神经　16.股二头肌　17.腘动脉和静脉18.跖肌　19.腓肠外侧皮神经　20.腓肠肌　21.腓肠神经　22.腓骨长肌　23.腓骨短肌　24.踇长屈肌　25.跟腱　26.趾长屈肌　27.胫后动脉　28.胫骨后肌　29.腓动脉

小腿前群肌和外侧群肌的牵拉，使足呈背屈及外翻位，出现钩状足。

（刘仁刚）

féi zǒngshénjīng

腓总神经（common peroneal nerve）　坐骨神经的两终支之一，由来自第 4 和第 5 腰神经前支及第 1 和第 2 骶神经前支的纤维组成。分支分布于小腿及足部，支配小腿前群、外侧群肌及足背肌，管理小腿外侧及足背的感觉。

分支分布　在腘窝上角自坐骨神经发出后，沿构成腘窝上外侧缘的股二头肌内侧向外下走行，经股二头肌腱与腓肠肌外侧头之间，至小腿上段外侧绕腓骨颈向前穿腓骨长肌，分为腓浅神经和腓深神经两大终末支。腓总神经行程中发出关节支，关节返支及皮支。上关节支及下关节支分别与膝上外动脉及膝下外动脉伴行至膝关节；关节返支自腓总神经分成 2 个终支处发出，穿胫骨前肌，与胫前返动脉伴行在膝关节前面入关节。腓肠外侧皮神经在腘窝处分出，下行于腓肠肌外侧头表面，至小腿中部穿深筋膜浅出，下行分布于小腿外侧面皮肤。腓肠外侧皮神经约在腓骨小头高度发出腓神经交通支斜跨腓肠肌外侧头表面向内，在小腿中点处与腓肠内侧皮神经汇合成腓肠神经（见胫神经图）。腓浅神经先在腓骨长肌深面，后于腓骨长肌、腓骨短肌与趾长伸肌之间下行，发肌支配腓骨长肌和腓骨短肌，继而在小腿中下 1/3 交界处浅出，下行至足背分为足背内侧皮神经和足背中间皮神经，分布于小腿外侧、足背和第2～5 趾背的皮肤。腓深神经分出后在腓骨长肌深面前行至小腿前群肌之间，与胫前动脉相伴而行，先在胫骨前肌和趾长伸肌之间，后在胫骨前肌与踇长伸肌之间下行，经踝关节前方达足背。分支分布于小腿前群肌、足背肌及第1～2 趾背面相对缘的皮肤（图）。

体表投影　腘窝上角至腓骨小头后方的连线。

功能与临床　腓总神经在腓

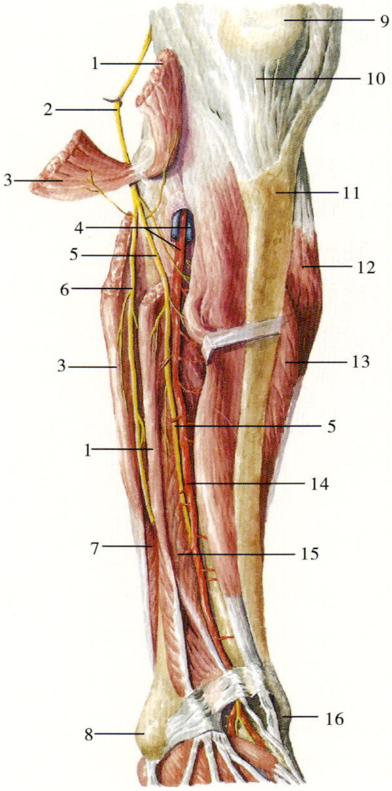

图　小腿前部神经及其毗邻结构

1.趾长伸肌　2.腓总神经　3.腓骨长肌　4.胫前动脉和静脉　5.腓深神经　6.腓浅神经　7.腓骨短肌　8.外踝　9.髌骨　10.髌腱　11.胫骨　12.腓肠肌　13.比目鱼肌　14.胫前动脉　15.踇长伸肌　16.内踝

骨颈处位置表浅，易受损伤。损伤后，小腿前群肌和外侧群肌瘫痪，表现为足不能背屈，趾不能伸，足下垂且内翻，呈马蹄内翻足，行走呈跨阈步态。同时小腿前面、外侧面及足背出现感觉障碍。

（刘仁刚）

nǎoshénjīng

脑神经（cranial nerves） 与脑相连的周围神经，共12对。依其与脑相连的顺序，用罗马数字表示，即Ⅰ嗅神经、Ⅱ视神经、Ⅲ动眼神经、Ⅳ滑车神经、Ⅴ三叉神经、Ⅵ展神经、Ⅶ面神经、Ⅷ前庭蜗神经、Ⅸ舌咽神经、Ⅹ迷走神经、Ⅺ副神经、Ⅻ舌下神经。

脑神经含有7种纤维成分：①一般躯体感觉纤维：分布于头面部的皮肤、肌、肌腱、眼眶、口腔及鼻腔黏膜。②特殊躯体感觉纤维：分布于外胚层衍化来的特殊感觉器，即视器和前庭蜗器。③一般内脏感觉纤维：分布于头、颈、胸腔及腹腔的脏器。④特殊内脏感觉纤维：分布于由外胚层衍化而来，但与内脏感觉有关的味蕾和嗅器。⑤一般躯体运动纤维：分布于中胚层肌节衍化来的眼球外肌和舌肌。⑥一般内脏运动纤维：属副交感纤维，分布于头、颈、胸腔及腹腔的平滑肌、心肌和腺体。⑦特殊内脏运动纤维：分布于鳃弓衍化来的咀嚼肌、面肌、咽喉肌、胸锁乳突肌和斜方肌。

并非每对脑神经均含有以上7种纤维成分，有些只含感觉纤维，如Ⅰ、Ⅱ和Ⅷ3对脑神经，称感觉性脑神经；有些只含运动纤维，如Ⅲ、Ⅳ、Ⅵ、Ⅺ和Ⅻ5对脑神经，称运动性脑神经；余下的既含感觉纤维又含运动纤维，如Ⅴ、Ⅶ、Ⅸ和Ⅹ4对脑神经，称混合性脑神经。

（刘仁刚）

xiù shénjīng

嗅神经（olfactory nerve） 第Ⅰ对脑神经。连于端脑的嗅球，为感觉性脑神经。由上鼻甲和鼻中隔上部黏膜内的嗅细胞中枢突（嗅丝）组成，含特殊内脏感觉纤维，传导嗅觉。鼻腔中，上鼻甲及其相对的鼻中隔黏膜区（嗅区）内的嗅细胞为双极神经元，其周围突分布于嗅区黏膜，中枢突细长，属无髓纤维。这些纤维行于黏膜下层，汇集成束形成嗅丝。二十多条嗅丝排成内外两列，穿过筛板的筛孔入颅前窝，并穿硬脑膜、蛛网膜及软脑膜连于嗅球。颅前窝骨折累及筛板时，可撕脱嗅丝和脑膜，导致嗅觉减退或消失，也可引起脑脊液漏入鼻腔。

（刘仁刚）

shìshénjīng

视神经（optic nerve） 第Ⅱ对脑神经。连于间脑的视交叉，为感觉性脑神经。由视网膜节细胞的轴突汇聚于视神经盘，向后穿经巩膜而成，含特殊躯体感觉纤维，传导视觉冲动。视网膜节细胞的轴突聚集于视神经盘形成视神经，穿过巩膜筛板向后行于眶内，经视神经管入颅中窝，继向后内行，在垂体上方移行为视交叉。在视交叉内，来自鼻侧视网膜的纤维交叉至对侧，与对侧颞侧视网膜的纤维组成对侧视束；来自颞侧视网膜的纤维不交叉，与对侧鼻侧视网膜交叉来的纤维组成同侧视束。视束绕大脑脚外侧向后连于外侧膝状体。视神经的外面包被有由硬脑膜、蛛网膜和软脑膜延续而成的鞘膜，蛛网膜下隙也伸入其内，软脑膜还向视神经内发出小梁，将神经分隔成许多小束。眼动脉在视神经的下方穿视神经管入眶，视网膜中央动脉及伴行静脉从下方穿入视神经。

由于视神经的结构特点及其毗邻关系，当颅内压增高时可致视神经盘充血水肿；脑部炎症时易诱发视神经炎；垂体肿瘤压迫时引起视交叉综合征等。

（刘仁刚）

dòngyǎn shénjīng

动眼神经（oculomotor nerve） 第Ⅲ对脑神经。附着于中脑脚间窝外侧缘，为运动性脑神经。含一般躯体运动纤维和副交感纤维。前者支配除外直肌和上斜肌以外的所有眼球外肌；后者支配眼球内的瞳孔括约肌和睫状肌。

走行和毗邻 位于中脑的动眼神经核和动眼神经副核发出的纤维走向腹侧，穿经红核及黑质内侧部，自脚间窝外侧缘出脑，约十余条神经根丝汇成一干，经大脑后动脉与小脑上动脉之间，紧贴小脑幕切迹边缘和蝶骨鞍背的外侧前行，在前床突与后床突之间的中点处，穿入海绵窦侧壁，行于滑车神经上方。在海绵窦侧壁内，动眼神经分为较小的上支和较大的下支，向前穿眶上裂，经总腱环内入眼眶。在总腱环内，动眼神经上下两支之间有眼神经的分支鼻睫神经通过。

分支分布 动眼神经上支，行于视神经上方，发支支配上直肌，继绕过该肌内侧进入上睑提肌。动眼神经下支，在视神经下方前行，继而分成3支：第1支向内至内直肌；第2支向下进入下直肌；第3支较长，向前行于下直肌与外直肌之间，至下斜肌。动眼神经中的副交感节前纤维，经动眼神经下支至下斜肌的分支分出，为一短支，称睫状神经节短根，连于睫状神经节的后下端。

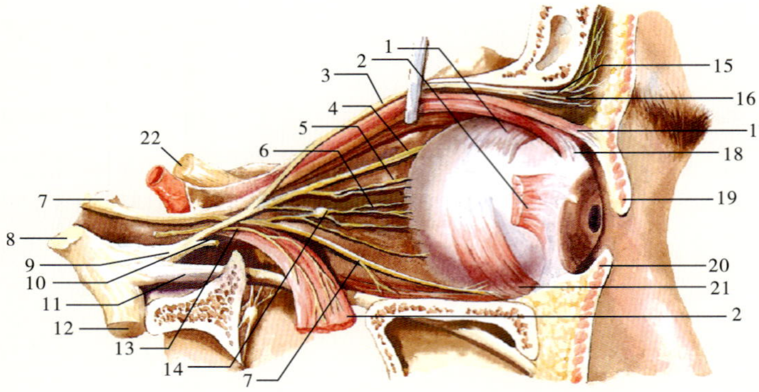

图　眶腔内的神经（外侧面观）

1.上斜肌　2.外直肌　3.额神经　4.鼻睫神经　5.睫状长神经　6.睫状短神经　7.动眼神经　8.三叉神经　9.眼神经　10.泪腺神经　11.上颌神经　12.下颌神经　13.展神经　14.睫状神经节　15.眶上神经　16.滑车上神经　17.上睑提肌　18.上直肌　19.上睑　20.下睑　21.下斜肌　22.视神经

睫状神经节，属副交感神经节，扁平椭圆形，体积为2mm×2mm×1mm，位于视神经与外直肌之间。连于睫状神经节的神经根有3种：①副交感神经根：即睫状神经节短根，其副交感节前纤维与节内神经元形成突触，节内神经元发出副交感节后纤维组成睫状短神经。②交感神经根：为来自交感神经颈上神经节的节后纤维，经颈内动脉交感神经丛达睫状神经节，连于节的后端，穿经睫状神经节，与节内神经元无联系，其纤维加入睫状短神经。③感觉神经根：来自三叉神经的一般躯体感觉纤维，经鼻睫神经分出的睫状神经节长根连于神经节的后上端，其纤维穿经睫状神经节，加入睫状短神经。睫状短神经由睫状神经节的前端发出，有6~10支，在视神经的上方及下方前行于眼球后端在视神经周围穿入巩膜，沿巩膜内面前行。其副交感纤维分布于瞳孔括约肌和睫状肌，交感纤维分布于瞳孔开大肌和眼球内血管，感觉纤维分布于角膜、虹膜及脉络膜（图）。

功能与临床　动眼神经损伤后，上睑提肌瘫痪出现上睑下垂，上直肌、下直肌、内直肌及下斜肌瘫痪使眼球斜向外下，瞳孔括约肌瘫痪引起瞳孔散大、对光反射消失。动眼神经与大脑后动脉及小脑上动脉的位置关系密切，当这些动脉发生动脉瘤时，可压迫动眼神经。当颅内压增高将颞叶的海马旁回及钩挤压入小脑幕切迹发生小脑幕切迹疝时，可压迫动眼神经和大脑脚，引起动眼神经损伤的表现和对侧肢体偏瘫。

（刘仁刚）

huáchē shénjīng

滑车神经（trochlear nerve）

第Ⅳ对脑神经。唯一一对附于背侧的脑神经，附着于中脑背侧下丘下方，为运动性脑神经。含一般躯体运动纤维，支配上斜肌。由中脑滑车神经核发出，向背外侧绕中央灰质，至下丘下方，双侧纤维完全交叉，于对侧在上髓帆上端的外侧出脑。该神经极为细小，出脑后绕大脑脚外侧向前，经小脑上动脉与大脑后动脉之间，继而行于小脑幕切迹下方，向前进入海绵窦外侧壁，行于动眼神经下方，经眶上裂在总腱环外侧入眼眶。入眶后，跨上直肌和上睑提肌的上方，行向前内侧，于上斜肌的上面进入该肌并支配之。滑车神经损伤后，眼球不能转向外下方（见硬脑膜图3）。

（刘仁刚）

sānchā shénjīng

三叉神经（trigeminal nerve）

第Ⅴ对脑神经。附着于脑桥基底部与小脑中脚交界处，为最粗大的混合性脑神经。含一般躯体感觉纤维和特殊内脏运动纤维。因有三大分支，即眼神经、上颌神经及下颌神经而得名（图1）。

走行和毗邻　一般躯体感觉纤维的大部分起自三叉神经节的假单极神经元，传递眼、鼻、口腔以及颜面的外感觉；另有一小部分纤维来源于三叉神经中脑核假单极神经元的周围突，主要传递咀嚼肌的本体感觉。特殊内脏运动纤维起自脑桥的三叉神经运动核，主要支配咀嚼肌。三叉神经节为感觉神经节，位于颅中窝颞骨岩部尖端的三叉神经压迹处，似半月形，又称半月神经节。神经节向前发出由假单极神经元的周围突组成的眼神经、上颌神经及下颌神经。神经节向后由假单极神经元的中枢突组成三叉神经感觉根，向后越过颞骨岩部上缘，于岩上窦的下方进入颅后窝，行向内后下方，至脑桥基底部与小脑中脚交界处入脑。进入脑桥后，传递触觉信息的纤维组成上升支终止于三叉神经脑桥核；传递痛觉、温觉信息的纤维形成下降支，即三叉神经脊束，在下行中，逐次终止于其内侧的三叉神经脊束核。三叉神经运动核发出的纤维组成三叉神经运动根，三叉神经中脑核假单极神经元的周围突加入其中并与其伴行。运动根在感觉根的内侧出脑，沿感觉根的内侧行向前上外，至三叉神经节下

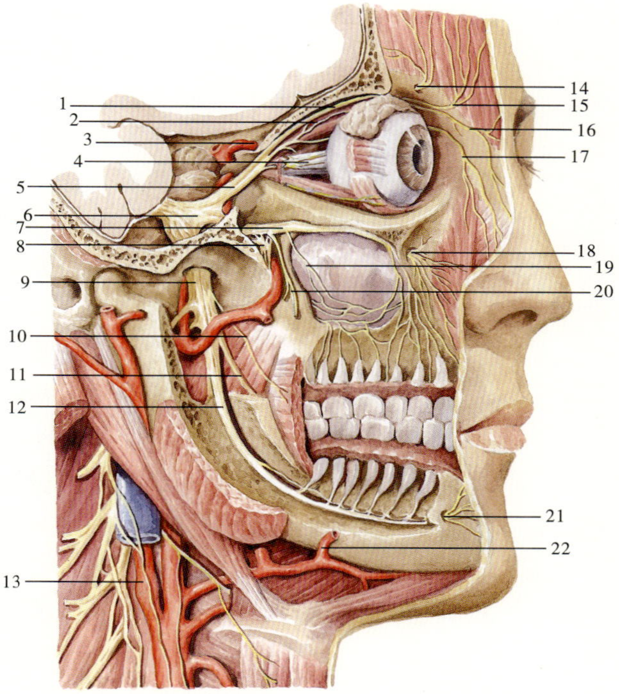

图1　三叉神经及其分支

1.额神经　2.泪腺神经　3.眼动脉　4.视神经　5.眼神经　6.三叉神经节　7.上颌神经　8.翼腭神经节　9.下颌神经　10.颊神经　11.舌神经　12.下牙槽神经　13.颈内动脉　14.眶上神经　15.滑车上神经　16.滑车下神经　17.筛前神经　18.眶下神经　19.上牙槽中支　20.上牙槽后支　21.颏神经　22.面动脉

方转向外侧达卵圆孔，汇入下颌神经（图2）。

功能与临床　一侧三叉神经主干损伤时出现同侧颜面皮肤、眼部、鼻部及口部一般躯体感觉丧失，角膜反射消失；如伤及运动纤维，则同侧咀嚼肌瘫痪，张口时下颌偏向患侧。三叉神经痛有继发性及原发性之分。继发性三叉神经痛是因颅底或脑桥小脑角的肿瘤、脑膜炎、颅中窝骨折、中耳炎所致的颞骨岩部尖端炎等侵及三叉神经感觉根或神经节引起的疼痛，并伴有三叉神经受损的表现。原发性三叉神经痛是病因不明的三叉神经分布区反复发作的阵发性、短暂性、剧烈性的疼痛，不伴随三叉神经功能障碍的症状。

（刘仁刚）

yǎnshénjīng

眼神经（ophthalmic nerve）　三叉神经3大分支中最小的1支，含一般躯体感觉纤维，分支分布于眶壁、眼球、泪器、结膜、硬脑膜、部分鼻及鼻旁窦黏膜、额顶部和上睑以及鼻背部的皮肤。眼神经自三叉神经节前内侧发出，向前穿海绵窦外侧壁（见硬脑膜图3），行于动眼神经及滑车神经的下方，经眶上裂入眶。进入眼眶或入眼眶前分为额神经、泪腺神经和鼻睫神经3个终末支（见动眼神经图和三叉神经图1），并在起始处发出脑膜支分布于小脑幕。

额神经　是眼神经的最大分支，在上睑提肌与眶上壁之间前行，分为眶上神经和滑车上神经。①眶上神经：是额神经的最大分支，分内侧支和外侧支，分布于额顶部及上睑皮肤。向前与眶上血管伴行经眶上切迹（或孔）出眶，发分支分布于额窦黏膜、上睑结膜、额及上睑的皮肤。②滑车上神经：行向前内侧，与滑车上动脉伴行，经上斜肌滑车的上方穿眶隔出眶，分布于额部中线附近皮肤及上睑内侧1/3的皮肤和结膜。

泪腺神经　细小，在外直肌上方行向前外至泪腺，分布于泪腺，并有小支穿泪腺及眶隔分布于上睑及外眦附近的皮肤。泪腺神经与颧神经之间有交通支，将颧神经中来自于面神经的副交感纤维引入泪腺，控制泪腺的分泌。

鼻睫神经　先在上直肌与视神经之间行向前内，再沿内直肌上缘前行。沿途发出以下分支：①睫状神经节长根：细小的交通支，近鼻睫神经起始处发出，连于睫状神经节的后上端（见动眼神经）。②睫状长神经：通常有2~3支，在鼻睫神经行于视神经上方时发出，向前行于视神经内侧，于眼球后方穿巩膜沿脉络膜周间隙前行，分布于睫状体、虹膜及角膜。睫状长神经尚接受交感干颈上神经节来到节后纤维。③筛后神经：由鼻睫神经行至内直肌上缘处发出，穿经筛后孔，分布于后筛窦及蝶窦的黏膜。④滑车下神经：在鼻睫神经行近筛前孔处发出，沿上斜肌与内直肌之间前行，在滑车的下方出眶，分布于泪囊、泪阜、内侧睑结膜、鼻背及睑内侧的皮肤。⑤筛前神经：穿筛前孔入颅前窝，沿筛骨筛板与硬脑膜之间前行，至鸡冠附近穿筛板小裂孔下行入鼻腔。其终末支即鼻前支，分布于鼻中隔前上部、上鼻甲及中鼻甲前端以及鼻外侧壁前部的黏膜，鼻背

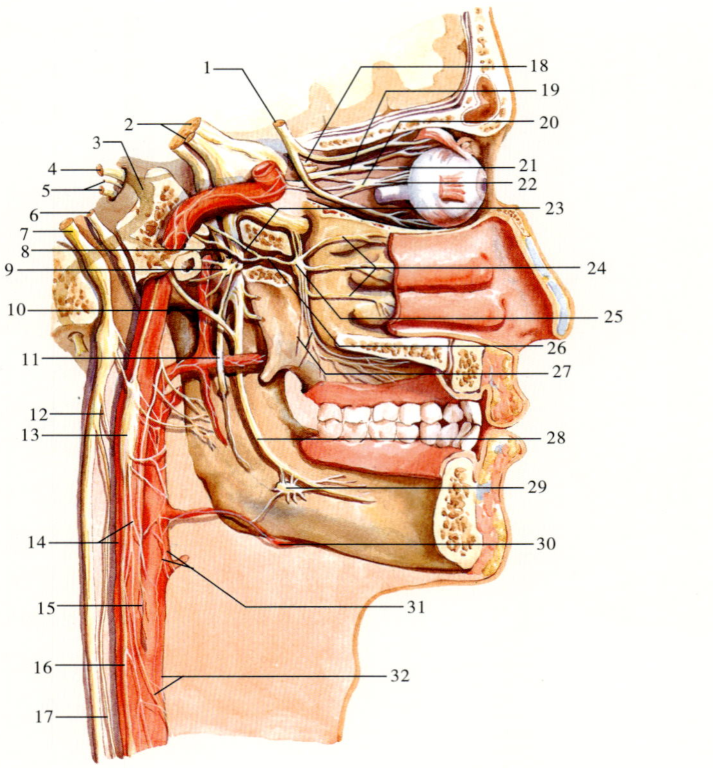

图 2　睫状神经节、翼腭神经节、耳神经节及下颌下神经节和脑神经

1. 动眼神经　2. 三叉神经　3. 膝神经节　4. 面神经　5. 前庭蜗神经　6. 舌咽神经　7. 迷走神经　8. 岩深神经　9. 耳神经节　10. 鼓索　11. 下牙槽神经　12. 喉上神经　13. 颈上节　14. 颈内动脉及神经丛　15. 舌咽神经颈动脉窦支　16. 颈交感干　17. 迷走神经心上支　18. 眼神经　19. 鼻睫神经　20. 睫状神经节　21. 睫状长神经　22. 睫状短神经　23. 岩大神经　24. 后外侧鼻神经　25. 翼腭神经节　26. 翼管神经　27. 腭大和腭小神经　28. 舌神经　29. 下颌下神经节　30. 面动脉及神经丛　31. 颈外动脉及神经丛　32. 颈总动脉及神经丛

下部、鼻翼及鼻尖的皮肤。

（刘仁刚）

shànghé shénjīng

上颌神经（maxillary nerve）

三叉神经的第二个分支，含一般躯体感觉纤维。由三叉神经节前缘中部发出，经海绵窦外侧壁下部前行（见硬脑膜图 3），穿圆孔出颅腔，进入翼腭窝上部，继向前外经眶下裂进入眼眶。分支分布于上颌牙及牙龈、口腔顶和鼻腔以及上颌窦的黏膜、部分硬脑膜、睑裂与口裂之间的皮肤（见三叉神经图 1，图 2）。

分支分布　①脑膜支：为上颌神经起始处发出的细支，分布于颅中窝的硬脑膜。②翼腭神经：为 2~3 条细小神经，在翼腭窝处发出，向下连于翼腭神经节，又称神经节支。其纤维穿过翼腭神经节加入到神经节的分支中，随神经节的分支分布于鼻腔、腭及腭扁桃体（见面神经）。③颧神经：细小，翼腭窝处发出，经眶下裂入眶，沿眶外侧壁前行，并分为颧面神经和颧颞神经两支，穿眶外侧壁分布于颧、颊部及颞前部的皮肤。颧神经还经交通支将来源于面神经的副交感神经的节后纤维引入泪腺神经，以控制泪腺分泌。④上牙槽后神经：一般为 2~3 支，翼腭窝处发出，向外下经翼上颌裂出翼腭窝进入颞下窝。其中 1 支沿上颌骨体后面下行，分布于上颌磨牙颊侧的黏膜及牙龈；其他支与上牙槽后动脉伴行进入上颌牙槽孔，经上颌窦后外侧壁的牙槽管前行，分布于上颌磨牙及其牙周膜、牙槽骨和上颌窦黏膜。⑤眶下神经：上颌神经的直接延续，经眶下裂入眶，行经眶下沟、眶下管，由眶下孔出眶达面部，在眶下沟或眶下管后部发出上牙槽中神经，经上颌窦前外侧壁下行分布于上颌前磨牙及其牙周膜、牙槽骨、颊侧牙龈和上颌窦黏膜。在眶下管前部发出上牙槽前神经，经上颌窦前壁下行，分布于上颌尖牙、切牙及其牙周膜、牙槽骨、唇侧牙龈和上颌窦黏膜，尚发出鼻支分布于下鼻道外侧壁前区及鼻腔底的黏膜，并与鼻腭神经相交通。上牙槽神经的前中后三支在上颌骨牙槽突基底部交互吻合形成上牙槽神经丛，由丛发出终支至上颌牙、牙周膜及牙龈。在眶下孔处发出下睑支、鼻外支、鼻内侧支、上唇支。下睑支分布于下睑的皮肤及结膜，鼻外支分布于鼻外侧区的皮肤，鼻内侧支分布于鼻前庭的皮肤，上唇支分布于上唇及附近颊部的皮肤和黏膜。

功能与临床　外伤骨折或上颌窦肿瘤损伤眶底累及眶下神经时，可导致伤侧睑裂与口裂之间的皮肤、相关的牙及牙龈的疼痛（神经刺激症状）或感觉丧失（神经麻痹症状）。临床上可经眶下孔、眶下管行上牙槽前神经及上牙槽中神经阻滞麻醉，在上颌骨体后面上颌结节上方行上牙槽后神经阻滞麻醉。

（刘仁刚）

xiàhé shénjīng

下颌神经（mandibular nerve）

三叉神经的第 3 个分支，由粗大的感觉根和细小的运动根组成，含一般躯体感觉纤维和特殊内脏运动纤维。感觉纤维分布于部分硬脑膜、下颌牙及牙龈、舌前2/3及口腔底的黏膜、耳颞区及口裂以下的皮肤；运动纤维支配咀嚼肌、鼓膜张肌、腭帆张肌、下颌舌骨肌和二腹肌前腹。感觉纤维由三叉神经节前下部发出，运动纤维加入其中，经卵圆孔出颅腔进入颞下窝，于翼外肌深面分为前后两干。前干细小，以运动纤维为主；后干粗大，以感觉纤维为主（见三叉神经图1，图2）。

分支分布 ①脑膜支：发自下颌神经主干，伴脑膜中动脉经棘孔返回颅中窝，分布于硬脑膜，并有分支至乳突小房的黏膜。②翼内肌神经：起自下颌神经主干，向下从翼内肌内侧面进入该肌。其起始部发分支至鼓膜张肌和腭帆张肌。③颞深神经：起自下颌神经前干，通常有前后两支，经翼外肌上缘，绕颞下嵴上行分布于颞肌深面。④咬肌神经：起自下颌神经前干或与颞深神经共干，行向外侧，经翼外肌上缘，与咬肌动脉伴行，跨下颌切迹分布于咬肌。当其至翼外肌上缘时，发支至下颌关节。⑤翼外肌神经：起自下颌神经前干或与颊神经共干，从内侧进入翼外肌。

颊神经 由下颌神经前干发出，向外自翼外肌上下两头之间穿出，在颞肌下部的深面或穿入肌内下行，继向前下出现于咬肌前缘，在颊肌外侧面与面神经的颊支相交织。发分支分布于口腔前磨牙及磨牙的颊侧牙龈、颊黏膜及颊部皮肤。颊神经为感觉神经，颊肌的运动由面神经支配。

舌神经 发自下颌神经后干，经翼外肌内侧、再于翼内肌与下颌支之间下行，至下颌体内侧面的下颌舌骨肌线处转向前，行于舌骨舌肌的外侧与下颌舌骨肌的深面，向前达舌尖。舌神经发分支分布于下颌下腺、舌下腺、腭扁桃体、下颌牙龈及舌前2/3的舌黏膜，传递这些部位的躯体感觉信息。舌神经在翼外肌深面下行时，接受了来自面神经分支鼓索的两种纤维：一般内脏运动纤维（副交感纤维）和特殊内脏感觉纤维（味觉纤维）。副交感纤维在舌神经行于下颌下腺上方时，离开舌神经进入下颌下神经节，交换神经元后，节后纤维分布于下颌下腺和舌下腺，控制它们的分泌；味觉纤维随舌神经分布于舌前2/3的味蕾，传递味觉信息。

下牙槽神经 下颌神经后干的最大分支，在翼外肌内侧，舌神经的后方下行，再于蝶下颌韧带与下颌支之间与下牙槽动脉伴行经下颌孔入下颌管。在管内发分支形成下牙槽神经丛，分支分布于下颌牙、牙周膜、牙槽骨及牙龈。其终末支为颏神经从颏孔穿出，分布于下唇的皮肤及黏膜。下牙槽神经在进入下颌管之前发出下颌舌骨肌神经，该神经含特殊内脏运动纤维，在下颌支内面的下颌舌骨沟内行向前下，达下颌舌骨肌下面，分支支配下颌舌骨肌和二腹肌前腹。

耳颞神经 起自下颌神经后干，起始时通常为两支，分别向后经内侧和外侧夹持脑膜中动脉至其后方合为一支，再沿下颌颈内侧向后进入腮腺，在腺内转向外上，从上缘出腮腺跨颧弓根部于颞浅动脉的后方上行至颞区。分支分布于下颌关节、外耳道、腮腺、耳前区及颞区的皮肤，传递感觉信息。舌咽神经的副交感纤维经耳神经节交换神经元后，其节后纤维经耳颞神经进入腮腺，控制腮腺的分泌。

功能与临床 舌神经行至下颌舌骨肌线处转向前时，位于下颌第3磨牙牙根稍后方，此处仅覆以口腔黏膜，临床上可以在此行舌神经阻滞麻醉，或在此处切断舌神经解除舌癌患者的剧烈疼痛。

（刘仁刚）

zhǎnshénjīng

展神经（abducent nerve） 第Ⅵ对脑神经。附着于延髓脑桥沟内侧，为运动性脑神经，含一般躯体运动纤维。由脑桥被盖部的展神经核发出，向腹侧经延髓脑桥沟中线的外侧出脑，沿脑桥表面与枕骨斜坡之间，行向前上外方，经基底动脉外侧及由其发出的小脑下前动脉的背侧，达颞骨岩部的尖端，向前穿海绵窦后壁进入海绵窦（见硬脑膜图3）。在窦内行于颈内动脉外下方，向前通过眶上裂，经总腱环内入眶，在外直肌内侧稍前行，进入并支配外直肌。展神经受损引起外直肌瘫痪，患侧眼球内斜视。

（刘仁刚）

miànshénjīng

面神经（facial nerve） 第Ⅶ对脑神经。附着于延髓脑桥沟的外侧部，为混合性脑神经。面神经在走行过程中发出许多分支，发出部位主要集中于面神经管内（面神经管内分支）和腮腺实质内（颅外分支）。与面神经相关的副交感神经节有翼腭神经节和下颌下神经节。

纤维成分 含4种纤维成分：①特殊内脏运动纤维：为面神经的主要纤维成分，起自脑桥被盖部的面神经核，支配表情肌、茎突舌骨肌、二腹肌后腹及镫骨肌。②一般内脏运动纤维：属副交感神经节前纤维，起自脑桥的上泌涎核，在翼腭神经节和下颌下神经节内交换神经元，其节后纤维分布于泪腺、下颌下腺、舌下腺及鼻腔和腭部的黏膜腺，管理其分泌。③特殊内脏感觉纤维：传递味觉信息，其神经元为假单极神经元，胞体位于颞骨岩部面神经管的膝神经节，其周围突分布于舌前2/3的味蕾，中枢突止于延髓孤束核的上部。④一般躯体感觉纤维：传递痛、温、触、压觉的假单极神经元的胞体位于膝神经节，周围突分布于耳部皮肤，中枢突止于脑干内的三叉神经脊束核及三叉神经脑桥核；传递表情肌本体感觉的纤维来自于脑干内三叉神经中脑核中假单极神经元的周围突。

走行和毗邻　面神经在脑桥小脑角处，附着于延髓脑桥沟的外侧部，前庭蜗神经的内侧。由两个根组成，较大的运动根含特殊内脏运动纤维；较小的混合根含副交感纤维和感觉纤维，也称中间神经。混合根位于运动根的外侧，两根伴前庭蜗神经经内耳门进入内耳道后合成一干，穿内耳道底进入颞骨岩部的面神经管。在管内先向前外稍行，随即转向后外方，转折处称面神经膝，膝神经节位于该处，继于鼓室内侧壁的面神经管内水平向后行，至鼓室后壁垂直向下经茎乳孔出面神经管。出茎乳孔后转向前行，经茎突根部的外侧穿入腮腺（图）。

功能与临床　面神经在脑桥小脑角处、面神经管内及腮腺区均可受到损伤。因受损纤维成分的不同而临床表现有差异。面神经在腮腺区损伤，主要涉及特殊内脏运动纤维，表现为患侧表情肌瘫痪，如额纹消失、不能闭眼及皱眉、鼻唇沟变浅、不能鼓腮和角膜反射消失。在面神经管内损伤时，除有上述表现外，如若味觉纤维受损，则患侧舌前2/3味觉丧失；若副交感神经纤维受损，则患侧泪液和唾液分泌障碍；若镫骨肌神经受损，则出现听觉过敏。

（刘仁刚）

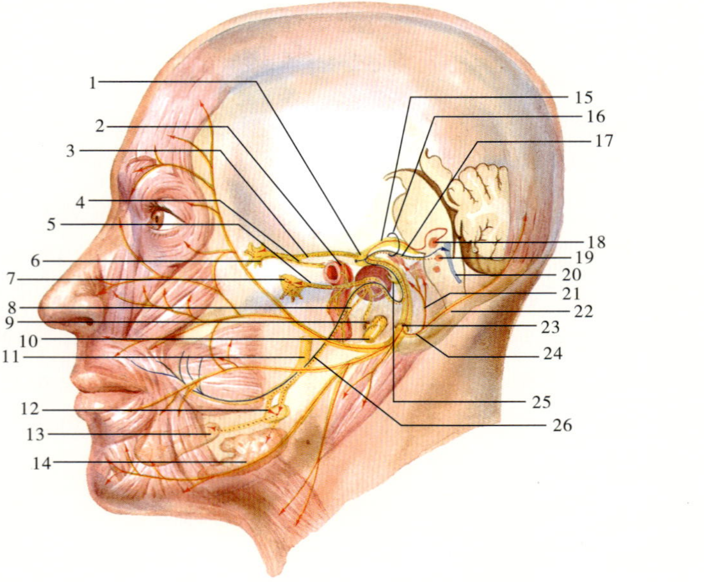

图　面神经的纤维成分及其分布（模式图）

1.膝神经节　2.颈内动脉及神经丛　3.岩大神经　4.岩深神经　5.岩小神经　6.翼腭神经节　7.耳神经节　8.颈鼓神经　9.鼓室神经　10.舌咽神经　11.舌神经　12.下颌下神经节　13.舌下腺　14.下颌下腺　15.面神经　16.内听道　17.中间神经　18.面神经核　19.上涎核　20.孤束核　21.耳后神经耳肌支　22.耳后神经枕支　23.茎乳孔　24.耳后神经　25.镫骨肌支　26.鼓索

miànshénjīng fēnzhī

面神经分支（branches of facial nerve）

面神经走行过程中发出的分支，包括面神经管内分支和颅外分支。

面神经管内分支：有岩大神经、镫骨肌神经和鼓索（见三叉神经图2和面神经图）。①岩大神经：为面神经的第1个分支。于膝神经节处分出，含副交感神经节前纤维，向前穿面神经管裂孔入颅中窝，沿颞骨岩部前面的岩大神经沟前行，在三叉神经节内侧经破裂孔出颅中窝至颅底，与来自颈内动脉交感神经丛的岩深神经汇合成翼管神经，向前穿翼管至翼腭窝，连于翼腭神经节。在节内交换神经元，节后纤维分布于泪腺、腭及鼻腔黏膜的腺体，控制腺体的分泌。②镫骨肌神经：为面神经在鼓室后壁面神经管内下行至锥隆起后方时发出，向前穿锥隆起，支配位于锥隆起内的镫骨肌。③鼓索：为面神经出茎乳孔前在面神经管内发出的分支，内含味觉纤维和副交感节前纤维。在茎乳孔上方约6mm处发出，向前上方穿鼓室后壁于鼓膜后缘内侧进入鼓室，沿鼓膜内侧前行，经锤骨柄上端的内侧，达鼓室前壁，穿岩鼓裂出鼓室至颞下窝，向前下汇入下颌神经的舌神经中。味觉纤维随舌神经分布于舌前2/3的味蕾；副交感神经节前纤维在下颌下神经节内交换神经元，其节后纤维分布于下颌下腺及舌下腺，控制腺体的分泌。

颅外分支：面神经出茎乳孔至入腮腺之间的一段，发出数小支支配枕肌、耳周围肌、二腹肌后腹及茎突舌骨肌。面神经主干进入腮腺，行于浅深两部之间，发分支形成腮腺内丛。由丛发出5大分支。①颞支：有2~3支，由腮腺上缘穿出，支配额肌、眼轮匝肌上部等。②颧支：有3~4支，由腮腺前缘上部穿出，支配眼轮匝肌、颧大肌、颧小肌等。③颊支：有3~4支，由腮腺前缘穿出，伴行于腮腺导管的上方和下方，支配上唇诸肌、口轮匝肌和颊肌。④下颌缘支：由腮腺前缘下部穿出，沿下颌缘前行，支配下唇诸肌。⑤颈支：由腮腺下端穿出，下行于颈阔肌深面，支配颈阔肌。

（刘仁刚）

miànshénjīng fùjiāogǎnjié

面神经副交感节（parasympathetic ganglia of facial nerve）

包括翼腭神经节和下颌下神经节（见三叉神经图2）。

翼腭神经节：为扁平不规则的副交感神经节，位于翼腭窝上部，上颌神经的下方，又称蝶腭神经节。连于神经节的神经根有：①副交感根：来自岩大神经的副交感神经节前纤维在神经节内交换神经元，节后纤维经上颌神经、颧神经，再经交通支至泪腺神经到达泪腺，控制泪腺的分泌；另有一些节后纤维随神经节的分支分布于鼻腔、腭及咽部的小腺体。②交感根：来自经颈内动脉交感神经丛发出的岩深神经，为交感干颈上神经节的节后纤维，穿经神经节随神经节的分支分布。③感觉根：来自上颌神经的翼腭神经，感觉纤维穿经神经节随神经节的分支分布。神经节的分支有：①眶支：经眶下裂入眶，分布于筛窦及蝶窦的黏膜。②鼻支：为数条小分支，经蝶腭孔和翼腭窝前壁的小孔入鼻腔，分布于上鼻甲、中鼻甲及上鼻道后部的黏膜。其中有一支分布于鼻中隔，称鼻腭神经，向下经切牙孔至口腔硬腭前部，分布于该处黏膜，并与腭大神经的分支吻合。③腭神经：在翼腭窝内下行，分为腭大神经、腭中神经及腭小神经。腭大神经穿腭大孔至口腔，分布于上牙槽内侧区的牙龈及硬腭的黏膜；腭中神经穿腭小孔至口腔，分布于扁桃体及软腭的黏膜；腭小神经穿腭小孔至口腔，分布于腭垂、扁桃体及软腭的黏膜。④咽支：向后内侧，分布于咽顶部和上鼻甲以上的黏膜，以及咽鼓管咽口和蝶窦的黏膜。

下颌下神经节：位于下颌下腺和舌神经之间，呈椭圆形的副交感神经节。有3个根：①副交感根：来自鼓索的副交感神经节前纤维，在神经节内交换神经元，节后纤维控制下颌下腺及舌下腺的分泌。②交感根：为随面动脉交感丛而来的交感干颈上神经节的节后纤维。③感觉根：来自舌神经。神经节发支至下颌下腺、舌下腺及口腔底的黏膜。

（刘仁刚）

qiántíng-wō shénjīng

前庭蜗神经（vestibulocochlear nerve）

第Ⅷ对脑神经。附着于延髓脑桥沟外侧部面神经附着处的外侧，为感觉性脑神经，含特殊躯体感觉纤维。由蜗神经和前庭神经两部分组成，与听觉、位置觉和平衡功能有关，又称位听神经。①前庭神经：将位置觉、平衡觉及运动觉传入中枢，其感觉神经元为双极神经元，其胞体聚集成前庭神经节，位于内耳道底。双极神经元的周围突穿内耳道底分布于内耳的椭圆囊斑、球囊斑和壶腹嵴；中枢突组成前庭神经，在内耳道内与蜗神经汇合。②蜗神经：将听觉传入中枢，其感觉神经元也为双极神经元，其胞体聚集成蜗神经节，位于耳蜗的蜗轴内。双极神经元的周围突分布于内耳蜗管螺旋器的毛细胞；周围突组成蜗神经，穿内耳道底至内耳道。前庭神经与蜗神经在内耳道内汇合成前庭蜗神经，与面神经伴行，经内耳门入颅腔，于脑桥小脑角处，在面神经外侧，经延髓脑桥沟外侧部入脑。入脑后，前庭神经终止于前庭神经核，蜗神经终止于蜗神经核。

当颞骨岩部骨折累及内耳道时，可导致前庭蜗神经合并面神经损伤。前庭蜗神经损伤，表现为伤侧耳聋和平衡功能障碍；当损伤轻微或受刺激时，则出现眩晕及眼球震颤，并伴有恶心、呕吐等症状。脑桥小脑角处的肿瘤也可压迫前庭蜗神经和面神经。

（刘仁刚）

shé-yān shénjīng

舌咽神经（glossopharyngeal nerve）

第Ⅸ对脑神经。附着于延髓橄榄后沟的上部，为混合性脑神经。经颈静脉孔出颅，在舌骨舌肌深面达舌根，分布于舌和咽部。

纤维成分　含5种纤维成分。①特殊内脏运动纤维：起自延髓的疑核上部，支配茎突咽肌。②一般内脏运动纤维：属副交感神经节前纤维，起自延髓的下泌涎核，在耳神经节内交换神经元，节后纤维控制腮腺分泌。③特殊内脏感觉纤维：传递味觉信息，假单极神经元胞体位于舌咽神经的下神经节，其周围突分布于舌后1/3的味蕾，中枢突止于孤束核上部。④一般内脏感觉纤维：假单极神经元胞体位于舌咽神经下神经节，其周围突分布于舌后

1/3、咽、咽鼓管、鼓室等部的黏膜以及颈动脉窦和颈动脉小球，中枢突止于孤束核下部。⑤一般躯体感觉纤维：假单极神经元胞体位于舌咽神经的上神经节，周围突分布于耳后皮肤，中枢突止于三叉神经脊束核。

走行和毗邻　舌咽神经以3~6条根丝附着于延髓的后外侧沟（即橄榄后沟）上部，根丝向外侧合成一干，与迷走神经及副神经伴行，经颈静脉孔出颅腔。神经干上有两个膨大，一个在颈静脉孔内为舌咽神经上神经节，一个在颈静脉孔的下方为舌咽神经下神经节（岩神经节）。舌咽神经出颈静脉孔后在颈内动脉和颈内静脉之间下行，其内侧有迷走神经，继而越过颈内动脉外侧弓形向前，于舌骨舌肌内侧达舌根。

分支分布　①鼓室神经：由下神经节分出，经颈静脉孔前方的鼓室小管下口入鼓室，在鼓室内侧壁与交感神经纤维共同形成鼓室丛，由丛发分支分布于鼓室、乳突小房及咽鼓管的黏膜，传递一般内脏感觉。鼓室神经的终支为岩小神经，含副交感神经节前纤维，经颞骨岩部前面的鼓室小管上口出鼓室，沿岩小神经沟前行，穿卵圆孔出颅中窝达颞下窝，至耳神经节交换神经元，节后纤维随下颌神经的耳颞神经至腮腺，控制其分泌。②咽支：有3~4支，从下神经节下方发出，行向内下方，在咽后壁与迷走神经及交感神经的咽支交织成丛，分布于咽部的黏膜，传递内脏感觉。③舌支：舌咽神经的终支，在舌神经的上方，经舌骨舌肌深面分布于舌后1/3的黏膜和味蕾，传递一般内脏感觉和味觉。④颈动脉窦支：有1~2支，在颈静脉孔下方从舌咽神经发出，沿颈内动脉下行分布于颈动脉窦和颈动脉小球，传递动脉压力感受器和化学感受器的信息。⑤扁桃体支：由舌咽神经在舌骨舌肌的深面发出，分布于腭扁桃体、软腭及咽峡部的黏膜。⑥茎突咽肌支：由舌咽神经发出，支配茎突咽肌（图）。

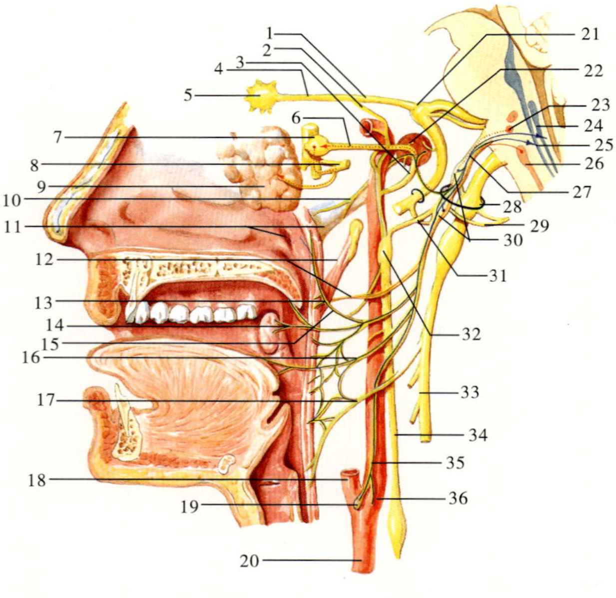

图　舌咽神经的纤维成分及其分布

1.岩大神经　2.岩深神经　3.颈鼓神经　4.翼管神经　5.翼腭神经节　6.岩小神经　7.耳神经节　8.耳颞神经　9.腮腺　10.鼓室丛咽鼓管支　11.咽鼓管及咽口　12.茎突咽肌及神经支　13.咽丛　14.扁桃体支　15.咽支　16.舌支　17.迷走神经咽支　18.颈外动脉　19.颈动脉体　20.颈总动脉　21.面神经膝节　22.鼓室神经　23.下涎核　24.孤束核　25.三叉神经脊束核　26.疑核　27.舌咽神经　28.颈静脉孔　29.迷走神经耳支　30.舌咽神经上节和下节　31.面神经的交通支　32.颈上节　33.迷走神经　34.交感干　35.颈动脉窦支　36.颈动脉窦

舌咽神经的副交感神经节即耳神经节，由多极神经元的胞体组成，属副交感神经节，扁椭圆形，位于卵圆孔的下方，下颌神经干的内侧。有4个根：副交感根，来自岩小神经的副交感神经节前纤维，在节内交换神经元，节后纤维随耳颞神经至腮腺，控制腺体分泌；交感根，来自脑膜中动脉交感神经丛的分支；运动根，来自三叉神经的下颌神经，属特殊内脏运动纤维，支配鼓膜张肌和腭帆张肌；感觉根，来自耳颞神经，属躯体感觉纤维，分布于腮腺。

功能与临床　一侧舌咽神经损伤，表现为患侧舌后1/3味觉消失，舌根及咽峡区痛温觉消失，患侧咽肌收缩无力。

（刘仁刚）

mízǒu shénjīng

迷走神经（vagus nerve）

第Ⅹ对脑神经。附着于延髓橄榄后沟的中部，为行程最长、分布最广的混合性脑神经。

纤维成分　含5种纤维成分。①特殊内脏运动纤维：起自延髓的疑核，支配咽喉部肌。②一般内脏运动纤维：属副交感神经节前纤维，起自延髓的迷走神经背核，随迷走神经的分支分布，在器官旁或器官壁内的副交感神经节交换神经元，节后纤维分布于颈部、胸腔的内脏器官和腹腔大部分的内脏器官，支配心肌、平滑肌的运动及腺体的分泌。③一般内脏感觉纤维：假单极神经元胞体位于迷走神经下神经节，其周围突分布于颈部、胸腔及腹腔的脏器，中枢突止于孤束核。④特殊内脏感觉纤维：传递味觉信息，假单极神经元胞体也位于迷走神经下神经节，其周围突分布于会厌及腭的味蕾，中枢突止于孤束核的上部。⑤一般躯体感觉纤维：假单极神经元胞体位于迷走神经上神经节，其周围突分布于硬脑膜、耳郭后面及外耳道的皮肤，中枢突止于三叉神经脊束核。

走行和毗邻　迷走神经以8~10条根丝，在舌咽神经根丝的下方，附着于延髓橄榄后沟的中部，向外合为一干，在舌咽神经的稍后方经颈静脉孔出颅。迷走神经在颈静脉孔内及孔的下方各有一膨大，孔内的为迷走神经上神经节（或称颈静脉神经节），孔下方的为迷走神经下神经节（或称结状神经节）。出颅后，迷走神经行于颈动脉鞘内，先在颈内静脉与颈内动脉之间的后方，后在颈内静脉与颈总动脉之间的后方下降至颈根部，经胸廓上口入胸腔。入胸腔后，左和右迷走神经的走行略有不同。左迷走神经在左颈总动脉与左锁骨下动脉之间下行，经胸导管的前面、左头臂静脉的后方进入胸腔，下行越过主动脉弓的前方，经左肺根的后方至食管前面分成许多小细支，参与组成左肺丛和食管前丛。食管前丛在食管下段的前面汇合成迷走神经前干，穿食管裂孔进入腹腔，分布于胃前壁、肝及胆囊等处。右迷走神经沿气管右侧下行，经右锁骨下动脉与静脉之间入胸腔，于右肺根后方达食管后面分支参与组成右肺丛和食管后丛。食管后丛在食管下段的后面集合成迷走神经后干，穿食管裂孔入腹腔，分布于胃后壁、参与组成腹腔丛（见交感神经图1）。迷走神经走行过程中在颈部、胸部和腹部发出了许多分支（见迷走神经颈部分支、迷走神经胸部分支和迷走神经腹部分支）（图）。

功能与临床　迷走神经行程长分支多，可因与其毗邻结构的病变、肿瘤压迫，或因手术不慎引起损伤。迷走神经主干损伤，将影响内脏功能活动，表现为心跳加速、心悸、恶心、呕吐、呼吸深慢甚至窒息；由于咽喉部感觉障碍和喉肌瘫痪，可出现声音嘶哑、发音和吞咽困难；一侧腭肌瘫痪，腭垂偏向健侧。喉上神经及喉返神经分别与甲状腺上动脉和甲状腺下动脉伴行，甲状腺手术中应避免损伤。

（刘仁刚）

mízǒu shénjīng jǐngbù fēnzhī

迷走神经颈部分支（branches of vagus nerve in neck）

包括喉上神经、颈心支、耳支、咽支和脑膜支。①喉上神经：由迷走神

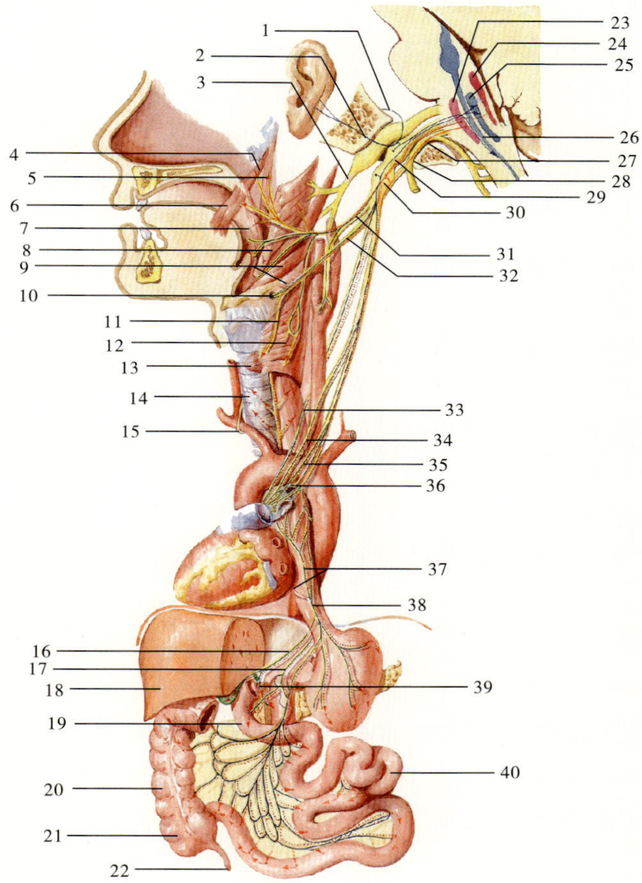

图　迷走神经的纤维成分及其分布（模式图）

1.脑膜支　2.耳支　3.舌咽神经　4.腭帆提肌　5.咽鼓管咽肌　6.腭舌肌　7.腭咽肌　8.咽上缩肌　9.咽中缩肌　10.喉上神经内支　11.喉上神经外支　12.咽下缩肌　13.环甲肌　14.气管　15.右喉返神经　16.迷走神经前干肝支　17.迷走神经后干腹腔支　18.肝　19.十二指肠　20.升结肠　21.盲肠　22.阑尾　23.疑核　24.迷走神经背核　25.孤束核　26.三叉神经脊束与脊束核　27.迷走神经　28.颈静脉孔　29.迷走神经上节　30.迷走神经下节　31.迷走神经咽支　32.喉上神经　33.迷走神经心上支　34.迷走神经心下支　35.迷走神经胸心支　36.左喉返神经　37.食管丛　38.迷走神经前干　39.肝丛幽门支　40.小肠

经下神经节发出，于颈内动脉内侧下行，在舌骨大角平面分为内、外两支。外支细小，含特殊内脏运动纤维，伴甲状腺上动脉下行支配环甲肌。内支为内脏感觉支，伴喉上动脉穿甲状舌骨膜入喉腔，味觉纤维分布于会厌及腭的味蕾，一般内脏感觉纤维分布于舌根、咽、会厌及声门裂以上的喉黏膜。②颈心支：分别从颈上部和下部发出颈上心支和颈下心支，在喉和气管外侧下行入胸腔，与交感干神经节发出的心支构成心丛，分布于心脏，调节心脏活动。颈上心支有一小分支称主动脉神经或减压神经，分布于主动脉弓的壁内，感受血压变化和血液氧分压的改变。③耳支：由迷走神经上神经节发出，含躯体感觉纤维，分布于外耳道和耳郭后面的皮肤。传递一般躯体感觉。④咽支：由迷走神经的下神经节发出，含一般内脏感觉纤维及特殊内脏运动纤维，与舌咽神经及颈部交感神经的咽支组成咽丛，分布于咽缩肌、软腭的肌肉及咽部的黏膜。⑤脑膜支：由迷走神经上神经节发出，分布于颅后窝的硬脑膜、横窦及枕窦。传递一般躯体感觉信息。

（刘仁刚）

mízǒu shénjīng xiōngbù fēnzhī

迷走神经胸部分支（branches of vagus nerve in thorax）

包括喉返神经、心支、支气管支及食管支等。

喉返神经：由左迷走神经和右迷走神经分别在主动脉弓（左）和右锁骨下动脉（右）的前方发出，向后绕主动脉弓（左）和右锁骨下动脉（右）上行到达喉的迷走神经分支。两侧喉返神经的起始和走行有所不同。右喉返神经在颈根部，由右迷走神经经过右锁骨下动脉前方时发出，绕该动脉下方至其后面，返折向上。左喉返神经在胸腔内，由左迷走神经越过主动脉弓前方时发出，钩绕主动脉弓下方至其后内向上行，返回颈部。在颈部，双侧喉返神经均于气管与食管之间的沟内上行，在甲状腺侧叶的后面与甲状腺下动脉之间有复杂的交叉关系，至环甲关节的后方穿入喉内，改称喉下神经，分支分布于喉。其中特殊内脏运动纤维支配除环甲肌以外的全部喉肌；一般内脏感觉纤维分布于声门裂以下的喉黏膜。喉返神经在走行过程中还发出心支、气管支及食管支，分别参与心丛、肺丛及食管丛的组成。食管支：至食管的分支可分为上下两组：上组为气管分杈以上的部分，由迷走神经主干发出；下组自食管丛发出。分布于食管壁内。支气管支：在肺根处发出，与交感神经的分支共同构成肺丛，随支气管及肺动脉入肺，形成支气管周围及动脉周围丛，分布于气管、支气管及肺等。

（刘仁刚）

mízǒu shénjīng fùbù fēnzhī

迷走神经腹部分支（branches of vagus nerve in abdomen）

迷走神经进入腹腔后一般只含有副交感神经纤维和一般内脏感觉纤维。由食管前丛向下集合而成的迷走神经前干，穿食管裂孔入腹腔，达胃前面，在贲门前方附近分出胃前支和肝支。由食管后丛汇集而成的迷走神经后干，穿食管裂孔入腹腔，达胃后面，在贲门后方附近分出胃后支和腹腔支。①胃前支：沿胃小弯向右行，沿途发出贲门前支、胃底前支、胃体前支、胃前大神经和幽门支，分布于胃前壁。胃前大神经的终末支呈鸦爪形分布于幽门部前壁。②肝支：向右行于小网膜两层之间，与交感神经的分支一起构成肝丛。由丛发分支随肝固有动脉入肝分布于肝及胆囊等处。③胃后支：沿胃小弯后面行向幽门，沿途发出贲门后支、胃底后支、胃体后支和胃后大神经，分布于胃后壁。胃后大神经的终末支也以鸭爪形分布于幽门部后壁。④腹腔支：向右行，至腹腔干附近与交感神经的分支一起构成腹腔丛。由丛发分支随腹腔干、肠系膜上动脉及肾动脉等分布于肝、胆囊、胰、脾、肾及结肠左曲以上的肠管。

（刘仁刚）

fùshénjīng

副神经（accessory nerve）

第Ⅺ对脑神经。为运动性脑神经，含特殊内脏运动纤维，支配咽喉肌、胸锁乳突肌和斜方肌。由颅根和脊髓根两部分组成。颅根起于延髓疑核下部，其根丝经橄榄后沟下部、迷走神经根丝的下方出脑，组成一细干。脊髓根起自脊髓颈段的副神经核，其根丝经脊神经前、后根之间出脊髓，在椎管内上行时合成一干，于椎动脉后方穿枕骨大孔入颅腔，转向外侧与颅根汇合成副神经。副神经伴迷走神经穿颈静脉孔出颅腔。出颅腔后，颅根与脊髓根分开，加入迷走神经，随迷走神经分支支配咽喉部肌。脊髓根与颅根分开后，越过颈内静脉前方行向外下，于胸锁乳突肌上部的深面发分支支配该肌，主干经胸锁乳突肌内或其深面，约于胸锁乳突肌后缘中点处进入颈后三角，向后下斜行，于斜方肌前缘中下 1/3 交界处进入斜方肌深面，发支支配斜方肌。在胸锁乳突肌处和颈后三角，脊髓根接受第 2 颈神经和第 3、第 4 颈神经的交通支，这些神经传递本体感觉信息。

因舌咽神经、迷走神经和副神经均由颈静脉孔出颅，当颈静脉孔处的病变累及这些脑神经时，会出现颈静脉综合征。副神经脊髓根受损时，由于胸锁乳突肌瘫痪，头向患侧屈及面部转向对侧困难；斜方肌瘫痪，患侧肩部下垂。

（刘仁刚）

shéxià shénjīng

舌下神经（hypoglossal nerve）

第Ⅻ对脑神经。附着于延髓前外侧沟，为运动性脑神经。由一般躯体运动纤维组成，管理全部舌内肌和大部分舌外肌。延髓的舌下神经核发出纤维组成10~15条神经根丝，经锥体与橄榄之间的前外侧沟出脑，向外侧行至舌下神经管处合成一干，穿舌下神经管出颅腔。在颈部，舌下神经先位于迷走神经、副神经及颈内静脉的内侧，后绕迷走神经后外侧于颈内动脉与静脉之间下行，在下颌角处弓形向前，横过颈外动脉外侧，于二腹肌后腹及茎突舌骨肌内侧入下颌下三角，至下颌舌骨肌与舌骨舌肌之间发分支支配茎突舌肌、舌骨舌肌、颏舌肌以及舌内肌。

颅底骨折、颈椎上段脱位、椎动脉瘤、鼻咽癌或颈内上淋巴结发炎肿大等，均可损伤或压迫舌下神经，引起同侧舌肌瘫痪及萎缩，伸舌时舌尖偏向患侧。

（刘仁刚）

nèizàng shénjīng

内脏神经（visceral nerve）

分布于内脏器官、平滑肌、心肌和腺体的周围神经。又称自主神经或植物性神经。

分类　根据神经纤维的性质，内脏神经可分为内脏运动神经和内脏感觉神经。内脏运动神经调节内脏活动、心血管的运动以及腺体的分泌，一般不受意志控制。内脏运动神经又可分为交感神经和副交感神经。内脏感觉神经的神经元位于脑神经和脊神经的感觉神经节中，为假单极神经元，其周围突分布于内脏及心血管等处，中枢突将内脏感觉信息传递至各级中枢。管理和控制内脏活动的中枢部分和周围部分，统称为内脏神经系统或自主神经系统。

分支分布　交感神经、副交感神经和内脏感觉神经在到达所支配或分布的器官的行程中，常互相交织构成内脏神经丛。内脏神经丛攀附于头颈部及胸腹腔动脉的周围，或分布于器官附近和器官内。主要的内脏神经丛有以下几种。

心丛　位于心底部，主动脉弓后下方、气管杈的前后及两侧。由交感干的颈上神经节、颈中神经节、颈下神经节和上5对胸神经节的心支以及迷走神经的心支组成。心丛又分为心浅丛和心深丛，心浅丛位于主动脉弓下方，右肺动脉前方；心深丛位于主动脉弓与气管杈之间。心丛内有属副交感神经节的心神经节，来自迷走神经的副交感神经节前纤维在此交换神经元。心丛的分支组成心房丛及左冠状动脉丛、右冠状动脉丛分支分布于心脏。

肺丛　位于肺根内支气管和血管的前方和后方。由交感干第2~5对胸神经节的分支和迷走神经的支气管支组成，内含副交感神经节。分为肺前丛和肺后丛。随支气管和血管的分支入肺。

腹腔丛　在第12胸椎高度，位于胰的后方、膈内侧脚及主动脉的前方、左右肾上腺之间。腹腔丛是最大的内脏神经丛，位于腹腔干和肠系膜上动脉根部周围，由内脏大神经、内脏小神经、上部腰神经节的分支及迷走神经后干的腹腔支组成。丛内含有腹腔神经节、肠系膜上神经节、主动脉肾节等。来自内脏大神经和内脏小神经的交感神经节前纤维在这些神经节内交换神经元，来自迷走神经的副交感神经节前纤维到达所分布的器官旁神经节或器官内神经节交换神经元。腹腔丛分为许多副丛，如肝丛、胃丛、脾丛、肾丛、肠系膜上丛等，随血管分支分布于各器官。

腹主动脉丛　又称肠系膜间丛，位于肠系膜上动脉和下动脉起始部之间的腹主动脉前面及两侧。是腹腔丛在腹主动脉表面向下延续的部分，并接受上2个腰神经节来的分支。分出肠系膜下丛，随肠系膜下动脉分支分布于降结肠、乙状结肠及直肠上段的肠管。腹主动脉丛的下部向下进入盆腔，参与组成腹下丛；另有一部分纤维攀附于动脉，形成髂总动脉丛、髂外动脉丛，随动脉分布于下肢血管、汗腺和竖毛肌等。

腹下丛　包括上腹下丛和下腹下丛。上腹下丛位于第5腰椎体的前面、腹主动脉末端及其分杈处，是腹主动脉丛向下的延续，并接受来自下2个腰神经节的分支，也有肠系膜下丛来的纤维。下腹下丛又称盆丛，由上腹下丛延续而来，男性位于直肠、精囊、前列腺及膀胱后部的两侧，女性则位于直肠、子宫颈、阴道穹和膀胱后部的两侧，接受骶神经节的分支及骶副交感神经的节前纤维。此丛伴髂内动脉的分支组成直肠丛、精索丛、膀胱丛、前列腺丛和子宫阴道丛等。分支分布于盆腔器官。

（刘仁刚）

nèizàng yùndòng shénjīng

内脏运动神经（visceral motor nerve） 内脏神经传出纤维的集合，包括交感神经和副交感神经，协调内脏器官、平滑肌和心肌的活动，调节腺体的分泌。

与躯体运动神经的区别 ①支配的器官不同：躯体运动神经支配骨骼肌，一般受意志的控制；内脏运动神经支配心肌、平滑肌和腺体，一定程度上不受意志的控制。②神经元数目不同：躯体运动神经由低级中枢的神经元发出，直接支配骨骼肌；内脏运动神经自低级中枢的神经元发出后需在周围部的内脏运动神经节内交换神经元，再由节内神经元发纤维到达效应器。低级中枢的神经元称节前神经元，其轴突称节前纤维；神经节内的神经元称节后神经元，其轴突称节后纤维。③纤维成分不同：躯体运动神经只有一种纤维成分，内脏运动神经有交感和副交感两种纤维成分。④纤维粗细不同：躯体运动神经纤维一般是比较粗的有髓纤维，内脏运动神经纤维则是薄髓（节前纤维）和无髓（节后纤维）的细纤维。⑤纤维分布形式不同：躯体运动神经以神经干的形式分布；内脏运动神经的节后纤维常攀附器官或血管形成神经丛，由丛再分支至效应器（图）。

分类 内脏运动神经可分为交感神经和副交感神经两部分，二者常共同支配同一个器官，形成对内脏器官的双重支配。但在神经来源、形态结构、分布范围及功能上，二者又有明显的区别。①低级中枢部位不同：交感神经低级中枢位于脊髓胸部节段及腰部1~3节段的中间外侧核，副交感神经低级中枢位于脑干一般内脏感觉核及脊髓骶部的骶副交感核。②周围神经节位置不同：交感神经节位于脊柱两旁（椎旁神经节）和脊柱前方（椎前神经节），副交感神经节位于所支配的器官附近（器官旁节）和器官壁内（器官内节）。③节前神经元与节后神经元的比例不同：一个交感神经节前神经元的轴突可与多个节后神经元形成突触，一个副交感神经节前神经元只与较少的节后神经元相突触。④分布范围不同：交感神经分布范围广泛，除至头、颈部及胸部、腹腔器官外，尚遍及全身的血管、腺体、竖毛肌等；副交感神经分布较局限，一般认为大部分的血管、汗

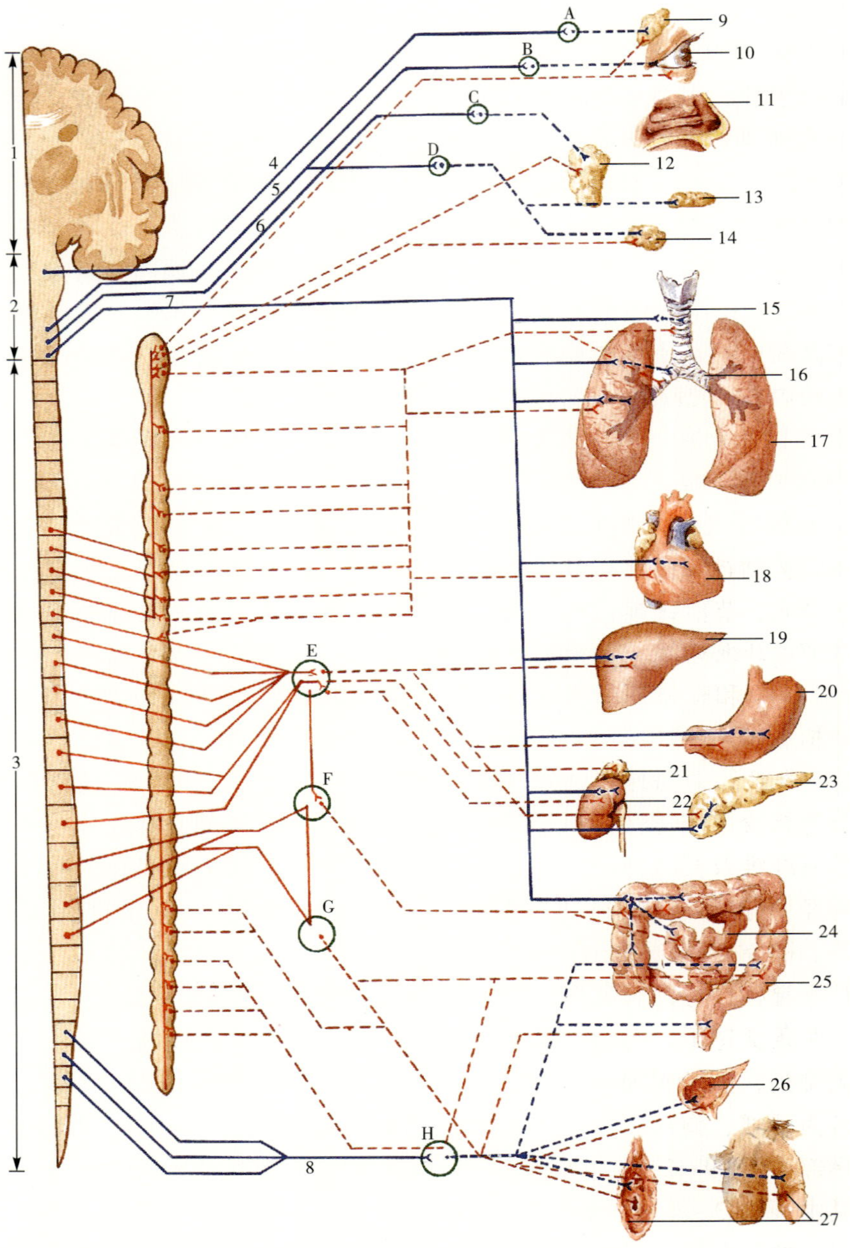

图 自主神经系概观

1.大脑 2.脑干 3.脊髓 4.动眼神经 5.面神经 6.舌咽神经 7.迷走神经 8.盆内脏神经 9.泪腺 10.眼 11.鼻 12.腮腺 13.舌下腺 14.下颌下腺 15.气管 16.主支气管 17.肺 18.心 19.肝 20.胃 21.肾上腺 22.肾 23.胰 24.小肠 25.大肠 26.膀胱 27.男性和女性生殖器 A.睫状神经节 B.翼腭神经节 C.耳神经节 D.下颌下神经节 E.腹腔神经节 F.肠系膜上神经节 G.肠系膜下神经节 H.盆神经节

腺、竖毛肌、肾上腺髓质无副交感神经支配。⑤对同一器官所起的作用不同：交感神经与副交感神经对同一器官的作用既相互拮抗又互相统一。如：当机体运动时，交感神经兴奋性增强，副交感神经相对抑制，出现心率加快、血压升高、支气管扩张、瞳孔开大、消化活动受抑制等现象。此时机体代谢加强、能量消耗加快。当机体处于安静或睡眠状态时，副交感神经兴奋性加强，交感神经相对抑制，出现心率减慢、血压下降、支气管收缩、瞳孔缩小、消化活动增强等现象，有利于体力的恢复和能量的储存。交感神经和副交感神经的活动是在脑的较高级中枢，特别是在下丘脑和大脑边缘叶的调控下进行的。

（刘仁刚）

jiāogǎn shénjīng

交感神经（sympathetic nerve）

内脏运动神经的交感部。由节前神经元、节前纤维、节后神经元和节后纤维构成。

走行和毗邻　交感神经低级中枢位于脊髓胸部节段及腰部1~3节段的中间外侧核，周围部分包括交感神经节、节前纤维、节后纤维及交感神经丛等。交感神经节有椎旁神经节和椎前神经节。椎旁神经节即交感干神经节，位于脊柱两旁，借节间支连成左右两条交感干。交感干沿脊柱两侧排列，上达颅底，下至尾骨，分为颈部、胸部、腰部、骶部和尾部。有19~24对椎旁神经节，其中颈部3~4对，胸部10~12对，腰部4对，骶部2~3对，尾部两侧合成1个奇神经节位于尾骨前面。椎前神经节位于脊柱前方，腹主动脉脏支的根部，包括腹腔神经节、肠系膜上神经节、肠系膜下神经节、主动脉肾神经节等。椎旁神经节与相应的脊神经之间有交通支相连。经脊神经连接于交感干的交通支称白交通支，由交感神经低级中枢发出的有髓节前纤维组成，只存在于胸神经及第1~3腰神经与交感干之间。由交感干连接于31对脊神经之间的交通支称灰交通支，由椎旁神经节发出的无髓节后纤维组成。

分支分布　交感神经节前纤维由脊髓中间外侧核发出，经脊神经前根、脊神经、白交通支至交感干。进入交感干后，节前纤维有3种去向：①进入相应的椎旁神经节交换神经元。②在交感干内上升或下降，进入上方或下方的椎旁神经节交换神经元。③穿过椎旁神经节，至椎前神经节交换神经元。由交感神经节发出的节后纤维也有3种去向：①经灰交通支返回脊神经，随脊神经分布于头、颈、躯干及四肢的血管、汗腺及竖毛肌等。②攀附动脉走行，形成动脉神经丛（如颈内动脉丛、颈外动脉丛等），随动脉分布到所支配的器官。③直接分布到所支配的器官。

颈交感干　位于颈动脉鞘后方，颈椎横突的前方的交感神经干。其椎旁神经节称颈神经节。颈上神经节最大，呈梭形，位于第1~3颈椎横突的前方。颈中神经节最小，有时缺如，有时多达3个，位于第6颈椎横突处。颈下神经节位于第7颈椎横突根部的前方，椎动脉起始部的后方，常与第1胸神经节合并成颈胸神经节，又称星状神经节。颈神经节发出的节后纤维的分布：①经灰交通支连于8对颈神经，随颈神经分支分布于头颈及上肢的血管、汗腺和竖毛肌等。②至邻近的动脉，形成颈内动脉丛、颈外动脉丛、锁骨下动脉丛、椎动脉丛等，随动脉的分支分布至头颈部的腺体（泪腺、唾液腺、口腔及鼻腔黏膜内腺体、甲状腺等）、血管和瞳孔开大肌等。③发出咽支进入咽壁，与舌咽神经、迷走神经的咽支组成咽丛。④由颈上神经节、颈中神经节和颈下神经节发出颈上心神经、颈中心神经和颈下心神经进入胸腔，加入心丛。

胸交感干　位于肋小头前方的交感神经干。其椎旁神经节称胸神经节。胸交感干的分支有：①胸神经节的节后纤维经灰交通支连接至12对胸神经，随胸神经分布于胸腹壁的血管、汗腺、竖毛肌等。②上5对胸神经节发出分支参加组成胸主动脉丛、食管丛、肺丛、心丛等。③内脏大神经，由穿经第5~9或第6~9胸神经节的节前纤维组成，沿脊柱两侧向前下方合成一干，穿膈脚入腹腔，主要到达腹腔神经节内交换神经元。④内脏小神经，由穿经第10~12胸神经节的节前纤维组成，下行穿过膈脚入腹腔，主要至主动脉肾节内交换神经元。有时由穿经最下一个胸神经节的节前纤维组成内脏最小神经，伴交感干下行穿膈脚入腹腔，加入肾神经丛。由腹腔神经节、肠系膜上神经节、主动脉肾节等发出的节后纤维，分布于肝、脾和肾等实质器官及结肠左曲以上的消化管（图1）。

腰交感干　位于腰椎体前外侧与腰大肌内侧缘之间的交感神经干。其椎旁神经节称腰神经节。腰交感干的分支：①节后纤维经灰交通支连于5对腰神经，随腰神经分布。②腰内脏神经，由穿经腰神经节的节前纤维组成，在腹主动脉丛、肠系膜下神经丛的椎前神经节内交换神经元，节后纤维分布于结肠左曲以下的消化管及盆腔器官，并有纤维伴随血管分布于下肢（图2）。

骶交感干　位于骶骨前面，骶前孔内侧的交感神经干（见腰丛图）。其椎旁神经节称骶神经节。骶交感干的分支：①经灰交通支连于骶神经和尾神经，分布于下肢及会阴部的血管、汗腺、竖毛肌等。②一些小支加入盆丛，分布于盆腔器官。

（刘仁刚）

fùjiāogǎn shénjīng

副交感神经（parasympathetic nerve）

内脏运动神经的副交感部。由节前神经元、节前纤维、节后神经元和节后纤维组成。其低级中枢位于脑干内的一般内脏运动核及脊髓骶部第2~4节段的骶副交感核，周围部分包括副交感神经节、节前纤维、节后纤维及副交感神经丛等。副交感神经节由副交感神经节后神经元组成，位于所支配的器官周围和器官壁内，分别称器官旁节和器官内节。副交感神经节均较小，除位于颅部的睫状神经节、翼腭神经节、下颌下神经节及耳神经节肉眼可见之外，其余的只有借助显微镜才能看到。由于副交感神经节位于所支配的器官周围和器官壁内，因此副交感神经的节前纤维较长，节后纤维很短。

颅部副交感神经的节前纤维来自于脑干内的一般内脏运动核，走行于第Ⅲ、Ⅶ、Ⅸ和Ⅹ4对脑神经内。①随动眼神经走行的副交感神经节前纤维，由中脑的动眼神经副核发出，至眼眶内的睫状神经节交换神经元，节后纤维进入眼球支配睫状肌和瞳孔括约肌。②随面神经走行的副交感神经节前纤维，由脑桥的上泌涎核发出，一部分经岩大神经至翼腭

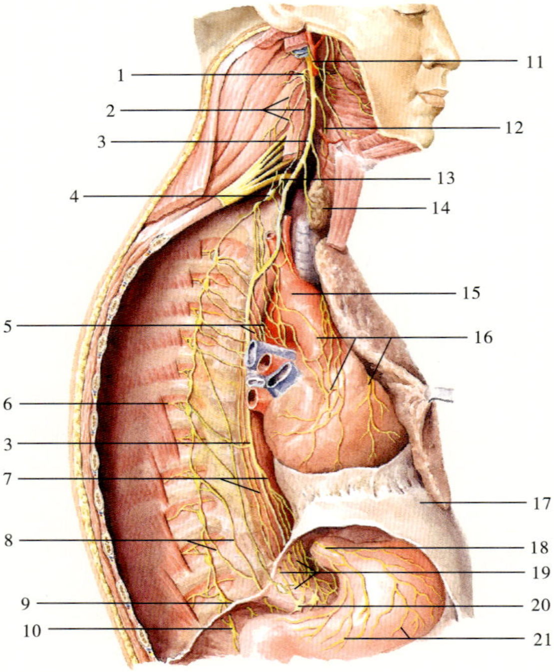

图1　胸部自主神经

1.颈上神经节　2.颈丛　3.迷走神经　4.颈胸神经节　5.肺丛　6.肋间神经　7.食管丛　8.内脏大神经　9.内脏小神经　10.腰神经节　11.舌咽神经　12.喉上神经　13.颈中神经节　14.甲状腺　15.主动脉弓　16.心丛　17.膈　18.迷走神经前干　19.腹腔丛　20.腹腔神经节　21.胃丛

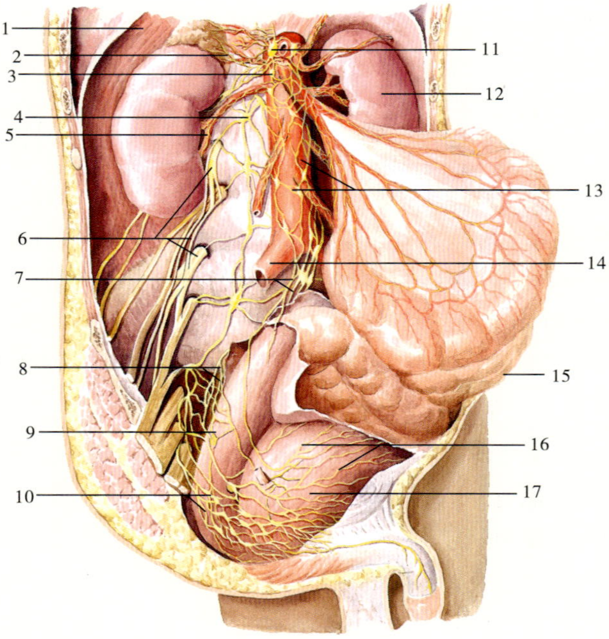

图2　腹盆部的自主神经丛和节

1.膈　2.肾上腺丛　3.肠系膜上神经节　4.腰神经节　5.肾丛　6.腰丛　7.上腹下丛　8.下腹下丛　9.直肠　10.直肠中丛　11.腹腔神经节　12.肾　13.腹主动脉丛　14.髂总动脉　15.小肠　16.膀胱丛　17.膀胱

窝的翼腭神经节交换神经元，节后纤维分布于泪腺以及鼻腔、口腔、腭黏膜的腺体；另一部分经鼓索、舌神经至下颌下神经节交换神经元，节后纤维分布于下颌下腺及舌下腺。③随舌咽神经走行的副交感神经节前纤维，由延髓的下泌涎核发出，经鼓室神经、鼓室丛、岩小神经至耳神经节交换神经元，节后纤维分布于腮腺。④随迷走神经走行的副交感神经节前纤维，由延髓的迷走神经背核发出，经迷走神经的分支到达颈部、胸腔、腹腔的器官旁节或器官内节交换神经元，节后纤维分布于颈部、胸腔、腹腔的器官（结肠左曲以下的消化器官除外）。

骶部副交感神经来自于脊髓骶部第2~4节段骶副交感核的节前纤维，随第2~4骶神经出骶前孔，从骶神经分出形成盆内脏神经参与组成盆丛。随盆丛至盆腔器官，部分纤维自盆丛经上腹下丛和肠系膜下丛至降结肠及乙状结肠，在器官旁节或器官内节交换神经元，节后纤维分布于结肠左曲以下的消化器官和盆腔器官。

（刘仁刚）

nèizàng gǎnjué shénjīng

内脏感觉神经（visceral sensory nerve） 内脏神经传入纤维的集合，将心血管、腺体及内脏器官的感觉信息传入中枢。

走行和毗邻 内脏感觉神经元为假单极神经元，其胞体位于脊神经节和脑神经节内。传导躯干、四肢内脏感觉的神经，神经元胞体位于脊神经节，周围突随脊神经分布于躯干、四肢的血管、腺体，中枢突经脊神经后根进入脊髓。传导头颈部内脏感觉的神经，神经元胞体分别位于面神经膝神经节、舌咽神经下神经节及迷走神经下神经节，周围突随以上脑神经分布于头颈部的黏膜、腺体、血管及器官，中枢突经以上脑神经入脑干止于孤束核。传导胸腹腔器官的内脏感觉纤维经由交感神经和副交感神经分布。伴交感神经走行的内脏感觉纤维，神经元胞体位于胸部及上腰部的脊神经节。其周围突经脊神经、白交通支至交感干，随交感神经的节前纤维、节后纤维分支分布；中枢突随脊神经后根入脊髓。伴副交感神经走行的内脏感觉纤维：在颅部，其神经元胞体位于迷走神经下神经节，周围突随迷走神经的分支分布，中枢突经迷走神经入脑干止于孤束核。在骶部，其神经元胞体位于第2~4骶神经的脊神经节，周围突经骶神经、盆内脏神经至盆丛，随盆丛分支分布，中枢突经后根入脊髓。

功能与临床 内脏感觉神经的主要作用在于参与完成许多生命活动所需的生理反射，这些反射活动不受大脑皮质控制，由皮质下的内脏活动中枢调节。内脏痛觉和某些内脏器官的感觉（如胃的饥饿感、饱胀感，膀胱的充盈感等）则可以上传至大脑皮质，达到意识水平。内脏感觉与躯体感觉相比有其自身的特点：①适宜的刺激不同：如能引起躯体剧烈疼痛的切割或烧灼等，并不引起内脏感觉，而牵拉或炎症刺激可引起强烈的感觉。②定位不准，较为弥散：内脏感觉的传入途径比较分散，一个器官的感觉纤维经过多个节段的脊神经进入中枢，而一条脊神经又包含来自多个器官的感觉纤维。因此内脏疼痛往往是弥散的，定位也不准确。当某些内脏器官发生病变时，常在体表一定区域产生感觉过敏或痛觉，这种现象称为牵涉性痛。例如，心绞痛时，常在胸前区及左臂内侧皮肤感到疼痛；肝胆疾患时，常在右肩部感到疼痛等。

（刘仁刚）

chuándǎo tōnglù

传导通路（conductive pathway）

由神经纤维构成并传导神经冲动的径路。一般可将其分为感觉（上行）传导通路和运动（下行）传导通路（表），分别传递感觉和运动信息。

感受器接受机体内外环境的各种刺激，并将其转变成神经冲动，沿传入神经元传递至中枢神经系统相应部位，最后至大脑皮质高级中枢，产生感觉。此外，大脑皮质将感觉信息分析整合后，发出指令，沿传出纤维，经脑干和脊髓的运动神经元将信息传到躯体和内脏效应器，产生反应。从总体上说，它们分别是反射弧结构中的传入部和传出部，但只有不经过大脑皮质的上行和下行传导通路才称为反射通路。

感觉（上行）传导通路和运动（下行）传导通路在行程中一般要进行一次交叉，即一侧大脑半球接受躯体对侧的感觉冲动并管理对侧的躯体运动，但不同通路的交叉平面不同，锥体交叉和（内侧）丘系交叉在延髓内，痛觉和温觉传导束的交叉在脊髓内。了解交叉的高度，再结合临床体征，即可推断病变所在部位。

（李云庆）

gǎnjué chuándǎo tōnglù

感觉传导通路（sensory pathway） 神经系统内上行并传递感觉信息的径路。包括本体（深）感觉传导通路、浅感觉传导通路、视觉传导通路、听觉传导通路、嗅觉传导通路、平衡觉传导通路、内脏感觉传导通路等。虽然各个感觉传导通路的行程及功能各异，

表　神经系统传导通路

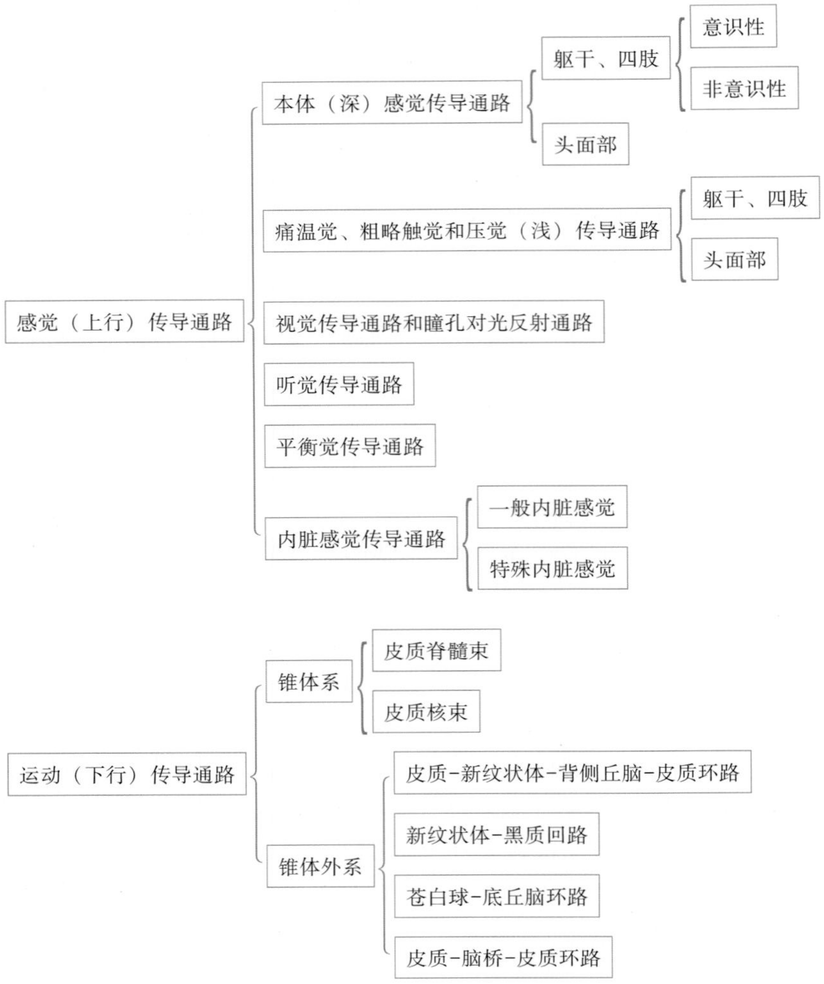

但它们在结构上具有共性（见传导通路表），基本功能是将各种感觉信息分别上传到相应的大脑皮质感觉区。

（李云庆）

běntǐ（shēn）gǎnjué chuándǎo tōnglù

本体（深）感觉传导通路

[proprioceptive (deep) sensory pathway]　神经系统内感觉（上行）传导径路，传递肌、腱和关节等器官在不同状态（运动或静止）时产生的感觉。又称深感觉传导通路。本体（深）感觉包括位置觉、运动觉和震动觉。躯干和四肢的本体感觉有两条传导通路，一条是躯干-四肢意识性本体感觉-精细触觉传导通路，将本体感觉信息传至大脑皮质，产生意识性感觉；另一条是躯干-四肢非意识性本体感觉-精细触觉传导通路，将本体感觉信息传至小脑，产生非意识性感觉。头面部的本体感觉传导通路尚不清楚。

（李云庆）

qūgàn-sìzhī yìshíxìng běntǐ gǎnjué-jīngxì chùjué chuándǎo tōnglù

躯干-四肢意识性本体感觉-精细触觉传导通路

（conscious proprioception and fine touch pathway of trunk and limb）　神经系统的感觉（上行）传导径路。向大脑皮质传递来自躯干和四肢的意识性本体感觉和精细触觉信息。由3级神经元组成：①第一级神经元为脊神经节内假单极神经元，多为大型和中型胞体，纤维较粗，且有髓鞘，其周围突分布于肌、腱、关节等处的本体感觉感受器和皮肤的精细触觉感受器，中枢突经脊神经后根的内侧部进入脊髓后索，分为长的升支和短的降支。其中来自胸髓第5节段以下的升支行于后索的内侧部，形成薄束；来自胸髓第4节段以上的升支行于后索的外侧部，形成楔束。两束上行，分别止于延髓的薄束核和楔束核。短的降支至后角或前角，完成脊髓牵张反射。②第二级神经元的胞体在薄束核与楔束核内，由此二核发出的纤维向前绕过延髓中央管周围中央灰质的腹侧，在中线上与对侧发出的纤维交叉，称内侧丘系交叉，交叉后的纤维转折向上，在锥体束的背方呈前后方向排列，行于延髓中线两侧，称内侧丘系。内侧丘系在脑桥呈横位居被盖的前缘，在中脑被盖位居红核的外侧，最后止于背侧丘脑的腹后外侧核。③第三级神经元的胞体在丘脑腹后外侧核，发出纤维形成丘脑中央辐射，经内囊后肢主要投射至中央后回的中、上部和中央旁小叶后部，部分纤维投射至中央前回（图）。

此通路若在内侧丘系交叉的下方或上方的不同部位损伤，则患者在闭眼时不能确定损伤同侧（交叉下方损伤）和损伤对侧（交叉上方损伤）关节的位置和运动方向以及两点间距离。

（李云庆）

qūgàn-sìzhī fēiyìshíxìng běntǐ gǎnjué-jīngxì chùjué chuándǎo tōnglù

躯干-四肢非意识性本体感觉-精细触觉传导通路

（non-conscious proprioception and fine touch pathway of trunk and limb）　神经系统的感觉（上行）传导径路。

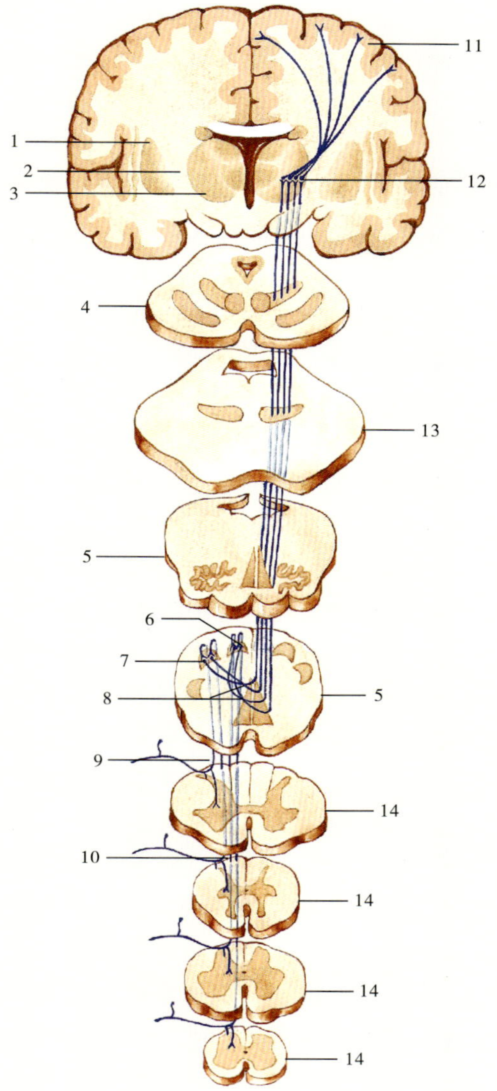

图　躯干-四肢本体感觉和精细触觉传导通路

1.豆状核　2.内囊　3.背侧丘脑　4.中脑　5.延髓　6.薄束核　7.楔束核　8.内侧丘系交叉　9.楔束　10.薄束　11.中央后回　12.腹后外侧核　13.脑桥　14.脊髓

向小脑皮质传递来自躯干和四肢的非意识性本体感觉和精细触觉信息。由两级神经元组成：第一级神经元为脊神经节内假单极神经元，其周围突分布于肌、腱、关节的本体感觉感受器，中枢突经脊神经后根的内侧部进入脊髓，终止于第8颈髓~第2腰髓节段，胸核和腰骶膨大第Ⅴ~Ⅶ层外侧部。由胸核发出的第二级纤维在同侧脊髓侧索组成脊髓小脑后束，向上经小脑下脚进入旧小脑皮质；由腰骶膨大第Ⅴ~Ⅶ层外侧部发出的第二级纤维组成双侧的脊髓小脑前束，经小脑上脚止于旧小脑皮质。以上第二级神经元传导躯干（除颈部外）和下肢的本体感觉。传导上肢和颈部的本体感觉的第二级神经元胞体位于颈膨大部第Ⅵ、Ⅶ层和延髓的楔束副核，这两层神经元发出的第二级纤维也经小脑下脚进入小脑皮质（图）。

小脑通过上述途径接受来自躯干和四肢的非意识性本体感觉和精细触觉信息后经锥体外系反射性地调节肌紧张力和协调运动，维持身体的姿势和平衡。若上述纤维联系障碍，患者的运动协调、平衡等能力将明显减弱。

（李云庆）

qūgàn-sìzhī tòng-wēnjué-cūlüè chùjué-yājué chuándǎo tōnglù

躯干-四肢痛温觉-粗略触觉-压觉传导通路（pain, temperature, rough sense of touch and pressure pathway of trunk and limb）神经系统的感觉（上行）传导径路。又称浅感觉传导通路。负责将躯干和四肢的痛温觉、粗略触觉和压觉信息向大脑皮质传递。由3级神经元组成：①第一级神经元为脊神经节内假单极神经元，为中型和小型胞体，突起较细，为薄髓或无髓纤维，其周围突分布于躯干和四肢皮肤内的感受器；中枢突经后根进入脊髓。其中，传导痛温觉的纤维（细纤维）在后根的外侧部入脊髓经背外侧束再终止于第二级神经元；传导粗略触觉和压觉的纤维（粗纤维）经后根内侧部进入脊髓后索，再止于第二级神经元。②第二级神经元胞体主要位于第Ⅰ、Ⅳ到Ⅶ层，其发出纤维上升1~2个节段经白质前连合到对侧的外侧索和前索内上行，组成脊髓丘脑侧束和脊髓丘脑前束（侧束传导痛温觉，前束传导粗略触觉和压觉）。脊髓丘脑束上行，经延髓下橄榄核的背外侧，脑桥和中脑内侧丘系的外侧，终止于背侧丘脑的腹后外侧核。③第三级神经元的胞体在背侧丘脑的腹后外侧

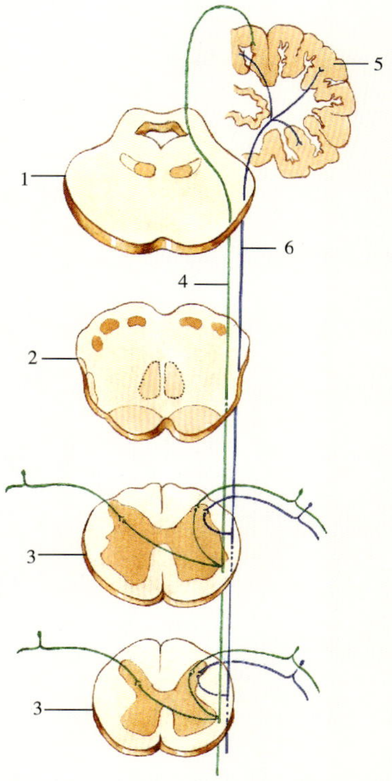

图　传向小脑的本体感觉传导路

1.脑桥　2.延髓　3.脊髓　4.脊髓小脑前束　5.旧小脑皮质　6.脊髓小脑后束

核，其发出纤维称丘脑中央辐射，经内囊后肢投射到中央后回中、上部和中央旁小叶后部（图）。

在脊髓内，脊髓丘脑束纤维的排列有一定的顺序：由外侧向内侧、由浅入深，依次排列着来自骶、腰、胸、颈部的纤维。因此，当脊髓内肿瘤压迫一侧脊髓丘脑束时，痛温觉障碍首先出现在身体对侧上半部（压迫来自颈、胸部的纤维）然后逐渐波及下半部（压迫来自腰骶部的纤维）。若受到脊髓外肿瘤压迫，则感觉障碍的发生顺序相反。

（李云庆）

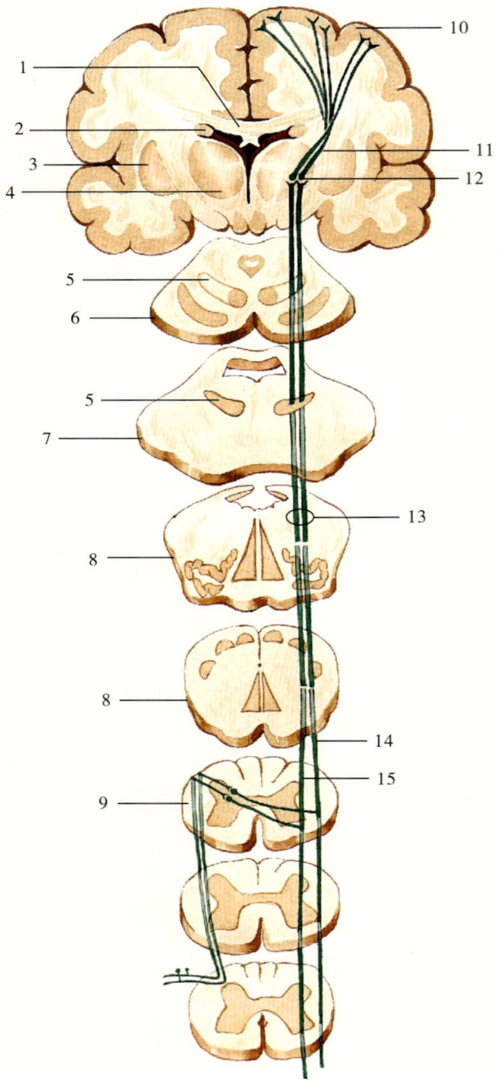

图 躯干-四肢痛温觉-触压觉传导通路

1.胼胝体 2.尾状核 3.豆状核 4.背侧丘脑 5.内侧丘系 6.中脑 7.脑桥 8.延髓 9.脊髓 10.中央后回 11.内囊 12.腹后外侧核 13.脊髓丘脑束 14.脊髓丘脑侧束 15.脊髓丘脑前束

tóu-miànbù tòng-wēnjué-chùyājué chuándǎo tōnglù

头面部痛温觉-触压觉传导通路（pain, temperature and touch pressure sensory pathway of head and face）

神经系统的感觉（上行）传导径路。该通路负责将头面部的痛温觉和触压觉信息向大脑皮质传递，属于浅感觉传导通路之一，由3级神经元组成：①第一级神经元为三叉神经节（除外耳道和耳甲的皮肤感觉传导外）内单极神经元，其周围突经相应的三叉神经分支分布于头面部皮肤及口鼻黏膜的相关感受器，中枢突经三叉神经根入脑桥。三叉神经中传导痛温觉的纤维入脑后下降为三叉神经脊束，止于三叉神经脊束核；传导触压觉的纤维终止于三叉神经脑桥核。②第二级神经元的胞体在三叉神经脊束核和三叉神经脑桥核内，其发出纤维交叉到对侧，组成三叉丘脑束，止于背侧丘脑的腹后内侧核。③第三级神经元的胞体在背侧丘脑的腹后内侧核，发出纤维经内囊后肢，投射到中央后回下部（见躯干-四肢痛温觉-粗略触觉-压觉传导通路图）。

在此通路中，若三叉丘脑束以上受损，则导致对侧头面部痛温觉和触压觉障碍；若三叉丘脑束以下受损，则同侧头面部痛温觉和触压觉发生障碍。

（李云庆）

shìjué chuándǎo tōnglù

视觉传导通路（visual pathway）

将视觉信息向大脑皮质传递的径路。由三级神经元组成：眼球视网膜神经部最外层的视锥细胞和视杆细胞为光感受器细胞，中层的双极细胞为第一级神经元，最内层的节细胞为第二级神经元，节细胞的轴突在视神经盘处汇集成视神经。视神经由视神经管入颅腔，形成视交叉后，延为视束。在视交叉中，来自两眼视网膜鼻侧半的纤维交叉，加入对侧视束；来自视网膜颞侧半的纤维不交叉，进入同侧视束。因此，左侧视束内含有来自两眼视网膜左侧半的纤维，右侧视束内含有来自两眼视网膜右侧半的纤维。视束绕过大脑脚向后，主要止于外侧膝状体。第三级神经元胞体在外侧膝状体内，由外侧膝状体核发出纤维组成视辐射经内囊后肢投射到端脑距状沟上下的视皮质的纹区，产生视觉。视束中尚有少数纤维经上丘臂终止于上丘和顶盖前区。上丘发出的纤维组成顶盖脊髓束，下行至脊髓，完成视觉反射。顶盖前区发出纤维到中脑动眼神经副核，构成瞳孔对光反射通路的一部分（图）。

视野是指眼球固定向前平视时所能看到的空间范围。由于眼球屈光装置对光线的折射作用，鼻侧半视野的物象投射到颞侧半视网膜，颞侧半视野的物象投射到鼻侧半视网膜，上半视野的物象投射到下半视网膜，下半视野

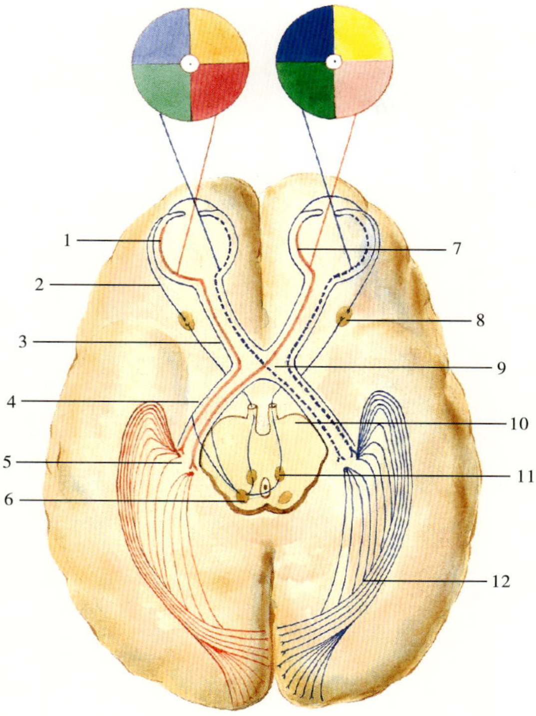

图　视觉传导通路

1.颞侧视网膜　2.副交感节后纤维　3.视神经　4.视束　5.外侧膝状体　6.顶盖前区　7.鼻侧视网膜　8.睫状神经节　9.视交叉　10.中脑　11.动眼神经副核　12.视辐射

的物象投射到上半视网膜。当视觉传导通路的不同部位受损时，可引起不同的视野缺损：①视网膜损伤引起的视野缺损与损伤的位置和范围有关，若损伤在视神经盘则视野中出现较大暗点，若黄斑部受损则中央视野有暗点，其他部位损伤则对应部位有暗点。②一侧视神经损伤可致该侧眼视野全盲。③视交叉中交叉纤维损伤可致双眼视野颞侧半偏盲。④一侧视交叉外侧部的不交叉纤维损伤，则患侧眼视野的鼻侧半偏盲。⑤一侧视束及以上的视觉传导路（视辐射、视区皮质）受损，可致双眼对侧半视野同向性偏盲（如右侧受损则右眼视野鼻侧半和左眼视野颞侧半偏盲）。

（李云庆）

tóngkǒng duìguāng fǎnshè tōnglù

瞳孔对光反射通路（pupillary light reflex pathway）　将视觉信息向大脑皮质传递的径路。又称光反射通路，与亮光刺激引起瞳孔缩小有关。对光反射通路的任何一处损坏均可导致瞳孔对光反射减弱或消失。通路的构成：视网膜→视神经→视交叉→视束→上丘臂→顶盖前区→两侧动眼神经副核→动眼神经→睫状神经节→节后纤维→瞳孔括约肌收缩→两侧瞳孔缩小。

光照一侧眼的瞳孔，引起两眼瞳孔缩小的反应称为瞳孔对光反射。光照侧的反应称直接对光反射，光未照射侧的反应称间接对光反射。一侧视神经受损时，信息传入中断，光照患侧眼的瞳孔，两侧瞳孔均不反应；但光照健侧眼的瞳孔，则两眼对光反射均存在（此即患侧眼的瞳孔直接对光反射消失，间接对光反射存在）。一侧动眼神经受损时，由于信息传出中断，无论光照哪一侧眼，患侧眼的瞳孔对光反射都消失（患侧眼的瞳孔直接及间接对光反射消失），但健侧眼的瞳孔直接和间接对光反射存在。双侧瞳孔对光反射消失，可能预示病危（见视觉传导通路图）。

（李云庆）

tīngjué chuándǎo tōnglù

听觉传导通路（auditory pathway）　将听觉神经信息向大脑皮质传递的径路。由4级神经元组成：①第一级神经元为蜗神经节内的双极神经细胞，其周围突分布于内耳的螺旋器（Corti器）；中枢突组成蜗神经，与前庭神经一道，在延髓和脑桥交界处入脑，止于蜗腹侧核和蜗背侧核。②第二级神经元胞体在蜗腹侧核和蜗背侧核，发出纤维大部分在脑桥内形成斜方体并交叉至对侧，至上橄榄核外侧折向上行，形成外侧丘系。外侧丘系的纤维经中脑被盖的背外侧部大多数止于下丘。③第三级神经元胞体在下丘，其纤维经下丘臂止于内侧膝状体。④第四级神经元胞体在内侧膝状体，发出纤维组成听辐射，经内囊后肢，止于大脑皮质颞横回的听觉区（图）。

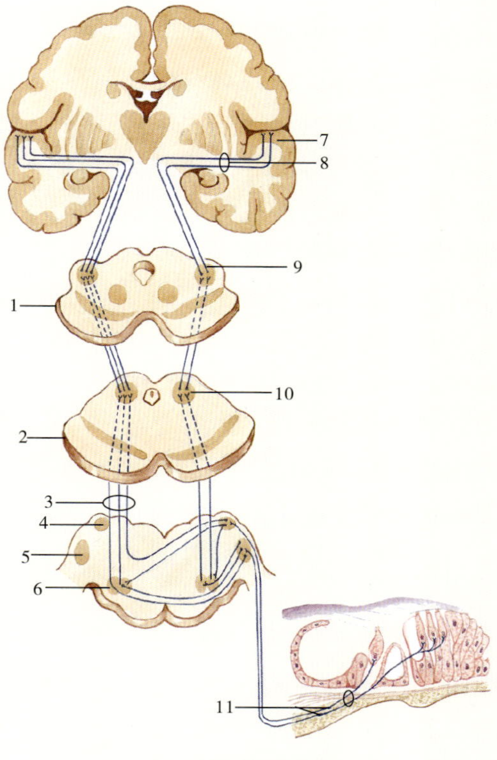

图　听觉传导通路

1.中脑上丘平面　2.中脑下丘平面　3.外侧丘系　4.蜗背侧核　5.蜗腹侧核　6.上橄榄核　7.颞横回　8.听辐射　9.内侧膝状体　10.下丘核　11.蜗螺旋神经节

听觉的反射中枢在下丘。下丘内神经元发出纤维到上丘，再由上丘内神经元发出纤维，经顶盖脊髓束下行至脊髓的前角细胞，完成听觉反射。此外，大脑皮质听觉区还可发出下行纤维，经听觉通路上的各级神经元中继，影响内耳螺旋器的感受功能，形成听觉通路上的负反馈调节。少数蜗腹侧核和蜗背侧核的纤维不交叉，进入同侧外侧丘系；还有一些蜗神经核发出的纤维在上橄榄核换神经元，然后加入同侧的外侧丘系。也有少数外侧丘系的纤维直接止于内侧膝状体。因此，听觉冲动是双侧传导的。若一侧通路在外侧丘系以上受损，不会产生明显症状，但若损伤了蜗神经、内耳或中耳，则将导致听觉障碍。

（李云庆）

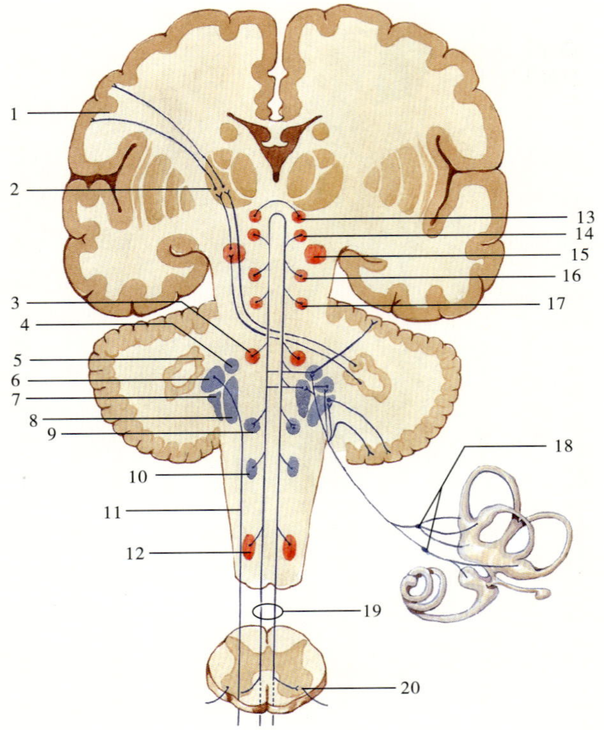

图　平衡觉传导通路

1.大脑皮质　2.背侧丘脑　3.展神经核　4.前庭神经上核　5.球状核　6.前庭神经外侧核　7.前庭神经下核　8.前庭神经内侧核　9.网状结构　10.疑核　11.前庭脊髓束　12.副神经核　13.后连合核　14.Cajal 中介核　15.红核　16.动眼神经核　17.滑车神经核　18.前庭神经节细胞　19.内侧纵束　20.脊髓前角运动细胞

pínghéngjué chuándǎo tōnglù

平衡觉传导通路（equilibrium pathway）

将平衡觉信息向大脑皮质传递的径路。由两级神经元组成：①第一级神经元是前庭神经节内的双极神经元，其周围突分布于内耳半规管的壶腹嵴及前庭内的球囊斑和椭圆囊斑；中枢突组成前庭神经，与蜗神经一道经延髓和脑桥交界处入脑，止于前庭神经核群。②第二级神经元为前庭神经核群，其发出的纤维向大脑皮质的投射径路尚不清，可能是在背侧丘脑的腹后核换神经元，再投射到颞上回前方的大脑皮质（图）。

由前庭神经核群发出纤维至中线两侧组成内侧纵束，其中上升的纤维止于动眼神经核、滑车神经核和展神经核，完成眼肌前庭反射（如眼球震颤）；下降的纤维至副神经脊髓核和上段颈髓前角细胞，完成转眼、转头的协调运动。此外，由前庭神经外侧核发出纤维组成前庭脊髓束，完成躯干、四肢的姿势反射（伸肌兴奋、屈肌抑制）。前庭神经核群还发出纤维与部分前庭神经直接来的纤维，共同经小脑下脚（绳状体）进入小脑，参与平衡调节。

前庭神经核群还发出纤维与脑干网状结构、迷走神经背核及疑核联系，故当平衡觉传导通路或前庭器受刺激时，可引起眩晕、恶心、呕吐等症状。

（李云庆）

yìbān nèizàng gǎnjué chuándǎo tōnglù

一般内脏感觉传导通路（general visceral sensory pathway）

传递一般内脏感觉信息的（上行）传导径路。由内脏感受器产生传入冲动转化成的信息叫内脏感觉信息，一般内脏感觉是指嗅觉和味觉以外的心、血管、腺体和内脏的感觉。一般内脏感觉传导通路的组成结构和纤维联系见下表，其传入路径复杂，尚不完全清楚。

内脏的活动作用于脏器感受器产生的感觉通过一般内脏感觉传导通路传入中枢，产生饥渴、饱胀、窒息、疲劳、便意、恶心、疼痛和性等感觉。内脏感觉性质不确定，缺乏准确的定位。内脏器官工作正常时，内部感觉的信号很弱，当内脏感觉十分强烈时才形成明显感觉。内脏等部位感觉神经偏少，平时几乎处于无感觉状态，但有时出现压迫感、胸闷等模糊的感觉，进而产生疼痛感觉，称为内脏痛。这些感觉与皮肤感觉的性质不同，一般认为，它们的适宜刺激是器官本身的活动及其病理状态，特别是由于强

表　一般内脏感觉传导通路

途径	第一步	第二步	第三步	第四步	终止
经脑神经	膝神经节、舌咽和迷走神经下节细胞中枢突	孤束核换元	丘脑腹后内侧核或下丘脑外侧区换元		岛叶
经脊神经	脊神经节细胞中枢突	脊髓中央管背外侧的后连合核换元	臂旁核换元	丘脑	大脑皮质
		后角灰质换元（内脏痛、快痛）	伴脊髓丘脑束	丘脑腹后外侧核换元	皮质中央后回大脑外侧沟上部
		脊髓固有束内上行（内脏痛、慢痛）	脊髓和脑干网状结构多次换元	丘脑背内侧核换元	大脑边缘叶

刺激的总和而造成特殊的中枢兴奋导致了内脏痛觉的产生。

（李云庆）

tèshū nèizàng gǎnjué chuándǎo tōnglù

特殊内脏感觉传导通路（special visceral sensory pathway）

传递特殊内脏感觉信息的（上行）传导径路。特殊内脏感觉是指嗅觉和味觉。嗅觉信息的传递有两个感觉系统参与，即嗅神经系统和鼻三叉神经系统。味觉感受器的分布区主要有：舌头中间、舌根、舌尖和舌两侧。味觉信息经面神经、舌神经和迷走神经的轴突进入脑干后终于孤束核，更换神经元（换元），再经丘脑到达岛盖部的味觉区。舌前2/3味觉感受器所接受的刺激经面神经之鼓索传递，舌后1/3的味觉由舌咽神经传递；舌后1/3的中部和软腭，咽和会厌味觉感受器所接受的刺激由迷走神经传递（表）。

嗅觉和味觉分别由嗅觉感受器和味觉感受器知觉，相对而言嗅觉是一种远感，是对化学刺激的长距离感受，而味觉则是一种近感，是对化学刺激的直接接触。嗅觉和味觉能够整合和互相作用。不明原因的闻不出气味称为失嗅，此症多由于鼻腔阻塞，空气到达不了鼻的灵敏区所致，常见于鼻息肉、肿瘤和鼻黏膜肿胀；其次是嗅觉神经受伤或损坏，以及脑的嗅觉中区受损，鼻的嗅觉神经损伤多是由于病毒感染和过敏反应。此外，头部损伤、鼻部手术或肿瘤也会造成嗅觉神经组织损伤。失嗅的人仍可靠舌头分辨出咸、酸和苦味，唯一无法分辨的是香味（图）。

（李云庆）

yùndòng chuándǎo tōnglù

运动传导通路（motor pathway）

从大脑皮质至躯体运动和内脏活动效应器的神经纤维联系。由两级神经元组成：①上运动神经元：位于大脑皮质并向脑神经一般躯体和特殊内脏运动核及脊髓前角运动神经元的传出投射神经元。②下运动神经元：脑神经一般躯体和特殊内脏运动核以及脊髓前角运动神经元，其胞体和轴突构成传导运动冲动的最后公路。躯体运动传导通路主要为锥体系

表　特殊内脏感觉（嗅觉和味觉）传导通路

感觉	第一步	第二步	第三步	第四步	终止
嗅觉	嗅细胞	中枢突形成嗅丝	嗅球换元	经嗅束、嗅三角和外侧嗅纹	梨区皮质、杏仁周区、杏仁体皮质内侧核
味觉	膝神经节、舌咽和迷走神经下神经节中枢突	孤束核上段	丘脑腹后内侧核		额叶岛盖、岛叶

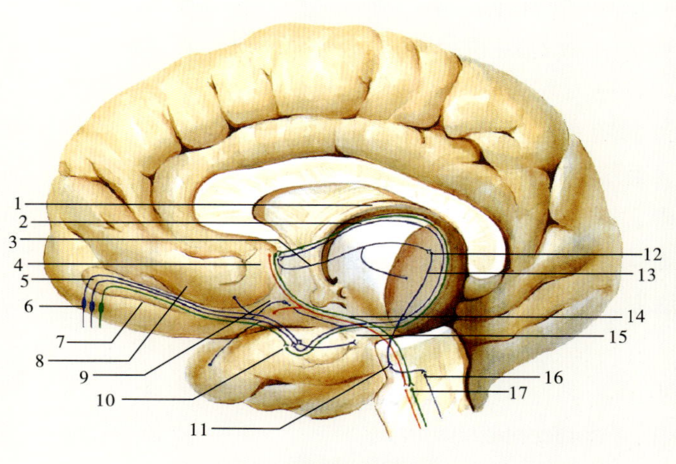

图　嗅觉传导通路

1.穹隆　2.终纹　3.丘脑髓纹　4.隔区　5.嗅球　6.嗅细胞　7.嗅束　8.眶回　9.前穿质　10.梨状区　11.脚间核　12.缰核　13.缰核脚间束　14.前脑内侧束　15.海马　16.被盖核　17.网状核

和锥体外系。锥体系的主要功能是管理全身骨骼肌的随意运动，锥体外系的主要功能是调节肌张力、协调各肌群的运动、维持和调整体态姿势、保持身体平衡和进行习惯动作及执行一些粗大的随意运动。

锥体系任何部位的损伤都可引起其支配区的随意运动障碍——瘫痪。损伤分为两类：①上运动神经元损伤：指脊髓前角运动神经元和脑神经运动核以上的锥体系损伤，即锥体细胞或其轴突组成的锥体束的损伤。表现为：随意运动障碍；肌张力增高（痉挛性瘫痪），这是上运动神经元对下运动神经元的抑制作用丧失的缘故（脑神经核上瘫时肌张力增高不明显），但早期肌萎缩不明显（因未失去其直接神经支配）；深反射亢进（因失去高级控制），浅反射（如腹壁反射、提睾反射等）减弱或消失（因锥体束的完整性被破坏）；出现病理反射（如巴宾斯基征，为锥体束损伤确凿症状之一）等，因锥体束的功能受到破坏所致。②下运动神经元损伤：指脑神经运动核和脊髓前角运动神经元以下的锥体系损伤，即脑神经运动核和脊髓前角运动神经元及其轴突（脑神经和脊神经）的损伤。表现为因失去神经直接支配所致的随意运动障碍，肌张力降低（弛缓性瘫痪）。由于神经营养障碍，还导致肌萎缩。因所有反射弧均中断，故浅反射和深反射都消失，也不出现病理反射。

（李云庆）

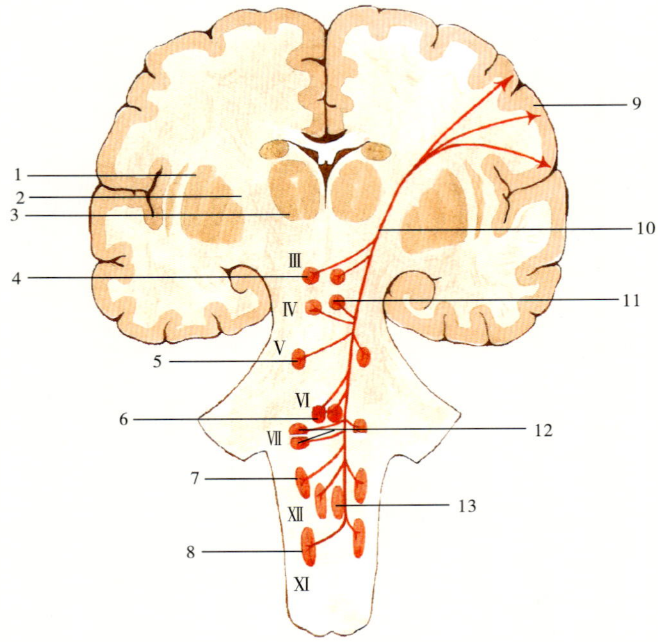

图1 锥体系（皮质核束）

1.豆状核 2.内囊 3.背侧丘脑 4.动眼神经核 5.三叉神经运动核 6.展神经核 7.疑核 8.副神经核 9.中央前回 10.皮质核束 11.滑车神经核 12.面神经核 13.舌下神经核

pízhìhéshù

皮质核束（corticonuclear tract）

由大脑皮质中央前回下部锥体细胞的轴突集合而成。皮质核束下行经内囊膝至大脑脚底中3/5的内侧部，由此向下陆续分出纤维，止于双侧脑神经运动核（动眼神经核、滑车神经核、展神经核、三叉神经运动核、面神经核支配面上部肌的细胞群、疑核和副神经脊髓核）。小部分纤维交叉到对侧，止于面神经核支配面下部肌的神经元细胞群和舌下神经核，二者发出的纤维分别支配同侧面下部的面肌和舌肌。由此可见，除面神经核下部和舌下神经核只接受单侧（对侧）皮质核束支配外，其他脑神经运动核均接受双侧皮质核束纤维的支配（图1）。

当一侧上运动神经元受损时，可产生对侧眼裂以下的面肌和对侧舌肌瘫痪，表现为对侧鼻唇沟消失，口角低垂并向患侧偏斜，流涎，不能作鼓腮、露齿等动作，伸舌时舌尖偏向对侧，为核上瘫。当一侧面神经核的神经元受损，可致患侧所有的面肌瘫痪，表现为额横纹消失，眼不能闭，口角下垂，鼻唇沟消失等；当一侧舌下神经核的神经元受损，可致患侧全部舌肌瘫痪，表现为伸舌时舌尖偏向患侧。两者均为下运动神经元损伤，统称为核下瘫（图2）。

（李云庆）

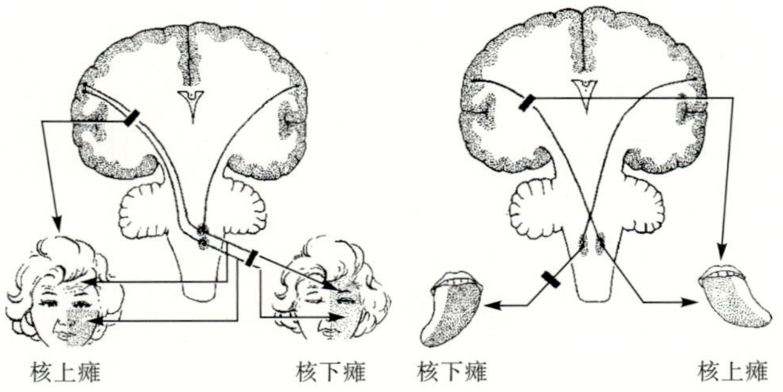

a 面神经瘫　b 舌下神经瘫

图2 面神经瘫与舌下神经瘫

zhuītǐwàixì

锥体外系（extrapyramidal system） 锥体系以外影响和控制躯体运动的所有传导路径。包括大脑皮质（主要是躯体运动区和躯体感觉区）、纹状体、背侧丘脑、底丘脑、中脑顶盖、红核、黑质、脑桥核、前庭核、小脑和脑干网状结构及其纤维联系。锥体外系的纤维最后经红核脊髓束、网状脊髓束等下行终止于脑神经运动核和脊髓前角运动神经元。锥体外系通路包括的主要环路有：①皮质-新纹状体-背侧丘脑-皮质环路：该环路对发出锥体束的皮质运动区的活动有重要的反馈调节作用（表1）。②新纹状体-黑质环路：自尾状核和壳发出纤维，止于黑质，再由黑质发出纤维返回尾状核和壳。黑质的神经元能产生和释放多巴胺。当黑质变性后，则纹状体内的多巴胺含量亦降低，这些变化与帕金森病的发生有关。③苍白球-底丘脑环路：苍白球发出纤维止于底丘脑核，后者发出纤维经同一途径返回苍白球，对苍白球发挥抑制性反馈影响。一侧底丘脑核受损，丧失对同侧苍白球的抑制，对侧肢体出现大幅度颤搐。④皮质-脑桥-小脑-皮质环路（表2，图）。

在种系发生上，锥体外系是较古老的结构，从鱼类开始出现，在鸟类成为控制全身运动的主要系统。到了哺乳类，尤其是人类，由于大脑皮质和锥体系的高度发达，锥体外系主要是协调锥体系的活动，二者协同完成运动功能（见运动传导通路），是互相依赖不可分割的一个整体，只有在锥体外系保持肌张力稳定协调的前提下，锥体系才能完成一切精确的随意运动，如写字、刺绣等；而锥体外系对锥体系也有一定的

表1　锥体外系通路——皮质-新纹状体-背侧丘脑-皮质环路

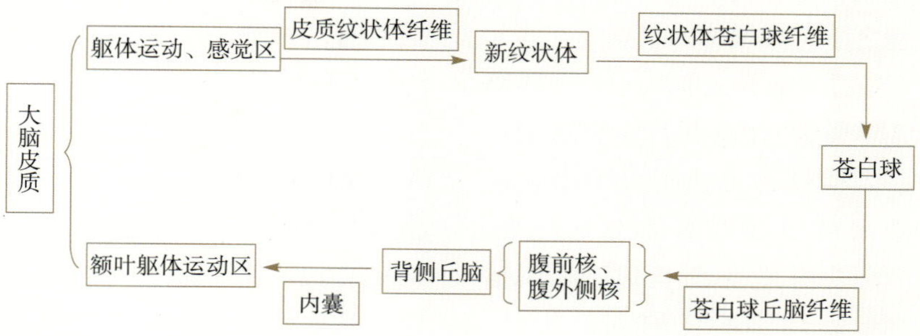

表2　锥体外系通路——皮质-脑桥-小脑-皮质环路

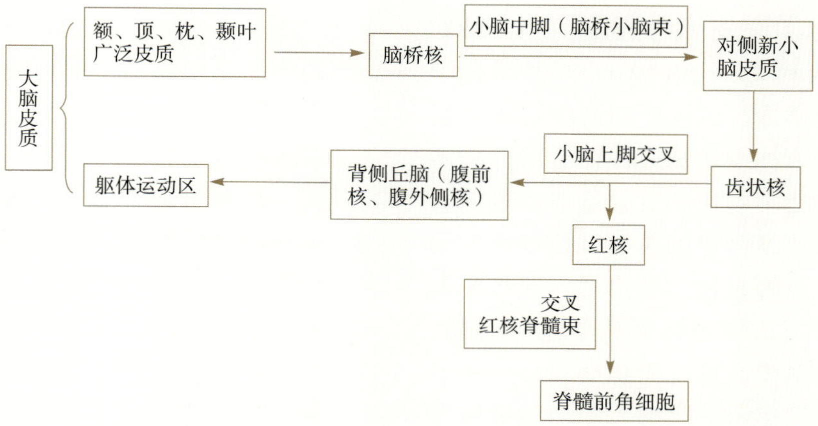

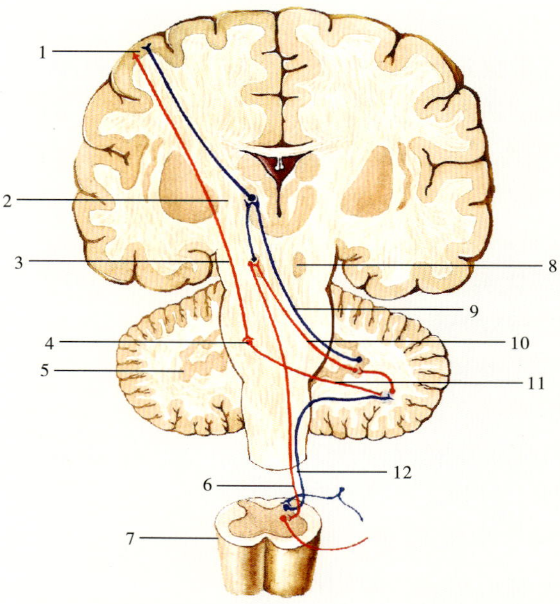

图　锥体外系（皮质-脑桥-小脑系）

1.大脑皮质　2.内囊　3.皮质核束　4.脑桥核　5.齿状核　6.红核脊髓束　7.脊髓　8.红核　9.齿状丘脑束　10.齿状红核束　11.脑桥小脑束　12.脊髓小脑后（背侧）束

依赖性，锥体系是运动的发起者，有些习惯性动作开始是由锥体系发起的，然后才处于锥体外系的管理之下，如骑车、游泳等。

皮质-脑桥-小脑-皮质环路是锥体外系中的一个重要反馈环路，人类最为发达。由于小脑还接受来自脊髓的本体感觉纤维，因而能更好地协调和共济肌肉运动。上述环路的任何部位损伤，都会导致共济失调，如行走蹒跚和醉汉步态等。

（李云庆）

huàxué dìzhì chuándǎo tōnglù

化学递质传导通路（chemical transmitter pathway） 依靠化学递质进行信息传递的神经传导径路。神经系统的各种活动都离不开化学物质。突触是神经传导通路传递信息的关键部位，绝大多数突触是化学性突触，这些突触的信息传递必须依靠化学递质。突触传递通过突触前膜释放化学递质作用于突触后膜上的特异性受体完成；即使是非突触性化学传递，大致的情况也是如此。参与突触传递的化学物质种类繁多，分布广泛。可根据这些化学物质的种类，将化学递质传递通路区分为胆碱能通路、胺能通路、氨基酸能通路、肽能通路等，它们对神经系统发挥功能至关重要。

化学递质从突触前膜释放，突触后膜上的相应受体接受递质的化学刺激后，引起膜电位的变化，使突触后神经元产生兴奋或抑制。突触后膜的受体对递质有高度的选择性，因此某些药物可特异性地作用于突触传递过程，阻断或加强突触的传递，如使用镇痛药阻断疼痛信息的传递等。突触传递对内环境的变化十分敏感，缺 O_2、CO_2 增加或 pH 的改变等，都可以改变突触部位的传递活动。兴奋性信号的传导可以受到机械压力、冷冻、电流、化学药物等因素的影响、干扰、甚至阻断，如临床上使用局部麻醉药物实施的局部麻醉。

（李云庆）

dǎnjiǎnnéng tōnglù

胆碱能通路（cholinergic pathway） 以乙酰胆碱为神经递质的化学递质传导径路。乙酰胆碱是最早被鉴定的神经递质，在神经元胞体内合成，经轴浆运输至末梢，贮存于突触囊泡，释放后作用于靶细胞。胆碱能通路的分布十分广泛。主要有：①运动传导通路的下运动神经元（脑神经运动核和脊髓前角运动神经元），控制随意运动。②脑干网状结构非特异性上行激动系统。③交感神经节前神经元、副交感神经节前和节后神经元，司内脏活动。由此可见，脊椎动物骨骼肌神经肌肉接头、某些低等动物（如软体、环节和扁形动物等的运动肌接头）等，都以乙酰胆碱为兴奋性递质。

乙酰胆碱能特异性的作用于各类胆碱受体，在组织内能迅速被胆碱酯酶破坏。由于乙酰胆碱的作用广泛，选择性不高，故临床不宜作为药用，一般只做实验用药。位于中脑腹侧黑质中的多巴胺能神经元发生病理性改变后，多巴胺的合成减少，对乙酰胆碱的抑制功能降低，致使乙酰胆碱的兴奋作用相对增强，两者失衡的结果便出现了震颤麻痹（帕金森病）。

（李云庆）

ànnéng tōnglù

胺能通路（aminergic pathway） 以胺类为神经递质的化学递质传导径路。胺类包括儿茶酚胺（CA：包括去甲肾上腺素、肾上腺素和多巴胺）、5-羟色胺（5-HT）及组胺，其中 CA 和 5-HT 属于单胺类递质。重要的胺能通路包括：去甲肾上腺素通路、肾上腺素能通路、多巴胺能通路和 5-羟色胺能通路（表 1，表 2）。

肾上腺能通路：由延髓（背侧、中缝背侧、腹外侧网状核）发出的纤维上行至迷走神经背核、孤束核、蓝斑核、缰核、丘脑中线核群、下丘脑，下行至脊髓中间外侧核构成。

多巴胺能通路：包括黑质纹状体系、脚间核边缘系统（隔区、杏仁体、扣带回等）和下丘脑弓状核正中隆起系。

由于这些胺类递质的化学结

表 1 去甲肾上腺素能通路

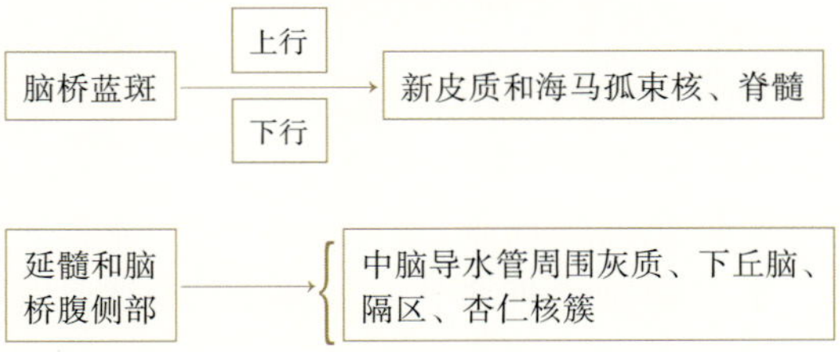

表 2 5-羟色胺能通路

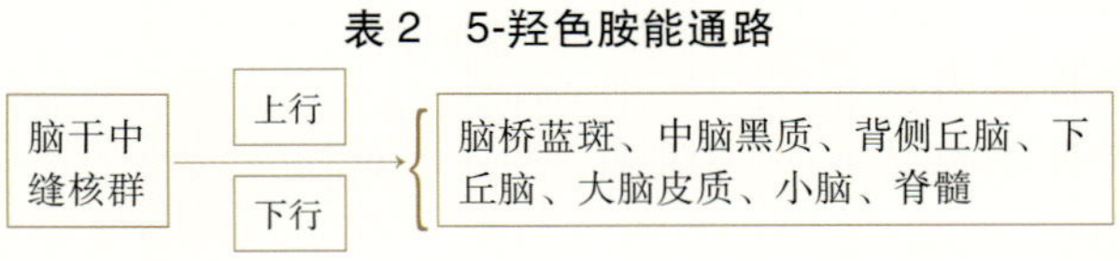

构相似，故部分药物能够同时影响他们的功能。破坏黑质或切断黑质-纹状体束后，可使纹状体内多巴胺的含量降低。用微电泳法将多巴胺泳入纹状体，多巴胺则对其内的神经元主要发挥抑制反应。去甲肾上腺素系统比较集中，绝大多数的去甲肾上腺素能神经元位于低位脑干的蓝斑核；5-羟色胺系统也比较集中，其神经元主要位于低位脑干近中线区的中缝核簇内。中枢神经系统内的递质不仅与动物和人的感觉、知觉、疼痛、情绪、学习和记忆等心理活动有关，而且与该系统所控制和调节的各种功能活动，如睡眠、觉醒、饮水、摄食等行为活动有密切的关系。

（李云庆）

ānjīsuānnéng tōnglù

氨基酸能通路（amino acidergic pathway） 以氨基酸为主要神经递质的化学递质传导径路。参与神经传导的氨基酸有兴奋性和抑制性两类，前者主要包括谷氨酸、天冬氨酸；后者主要包括 γ-氨基丁酸（GABA）、甘氨酸和牛磺酸。其中以谷氨酸能和 GABA 能通路分布最广。谷氨酸能通路包括：大脑皮质下行投射通路、除特定化学递质传导通路以外的上行传导通路、脊髓和脑干向小脑皮质的投射通路等。GABA 能通路包括：纹状体-黑质路径、隔区-海马路径、小脑-前庭外侧核路径、小脑皮质-小脑核往返路径、下丘脑乳头体-新皮质路径和黑质-上丘路径等。

谷氨酸是兴奋性神经元的主要兴奋性递质，可以通过与位于突触前或突触后的离子型和代谢型谷氨酸受体结合，分别对突触前或突触后成分发挥兴奋性作用，在神经系统的信号传递过程中非常重要。GABA 是大脑皮质部分中间神经元和小脑皮质浦肯野细胞的抑制性递质。甘氨酸作用于脊髓运动神经元，可引致突触后膜发生抑制性突触后电位反应。GABA 和甘氨酸的抑制是使突触后膜发生超极化的结果，因此属于突触后抑制。所以甘氨酸和 GABA 均是突触后抑制递质。

（李云庆）

tàinéng tōnglù

肽能通路（peptidergic pathway）

以肽类为神经递质的化学递质传导径路。肽类化学物质称为神经肽，含神经肽的神经元称肽能神经元。神经肽类物质的种类很多，它们在中枢和周围神经系统内广泛分布，并担负着神经递质或神经调质的功能，在神经信号传递、神经内分泌调控、生长发育等多种活动中发挥重要的作用，例如视上核和室旁核神经元分泌的血管升压素（九肽）和催产素（九肽）；下丘脑其他肽能神经元能够分泌多种调节腺垂体活动的神经肽，如促甲状腺激素释放激素（TRH，三肽）、促性腺素释放激素（GnRH，十肽）、生长激素释放抑制激素（GHRIH，十四肽）等。研究比较充分、了解比较深入的有 P 物质能通路、生长抑素能通路、血管升压素和催产素能通路等。

（李云庆）

nǎo-jǐsuǐ bèimó

脑-脊髓被膜（meninges of brain and spinal cord） 包被在脑和脊髓外面的结缔组织膜。分为脑被膜和脊髓被膜。均由 3 层膜构成，包括硬膜、蛛网膜和软膜。脑 3 层被膜分别为硬脑膜、脑蛛网膜和软脑膜；脊髓 3 层被膜分别为硬脊膜、脊髓蛛网膜和软脊膜。脑脊膜对脑和脊髓具有支持、固定、保护以及营养脑和脊髓的作用。

（顾晓松　吕广明）

yìngnǎomó

硬脑膜（cerebral dura mater） 贴于颅骨内面，光滑而坚韧的结缔组织膜。由内外两层组成。外层为颅骨内骨膜，内层为脑膜层，较外层坚厚。两层之间含有丰富的血管和神经，其中包括脑膜中动脉及其分支。位于硬脑膜与脑蛛网膜之间的潜在性间隙称硬膜下隙。在枕骨大孔的周围，硬脑膜与硬脊膜相延续；在脑神经出颅和入颅处，硬脑膜移行为神经外膜（图 1，图 2）。

形态结构　硬脑膜的内层较厚，在某些部位向内折叠，深入脑的各部之间，形成硬脑膜隔，分隔并固定脑的不同部分，构成脑的支架系统。主要包括：①大脑镰：硬脑膜内层在颅的正中矢状面上形成的垂直向下的板状折叠，呈镰刀形，向下伸入两侧大脑半球之间的大脑纵裂，其前部较窄附着于鸡冠，后部较宽在正中线与小脑幕相连，下缘游离，直抵胼胝体上方。②小脑幕：位于小脑和大脑半球枕叶之间的硬脑膜折叠，呈新月形幕帐状，后外侧缘附于枕骨横沟和颞骨岩部上缘，前方附着于蝶骨的后床突，内侧缘游离形成弧形缺口，称小脑幕切迹。小脑幕切迹与鞍背之间形成一环形裂孔，称小脑幕裂孔，其内有中脑通过。小脑幕将颅腔不完全地分隔为上下两部。颅内压增高时，位于小脑幕切迹上方的海马旁回和钩可能被推挤进入小脑幕切迹，压迫大脑脚和动眼神经等，形成小脑幕切迹疝。③小脑镰：位于小脑幕后部的下方，呈正中矢状位，自小脑幕下面沿枕内嵴向下延伸至枕骨大孔，

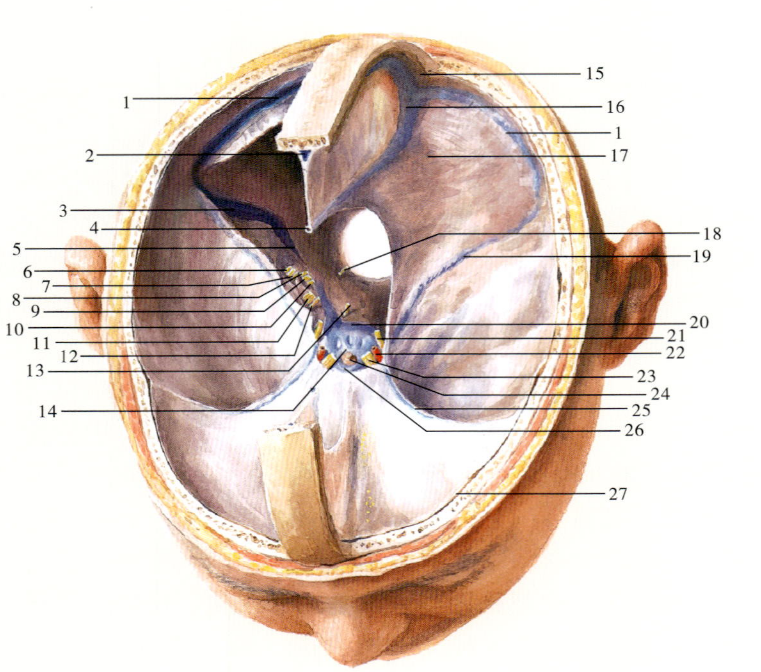

图 1 硬脑膜、硬脑膜窦和脑神经

1.横窦 2.上矢状窦 3.乙状窦 4.下矢状窦 5.岩下窦 6.前庭蜗神经 7.面神经 8.副神经 9.迷走神经 10.舌咽神经 11.三叉神经 12.滑车神经 13.展神经 14.海绵间后窦 15.窦汇 16.直窦 17.小脑幕 18.舌下神经 19.岩上窦 20.基底丛 21.动眼神经 22.眼动脉 23.视神经 24.垂体 25.蝶顶窦 26.海绵间前窦 27.硬膜

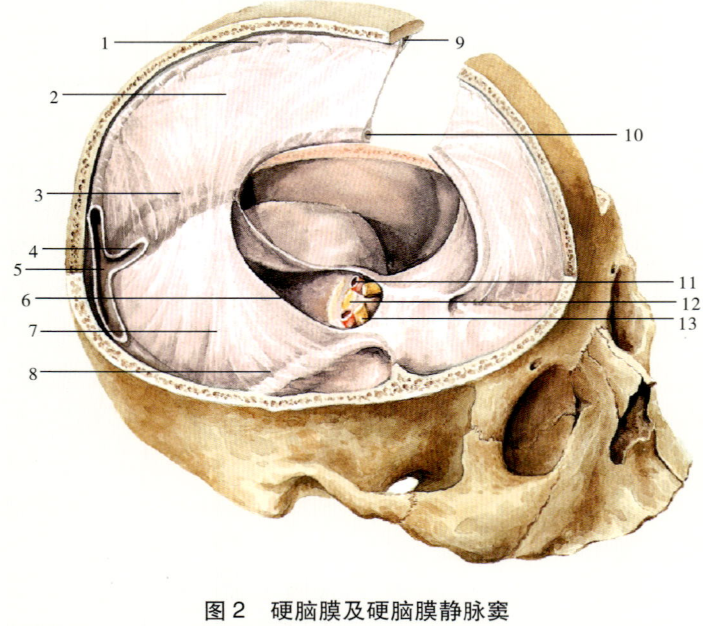

图 2 硬脑膜及硬脑膜静脉窦

1.上矢状窦 2.大脑镰 3.横窦 4.直窦 5.窦汇 6.幕切迹 7.小脑幕 8.岩上窦 9.上矢状窦（断面） 10. 下矢状窦（断面） 11. 颈内动脉 12. 漏斗 13. 视神经

伸入两小脑半球后部之间。④ 鞍膈：位于蝶鞍上方，几呈水平位，张于鞍背上缘和鞍结节之间，封盖垂体窝。鞍膈中央有一小孔，供漏斗和垂体柄通过。

在颅腔内某些部位，硬脑膜的内外两层之间分开，形成内含静脉血的腔隙，称硬脑膜窦，为颅内静脉血引流的主要通道。硬脑膜窦内无瓣膜，窦壁内面仅衬以内皮细胞，无平滑肌，不能收缩，损伤时不易止血，易形成颅内血肿。主要有：① 上矢状窦：位于大脑镰的上缘，前方起自盲孔，后连窦汇。② 下矢状窦：位于大脑镰的下缘，后连直窦。③ 直窦：位于大脑镰与小脑幕结合处，由下矢状窦和大脑大静脉汇合而成，后连窦汇。④ 窦汇：由左横窦、右横窦、上矢状窦及直窦汇合而成。⑤ 横窦：位于横沟内，左右成对，连于窦汇与乙状窦之间。⑥ 乙状窦：位于乙状窦沟内，左右成对，是横窦向后下的延续，向前内侧于颈静脉孔处续为颈内静脉。⑦ 海绵窦：为蝶鞍两侧硬脑膜内外两层之间的不规则腔隙。两侧海绵窦借前海绵间窦和后海绵间窦相连。窦内有许多结缔组织小梁，将窦腔分隔成为许多互相连通的小腔隙。在靠近海绵窦的内侧壁处有颈内动脉和展神经通过，在窦的外侧壁上自上而下有动眼神经、滑车神经、眼神经和上颌神经通过。海绵窦与周围的静脉有广泛联系和交通，且窦中血流缓慢，感染时易形成血栓。海绵窦两侧接受大脑中静脉，前方接受眼静脉，向前方通过眼上静脉、内眦静脉与面静脉相交通，向后外方经岩上窦、岩下窦分别连通横窦和颈内静脉，向下还可经卵圆孔的小静脉与翼静脉丛相通，故面部感染可蔓延至海绵窦，引起海绵窦炎和血栓形成。海绵窦向后借斜坡上的基底静脉丛与脊柱的椎内静脉丛连通，并由此沟通上腔静脉系和下腔静脉系，故腹腔、盆腔的感染或肿瘤可经此途径蔓延或转移至颅内。⑧ 岩上窦：位于颞骨岩部的上缘，后连横窦。

⑨岩下窦：位于颞骨岩部的后缘，后连颈内静脉。硬脑膜窦还借导静脉与颅外静脉相交通，故头皮感染也可能蔓延至颅内（图3，图4）。

血液供应　硬脑膜窦内的血液流向如下：

上矢状窦 → 窦汇

下矢状窦 → 直窦 → 窦汇 → 横窦

海绵窦 → 岩上窦 → 乙状窦（横窦 → 乙状窦）

海绵窦 → 岩下窦 → 颈内静脉（乙状窦 → 颈内静脉）

功能与临床　硬脑膜与颅盖骨连接疏松，易于从颅骨上分离，当颅顶部骨折引起硬脑膜血管损伤时，出血积聚可在硬脑膜与颅骨之间形成硬膜外血肿。硬脑膜在颅底部与颅骨结合紧密，颅底骨折时，容易将硬脑膜与脑蛛网膜同时撕裂，从而引起脑脊液外漏。如颅前窝骨折时，脑脊液可流入鼻腔，形成脑脊液鼻漏。

（顾晓松　吕广明）

nǎo zhūwǎngmó

脑蛛网膜（cerebral arachnoid mater）　被覆脑的3层膜的中层。贴于硬脑膜内面的薄而透明的结缔组织膜。缺乏血管和神经。脑蛛网膜外与硬脑膜之间的潜在间隙为硬膜下隙。脑蛛网膜内与软脑膜之间的间隙为蛛网膜下隙，内有丰富的蛛网膜小梁连于蛛网膜和软脑膜之间，具有固定和支持脑组织的作用。脑蛛网膜下隙内充满脑脊液，向下与脊髓蛛网膜下隙相通。除大脑纵裂外，脑蛛网膜仅跨越脑回表面，一般不伸入脑的沟和裂之中，故各部脑蛛网膜下隙的大小、深浅不一。在某些部位，蛛网膜下隙较大较深，称蛛网膜下池。例如在小脑与延髓之间有小脑延髓池，脑桥的腹侧有桥池，两侧大脑脚之间有脚间池，视交叉的前方有交叉池，胼胝体压部与小脑上面之间有上池或称大脑大静脉池，松果体和大脑大静脉突入上池。其中小脑延髓池为最大、最深的蛛网膜下池。脑蛛网膜紧贴硬脑膜，特别是在上矢状窦两侧，形成许多具有通透性的绒毛状突起，突入上矢状窦内，称蛛网膜粒。脑脊液通过蛛网膜粒吸收、渗入硬脑膜窦内，回流归入静脉。

（顾晓松　吕广明）

ruǎnnǎomó

软脑膜（cerebral pia mater）　覆盖于脑实质表面薄而富有血管的结缔组织膜。其伸入脑的沟和裂之中，并随脑的血管深入脑实质。在脑室的某些部位，室管膜上皮、软脑膜及其血管共同构成脉络组织。在脑室内，脉络组织的血管反复分支成丛，与其表面的软脑膜和室管膜上皮一起突入脑室而形成的皱襞状结构，称脉络丛，包括侧脑室脉络丛、第三脑室脉络丛和第四脑室脉络丛等。脉络丛表面的室管膜特化形成脉络丛上皮，具有分泌脑脊液的功能。

（顾晓松　吕广明）

yìngjǐmó

硬脊膜（spinal dura mater）　被覆脊髓3层膜的最外层，由致密结缔组织构成。厚而坚韧，形成长筒状的硬膜囊。上端附于枕骨大孔边缘，向上与硬脑膜相延续；下端至第2骶椎平面以下迅速变细，形成一盲端并向下包裹终丝，最后附着于尾骨；硬脊膜向两侧包裹脊神经根形成脊神经硬膜鞘，并在椎间孔处向外移行为脊神经外膜。硬脊膜外面与椎管内面骨膜和韧带之间形成一狭窄间隙，称硬膜外隙，容积约为100ml，呈负压，内含疏松结缔组织、脂肪、静脉丛和淋巴管，并有脊神经根

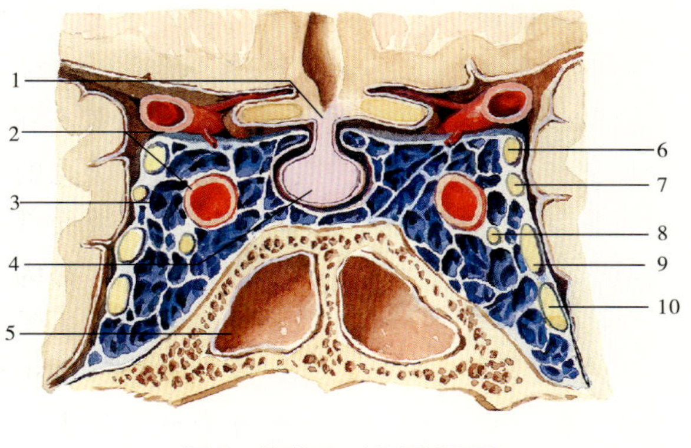

图3　海绵窦（冠状断面）

1.视交叉　2.颈内动脉　3.海绵窦　4.垂体　5.蝶窦　6.动眼神经　7.滑车神经　8.展神经　9.眼神经　10.上颌神经

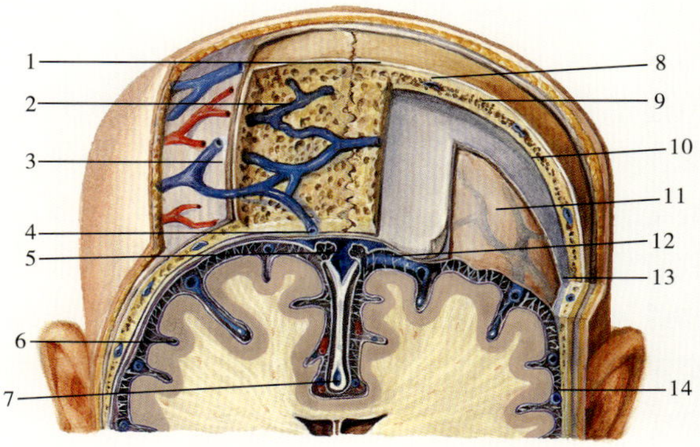

图4　颅顶的层次

1.骨膜　2.板障静脉　3.帽状腱膜　4.导静脉　5.上矢状窦　6.蛛网膜下隙　7.下矢状窦　8.外板　9.板障　10.内板　11.蛛网膜　12.蛛网膜颗粒　13.硬膜　14.软膜

通过，向上与颅腔不相通。临床进行硬膜外麻醉，即将药物注入此间隙，以达到阻滞脊神经传导的作用。硬脊膜内面与脊髓蛛网膜之间的潜在间隙称硬膜下隙，内含浆液，向上可与颅内硬膜下隙相通（图）。

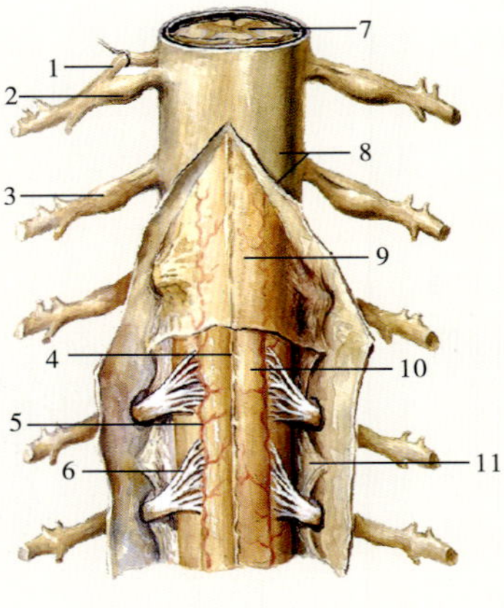

图 脊膜（后面观）

1.前根 2.后根 3.脊神经节 4.后正中沟 5.后外侧沟 6.后根纤维 7.脊髓 8.硬脊膜 9.蛛网膜 10.软脊膜 11.齿状韧带

（顾晓松 吕广明）

jǐsuǐ zhūwǎngmó

脊髓蛛网膜（spinal arachnoid mater）

位于硬脊膜与软脊膜之间半透明的结缔组织薄膜。其向上与脑蛛网膜相延续。脊髓蛛网膜与软脊膜之间较宽阔的间隙称蛛网膜下隙，内有由蛛网膜内面发出连于软脊膜的许多结缔组织小梁，交错呈网状，其间充满脑脊液，脊髓的血管亦通过此间隙至软脊膜。脊髓蛛网膜下隙向上与脑蛛网膜下隙相通。在脊髓下端至第2骶椎之间，脊髓蛛网膜下隙扩大，形成终池，其内无脊髓，只有马尾，临床上常选择在第3~4或第4~5腰椎间进行蛛网膜下隙穿刺，抽取脑脊液或注入药物而不会损伤脊髓。

（顾晓松 吕广明）

ruǎnjǐmó

软脊膜（spinal pia mater）

贴附于脊髓表面薄而富有血管的结缔组织膜。其伸入脊髓的沟裂中，向上经枕骨大孔与软脑膜相延续，向下在脊髓圆锥末端移行为终丝。在脊髓两侧脊神经前根和后根之间，软脊膜向外突出形成的齿形结构称齿状韧带，其尖端穿过蛛网膜而附着于硬脊膜。通常有21对齿状韧带，具有固定脊髓的作用，亦常作为椎管内手术时识别脊神经前根和后根的标志。齿状韧带、蛛网膜下隙内的脑脊液、硬膜外隙内的脂肪组织和椎内静脉丛等包裹在脊髓的周围，形成保护性的弹性垫，避免外界震荡引起脊髓损伤。

（顾晓松 吕广明）

nǎo xuèyè gōngyìng

脑血液供应（cerebral blood supply）

供给脑血液的血管极其丰富，脑的动脉来源于颈内动脉系和椎-基底动脉系。此两系通过大脑动脉环相交通。脑的静脉血通过大脑浅静脉和大脑深静脉注入附近的硬脑膜窦，最终归入颈内静脉。虽然人脑重量仅占体重的2%，但在安静状态下，脑血流量却占心脏搏出量的1/6，脑耗氧量却占全身总耗氧量的20%~30%。由于脑代谢极其旺盛，脑组织耗氧量大，其本身不能储存能源物质，故对血液供应的依赖性非常强，对缺氧十分敏感，一旦脑血流量减少或中断就会导致脑组织缺血、缺氧甚至坏死，造成严重的神经精神障碍。

（顾晓松 吕广明）

nǎodòngmài

脑动脉（cerebral artery）

供应脑的动脉血管。其来源于颈内动脉系和椎-基底动脉系。两系以顶枕沟为界，大脑半球的前2/3和部分间脑由颈内动脉的分支供血；大脑半球后1/3及部分间脑、脑干和小脑由椎动脉以及基底动脉的分支供血。此两动脉系在脑部的分支分为皮质支和中央支两类。皮质支先在软脑膜内形成一个广泛的血管吻合网，再发出细小动脉分支，垂直进入脑内，分布于脑皮质及其深面的髓质；中央支由大脑前动脉、大脑中动脉、大脑后动脉的近侧端以及大脑动脉环发出，垂直地穿入脑实质内，供应基底核、内囊及间脑等部位，由于这些细小动脉间没有功能性的吻合和侧支循环，因此其中某一支动脉阻塞后，其分布区将发生脑梗死。

（顾晓松 吕广明）

jǐngnèi dòngmài

颈内动脉（internal carotid artery）

颈总动脉的重要分支，在颈部没有分支，脑的主要供血动脉之一。颈内动脉在颈动脉鞘内向上升至颅底，穿颞骨岩部的颈动脉管进入颅内，紧贴海绵窦的内侧壁向前上，至前床突的内侧向上后弯转并穿出海绵窦，分支供应视器和脑部。按行程，颈内动脉分为4段：颈段、颈动脉管段、海绵窦段和脑段。其中海绵窦段和脑段呈V形或U形弯曲，合称为虹吸部，是动脉硬化的好发部位。颈内动脉在海绵窦内发出细小分支分布于海绵窦、垂体和硬脑膜。颈内动脉供应视器的分支为眼动脉，供应脑部的主要分支有大脑前动脉、大脑中动脉、脉络丛前动脉、后交通动脉等。

（顾晓松 吕广明）

dànǎo qián dòngmài

大脑前动脉（anterior cerebral artery）

颈内动脉两终支中较小的血管。在视交叉外侧由颈内动脉发出，向前内侧走行，在进入大脑纵裂之前，借前交通动脉与对侧的同名动脉相连，主干沿胼胝体沟向后行达顶枕沟的前方，沿途发出皮质支和中央支。在动脉造影时大脑中动脉可分为 A1 段（起始至前交通动脉段）、A2 段（胼胝体下段）、A3 段（膝段）、A4 段（胼胝体上缘的额叶部分）和 A5 段（胼胝体上缘的顶叶部分）。大脑前动脉的远侧段发出眶前动脉、眶后动脉、额极动脉、额叶前内侧动脉、额叶中内侧动脉、额叶后内侧动脉、旁中央动脉、楔前动脉和胼胝体动脉等皮质支，分布于顶枕沟以前的半球内侧面、额叶底面的一部分和额、顶两叶上外侧面的上部；大脑前动脉的近侧段发出长中央动脉、短中央动脉两群中央支，经前穿质入脑实质，供应尾状核、豆状核前部和内囊前肢（图）。

（顾晓松　吕广明）

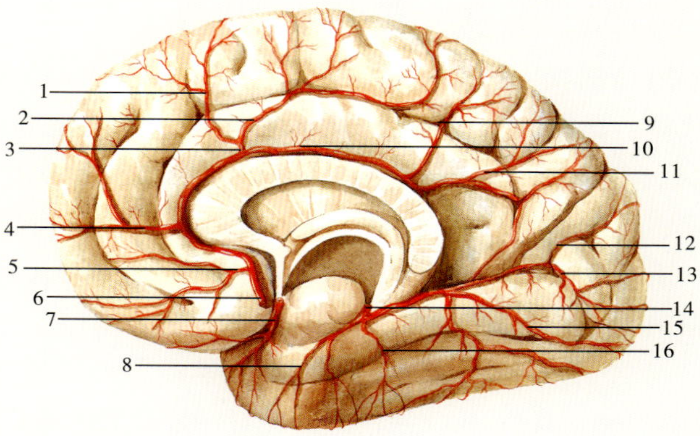

图　大脑的动脉（内侧面观）

1.额中间内侧支　2.额后内侧支　3.胼胝体缘动脉　4.额前内侧支　5.额底内侧动脉　6.大脑前动脉　7.大脑中动脉　8.颞前支　9.中央旁动脉　10.胼胝体周围动脉　11.楔前动脉　12.顶枕支　13.距状沟支　14.大脑后动脉　15.颞后支　16.颞中间的内侧支

dànǎo zhōng dòngmài

大脑中动脉（middle cerebral artery）

颈内动脉的直接延续，为两终支中较大分支。向外侧在前床突附近进入外侧沟。大脑中动脉造影时，可分为 M1 段（眶后段）、M2 段（岛叶段）、M3 段（外侧沟段）、M4 段（分叉段）和 M5 段（终段）。大脑中动脉的皮质支有眶额动脉、中央前沟动脉、中央沟动脉、中央后沟动脉、顶叶后动脉、颞极动脉、颞叶前动脉、颞叶后动脉及角回动脉等，供应大脑半球上外侧面的大部分和岛叶，其中包括躯体运动区、躯体感觉区和语言中枢。大脑中动脉途经前穿质时，发出一些细小的中央支，称前外侧中央动脉（豆纹动脉），分为内侧支和外侧支两群，垂直向上进入脑实质，供应尾状核、豆状核、内囊膝和后肢的前部。这些动脉因血流动力学改变，在高血压动脉硬化时，容易破裂致脑出血，引起严重的功能障碍，又称出血动脉（图 1，图 2）。

（顾晓松　吕广明）

màiluòcóng qián dòngmài

脉络丛前动脉（anterior choroidal artery）

颈内动脉或大脑中动脉供应侧脑室脉络丛，内囊及丘脑诸结构的分支。多从颈内动脉末端发出，沿视束下面向后行，经大脑脚与颞叶的海马旁回钩之间，向后经脉络裂下部进入侧脑

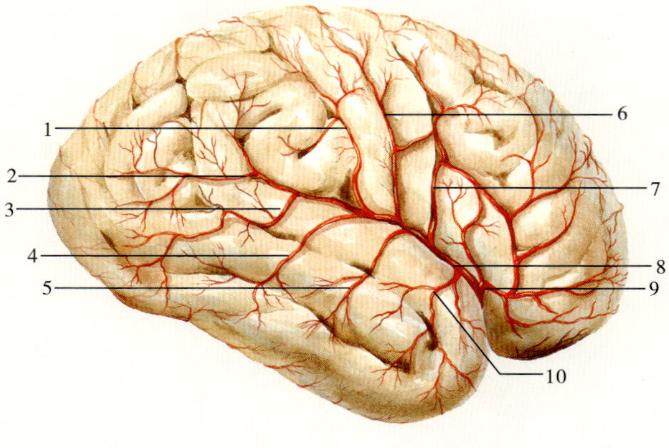

图 1　大脑的动脉（外侧面观）

1.中央后沟动脉　2.顶后动脉　3.角回动脉　4.颞后动脉　5.颞中间动脉　6.中央沟动脉　7.中央前沟动脉　8.大脑中动脉　9.额底外侧动脉　10.颞前动脉

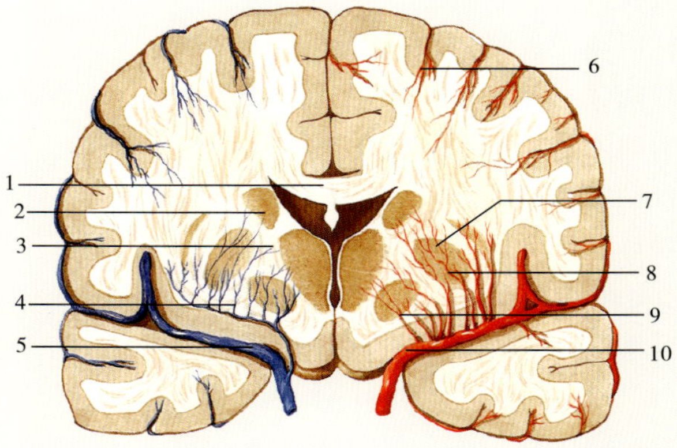

图 2　大脑中动脉的皮质支和中央支

1.胼胝体　2.尾状核　3.内囊　4.静脉中央支　5.大脑中深静脉　6.大脑前动脉皮质支　7.纹状体　8.前外侧中央动脉外侧支　9.前外侧中央动脉内侧支　10.大脑中动脉

室下角，与脉络丛后动脉吻合，止于侧脑室脉络丛。沿途发出皮质支分布于海马回钩，中央支供应外侧膝状体、尾状核、内囊后肢、大脑脚、苍白球、乳头体、灰结节红核、黑质、侧脑室脉络丛等结构。该动脉管径细小且在蛛网膜下隙内行程较长，易形成栓塞。

（顾晓松　吕广明）

hòujiāotōng dòngmài

后交通动脉（posterior communicating artery）　连接大脑后动脉和大脑中动脉的血管。为大脑动脉环（Willis 环）的一部分，起自颈内动脉末端的后壁。后交通动脉在视束下面行向后，与大脑后动脉吻合，是颈内动脉系与椎-基底动脉系吻合的重要途径。后交通动脉变异很大，有的缺如，有的很细，有的很粗。后交通动脉发出一些细小的中央支，分布于下丘脑、丘脑腹侧、内囊后肢、底丘脑核等部位。

（顾晓松　吕广明）

zhuīdòngmài

椎动脉（vertebral artery）　锁骨下动脉第 1 段，营养脑的分支。沿前斜角肌内侧缘向后上方行，上穿第 6~第 1 颈椎横突孔，经枕骨大孔入颅，营养脑。椎动脉穿寰枕后膜及硬脊膜经枕骨大孔入颅后窝，在蛛网膜下隙沿延髓内侧斜向内上，在脑桥延髓沟水平，左椎动脉和右椎动脉合成一条基底动脉。椎动脉的主要分支有脑膜支、脊髓前动脉、脊髓后动脉、延髓动脉、小脑下后动脉等。

（顾晓松　吕广明）

yánsuǐ dòngmài

延髓动脉（oblongatal artery）　椎动脉供应延髓的细小分支。有 1~3 支直接由椎动脉发出，从前外侧沟以及前正中裂进入延髓实质，并分支供应舌咽神经、迷走神经和副神经。

（顾晓松　吕广明）

xiǎonǎo xià hòu dòngmài

小脑下后动脉（posterior inferior cerebellar artery）　小脑半球下面后部的供血动脉。为椎动脉颅内段发出的最大分支。在橄榄下端附近从椎动脉外侧壁发出，向后外侧行经延髓与小脑扁桃体之间，分内侧支和外侧支。小脑下后动脉发出脉络丛支至第四脑室脉络丛；延髓支供应延髓后外侧部；小脑支供应小脑半球下面的后部。该动脉行程长而弯曲，易发生栓塞。

（顾晓松　吕广明）

jīdǐ dòngmài

基底动脉（basilar artery）　左椎动脉和右椎动脉在脑桥基底沟合并而成的动脉血管。系脑桥、小脑和大脑后部重要的供血动脉。走行于脑桥腹侧面的基底沟，至脑桥上缘分为左大脑后动脉和右大脑后动脉（图）。

基底动脉的主要分支有小脑下前动脉、迷路动脉、脑桥动脉、小脑上动脉以及大脑后动脉等。①小脑下前动脉：自基底动脉起始段发出，向后外侧行至小脑下面，分为内侧支和外侧支，分布于小脑下面的前外侧部。②迷路动脉：从基底动脉下段发出，细长，伴随面神经和前庭蜗神经经内耳门入内耳道，供应内耳迷路。③脑桥动脉：起自基底动脉的细小分支，分为旁正中动脉、短环旋动脉和长环旋动脉 3 组，分布于脑桥基底部。④小脑上动脉：在脑桥上缘水平由基底动脉的末端发出，绕大脑脚向后转至小脑上面，分为内侧支和外侧支。内侧支分布于小脑蚓上部和前髓帆，外侧支分布于小脑半

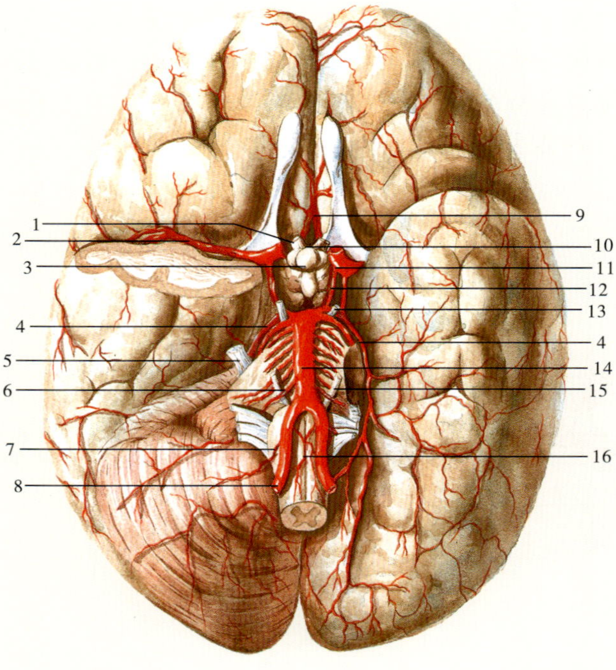

图　脑底部的动脉

1.视神经　2.大脑中动脉　3.垂体　4.大脑后动脉　5.三叉神经　6.小脑下前动脉　7.小脑下后动脉　8.椎动脉　9.大脑前动脉　10.前交通支　11.颈内动脉　12.后交通支　13.动眼神经　14.基底动脉　15.展神经　16.脊髓前动脉

球上面，并与小脑下动脉吻合。小脑上动脉干发出分支穿入小脑，供应小脑髓质和齿状核。⑤大脑后动脉：基底动脉末端的两个分支，背侧丘脑、内侧膝状体、外侧膝状体、下丘脑和底丘脑的供血动脉。基底动脉在脑桥上缘附近发出的终支，与小脑上动脉平行地走向外侧，绕大脑脚向后，沿海马旁回钩转至颞叶和枕叶内侧面。大脑后动脉发出颞叶前支、颞叶中间支、颞叶后支、距状沟支以及顶枕支等皮质支，分布于颞叶的内侧和底面及枕叶；发出后内侧中央动脉、后外侧中央动脉等中央支，经脚间窝后穿质穿入脑实质，供应背侧丘脑、内侧膝状体、外侧膝状体、下丘脑和底丘脑等。大脑后动脉外侧段发出脉络丛后动脉，进入海马裂至侧脑室下角，形成脉络丛，发出分支分布于尾状核。大脑后动脉还发出中脑支，分布于中脑。

大脑后动脉与小脑上动脉起始部之间夹有动眼神经，当颅内高压时，颞叶的海马旁回钩移至小脑幕切迹下方，使大脑后动脉向下移位，压迫动眼神经，引起动眼神经麻痹。

（顾晓松　吕广明）

dànǎo dòngmàihuán

大脑动脉环（cerebral arterial circle）　由两侧大脑前动脉起始段、两侧颈内动脉末端、两侧大脑后动脉起始段借前交通动脉和后交通动脉吻合而成的动脉环。又称 Willis 环。位于脑底下方，蝶鞍上方，环绕视交叉、灰结节及乳头体周围。两侧颈内动脉系与椎-基底动脉系借此环相交通。在正常情况下，大脑动脉环两侧的血液不相混合，故大脑动脉环的存在可作为一种潜在的代偿调节装置。当大脑动脉环中的某一动脉血流减少或被阻断时，通过此环可在一定程度上使血液重新分配，起到调节代偿作用，以维持脑的血液供应。大脑动脉环可发生发育不全或异常，且不正常的大脑动脉环易发生动脉瘤，前交通动脉和大脑前动脉连接处是动脉瘤的好发部位（图）。

（顾晓松　吕广明）

nǎojìngmài

脑静脉（cerebral vein）　收集脑皮质及皮质下白质的静脉血管。按部位分为大脑静脉、间脑静脉、脑干静脉和小脑静脉等；按层次分浅静脉和深静脉。浅静脉位于脑的表面，深静脉位于脑内，收集大脑深部的静脉血。浅静脉和深静脉之间联系吻合广泛，均注入附近的硬脑膜窦。脑静脉壁较薄且管内无瓣膜，一般不与动脉伴行。①大脑浅静脉：位于脑的表面，以大脑外侧沟为界的静脉。分为3组：外侧沟以上的大脑上静脉，有8~12支，收集大脑半球外侧面和内侧面的静脉血，注入上矢状窦；外侧沟以下的大脑下静脉，主要注入横窦和海绵窦；位于外侧沟附近的大脑中静脉，又分浅深两组，大脑中浅静脉收集大脑半球外侧面外侧沟周围的静脉血，本干沿外侧沟向前下，注入海绵窦，大脑中深静脉收集脑岛的静脉血，与大脑前静脉和纹状体静脉汇合成基底静脉，注入大脑大静脉。②大脑深静脉：由脉络丛静脉和丘脑纹状体静脉在室间孔后上缘合成的静脉。大脑深静脉向后至松果体后方，与对侧的大脑内静脉汇合成一条大脑大静脉（Galen 静脉）。大脑大静脉收集半球深部的髓质、基底核、间脑和脉络丛等处的静脉血，在胼胝体压部的后下方向后注入直窦。③小脑静脉：位于小脑表面软膜内的静脉。包括上、下两组。小脑上静脉由小脑上面的小静脉汇合而成，其中部分静脉向前内注入直窦和大脑内静脉，还有部分静脉向外注入横窦和岩上窦。小脑下静脉较大，注入乙状窦（图1~图3）。

（顾晓松　吕广明）

jǐsuǐ dòngmài

脊髓动脉（spinal artery）　供应脊髓的动脉血管，分为脊髓前动脉、脊髓后动脉和根动脉。脊髓

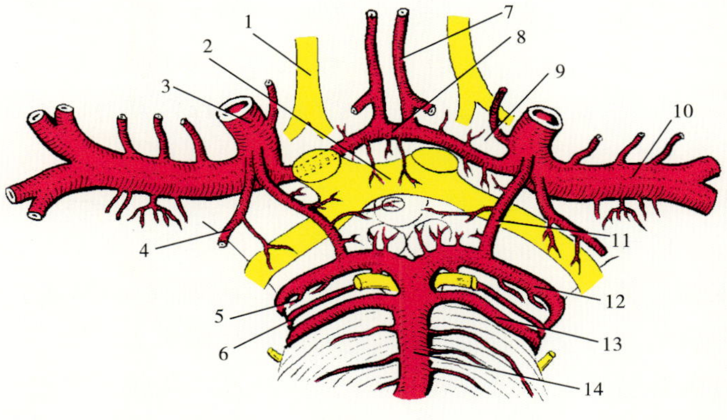

图　大脑动脉环

1.嗅束　2.视交叉　3.颈内动脉　4.脉络丛前动脉　5.脉络丛后动脉　6.丘脑膝状体动脉　7.大脑前动脉　8.前交通动脉　9.前穿质　10.大脑中动脉　11.后交通动脉　12.大脑后动脉　13.小脑上动脉　14.基底动脉

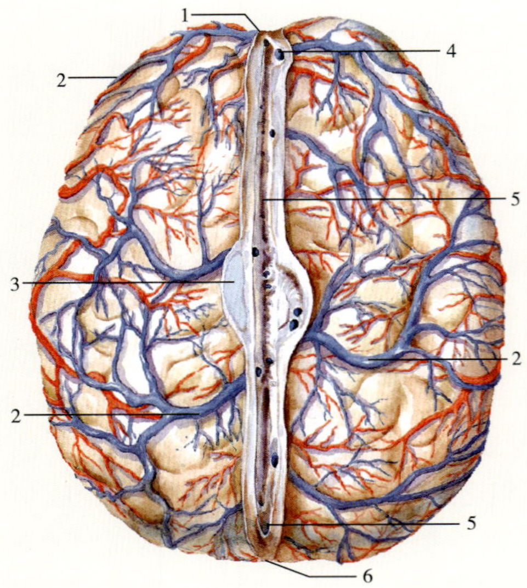

图1 大脑表面的静脉和上矢状窦

1.额侧 2.大脑上静脉 3.硬膜 4.大脑上静脉开口 5.上矢状窦 6.枕侧

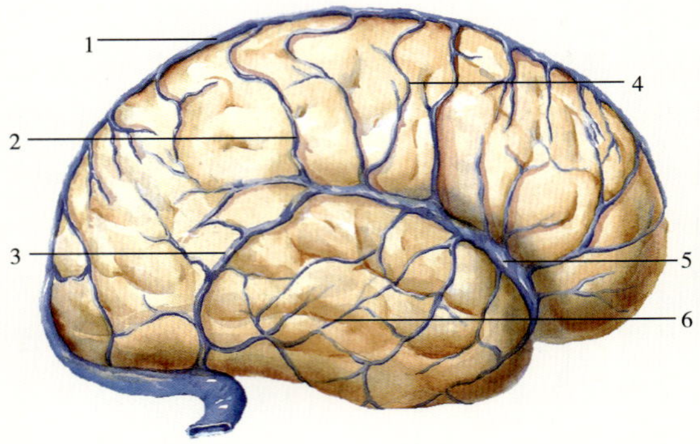

图2 大脑表面的静脉（外侧面观）

1.上矢状窦 2.上吻合静脉 3.下吻合静脉 4.大脑上静脉 5.大脑中浅静脉 6.大脑下静脉

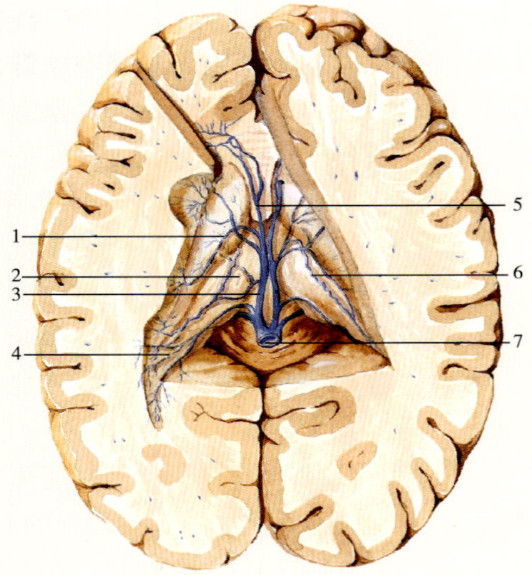

图3 大脑的深静脉（上面观）

1.丘脑纹静脉 2.丘脑 3.大脑内静脉 4.侧脑室静脉 5.透明隔前静脉 6.脉络丛静脉 7.大脑大静脉

动脉有两个来源：一是椎动脉，二是节段性动脉。椎动脉发出脊髓前动脉和脊髓后动脉。不同来源的节段性动脉发出多个根动脉经椎间孔进入椎管（图1，图2）。

（顾晓松 吕广明）

jǐsuǐ qián dòngmài

脊髓前动脉（anterior spinal artery） 脊髓前角、侧角、前索和侧索等部位的供血动脉。发自椎动脉的颅内段，左右各一，两侧脊髓前动脉下降至延髓锥体交叉附近合为一支脊髓前正中动脉，沿脊髓前正中裂迂曲下降至脊髓末端，沿途接受5～8支前根动脉。脊髓前正中动脉在下降过程中发出两种分支。一种是沟动脉或称中央动脉进入前正中裂至白质前联合，供应脊髓的前角、侧角、中央灰质、后角基底部前索以及侧索的深部。另一种是绕脊髓向后与脊髓后动脉分支吻合形成动脉冠，再由动脉冠发出分支供应脊髓侧索前部。脊髓前动脉的分支主要分布于脊髓前角、侧角、灰质连合、后角基部、前索和侧索，大约营养脊髓前面的2/3。

（顾晓松 吕广明）

jǐsuǐ hòu dòngmài

脊髓后动脉（posterior spinal artery） 脊髓后角和后索等部位的供血动脉。多数由椎动脉发出，少数发自小脑下后动脉，发出后绕延髓两侧转向背侧，在脊髓后面，沿脊髓后外侧沟迂曲下降至脊髓末端，沿途接受6～10条后根动脉，形成纵行的丛状脊髓后动脉。脊髓后动脉的分支则分布于脊髓后角的其余部分、后索和侧索后部，即脊髓的后1/3。

（顾晓松 吕广明）

gēn dòngmài

根动脉（radicular artery） 供应脊髓的节段性动脉。来源于颈升动脉、颈深动脉、肋间后动脉、腰动脉和骶外侧动脉的脊髓支。根动脉伴随相应的脊神经进入椎间孔，分为前根动脉和后根动脉。前根动脉较粗大，沿前根在脊髓前面经过，在前正中裂进入脊髓前正中动脉。后根动脉较细，沿后根发出升支和降支，吻合形成纵行的丛状脊髓后动脉，供应脊髓的胸段、腰段和骶尾节段。由于脊髓动脉的来源不同，某些脊

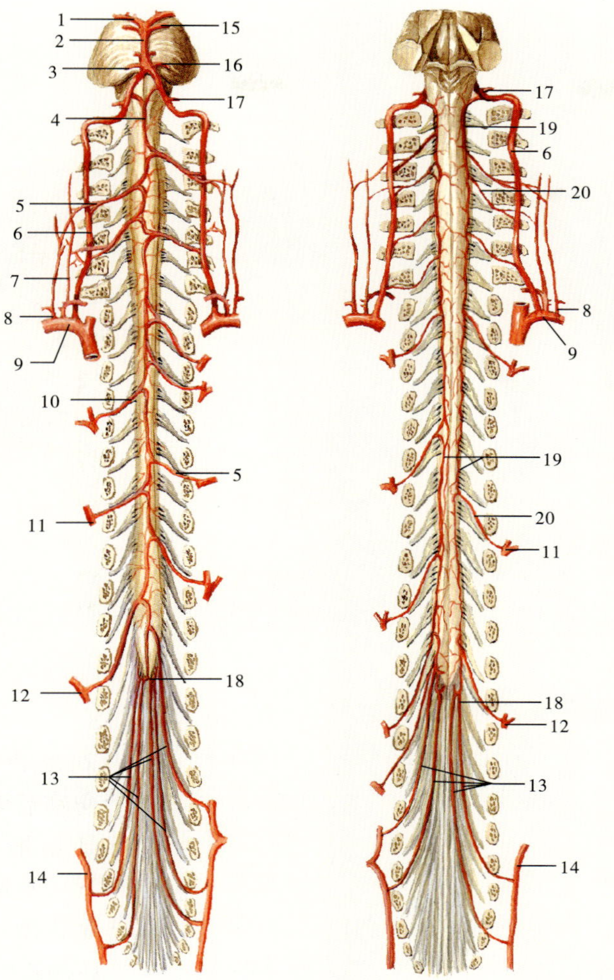

a　前面观　　　　b　后面观

图 1　脊髓的动脉

1.大脑后动脉　2.基底动脉　3.小脑下前动脉　4.脊髓前动脉　5.前根动脉　6.椎动脉　7.颈升动脉　8.颈深动脉　9.锁骨下动脉　10.大前根动脉　11.肋间后动脉　12.腰动脉　13.马尾动脉　14.骶外侧动脉　15.小脑上动脉　16.迷路动脉　17.小脑下后动脉　18.吻合袢（与脊髓前动脉）　19.脊髓后动脉　20.后根动脉

髓节段因上述两个来源的动脉吻合薄弱，血液供应不够充分，易致脊髓受到缺血性损害，这些脊髓节段称危险区，如脊髓第 1～4 胸节段（特别是第 4 胸节段）和第 1 腰节段的腹侧面。

（顾晓松　吕广明）

jǐsuǐ jìngmài

脊髓静脉（spinal cord vein）　引流脊髓静脉血的血管。配布模式与动脉大致相似，数量较动脉多而粗，脊髓后面有 5～10 条后根静脉，在后正中沟形成纵贯脊髓全长的脊髓后正中静脉和脊髓外后静脉。脊髓前面有 6～11 条前根静脉，形成一条纵行的脊髓前正中静脉和一对脊髓外前静脉，这些纵行的静脉通过静脉冠连接形成软脊膜静脉丛。

后根静脉收集脊髓后索、后角和一部分侧索的静脉血；静脉冠收集前角外侧部、侧角和大部分侧索的静脉血；脊髓前正中静脉通过前正中裂内的沟静脉，收集沟缘白质和前角内侧部的静脉血。脊髓的静脉血通过前根静脉、后根静脉注入硬膜外隙的椎内静脉丛，再汇入椎间静脉，并有小支与椎外静脉丛吻合。椎间静脉在颈部注入椎静脉，在胸部注入奇静脉和半奇静脉，在腰部注入腰静脉（图）。

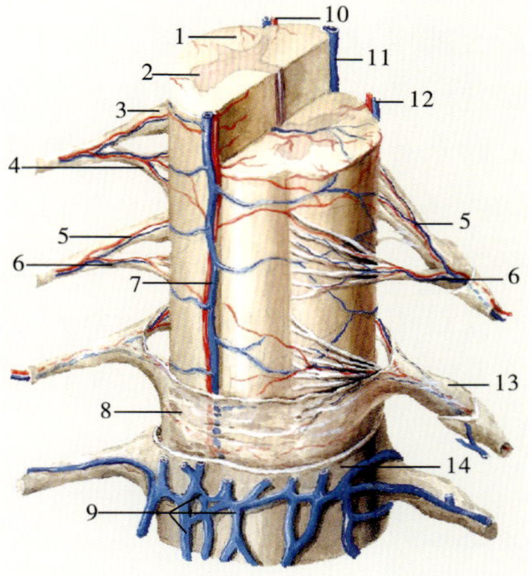

图 2　脊髓的血管

1.白质　2.灰质　3.后根　4.前根　5.后根动脉和静脉　6.前根动脉和静脉　7.脊髓前动脉和静脉　8.蛛网膜　9.椎内静脉丛　10.右脊髓后动脉和静脉　11.脊髓后静脉　12.左脊髓后动脉和静脉　13.脊神经节　14.硬脊膜

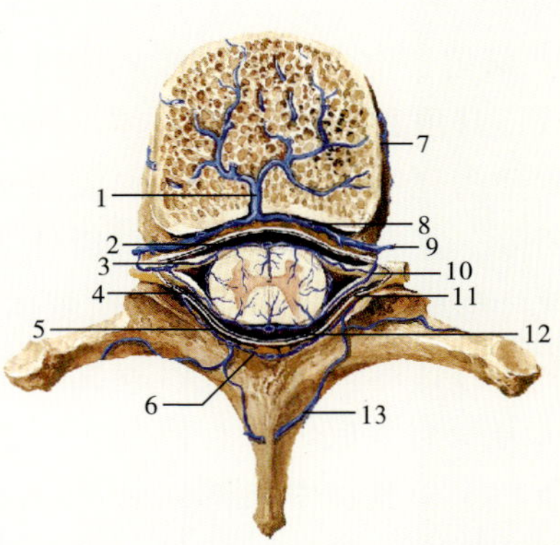

图　脊髓的静脉

1.椎体静脉　2.脊髓前静脉　3.前根静脉　4.后根静脉　5.脊髓后静脉　6.椎内后静脉丛　7.椎外前静脉丛　8.椎内前静脉丛　9.椎间静脉　10.根静脉　11.硬脊膜　12.蛛网膜　13.椎外后静脉丛

（顾晓松　吕广明）

nǎoshì

脑室（cerebral ventricle）　胚胎发育时位于脑和脊髓内的室腔。由胚胎早期的脑泡腔演变而成，包括大脑半球内的侧脑室、两侧间脑之间的第三脑室、中脑内部的大脑水管、延髓、脑桥和小脑之间的第四脑室、脊髓中央管以及终室等。各脑室以及管腔相连通，并通过第四脑室的孔与脑蛛网膜下隙相通，腔内充满脑脊液（图）。

（顾晓松　吕广明）

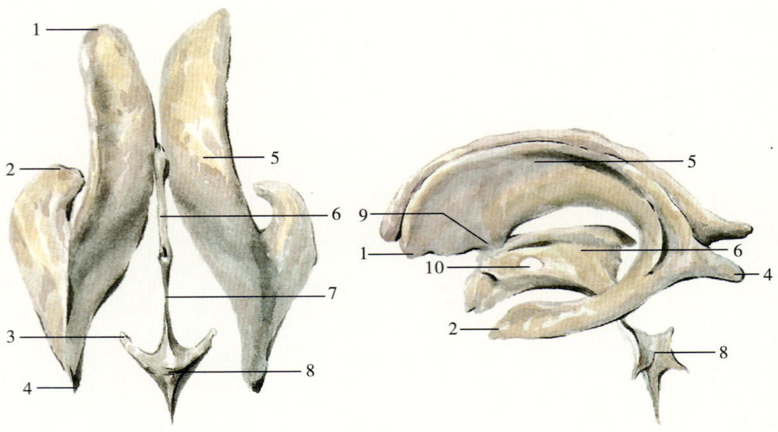

a　上面观　　　　b　侧面观

图　脑室铸型

1.侧脑室前角　2.侧脑室下角　3.外侧隐窝　4.侧脑室后角　5.中央部　6.第三脑室　7.大脑水管　8.第四脑室　9.室间孔　10.丘脑间黏合

cènǎoshì

侧脑室（lateral ventricle）

两侧大脑半球内不规则的对称狭窄腔隙，延伸至大脑半球的各个脑叶内，内含透明的脑脊液，容量为10～15ml。根据侧脑室的伸入部位可分为中央部、前角、后角和下角。①中央部：位于顶叶内，是从室间孔至胼胝体压部下方的一个狭窄的扁腔，近水平位，向内经室间孔与第三脑室相通。中央部的内上壁为胼胝体和透明隔，外下壁由尾状核、终纹、丘脑背侧面、侧脑室脉络丛和穹隆构成。②前角：中央部向前伸入额叶形成，其顶和前壁为胼胝体，腹外侧壁为尾状核头部，内侧壁为透明隔。③后角：中央部向后伸入枕叶形成，其顶和前壁为胼胝体，下壁为枕叶的髓质，内侧壁为距状沟深陷形成的纵行隆起，即禽距。④下角：中央部向外下伸入颞叶形成，其顶的外侧大部分为胼胝体，顶的内侧小部分为尾状核尾部和终纹，底部由外侧的侧副隆起和内侧的海马构成。侧脑室中央部与其下角、后角汇合处成为侧副三角。脉络丛前动脉和脉络丛后动脉进入侧脑室与室管膜、软脑膜一起构成侧脑室脉络丛，主要位于侧脑室中央部和下角内，是产生脑脊液的主要部位。侧脑室经左室间孔和右室间孔与第三脑室相通。室间孔位于穹隆与丘脑前端之间，侧脑室脉络丛经此与第三脑室脉络丛相续（图）。

（顾晓松　吕广明）

dì-sān nǎoshì

第三脑室（third ventricle）

两侧背侧丘脑和下丘脑之间狭窄的腔隙。呈正中矢状位，前方借左室间孔和右室间孔与侧脑室相通，后方借大脑水管通第四脑室，腔内含有脑脊液，还有丘脑间黏合横贯于第三脑室，连接左右背侧丘脑。其前界为前连合、穹隆柱和终板；底部主要由下丘脑构成，

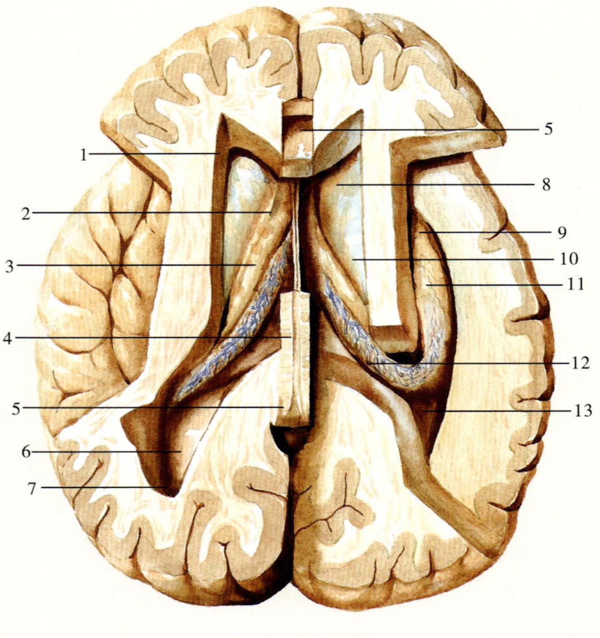

图　侧脑室（上面观）

1.侧脑室前角　2.终纹　3.背侧丘脑　4.内侧纵纹　5.胼胝体　6.禽距　7.侧脑室后角　8.尾状核头　9.侧脑室下角　10.尾状核体　11.海马　12.侧脑室脉络丛　13.侧副三角

包括后穿质、乳头体、灰结节、漏斗和视交叉等；后界为大脑脚上缘、大脑水管上口、后连合、松果体隐窝和缰连合；顶部为第三脑室脉络丛组织。顶部脉络丛组织由两侧向前下突入室腔，形成纵行的第三脑室脉络丛，位于中线两侧，并在室间孔处与侧脑室脉络丛相连（见中枢神经系统图）。

（顾晓松　吕广明）

dì-sì nǎoshì

第四脑室（fourth ventricle）　位于延髓、脑桥和小脑之间的菱形室腔（见中枢神经系统图）。第四脑室的顶部似帐篷，朝向小脑，前上方由小脑上脚及前髓帆构成，后下方由后髓帆和第四脑室脉络组织构成。底为脑桥和延髓背侧面的菱形窝，其外上界为小脑上脚，外下界由内向外依次为薄束结节、楔束结节和小脑下脚，两侧角为外侧隐窝。前髓帆、后髓帆皆为薄层白质板，两者一起伸入小脑，以锐角相汇合，围成一个尖朝后上方的第四脑室顶隐窝。后髓帆向下变薄，室腔面衬以一层上皮性室管膜，外面覆以软脑膜和血管，共同形成第四脑室脉络组织。脉络组织上的一部分血管反复分支缠绕成丛，夹带着软脑膜和室管膜上皮突入室腔，成为第四脑室脉络丛。脉络组织下部中线上有一不成对的第四脑室正中孔，直径约1mm，位于菱形窝下角尖部的正上方；两个外侧角有成对的第四脑室外侧孔（Luschka孔），位于第四脑室外侧隐窝的尖端。第四脑室借脉络组织上的3个孔与脑蛛网膜下隙交通。第四脑室的上角向上经大脑水管与第三脑室相通，下角向下连接延髓未开放的中央管。

（顾晓松　吕广明）

dànǎo shuǐguǎn

大脑水管（cerebral aqueduct）

连接第三脑室与第四脑室之间中脑内部的狭窄管腔。又称中脑导水管。介于中脑背部的顶盖与其腹侧的大脑脚之间，由导水管周围灰质包绕，是输送脑脊液的管道。

（顾晓松　吕广明）

zhōngyāngguǎn

中央管（central canal）　位于延髓下半部和脊髓的中央部容纳脑脊液的管状结构。纵贯脊髓全长，向上经延髓的未开放部连通第四脑室，向下达脊髓圆锥内扩大成终室，管内含脑脊液。成年人的中央管常有不同程度的闭合或闭塞。

（顾晓松　吕广明）

nǎo-jǐyè

脑脊液（cerebral spinal fluid, CSF）　充满脑室系统、蛛网膜下隙和脊髓中央管内的无色透明液体。主要由脑室内的脉络丛产生。成年人脑脊液总量平均约150ml，略呈碱性，内含葡萄糖、微量蛋白、无机离子和少量淋巴细胞，对脑和脊髓起缓冲、支持、保护、运输代谢产物以及维持正常颅内压等作用。在脑脊液与脑组织之间存在着交流信息的神经-体液回路。神经系统疾病时，既可抽取脑脊液进行检测，又可在临床治疗中经脑室内给药。

（顾晓松　吕广明）

nǎo-jǐyè xúnhuán

脑脊液循环（cerebrospinal fluid circulation）

由脑室脉络丛、室管膜上皮和毛细血管产生的脑脊液，大部分经蛛网膜粒渗入硬脑膜窦内，回流进入血液循环。循环途径如下：侧脑室脉络丛产生的脑脊液经室间孔流入第三脑室，汇集第三脑室脉络丛产生的脑脊液，经大脑水管流入第四脑室，再汇集第四脑室脉络丛产生的脑脊液，经第四脑室正中孔以及两个外侧孔流入蛛网膜下隙（小脑延髓池），再沿蛛网膜下隙流向大脑背面，经蛛网膜粒渗入硬脑膜窦（主要是上矢状窦）内，最终经硬脑膜窦循环回流归入静脉。脑脊液循环途径中任一部位发生阻塞，均可引起脑积水和颅内高压，使脑组织受压移位，甚至形成脑疝而危及生命。此外，少量由室管膜上皮和软脑膜的毛细血管产生的脑脊液，经室管膜上皮、蛛网膜下隙的毛细血管、脑膜的淋巴管和脑、脊神经周围的淋巴管回流（图）。

（顾晓松　吕广明）

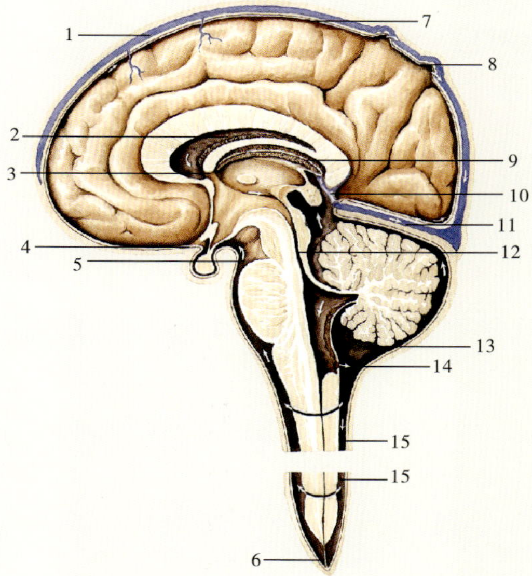

图　脑脊液循环（模式图）

1.上矢状窦　2.侧脑室脉络丛　3.室间孔　4.交叉池　5.脚间池　6.终池　7.脑蛛网膜　8.蛛网膜粒　9.第三脑室脉络丛　10.大脑大静脉　11.直窦　12.大脑水管　13.小脑延髓池　14.第四脑室正中孔　15.蛛网膜下隙

nǎopíngzhàng

脑屏障（brain barrier） 中枢神经系统内能够选择性允许或排斥某些物质通过的屏障结构。是一种生理调节和保持稳定微环境的结构。将血液、脑脊液与脑组织间液分隔开来，有选择性地允许血液、脑脊液中某些有用的物质进入脑和脊髓组织，限制或阻止另一些有害的物质进入脑和脊髓组织，以维持神经组织周围微环境的稳定性，适应复杂多变的各种内环境和外环境的刺激，保障神经系统功能活动正常进行。脑屏障分为血-脑屏障、血-脑脊液屏障和脑脊液-脑屏障（图）。

正常情况下，脑屏障的主要功能有：①保护脑和脊髓免受血液中物质的影响。②借助特殊的转运系统选择性地转运某些物质。③代谢、改变脑或血液产生的物质。因此脑屏障能使中枢神经免受内环境和外环境中各种物理或化学因素的影响，以维持神经系统内微环境的相对稳定。神经系统外伤、炎症、血管病等会引起脑屏障破坏，使其通透性发生改变，从而使脑和脊髓内的神经细胞受到各种致病因素的影响，导致脑出血、水肿、免疫异常等。

在脑的某些部位没有血-脑屏障或参与脑屏障的3个组成部分中的某些结构不完善，使脑脊液和脑组织神经元的细胞外液能互相交通。因此脑屏障只是相对的。在第三脑室边缘还有特化的室管膜细胞，这些细胞中有许多伸长细胞，其基突伸向围绕毛细血管的血管周围间隙。通过室管膜细胞的主动运输，可将神经组织以及血管中的物质运送到脑脊液中去，同样脑脊液中的物质也可经此途径运输进入神经组织和血管。

研究表明，真正存在脑屏障的部位，T淋巴细胞在被抗原激活后，能产生和分泌内皮糖苷酶，降解血管内皮细胞周围的基膜，因此可以变形方式自内皮细胞之间逸出毛细血管至神经组织中，发挥免疫监视作用。脑屏障的相对性使人体免疫、神经和内分泌三大系统之间相互协调，形成免疫-神经-内分泌网络，调节人体的各种功能活动。

（顾晓松　吕广明）

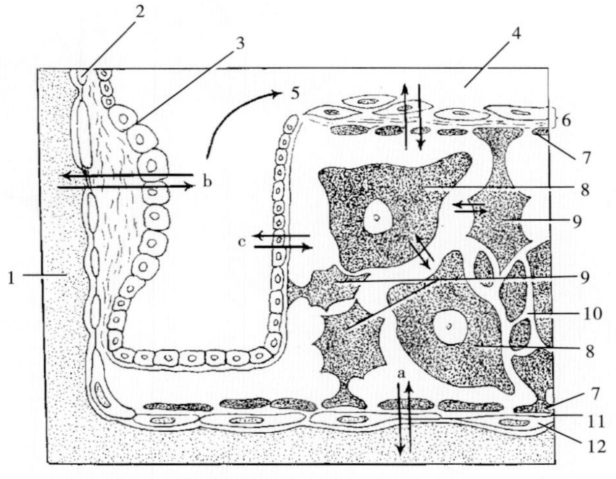

图　脑屏障结构的位置关系

1.血液　2.有窗孔的脉络丛血管内皮细胞　3.脉络丛上皮间的闭锁小带　4.蛛网膜下隙　5.脑脊液　6.软脑膜　7.胶质膜　8.神经元　9.星形胶质细胞　10.细胞外隙　11.毛细血管基膜　12.血管内皮细胞

a.血-脑屏障　b.血-脑脊液屏障　c.脑脊液-脑屏障

xuè-nǎo píngzhàng

血-脑屏障（blood-brain barrier，BBB） 将血液与中枢神经组织间液分隔开来的屏障结构。其结构基础是：①星形胶质细胞的终足在毛细血管基膜外围绕形成的胶质膜。②毛细血管基膜。③脑和脊髓内的毛细血管内皮细胞，这些内皮细胞之间为紧密连接，无窗孔，使大分子物质难以通过。在中枢神经系统的某些部位缺乏血-脑屏障，如终板血管器、脉络丛、连合下器、穹隆下器、神经垂体、正中隆起、松果体、最后区等，这些部位的毛细血管内皮细胞之间非紧密连接，而是借缝隙连接（桥粒）相连，且血管内皮细胞有窗孔，允许蛋白质以及大分子物质等自由通过（图）。

（顾晓松　吕广明）

xuè-nǎo-jǐyè píngzhàng

血-脑脊液屏障（blood-CSF barrier，BCB） 将脑脊液与脑室系统脉络丛的血液分隔开来的屏障结构。其结构基础是：①脉络丛的毛细血管内皮细胞。②毛细血管基膜。③脉络丛上皮细胞之间借闭锁小带相连。但由于脉络丛的毛细血管内皮细胞上有窗孔，因此血-脑脊液屏障仍具有一定的通透性。

（顾晓松　吕广明）

nǎo-jǐyè-nǎo píngzhàng

脑脊液-脑屏障（CSF-brain barrier，CBB） 将脑和脊髓的神经细胞与脑室系统内以及蛛网膜下隙的脑脊液分隔开来的屏障结构。其结构基础是：①软脑膜。②星形胶质细胞的终足，在软膜下形成胶质膜。③室管膜上皮细胞。

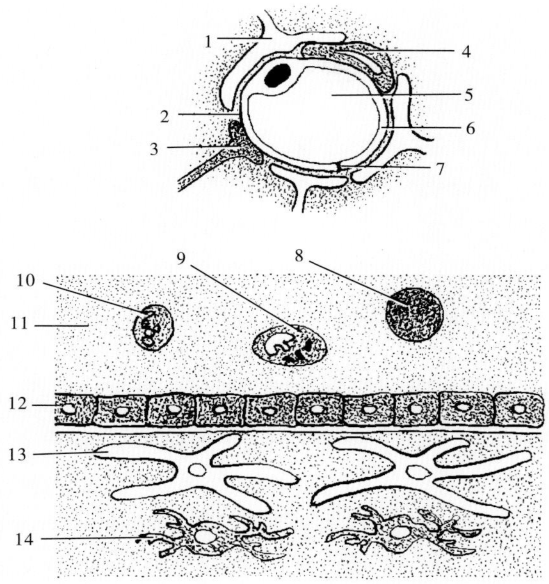

图　血-脑屏障微细结构模式图

1.星形胶质细胞终足　2.基膜　3.神经元　4.周细胞　5.血管腔　6.内皮细胞　7.内皮细胞间紧密连接　8.中性粒细胞　9.单核细胞　10.淋巴细胞　11.血液　12.血-脑屏障　13.星形胶质细胞　14.小胶质细胞

由于室管膜上皮细胞间没有闭锁小带相连，不能有效地限制大分子物质通过，而且软脑膜及其下面的胶质膜屏障作用也很弱。因此，脑组织细胞外液的成分与脑脊液的化学成分大致相同。

（顾晓松　吕广明）

júbù jiěpōuxué

局部解剖学（regional anatomy）　按照人体的局部分区，研究各区域的层次和器官与结构的形态、位置及毗邻关系的学科。在学习了系统解剖学的基础上，通过实地观察和尸体解剖，巩固系统解剖学知识，为学习临床课程和临床实践奠定基础。既是人体解剖学的分支学科之一，也是基础医学与临床医学间的桥梁课程。

人体分为头部、颈部、躯干和四肢。躯干可分为胸部、腹部、盆部和会阴；四肢分为上肢和下肢。①头部：由颅部和面部组成，容纳脑、眼、耳、鼻和口等器官。②颈部：位于头部和胸部与上肢之间，分固有颈部和项区，有呼吸道和消化道的颈部、血管、神经、淋巴管、淋巴结，以及胸膜顶、肺尖、甲状腺和甲状旁腺等器官和结构。③躯干：胸部位于颈部和腹部之间，由胸壁、胸腔和胸腔内的器官和结构组成。胸壁分胸前区、胸外侧区和胸背区；胸腔分为中部的纵隔和容纳肺和胸膜的左右两部分。腹部位于胸部和盆部之间，由腹壁、腹腔和腹腔内的器官和结构组成。分为腹上区、左季肋区、右季肋区、脐区、左腹外侧区、右腹外侧区、腹下区、左腹股沟区和右腹股沟区。盆部位于躯干最下部，由盆壁、盆膈和盆腔构成。盆腔借骨盆上口与腹腔相通，内有消化、泌尿和生殖系统的部分器官，以及血管、神经、淋巴管和淋巴结等结构。会阴为盆膈以下封闭骨盆下口的全部软组织，即广义的会阴，分为前方的尿生殖区和后方的肛区；狭义的会阴，男性为阴囊根部与肛门之间的部位，女性为阴道前庭与肛门之间的部位，又称产科会阴。④四肢：上肢分肩部、臂部、肘部、前臂部、腕部和手部，是人类重要的劳动器官。下肢分为臀部、股部、膝部、小腿部、踝和足。下肢骨骼粗壮、骨连结构造复杂，肌强大有力，适应其行走、运动、支持体重和保持身体直立的功能。

人体由浅入深依次有皮肤、浅筋膜、深筋膜、肌和骨骼。骨骼作为支架与软组织一起构成腔，如颅腔、胸腔、腹腔和盆腔等，容纳并保护脑、感觉器官、内脏及循环系统器官。四肢以骨为支架，肌跨越关节附着于骨，深筋膜包裹肌，浅筋膜位于皮下覆盖深筋膜。全身各局部和器官均有血管、神经、淋巴管和淋巴结分布。

（王怀经）

jīnmó jiànxì

筋膜间隙（fascial space）　人体某些特定部位，骨外膜、骨骼肌筋膜和器官外表面筋膜（由规则结缔组织组成）之间疏松结缔组织（或脂肪组织）所占据的空间。疏松结缔组织的细胞成分较少，含有大量无定形基质，排列稀疏的胶原纤维和弹性纤维，其营养血管和淋巴管不多，富有弹性和延展性，充填于人体某些特定部位的骨、骨骼肌和器官之间。其可将邻近的血管神经、肌、骨和器官连接在一起，允许骨骼肌的滑动、中空性器官的扩张充盈和滑动。脂肪组织既是储存能量的部位，又可吸收外界对器官的震荡冲击。在某些病理状态下，这些部位的疏松结缔组织（或脂肪组织）易被推开，其所在空间被血、脓等液体所占据，因而称为潜在性间隙。

通常根据所邻近的器官、骨和肌对筋膜间隙命名。各筋膜间隙的范围大小不一，视其四周器官、骨骼肌和骨的大小和形状而定。某一部位筋膜间隙中的疏松结缔组织可随骨骼肌（或器官）的延伸而与另一部位筋膜间隙的疏松结缔组织相延续，存在与邻近筋膜间隙的相互通连关系，从而为炎症的相互扩散提供了解剖学基础。临床上常见细菌沿筋膜间隙的通道，从一个部位扩散到另一个部位。筋膜间隙内含有支配邻近器官的神经，可作为器官手术麻醉的部位。筋膜间隙介于体表与某些器官之间，因其血管少可被选择作为器官的手术入路。筋膜间隙含有收集邻近器官的淋巴结，是肿瘤扩散的途径。人体筋膜间隙主要集中在头、颈、腹、盆和手掌。

颌面部的筋膜间隙　①咬肌间隙：为下颌支外面与咬肌之间的疏松结缔组织。牙缘性感染可波及此间隙，为临床常见的颌周围间隙感染。②翼颌间隙：为下颌支内侧面与翼内肌之间的疏松结缔组织。间隙内有下颌神经及其分支（包括下牙槽神经），下牙槽神经阻滞麻醉，即将药液注入此间隙。③颞下间隙：为下颌支上部深面、蝶骨大翼的颞下面、翼外肌外侧面和上颌骨体后面之间的疏松结缔组织。此间隙内主要有翼外肌、上颌动脉分支、下颌神经分支和翼丛等。这3个间隙的疏松结缔组织相互连续，任何一个间隙的感染可蔓延到其他两个间隙，甚至可沿神经血管蔓延颅内（见头部筋膜间隙）。

颈部的筋膜间隙　①气管前间隙：为气管与舌骨下肌群之间的疏松结缔组织。其向上止于甲状软骨，向下通至前纵隔。借此通连关系，颈部的出血或气肿可达前纵隔，前纵隔的气肿也可经到达颈部。②咽后间隙：为颊咽筋膜与椎前筋膜之间的疏松结缔组织。其向下与食管后的疏松结缔组织相延续直达后纵隔，向上直达颅底。③椎前间隙：为颈椎骨膜与椎前筋膜之间的疏松结缔组织。颈椎结核脓肿多累及此间隙，并可经腋鞘扩散至腋窝，破溃后经咽后间隙至后纵隔（见颈筋膜间隙）。

腹部的筋膜间隙　位于腹膜后隙，有：①肾旁前间隙：为腹后壁腹膜与肾筋膜前层、侧锥筋膜之间空间，容纳胰腺、十二指肠、升结肠、降结肠和肠系膜血管等。胰腺疾病首先累积该间隙，因其位置深，难以经体表触及。②肾旁后间隙：为肾筋膜后层和侧锥筋膜与腰大肌筋膜、腰方肌筋膜和腹横筋膜之间的薄层脂肪组织，临床意义不明显。③肾周间隙：即为肾筋膜前层和后层之间的肾脂肪囊，内有肾上腺、肾、肾血管、输尿管等（见腹膜后间隙）。

盆筋膜间隙　为覆盖盆腔腹膜与盆壁筋膜之间、盆腔内器官表面筋膜之间，疏松结缔组织和脂肪组织所占据的空间。它又被直肠膀胱隔（女性为直肠阴道隔）分隔为耻骨后隙（前）和直肠周间隙（后）。①耻骨后隙：又称膀胱前隙。为占据耻骨联合后面与膀胱下外侧面之间的大量疏松结缔组织和脂肪组织。其向上越过耻骨联合上缘，与腹前外侧壁的腹膜外组织相延续，有利于膀胱的充盈并向上延伸到脐以下的腹前外侧壁。耻骨骨折引起的血肿和膀胱前壁损伤的尿外渗常潴留此间隙内，膀胱以及子宫下部等手术，常以此间隙作为手术入路，可避免伤及腹膜。②直肠周间隙：为直肠周围的疏松结缔组织和脂肪组织。内含收集引流直肠和肛管淋巴的淋巴结，直肠癌手术时常与直肠一并被切除，可减少复发率。③骶前间隙：位于骶前筋膜与骶骨前表面之间，内有骶正中动脉、骶外侧静脉和骶静脉丛。由于骶前筋膜可能与静脉外膜融合，外科手术做解剖分离骶前筋膜时可能伤及后方的静脉，引起出血（见盆筋膜间隙）。

手部的筋膜间隙　手掌指浅和指深屈肌腱以及屈肌总腱鞘的深面与尺侧两块骨间掌侧肌和拇收肌及其筋膜之间的间隙（见手部）。其又被自掌腱膜深面连至第3掌骨的掌中间隔分隔为鱼际间隙（外侧）和掌中间隙（内侧）。鱼际间隙和掌中间隙向近侧均可经腕管与前臂屈肌后间隙相通，两个间隙的炎症均可向近侧蔓延至前臂旋前方肌前面；两个间隙分别远侧通至拇指指蹼皮下和其他3个指蹼皮下，示指滑膜鞘感染化脓，可能溃入鱼际间隙；第3~5指滑膜鞘感染则可能溃入掌中间隙。

（羊惠君）

tóubù

头部（head）　由颅和面组成的人体最上端部分。容纳脑、眼、耳、鼻、口等器官。以下颌骨下缘、下颌角、乳突尖、上项线和枕外隆凸的连线与颈部为界；又以眶上缘、颧弓上缘、外耳门上缘至乳突的连线为界，分为后上方的颅部和前下方的面部。

颅部：由颅顶、颅底和颅腔组成。颅顶由额骨、枕骨、左顶骨、右顶骨、蝶骨大翼和左颞骨鳞部、右颞骨鳞部及覆盖上述诸骨的软组织构成，分为额顶枕区和颞区。颅底有许多重要的孔道，是神经和血管出入颅的部位，可分为颅底内面和颅底外面。颅底内面分为颅前窝、颅中窝和颅后窝。颅前窝由额骨眶板、筛骨筛板和蝶骨小翼构成，容纳大脑半球额叶。颅中窝由蝶骨体、蝶骨大翼和颞骨岩部组成，分为中央部较小的蝶鞍区和两侧较大而凹陷的外侧部。蝶鞍区主要结构有垂体窝、垂体和两侧的海绵窦。外侧部容纳大脑半球颞叶。颅后窝由枕骨和颞骨岩部后面构成，容纳小脑、脑桥和延髓；窝底的中央有枕骨大孔，为颅腔和椎管的连接处。颅部的内腔称为颅腔，容纳脑及其被膜。

面部：由面颅骨及覆盖其表面的软组织构成，分为眶区、鼻区、口区和面侧区。后者又分为颊区、腮腺咬肌区和面侧深区。面部有视器、位听器、口、鼻等器官。

体表标志：眶上缘上方、额结节下方的弓状隆起为眉弓。眶上缘内侧 1/3 与外侧 2/3 交界处为眶上切迹或眶上孔。眶下缘中点下方约 0.8cm 处为眶下孔。下颌第二前磨牙根下方，下颌体上缘和下缘连线的中点，距正中线约 2.5cm 处为颏孔。额骨、顶骨、颞骨和蝶骨的汇合处，位于颧弓中点上方约两横指处为翼点，多呈 H 形，是颅骨的薄弱部位。由颞骨颧突和颧骨颞突共同组成颧弓，全长均可触及。在耳甲腔的前方有一扁平的突起为耳屏。在颧弓下方、耳屏前方，张口或闭口时可触及髁突向前后滑动。下颌体下缘与下颌支后缘相交处为下颌角。在耳垂后方的突起为乳突。枕骨外面正中最突出的隆起为枕外隆凸。自枕外隆凸向两侧延伸至乳突的骨嵴为上项线。

（王怀经）

é-dǐng-zhěnqū

额顶枕区（frontoparietooccipital region） 颅顶的一部分。前为眶上缘，后为枕外隆凸和上项线，两侧为颞上线之间的区域，包括其深面的颅顶诸骨。覆盖此区的软组织有 5 层，由浅入深依次为皮肤、浅筋膜、枕额肌、腱膜下疏松结缔组织与颅骨外膜。其中，浅部3 层紧密连结，难以将其各自分开，合称头皮（见硬脑膜图 4）。

皮肤：由表皮和真皮组成。厚而致密，含有大量毛囊、汗腺和皮脂腺，为疖肿或皮脂腺囊肿好发部位。因血管丰富，外伤时易出血，但创口愈合较快。

浅筋膜：又称皮下组织，由致密结缔组织和脂肪组织构成。许多结缔组织小梁将皮肤和帽状腱膜紧密相连，并将脂肪分隔成许多小格，内有血管和神经穿行。感染时渗出物不易扩散，早期即可压迫神经末梢引起剧痛。此外，小格内的血管多被周围结缔组织固定，创伤时血管断端不易自行收缩闭合，出血较多，需压迫或缝合止血。浅筋膜内血管和神经可分为前组、后组和外侧组。前组又分内侧组和外侧组，内侧组距正中线约 2cm，有滑车上动脉、滑车上静脉和滑车上神经；外侧组距正中线约 2.5cm，有眶上动脉、眶上静脉和眶上神经。后组有枕动脉、枕静脉和枕大神经；外侧组又分耳前组和耳后组（见颞区）。

帽状腱膜：是额肌和枕肌之间坚韧的致密腱膜。前连枕额肌额腹，后连枕腹，两侧渐薄，续于颞筋膜。该腱膜厚实坚韧，与浅层的皮肤、浅筋膜紧密相连。头皮外伤时，若未伤及帽状腱膜，则伤口裂开不明显；如帽状腱膜同时受伤，由于枕额肌牵拉，使伤口裂开较大，尤以横向裂口为甚。缝合头皮时将此层缝合，既可减少皮肤张力，又利于止血及伤口愈合。

腱膜下疏松结缔组织：又称腱膜下间隙，位于帽状腱膜与颅骨外膜之间。范围较广，前至眶上缘，后近上项线。头皮借其与颅骨骨膜疏松连接，头皮撕脱伤多沿此层分离。间隙内出血易扩散形成血肿，淤斑可出现于鼻根及上眼睑皮下。间隙内的静脉可经导静脉和颅骨板障静脉与颅内硬脑膜静脉窦相通。若发生感染，可引发颅骨骨髓炎或向颅内扩散，是颅顶的危险区。

颅骨外膜：由致密结缔组织构成，借少量结缔组织与颅骨相连，易于剥离，严重头皮撕裂伤，可将头皮及骨膜一并撕脱。

（王怀经）

nièqū

颞区（temporal region） 颅表面对应颞骨的区域。上界为上颞线，下界为颧弓上缘，前界为额骨和颧骨结合部，后界为上颞线的后下段。覆盖此区的软组织有 5 层，由浅入深依次为皮肤、浅筋膜、颞筋膜、颞肌和颞骨外膜。①皮肤：较薄且移动性较大，无论横切口或纵切口均易缝合，愈合后瘢痕不明显。②浅筋膜：含脂肪组织较少，血管和神经分为耳前组和耳后组。耳前组有颞浅动脉、颞浅静脉和耳颞神经，三者伴行，出腮腺上缘，越颧弓达颞区。耳后组有耳后动脉、耳后静脉和枕小神经分布于颞区后部。③颞筋膜：为覆盖在颞肌表面的一层坚韧的纤维膜，上方附着于上颞线，向下分为浅深两层，分别附于颧弓的外面和内面。两层间夹有脂肪组织，有颞中动脉、颞中静脉穿行。④颞肌：呈扇形，起自颞窝和颞筋膜深面，前部肌纤维垂直向下，后部肌纤维水平向前，经颧弓深面，集中后止于下颌骨冠突，具有上提并后拉下颌骨的作用。⑤颞骨外膜：较薄，紧贴颞骨表面，骨膜与颞肌之间含有较多脂肪组织，称颞筋膜下疏松结缔组织，经颧弓深面与颞下间隙相通，向前与面颊脂体相连续。因此，颞筋膜下疏松结缔组织出血或感染时可向下蔓延至面部，面部炎症亦可蔓延其内。

经颞区开颅术切除部分颞骨鳞部后，颞肌和颞筋膜可保护脑膜和脑组织，故开颅减压术常取颞区入路。颞肌深面有颞深动脉、颞深静脉和颞深神经分布于颞肌。

（王怀经）

sāixiàn-yǎojīqū

腮腺咬肌区（parotidomasseteric region） 腮腺与咬肌所在的下颌支外面以及下颌后窝区域。属于面侧区，上界为颧弓和外耳道，下界为下颌骨下缘平面，前界为咬肌前缘，后界为乳突和胸锁乳突肌上部前缘。区内有腮腺、咬肌和相关的血管、神经等结构。

腮腺 人体最大的唾液腺，大部位于外耳道的前下方、下颌支与胸锁乳突肌之间的下颌后窝内。腮腺形态不规则，略呈锥体形，底向外侧，尖向内侧，突向咽旁，分为浅深两部。浅部略呈三角形，上达颧弓，下至下颌角，前至咬肌后1/3的浅面，后至乳突前缘和胸锁乳突肌上部前缘，并续于深部。深部位于下颌后窝内及下颌支的深面，称为下颌后突。浅深两部在下颌支后缘处借腮腺峡相连。腮腺深面的茎突诸肌，以及颈内动脉、颈内静脉，舌咽神经、迷走神经、副神经及舌下神经共同形成腮腺床，紧贴腮腺深面（图1）。

腮腺浅面由浅入深依次为皮肤、浅筋膜和深筋膜。深筋膜为颈筋膜浅层向上的延续，在腮腺后缘分为浅深两层，包绕腮腺形成腮腺鞘，又称腮腺筋膜。腮腺鞘两层在腮腺前缘处融合，覆盖于咬肌表面，称咬肌筋膜，二者合称腮腺咬肌筋膜。腮腺小叶导管汇合成腮腺管，自浅部前缘发出，于颧弓下一横指处向前横越咬肌表面，在咬肌前缘转向内，穿颊肌，开口于上颌第二磨牙相对处的颊黏膜，黏膜隆起处称为腮腺管乳头。自鼻翼与口角之间的中点至耳屏间切迹连线的中1/3段为腮腺管的体表投影（图2）。

穿经腮腺的血管和神经：纵行的有颈外动脉，颞浅动脉，颞浅静脉，下颌后静脉和耳颞神经；横行的有上颌动脉，上颌静脉，面横动脉，面横静脉和面神经分支。颈外动脉发出分支沿小叶间导管进入小叶内，分布于腺泡及导管周围。腮腺腺泡及导管周围的静脉逐级汇集成小叶间静脉及腮腺静脉，最后注入颈外静脉。颞浅静脉和上颌静脉在腮腺内汇合成下颌后静脉，其前支注入面静脉，后支与耳后静脉和枕静脉汇合成颈外静脉。腮腺的淋巴首先注入腮腺淋巴结，然后注入颈外侧淋巴结。腮腺由交感神经和副交感神经支配。前者由颈外动脉丛随着血管分布至腮腺；后者由舌咽神经经岩小神经达耳神经节，其节后纤维随耳颞神经分布于腮腺。二者共同调节和控制腮腺的分泌活动。

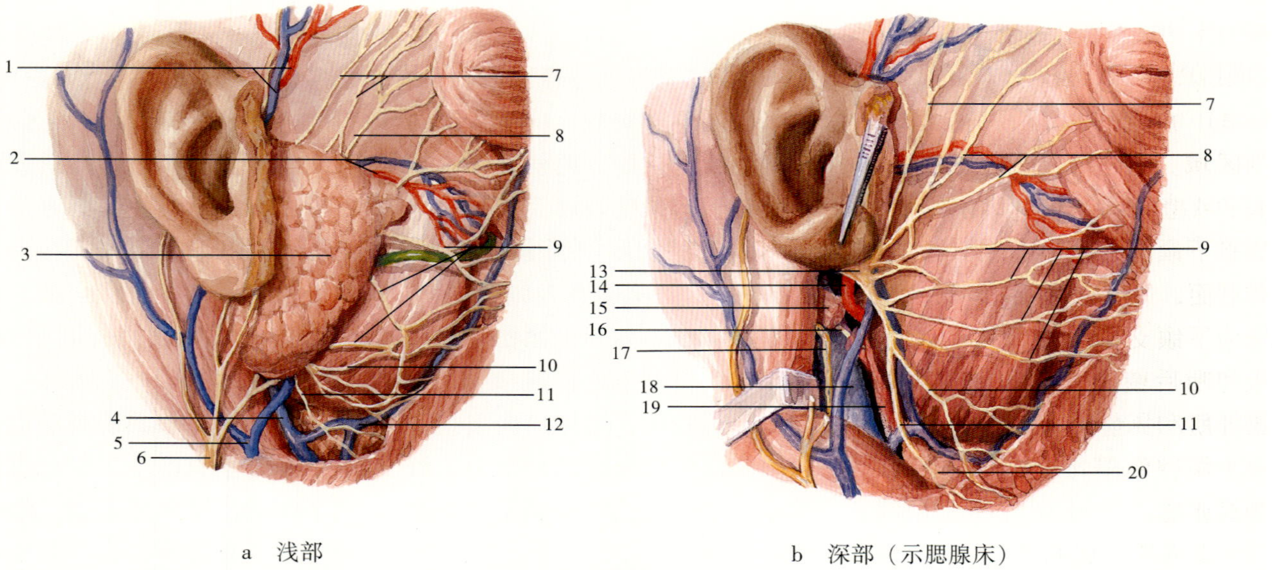

图1 腮腺

1.颞浅动脉和静脉 2.面横动脉和静脉 3.腮腺 4.下颌后静脉 5.颈外静脉 6.耳大神经 7.面神经颞支 8.面神经颧支 9.面神经颊支 10.面神经下颌缘支 11.面神经颈支 12.面静脉 13.面神经 14.颈外动脉 15.二腹肌后腹 16.舌下神经 17.副神经 18.颈内静脉 19.茎突舌骨肌 20.下颌下腺

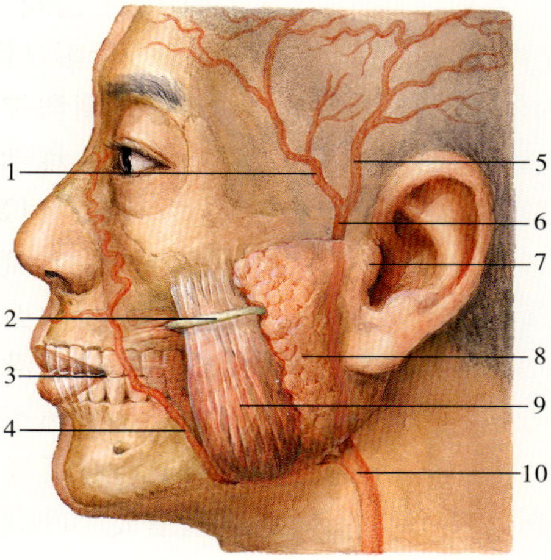

图 2　面动脉、腮腺、腮腺管和颞浅动脉的体表投影

1.颞浅动脉额支　2.腮腺管　3.口角　4.面动脉　5.颞浅动脉顶支　6.颞浅动脉　7.耳屏　8.腮腺　9.咬肌　10.颈外动脉

咬肌　起自颧弓下缘及其内面，纤维斜向后下，止于下颌支外面和咬肌粗隆。其后 1/3 浅面被腮腺覆盖，表面覆以咬肌筋膜。面横动脉、腮腺管、面神经颊支和下颌缘支横过其浅面。该肌与颞肌、翼内肌和翼外肌共同组成咀嚼肌，作用于颞下颌关节。咬肌的作用是上提下颌骨。

（王怀经）

miàncè shēnqū

面侧深区（deep region of lateral face）　颅底下方，口腔及咽外侧的区域。属于面侧区，分为顶、底和 4 壁。顶为蝶骨大翼颞下面，底平下颌骨下缘，前壁为上颌骨体后面，后壁为腮腺深部，外侧壁为下颌支，内侧壁为翼突外侧板和咽后壁。该区内有翼内肌、翼外肌和翼静脉丛、上颌动脉以及下颌神经等出入颅底的血管、神经通过。

翼内肌：属咀嚼肌，起自翼突外侧板内侧面及翼窝，肌纤维斜向外下，止于下颌支内侧面的翼肌粗隆。翼内肌两侧同时收缩，使下颌骨上提并前移。

翼外肌：属咀嚼肌，位于颞下窝内，起自蝶骨大翼的颞下面和翼突外侧板的外侧面。肌纤维向后外方集中，止于下颌骨髁突内侧面的翼肌凹。翼外肌单侧收缩，使下颌骨移向对侧，双侧同时收缩使下颌骨向前移动。

翼静脉丛：又称翼丛，位于颞下窝内，是翼内肌、翼外肌和颞肌之间的静脉丛。收纳来自颞深静脉、蝶腭静脉、翼肌静脉、咬肌静脉、下牙槽静脉和脑膜中静脉的静脉血，最后汇合成上颌静脉，回流至下颌后静脉。翼丛通过眼下静脉和面深静脉与面静脉相通，并经卵圆孔网及破裂孔导血管与海绵窦相通，故口、鼻、咽及面部的感染，可经上述途径蔓延至颅内。

上颌动脉：是颈外动脉的两终支之一。于下颌颈高度发自颈外动脉，弯曲前行，在翼内肌和翼外肌之间，经翼上颌裂进入翼腭窝，被翼外肌分为 3 段。主要分支有：① 下牙槽动脉：经下颌孔入下颌管，分支至下颌骨、下颌牙及牙龈，终支出颏孔，分布于颏区。② 脑膜中动脉：经翼外肌深面，穿耳颞神经两根之间垂直上行，经棘孔入颅，分布于硬脑膜。③ 上牙槽动脉：向前下穿入上颌骨后面的牙槽孔，分布于上颌窦、上颌后份的牙槽突、牙和牙龈。④ 眶下动脉：经眶下裂、眶下管，出眶下孔，分布于上颌前份牙槽突、牙和牙龈，终末支分布于下睑和眶下方皮肤。另外，该动脉还发出分支至翼内肌、翼外肌、咬肌、颞肌、颊肌和颊黏膜。

（王怀经）

chuítǐwō

垂体窝（hypophysial fossa）　蝶骨体上面，蝶鞍中部的凹陷。垂体窝的顶为硬脑膜形成的鞍膈，其前上方有视交叉和经视神经管入颅的视神经。垂体窝的底仅隔一层骨壁与蝶窦相邻，其两侧为海绵窦（见硬脑膜）。垂体窝前方圆形的隆起为鞍结节，其前方有一横沟，称交叉前沟，两端与视神经管相通。垂体窝后方的方形骨板为鞍背，其外上端呈结节状，为后床突。垂体窝内容纳垂体。

（王怀经）

tóubù jīnmó

头部筋膜（fascia of head）　头部真皮下的结缔组织，包括浅筋膜和深筋膜。头部浅筋膜不发达。多数表情肌和翼内肌、翼外肌表面亦无深筋膜，只有 3 处深筋膜较发达，即颞筋膜、腮腺咬肌筋膜和颊咽筋膜。

颞筋膜：位于颞部皮下，覆盖于颞肌表面的一层坚韧的纤维膜。上方附着于上颞线，向下分为浅深两层，分别附着于颧弓的外侧面和内侧面。两层间夹有脂肪组织，有颞中动脉和颞中静脉穿行。颞筋膜上部内侧面有颞肌纤维起始。腮腺咬肌筋膜：覆盖于腮腺和咬肌表面，分为腮腺筋膜和咬肌筋膜。腮腺筋膜为颈筋膜浅层向上的延续，在腮腺后缘分为浅深两层，包绕腮腺形成腮腺鞘。腮腺鞘两层在腮腺前缘处融合，覆盖于咬肌表面，称咬肌筋膜。腮腺咬肌筋膜上方附着于颧弓，向下移行于颈筋膜浅层；前方在咬肌前缘的稍前方与颊咽筋膜会合，后方固定于乳突及外耳道软骨。颊咽筋膜：覆盖于颊肌和咽肌外面，较薄弱。该筋膜在翼突钩和下颌骨颊肌嵴之间明显增厚，形成翼突下颌缝，又称颊咽缝，是颊肌和咽上缩肌的分界线。该缝在口腔中呈肥厚的束状，从下颌磨牙后方走向后上方，在口腔内可看到或触摸到一条纵行的黏膜嵴。在颊肌外面、下颌支和咬肌内侧之间有一间隙，充满脂肪组织，称颊脂体。

（王怀经）

tóubù jīnmó jiànxì

头部筋膜间隙（fascial space of head）

头部筋膜间，筋膜、肌与骨膜间的潜在疏松结缔组织间隙。有腱膜下间隙（见额顶枕区）、咬肌间隙、翼下颌间隙、舌下间隙。间隙内的感染可相互扩散。

咬肌间隙：位于咬肌与下颌支外侧面骨膜之间。前界为颧弓下缘，下界为咬肌附着处。间隙内有咬肌神经、血管和少量结缔组织。此间隙的前方紧邻下颌第三磨牙，许多牙源性感染，如第三磨牙冠周炎、牙槽脓肿和下颌骨骨髓炎等均可扩散至此。翼下颌间隙：又称翼颌间隙，位于下颌支内侧面骨膜与翼内肌之间，与咬肌间隙仅隔以下颌支。前界为颞肌、颊肌及下颌支前缘，后界为腮腺和下颌支后缘，上界为翼外肌下缘，下界为翼内肌在下颌支的附着处。间隙内有下牙槽神经，下牙槽动脉、下牙槽静脉和疏松结缔组织。间隙向上与颞下间隙相通，向下通舌下间隙和下颌下间隙，向前通颊肌和咬肌之间的颊间隙，向内侧通咽旁间隙，向外侧通咬肌间隙。间隙内的感染常来自下颌磨牙的炎症。此间隙是下牙槽神经和舌神经阻滞麻醉的部位。舌下间隙：位于口腔的上方，即两侧下颌舌骨肌及其筋膜的上方。上界为舌体和口腔黏膜，下界为下颌舌骨肌，前界及外侧界为下颌骨体内侧面，后界为舌根。该间隙左右对称，彼此相通，向后上与翼下颌间隙相通。内有舌下腺、下颌下腺深部及其导管、舌神经、下颌下神经节、舌下神经和血管等。

（王怀经）

jǐngbù

颈部（neck）

头部与胸部以及上肢之间的区域。上以下颌骨下缘、下颌角、乳突、上项线和枕外隆凸的连线与头部为界，下以胸骨颈静脉切迹、胸锁关节、锁骨上缘和肩峰至第7颈椎棘突的连线与胸部和上肢为界。

颈部的支持结构是脊柱颈段，前面正中有呼吸道和消化管的颈部；两侧有纵行排列的大血管和神经；颈根部有胸膜顶、肺尖及进出胸廓上口的血管和神经干；另有甲状腺和甲状旁腺等重要器官。颈部筋膜包绕各层颈肌以及血管、神经和脏器等，形成筋膜鞘和筋膜间隙。颈部淋巴结较多，多沿浅静脉和深部血管、神经排列；癌转移时常受累，手术时应避免损伤血管和神经。颈部的肌多为纵行，不仅可使头颈产生复杂灵活的运动，且可参与呼吸、吞咽和发音等生理活动。

为便于对颈部器官结构的描述及临床应用，通常将颈部分为固有颈部和项区。两侧斜方肌前缘之间和脊柱颈段前方的部分，称固有颈部，即通常所指的颈部；两侧斜方肌与脊柱颈段之间的部分，称项区。固有颈部以胸锁乳突肌为界分为颈前区、胸锁乳突肌区和颈外侧区（图）。

颈部的体表标志：舌骨位于颏隆凸的下方，舌骨体两侧可扪到舌骨大角，是寻找舌动脉的标志。甲状软骨位于舌骨体下方，上缘平对第4颈椎体上缘，其前正中线上的突起为喉结。环状软骨位于甲状软骨下方，环状软骨弓两侧平对第6颈椎横突，是喉与气管、咽与食管的分界标志，亦可作为计数气管环和甲状腺触诊的标志。第6颈椎横突前结节又称颈动脉结节，颈总动脉行经其前方，可将颈总动脉压向颈动脉结节，阻断颈总动脉血流，作为头部出血时的临时压迫止血点。胸锁乳突肌是颈部重要的肌性标志，其起端两头之间称为锁骨上

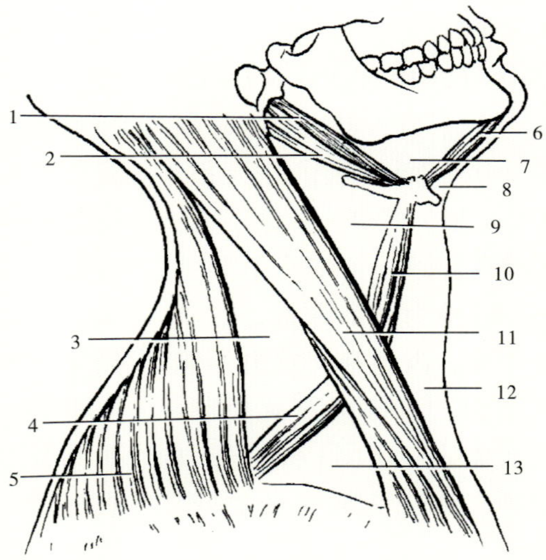

图　颈部分区

1.茎突舌骨肌　2.二腹肌后腹　3.枕三角　4.肩胛舌骨肌下腹　5.斜方肌　6.二腹肌前腹　7.下颌下三角　8.颏下三角　9.颈动脉三角　10.肩胛舌骨肌上腹　11.胸锁乳突肌　12.肌三角　13.锁骨上大窝

小窝。锁骨中 1/3 段上方的凹陷为锁骨上大窝，窝底可扪到锁骨下动脉、臂丛和第 1 肋。锁骨上臂丛麻醉在此窝内进行，一般在锁骨中点上方 1～1.5cm 进针。胸骨颈静脉切迹上方的凹陷为胸骨上窝，是触诊气管的部位。

（王怀经）

jǐng qiánqū

颈前区（anterior region of neck）

颈部前面的区域。又称颈前三角。其内侧界为颈前正中线，后外侧界为胸锁乳突肌前缘，上界为下颌骨下缘和下颌角至乳突的连线。该区又以舌骨为界分为舌骨上区和舌骨下区，前者包括颏下三角、左下颌下三角和右下颌下三角；后者包括颈动脉三角和肌三角。

颏下三角：位于左二腹肌前腹、右二腹肌前腹与舌骨体上缘之间；浅面由浅入深依次为皮肤、浅筋膜和颈筋膜浅层，深面为口膈；其内有 1～3 个颏下淋巴结。下颌下三角：又称二腹肌三角，位于下颌骨下缘与二腹肌前腹和二腹肌后腹之间。浅面由浅入深依次为皮肤、浅筋膜、颈阔肌和颈筋膜浅层，深面依次为下颌舌骨肌、舌骨舌肌和咽中缩肌。三角内有下颌下腺及其导管，面动脉、面静脉，舌下神经、下颌下神经节及下颌下淋巴结等。颈动脉三角：位于胸锁乳突肌上份前缘、肩胛舌骨肌上腹和二腹肌后腹之间。浅面由浅入深依次为皮肤、浅筋膜、颈阔肌和颈筋膜浅层，深面为椎前筋膜，内侧为咽外侧壁及其筋膜。三角内有颈总动脉及其分支、颈内静脉及其属支、舌下神经及其降支、迷走神经及其分支、膈神经和颈深淋巴结等。肌三角：又称肩胛舌骨肌气管三角，位于颈前正中线、胸锁乳突肌前缘和肩胛舌骨肌上腹之间。浅面由浅入深依次为皮肤、浅筋膜、颈阔肌和颈筋膜浅层，深面为椎前筋膜。三角内有舌骨下肌群、甲状腺、甲状旁腺、气管颈部、食管颈部和颈前淋巴结等器官。

（王怀经）

jǐng wàicèqū

颈外侧区（lateral region of neck）

由前界为胸锁乳突肌后缘、后界为斜方肌前缘和下界为锁骨中 1/3 上缘围城的三角区域。又称颈后三角。该区又被肩胛舌骨肌下腹分为上方的枕三角和下方的肩胛舌骨肌锁骨三角。

枕三角：又称肩胛舌骨肌斜方肌三角，由胸锁乳突肌后缘、斜方肌前缘和肩胛舌骨肌下腹上缘围成。浅面由浅入深依次为皮肤、浅筋膜和颈筋膜浅层，深面为椎前筋膜及其覆盖的头夹肌、肩胛提肌和中斜角肌、后斜角肌等。三角内有副神经、副神经淋巴结以及颈丛和臂丛的一些分支等。

肩胛舌骨肌锁骨三角：又称锁骨上三角，因位于锁骨中 1/3 上方，在体表呈明显凹陷，又称锁骨上大窝。该三角由胸锁乳突肌后缘、肩胛舌骨肌下腹下缘和锁骨中 1/3 上缘围成。浅面由浅入深依次为皮肤、浅筋膜及位于其中的锁骨上神经、颈外静脉末段、颈阔肌和颈筋膜浅层，深面为椎前筋膜及前斜角肌下份。三角内有前斜角肌、膈神经、臂丛、胸膜顶和肺尖、锁骨下动脉的分支、锁骨下静脉的属支及淋巴结等。

（王怀经）

xiōng-suǒ-rǔtūjīqū

胸锁乳突肌区（sternocleidomastoid region）

胸锁乳突肌在颈部所占据和覆盖的区域。该肌位于颈部两侧颈阔肌深面，部分纤维以短腱起自胸骨柄前面，部分纤维起自锁骨胸骨端，二者向上汇合成肌腹止于乳突。胸骨头和锁骨头之间的三角形间隙恰在胸锁关节上方，在体表称为锁骨上小窝。区内有颈动脉鞘及其所含的颈总动脉、颈内动脉、颈内静脉和迷走神经，另有颈袢、颈丛和颈交感干及颈深淋巴结等。

（王怀经）

jǐng dòngmàiqiào

颈动脉鞘（carotid sheath）

颈筋膜中层在颈总动脉、颈内动脉、颈内静脉和迷走神经周围形成的致密纤维筋膜鞘。上起自颅底，下至颈根部续于纵隔，借疏松结缔组织与颈筋膜浅层和深层相连续。鞘内有颈内静脉和迷走神经贯穿全长，颈内动脉行于鞘的上部，颈总动脉行于其下部。在颈动脉鞘的上部，颈内动脉位于前内侧，颈内静脉位于前外侧，二者之间的后方为迷走神经；在鞘的下部，颈总动脉位于后内侧，颈内静脉位于前外侧，迷走神经位于二者之间的后外方。颈动脉鞘的浅面除皮肤、浅筋膜、颈阔肌和颈筋膜浅层外，还有胸锁乳突肌、胸骨舌骨肌、胸骨甲状肌、肩胛舌骨肌下腹和甲状腺上静脉、甲状腺中静脉等，颈袢可位于鞘的浅面或鞘内。鞘的后方有甲状腺下动脉横过，隔椎前筋膜有颈交感干、椎前肌和颈椎横突，另外，左侧还有胸导管弓穿过。鞘的内侧有喉和气管、咽和食管、甲状腺侧叶和喉返神经等。

（王怀经）

jǐngbù jīnmó

颈部筋膜（fascia of neck）

颈部疏松结缔组织和致密结缔组织形成的筋膜。包括颈浅筋膜和颈深筋膜。

颈浅筋膜　连结皮肤和颈深筋膜之间的疏松结缔组织，与全身其他部位的浅筋膜相延续，富含脂肪，内有颈部浅静脉、皮神经、浅淋巴管和浅淋巴结，并包绕颈阔肌，形成颈阔肌的纤维鞘。

颈深筋膜　又称颈筋膜，位于颈浅筋膜和颈阔肌深面，包绕在颈与项部诸肌、器官和血管神经束的周围，形成筋膜鞘和筋膜间隙。分为浅中深3层（图）。

颈筋膜浅层　又称封套筋膜，呈圆筒状围绕整个颈部。该筋膜在后方附着于项韧带和第7颈椎棘突；向前包绕斜方肌和胸锁乳突肌，并形成两肌的肌鞘；在颈前正中线，两侧筋膜相互延续。向上，颈筋膜浅层与枕骨上项线、乳突及下颌骨体处的骨膜相融合；在下颌下三角和腮腺区分为两层，包绕下颌下腺和腮腺，形成二者的筋膜鞘，并从腮腺深面向上延伸至茎突，形成茎突下颌韧带，将下颌下腺和腮腺的筋膜鞘分隔开。颈筋膜浅层向下附着于肩峰、锁骨和胸骨柄上缘的骨膜上，并在胸骨柄上缘稍上方3~4cm处分为前后两层；前层附着于胸骨柄前缘，后层附着于胸骨柄后缘及锁骨间韧带，二者之间形成的间隙，称胸骨上间隙。

颈筋膜中层　又称气管前层。因其包绕颈部诸器官，如喉和气管、咽和食管、甲状腺和甲状旁腺等，又称内脏筋膜。该筋膜前下部覆盖气管，称气管前筋膜，后上部覆盖颊肌和咽缩肌，称颊咽筋膜。气管前筋膜向上附着于环状软骨弓、甲状软骨斜线和舌骨，向下包绕甲状腺形成甲状腺鞘，即甲状腺假被膜，并越过气管前面和两侧进入胸腔与纤维心包相融合。颈筋膜中层向两侧包绕颈总动脉、颈内动脉、颈内静脉和迷走神经，形成颈动脉鞘。

颈筋膜深层　即椎前层，又称椎前筋膜。位于椎前肌前面，并向两侧延伸至前斜角肌、中斜角肌和肩胛提肌表面。该层筋膜上起自颅底，下延续为前纵韧带和胸内筋膜，向后覆盖颈后肌并附着于项韧带，向前借疏松结缔组织与咽及周围的颊咽筋膜相隔，此疏松结缔组织间隙称为咽后间隙。颈交感干、膈神经、臂丛及锁骨下动脉等结构均行经其深面，并包绕臂丛和锁骨下动脉向腋腔延伸构成腋鞘。

（王怀经）

jǐngjīnmó jiànxì

颈筋膜间隙（cervial fascial space）　颈筋膜各层之间充满疏松结缔组织的间隙。颈筋膜间隙彼此之间，以及与身体其他部位的疏松结缔组织间隙相互交通，

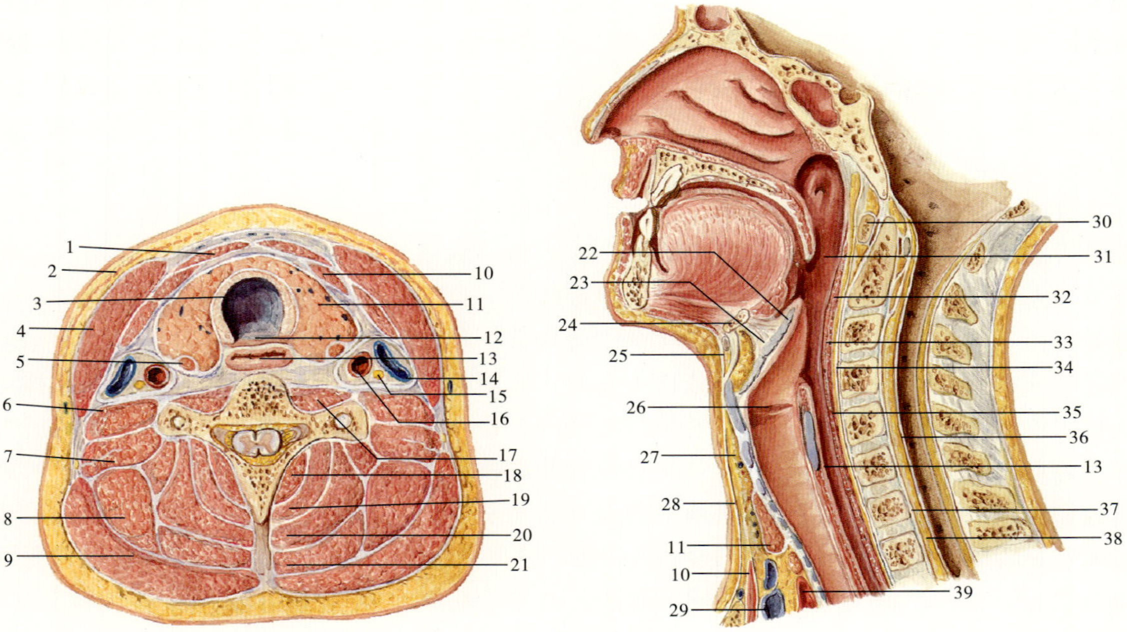

a　水平断面　　　b　正中矢状断面

图　颈部筋膜

1.胸骨舌骨肌　2.颈阔肌　3.气管软骨　4.胸锁乳突肌　5.甲状旁腺　6.前斜角肌　7.中斜角肌和后斜角肌　8.肩胛提肌　9.斜方肌　10.胸骨甲状肌　11.甲状腺　12.气管膜壁　13.食管　14.颈内静脉　15.迷走神经　16.颈总动脉　17.颈长肌　18.回旋肌　19.多裂肌　20.半棘肌　21.头夹肌　22.会厌软骨　23.舌骨会厌韧带　24.舌骨　25.甲状舌骨正中韧带　26.喉　27.气管前筋膜　28.封套筋膜　29.左头臂静脉　30.寰椎前弓　31.咽　32.咽后间隙　33.椎前筋膜　34.前纵韧带　35.椎前间隙　36.硬脊膜　37.后纵韧带　38.硬膜外隙　39.头臂干

感染时可彼此扩散。重要的颈筋膜间隙有：①胸骨上间隙：内有少量脂肪组织、颈前静脉下段、颈静脉弓和胸锁乳突肌胸骨头，有时有少量淋巴结（见颈部筋膜）。②锁骨上间隙：为颈筋膜浅层在锁骨上缘分为前后两层，分别附着于锁骨前缘和锁骨后缘，二者之间所形成的间隙，内有颈前静脉、颈外静脉末段及疏松结缔组织等。③气管前间隙：位于气管前筋膜与气管颈部之间，内有甲状腺峡部、甲状腺下静脉、甲状腺奇静脉丛、甲状腺最下动脉、头臂干和左头臂静脉，以及气管前淋巴结等。幼儿时期可有胸腺上部。此间隙的感染、出血或气肿可向下蔓延至上纵隔；前纵隔的气肿和感染亦可经此间隙进入颈部。此处亦是气管切开的必经之路。④咽后间隙：位于椎前筋膜与颊咽筋膜之间，内有疏松结缔组织和咽后淋巴结。此间隙上达颅底，下通后纵隔，两侧为颈动脉鞘，位于咽壁侧方的部分称咽旁间隙。间隙内的感染多来自咽后淋巴结的炎症，如形成脓肿常导致吞咽困难。⑤椎前间隙：位于椎前筋膜与颈椎骨膜之间，内有颈长肌、头长肌、颈交感干及疏松结缔组织等。颈椎结核所致的脓肿多积于此间隙，脓液向前下可经咽后间隙蔓延至后纵隔，向两侧可至颈外侧区，并循腋鞘扩散至腋窝。⑥下颌下间隙：在下颌下三角内，顶为覆盖下颌舌骨肌下面的筋膜，底为颈筋膜浅层，其前后两界分别为二腹肌前腹和二腹肌后腹。间隙内有下颌下腺及其周围的血管、神经、淋巴结和疏松结缔组织等。此间隙经下颌舌骨肌后缘与舌下间隙相通，向后通至咽旁间隙。

（王怀经）

zhuīdòngmài sānjiǎo

椎动脉三角（triangle of vertebral artery） 由外侧界为前斜角肌、内侧界为颈长肌和下界为锁骨下动脉第1段围成的三角。尖为第6颈椎横突前结节，后方有胸膜顶、第7颈椎横突、第8颈神经前支和第1肋颈，前方有颈动脉鞘、膈神经、甲状腺下动脉及胸导管（左侧）等。三角内有椎动脉、椎静脉、甲状腺下动脉、颈交感干和颈胸神经节等。椎动脉起自锁骨下动脉第1段，在椎动脉三角内沿前斜角肌和颈长肌之间上行，穿经上位6个颈椎横突孔，经枕骨大孔入颅。

（王怀经）

xiōngbù

胸部（thorax） 介于颈部和腹部之间的区域。其上部两侧与上肢相连，由胸壁、胸腔和胸腔内的器官结构组成。

境界 上以胸骨颈静脉切迹、胸锁关节、锁骨上缘和肩峰至第7颈椎棘突的连线与颈部为界，上部两侧以三角肌前缘、后缘与上肢为界。下以胸骨剑突或剑胸结合处、肋弓、第11肋前端、第12肋下缘与第12胸椎棘突的连线与腹部为界。由于膈呈穹隆状，肝、脾、肾等器官位于胸壁下部深面，因此胸壁表面的界限并不代表胸腔的真正范围。

分部 分为胸壁和胸腔。

胸壁 以胸廓为支架，皮肤、筋膜、肌等软组织覆盖其表面，胸内筋膜衬于其内面；可分为胸前区、胸外侧区和胸背区。胸廓由12块胸椎、12对肋、1块胸骨及其之间的骨连结共同构成，容纳胸腔脏器，具有支持、保护和参与呼吸运动的功能。胸前区和胸外侧区的皮肤较薄，颜色和质地与面部相近，可用于颌面部外伤的修复。浅筋膜内有浅血管、浅淋巴管、皮神经和乳腺。浅动脉为胸廓内动脉、肋间后动脉和腋动脉的分支；浅静脉主要为胸廓内静脉和肋间后静脉的属支；皮神经主要为颈丛和上部肋间神经的分支，如锁骨上神经、肋间神经前皮支和外侧皮支等。胸前区和胸外侧区的深筋膜分为浅深两层。浅层较薄，覆盖于胸大肌表面，向上覆盖于锁骨，向内侧与胸骨骨膜相连续；向下、向后分别与腹部和胸背部深筋膜相延续。深层位于胸大肌深面，上方附着于锁骨，包裹锁骨下肌和胸小肌，并覆盖前锯肌表面；其中位于喙突、锁骨下肌和胸小肌上缘之间的部分，称锁胸筋膜。胸肩峰动脉和胸内侧神经、胸外侧神经穿出该筋膜至胸大肌和胸小肌，头静脉和淋巴管则穿过此筋膜入腋窝。肌层由胸肌和部分腹肌组成。由浅入深分为4层，第1层为胸大肌、腹外斜肌和腹直肌上部；第2层为锁骨下肌、胸小肌和前锯肌；第3层为肋间肌；第4层为胸横肌。胸内筋膜位于肋、肋间隙内面和膈上面。

胸腔 由胸壁和膈围成，为底凸向上、前后略扁的锥形腔；向上经胸廓上口通颈部，向下借膈与腹腔分隔。以纵隔为界将胸腔分为中间的纵隔和两侧容纳胸膜囊和肺的左右两部分。纵隔为左纵隔胸膜和右纵隔胸膜之间所有器官和结构的总称。胸膜为一层浆膜。被覆于胸壁内面、膈上面和纵隔两侧，并向上突至颈根部的胸膜，称壁胸膜；被覆于肺表面，并伸于肺间裂的胸膜，称脏胸膜。脏胸膜和壁胸膜在肺根处相互延续，共同围成左右各一的潜在性密闭腔隙，称胸膜腔，呈负压，内有少许浆液，以减少摩擦。

体表标志 胸骨柄上缘的凹陷为颈静脉切迹。胸骨柄与胸骨体连接处向前突的角为胸骨角，两侧平对第2肋软骨，是计数肋骨的标志。胸骨体下方为剑突，与胸骨体相接处为剑胸结合，平第9胸椎。从颈静脉切迹至肩峰可触及锁骨全长。从剑突两侧向外下可触及肋弓，由第7~10肋软骨相连而成，是肝、脾的触诊标志。两侧肋弓和剑胸结合共同围成胸骨下角，角内有剑突。自胸骨角两侧可扪及第2肋，依次向下可触及下部的肋和肋软骨。

（王怀经）

xiōngbù jīnmó

胸部筋膜（fascia of thorax） 胸壁的组织结构之一，分为胸浅筋膜、胸深筋膜和胸内筋膜。

胸浅筋膜：与颈部、腹部和上肢的浅筋膜相延续，内含脂肪、皮神经、浅血管和浅淋巴管。在女性，其内有发育良好的乳腺，构成乳房。浅动脉主要是胸廓内动脉的穿支和肋间后动脉的分支，分布到胸前区、胸外侧区皮肤、肌和乳房；浅静脉主要是胸廓内静脉和肋间后静脉的属支，另有起自脐周静脉网、沿腹壁及胸外侧壁上行的胸腹壁静脉，收集腹壁上部和胸前外侧区的静脉血，注入胸外侧静脉；浅神经主要是颈丛的分支锁骨上神经和肋间神经的前皮支和外侧皮支，分布于胸前区上部和内侧部的皮肤。

胸深筋膜：在胸前区和胸外侧区分为浅深两层。浅层较薄，覆盖于胸大肌表面并延伸于胸大肌纤维束之间。上方附着于锁骨骨膜，内侧移行于胸骨表面，与胸骨骨膜相融合，向下、向后分别与腹部和背部深筋膜相延续。深层位于胸大肌深面，在锁骨下方分两层包绕锁骨下肌，于锁骨下肌下缘合为一层，并在胸小肌上缘处再次分为两层包绕胸小肌，并附着于喙突，然后在胸小肌下缘，浅深两层筋膜融合呈一层向下至腋腔底，续于腋筋膜。其中位于喙突、锁骨下肌和胸小肌上缘之间的部分，称为锁胸筋膜。胸肩峰动脉的分支和胸外侧神经穿出该筋膜至胸大肌和胸小肌，头静脉和淋巴管穿过该筋膜入腋窝。

胸内筋膜：是衬于肋和肋间隙内面及膈上面的致密的结缔组织膜。向上覆盖于胸膜顶上部并增厚，称胸膜上膜（Sibson 膜），对胸膜顶有固定和保护作用；向下覆盖于膈的上面，为膈胸膜筋膜，又称膈上筋膜。胸内筋膜与壁胸膜之间有疏松结缔组织，手术时可经此使壁胸膜与胸壁分离。

（王怀经）

lèi jiànxì

肋间隙（intercostal space） 肋与肋之间的间隙。人体有12对肋，11对肋间隙。间隙宽窄不一，上部者较宽下部者较窄，每一肋间隙的前部较宽后部较窄。由于第6和第7肋软骨相互靠拢，故第6肋间隙在胸骨旁很窄，几乎不存在。肋间隙内有筋膜、肋间肌、肋间血管和神经等结构（见胸固有肌图b）。

肋间肌 位于肋间隙内，由浅入深为肋间外肌、肋间内肌和肋间最内肌。①肋间外肌：11对，起自上位肋的下缘，肌纤维斜向前下方，止于下位肋的上缘，向前达肋与肋软骨结合处，然后移行为腱膜，称肋间外膜。肋间外肌有提肋，使胸廓扩大，助吸气的作用。②肋间内肌：11对，位于肋间外肌的深面，起自下位肋的上缘，纤维从后下方向前上方，止于上位肋的下缘，与肋间外肌纤维方向相反。此肌在肋软骨间部或胸骨旁处最发达，自肋角向后移行为腱膜，称肋间内膜，并向后连接肋横突上韧带后部纤维。肋间内肌有降肋，助呼气的作用。③肋间最内肌：位于肋间隙中份，肋间内肌深面，肌纤维方向与肋间内肌一致，其作用亦为降肋，助呼气。

肋间后动脉 共9对，从胸主动脉发出后，分布于第3~11肋间隙。由于胸主动脉位置偏左，因此，右侧肋间后动脉较左侧者稍长。右侧肋间后动脉多数起自胸主动脉右侧壁或右后外侧壁，向右经食管、胸导管、奇静脉、右肺和右侧胸膜的后方，越过相应椎体的前方，进入肋间隙；左侧肋间后动脉多数起自胸主动脉后壁，经相应椎体侧面，行于左肺和左侧胸膜的后方，进入肋间隙。左肋间后动脉和右肋间后动脉均向外上方斜行，至肋头下缘处继续向外，经肋间内韧带前方达肋角，然后伴肋间后静脉和肋间神经沿肋沟内走行；在到达肋角之前，行于壁胸膜和肋间内膜之间。肋间后动脉在近肋角处发出细小的侧副支，沿下位肋的上缘前行，二者在肋间隙前部与胸廓内动脉或肌膈动脉的肋间支吻合。第1~2肋间隙由来自肋颈干发出的肋间最上动脉分布；胸主动脉发出一对肋下动脉，沿第12肋下缘前行。

肋间后静脉 与同名动脉和肋间神经伴行，并位于动脉的上方，位于第12肋下缘者，称肋下静脉。肋间后静脉除收纳肋间肌、相应部位皮肤、膈以及壁胸膜的静脉血外，还收纳背肌和背部皮肤的静脉血，以及椎静脉丛和椎体的静脉血。该静脉向前可注入胸廓内静脉，向后，右侧注入奇静脉，左侧注入半奇静脉或副半奇静脉。

肋间淋巴结　位于肋间隙内，分为前中后3组。①前组：称肋间前淋巴结，位于肋与肋软骨交界处的肋间隙内，每个肋间隙内有1～2个，收纳胸前壁的淋巴管，输出淋巴管注入胸骨旁淋巴结。②中组：称肋间中淋巴结，位于腋前线至肋角之间的肋间隙内，沿肋间血管和神经分布，各肋间隙内有1～2个，收纳胸外侧壁的淋巴管，输出淋巴管注入肋间后淋巴结或椎前淋巴结。③后组：称肋间后淋巴结，位于肋角后的肋间隙内，肋头和肋颈附近，各肋间隙内有1～3个，收纳胸后壁的淋巴管及肋间中淋巴结的输出管。第1～2肋间隙内的肋间后淋巴结的输出淋巴管，注入锁骨上淋巴结或与颈干汇合；第3～5肋间隙内的肋间后淋巴结的输出淋巴管，在椎体前面汇合成丛，经椎前淋巴结或直接汇入胸导管；第6～11肋间隙内的肋间后淋巴结的输出淋巴管，汇合成肋间降干，直接注入乳糜池或胸导管的起始部。

肋间神经　走行于第1～11肋间隙内的胸神经前支。第12对胸神经的前支走行于第12肋下缘，称肋下神经。肋间神经与肋间血管伴行并位于其下方，走行于肋下缘的肋沟内，至腋前线附近离开肋沟，走行于肋间隙中间。该神经在到达肋角之前位于壁胸膜和胸内筋膜之间，此后走在肋间内肌和肋间最内肌之间。第1肋间神经为第1胸神经前支的一条较小分支，终支为前皮支，而另一条较大分支为外侧皮支，穿出胸壁分布于腋区皮肤。第2～6肋间神经除主干行于相应肋间隙内，在肋角前分出一侧支，向下行于下位肋的上缘。上6对肋间神经的肌支分布于肋间肌、上后锯肌和胸横肌；其皮支分为外侧皮支和前皮支。外侧皮支在肋角前方发出，斜穿前锯肌浅出后分为前后两支，分别向前和向后走行，分布于胸壁外侧和肩胛区皮肤；前皮支在近胸骨缘处浅出，分布于胸前壁皮肤和内侧份壁胸膜。第7～11肋间神经和肋下神经，从肋间隙继续前行向前下方进入腹壁，行于腹横肌和腹内斜肌之间，最后在腹直肌鞘外缘穿入鞘内，分布于腹直肌。上述肋间神经除发肌支分布于肋间肌和腹前外侧群肌之外，其外侧皮支和前皮支分布于胸部和腹部的皮肤，以及壁胸膜和壁腹膜。

（王怀经）

zhīqìguǎn fèiduàn

支气管肺段（bronchopulmonary segment）　每一肺段支气管及其分支所分布全部肺组织的总称。简称肺段。肺段呈圆锥形，尖朝向肺门，底朝向肺表面，无论形态学还是功能学上都可作为肺的基本单位。肺段内有肺段支气管及其分支、肺段动脉及支气管动脉、支气管静脉伴行（图1）。

右肺肺段　比较恒定，可分为10个肺段：即上叶3段，中叶2段，下叶5段。

右肺上叶　分为尖段、后段和前段。①尖段：简称SⅠ，即右肺肺尖的部分，以第1肋压迹和尖前切迹的平面与前段和后段为界。②后段：简称SⅡ，位于右肺尖下方的后外侧部。上方与尖段相邻，下方借斜裂与下叶的上段相邻；前方与前段邻接；肋面和椎旁面分别与胸壁内面和胸椎体邻接。③前段：简称SⅢ，位于右肺尖下方的前内侧部。上方与尖段相邻，下方借水平裂与中叶邻接；后方与后段相邻；肋面和内侧面分别与胸壁内面和右心房、上腔静脉等相邻接。

右肺中叶　分为外侧段和内侧段。①外侧段：简称SⅣ，位于中叶外侧部。上方与上叶的前段相邻，下后外方借斜裂与下叶的前底段相邻；内侧与内侧段相邻。②内侧段：简称SV，位于中叶的内侧部。上方与上叶的前段邻接，下方为膈面，与膈相邻；内侧面为纵隔面，与心包相邻，外侧与外侧段邻接。

右肺下叶　分为上段、内侧底段、前底段、外侧底段和后底段。①上段：简称SⅥ，位于下叶的上部。前上面为斜裂面，与上叶后段相邻，下方与各基底段相邻；肋面和椎旁面分别与胸壁内面和食管、胸椎体相邻。该叶为下叶中最大的叶，为肺脓肿好发部位之一。②内侧底段：简称SⅦ，位于下叶内下部，较隐蔽。前面为斜裂面，与中叶相邻；后方与后底段相邻；后外侧与外侧底段相邻接，后上方与上段邻接；外侧与前底段相邻，底为膈面，与膈邻接。③前底段：简称SⅧ，位于下叶的前下部。上方与上段邻接，下面为膈面，与膈相邻；前面为斜裂面，与中叶相邻；后方与外侧底段相邻；内侧与内侧底段相邻，外侧面为肋面，紧贴胸壁内面，后上方与上段邻接。④外侧底段：简称SⅨ，位于下叶下部的后外侧。上方与上段邻接，下面为膈面，与膈相邻；前内方与前底段相邻，后内方与后底段相邻；内侧与内侧底段相邻，外侧为肋面，与胸壁内面相邻。⑤后底段：简称SⅩ，位于下叶后下部。上方与上段相邻，下面为膈面，与膈相邻；前方与前底

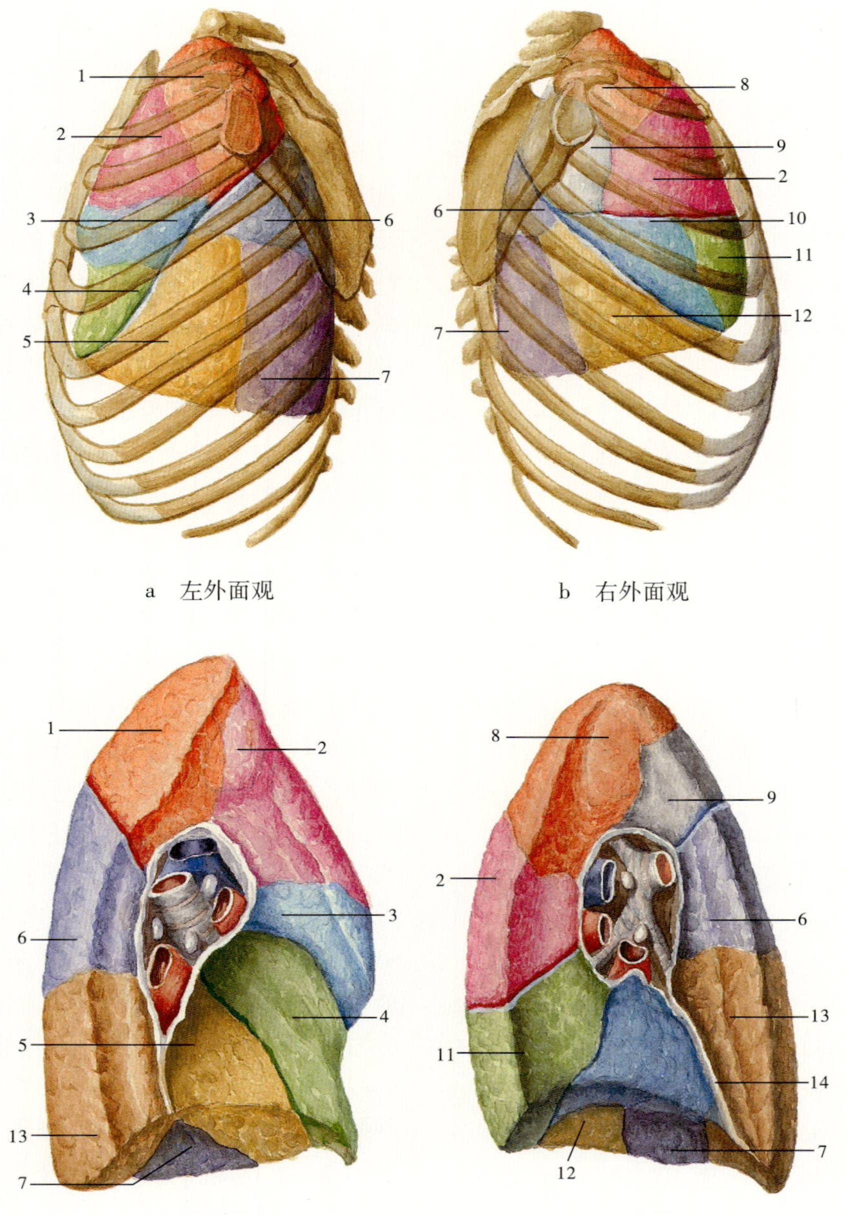

图 1 支气管肺段

1.尖后段（SⅠ+SⅡ） 2.前段（SⅢ） 3.上舌段（SⅣ） 4.下舌段（SⅤ） 5.内侧前底段（SⅦ+SⅧ） 6.上段（SⅥ） 7.外侧底段（SⅨ） 8.尖段（SⅠ） 9.后段（SⅡ） 10.外侧段（SⅣ） 11.内侧段（SⅤ） 12.前底段（SⅧ） 13.后底段（SⅩ） 14.内侧底段（SⅦ）

段和外侧底段相邻，后外侧为肋面，紧贴胸壁内面；内侧面为椎旁面，与胸椎体相邻。

左肺肺段　可分为 8～10 个肺段，上叶和下叶各 5 个肺段。由于上叶尖段支气管与后段支气管共干，下叶内侧底段支气管与前底段支气管共干，故相应肺段合并为尖后段和内侧前底段，此时，左肺只有 8 个肺段。

左肺上叶　分为尖后段、前段、上舌段和下舌段。①尖后段：简称 SⅠ+Ⅱ，由尖段和后段合并而成，包括左肺尖及上叶的后上部。下方借斜裂面与下叶上段邻接。前下方与前段邻接，以尖前切迹为界；后外侧面为肋面，与胸壁内面邻接，内侧面为椎旁面，与胸椎体相邻。②前段：简称 SⅢ，位于上叶上部的前下部，尖后段的前下方。后上方与尖后段相邻，后下方有小部分借斜裂与下叶邻接，下方与上舌段相邻，外侧面为肋面，与胸壁内面邻接，内侧面与左头臂静脉邻接。③上舌段：简称 SⅣ，位于上叶下部，即舌叶的上半部。上方与前段相邻，下方与下舌段相邻，外下方借斜裂面与下叶的内侧前底段相邻；内侧面与心包邻接，外侧面为肋面，与胸壁内面紧密相贴。④下舌段：简称 SⅤ，位于上叶的最下部。上方与上舌段邻接，下面为膈面，与膈相接；内侧面与心包向邻接，外侧面为肋面，与胸壁内面相贴；后面借斜裂面与下叶的内底段邻接（图 2）。

左肺下叶　分为上段、内侧前底段和前底段、外侧底段和后底段 4 个肺段。①上段：简称 SⅥ，位于下叶的上部。前面借斜裂面与上叶尖后段和前段相邻，下方与各底段相邻接；肋面和椎旁面分别与胸壁内面和主动脉、胸椎体邻接。②内侧底段和前底段：简称 SⅦ和 SⅧ，当内侧底段支气管和前底段支气管共干时，两肺段合并为内侧前底段，简称 SⅦ+SⅧ，位于下叶下部的前内侧部。上方与上段相接，下面为膈面，与膈相贴；前上方借斜裂面与上舌段、下舌段相邻接，后方与外侧底段和后底段邻接；内侧面与肋面分别与心包和胸壁内面相贴。③外侧底段：简称 SⅨ，位于下叶基底的后外侧部。上方与上段相邻，下面为膈面，与膈相邻接；前内方与内侧前底段相邻，肋面与胸壁内面相贴。④后底段：简称 SⅩ，位于下叶后下部。上方与上段相邻，下面为膈面，与膈相贴；前外方与内侧前

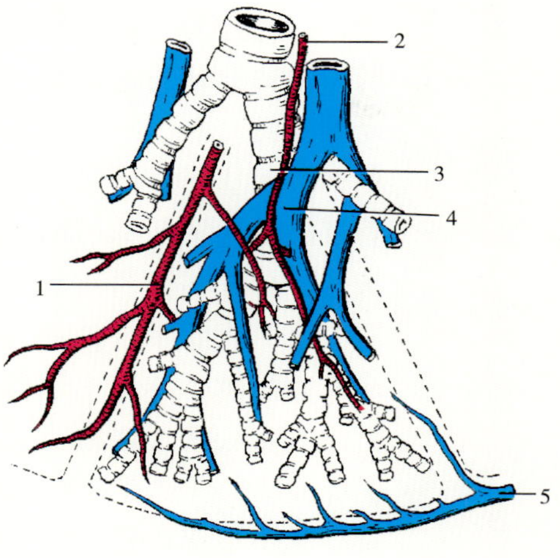

图 2　肺段内结构和肺段间静脉

1.肺段间静脉　2.支气管动脉　3.肺段支气管
4.肺段动脉　5.胸膜下静脉

底段和外侧底段相邻接，后外侧面为肋面，与胸壁内面向邻接；内侧面为椎旁面，与胸椎相邻（表）。

功能与临床　各肺段之间除借肺表面的肺胸膜和胸膜下的小静脉相连外，还有少量结缔组织和肺段间静脉，这是肺段切除的标志。肺段动脉和肺段支气管伴行，位于相应肺段内，其终支分布至肺段边缘，肺段间静脉位于相邻肺段之间，收集两相邻肺段的静脉血。每一肺段都占据一定的部位，一般轻度感染都会局限于一个肺段内，但感染严重或患结核时，可由一个肺段蔓延至其他肺段。

（王怀经）

zònggé

纵隔（mediastinum）

左侧纵隔胸膜和右侧纵隔胸膜之间所有器官和结构的总称。纵隔位于胸腔正中稍偏左，分隔左胸膜腔和右胸膜腔。前界为胸骨和肋软骨，后界为脊柱胸段，两侧为纵隔胸膜；上界为胸廓上口，下界为膈。纵隔呈上窄下宽、前短后长的矢状位。内有心及心包、大血管、神经、食管、气管及主支气管、胸导管、胸腺和淋巴结等，借疏松结缔组织连结在一起。纵隔有一定的活动度，如气胸时可移向一侧。颈部椎前筋膜和气管前筋膜延续至纵隔内，故颈部感染可蔓延至纵隔。由于解剖学和临床的要求不同，纵隔有多种分区方法。解剖学通常采用四分法，即以胸骨角至第 4 胸椎体下缘的平面为界，分为上纵隔和下纵隔；下纵隔又以心包前壁和后壁为界分为前纵隔、中纵隔和后纵隔（图 1，图 2）。

（王怀经）

shàngzònggé

上纵隔（superior mediastinum）

纵隔位于胸骨角至第 4 胸椎体下缘平面以上的部分。上界为胸廓上口，下界为胸骨角至第 4 胸椎体下缘的平面，前界为胸骨柄，后界为第 1~4 胸椎体及椎间盘。

其内器官由前向后大致分为 3 层，即前层为胸腺，左头臂静脉、右头臂静脉和上腔静脉；中层为主动脉弓及其 3 大分支、膈神经和迷走神经；后层有气管、食管、胸导管和左喉返神经、右喉返神经等。在胸廓上口，食管位于正中线，适对第 1 胸椎体。进入上纵隔后，食管位于气管与脊柱之间稍偏左，其左侧与左锁骨下动脉、胸导管、主动脉弓和左纵隔胸膜相邻。此处，由左锁骨下动脉、脊柱和主动脉弓上缘围成的三角，称食管上三角，内有食管和胸导管。气管位于食管前方，右侧邻右迷走神经，左侧邻左颈总动脉和左锁骨下动脉，左前方邻主动脉弓。在左侧气管食管沟内有左喉返神经上行入喉。主动脉弓凸面向上发出头臂干、左颈总动脉和左锁骨下动脉，前者行向右上方，后二者行向左上方。在主动脉弓前外侧有左迷走神经向下行至左肺根之后。左迷走神经在主动脉弓前方发出左喉返神经，后者钩绕主动脉弓返行向上入气管食管沟。在左迷走神经外侧有紧贴纵隔胸膜下行的左

支气管肺段简表

右肺支气管肺段		左肺支气管肺段		
右肺上叶	尖段（SⅠ）	左肺上叶	尖段（SⅠ）	尖后段（SⅠ+SⅡ）
	后段（SⅡ）		后段（SⅡ）	
	前段（SⅢ）		前段（SⅢ）	
右肺中叶	外侧段（SⅣ）		上舌段（SⅣ）	
	内侧段（SⅤ）		下舌段（SⅤ）	
右肺下叶	上段（SⅥ）	左肺下叶	上段（SⅥ）	
	内侧底段（SⅦ）		内侧底段（SⅦ）	内侧前底段（SⅦ+SⅧ）
	前底段（SⅧ）		前底段（SⅧ）	
	外侧底段（SⅨ）		外侧底段（SⅨ）	
	后底段（SⅩ）		后底段（SⅩ）	

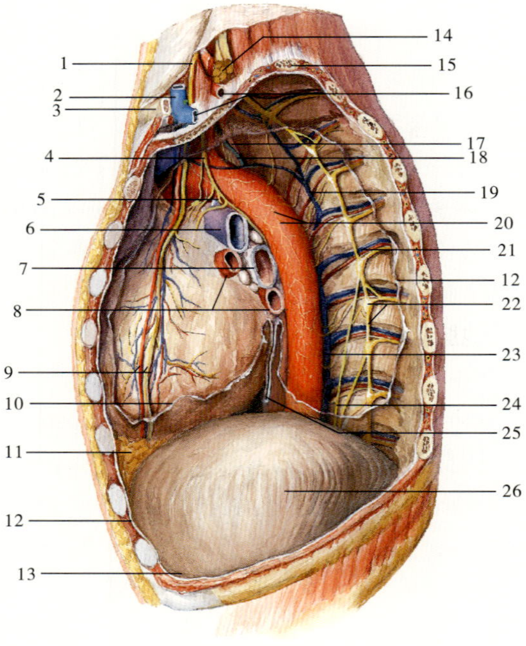

图 1　纵隔（左内面观）

1.膈神经　2.颈内静脉　3.锁骨　4.左迷走神经　5.喉返神经　6.左肺动脉　7.左主支气管　8.左肺静脉　9.膈神经、心包膈动脉和静脉　10.纵隔胸膜　11.胸膜下脂肪体　12.肋胸膜　13.肋膈隐窝　14.臂丛　15.第1肋　16.锁骨下动脉和静脉　17.食管　18.胸导管　19.副半奇静脉　20.胸主动脉和主动脉丛　21.肋间动脉和静脉及神经　22.胸交感神经节和胸交感干　23.半奇静脉　24.内脏大神经　25.肺韧带　26.膈胸膜

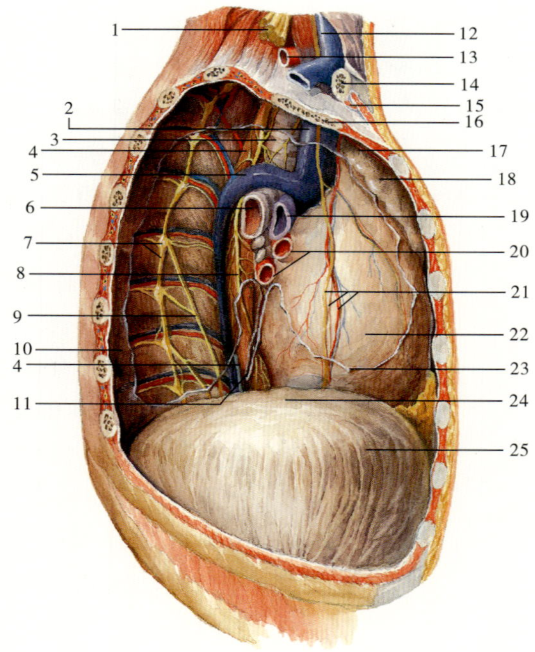

图 2　纵隔（右内面观）

1.臂丛　2.上腔静脉　3.气管　4.食管　5.奇静脉　6.右主支气管　7.胸交感神经节和胸交感干　8.右迷走神经　9.内脏大神经　10.肋胸膜　11.肺韧带　12.前斜角肌　13.锁骨下动脉和静脉　14.锁骨　15.锁骨下肌　16.第1肋　17.胸廓内动脉　18.胸腺　19.肺动脉　20.肺静脉　21.膈神经和心包膈动脉与静脉　22.心包　23.纵隔胸膜　24.中心腱　25.膈胸膜

膈神经。主动脉弓凹面邻肺动脉干，后者分为左肺动脉和右肺动脉，左肺动脉与主动脉弓之间有动脉韧带。心浅丛位于韧带的浅面，心深丛位于韧带的右侧和气管杈浅面。主动脉弓的前面有左头臂静脉和右头臂静脉，二者于右侧第一胸肋结合处后方汇合形成上腔静脉，沿升主动脉右侧下行注入右心房。在右头臂静脉和上腔静脉的外侧有右膈神经下行。奇静脉由后纵隔进入上纵隔，在胸骨角平面弯向前，越过右肺根后上方注入上腔静脉。此外，在气管和主支气管周围有上纵隔淋巴结。

（王怀经）

xiàzònggé

下纵隔（inferior mediastinum）

纵隔位于胸骨角至第 4 胸椎体下缘平面以下的部分。上界为上纵隔的下界，下界为膈，两侧为纵隔胸膜。下纵隔从前到后分为前纵隔、中纵隔、后纵隔。

前纵隔　位于胸骨体与心包前壁之间的窄隙，上通上纵隔，下至膈。此处，两侧的纵隔胸膜极为接近，特别在是第 4 肋软骨以上几乎相接触，故前纵隔极为狭窄。其内主要结构为胸腺或胸腺遗迹的下部、纵隔前淋巴结、少量疏松结缔组织和胸骨心包韧带。

中纵隔　位于前纵隔和后纵隔之间，即心包前壁和后壁之间的区域。其内有心包、心、出入心的大血管根部、膈神经、心包膈血管、奇静脉弓、心神经丛及淋巴结等。

后纵隔　位于心包后壁与第 4~12 胸椎体及椎间盘之间的区域。内有上下纵行的食管、胸主动脉、奇静脉、半奇静脉、副半奇静脉、胸导管、迷走神经、胸交感干及内脏大神经、内脏小神经；横行的结构有肋间后动脉、肋间后静脉；此外，还有气管杈，左主支气管、右主支气管及淋巴结等。食管从上纵隔进入后纵隔后稍偏右，行于胸主动脉右侧；约在第7胸椎平面以下，再次偏向左，并在胸主动脉前方行向左前下方至膈食管裂孔。前面观，食管上段偏左，中段偏右，下段再偏左。在后纵隔内，其前方依次与左主支气管、左心房后面、左迷走神经和气管支气管淋巴结相邻。食管后方与脊柱之间的间隙为食管后间隙，内有奇静脉、半奇静脉、副半奇静脉、胸导管、胸主动脉及右肋间后动脉等。食管左侧与胸主动脉相邻，第8胸椎以下还与左纵隔胸膜相邻。此处，由心包、胸主动脉和膈围成食管下三角，内有食管通过。食管右侧与奇静脉和右纵隔胸膜相邻。在肺根以下，右纵隔胸膜不仅被覆于食管右侧，还深入至食管后面，形成食管后隐窝；此处，左纵隔胸膜和右纵隔胸膜靠近，形成食管系膜。胸主动脉在第4胸椎体下缘续于主动脉弓，沿脊柱左侧下行入后纵隔，至第7胸椎平面以下，逐渐沿脊柱前方走行，穿膈主动脉裂孔入腹腔。其前方自上而下依次与左肺根、心包、食管和膈相邻；后方为脊柱、半奇静脉和副半奇静脉；左侧有左纵隔胸膜，右侧除食管外，还有奇静脉、胸导管和右纵隔胸膜等（图1，图2）。

（王怀经）

zònggé jiànxì

纵隔间隙（mediastinal space）

纵隔内各器官之间的空隙。充满疏松结缔组织。纵隔间隙可允许器官自由活动和容积的改变，如呼吸时器官的活动和吞咽时食管的扩张。

其内疏松结缔组织，向上与颈部筋膜间隙内的疏松结缔组织相延续，向下经膈主动脉裂孔和食管裂孔等与腹膜后隙的疏松结缔组织相联系。因此，纵隔气肿、出血或感染可向上蔓延至颈部，向下至腹膜后隙；同样，颈部或腹膜后隙的感染亦可蔓延至纵隔间隙。纵隔间隙主要有：①胸骨后间隙：为上纵隔前部与前纵隔内的疏松结缔组织间隙，位于胸骨柄及胸骨体后面与胸内筋膜之间；后面与出入心的大血管根部和心包相邻。该间隙上经胸廓上口与颈部气管前间隙相延续，下至膈。内有胸腺或胸腺残迹、前纵隔淋巴结及脂肪组织等。胸骨后间隙的感染可向上蔓延至气管前间隙，向下至膈，甚至穿破胸内筋膜、膈及膈下筋膜至腹膜后隙。②气管前间隙：位于上纵隔内，气管和气管杈与主动脉弓、上腔静脉及肺动脉之间。该间隙向上可与颈部的气管前间隙相通。③左气管旁间隙：位于气管和食管左侧与主动脉弓、左颈总动脉和左锁骨下动脉之间。该间隙内的疏松结缔组织与左肺门周围的疏松结缔组织相延续，内有左迷走神经、胸导管及淋巴结等。④右气管旁间隙：位于气管右侧壁与右侧纵隔胸膜之间；前面是上腔静脉，向后可与食管后间隙相续。⑤气管后间隙：位于上纵隔内，气管与食管之间，有时结缔组织不发达或缺如。⑥气管隆嵴下间隙：位于气管杈下方，间隙内有3~4个淋巴结。⑦食管后间隙：位于上纵隔后部和后纵隔内、食管与脊柱之间，两侧为纵

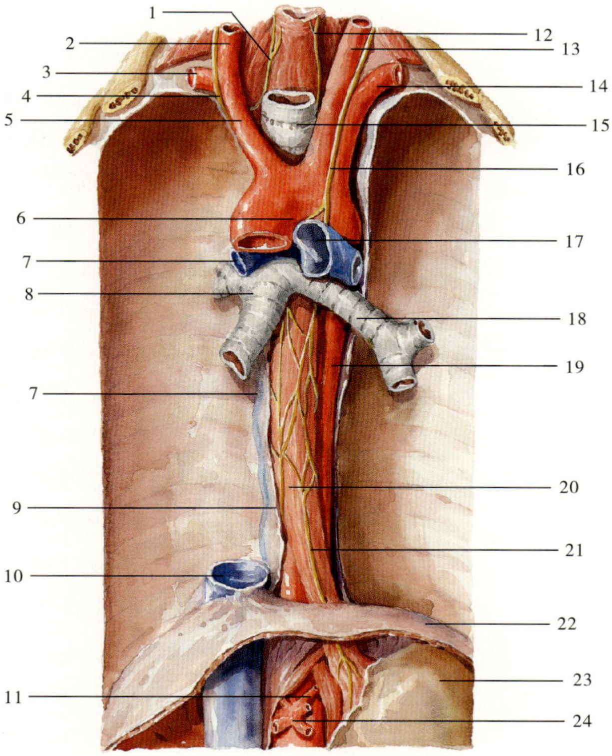

图1　后纵隔（1）

1.右喉返神经　2.右颈总动脉　3.右锁骨下动脉　4.右迷走神经　5.头臂干　6.主动脉弓　7.奇静脉　8.右主支气管　9.纵隔胸膜　10.下腔静脉　11.膈下动脉　12.左喉返神经　13.左颈总动脉　14.左锁骨下动脉　15.气管　16.左迷走神经　17.肺动脉干　18.左主支气管　19.胸主动脉　20.食管　21.迷走神经前干　22.膈　23.胃　24.腹腔干

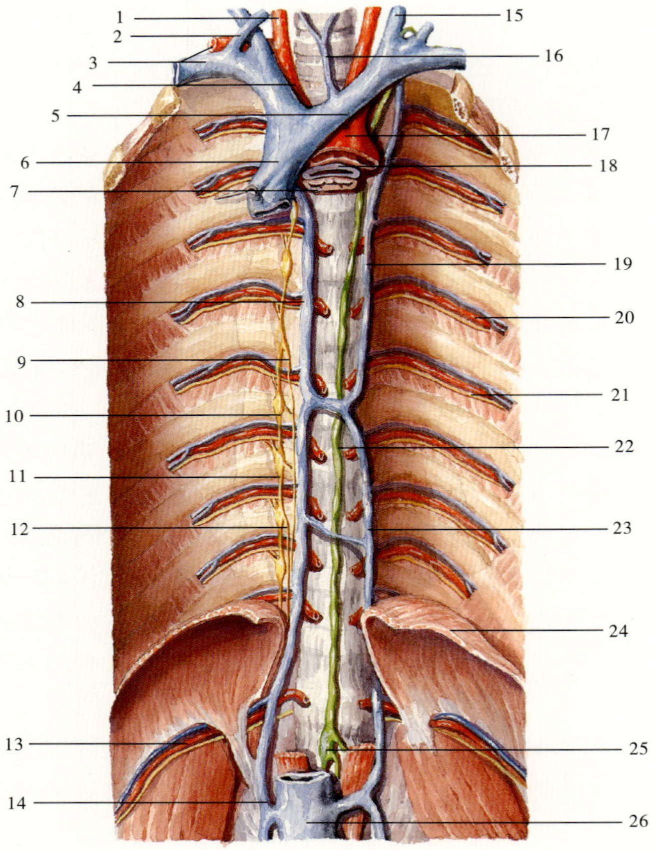

图2 后纵隔（2）

1.颈总动脉 2.颈外静脉 3.锁骨下动脉和静脉 4.头臂干 5.头臂静脉 6.上腔静脉 7.食管 8.奇静脉 9.内脏大神经 10.胸神经节 11.交感干 12.内脏小神经 13.肋下动脉和静脉及神经 14.腰升静脉 15.颈内静脉 16.甲状腺下静脉 17.主动脉弓 18.气管 19.副半奇静脉 20.肋间后动脉和静脉 21.肋间神经 22.胸导管 23.半奇静脉 24.膈 25.乳糜池 26.下腔静脉

隔胸膜。内有胸导管、奇静脉、半奇静脉、胸主动脉下段及纵隔后淋巴结等。间隙内有丰富的疏松结缔组织。

（王怀经）

dòngmài dǎoguǎn sānjiǎo

动脉导管三角（ductus arteriosus triangle） 位于主动脉弓左前方的三角形区域。前界为左膈神经，后界为左迷走神经，下界为左肺动脉。三角内有动脉韧带、左喉返神经和心浅丛。动脉韧带是一条纤维结缔组织索，又称动脉导管索，是胚胎时期动脉导管的遗迹，连于主动脉弓下缘与肺动脉干分叉处的稍左侧，或左肺动脉。动脉导管应在新生儿出生2个月后闭合，否则即为动脉导管未闭。该三角是临床手术寻找动脉导管的标志。左喉返神经紧贴动脉韧带（或动脉导管）左侧绕主动脉弓凹缘上升。手术中也常以左喉返神经作为寻找动脉导管的标志。

（王怀经）

rǔfáng

乳房（mamma） 胸大肌前方的半球形结构，由腺组织、脂肪组织和结缔组织构成，为皮肤的衍生物，是女性的泌乳器官。其形态发育受内分泌激素的影响，故具有明显的年龄和性别特征，儿童和男性的乳房不发达。

位置和形态 成年女性未授乳乳房位于第2～6肋之间，其内侧至胸骨线，外侧可达腋中线。乳房位于胸前壁的浅筋膜内，大部分在胸大肌浅面，其下外部分位于前锯肌和腹外斜肌浅面。有时部分乳腺向外上方突入腋窝，称腋突。青春期女性未授乳乳房呈半球形，紧张而富有弹性。乳房中央有圆形突起称为乳头，位于第4肋间隙或第5肋水平。乳头表面有许多凹陷的裂隙状陷窝，内有输乳管开口，称为输乳孔。每个乳头有15～20个输乳孔。乳头周围的环形区，皮肤色泽较深，称为乳晕，孕妇和经产妇因色素沉着增多，呈黑褐色。乳晕表面散在许多小结节，其深面为乳晕腺，可分泌脂性物质滑润乳头（图）。

结构 乳腺被脂肪组织和纤维结缔组织分隔成15～20个乳腺叶，每个乳腺叶又被分隔成若干个乳腺小叶。各乳腺小叶的排泄管在乳腺叶内汇合成一条输乳管，共有15～20条，以乳头为中心呈放射状排列，并在乳头附近扩大成囊状，称为输乳管窦，其末端变细，开口于乳头的输乳孔。乳腺叶和输乳管均以乳头为中心呈放射状排列，乳房手术时宜做放射状切口，以减少对乳腺叶和输乳管的损伤。乳房内的脂肪包绕于乳腺的周围，成囊状，称脂肪囊，又称乳房脂肪体。脂肪囊的发育程度个体差异较大，是决定乳房大小的重要因素之一。脂肪内有许多不同走向的结缔组织纤维束，一端连于皮肤及浅筋膜浅层；另一端连于浅筋膜深层，称为乳房悬韧带（Cooper 韧带）。韧带两端固定，无伸展性，有固定乳房位置的作用。当乳腺癌侵及此韧带时，韧带缩短，牵引皮肤向内凹陷，致使皮肤表面出现许多点状小凹，类似橘皮，称橘皮样变，

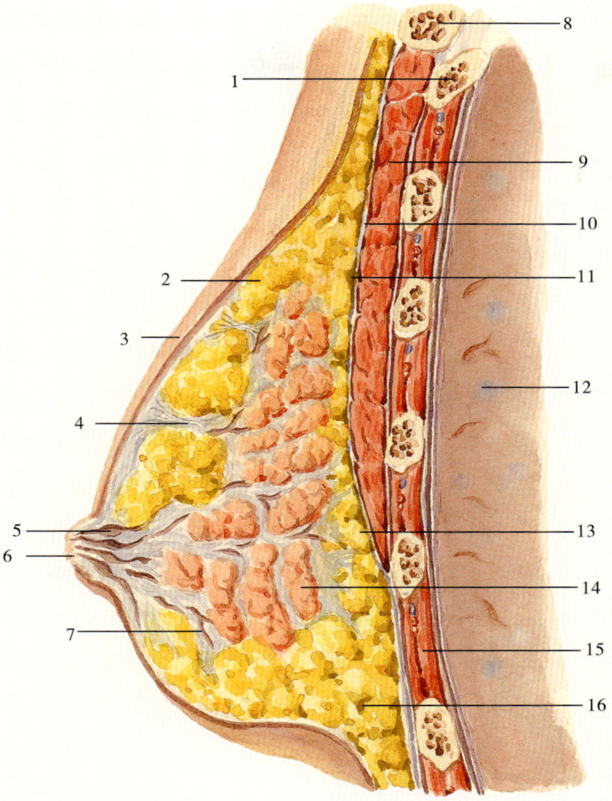

图　乳房纵切面

1.第1肋　2.浅筋膜浅层　3.皮肤　4.乳房悬韧带　5.输乳管窦　6.输乳孔　7.输乳管　8.锁骨　9.胸大肌　10.胸肌筋膜　11.乳房后隙　12.肺　13.浅筋膜深层　14.乳腺小叶　15.肋间肌　16.乳房脂肪体

是乳腺癌早期的常见征象。

动脉供应　主要来自胸廓内动脉的穿支、腋动脉分支和肋间后动脉穿支。胸廓内动脉第 2~4 穿支分布至乳房内侧份，腋动脉的分支胸外侧动脉的乳房支分布于乳房外侧份；另一分支胸肩峰动脉的乳房支分布于乳房外上份，4 条肋间后动脉的前穿支亦分布至乳房。上述动脉在乳房内吻合成网。

静脉引流　静脉分浅深两组。浅静脉在乳头周围皮下组织内形成乳头静脉丛，注入腋静脉和胸廓内静脉，深静脉与同名动脉伴行注入上述两静脉及肋间静脉。胸廓内静脉是乳房静脉血回流的主要静脉，是乳腺癌肺转移的重要途径之一。

淋巴回流　淋巴管分为浅深两组。浅淋巴管位于皮下和皮内，深淋巴管位于乳腺小叶周围和输乳管壁内，两组之间广泛吻合。乳房淋巴主要引流至腋淋巴结，部分引流至胸骨旁淋巴结、胸肌间淋巴结和膈淋巴结。外侧部和中央部淋巴回流入腋淋巴结的胸肌淋巴结，是主要的淋巴回流途径；上部淋巴回流入腋淋巴结的尖淋巴结和锁骨上淋巴结；内侧部的淋巴，部分回流入胸骨旁淋巴结，部分与对侧乳房淋巴管吻合；下部淋巴回流入膈上淋巴结前组，并与腹前壁及膈下淋巴管吻合，从而间接与肝上面淋巴管相联系；深部淋巴经乳房后隙注入胸肌间淋巴结或腋淋巴结的尖淋巴结。胸肌淋巴结（Rotter 淋巴结），位于胸大肌和胸小肌之间，乳腺癌时易受累（见上肢淋巴结图）。

神经支配　有锁骨上神经分支及第 4~6 肋间神经前皮支和外侧皮支分布，传导乳房的感觉。交感神经纤维沿胸外侧动脉和肋间后动脉入乳房，分布于乳房的皮肤、血管、乳头和乳晕的平滑肌及腺组织，司腺体分泌和平滑肌收缩，但乳腺的分泌活动主要受卵巢激素和垂体激素的控制。

男性乳房　由无腺泡的小导管和少量的纤维结缔组织和脂肪构成，处于终生不发育状态；乳头较小，多位于第 4 肋间隙，或第 4 或第 5 肋水平，乳晕发育良好，面积较小。

异常乳房　男性和女性均可发生多乳房或多乳头，即乳房或乳头数目多于两个以上者。另外，不论男女，乳房居正常位置以外者，均属副乳房。一侧或两侧乳房缺少者属罕见异常。男性一侧或双侧乳房极度发育，近似女性者，称为男性女性型乳房，乃因雌激素和雄激素失衡所致。

（王怀经）

xīnjī xīnduàn

心肌心段（myocardial segment）

在超声心动图、心脏 CT、心脏 MRI、心肌核素扫描和 PET 等图像上，以左房室瓣（二尖瓣）和乳头肌为标志对围绕左心室腔的心肌组织做出的分区。分区有利于在影像上对左心室壁心肌收缩功能和血液灌注变化做出精准定位，以及判断冠状动脉阻塞的部位。

分段和命名　现代心脏影像技术，既可清楚显示心的各种结构（如心室内的房室瓣、腱索和乳头肌等），亦可辨别极小区域心肌收缩和血液灌注的异常。据此，

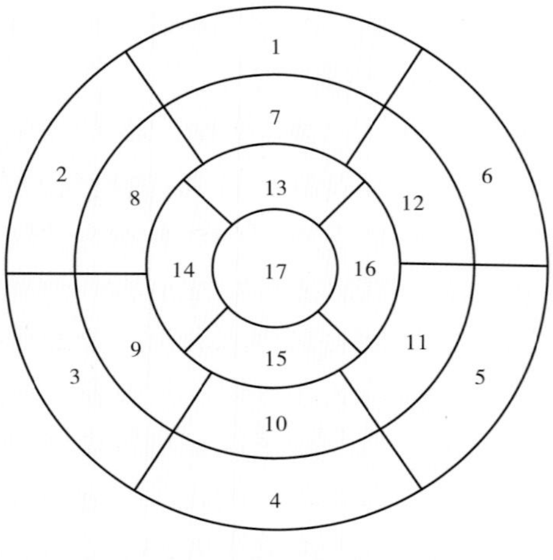

图 1　左心室分段的“牛眼图”

1.基底前段　2.基底前间隔段　3.基底下间隔段　4.基底下段　5.基底下外侧段　6.基底前外侧段　7.中前段　8.中前间隔段　9.中下间隔段　10.中下段　11.中下外侧段　12.中前外侧段　13.心尖前段　14.心尖间隔段　15.心尖下段　16.心尖外侧段　17.心尖

对围绕左心室壁的心肌组织作分区。超声心动图曾将左心室壁划分为 16 段或 20 段，而心脏 CT 和心脏 MRI 曾将左心室壁划分为 48~144 段，各种影像技术对节段的命名也不一致。2002 年美国心脏协会提出：对心段的划分应既有解剖学依据，又符合临床诊断的需求，应具有统一命名，可以用于所有心脏影像技术，方便各种影像技术的相互交流。17 段划分法最符合左心室的解剖结构，建议各种影像技术统一采用，并做了命名（图 1，图 2）。

在左心室舒张末期，以经左房室瓣环中心和心尖的连线作为左心室长轴，可先将左心室壁分为：长轴前方的前壁、后方的下壁、左侧的外侧壁和右侧的间隔壁（即室间隔）。再以平行于与长轴垂直的短轴，将左心室壁分为三个大体相等的环状部。从左房室瓣环到乳头肌尖的环状部称基底部，整个乳头肌全长的环状部称中腔部，围绕乳头肌底到左心室腔底的环状部称尖部。而剩下的左心室腔底外，没有参与尖部的帽状部分为心尖。在平行短轴基底部和中腔部平面上，可将 360° 的环分成 6 个 60°，即 6 个段，室间隔占 2 个段，其余部分为 4 个段；在平行短轴的心尖部平面上，360° 的环分为 4 个段；帽状心尖单为 1 段。这样，整个围绕左心室腔的心肌组织被分为 17 个段。如从心尖到基底部将短轴平面由中心向外周排列起来则构成一个靶心图，状似牛眼，又称牛眼图。从基底部向心尖，按 4 个部的顺序，依逆时针方向编号、命名如下：① 基底前段。② 基底（近）前（壁）间隔段。③ 基底（近）下（壁）间隔段。④ 基底下段。⑤ 基底（近）下（壁）外侧段。⑥ 基底（近）前（壁）外侧段。⑦ 中部前段。⑧ 中部（近）前（壁）间隔段。⑨ 中部（近）下（壁）间隔段。⑩ 中部下段。⑪ 中部（近）下（壁）外侧段。⑫ 中部（近）前（壁）外侧段。⑬ 心尖前段。⑭ 心尖间隔段。⑮ 心尖下段。⑯ 心尖外侧段。⑰ 心尖（图 3，图 4）。

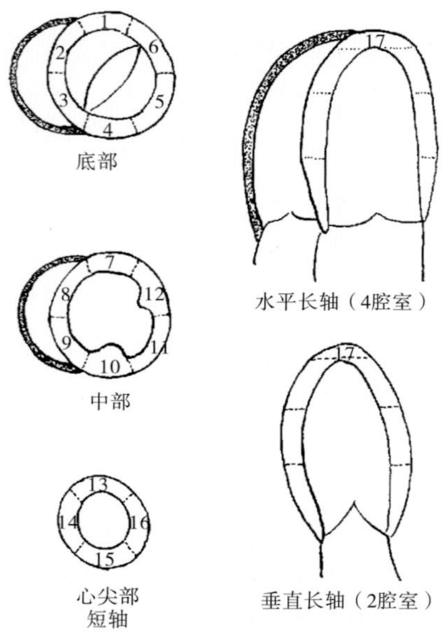

图 3　左心室长轴与短轴切面

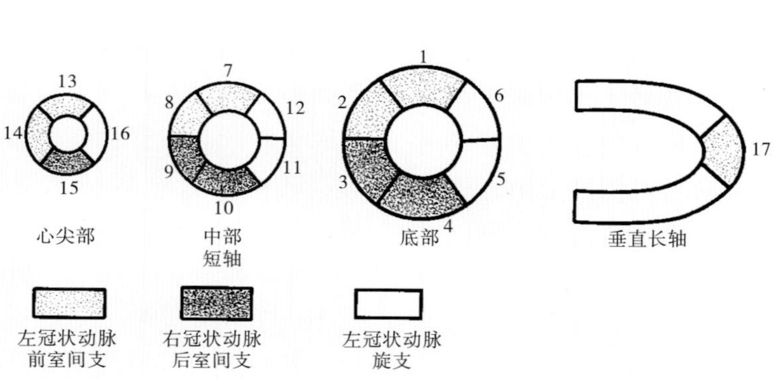

图 2　左心室心肌心段的血液供应

血液供应　第 1、2、7、8、13、14 和 17 段由左冠状动脉的前降支供血，第 3、4、9、10 和 15 段由右冠状动脉的后降支供血，第 5、6、11、12 和 16 段由右冠状动脉回旋支供血。

（羊惠君）

bèibù

背部（back）　躯干背侧，颈以下臀以上的部分。俗称背脊。上界为枕外隆凸和上项线，下至尾骨尖；两侧，颈以斜方肌前缘为

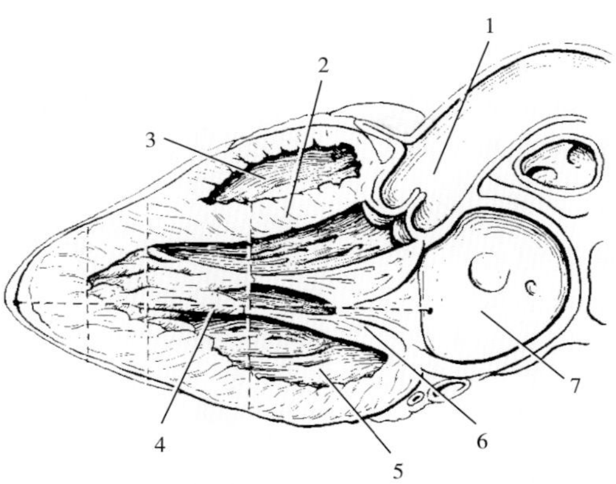

图4　左心室的长轴与短轴

1.主动脉　2.室间隔　3.右心室　4.乳头肌　5.左心室　6.左房室瓣　7.左心房

界，胸和腰以肋角连线的延长线为界。

自上而下分为项区、胸背区、腰区和骶尾区。第7颈椎棘突尖至两侧肩峰的连线为项区的下界，第12胸椎棘突尖至两侧第12肋下缘为胸背区下界，两侧髂嵴后份至髂后上棘以及两侧髂后上棘之间的连线为腰区下界，骶尾区为两侧髂后上棘和尾骨尖三点所围成的三角区。背由浅入深有皮肤、浅筋膜、深筋膜、肌层等软组织，还有脊柱、椎管及其内容物。脊柱参与骨性胸廓、骨盆和椎管的形成，保护头、颈、胸、腹、盆器官以及脊髓和脊神经，承负体重和维持躯干的直立。在活体上看，背的肌组成后正中线两侧纵行的隆起。在体表后正中线上可摸到大部分椎骨的棘突。第7颈椎称隆椎，棘突较长，末端不分叉，在皮下形成一个隆起，常作为辨认椎骨序数的标志。胸椎棘突斜向后下，呈叠瓦状。腰椎棘突呈水平位，第4腰椎棘突平两侧髂嵴的最高点。骶椎棘突融合成骶正中嵴。骶正中嵴下端，第4和第5骶椎背面的切迹与尾骨围成骶管裂孔，是椎管下口。裂孔两侧向下的突起为骶角，体表易触及，常作为骶管麻醉的进针定位标志。骶正中嵴外侧的隆嵴为骶外侧嵴，是经骶后孔作骶神经阻滞麻醉的标志。尾骨尖可在臀沟内肛门后方2.5 cm处扪及。两侧髂嵴最高点的连线平对第4腰椎棘突。两侧髂后上棘的连线平第2骶椎棘突。左髂后上棘和右髂后上棘与第5腰椎棘突以及尾骨尖的连线，构成一菱形区，当腰椎或骶椎、尾椎骨折或骨盆畸形时，菱形区会变形。

（羊惠君）

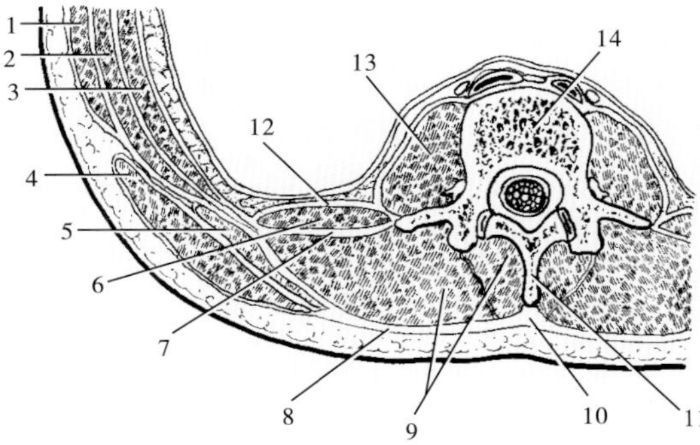

图　胸腰筋膜

1.腹外斜肌　2.腹内斜肌　3.腹横肌　4.背阔肌　5.下后锯肌　6.腰方肌　7.胸腰筋膜中层　8.胸腰筋膜后层　9.竖脊肌　10.棘上韧带　11.棘突　12.胸腰筋膜前层　13.腰大肌　14.第1腰椎

bèijīnmó

背筋膜（fascia in back）　背皮肤下层和肌肉表面的疏松结缔组织。包括浅筋膜和深筋膜。浅筋膜位于真皮之下，包被背部，由疏松结缔组织构成，厚而致密，富含脂肪，以腰区明显，并借大量结缔组织纤维束与深筋膜相连。深筋膜由致密结缔组织构成，位于浅筋膜的深面，包被背的肌、血管和神经等。项区的深筋膜属颈部封套筋膜（见颈部）。胸背区和腰区的深筋膜分浅深两层，浅层位于斜方肌和背阔肌的表面；深层坚韧且厚，称胸腰筋膜，覆盖竖脊肌表面，向上续与项筋膜，向下附着于骶骨后面和髂嵴，中线附着于胸椎、腰椎棘突和棘上韧带，外侧附着于肋角。腰区的胸腰筋膜分为3层。前层覆盖腰大肌、腰方肌前面；中层内侧附于腰椎横突和横突间韧带，分隔竖脊肌与腰方肌；后层位于竖脊肌后方。3层向外侧融合在一起，作为腹横肌、腹内斜肌及背阔肌的部分附着处。胸腰筋膜前层上部张于第12肋与第1腰椎横突之间的部分尤其增厚，形成腰肋韧带。后入路肾手术时，常切断此韧带，增加第12肋的活动度，便于暴露肾（图）。

（羊惠君）

zhěn xià sānjiǎo

枕下三角（suboccipital triangle）

头半棘肌和夹肌深面、枕骨下方，头后大直肌、头上斜肌与头下斜肌围成的三角区域。上内侧界为头后大直肌，上外侧界为头上斜肌，下外侧界为头下斜肌。椎动脉穿出寰椎横突孔，进入枕下三角，行经寰椎后弓上面的椎动脉沟后，依次穿寰枕后膜、枕骨大孔进入颅腔。动脉下方有枕神经之枕下神经浅出。枕下三角内的静脉丛为椎外静脉丛的一部分，与椎内静脉丛和枕静脉相吻合，并通过髁孔的导静脉与乙状窦交通。枕下三角内的神经有：①枕下神经：为第1颈神经后支，

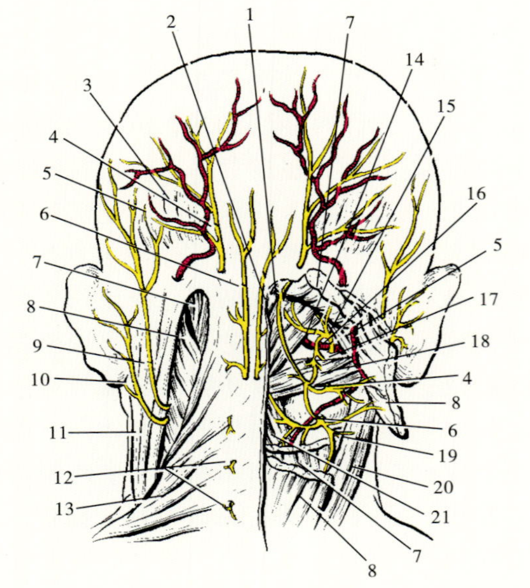

图 枕下三角

1.头后大直肌 2.头后小直肌 3.枕额肌枕腹 4.枕大神经 5.枕动脉 6.第3枕神经 7.头半棘肌 8.头夹肌 9.枕小神经 10.耳大神经 11.胸锁乳突肌 12.第4~6颈神经后支的皮支 13.斜方肌 14.椎动脉 15.头上斜肌 16.枕下神经 17.寰椎后弓 18.头下斜肌 19.头长肌 20.颈夹肌 21.颈半棘肌

在寰椎后弓上方与椎动脉之间向后穿出寰枕后膜，分支支配枕下肌。② 枕大神经：为第 2 颈神经后支的内侧支，较粗。由头下斜肌下缘弓形向上，穿出头半棘肌，继而在枕外隆凸稍外侧穿斜方肌起点和深筋膜，伴行枕动脉，分布于枕部皮肤。③ 第 3 枕神经：为第 3 颈神经后支的内侧支，绕关节突后行于头半棘肌深面，穿经头半棘肌、斜方肌和深筋膜后，分布于枕外隆凸附近皮肤（图）。

（羊惠君）

zhuīguǎn

椎管（vertebral canal） 游离椎骨椎孔与骶骨骶管连接构成的骨纤维性管道。上接枕骨大孔与颅腔相通，下达骶管裂孔而终。其内容有脊髓、脊髓被膜、脊神经根、血管及少量结缔组织等。

其前壁由椎体后面、椎间盘后缘、后纵韧带构成；后壁为椎弓板、黄韧带和关节突关节；两侧壁为椎弓根和椎间孔。椎管骶段即为骶管，为骨性管道。各段椎管的形态和大小不一。在横切面上，颈段椎管上部近似圆形，而下部近似三角形；胸段椎管呈圆形；椎管的腰段和骶段近似三角形。椎体的骨质增生、椎间盘突出、黄韧带增厚等原因均可使椎管腔变狭窄，压迫管中内容物而引起症状。椎管侧壁上的椎间孔亦为骨纤维性通道，有脊神经穿过。其上界为相邻上位椎骨椎弓根的下切迹，下界为相邻下位椎骨椎弓根的上切迹，前方有椎间盘和相邻椎骨椎体的后面，后方为下关节突、上关节突、关节突关节的关节囊和黄韧带的外侧缘。任何骨性或纤维性病变都可造成椎间孔的狭窄而压迫脊神经（图）。

（羊惠君）

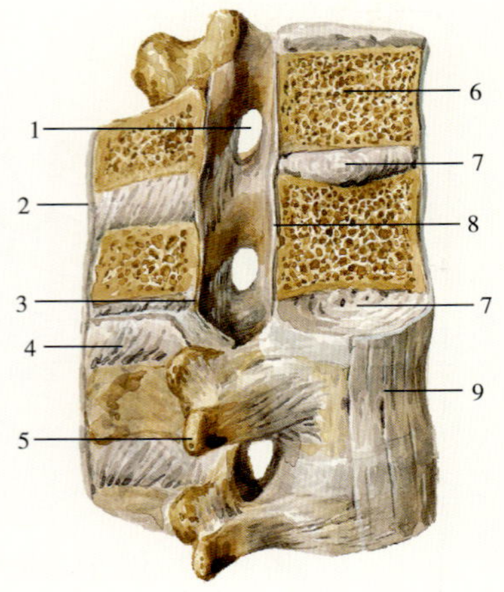

图 腰椎的连结

1.椎间孔 2.棘上韧带 3.黄韧带 4.棘间韧带 5.横突 6.椎体 7.椎间盘 8.后纵韧带 9.前纵韧带

yāosānjiǎo

腰三角（lumbar triangle） 腰部竖脊肌外侧背阔肌深面第 12 肋下方两个结构薄弱的三角形区域。分别为腰上三角（腰肋腹三角）和腰下三角。① 腰上三角：位于背阔肌的深面，其内侧界、外下界和上界分别为竖脊肌外侧缘、腹内斜肌后缘和第 12 肋，底为腹横肌腱膜。腹横肌腱膜深面，第 12 肋的下方，从上向下，有 3 条与第 12 肋平行排列的神经，依次为肋下神经、髂腹下神经和髂腹股沟神经，腱膜的前方有位于腹后壁的肾。肾手术腹膜外入路必经腰上三角，切开腱膜时应注意保护上述 3 条神经。手术时切忌将第 11 肋误认为第 12 肋而误伤胸膜，造成气胸。肾周脓肿可在此三角作切开引流。② 腰下三角：由髂嵴、腹外斜肌后缘和背阔肌前下缘围成。三角的底为腹内斜肌，表面仅覆以皮肤和筋膜，为腹后壁的又一薄弱区。腹腔内结构可经此突向后，形成腰疝。在右侧，三角前方与盲肠和阑尾相对应，盲肠后位阑尾炎时，此三角区有明显的压痛（图）。

（羊惠君）

fùbù

腹部（abdomen） 躯干的一部分，位于胸部和盆部之间。包括腹壁、腹腔及腹腔器官等。

位置和形态 在膈与骨盆上口之间，由腹壁、腹腔、腹膜腔、腹腔器官、血管、神经和结缔组织构成。剑突、肋弓下缘、第 11 肋前端、第 12 肋下缘以及第 12 胸椎棘突围成腹的体表上界；耻骨联合上缘、耻骨嵴、耻骨结节、腹股沟、髂前上棘、髂嵴和第 5 腰椎棘突围成体表下界。腹体表上界和下界之间的皮肤、浅筋膜、肌、腱膜和脊柱腰段组成腹壁。

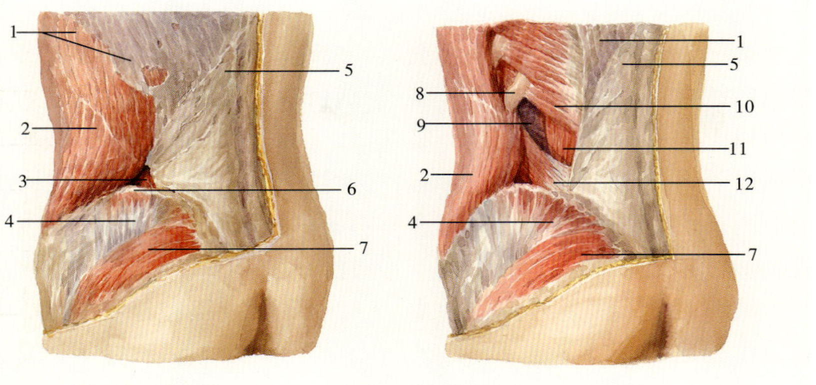

a　腰下三角　　　b　腰上三角

图　腰三角

1.背阔肌和筋膜　2.腹外斜肌　3.腰下三角和腹内斜肌　4.臀中肌　5.胸腰筋膜　6.髂嵴　7.臀大肌　8.第12肋　9.腰上三角及腹横肌腱膜　10.下后锯肌　11.竖脊肌　12.腹内斜肌

以腋后线为界，腹壁分为腹前外侧壁和腹后壁。腹前外侧壁仅有皮肤、扁肌、筋膜和腹膜，无骨性结构。腹后壁由皮肤、筋膜、脊柱腰段及其两旁的腰大肌、腰方肌组成，又称腰。腹壁围绕的体腔称腹腔，顶为膈，借膈与胸腔分隔；下端借骨盆上口与盆腔通连。腹腔内容纳消化系统的大部分和泌尿系统的部分器官，还有脾、肾上腺以及血管、神经、淋巴管和淋巴结等。由于膈向上膨隆，膈下的肝、胃和脾等突入骨性胸廓内，受到骨性胸廓的保护。两侧髂骨翼（髂嵴与弓状线之间的片状骨）所围成的大骨盆属固有腹腔的下部，小肠等腹腔脏器常越过骨盆上口下抵于盆腔。因此腹腔的实际范围远大于腹的体表境界（见内脏学图）。

体表标志　髂前上棘位于髂嵴的前端，人直立时髂嵴的最高点为髂结节。两侧髂结节的连线平对第4腰椎棘突，是计数椎骨的标志。髂嵴和髂前上棘是骨髓穿刺的常用部位。腹前正中线上有一纵行浅沟，其深面为白线；白线两侧各有一纵行隆起，隆起的表面有3~4条横行的凹陷，深面是腹直肌及其腱划。腹直肌外侧缘处的纵行凹陷即半月线。白线为相对少血管和神经的腱性结构，外科手术采取腹正中切口可减少血管神经的损伤，节省止血时间。脐为第3~4腰椎间平面白线上的一凹陷，此处皮肤成褶，是腹壁上的薄弱部位。髂前上棘与耻骨结节之间的体表浅沟为腹股沟，为腹与股的分界线，其深面有腹股沟韧带。

分区　为描述腹腔器官的体表位置以及叙述腹腔内病灶或发生症状的部位，临床上常采用九分法或四分法对腹分区。通过脐作一水平线和一垂直线，将腹分为左腹上部、右腹上部和左腹下部、右腹下部为四分法。九分法则用两条水平线和两条垂直线将腹分为九区。上水平线为连接两侧肋弓最低点的连线；下水平线为连接两侧髂结节的连线。两条垂直线分别是通过腹股沟中点作的垂直线。上水平线以上为季肋区之右季肋区、腹上区和左季肋区，上下水平线间为右腹外侧区、脐区和左腹外侧区，下水平线以下为右腹股沟区、腹下区和左腹股沟区。成年人腹腔内主要器官在腹前外侧壁的体表投影见表。

（羊惠君）

表　成年人腹腔主要器官在腹前外侧壁的体表投影

右季肋区	腹上区	左季肋区
右半肝大部分 部分胆囊 结肠右曲 部分右肾	右半肝小部分和左半肝大部分 胆囊 幽门部和部分胃体 胆总管、肝动脉和肝门静脉 十二指肠大部分 胰的大部分 两肾的一部分和肾上腺 腹主动脉和下腔静脉	左半肝的小部分 胃贲门、胃底和部分胃体 脾 胰尾 结肠左曲 部分左肾
右腹外侧区	**脐区**	**左腹外侧区**
升结肠 部分回肠 右肾下部	充盈时的胃大弯 横结肠 大网膜 左输尿管、右输尿管 十二指肠小部分 部分空肠和回肠 腹主动脉和下腔静脉	降结肠 部分空肠 左肾下部
右腹股沟区	**腹下区**	**左腹股沟区**
盲肠 阑尾 回肠末端	回肠 充盈时的膀胱 妊娠后期的子宫 部分乙状结肠 左输尿管、右输尿管	大部分乙状结肠 回肠

fù qiánwàicèbì

腹前外侧壁（anterolateral abdominal wall）

腹前面和两侧面皮肤、肌层、筋膜与腹膜等软组织的总称。俗称肚皮。

形态结构　此区皮肤薄，富有弹性，与浅筋膜连结疏松，伸展性好。临床上常将腹壁作为供皮区切取皮瓣，用于修补缺损。正常分娩后的妇女，腹前壁皮肤的角质层被撕裂，留有白色条纹状瘢痕，称妊娠纹，可保留终生。此区的浅筋膜厚度因人的胖瘦而异。在脐平面以下，腹壁浅筋膜分为两层：浅层为含脂肪较多的脂肪层，被称为 Camper 筋膜，与身体其他部位的浅筋膜相连续；深层为富有弹性纤维的膜性层，被称为 Scarpa 筋膜，向内侧附于白线，向下越过腹股沟韧带约一横指宽处，附于大腿阔筋膜，但在耻骨结节与耻骨联合之间向内下与阴茎筋膜、阴囊肉膜及会阴部浅筋膜的膜层相连续。肌层有腹直肌、锥状肌、腹外斜肌、腹内斜肌和腹横肌（见腹前外侧肌图 1，图 3）。

动脉供应　腹壁浅筋膜的浅动脉在脐平面以上，主要为来自肋间动脉和肋下动脉的细小皮支；在脐平面以下有两条股动脉皮支：腹壁浅动脉和旋髂浅动脉。二者均走行于深筋膜与浅筋膜之间，临床上在腹下部切取带蒂皮瓣时，常根据这两条浅动脉的分布设计皮瓣。

静脉引流　腹壁浅筋膜的浅静脉较丰富，彼此吻合成网。脐平面以上的浅静脉经胸腹壁静脉注入腋静脉，最后引流入上腔静脉；脐平面以下的浅静脉会合成腹壁浅静脉和旋髂浅静脉，经大隐静脉注入股静脉，最后汇入下腔静脉。故腹壁浅静脉为上腔静脉与下腔静脉的侧支吻合部位之一。

淋巴回流　腹前外侧壁浅筋膜内的浅淋巴管伴行浅血管，脐平面以上的回流入腋淋巴结；脐平面以下的汇入腹股沟浅淋巴结。沿肝圆韧带走向肝的淋巴管与腹壁浅淋巴管交通。

神经支配　腹前外侧壁的皮神经主要来自下 5 对肋间神经、肋下神经、髂腹下神经和髂腹股沟神经。皮神经分布有明显的节段性，第 7 肋间神经分布于剑突平面，第 10 肋间神经分布于脐平面，耻骨联合上方为第 12 胸神经和髂腹下神经分布，腹股沟区由髂腹下神经和髂腹股沟神经分布。检查脊髓胸段损伤或行硬膜外麻醉时，可根据腹前外侧壁皮肤感觉缺失平面来判断脊髓病变或麻醉的平面。

功能与临床　上腔静脉或下腔静脉阻塞时，腹壁浅静脉可出现曲张逆流现象。另外，脐周皮下组织内的浅静脉与沿肝圆韧带走行的附脐静脉亦相互吻合，在门静脉高压时，脐周静脉出现曲张，临床称海蛇头。

（羊惠君）

fùzhíjīqiào

腹直肌鞘（sheath of rectus abdominis）

包绕腹直肌，由腹外侧壁腹外斜肌、腹内斜肌和腹横肌腱膜形成的鞘状结构。腹外斜肌、腹内斜肌和腹横肌的腱膜在腹直肌外侧缘附近相互融合，形成半月线。之后，腹内斜肌的腱膜分为前后两层，前层与腹外斜肌腱膜一起，形成腹直肌鞘前层；后层与腹横肌腱膜融合，形成腹直肌鞘后层，在脐平面下方 4～5cm 处，鞘的后层转向前加入鞘的前层，留下弓状的游离下缘，称弓状线或半环线。弓状线以下腹直肌的后面直接与腹横筋膜相贴。两侧腹直肌鞘的前层和后层在腹前壁正中线上相互交织，形成白线。白线为坚韧的腱性结构，缺乏血管，是腹壁切开或穿刺的常用部位。脐以上的白线宽约 1cm，脐以下因两侧腹直肌相互靠拢而变窄（图）。

除腹直肌和锥状肌外，鞘内有腹壁上动脉和腹壁下动脉及其伴行静脉。腹壁上动脉在第 6 肋间隙处起自胸廓内动脉，穿膈进入腹直肌鞘，走行于肌与鞘后层之间，分布于肌的上部并与腹壁下动脉在肌内吻合。其同名伴行静脉汇入头臂静脉。腹壁下动脉在腹股沟韧带稍上方发自髂外动脉。经腹环的内侧斜行向上内方，越弓状线前面进入腹直肌鞘（由腹股沟的中点至脐的连线表示其体表投影），走行于鞘后层与腹直肌之间，分布于肌的下部并与腹壁上动脉相吻合。同名伴行静脉注入股静脉。

（羊惠君）

fùgǔgōuqū

腹股沟区（inguinal region）

位于下腹两侧的三角形区域。内侧界为腹直肌外侧缘，上界为经两侧髂结节所做的结节间平面，下界为腹股沟韧带。

形态结构　人体直立时，腹股沟区承受的腹腔内压力比平卧时高约 3 倍。因腹外斜肌在此区移行为腱膜，腹内斜肌和腹横肌在腹股沟韧带内侧份上方缺乏，成为腹前外侧壁的一个薄弱部，腹壁疝多发生此区。腹股沟管是紧靠腹股沟韧带内侧半上方的斜行潜在性裂隙。长 4～6cm，有 2 环（口）、4 壁。耻骨结节外上方，腹外斜肌腱膜的三角形裂隙为腹股沟管浅环，又称皮下环或外口。腹股沟管深环，又称腹环或内口，不正对浅环，两者相隔

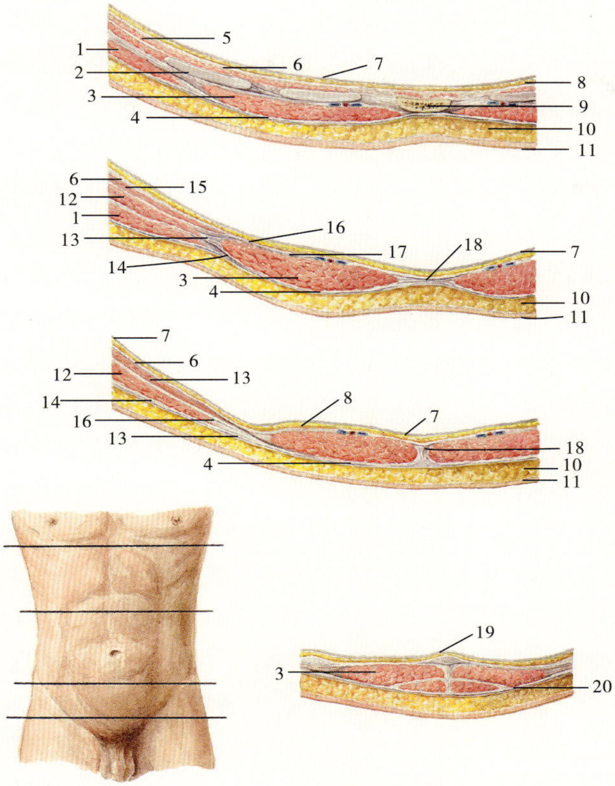

图 腹壁的层次

1.腹外斜肌 2.肋软骨 3.腹直肌 4.腹直肌鞘前层 5.膈 6.腹横筋膜 7.壁腹膜 8.腹膜下筋膜 9.胸骨 10.浅筋膜 11.皮肤 12.腹内斜肌 13.腹内斜肌腱膜 14.腹外斜肌腱膜 15.腹横肌 16.腹横肌腱膜 17.腹直肌鞘后层 18.白线 19.脐正中襞 20.锥状肌

一定的距离，位于腹股沟韧带中点上方一横指处，如从腹前外侧壁的内面看，在腹壁下动脉的外侧。两环之间，腹股沟管的前壁为腹外斜肌腱膜，腱膜深面，管外侧 1/3 有腹内斜肌下部纤维加强；后壁为腹横筋膜，管内侧 1/3 处有腹股沟镰加强；上壁为腹内斜肌和腹横肌的弓状下缘；下壁为腹股沟韧带构成的凹槽。男性腹股沟管有精索通过。精索由输精管、输精管动脉、输精管静脉、睾丸动脉、蔓状静脉丛、生殖股神经的生殖支、淋巴管和腹膜鞘突的残余部分组成。精索经内环进入腹股沟管，腹横筋膜的环绕精索延伸形成精索内筋膜；在弓状缘下，腹内斜肌和腹横肌的肌纤维覆盖精索内筋膜形成提睾肌；精索穿过外环后，腹外斜肌腱膜延伸包裹提睾肌形成精索外筋膜。女性骨盆较宽，腹股沟管稍狭长。女性腹股沟管管径和浅环口径较男性的小，管内有子宫圆韧带、生殖股神经和脂肪组织。子宫圆韧带在腹股沟管内常与管壁融合而消失，也可出腹股沟管后，分散至于耻骨结节和大阴唇附近的皮下组织（图 1，图 2，腹前外侧肌图 4）。

腹压增加驱使腹股沟管的后壁与前壁紧贴，从而封闭腹股沟管。管内容物（尤其精索）具有充填裂隙的作用，提睾肌收缩使

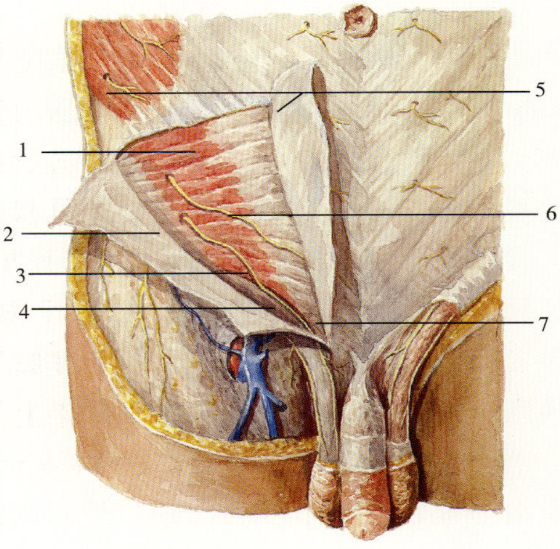

图 1 腹股沟区（1）

1.腹内斜肌 2.腹股沟韧带 3.髂腹股沟神经 4.精索 5.腹外斜肌和腱膜 6.髂腹下神经 7.联合腱

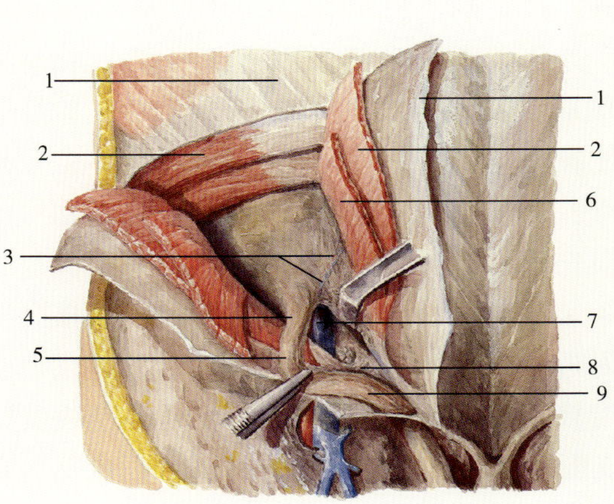

图 2 腹股沟区（2）

1.腹外斜肌腱膜 2.腹内斜肌 3.腹壁下动脉和静脉 4.深环 5.精索 6.腹横肌 7.髂外静脉 8.腔隙韧带 9.提睾肌

精索变粗，充盈腹股沟管。浅环深面有腹股沟镰，深环的前面为腹内斜肌遮盖，当肌肉收缩时，对腹股沟管的两口有封闭作用。腹内斜肌和腹横肌收缩时，其弓状下缘被拉紧绷直，靠近腹股沟韧带，使弓状下缘与腹股沟韧带之间的半月形缺口接近消失，对腹股沟管起括约肌的作用。年老体弱者由于腹前外侧壁肌肉松弛，收缩力下降，导致腹股沟管裂隙加宽，肌肉对浅环和深环的封闭作用减弱甚至缺失，腹腔内容物经腹股沟管突入阴囊，称腹股沟疝。若腹腔内容物经深环沿整个腹股沟管从浅环膨出，为腹股沟斜疝；若未经深环而经腹壁下动脉内侧进入腹股沟管从浅环膨出，则为腹股沟直疝。

神经支配　腰丛发出的髂腹下神经（胸 12、腰 1）和髂腹股沟神经（腰 1）于腹内斜肌与腹横肌之间进入腹股沟区，于髂前上棘前方约 2.5cm 处，穿过腹内斜肌至腹外斜肌腱膜的深面，与腹股沟韧带平行走向内下方。髂腹下神经较粗大，位置较高，在浅环的上方穿出腹外斜肌腱膜，分布于耻骨上方的皮肤。髂腹股沟神经较细小，走行于髂腹下神经下方，精索的下外侧，经浅环穿出，分布于大腿内侧、阴茎和阴囊皮肤。二者除支配皮肤外，还支配腹内斜肌和腹横肌下份的肌纤维。在腹股沟疝修补术中，若受损伤，易导致疝复发。生殖股神经（腰 1~腰 2）在腹股沟管深环附近分为股支与生殖支。生殖支沿精索内侧走行，穿腹股沟管后支配提睾肌、阴囊（大阴唇）皮肤；股支沿髂外动脉外侧入股部，分布于股三角中部上份的皮肤。轻划该部皮肤，可引起睾丸上提，为提睾反射。疝修补手术局部麻醉时，需在髂前上棘内侧 2.5cm 处扇形注射麻醉药，阻断髂腹下神经和髂腹股沟神经，亦需在腹股沟浅环处注射麻醉药，以阻断生殖股神经的生殖支。

（羊惠君）

fùjīnmó

腹筋膜（fascia in abdomen）

腹壁皮肤深面及衬贴整个壁腹膜外面的疏松结缔组织。包括浅筋膜、深筋膜、腹横筋膜、膈下筋膜和腹膜外组织。

浅筋膜　腹后壁皮下和腹前外侧壁皮下的浅筋膜均含有脂肪。脐平面以下，腹前外侧壁的浅筋膜可分为脂肪层和膜层，含有丰富的脂肪和数目繁多的浅血管和皮神经。

深筋膜　腹外斜肌和腹内斜肌内表面和外表面的疏松结缔组织不明显，而整个腹腔内表面，包括腹横肌及其腱膜的内表面、腰大肌和腰方肌前面，膈的下表面都有一层疏松结缔组织与壁腹膜相隔。因其位置、性质与胸内筋膜和盆内筋膜相似，称腹内筋膜。在骨盆下口，腹内筋膜向下与盆筋膜相延续，两者衬贴腹盆腔的内表面。

腰大肌筋膜和腰方肌筋膜分别位于腰大肌、腰方肌前面，两筋膜相延续形成胸腰筋膜的前层。腰大肌筋膜和腰方肌筋膜上端均增厚，分别形成内侧腰肋弓和外侧腰肋弓，分别位于第 1 腰椎椎体侧面与第 1 腰椎横突之间和第 1 腰椎横突与第 12 肋尖之间，为膈肌提供起点。腰大肌筋膜向下与髂窝内髂肌表面的髂筋膜相延续，形成髂腰筋膜。其在腹股沟韧带内侧分的深面也跟随股动脉和股静脉相向下延伸，形成股鞘的后层。

腹横筋膜　衬贴于腹横肌内面的深筋膜。面积较大，覆盖腹内斜肌及其腱膜、腹直肌鞘后层的内表面；在腹直肌鞘弓状线以下，腹横筋膜直接贴靠腹直肌后面。在前正中线上，一侧腹横筋膜越过白线与对侧的腹横筋膜相延续；在腰方肌外侧，它与腰方肌筋膜相延续。在腹股沟韧带中点上方 1.5cm 处腹横筋膜包裹精索、睾丸和附睾向外延伸，形成精索内筋膜。在精索结构进出腹腔处，腹横筋膜被顶推向外，形成腹股沟管深环。在腹股沟韧带内侧分的深面，腹横筋膜随股动脉和股静脉相向下延伸，形成股鞘的前层。壁腹膜贴衬于腹横筋膜的内面，为腹壁的最内层。

膈下筋膜　覆盖膈的下表面，在胸廓下口与腹横筋膜、腰大肌筋膜和腰方肌筋膜相延续。

腹膜外组织　位于腹横筋膜内的疏松结缔组织，在腹下部含较多的脂肪组织，向后与腹膜后隙疏松结缔组织相连续，又称腹膜外脂肪。输尿管、腹壁下动脉和男性输精管均位于此层。由于腹膜外组织的存在，壁腹膜易与腹横筋膜剥离。

（羊惠君）

fùmó

腹膜（peritoneum）

衬附于腹腔、盆腔壁内表面及腹盆器官表面的一层浆膜。面积最大、配布最复杂。由单层扁平间皮细胞及少量结缔组织构成，薄而光滑，呈半透明状。衬于腹腔、盆腔壁内表面的腹膜称壁腹膜或腹膜壁层；覆盖腹腔、盆腔器官表面的部分称脏腹膜或腹膜脏层。

位置与毗邻　壁腹膜为腹壁的最内层，向上与膈下腹膜移行，向下与盆腔的腹膜延续。相对较厚，除膈下、脐与白线等处与腹壁紧密相贴外，与腹壁、盆壁之间隔有一层脂肪性组织，称腹膜外组织。脏腹膜与器官紧密相贴，不易剥离，组织学和病理学将其视为器官的一部分。腹腔和盆腔器官根据被腹膜所覆盖的情况可分为：①腹膜内位器官：表面几乎全部被腹膜覆盖，如胃、十二指肠上部、空肠、回肠、阑尾、盲肠、横结肠、乙状结肠、脾、卵巢和输卵管等。②腹膜外位器官：仅一面被腹膜所覆盖，又称腹膜后位器官，如肾、肾上腺、输尿管、膀胱、子宫、食管和直肠下段等。③腹膜间位器官：有三面被腹膜所覆盖，如十二指肠（上部除外）、胰、肝、胆囊、升结肠和降结肠等。临床对上述3种器官施行手术时，可分别采取经腹膜腔入路和腹膜外入路方式完成。腹壁、盆壁与腹腔和盆腔器官之间，器官与器官之间，腹膜相互移行，形成网膜、系膜、韧带等，这些结构不仅对器官有支持和固定作用，也是供应器官血管、神经等的必经之路。

血液供应　壁腹膜的血供来自腹壁、盆壁的血管，脏腹膜的血供来自相应器官的血管。静脉与动脉伴行。

淋巴回流　壁腹膜的淋巴回流入腹壁和盆壁的淋巴结，而脏腹膜的淋巴回流入器官周围的淋巴结。

神经支配　腹壁壁腹膜接受第7~11对肋间神经、肋下神经和腰神经支配。膈下面中央部的壁腹膜接受两侧膈神经的支配，痛觉敏锐。脏腹膜接受内脏神经支配，牵拉、膨胀、缺血等刺激可引起疼痛和内脏平滑肌痉挛。

功能与临床　①分泌浆液，润滑腹膜，减少器官活动时的摩擦。②腹膜含有大量的毛细血管和淋巴管，能吸收渗出液、血液或空气。③防御功能，浆液中有大量的巨噬细胞，可吞噬细菌和外来物质。④较强的修复和再生能力，浆液中含有纤维素，其粘连作用可促进伤口的愈合和炎症的局限化。但若手术操作粗暴，或腹膜暴露时间过长，也可因此作用造成相邻腹膜的纤维性粘连。

（羊惠君）

fùmó xíngchéng de jiégòu

腹膜形成的结构（structures formed by peritoneum）

壁腹膜与脏腹膜之间，或脏腹膜之间互相返折移行，形成了网膜、系膜、韧带、皱襞和凹陷等结构。

网膜　连于胃小弯和胃大弯的双层腹膜结构，包括小网膜和大网膜。①从肝门后下移行至胃小弯和十二指肠上部的双层腹膜结构，称小网膜。其中连接肝与胃的部分，称肝胃韧带；连接肝与十二指肠的部分，称肝十二指肠韧带，其右侧缘游离，后方有一孔洞，称网膜孔［温斯洛（Winslow）孔］，是网膜囊与大腹膜腔的通道。②整个胃大弯和十二指肠上部下缘也有两层腹膜会合，会合后的两层腹膜向上、向左和向下延伸，形成大网膜，并附着于邻近的结构。大网膜的最上端的部分，张于胃底与膈之间，称胃膈韧带。左侧部分张于胃与脾门之间，称胃脾韧带。两层腹膜包裹脾后，再形成张于脾与左肾前方的两层腹膜，称脾肾韧带。大网膜其余部分向下延伸至脐平面稍下方，然后向后上返折，呈围裙状遮盖空、回肠后上端附着于横结肠，称胃结肠韧带。最终与横结肠系膜融合一并附着于腹后壁。大网膜向下延伸并返折的程度因人而异。大网膜含有巨噬细胞，下垂部分可向炎症病变部位移动，可包围、限制炎症蔓延，如阑尾炎和胃、肠穿孔时，常见大网膜将病变部位包裹（图1，图2）。

系膜　将肠或其他器官连于腹后壁双层腹膜结构，包括肠系膜、阑尾系膜、横结肠系膜和乙状结肠系膜。①肠系膜：连接空肠、回肠至腹后壁的双层腹膜。面积较大，呈扇形，在腹后壁的附着部称肠系膜根。肠系膜根自

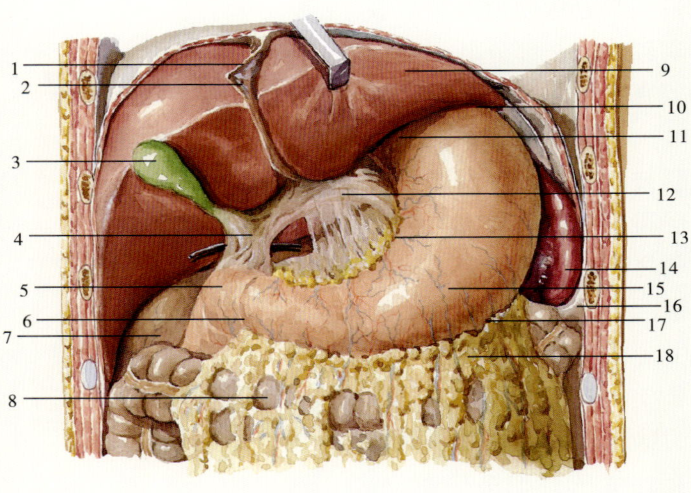

图1　小网膜和胃

1.镰状韧带　2.肝圆韧带　3.胆囊　4.肝十二指肠韧带　5.十二指肠上部　6.幽门　7.右肾　8.横结肠　9.肝　10.胃底　11.贲门部　12.肝胃韧带　13.胃小弯　14.脾　15.胃体　16.膈结肠韧带　17.胃大弯　18.胃结肠韧带

第2腰椎起始，斜向右下跨过脊柱以及脊柱前面的腹主动脉、下腔静脉等结构，止于右骶髂关节前方。肠系膜内含有肠系膜上血管及其分支。②横结肠系膜：包裹横结肠的腹膜，在横结肠后方会合，行向上附于腹后壁。其在腹后壁的附着部位广泛，自结肠右曲开始，跨越右肾中部、十二指肠降部、胰、左肾的前方，至结肠左曲为止。③阑尾系膜：阑尾左缘三角形的双层腹膜，连于肠系膜的下方，内含阑尾血管。④乙状结肠系膜：连接左髂窝、盆壁与乙状结肠的两层腹膜，内含同名血管等（图3）。

韧带　连接腹壁、盆壁与器官之间或连接邻近器官之间的腹膜结构为韧带，多数为双层，少数为单层。①膈下面、腹前壁（脐以上部分）内面与肝上面之间，正中线左侧，镰刀状且矢状位的双层腹膜称镰状韧带。镰状韧带的游离缘有一条索状结构，为肝圆韧带，由左脐静脉萎缩而成。②膈下面与肝上面之间，冠状位的双层腹膜为冠状韧带，镰状韧带将其分为右冠状韧带和左冠状韧带。右冠状韧带两层腹膜间的距离较大，一部分肝上面无腹膜覆盖直接与膈下面相贴，称为肝裸区。冠状韧带的左右两端，两层腹膜彼此黏合增厚，形成左三角韧带和右三角韧带。③结肠左曲和膈之间的两层腹膜，称膈结肠韧带，位于脾下端，有承托脾的作用（见肝图1）。

皱襞与凹陷　腹前壁和腹后壁内面的壁腹膜隆起，常因该处腹膜外有血管或其他结构而成。位于皱襞之间或旁的腹膜凹陷，称腹膜隐窝。腹前壁下部的壁腹膜有五条纵行皱襞，分别为：①脐正中襞：单条，沿正中线至脐，内含脐尿管索（胚胎时期脐尿管的遗迹）。②脐内侧襞：成对，位于脐正中襞的两侧。内含脐动脉索（胚胎时期脐动脉的遗迹）。③脐外侧襞：成对，位于最外侧，是腹膜遮盖腹壁下动脉

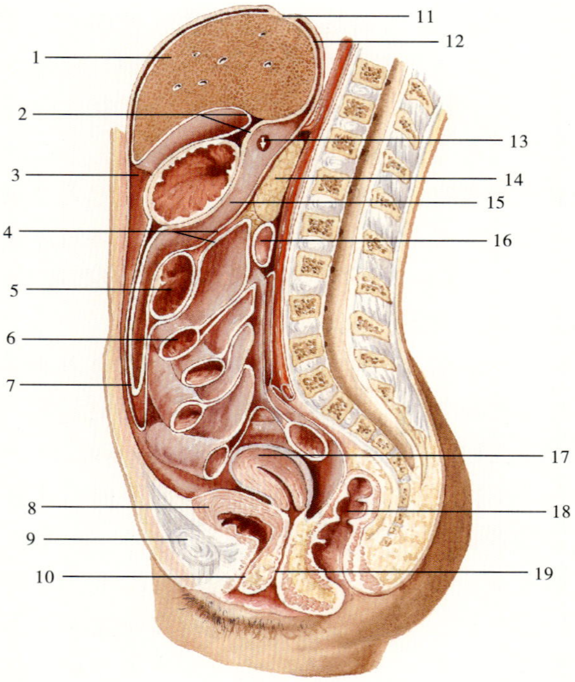

图2　女性腹腔（正中矢状切面）

1.肝　2.肝胃韧带　3.腹膜腔　4.横结肠系膜　5.横结肠　6.空肠　7.大网膜　8.膀胱　9.耻骨联合　10.尿道　11.冠状韧带　12.网膜囊上隐窝　13.网膜孔　14.胰　15.网膜囊　16.十二指肠　17.子宫　18.直肠　19.阴道

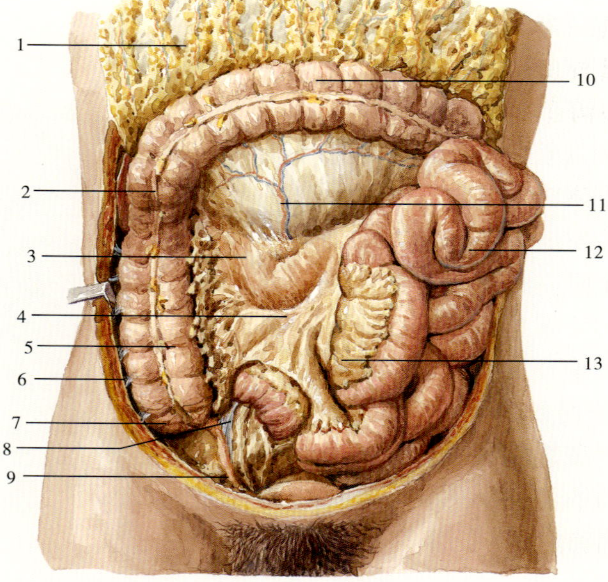

图3　结肠下区的腹膜腔（大网膜翻向上，小肠及其系膜推向左）

1.大网膜　2.结肠右曲　3.十二指肠　4.右肠系膜窦　5.升结肠　6.右结肠旁沟　7.盲肠　8.回盲襞　9.阑尾　10.横结肠　11.中结肠动脉和静脉　12.小肠　13.肠系膜

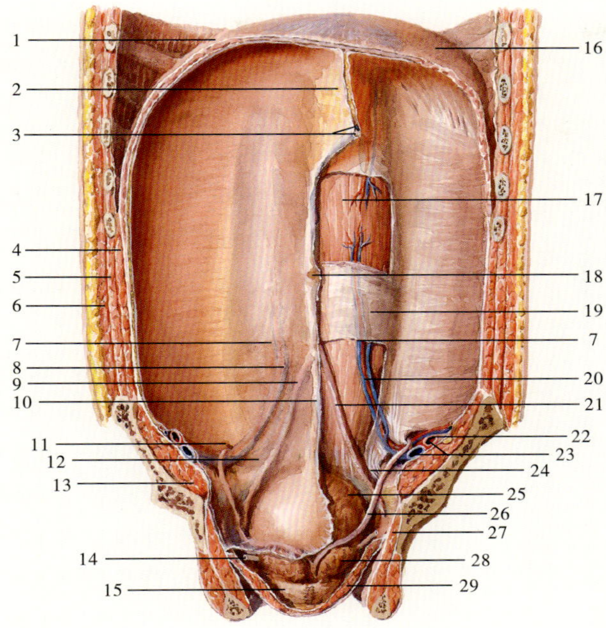

图 4　腹前壁（内面观）

1.胸膜　2.镰状韧带　3.肝圆韧带和附脐静脉　4.腹横肌　5.腹内斜肌　6.腹外斜肌　7.弓状线　8.脐外侧襞　9.脐内侧襞　10.脐正中襞和脐尿管　11.腹股沟外侧窝　12.腹股沟内侧窝　13.髂腰肌　14.输尿管　15.前列腺　16.膈　17.腹直肌　18.脐　19.腹直肌鞘后层　20.腹壁下动脉和静脉　21.脐内侧韧带　22.腹股沟深环　23.髂外动脉和静脉　24.联合腱　25.膀胱　26.输精管　27.闭孔内肌　28.精囊　29.肛提肌

形成，又称腹壁下动脉襞。腹前壁下部皱襞之间形成 3 对浅的陷窝。① 膀胱上窝：位于脐正中襞与脐内侧襞之间。② 腹股沟内侧窝：位于脐内侧襞与外侧襞之间，适对腹股沟三角。③ 腹股沟外侧窝：位于脐外侧襞外侧，窝的尖端指向腹股沟管深环（图 4）。

腹后壁，十二指肠升部的左侧，相当于第 2 腰椎平面，有一半月形腹膜皱襞，称十二指肠上襞，其下缘游离。皱襞的深面是开口朝下的十二指肠上隐窝，窝的左侧有肠系膜下静脉行经腹膜的深面。十二指肠上襞的下方，有一三角形腹膜隆起，为十二指肠下襞，襞的深面为开口朝上的十二指肠下隐窝。

（羊惠君）

fùmóqiāng

腹膜腔（peritoneal cavity）　腹膜脏层和壁层之间相互延续移行围成的潜在间隙。男性腹膜腔为一封闭的腔隙；女性腹膜腔则借输卵管腹腔口经输卵管、子宫、阴道与外界相通。所有的器官、血管和神经都不在腹膜腔内，腔内仅维持 100～200ml 浆液，润滑腹膜，减少器官相互之间的摩擦，方便胃肠蠕动。腹膜腔借横结肠及其系膜分为结肠上区和结肠下区。

结肠上区　介于膈与横结肠及其系膜之间的腹膜腔，又称膈下间隙。依据与肝的位置关系，结肠上区可分为肝上间隙和肝下间隙。

肝上间隙　位于膈与肝上面之间，借镰状韧带分隔为左肝上间隙和右肝上间隙。① 左肝上间隙：被左冠状韧带和左三角韧带分隔为左肝上前间隙和左肝上后间隙。二者在左三角韧带游离缘相交通。② 右肝上间隙：自肝的前缘开始，向上后延伸至右冠状韧带前层为止。由于右冠状韧带后层附着于肝后缘，冠状韧带前层后的肝上面直接贴附于膈形成肝裸区，右肝上间隙没有被分隔。

肝下间隙　位于肝下面与横结肠及其系膜之间，以肝圆韧带为界，分为左肝下间隙和右肝下间隙。① 左肝下间隙：被小网膜和胃分隔为在其前方的左肝下前间隙和后方的左肝下后间隙。左肝下后间隙又称网膜囊。② 右肝下间隙：后上部分较深，位于肝右叶下面与右肾上极之间，左侧毗邻网膜孔和十二指肠降部，下通右结肠旁沟，仰卧位时是腹膜腔的最低部位，又称肝肾隐窝［莫里森（Morison）囊］。结肠上区的渗出液容易积存于此窝而难以引流（图）。

结肠下区　介于横结肠及其系膜与盆底上面之间的腹膜腔。包括结肠旁沟之左结肠旁沟、右结肠旁沟和肠系膜窦之左肠系膜窦、右肠系膜窦四个重要的间隙。① 右结肠旁沟：位于升结肠右侧，上通肝肾隐窝，下达右髂窝后可通入盆腔，结肠上区的液体可沿右结肠旁沟向下扩散，阑尾炎的渗出液亦可沿此沟向上流入肝肾隐窝。② 左结肠旁沟：位于降结肠左侧，膈结肠韧带成其上界，使之不易与结肠上区相通，但向下可通盆腔。③ 右肠系膜窦：由肠系膜、横结肠及其系膜、升结肠围成，略呈三角形，较为封闭，积脓时不易扩散。④ 左肠系膜窦：位于肠系膜、横结肠及其系膜、降结肠之间，呈向下开放的斜方形，窦内感染易蔓延至盆腔。

（羊惠君）

wǎngmónáng

网膜囊（omental bursa）　位于小网膜及胃后方左肝下后的扁窄

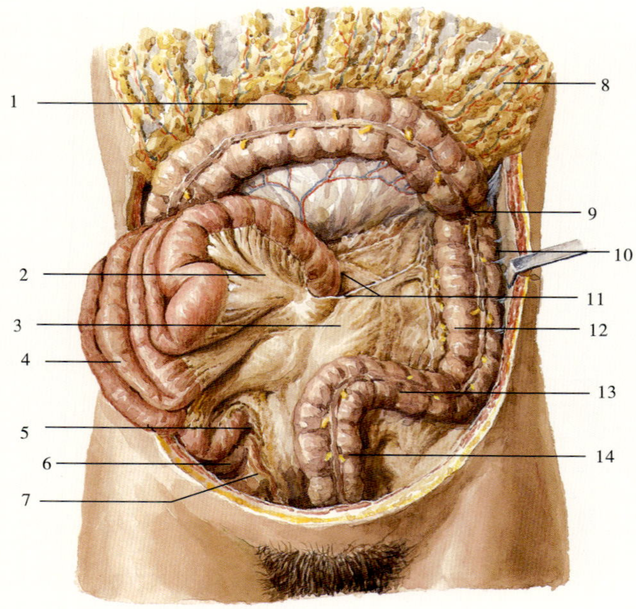

图　结肠下区的腹膜腔（大网膜翻向上，小肠及其系膜推向右）

1.横结肠　2.肠系膜　3.左肠系膜窦　4.小肠　5.回盲下隐窝　6.盲肠　7.阑尾　8.大网膜　9.结肠左曲　10.左结肠旁沟　11.十二指肠上隐窝和下隐窝　12.降结肠　13.乙状结肠　14.乙状结肠间隐窝

间隙，属于腹膜腔的一部分。又称小腹膜腔或左肝下后间隙。网膜囊扁宽，网膜囊以外的腹膜腔又称大腹膜腔。

网膜囊有6个壁，前壁从上至下为小网膜、胃后壁、胃结肠韧带及大网膜前两层；后壁由遮盖腹后壁、胰、左肾和左肾上腺的壁腹膜和横结肠系膜、大网膜后两层构成；上壁为肝尾叶和膈下面的腹膜；下壁为大网膜前后两层返折处；左侧壁为胃脾韧带、脾肾韧带及脾门封闭；右侧壁即网膜孔。网膜孔是网膜囊与腹膜腔其余部分相通的唯一孔道，其前方为肝十二指肠韧带，后方为覆盖下腔静脉的腹膜，上界为肝下面，下界为十二指肠上部，一般可通过1～2指。网膜囊可分成几个部分，网膜孔所对的部分为网膜囊前庭，肝尾状叶周围部分为网膜囊上隐窝，沿胰体伸向左后上方达脾门的部分为网膜囊脾隐窝，胃与胰、横结肠系膜之间的部分为网膜囊下隐窝，下隐窝可向下深入大网膜前后两层之间。由于胃后壁、胰腺与网膜囊密切的毗邻关系，胃后壁穿孔或胰腺疾病时常首先累及网膜囊。除右壁借网膜孔与腹膜腔其余部分相通外，网膜囊是一相对封闭的间隙（图，腹膜形成的结构图1）。

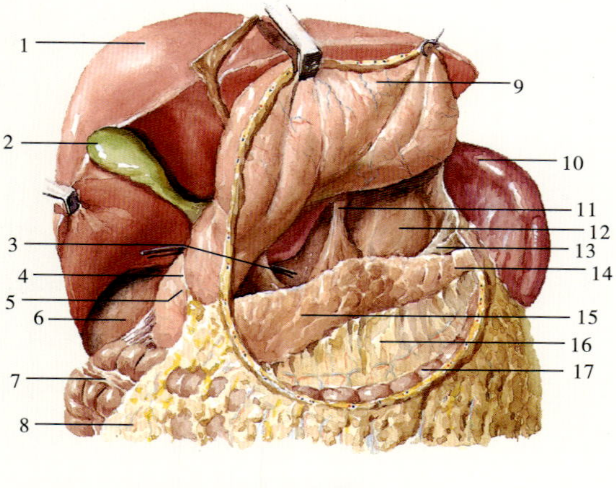

图　网膜囊

1.肝　2.胆囊　3.肝胰襞　4.幽门　5.十二指肠上部　6.右肾　7.结肠右曲　8.大网膜　9.胃　10.脾　11.胃胰襞　12.左肾　13.脾肾韧带　14.胰尾　15.胰体　16.横结肠系膜　17.横结肠

网膜囊积液，液体可局限于囊内，也可随量的增加经网膜孔进入右肝下间隙（肝肾隐窝），再向上扩展到右肝下间隙，或向下沿右结肠旁沟至右髂窝，甚至到达盆腔的直肠膀胱陷凹（男性）或直肠子宫陷凹（女性）。网膜囊位置较深，早期病变诊断困难。

（羊惠君）

fùmó hòu jiànxì

腹膜后间隙（retroperitoneal space）

腹后壁的壁腹膜与腹内筋膜之间的区域。腹膜后间隙向上延续至膈，向下延续为盆腔的腹膜外间隙；两侧向外与腹膜外组织相连。内有贴于腹后壁的胰、肾、肾上腺、输尿管腹部、腹主动脉、下腔静脉、淋巴结、神经以及大量疏松结缔组织。部分疏松结缔组织围绕肾，形成肾被膜。在脊柱的左前方有腹主动脉经主动脉裂孔进入腹膜后间隙后下行，至第4腰椎下缘分为左髂总动脉和右髂总动脉。脊柱的右前方有下腔静脉自第5腰椎平面上行至膈的腔静脉孔。左肾和右肾位于脊柱两侧，右肾常低于左肾1～2cm。两肾后面上1/3紧靠膈的下表面，其余部分与腰大肌、腰方肌和腹横肌相毗邻。左肾上腺和右肾上腺分别紧贴左肾和右肾的上端。两侧输尿管沿腰大肌表面下行；在骨盆上口处，左输尿管和右输尿管分别越过左髂总动脉和右髂外动脉前方进入盆腔。属消化系统的胰腺和十二指肠从右到左位于右肾、下腔静脉、腹主动脉和左肾的前方。覆盖胰腺前方的壁腹膜属网膜囊的后壁（图 1）。

肾被膜　从内向外依次包绕肾的结缔组织。包括：肾纤维囊、肾脂肪囊和肾筋膜。肾纤维囊为肾表面的固有膜，又称纤维膜。正常情况下易于剥离，病理情况下，则与肾牢固粘连。肾脂肪囊位于纤维囊的外面，由脂肪组织构成，包裹肾和肾上腺。肾脂肪囊的厚度因人胖瘦而异，具有吸收震荡，保护、支持和固定肾的作用。肾筋膜又称杰罗塔（Gerota）筋膜，包裹肾脂肪囊，分为：①肾筋膜前层，覆盖肾和肾上腺的前面。②肾筋膜后层，位于肾和肾上腺的后面。③侧锥筋膜，由肾筋膜前后两层在肾的外侧相互融合向后外延伸而成，经升结肠（右侧）或降结肠（左侧）的后方附于结肠旁沟的壁腹膜。肾筋膜前层在肾的内侧，越过腹主动脉和下腔静脉的前方与对侧肾筋膜前层相连；肾筋膜后层在肾的后方融入腰大肌和腰方肌前方筋膜，向内侧附着于椎体和椎间盘。在肾的上方，两层肾筋膜包绕肾上腺，向上逐渐互相融合，与膈下筋膜相延续。在肾的下方，两层肾筋膜互不相连且开放，后层向下至髂嵴与髂筋膜愈着，前层向下逐渐融入输尿管周围的腹膜外筋膜（图 2）。

分区　依据肾筋膜，可将腹膜后间隙分为肾旁间隙之肾旁前间隙、肾旁后间隙和肾周间隙。①肾旁前间隙：位于腹后壁壁腹膜与肾筋膜前层、侧锥筋膜之间，容纳胰和十二指肠等。胰腺疾病首先累及该间隙。②肾旁后间隙：其前界为肾筋膜后层和侧锥筋膜，后界为腰大肌筋膜、腰方肌筋膜和腹横筋膜之间，该间隙内仅有一薄层脂肪，称为肾旁脂肪。③肾周间隙：位于肾筋膜前层和后层之间，内有肾上腺、肾、肾血管和肾脂肪囊等。由于一侧的肾筋膜前后两层越过正中线与对侧的相延续，两侧的肾周间隙相通。

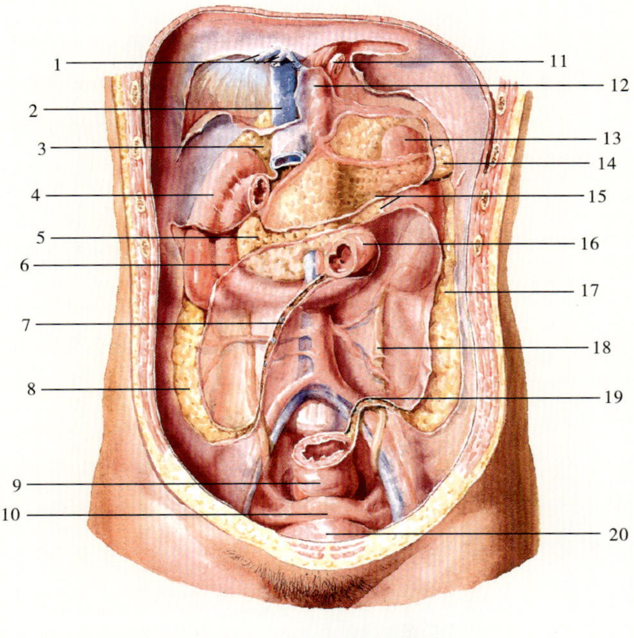

图 1　腹后壁腹膜的配布

1.肝静脉　2.下腔静脉　3.肾上腺　4.右肾　5.胰头　6.十二指肠　7.肠系膜根　8.升结肠区　9.直肠　10.子宫　11.食管　12.网膜囊上隐窝　13.左肾　14.胰尾　15.横结肠系膜根　16.十二指肠空肠曲　17.降结肠区　18.输尿管　19.乙状结肠系膜根　20.膀胱

功能与临床　由于肾筋膜前层和后层下端的开放，肾周间隙可向下通入盆腔的直肠周间隙，临床上可经直肠周间隙注入空气，行腹膜后隙充气造影，显示肾和肾上腺等结构。

（羊惠君）

dǎnnáng sānjiǎo

胆囊三角（cystic triangle）　由肝的脏面（上边）、胆囊管（右侧边）和肝总管（左侧边）围成的三角。又称肝胆三角、卡洛（Calot）三角或外科三角。胆囊动脉起点的变异很大，可起自肝固有动脉或其左支、胃十二指肠动脉等。但不同起源的胆囊动脉都要行经该三角到达胆囊，该三角可作为胆囊切除术时寻找胆囊动脉的区域。肝右动脉、副肝管、异常肝右动脉等也常行经该三角，寻找和结扎胆囊动脉时，应仔细辨认区别（见胆囊图）。

（羊惠君）

gānduàn

肝段（segment of liver）　依照格利森（Glisson）系统分支与分布和肝静脉走行划分、有独立血液供应和胆汁引流的肝实质功能单位。又称 Couinaud 肝段。可作为外科手术切除、肝移植或肝部分切除的保留组织单位（表）。

位置和形态　肝内管道包括肝内各级肝管、肝固有动脉和肝门静脉的分支、肝静脉及其属支共 4 套管道。各级肝管、肝固有动脉和肝门静脉的分支被结缔组织包绕在一起，走行和分布一致，称 Glisson 系统。其中肝门静脉和

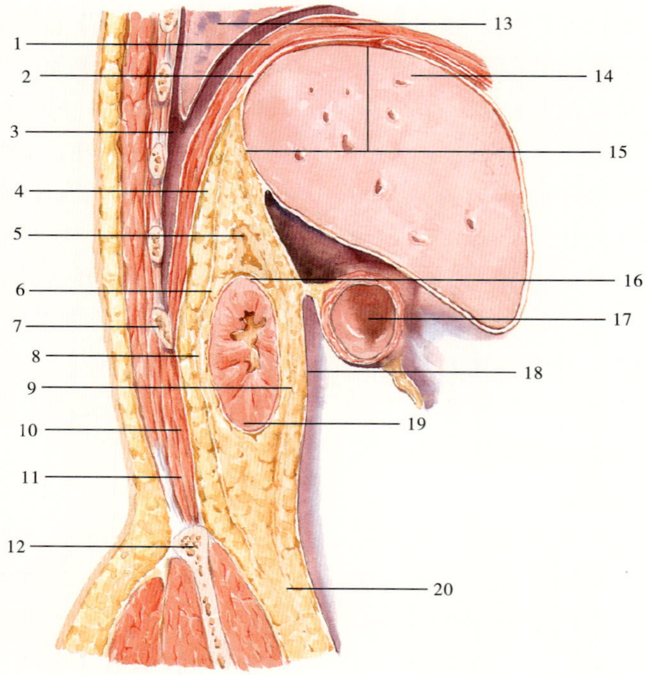

a 通过右肾的矢状断面

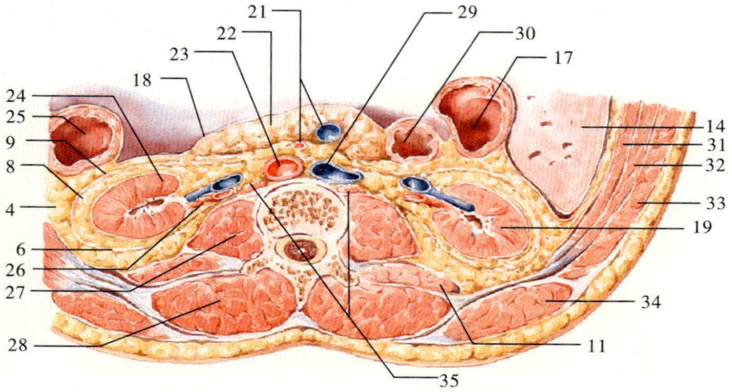

b 通过第2腰椎横断面

图2 肾筋膜

1.膈 2.膈下筋膜 3.肋膈隐窝 4.肾周围脂肪 5.肾上腺 6.肾后筋膜 7.第12肋 8.脂肪囊 9.肾前筋膜 10.腹横筋膜 11.腰方肌 12.髂嵴 13.肺 14.肝 15.肝裸区 16.纤维囊 17.结肠右曲 18.腹膜 19.右肾 20.腹膜后脂肪 21.肠系膜上动脉和静脉 22.胰 23.腹主动脉 24.左肾 25.降结肠 26.左肾动脉和静脉 27.腰大肌 28.竖棘肌 29.下腔静脉 30.十二指肠 31.腹横肌 32.腹内斜肌 33.腹外斜肌 34.背阔肌 35.膈肌脚

表 Couinaud 肝段

- 肝
  - 尾状叶（段Ⅰ）
  - 左半肝
    - 左外叶
      - 左外上段（段Ⅱ）
      - 左外下段（段Ⅲ）
    - 左内叶（段Ⅳ）
  - 右半肝
    - 右前叶
      - 右前下段（段Ⅴ）
      - 右前上段（段Ⅷ）
    - 右后叶
      - 右后下段（段Ⅵ）
      - 右后上段（段Ⅶ）

肝固有动脉的分支为肝组织供血，肝管引流肝细胞产生的胆汁。Glisson系统分支的分布区域相对独立，与相邻区域肝组织Glisson系统的分支无吻合，这一区域被视为肝的功能单位。根据Glisson系统的分支、分布和肝静脉的走行将肝分成8个肝段。肝的功能单位具有自己的血供和胆汁引流，外科手术依照功能单位切除肝组织，保留的肝组织不会发生血供和胆汁引流障碍。肝功能单位即为肝段的划分的基础，肝段为最小的肝功能单位。肝静脉的属支走行于肝功能单位之间，引流相邻肝功能单位的血汇入下腔静脉（图1，图2）。

构成和结构 肝铸型标本上，有些部位缺乏Glisson系统，称肝裂，位于肝功能单位之间，常被肝静脉系的属支占据。可利用肝周围的一些结构在肝膈面上做假想连线以及利用肝脏面的沟、裂和窝来标记肝裂。①正中裂：在肝上面相当于自肝前缘胆囊切迹中点，至下腔静脉左缘的连线，在肝下面以胆囊窝和腔静脉沟为标记。裂内有肝中静脉走行，将肝分成几乎等大的左半肝和右半肝，也是左内叶与右前叶的分界。②右叶间裂：在肝上面相当于从肝前缘胆囊切迹中点右侧部的外中1/3交界处，斜行至下腔静脉右缘的连线，裂内有肝右静脉走行。此裂将右半肝分为右前叶和右后叶。③左叶间裂：在肝上面相当于镰状韧带附着线左侧1cm，在肝下面为肝圆韧带沟和静脉韧带沟的连线。又称脐裂，裂内有肝左静脉的左叶间支走行，分左半肝分为左内叶和左外叶。④左段间裂：在肝上面为自肝左缘上、中1/3交点至下腔静脉左缘的连线，转至肝下面至于左纵沟中点稍后上方。裂内有肝左静脉。此

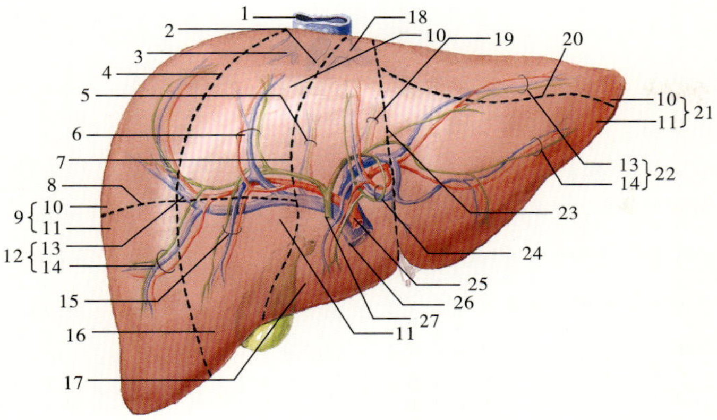

a 前面观

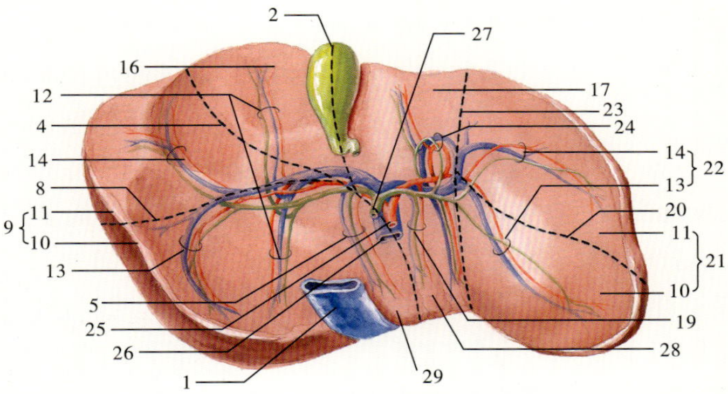

b 下面观

图 1 格利森系统、肝叶和肝段

1.下腔静脉 2.肝中静脉 3.肝右静脉 4.右叶间裂 5.尾状叶右支 6.右前叶上支 7.肝中裂 8.右段间裂 9.右后叶 10.上段 11.下段 12.右后叶下支 13.上段支 14.下段支 15.右前叶下支 16.右前叶 17.左内叶 18.肝左静脉 19.尾状叶左支 20.左段间裂 21.左外叶 22.左外叶支 23.左叶间裂 24.左内叶支 25.肝固有动脉 26.肝门静脉 27.肝总管 28.尾状叶左段 29.尾状叶右段

裂将左外叶分成上段和下段。⑤ 右段间裂：在肝下面相当于肝门横沟右端至肝右缘中点的连线，再转到膈面向左到正中裂。又称横裂，相当于肝门静脉右支走行的平面，将右前叶和右后叶各自再划分出上段和下段。依外形划分出的尾状叶，位于下腔静脉、肝门横沟和静脉韧带裂之间，有自己的 Glisson 系统分布和肝静脉引流，自成一叶或一段。1954 年，Couinaud 根据 Glisson 系统的分支与分布和肝裂的位置，分肝为左右两个半肝、五叶和八段，称为 Couinaud 肝段。1989 年，Couinaud 又把尾状叶的右侧半分出来，称为段Ⅸ。外科依据这种肝段划分实施半肝、肝叶或肝段切除，如仅切除其中一段，称为肝段切除；同时切除 2 个或 2 个以上肝段，称联合肝段切除；只切除一肝段的 1/2 或 1/3，称次全或亚肝段切除。

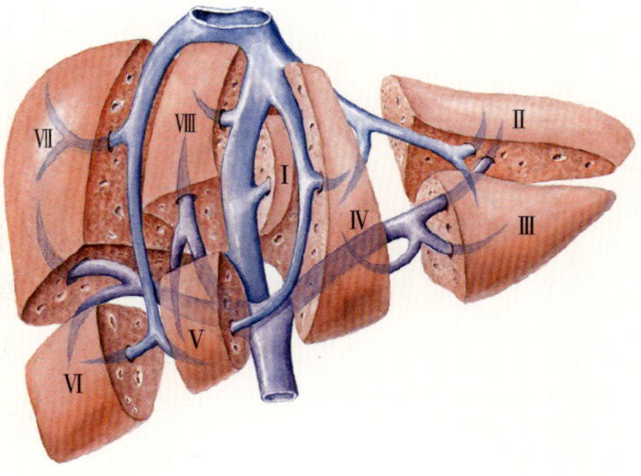

图 2 Couinaud 肝段

Ⅰ:尾状叶 Ⅱ:左外叶上段 Ⅲ:左外叶下段 Ⅳ:左内叶 Ⅴ:右前叶下段 Ⅵ:右后叶下段 Ⅶ:右后叶上段 Ⅷ:右前叶上段

（羊惠君）

pídùàn

脾段（splenic segment） 具有独立动脉供血和静脉引流的最小脾独立组织功能单位。可作为脾次全切除术的摘除部分或保留部分。脾动脉和脾静脉行至脾门附近分为脾上叶动脉、脾上叶静脉和脾下叶动脉、脾下叶静脉。每支脾叶动脉和静脉通常分为 1~3 条脾段动脉和脾段静脉。多数脾上叶动脉和静脉供应与引流上极段和上中段，脾下叶动脉和静脉供应与引流下中段和下极段。Mikhail（1979 年）观察到相邻脾段动脉之间吻合较少，脾叶动脉之间吻合支更少，提出脾存在脾少血管区。Gomez（1994 年）确认了脾叶静脉与脾段静脉间也构成相对少血管区。脾段之间的少血管区与脾纵轴近似垂直，叶间的少血管区通常与脾切迹相对应，各脾段基本呈楔形（图）。

若脾损伤局限某一叶或某一段，可先结扎该叶或段血管，再切除损伤的脾叶或脾段，从而保留更多的脾组织，避免因脾全切术而导致机体免疫功能下降。肝硬化时，实施介入脾段动脉栓塞，可使部分脾组织缺血梗死，纤维化后脾体积缩小，缓解门静脉高压。脾少血管区的理论提示，沿脾叶、脾段间的少血管区分离切除脾，比不规则脾切除易于止血。

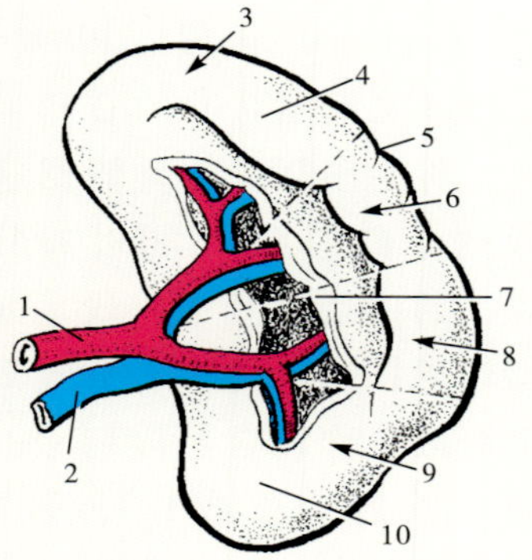

图　脾动脉和脾段

1.脾动脉　2.脾静脉　3.上极段　4.胃面　5.脾切迹　6.上中段　7.脾门　8.下中段　9.下极段　10.结肠面

（羊惠君）

shènduàn

肾段（renal segment）　肾段动脉所供血的肾实质，是肾的功能单位。根据每条肾动脉所分布肾实质的区段范围。每个肾一般分为5段：上段、上前段、下前段、下段、后段。

肾动脉在肾门处通常分为前后两支。前支较粗，再分出上段动脉、上前段动脉、下前段动脉和下段动脉；后支行走于肾窦后方并延续为后段动脉。上段动脉供血于肾上端的前后两面，上前段动脉供血于肾前面的中上部和肾后面的外缘，下前段动脉供应肾前面的中下部和肾后面的外缘，下段动脉供应肾下端的前后两面，后段动脉分布于肾后面的中间部。各肾段动脉具有独立的供血区，相互间无吻合。各肾段间有少血管的段间组织存在，称乏血管带。某个段动脉出现血流障碍时，所供血的肾段可发生坏死。肾内静脉无一定节段性，互相间有丰富的吻合支（图）。

（羊惠君）

huìyīn

会阴（perineum）　盆膈以下封闭骨盆下口的所有软组织的总称。分为广义会阴和狭义会阴。广义会阴系盆膈以下封闭骨盆下口所有软组织的总称，前部有外生殖器，后部有肛门。狭义会阴仅指肛门与外生殖器之间的软组织。

会阴前界是耻骨弓和耻骨弓状韧带，后界是尾骨尖，两侧界是耻骨下支、坐骨支、坐骨结节和骶结节韧带。会阴似菱形，经两侧坐骨结节画一横线，将其分为前后两个三角区，前方称尿生殖区又称尿生殖三角，后方称肛区又称肛门三角。尿生殖区的结构依性别而异。肛区的结构在两性间无差别。在妇产科，会阴是指阴道口与肛门之间狭小区域的软组织，分娩时应注意保护，以防撕裂。

肛区内有围绕肛管的肛门内括约肌和肛门外括约肌。肛管壁内环行肌层明显增厚形成肛门内括约肌，属不随意肌，有协助排便作用，无括约肛门的功能。环绕肛门内括约肌周围的横纹肌组成肛门外括约肌，可分为：①皮下部：位于肛门周围的皮下。②浅部：在皮下部的深面。③深部：位置最深。肛门外括约肌属随意肌，有较强的控制排便作用。尿生殖三角的肌位于会阴浅隙和会阴深隙内（见男性尿生殖区、女性尿生殖区），扁平或细小，数目多，有协助封闭盆腔底、维持盆腔内器官位置、控制排尿、参与阴茎（阴蒂）勃起和射精等功能。

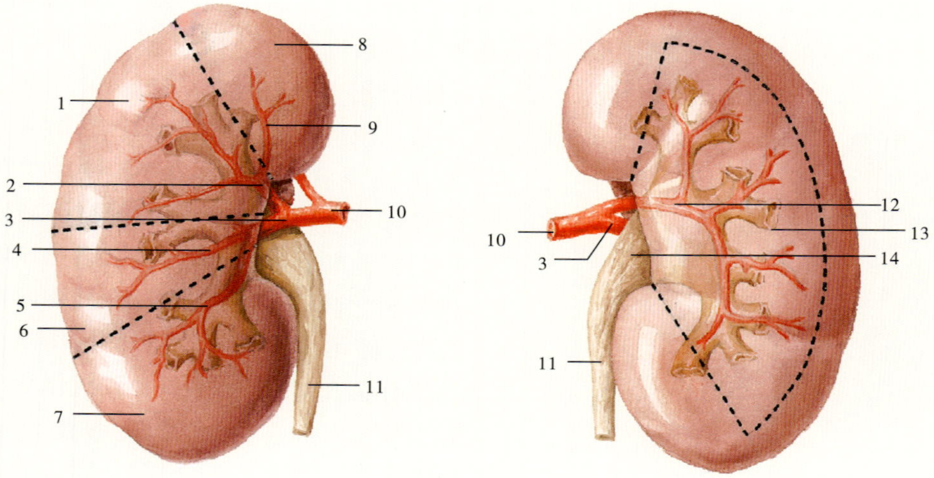

a　前面观　　　b　后面观

图　肾段和肾段动脉

1.上前段　2.上前段动脉　3.肾动脉前支　4.下前段动脉　5.下段动脉　6.下前段　7.下段　8.上段　9.上段动脉　10.肾动脉　11.输尿管　12.肾动脉后支　13.后段　14.肾盂

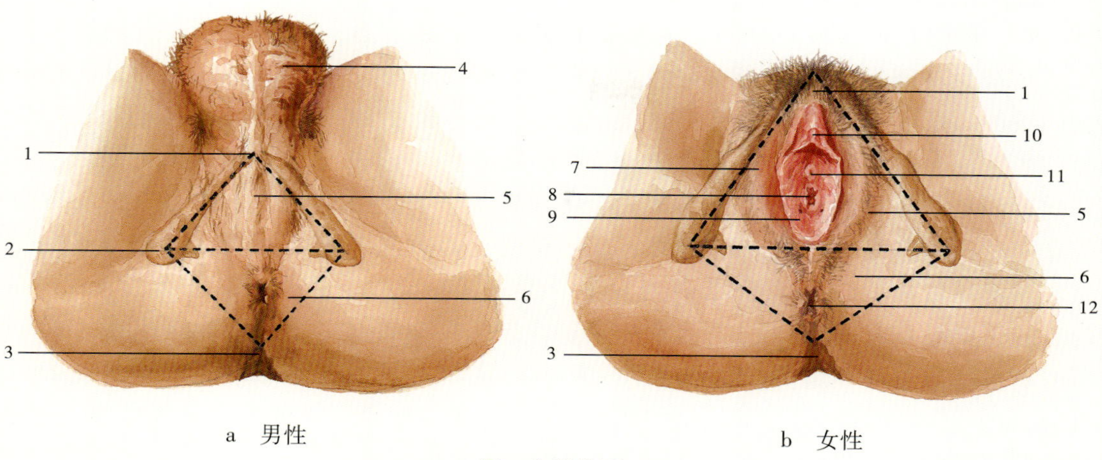

图 会阴分区

1.耻骨联合下缘 2.坐骨结节 3.尾骨尖 4.阴囊 5.尿生殖区 6.肛区 7.大阴唇 8.处女膜 9.小阴唇 10.阴蒂头 11.尿道外口 12.肛门

会阴主要接受阴部内血管和阴部神经的血液供给和神经支配。阴部内动脉起自髂内动脉，穿过梨状肌下孔出盆腔，再经坐骨小孔入坐骨肛门窝的阴部管，窝内发出肛动脉供应消化管最下段和肛门附近的皮肤。阴部内动脉在阴部管的前段还发出会阴动脉和阴茎（蒂）动脉供应尿生殖区和外生殖器。阴部内静脉及其属支伴行同名动脉，引导消化管最下段、外生殖器和会阴皮肤的血液注入髂内静脉。阴部神经由骶丛发出，随阴部内血管入坐骨肛门窝，在阴部管内和尿生殖区的行程、分支和分布与阴部内血管相同。男性阴茎和阴囊的皮肤，女性阴蒂和大阴唇的皮肤与会阴皮肤的淋巴引流入腹股沟浅淋巴结，再注入腹股沟深淋巴结。而阴茎（蒂）海绵体的淋巴直接注入腹股沟深淋巴结（图）。

（羊惠君）

nánxìng niào-shēngzhíqū

男性尿生殖区（male urogenital region） 由男性耻骨弓和耻骨弓状韧带、耻骨下支、坐骨支、坐骨结节以及两侧坐骨结节连线所围成的三角区。又称尿生殖三角。

形态结构 由浅及深依次为皮肤、会阴浅筋膜、会阴浅隙（会阴浅间隙）和会阴深隙（会阴深间隙）。

皮肤 柔薄色深，长有阴毛，富有汗腺和皮脂腺。

会阴浅筋膜 分两层，浅层为脂肪层，与腹前壁浅筋膜脂肪层相延续。深层又称 Colles 筋膜，呈膜状，向前与阴囊肉膜、阴茎浅筋膜和腹前壁浅筋膜深层 Scarpa 筋膜相延续；两侧附于耻骨下支和坐骨支；其后缘附于尿生殖膈后缘和会阴中心腱（图，髂总动脉图 2）。

会阴浅隙 会阴浅筋膜深层与尿生殖膈下筋膜之间的扁三角形间隙。会阴浅隙内有 3 对肌、血管、神经和阴茎根。阴茎根是阴茎的固定部，两个阴茎海绵体脚附于两侧耻骨下支和坐骨下支。尿道球附着于尿生殖膈下筋膜表

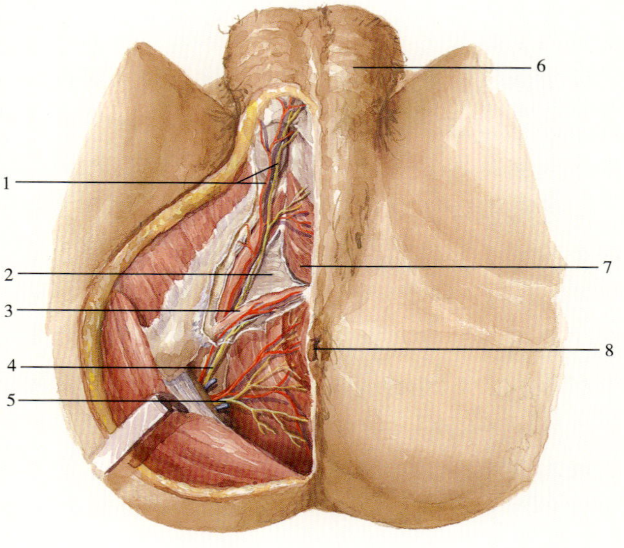

图 男性会阴的血管和神经

1.会阴动脉和神经 2.尿生殖膈下筋膜 3.会阴浅横肌 4.阴部内动脉、静脉及阴部神经 5.肛动脉和静脉及神经 6.阴囊 7.球海绵体肌 8.肛门

面。尿道由尿生殖膈穿出后立即穿入尿道球上面，尿道在该连接处断裂或尿道球被压挤破裂，尿液渗出到会阴浅隙，尿液可向前进入到阴囊肉膜深面、阴茎浅筋膜下以及腹前壁浅筋膜深面，使这些部位肿胀。球海绵体肌有左右两部，起自尿道球腹侧面，由该肌本身构成的正中缝和会阴中心腱，向前向上包绕尿道球和阴茎海绵体部分，止于阴茎海绵体背面阴茎深筋膜。球海绵体肌收缩压迫尿道海绵体、尿道球及阴茎海绵体，协助排尿、阴茎勃起和射精。坐骨海绵体肌是一对窄而薄的小肌。起自坐骨结节，坐骨支内面，肌纤维在阴茎海绵体脚表面向前内行，止于阴茎海绵体脚下面和外侧面的白膜。此肌收缩压迫阴茎海绵体脚，参与阴茎勃起。会阴浅横肌为一对狭小的肌，位于会阴浅隙后缘，起自坐骨结节，向内止于会阴中心腱，双侧会阴浅横肌收缩有固定会阴中心腱的作用。

会阴深隙　位于尿生殖膈上下筋膜之间，内含会阴深横肌、尿道膜部括约肌、尿道球腺、尿道膜部及阴部内动脉和阴茎背神经的间隙。尿道括约肌和会阴深横肌前后并行排列，构成一层扁肌，横向张于两侧耻骨下支及坐骨支之间，加之覆盖这层扁肌上下表面的尿生殖膈上筋膜和尿生殖膈下筋膜三者合称为尿生殖膈，从下方封闭了盆膈与耻骨联合下缘之间的盆膈裂孔，有加强盆底的作用。尿生殖膈下筋膜又称会阴膜，其前缘与尿生殖膈上筋膜前缘在耻骨联合下相互愈着，并增厚形成会阴横韧带。会阴横韧带与耻骨联合下缘之间有一裂隙，有阴茎（或阴蒂）背静脉穿过。尿生殖膈上筋膜和尿生殖膈下筋膜的后缘终于两侧坐骨结节的连线上，与会阴浅筋膜的后缘三者相互愈着。因此，会阴深隙为一梯形的封闭间隙，内有尿道括约肌和会阴深横肌、血管、神经和尿道球腺。会阴深横肌位于会阴深隙后部，起于坐骨支，两侧肌纤维向内，在中线处互相交织，止于会阴中心腱。该肌收缩加强尿生殖膈和会阴中心腱的稳固性。尿道括约肌是会阴深横肌的前部分纤维围绕尿道膜部，是横纹肌，能随意志控制排尿。该肌收缩，特别是膀胱胀满时压迫尿道。排尿时松弛，排尿后该肌收缩以排出最后几滴尿液。尿道球腺是一对黄褐色如豌豆大的腺体，位于尿道膜部后外侧，包埋于会阴深横肌肌束内。该腺的排泄管细长，穿尿生殖膈下筋膜、尿道球，开口于尿道球部，分泌物参与组成精液。

动脉供应和神经支配　会阴动脉和阴茎动脉皆为阴部内动脉在阴部管近前端处发出的两个分支，进入男性尿生殖区。会阴动脉向前经会阴浅横肌深面进入会阴浅隙，再向前达阴囊后部，更名为阴囊后动脉。会阴动脉还分支至尿生殖区的各肌及皮肤。会阴静脉与动脉伴行汇入阴部内静脉。阴茎动脉发出球动脉后分叉为阴茎深动脉和阴茎背动脉进入阴茎的海绵体和浅筋膜。会阴神经为阴部神经终支之一，与会阴动脉伴行入会阴浅隙，分为阴囊后神经和肌支。肌支支配会阴浅隙三对肌及会阴深隙的会阴深横肌和尿道括约肌。此外还有感觉支分布于尿道。阴囊后神经有两支，伴同名动脉至阴囊后部。

（羊惠君）

nǚxìng niào-shēngzhíqū

女性尿生殖区（female urogenital region）　由女性耻骨弓和耻骨弓状韧带、耻骨下支、坐骨支、坐骨结节以及两侧坐骨结节连线所围成的三角区。有尿道和阴道通过，又称尿生殖三角。

该区由皮肤、会阴浅筋膜、会阴浅隙和会阴深隙组成。会阴浅隙内3对肌同男性（见男性尿生殖区），女性无尿道海绵体而有前庭球，故球海绵体肌分成两个，覆被于前庭球两侧表面。该肌收缩可压迫前庭球，缩小阴道口，使阴蒂勃起。女性会阴浅隙内还有：①前庭球：其发生相当于男性尿道球，分为中间部和两个外侧部。中间部细小，在阴蒂的后下方。外侧部似椭圆形，前端细，后端膨大圆钝，位于大阴唇深部，阴道口两侧，表面有球海绵体肌覆盖，深面贴附尿生殖膈下筋膜。前庭球是海绵组织，有一定勃起性能。分娩时前庭球被推挤向耻骨弓，或是外阴部挤压伤，均可使其破裂而造成外阴血肿甚至大量出血。②前庭大腺：又称巴氏腺。位于阴道口两侧，前庭球后端深面，形如豌豆，其导管向内侧开口于阴道前庭阴道口两侧。该腺分泌黏液湿润阴道口。如因导管阻塞或炎症，可形成前庭大腺囊肿或脓肿。女性会阴浅隙被尿道和阴道不完全分隔开，故会阴浅隙没有男性尿外渗那样的现象。女性会阴深隙（女性尿生殖膈）的构成、附着和内容物多与男性相同。不同的是女性尿生殖膈有尿道和阴道穿过，故会阴深隙内肌的前部被称为尿道阴道括约肌（图）。

会阴中心腱又称会阴体。是位于会阴缝深部，两侧会阴肌之间的纤维性中隔，长约1.3cm，女性的会阴中心腱较男性的发育好，且富于弹性。其位于肛门与阴道下端之间，阴道和肛管壁坚

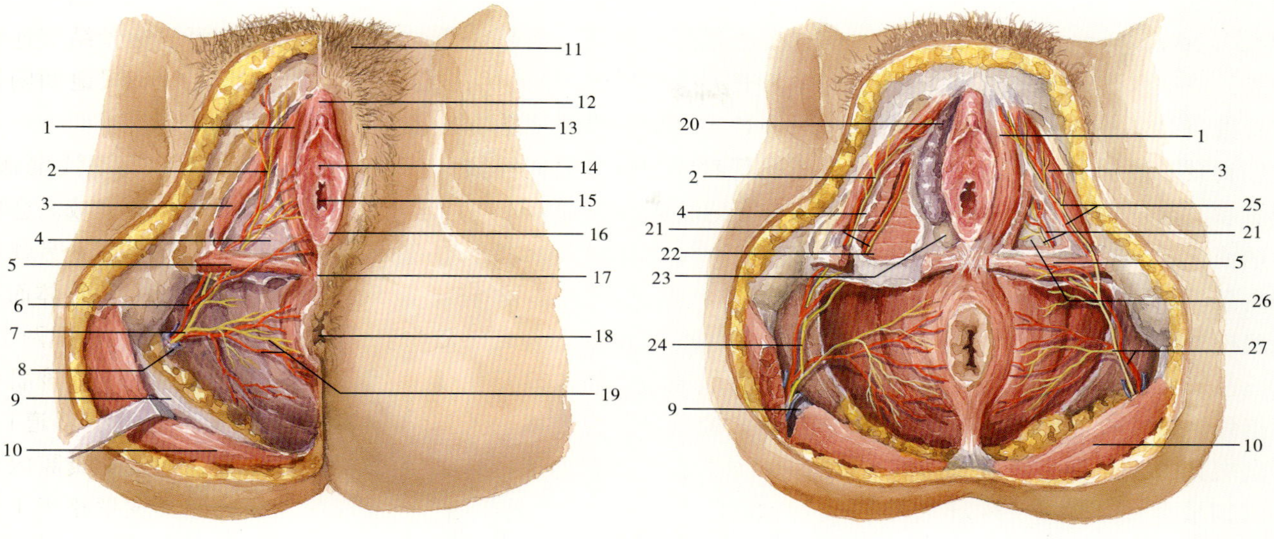

图 女性会阴的血管和神经

1.球海绵体肌 2.阴唇后神经 3.坐骨海绵体肌 4.尿生殖膈下筋膜 5.会阴浅横肌 6.会阴动脉 7.阴部神经 8.阴部管 9.骶结节韧带 10.臀大肌 11.阴阜 12.阴蒂 13.大阴唇 14.尿道外口 15.阴道口 16.小阴唇 17.唇后连合 18.肛门 19.肛动脉和神经 20.前庭球 21.阴蒂深动脉和阴蒂背神经 22.会阴深横肌 23.前庭大腺 24.会阴动脉和神经 25.阴唇后支、阴唇后神经 26.尿生殖膈上筋膜 27.阴部内动脉和阴部神经

实地附于中心腱的前后两面。在矢状位上，会阴中心腱呈楔形，尖向下，底朝上，深3～4cm。附着于会阴中心腱的肌有肛门外括约肌、球海绵体肌、成对的会阴浅横肌、会阴深横肌、尿道阴道括约肌（在男性为尿道括约肌）和肛提肌。这些肌收缩向不同方向牵拉中心腱，支撑和稳定盆底，维持盆腔器官的正常位置。分娩时要注意保护，若损伤会阴中心腱，则肛提肌前部收缩时，盆膈前部的裂隙增大，引起膀胱外翻，严重时发生子宫或直肠脱垂。

（羊惠君）

zuògǔ-gāngménwō

坐骨肛门窝（ischioanal fossa）

肛管两侧，尖朝上底向下的圆锥形间隙。窝内侧壁是肛门外括约肌、肛提肌及其表面的盆膈下筋膜；外侧壁是坐骨结节、闭孔内肌及其筋膜；窝的后界是臀大肌下缘和骶结节韧带；窝向前伸入尿生殖膈后缘深（上）面；窝的尖是内侧壁与外侧壁的夹角处（肛提肌起于闭孔内肌处）即由盆膈下筋膜和闭孔筋膜汇合而成。窝底即肛区的浅筋膜和皮肤。窝内除有浅筋膜的脂肪外，还有阴部内血管、阴部神经及其分支、淋巴管和淋巴结。肛管或肛门周围感染时，坐骨肛门窝常形成脓肿或肛门瘘管。阴部管又称阿尔科克（Alcock）管，是坐骨肛门窝外侧壁的闭孔筋膜与会阴浅筋膜共同形成的管，呈前后方向横行，在坐骨结节下缘上方约4cm处，后端达坐骨棘背面。阴部内血管和阴部神经行于该管内。会阴部手术时，可向阴部管注射麻醉药，阻滞阴部神经以止痛（图）。

（羊惠君）

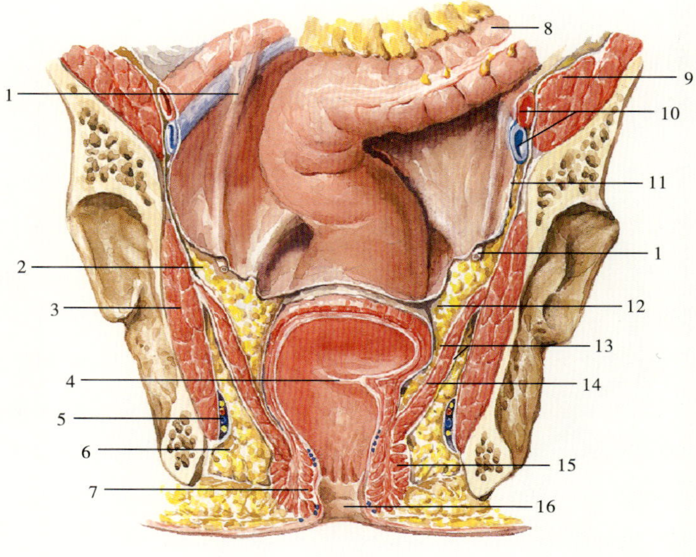

图 男性盆腔冠状断面

1.输尿管 2.腹膜外间隙 3.闭孔内肌 4.直肠横襞 5.阴部内动脉和静脉及阴部神经 6.坐骨直肠窝 7.肛门内括约肌 8.乙状结肠 9.髂肌 10.髂外动脉和静脉 11.腹膜 12.直肠筋膜 13.盆膈上筋膜和下筋膜 14.肛提肌 15.肛门外括约肌 16.肛门

pénbù

盆部（pelvis part） 支架由骨盆构成，位于躯干的下部。其内面有盆壁肌及其筋膜，骨盆下口由盆底肌及其筋膜封闭。骨盆、盆壁肌和盆底肌围成了盆腔。盆腔容纳消化管末段、部分泌尿器官和生殖器官、血管、神经、淋巴及疏松结缔组织。

左髋骨、右髋骨、骶骨和尾骨借骨连结形成上下开口的骨盆。骨盆加其内表面的梨状肌和闭孔内肌构成盆壁。盆壁的前份短，由耻骨、耻骨支和耻骨联合组成。后份长，为凹陷的骶骨、尾骨前面。两侧份为髂骨、坐骨、闭孔膜、骶结节韧带和骶棘韧带。扁平的肛提肌和尾骨肌及其上下面的盆膈上筋膜、盆膈下筋膜构成盆膈。盆膈呈漏斗形，封闭骨盆下口，成为盆底。盆壁与盆底围绕形成盆腔，其上口与腹腔相通连。盆腔内有消化管末段、泌尿器官、内生殖器官、血管、神经、淋巴及大量的结缔组织。盆膈前缘与耻骨联合下缘之间有一狭窄裂隙，称盆膈裂孔，由尿生殖膈封闭，男性有尿道通过，女性有尿道和阴道通过。盆膈后部有肛管穿过。盆侧壁的闭膜上有闭膜管，为闭孔神经及血管出入盆腔到达股内侧区的通道。而骶结节韧带和骶棘韧带与坐骨大切迹、坐骨小切迹围成的坐骨大孔和坐骨小孔是盆腔与臀区之间神经和血管出入的通道。

（羊惠君）

gǔpén

骨盆（pelvis） 由左右髋骨、骶骨和尾骨借关节、韧带以及软骨连接而成的骨环。为人体躯干部下端极为结实的环状骨架，具有保护盆腔器官及传递重力的作用。其外观形似无底的盆，由后方的骶骨、尾骨、左右髋骨以及耻骨联合、骶髂关节、闭孔膜、骶结节韧带和骶棘韧带等构成。耻骨联合上缘、耻骨结节、耻骨嵴、耻骨梳、弓状线、骶翼前缘和骶岬连成的环线称界线，将骨盆分为大骨盆和小骨盆。大骨盆，又称假骨盆，位于界线的前上方，由髂骨翼和骶骨底构成，其前壁不完整，属腹。小骨盆，又称真骨盆，在界线后下方。界线围成骨盆上口。尾骨尖、耻骨联合下缘和两侧的骶结节韧带、坐骨结节、坐骨支、耻骨下支围成骨盆下口。骨盆腔位于骨盆上口和下口之间，前壁较短、侧壁和后壁较长的弯曲通道，其中轴为骨盆轴，是胎儿娩出的通道。人体直立时，骨盆向前倾斜，两侧的髂前上棘和耻骨结节位于同一冠状面上，尾骨尖和耻骨联合上缘位于同一水平面上；体质量自第5腰椎、骶骨经两侧骶髂关节和髋臼传至两侧的股骨头到达下肢（图，耻骨联合图）。

骨盆有显著的性别差异，女性盆腔较浅，上口和下口较宽大并呈圆形。这些特征都是和分娩功能相适应的。女性骨盆发育不良和骨软化症常导致骨盆畸形，造成分娩困难。女性妊娠期，骨盆的关节、韧带（骶髂关节、骶髂骨间韧带等）变得松弛、柔软，其活动性有所增加，有利于胎儿娩出（表）。

表 骨盆的性别差异

结构	男性	女性
外形	窄，长	宽，短
上口	心形 较小	椭圆形 较大
耻骨下角	70°～75°	80°～100°
骨盆腔	漏斗状	圆桶状
下口	较窄	较宽

（羊惠君）

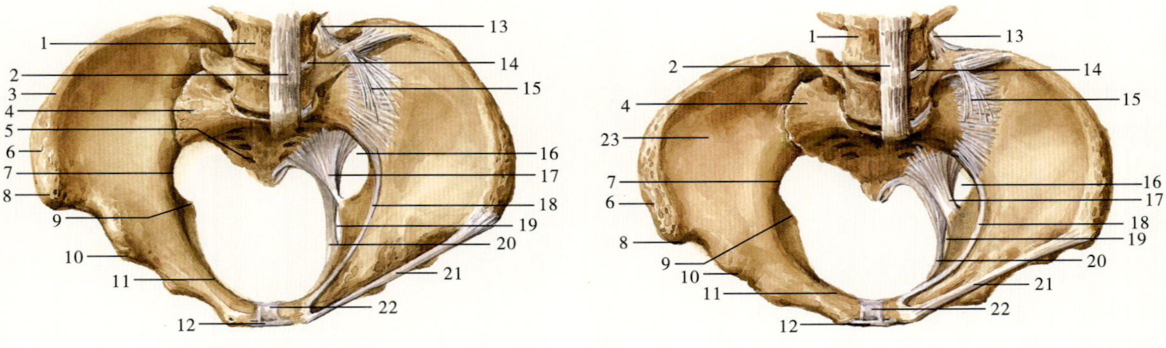

a 男性　　b 女性

图 骨盆（上面观）

1.第4腰椎 2.前纵韧带 3.髂嵴 4.骶骨 5.骶前孔 6.髂结节 7.弓状线 8.髂前上棘 9.坐骨棘 10.髂前下棘 11.耻骨梳 12.耻骨上韧带 13.髂腰韧带 14.椎间盘 15.骶髂前韧带 16.坐骨大孔 17.骶棘韧带 18.耻骨梳韧带 19.坐骨小孔 20.骶结节韧带 21.腹股沟韧带 22.耻骨联合 23.髂骨翼

pénqiāng

盆腔（pelvic cavity） 位于躯干体腔下部，前壁短后壁长，短而弯曲的体腔。前方为左右耻骨，后方为骶骨及尾骨，两侧为髂骨及坐骨。盆腔经骨盆上口与腹腔相通，盆腔内器官位于封闭盆腔底的盆膈之上。主要容纳消化管末段、泌尿器官、生殖器官、血管、神经、淋巴及其之间的疏松结缔组织。大部分器官有腹膜覆盖，属腹膜外位器官或腹膜间位器官。男女两性盆腔器官的排列基本相似，膀胱在前，直肠在后，生殖器官位于中间。由于子宫、阴道的存在，女性生殖器官所占范围较大。

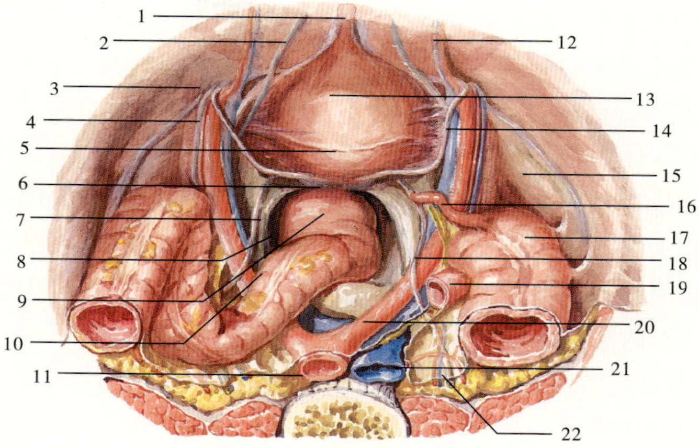

图1 男性盆腔内容（上面观）

1.脐正中襞 2.脐内侧襞 3.腹股沟外侧窝 4.睾丸动脉和静脉 5.膀胱横襞 6.直肠膀胱陷凹 7.膀胱骶骨皱襞 8.直肠旁窝 9.直肠 10.乙状结肠 11.腹主动脉 12.脐外侧襞 13.膀胱 14.卵巢固有韧带 15.腹股沟韧带 16.阑尾 17.盲肠 18.输尿管 19.回肠 20.髂总动脉和静脉 21.下腔静脉 22.腹膜

男性盆腔 前有膀胱紧贴耻骨联合后面，后面有精囊和输精管壶腹，下方前列腺紧贴。前列腺下面与尿生殖膈接触。直肠紧贴骶骨前面下行，穿盆膈后延为肛管。盆腔的两侧有输尿管盆部和输精管。盆腹膜是腹部腹膜的延续。腹前壁的腹膜向下到达耻骨联合上缘，然后折向后下，覆盖于膀胱体的上面、膀胱底的上部及部分精囊和输精管壶腹，继而返折向后上方，覆盖直肠中段的前面、直肠上段的前面及其两侧，再向上即延续于乙状结肠系膜和腹后壁的腹膜。在膀胱、直肠的两侧，腹膜覆盖盆腔侧壁，向上亦延续于腹部腹膜。根据腹膜覆盖盆部器官的情况可把膀胱、直肠上部为腹膜间位器官；直肠中部、输尿管、输精管、前列腺和精囊为腹膜外位器官。位于直肠与膀胱之间的腹膜转折，是男性腹膜腔最低的部位，称为直肠膀胱陷凹。腹水、出血，多集存于此。膀胱旁窝位于膀胱与盆侧壁之间的腹膜延续处，其大小、深浅随膀胱充盈程度而变化（图1，膀胱图1a）。

女性盆腔 前部为膀胱，中部为子宫、阴道上部及两侧的输卵管、卵巢，后部为直肠。膀胱紧邻耻骨联合的后面，其后面紧贴子宫和阴道前壁，下面是尿生殖膈。子宫位于盆腔中央，下接阴道。自上而下，子宫两侧与输卵管、卵巢子宫韧带、子宫圆韧带、子宫阔韧带、子宫主韧带（子宫颈横韧带），以及子宫动脉和子宫静脉相连。输卵管外侧端的后面，髂内动脉与髂外动脉的夹角处称卵巢窝，内有卵巢。输尿管经骨盆上口跨髂血管沿盆侧壁行向前下，后折向内下，经子宫颈旁向前进入膀胱。子宫与阴道上部的后方为直肠，直肠后面紧贴骶骨前面，直肠上端接乙状结肠，下端穿盆膈。腹膜自腹前

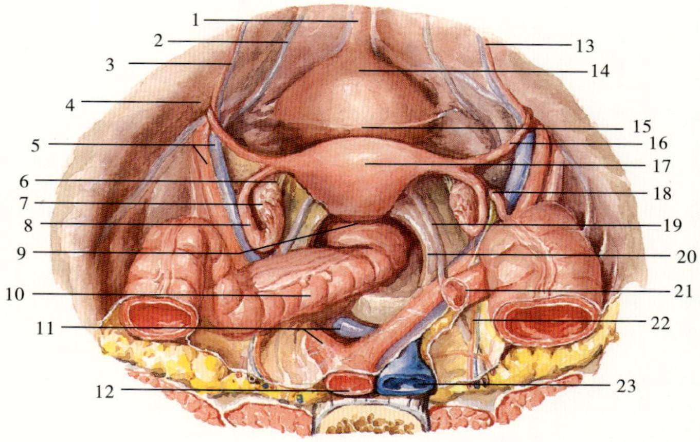

图2 女性盆腔内容（上面观）

1.脐正中襞 2.脐内侧襞 3.腹壁下动脉和静脉 4.腹股沟外侧窝 5.髂外动脉和静脉 6.卵巢固有韧带 7.卵巢 8.输卵管 9.直肠子宫陷凹 10.乙状结肠 11.髂总动脉和静脉 12.腹主动脉 13.脐外侧襞 14.膀胱 15.膀胱横襞 16.子宫圆韧带 17.子宫 18.阑尾 19.输尿管 20.子宫骶骨襞 21.回肠 22.卵巢动脉和静脉 23.下腔静脉

壁向下，覆盖膀胱体的上面及其两侧。膀胱体上面的腹膜向后在子宫颈阴道上部转折向上，覆盖子宫体前面、子宫底，然后转向下覆盖子宫体后面，到达阴道上端的阴道后穹隆后壁，最后再向上转折覆于直肠中部的前面、直肠上部的前面和两侧。覆盖子宫前面和后面的腹膜在子宫的两侧分别向外侧相互靠近，向外延续，包裹输卵管和卵巢、卵巢子宫韧带、子宫圆韧带等形成子宫阔韧带，输卵管即位于前后两层腹膜转折处形成的游离缘内，此双层腹膜向外、向下延续于盆侧壁和盆底的腹膜。根据女性腹膜被覆盆内器官的形态，把膀胱、子宫和直肠上部归为腹膜间位器官，输卵管、卵巢归为腹膜内位器官，而阴道、直肠中部则为腹膜外位器官。位于直肠与子宫之间的腹膜返折处，称为直肠子宫陷凹或道格拉斯（Douglas）腔，其凹底与阴道后穹隆之间仅隔以阴道壁。该陷凹是女性腹膜腔最低处，腹膜腔内的积液积血，常聚集于此，可经阴道后穹隆穿刺抽取液体。位于膀胱与子宫之间的腹膜返折处，称膀胱子宫陷凹，亦是女性腹膜腔较低处。子宫骶骨襞是直肠子宫陷凹侧壁上部的一个呈半月形腹膜皱襞，此襞个体差异很大，襞内的结缔组织纤维束并混有平滑肌纤维构成子宫骶韧带。该韧带的后端附于骶椎前面的筋膜，前端连于子宫颈上端的两侧。卵巢悬韧带，又称骨盆漏斗韧带，是腹膜包绕卵巢动脉和卵巢静脉形成的隆起皱襞，起自骨盆上口上方髂外动脉前面，向下达卵巢上端续于子宫阔韧带。卵巢悬韧带是寻找卵巢血管的标志（图 2，膀胱图 1b）。

（羊惠君）

pén jīnmó

盆筋膜（pelvic fascia）

由腹内筋膜延续至盆腔而成。分为盆壁筋膜和盆脏筋膜。

盆壁筋膜，又称盆筋膜壁层。为覆盖盆壁骨和肌的内表面，以及盆底肌上表面的规则结缔组织。骶骨前方的部分被称为骶前筋膜或沃尔德耶（Waldeyer）筋膜，在 MRI 图像上可清晰看见。覆盖梨状肌内表面的部分为梨状肌筋膜，闭孔内肌内表面的部分为闭孔筋膜。耻骨体盆腔面到坐骨棘的闭孔筋膜呈线形增厚，称肛提肌腱弓，为肛提肌和盆膈上筋膜、盆膈下筋膜提供起点和附着处。覆盖肛提肌和尾骨肌上表面的盆膈上筋膜，在前方和两侧附着于肛提肌腱弓，后方与梨状肌筋膜、骶前筋膜相延续。在耻骨体后面，两侧盆膈上筋膜内侧缘与耻骨前列腺韧带（男性）或耻骨膀胱韧带（女性）相融合。男性的耻骨前列腺韧带张于耻骨体与前列腺鞘和膀胱颈之间，女性的耻骨膀胱韧带张于耻骨体与膀胱颈和尿道之间。该韧带是维持男女性膀胱、前列腺和尿道位置的重要结构。

盆脏筋膜，又称盆筋膜脏层或盆内筋膜。在盆腔内器官穿经盆膈和尿生殖膈时，由盆壁筋膜向上返折，呈鞘状包裹盆腔器官和血管、神经的规则结缔组织形成。包裹前列腺的部分称为前列腺鞘或前列腺筋膜，鞘的前部和两侧部包裹前列腺静脉丛。前列腺鞘向上延续包裹膀胱，形成膀胱筋膜。膀胱筋膜比较薄弱，紧贴膀胱外表面，接近膀胱顶时，膀胱筋膜逐渐消失。包裹直肠的筋膜为直肠筋膜，同样比较薄弱，紧贴直肠外表面，不易从直肠表面剥离。男性直肠与膀胱、前列腺、精囊及输精管壶腹之间，女性直肠与阴道之间，均有一冠状位的结缔组织隔，为盆脏筋膜的一部分。男性的称为直肠膀胱隔［德农维利叶（Denonvillier）筋膜］，女性的称为直肠阴道隔。两隔上端附着于直肠膀胱陷凹（男性）或直肠子宫陷凹（女性）的腹膜，下端达盆底附于盆膈上筋膜，两侧附着于盆侧壁的筋膜。女性子宫颈和阴道上部的前方与膀胱底之间还有膀胱阴道隔。

（羊惠君）

pénjīnmó jiànxì

盆筋膜间隙（pelvic fascia space）

覆盖盆腔的腹膜与盆壁筋膜之间，以及盆腔器官之间疏松结缔组织所占据的空间。为潜在性间隙。这些筋膜间隙的存在有利于手术分离器官，但血和液体也易于在间隙内聚集。①耻骨后隙（膀胱前隙、Retzius 间隙）：位于耻骨联合后面与膀胱下外侧面之间，含大量的疏松结缔组织。可利用此间隙做耻骨上切口到达膀胱，不累及腹膜。②直肠周间隙：位于直肠和直肠筋膜周围，前方以直肠膀胱隔（女性为直肠阴道隔）为界，后方以骶前筋膜为界，两侧到达盆底肌上表面。此间隙宽大充满脂肪组织，呈圆柱状，上达直肠与乙状结肠交界处，下达盆膈上表面。脂肪组织内有直肠上血管及其分支，以及收集引流直肠和肛管淋巴的淋巴结，直肠癌手术时常与直肠一并被切除，可减少复发率。③骶前间隙：位于骶前筋膜与骶骨前表面之间，内有骶正中动脉、骶外侧静脉和骶静脉丛。由于静脉外膜可与骶前筋膜融合，外科手术做骶前筋膜分离时可能伤及后方的静脉，引起出血。

（羊惠君）

shàngzhī

上肢（upper limb） 位于躯干上部两侧，与颈、胸和脊柱区相连，人体运动的重要部分。上肢以锁骨上缘外侧 1/3 段及肩峰至第 7 颈椎棘突连线外侧 1/3 段与颈部为界；以三角肌前缘上端与腋前襞下缘中点连线、三角肌后缘上端与腋后襞下缘中点连线分别形成与胸部和脊柱区的分界。因而上肢包括与邻近区域相连的上肢带和灵活的自由上肢两部。上肢分为肩部、臂部、肘部、前臂部、腕部和手部，各部之间相互移行；肩又分腋区、三角肌区和肩胛区；手分手掌、手背和手指，其余各部均分为前区和后区。

上肢为人类运动灵活的部位，其中作为劳动器官和执行重要触觉功能的手，结构更为复杂，能完成多种精细动作。与上肢功能相适应，其骨骼轻巧，关节囊薄而松弛，韧带相对薄弱，肌肉体积小但数目较多；肌表面的深筋膜深入臂部、前臂部和手部的肌群间形成肌间隔，与相应的骨围成含有肌肉及其间的血管和神经等结构的臂骨筋膜鞘、前臂骨筋膜鞘和手掌骨筋膜鞘；上肢的浅筋膜内有重要的浅静脉和皮神经。上肢损伤机会较多；在治疗中为最大限度地保持上肢功能的完整性，必须注意整复后运动的灵活性。

（张雅芳）

jiānbù

肩部（shoulder） 上肢近端肢根部分。包括腋区、三角肌区和肩胛区。位于上肢的顶端（部），其与颈、胸和脊柱区的分界同上肢，与臂部的分界为腋前襞、腋后襞下缘水平的环行线。肩峰是肩部最突出的骨性标志。沿肩峰向后内可触及的骨性嵴是肩胛冈，向前内可触及锁骨全长。喙突是在锁骨中外 1/3 交界处下方可触及的骨性突起。在上肢下垂时平对第 7 肋或第 7 肋间隙处可触摸到肩胛骨下角。肱骨大结节是肩最外侧的骨性标志。三角肌覆盖于肩关节的前方、上方和后方，使肩呈现圆隆形外观。腋前襞为腋窝前壁下缘的皮肤皱襞，其深方有胸大肌下缘。腋后襞为腋窝后壁下缘的皮肤皱襞，其深方有大圆肌和背阔肌下缘。

当上肢外展时，腋区呈向下凹陷的窝状，又称腋窝，由 1 顶、1 底和 4 壁围成，内有腋动脉及其分支、腋静脉及其属支、臂丛及其分支、腋淋巴结和疏松结缔组织。三角肌区和肩胛区分别是指三角肌和肩胛骨后面的区域，三角肌包绕肩关节，肩胛骨周围有肩胛动脉网，由锁骨下动脉的分支肩胛上动脉、肩胛背动脉与腋动脉发出的肩胛下动脉的分支旋肩胛动脉相互吻合形成（见腋窝图 2）。

（张雅芳）

yèwō

腋窝（axillary fossa） 臂上部内侧和胸外侧壁之间的锥形腔隙。有 1 顶、1 底和 4 壁。位于肩关节的下方、臂上部与胸上部之间，当上肢外展时，其呈向下凹陷的窝状，又称腋区。

构成和毗邻 腋窝向深部形成锥体形的腔，顶由锁骨中部、第 1 肋外缘和肩胛骨上缘围成，向上通颈根部，有血管和神经通过；底朝向下外，由皮肤、浅筋膜和腋筋膜构成，腋筋膜是腋窝底的深筋膜，与胸肌表面和臂部的深筋膜相连续；内侧壁由前锯肌、上位 4 个肋骨和肋间肌构成；外侧壁由肱骨的结节间沟、肱二头肌长头、肱二头肌短头和喙肱肌构成；前壁由胸大肌、胸小肌、锁骨下肌和锁胸筋膜构成。腋窝表面的皮肤较薄，内含大量的皮脂腺和汗腺，少数人汗腺分泌过多且有臭味，称腋臭。

结构和内容 锁胸筋膜是位于喙突、锁骨下肌和胸小肌上缘之间的深筋膜，有头静脉、胸肩峰血管和胸外侧神经穿过；后壁由肩胛下肌、大圆肌、背阔肌和肩胛骨构成。因肱三头肌长头在大圆肌的后方和小圆肌的前方之间穿过，在腋窝后壁形成 2 个肌间隙：内侧者称三边孔（三边隙），其上界为小圆肌、肩胛下肌等结构，下界为大圆肌，外侧界为肱三头肌长头，内有旋肩胛血管通过；外侧者称四边孔（四边隙），上界为小圆肌、肩胛下肌和肩关节囊，下界为大圆肌，内侧界为肱三头肌长头，外侧界为肱骨外科颈，内有旋肱后血管和腋神经通过（图 1）。腋窝有腋动脉及其分支、腋静脉及其属支、臂丛及其分支、腋淋巴结和疏松结缔组织等（图 2，臂丛图）。

腋动脉 自第 1 肋外缘接续锁骨下动脉，至大圆肌腱和背阔肌的下缘延续为肱动脉。其走行、分支和分布见腋动脉。

腋静脉 位于腋动脉的内侧，两者之间有臂丛内侧束、尺神经及前臂内侧皮神经等，内侧有臂内侧皮神经，远端和近端分布有腋淋巴结。当上肢外展时，腋静脉位于腋动脉的前方。腋静脉的属支与腋动脉的分支同名并伴行。此外，头静脉穿过锁胸筋膜注入腋静脉。

腋淋巴结 位于腋动脉及其分支或腋静脉及其属支周围的疏松结缔组织中，分为外侧淋巴结、胸肌淋巴结、肩胛下淋巴结、中央淋巴结和尖淋巴结 5 群（见上

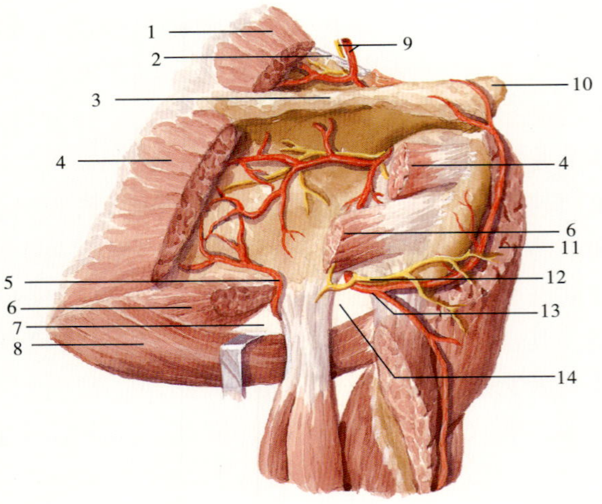

图1 三角肌区和肩胛区（后面观）

1.冈上肌 2.肩胛上横韧带 3.肩胛冈 4.冈下肌 5.旋肩胛动脉 6.小圆肌 7.三边孔 8.大圆肌 9.肩胛上动脉和神经 10.肩峰 11.三角肌 12.腋神经 13.旋肱后动脉 14.四边孔

肢淋巴结）。

臂丛 位于腋窝内的部分为臂丛的锁骨下部，围绕在腋动脉周围，形成内侧束、外侧束和后束。其走行、分支、分布和支配见臂丛。

腋鞘及腋窝蜂窝组织 腋窝内包裹腋动脉、腋静脉和臂丛周围的结缔组织膜为腋鞘，又称颈腋管，向上与颈部椎前筋膜相延续。腋窝内除有被腋鞘包裹的血管神经束和淋巴结外，还充填有大量疏松结缔组织，为腋窝蜂窝组织。

功能与临床 腋静脉的管壁与腋鞘和锁胸筋膜愈着，使其管腔保持扩张状态，一旦损伤容易发生空气栓塞；当肱骨外科颈骨折时，易损伤环绕其走行的腋神经和旋肱前、旋肱后血管，使三角肌瘫痪、肩关节外展困难以及出现局部血肿；腋窝内的感染沿蜂窝组织间隙和腋鞘蔓延，向上可至颈根部，向下达臂部，向后至肩胛区、三角肌区，向前可至胸肌间隙；乳腺的淋巴有75%以上回流到腋淋巴结，因此腋淋巴结是乳腺癌转移的重要途径，在手术清除腋窝淋巴结时，需注意保护锁胸筋膜及穿经的胸肩峰动脉、胸外侧神经，注意保护前锯肌表面的胸长神经和背阔肌表面的胸背神经。若损伤了胸外侧神经，可致胸大肌功能障碍，甚至萎缩；损伤胸长神经可致前锯肌瘫痪，损伤胸背神经可致背阔肌瘫痪。

（张雅芳）

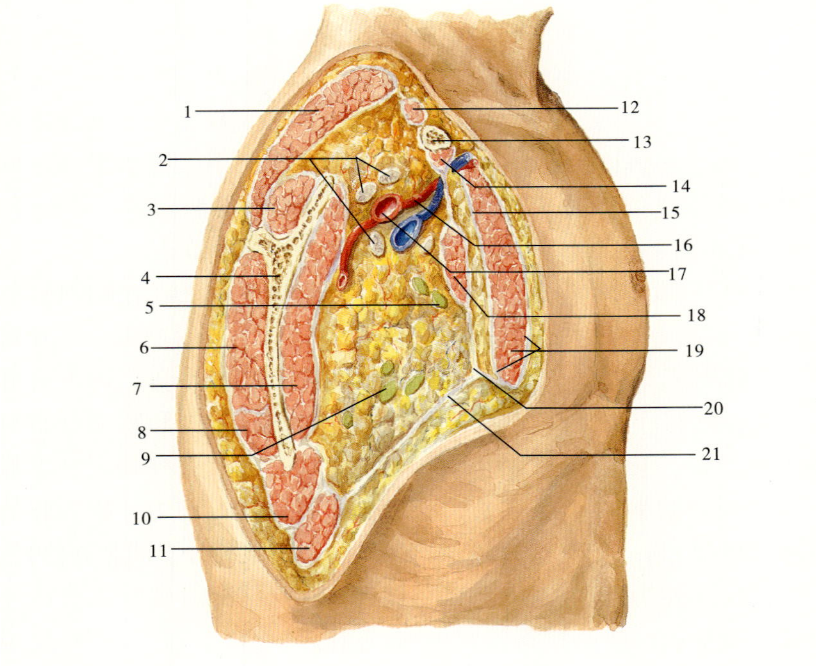

图2 腋腔（矢状断面）

1.斜方肌 2.臂丛外侧束和后束与内侧束 3.冈上肌 4.肩胛骨 5.胸肌淋巴结 6.冈下肌 7.肩胛下肌 8.小圆肌 9.中央淋巴结 10.大圆肌 11.背阔肌 12.肩胛舌骨肌 13.锁骨 14.锁骨下肌 15.锁胸筋膜 16.胸肩峰动脉和头静脉 17.腋动脉和静脉 18.胸小肌 19.胸大肌及筋膜 20.腋悬韧带 21.腋筋膜

jījiànxiù

肌腱袖（myotendinous cuff） 运动肩关节的重要肌肉与关节囊愈着，并相互连接形成一近似环形的腱板围绕肩关节。又称肩袖。具有加强肩关节的稳定功能。围绕肩关节的上后方和前方时与肩关节的关节囊愈着的肩带肌包括冈上肌、冈下肌、小圆肌和肩胛下肌的肌腱。肌腱袖对肩关节有稳定肱骨头、使其与关节盂相对应，并控制其过度位移的重要功能。外伤或疾病可伤及肌腱袖，肩关节脱位也可造成肌腱袖撕裂，暴力外展臂可使肌腱袖急性撕裂，产生肩上部刺痛；冈上肌腱是最常见的肌腱袖撕裂部。临床上，青年人肌腱袖的急性撕裂不常见，老年人肌腱袖的变性肌腱炎较常见。

（张雅芳）

bìbù

臂部（arm） 位于肩部和肘部之间的上肢部分。皮肤移动性大，浅筋膜内容丰富，深层臂肌发达。肩部下界起至肱骨内上髁和外上髁上方两横指处的环形线，借肱骨和臂内侧肌间隔和臂外侧肌间隔分为臂前区和臂后区。肱二头肌在臂前面，屈肩屈肘时可见该肌明显隆起。其内侧和外侧分别有肱二头肌内侧沟和肱二头肌外侧沟。在锁骨中点至肘前横纹中点远侧 2cm 处的连线上，大圆肌腱和背阔肌下缘为腋动脉和肱动脉的分界。正中神经在臂部与肱动脉走行一致，位于肱二头肌内侧沟内；尺神经位于从腋窝顶至肘后内侧沟的连线上；桡神经位于自腋后襞下缘外侧端至臂外侧中、下 1/3 交界处，再至肱骨外上髁的斜行连线上。臂部浅筋膜内有丰富的皮神经和浅静脉分布。臂部深筋膜为臂筋膜，臂筋膜、肱骨、臂肌间隔围成臂骨筋膜鞘，包被臂肌及相应的血管及神经（见上肢骨筋膜鞘）。

（张雅芳）

shàngzhīgǔ jīnmóqiào

上肢骨筋膜鞘（osseofascial compartment of upper limb）

上肢深筋膜附着于骨形成肌间隔，其分隔肌群与骨形成的包裹肌及相应血管和神经的鞘状结构。包括臂骨筋膜鞘、前臂骨筋膜鞘和手掌骨筋膜鞘。

臂骨筋膜鞘 臂部的深筋膜，包被臂肌，并深入前肌群和后肌群之间，附于肱骨两侧，形成内侧肌间隔和外侧肌间隔，共同围成包裹臂肌及其血管和神经的鞘状结构。包括臂前骨筋膜鞘和臂后骨筋膜鞘。臂筋膜在臂肌前群和臂肌后群之间的内侧和外侧分别发出臂内侧肌间隔和臂外侧肌间隔（图 1）。臂内侧肌间隔是伸入肱肌和肱三头肌内侧头之间，附着于肱骨内侧缘至内上髁的纵向肌间隔，较发达，位于臂的全长，有尺神经、尺侧上副血管和尺侧下副血管穿过；伸入肱肌和肱三头肌外侧头之间，附着于肱骨外侧缘和外上髁的远侧臂筋膜形成臂外侧肌间隔，有桡神经和桡侧副血管在其中、上 1/3 交点处穿过。臂前骨筋膜鞘由臂筋膜前部、臂内侧肌间隔、臂外侧肌间隔和肱骨围成，内含臂肌前群、肌皮神经、正中神经、肱血管、桡神经和尺神经；臂后骨筋膜鞘由臂筋膜后部、臂内侧肌间隔、臂外侧肌间隔和肱骨围成，内有肱三头肌、肱深血管、桡神经和臂部尺神经的远侧段。

前臂骨筋膜鞘 位于前臂，由前臂深筋膜、前臂内侧肌间隔、前臂外侧肌间隔、尺骨、桡骨及前臂骨间膜共同围成。包括前臂前骨筋膜鞘和前臂后骨筋膜鞘。前臂内侧肌间隔和前臂外侧肌间隔由前臂深筋膜形成，前臂内侧肌间隔在前臂内侧缘伸入前臂前群肌和后群肌之间，附于尺骨后缘和尺骨鹰嘴；前臂外侧肌间隔在前臂外侧缘伸入前臂前群肌和后群肌之间附于桡骨（图 2）。前臂前骨筋膜鞘内有前臂肌前群、桡侧血管神经束、尺侧血管神经束、骨间前血管神经束和正中神经等。前臂前骨筋膜鞘因局部严重受压、辅料包扎过紧、出血或感染等原因引起鞘容积相对缩小引起的病变，称前臂前骨筋膜鞘综合征。造成前臂肌前群受累，正中神经、尺神经功能障碍，表现为屈腕、屈指畸形，手肌瘫痪形成猿手或爪形手，手相应部位

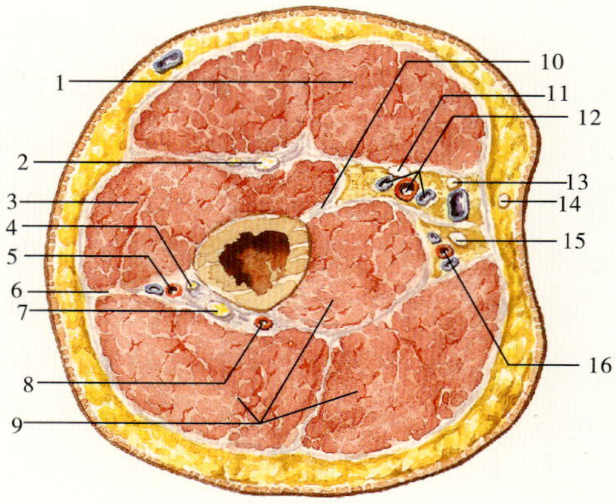

图 1 通过右臂中 1/3 横断面

1.肱二头肌 2.肌皮神经 3.肱肌 4.前臂后皮神经 5.桡侧副动脉 6.外侧肌间隔 7.桡神经 8.中副动脉 9.肱三头肌 10.内侧肌间隔 11.正中神经 12.肱动脉和静脉 13.前臂内侧皮神经 14.臂内侧皮神经 15.尺神经 16.尺侧上副动脉和静脉

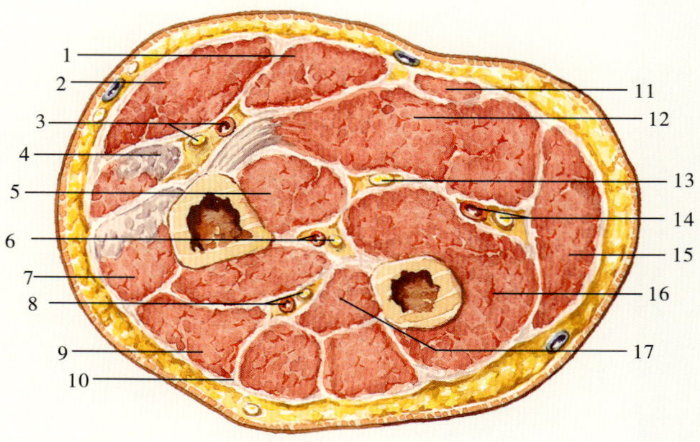

图 2 通过右前臂中 1/3 横断面

1.桡侧腕屈肌 2.肱桡肌 3.桡动脉和桡神经浅支 4.桡侧腕长伸肌 5.拇长屈肌 6.骨间前动脉、神经 7.桡侧腕短伸肌 8.骨间后动脉和神经 9.指伸肌 10.尺侧腕伸肌 11.掌长肌 12.指浅屈肌 13.正中神经 14.尺动脉和神经 15.尺侧腕屈肌 16.指深屈肌 17.拇长伸肌

的皮肤感觉障碍等。前臂后骨筋膜鞘内有前臂肌后群和骨间后血管神经束等。

手掌骨筋膜鞘　位于手掌部，由手掌的深筋膜、掌内侧肌间隔、掌外侧肌间隔和第 1 掌骨、第 5 掌骨围成的鞘状结构。包括外侧鞘、中间鞘和内侧鞘。手掌的深筋膜分为浅深两层，浅层包括覆盖于鱼际肌表面的鱼际筋膜、覆盖于小鱼际肌表面的小鱼际筋膜和掌腱膜；深层包括覆盖于掌骨、骨间掌侧肌及拇收肌表面的骨间掌侧筋膜和拇收肌筋膜。外侧鞘由鱼际筋膜、掌外侧肌间隔和第 1 掌骨围成，又称鱼际鞘，内有鱼际肌（拇收肌除外）、拇长屈肌腱及其腱鞘，以及至拇指的血管和神经；中间鞘由掌腱膜、掌内侧肌间隔、掌外侧肌间隔、骨间掌侧筋膜内侧半和拇收肌筋膜围成，内有指浅屈肌腱、指深屈肌腱及屈肌总腱鞘，蚓状肌及掌浅弓及其分支和神经等。内侧鞘由小鱼际筋膜、掌内侧肌间隔和第 5 掌骨围成，又称小鱼际鞘，内含除掌短肌以外的小鱼际肌和至小指的血管与神经。此外，在中间鞘的后外方还有拇收肌鞘，由拇收肌筋膜、骨间掌侧筋膜、第 1 掌骨和第 3 掌骨共同围成，内含拇收肌（图 3）。

（张雅芳）

gōnggǔjīguǎn

肱骨肌管（humeromuscular tunnel）　由肱三头肌 3 个头与肱骨桡神经沟共同围成自内上斜向外下、绕肱骨干中份后外侧面、供血管神经束通行的管道。又称桡神经管。管内通过肱深动脉、肱深静脉和桡神经。因肱骨肌管位于肱骨干中份，故肱骨中段骨折极易损伤桡神经，从而出现桡神经支配的伸腕肌和伸指肌瘫痪，表现为垂腕；肱桡肌瘫痪使屈肘力弱，旋后肌瘫痪使前臂旋后功能减弱。如果同时损伤肱深动脉、肱深静脉，还可造成臂血肿。

（张雅芳）

zhǒubù

肘部（elbow）　介于臂部与前臂部之间的上肢区域。肱骨内上髁和外上髁连线上下各两横指的环行线为其上下界。通过内上髁和外上髁的冠状面分为肘前区和肘后区。

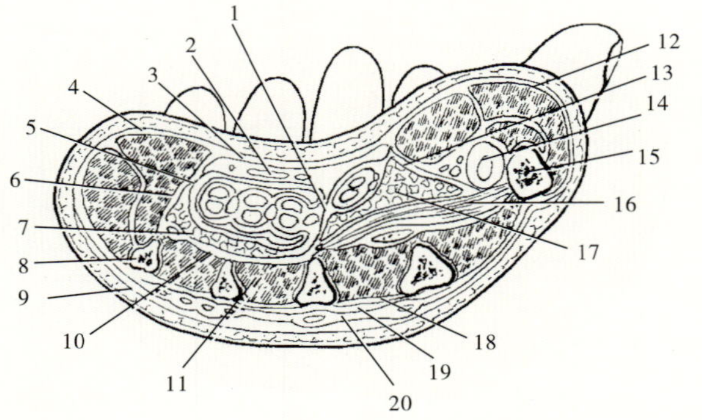

图 3　通过右手掌骨中份横断面

1.掌中隔　2.掌浅弓　3.掌腱膜　4.小鱼际筋膜　5.屈肌总腱鞘　6.掌内侧肌间隔　7.掌中间隙　8.第5掌骨　9.手背皮下间隙　10.骨间掌侧筋膜　11.骨间肌　12.鱼际筋膜　13.掌外侧肌间隔　14.拇长屈肌腱及其腱鞘　15.第1掌骨　16.拇收肌　17.鱼际间隙　18.骨间背侧筋膜　19.腱膜下间隙　20.手背腱膜

肘前区浅层内有浅筋膜和皮神经，深层有肘窝。肘关节及其周围的肘关节动脉网是肘部重要的结构。肱骨内上髁、肱骨外上髁为肘部内侧、外侧突出的骨性隆起，在肘关节半屈位时更易于摸到。尺骨鹰嘴是肘后部最明显的骨性突起。肱骨内上髁与尺骨鹰嘴之间可触及肘后内侧沟，其深方为尺神经沟。屈肘时，在肘关节的前方可触及紧张的肱二头肌腱。

肘窝　肘关节前面的三角形凹窝。外侧界为肱桡肌，内侧界为旋前圆肌，上界为肱骨内上髁和肱骨外上髁之间的连线。肘窝顶由浅入深依次覆盖皮肤、浅筋膜、深筋膜和肱二头肌腱膜，皮肤薄而柔软，浅筋膜内易见头静脉、贵要静脉和肘正中静脉等浅静脉（图 1）；窝底内侧为肱肌，外侧为旋后肌，深面是肘关节囊。肘窝内有肱二头肌腱、血管、神经、脂肪组织及肘深淋巴结等结构，自外侧向内侧依次为桡神经、肱二头肌腱、肱动脉及其分支和正中神经（图 2）。肘深淋巴结位于肱动脉分叉处，一般 2～3 个，收纳手和前臂深层的淋巴，其输出管注入腋淋巴结。

肘关节网　位于肘关节周围，由肱动脉、桡动脉和尺动脉发出的 9 条分支相互吻合而成。在肘关节的背侧分为浅深两层。浅层分布在肱三头肌的表面，深层位于肱三头肌腱与肘关节囊之间。肘关节网在肘关节内侧和外侧主要有 4 处吻合：① 尺侧下副动脉的前支与尺侧返动脉的前支在肱骨内上髁前方形成吻合。② 尺侧上副动脉与尺侧下副动脉的后支和尺侧返动脉的后支在肱骨内上髁后方形成吻合。③ 桡侧副动脉终支与桡侧返动脉在肘关节前外侧形成吻合。④ 中副动脉终支与骨间返动脉的在肘关节后外方形成吻合（见肱动脉、桡动脉和尺动脉）。肘关节网构成肘关节周围丰富的侧支循环，因此在结扎肱动脉或其分支时，不至于造成上肢的缺血性坏死。

肘后三角　肘关节屈成直角

时，肱骨内上髁、外上髁和尺骨鹰嘴之间形成一个等腰三角形。肘关节伸直时，三者位于同一条直线上。当肘关节脱位或肱骨内上髁、外上髁骨折时，此三点的位置关系发生变化。从肘部侧面观屈成直角的肘关节，桡骨头、肱骨外上髁与尺骨鹰嘴之间形成另一等腰三角形，称肘外侧三角，其尖指向前方，该三角的中心正对肘关节腔，临床上可经此做关节腔穿刺。

肘后窝　为肘关节伸直时，在肱骨外上髁下方和尺骨鹰嘴外侧的凹陷，深方有肱桡关节。当前臂做旋转运动时，可触及桡骨头。若肘后窝消失，提示该关节腔内有积液。

肘窝处的皮肤柔软，浅筋膜脂肪少，薄而疏松，位于浅筋膜内的浅静脉易见，特别是在臂部使用止血带时更加清晰可见，常作为采血、输血和静脉注射的首选部位。

（张雅芳）

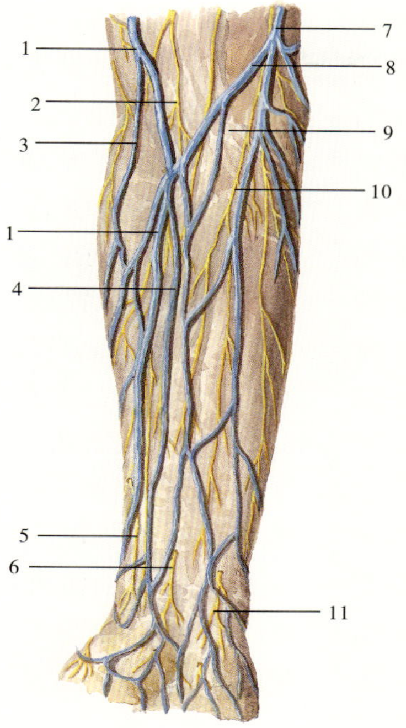

图 1　前臂浅层的静脉和神经（前面观）

1.头静脉　2.前臂外侧皮神经　3.副头静脉　4.前臂正中静脉　5.桡神经浅支　6.正中神经掌支　7.贵要静脉　8.肘正中静脉　9.肱二头肌腱膜　10.前臂内侧皮神经　11.尺神经掌支

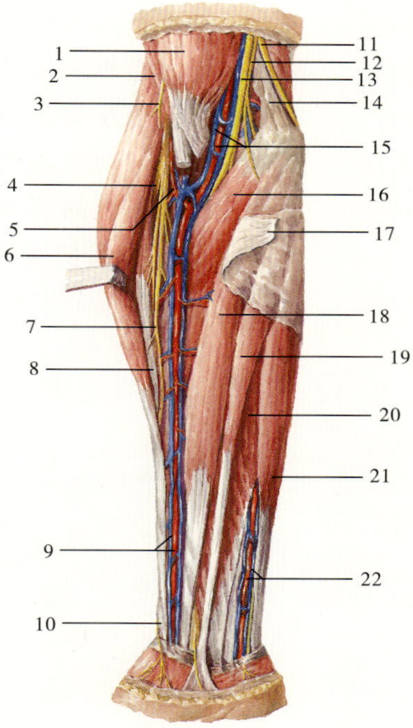

图 2　前臂的肌与血管神经（前面观）

1.肱二头肌　2.肱肌　3.前臂外侧皮神经　4.桡神经深支　5.桡侧返动脉　6.肱桡肌　7.桡神经浅支　8.桡侧腕长伸肌　9.桡动脉和静脉　10.拇长展肌　11.尺神经　12.前臂内侧皮神经　13.正中神经　14.内侧肌间隔　15.肱动脉和静脉　16.旋前圆肌　17.肱二头肌腱膜　18.桡侧腕屈肌　19.掌长肌　20.指浅屈肌　21.尺侧腕屈肌　22.尺动脉和静脉

qiánbìbù

前臂部（forearm）　借肘部与臂部相续，是肘部与手部之间的部分。分为前臂前区和前臂后区。上界即肘部下界，下界为尺骨茎突、桡骨茎突近侧 2 横指处连成的环行线。正常情况下前臂前区肌肉较后区发达，深层有前臂屈肌后间隙；尺骨全长可在内侧皮下触及；肘前横纹中点远侧 2 cm 处至桡骨茎突的连线为桡动脉的投影，至豌豆骨桡侧的连线为尺动脉的投影；正中神经在前臂位于从肱骨内上髁与肱二头肌连线中点；尺神经在前臂位于从肘后内侧沟至豌豆骨桡侧的连线上；桡神经浅支位于自肱骨外上髁至桡骨茎突的连线上，桡神经深支位于肱骨外上髁至前臂背面中线的中下 1/3 交点处的连线上。

前臂前区有丰富的浅筋膜和皮神经，具有足够长度和直径的前臂内侧皮神经和外侧皮神经，常用于修复损伤的周围神经；前臂深筋膜及其形成的前臂肌间隔、前臂骨及前臂骨间膜围成前臂骨筋膜鞘（见上肢骨筋膜鞘），其内有前臂肌、血管和神经等结构（见肘部图 1，图 2）。

前臂屈肌后间隙：位于指深屈肌和拇长屈肌腱的后方，旋前方肌的前方，是前臂远侧 1/4 段前臂前群深层肌间的潜在性间隙。其内侧界为尺侧腕屈肌和前臂筋膜，外侧界为桡侧腕屈肌和前臂筋膜。该间隙向远侧经腕管与掌中间隙相通。当前臂远侧段或手掌间隙感染时，可经腕管使两间隙炎症相互蔓延。

提携角：正常情况下前臂伸直时，臂轴与前臂轴不在一条直线上。两轴线的延长线构成向外开放为 165°~170°的角，其补角为 10°~15°，称提携角。其形成原因一是肱骨滑车内侧缘突出超过外侧缘约 6mm；二是由于冠突上关节面的倾斜，使之不与尺骨干垂直。在充分屈肘和伸直的前臂旋前时，提携角皆可消失。正常的提携角很少小于 5°或大于 15°。提携角在 0°~10°之间时为直肘，小于 0°为肘内翻，大于 20°为肘外翻。上述 3 种情况均属肘畸形。外伤后，如骨折整复不良或骨骺损伤，提携角可变小或增大。儿童肱骨髁上骨折并发肘内翻畸形者可高达 46.7%。

（张雅芳）

wànbù

腕部（wrist） 介于前臂部和手部之间，是前臂的屈肌腱、伸肌腱、血管和神经到达手部的通路。分为腕前区与腕后区，其上界为尺骨和桡骨茎突近侧两横指的环行线，下界相当于屈肌支持带下缘水平。

腕部的深筋膜在腕部横行增厚，两端固定于腕骨或尺骨和桡骨，形成腕部支持带，腕前区为屈肌支持带，腕后区为伸肌支持带，这些支持带对其深面的肌腱其约束作用。腕前区的深筋膜分两层，浅层称腕掌侧韧带，深层称屈肌支持带，参与形成腕桡侧管、腕尺侧管和腕管。桡骨茎突是腕部桡侧的骨性突起。尺骨头为腕后区尺骨下端的近似圆形的骨性隆起，其后内侧下方的骨性突起为尺骨茎突。腕前区表面有 3 条皮纹，即腕近侧纹、腕中间纹、腕远侧纹。在腕远侧纹的外侧端可触及舟骨结节，稍下方有大多角骨结节。在腕远侧纹的内侧端可触及豌豆骨和钩骨。握拳屈腕时，腕前区有 3 条隆起的肌腱，近中线者为掌长肌腱，其深面有正中神经；桡侧为桡侧腕屈肌腱，与桡骨茎突之间有桡动脉通过，是中医常用的切脉点；尺侧为尺侧腕屈肌腱。

屈肌支持带 位于腕前区远侧、深面，由深筋膜增厚形成。长 2.5~3cm，宽 1.5~2cm。屈肌支持带尺侧端附于豌豆骨和钩骨，桡侧端附于手舟骨和大多角骨，又称腕横韧带（图 1）。屈肌支持带参与围成腕管、腕桡侧管和腕尺侧管，其有约束肌腱的作用。

伸肌支持带 由前臂及手背面的深筋膜在腕背侧增厚形成。其内侧附着于尺骨茎突和三角骨，外侧附着于桡骨远端外侧缘。伸肌支持带向深方发出 5 个纤维隔，附着于尺骨、桡骨背面，形成 6 个骨纤维性管道，9 块前臂肌后群肌的肌腱和腱鞘在管内通过（图 2）。从桡侧向尺侧，各管道通过的结构是：①拇长展肌和拇短伸肌腱及其腱鞘。②桡侧腕长伸肌腱、桡侧腕短伸肌腱及其腱鞘。③拇长伸肌腱及其腱鞘。④指伸肌与示指伸肌腱及其腱鞘。⑤小指伸肌腱及其腱鞘。⑥尺侧腕伸肌腱及其腱鞘。

腕管 由屈肌支持带和腕骨沟共同围成的管道。管内有指浅屈肌腱、指深屈肌腱及屈肌总腱鞘、拇长屈肌腱及其腱鞘和正中神经通过。屈肌支持带桡侧端分两层，分别附着于舟骨结节和大多角骨结节，其间的间隙称腕桡侧管，管内有桡侧腕屈肌腱及其腱鞘通过。腕掌侧韧带位于腕横纹的深方，两侧与腕后区的伸肌支持带相延续，对前臂屈肌腱有固定、支持和保护作用，其远侧

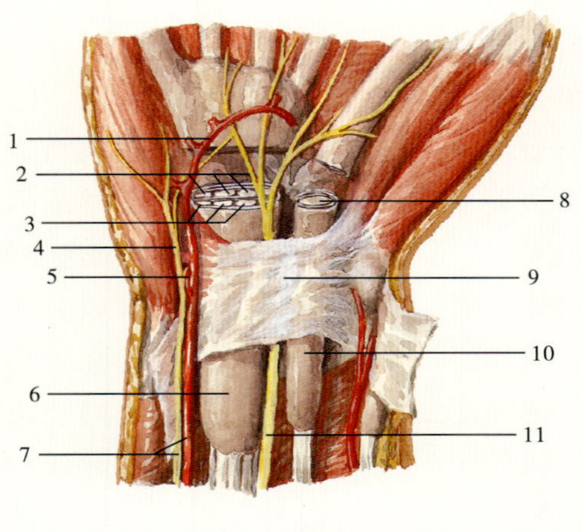

图 1 通过腕管的结构

1.掌浅弓 2.指深屈肌腱 3.指浅屈肌腱 4.尺神经浅支 5.尺动脉掌深支 6.屈肌总腱鞘 7.尺动脉和神经 8.拇长屈肌腱 9.屈肌支持带 10.拇长屈肌腱鞘 11.正中神经

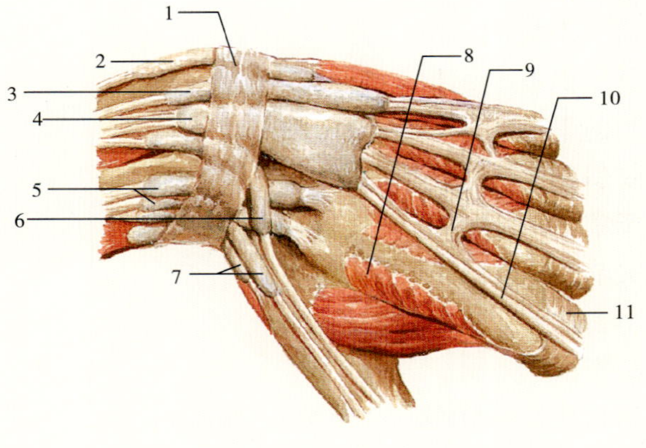

图 2 手的腱鞘（背面观）

1.伸肌支持带 2.尺侧腕伸肌腱鞘 3.小指伸肌腱鞘 4.指伸肌和示指伸肌腱鞘 5.桡侧腕短和腕长伸肌腱鞘 6.拇长伸肌腱鞘 7.拇长展肌和拇短伸肌腱鞘 8.骨间背侧肌 9.腱间结合 10.指伸肌腱 11.指背腱膜

部与屈肌支持带尺侧端之间形成腕尺侧管，管内有尺神经、尺动脉和尺静脉通过，尺神经在此处位置表浅，易受伤。腕管在正常情况下，对其内结构有重要的保护作用。但通道狭窄，缺乏压力缓冲空间，腕骨骨折、腱鞘肿胀时，都能引起腕管内容积增加，压力增高，从而压迫正中神经，出现腕管综合征，表现为手部正中神经分布区的疼痛、麻木，鱼际肌无力或进行性萎缩。

鼻烟窝 在腕背侧面，当拇指伸直外展时，自桡侧向尺侧可见拇长展肌腱、拇短伸肌腱和拇长伸肌腱。在后两肌腱之间有深的凹陷，称鼻烟窝。其外侧界为拇长展肌腱和拇短伸肌腱，内侧界为拇长伸肌腱，近侧界为桡骨茎突。窝底为手舟骨和大多角骨。窝内有桡动脉通过，表面可扪及其搏动，此处可以是结扎桡动脉的部位。手舟骨骨折时，鼻烟窝因肿胀而消失，并出现局部触压痛。

（张雅芳）

shǒubù

手部（hand） 上肢的远端，分为手掌、手背和手指3部分，腕部、手掌及手指组成灵巧的劳动器官。掌骨和指骨均可触及。鱼际是手掌桡侧的肌性隆起，小鱼际是尺侧略小的肌性隆起。两隆起间的三角形凹陷区为掌心。鱼际纹斜行于鱼际尺侧，掌中纹斜行于掌心，掌远纹适对第3~5掌指关节的连线。指端掌面为指腹，有丰富的神经末梢。指腹皮肤上有细密的沟、嵴，排列成弧形或旋涡状的复杂纹络，称指纹。因遗传特性，每个人的指纹各不相同。指端背面有指甲，其深方的真皮称为甲床。围绕指甲两侧的皮肤皱襞为甲襞，常因损伤、感染而引起甲沟炎（图1）。

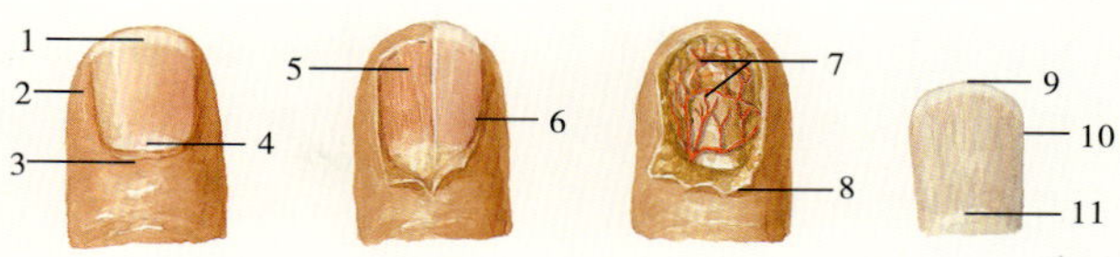

图1 指甲和有关结构（背面观）

1.甲体 2.甲壁 3.甲上皮 4.弧影 5.甲床 6.甲沟 7.甲床动脉网 8.甲襞 9.独立缘 10.外侧缘 11.甲根

手掌 是指位于腕前区和手指之间的部分，呈四边形。手掌皮肤厚而坚硬，掌心处的浅筋膜较致密，脂肪组织少而薄；手掌深筋膜分浅深两层：①浅层：包括鱼际筋膜、小鱼际筋膜和掌腱膜，掌腱膜形成掌内侧肌间隔和外侧肌间隔。②深层：包括拇收肌筋膜和骨间掌侧筋膜。由鱼际筋膜、掌内侧肌间隔、掌外侧肌间隔、掌骨、拇收肌筋膜和骨间掌侧筋膜、小鱼际筋膜围成3个手掌骨筋膜鞘（见上肢骨筋膜鞘）。手背皮肤和皮下组织都较薄，浅静脉和皮神经丰富，伸肌腱在皮肤表面隆起可见；深筋膜形成手背腱膜和骨间背侧筋膜，在手掌和手背筋膜间形成手筋膜间隙；各手指末端的掌侧面深方有指髓间隙。手指指浅屈肌腱、指深屈肌腱有指腱鞘包绕；指伸肌腱在掌骨头和近节指骨背面形成指背腱膜。

掌腱膜 手掌深筋膜浅层在掌心部分形成的致密腱性膜。呈三角形，厚而坚韧，由纵横纤维构成，与掌长肌腱相连。分浅面的纵行纤维和深面的横行纤维两层。掌腱膜是由掌长肌腱和手掌中部深筋膜浅层紧密连接而成。掌腱膜的尖朝向近侧，与掌长肌腱相续，远侧分成四束纵行纤维，行向第2~5指，与各指的指纤维鞘和掌指关节的侧副韧带相连，附着于近节指骨底的两侧。在掌骨头处，掌腱膜的横行纤维与纵行纤维围成3个小三角形的指蹼间隙，内含脂肪和由手掌到手指的血管与神经以及蚓状肌腱等。指蹼间隙是手掌、手背和手指之间相互交通的途径（图2）。另

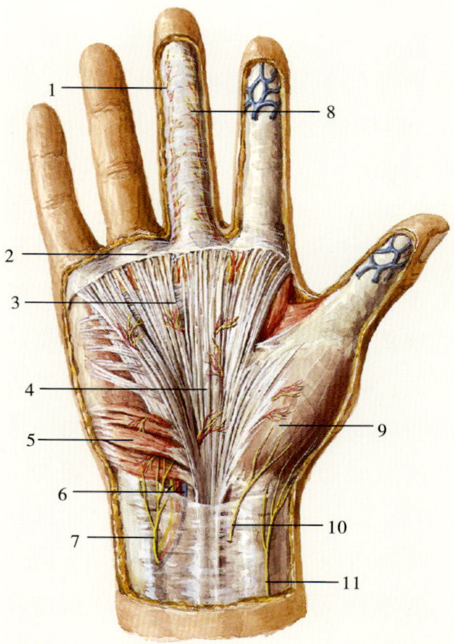

图2 掌腱膜

1.指掌侧固有动脉 2.掌浅横韧带 3.横束 4.掌腱膜 5.掌短肌 6.尺动脉、静脉及神经 7.尺神经掌支 8.指掌侧固有神经 9.鱼际 10.正中神经掌支 11.前臂外侧皮神经

外，掌腱膜的内侧缘经小鱼际肌和小指屈肌肌腱之间向深面附于第5掌骨，形成掌内侧肌间隔；掌腱膜的外侧缘经鱼际肌和示指屈肌肌腱之间向深面各附于第1掌骨，形成掌外侧肌间隔。

掌腱膜的进行性缩短、增厚及纤维变性，为掌腱膜挛缩症。多见于50岁以上的男性，常为双侧，发病原因与遗传有关。掌腱膜挛缩首先表现为掌腱膜无痛性小结节状增厚并与皮肤粘连，逐渐发展为纵行纤维束挛缩，在手掌皮肤上出现皱褶，手指呈屈曲畸形。

手背 是指位于腕后区和手指之间的部分。手背的皮肤和浅筋膜都较薄而疏松，移动性很大，此部感染较手掌肿胀明显；浅筋膜内含有丰富的浅静脉互相吻合形成的手背静脉网和淋巴管网以及皮神经；指伸肌腱在皮肤表面清晰可见；手背的深筋膜为手背筋膜，分为由腕后区伸肌支持带延续的浅层和深层的骨间背侧筋膜；手背掌骨易触及。手背腱膜是由指伸肌腱与手背筋膜的浅层结合形成，其两侧分别附着于第2掌骨和第5掌骨。

手筋膜间隙 手掌筋膜间隙和手背筋膜间隙的总称。手掌筋膜间隙位于手掌的中间鞘内，内有疏松结缔组织，包括掌中间隙和鱼际间隙，两间隙被掌中隔分隔；手背筋膜间隙包括手背皮下间隙和腱膜下间隙（见上肢骨筋膜鞘图3）。

手掌筋膜间隙 由掌腱膜桡侧缘发出的掌中隔，包绕示指屈肌腱和第1蚓状肌后，止于第3掌骨，将手掌的中间鞘分为尺侧的掌中间隙和桡侧的鱼际间隙。掌中间隙位于第3～5指屈肌腱、第2～4蚓状肌与骨间掌侧筋膜之间，内侧为掌内侧肌间隔，外侧为掌中隔；该间隙的近侧端位于屈肌总腱鞘的深方，经腕管与前臂屈肌后间隙相通，远侧端经第2～4指蚓状肌鞘与2～4指蹼间隙相连，并通手背。鱼际间隙位于掌中隔、掌外侧肌间隔和拇收肌筋膜之间；该间隙的近侧端为盲端，远侧端经第1蚓状肌鞘与示指指背相通。

手背筋膜间隙 包括位于手背浅筋膜与手背腱膜之间的手背皮下间隙和位于手背腱膜与骨间背侧筋膜之间的腱膜下间隙。两间隙有交通，感染可相互蔓延。

掌中间隙感染可因手掌部的直接刺伤、第3～5掌骨骨髓炎或腱鞘炎、鱼际间隙感染蔓延等而引起，感染后出现手掌肿胀、掌心凹陷消失、局部剧痛和活动受限，可弥漫至指蹼间隙和手背，甚至可通过腕管蔓延至前臂屈肌后间隙；手背的皮下间隙和腱膜下间隙比较疏松，常有交通，手背感染时，炎症可相互扩散，导致整个手背肿胀。

指髓间隙 位于各指远节指骨远侧4/5段掌侧的骨膜与皮肤之间的间隙。其两侧、掌面和末端被坚韧的皮肤封闭，近侧有纤维隔连于指远侧横纹皮下和指深屈肌腱的末端，从而形成的密闭间隙，又称指髓（图3）。指髓间隙内的纤维隔连于皮肤与骨膜之间，将指腹的脂肪分成许多小叶，其内有营养手指的指掌侧固有动脉及其伴行的静脉和指掌侧固有神经末梢。指髓间隙感染时，脂肪组织易发生坏死、化脓，但致密的纤维隔限制脓液扩散，如果炎症继续发展，间隙内压力升高，将压迫神经，引起剧烈疼痛；若压迫手指骨的营养血管，阻断手指的血液循环，可引起末节指骨缺血性坏死。炎症严重者也可侵袭指骨，形成化脓性骨髓炎。

指腱鞘 包绕手指指浅屈肌腱和指深屈肌腱的腱鞘，由指纤维鞘和指滑膜鞘组成。指纤维鞘是手指深筋膜增厚，附着于指骨及关节囊的两侧，形成的骨纤维性管道，其对肌腱有约束、支持和滑车作用，并增强肌拉力（图4）；指滑膜鞘位于指纤维鞘内，是包绕肌腱的双侧滑膜套管，分为脏层和壁层，脏层包在肌腱的表面，壁层贴附于指纤维鞘的内面和骨面，两层相互移行。自骨面移行至肌腱的双侧滑膜为腱系膜或腱纽，此处是肌腱的血管和神经出入之处。

因腱鞘刺伤或周围结构的感染，可发生手指腱鞘内的化脓性感染，此时腱鞘内脓液不及时引流，会引起鞘内肌腱的粘连而影响功能；若破坏了肌腱的血液供应，将导致肌腱坏死。拇指腱鞘和小指腱鞘分别与拇长屈肌腱鞘和屈肌总腱鞘相交通，炎症时可相互蔓延；其他手指的腱鞘炎破溃可引起鱼际间隙和掌中间隙的感染。

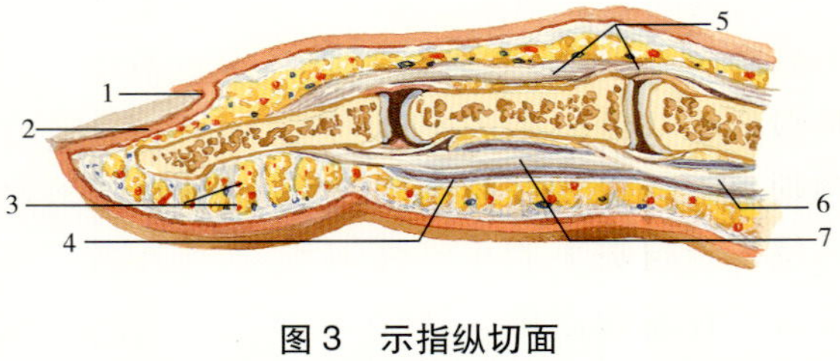

图3 示指纵切面

1.甲根 2.甲床 3.指髓间隙 4.指屈肌腱鞘 5.指伸肌腱 6.指浅屈肌腱 7.指深屈肌腱

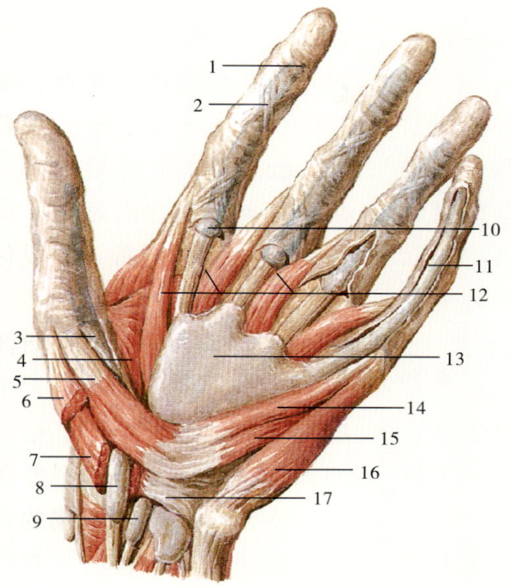

图4　手的腱鞘（掌面观）

1.纤维鞘环状部　2.纤维鞘交叉部　3.拇长屈肌腱鞘　4.拇收肌　5.拇短屈肌　6.拇短展肌　7.拇对掌肌　8.桡侧腕屈肌腱鞘　9.拇长屈肌腱鞘　10.指屈肌腱鞘　11.小指屈肌腱鞘　12.蚓状肌　13.屈肌总腱鞘　14.小指短屈肌　15.小指对掌肌　16.小指展肌　17.屈肌支持带

指背腱膜　指伸肌向远侧分为4条腱，分别行向第2～5指，在掌骨头附近4条腱之间有腱间结合相连，之后各腱越过掌骨头向两侧扩展，其包绕掌骨头和近节指骨背面，称指背腱膜（见腕部图2）。指背腱膜向远侧分为3束，中间束纤维止于中节指骨底背面；两侧束纤维行向远侧，在中节指骨背侧合并后止于远节指骨底的背面。其作用为伸指骨间关节，与手中间肌协同屈掌指关节。因炎症或外伤，可出现多样的手指畸形。指背腱膜的两侧束断裂时，发生远侧指间关节屈曲、近侧指间关节过伸，而呈鹅颈指畸形；若中间束断裂，屈指时两则束因失去固定作用而向掌侧移位，妨碍关节自动伸直，当手指关节被动拉直两侧束滑回背侧时，常有清脆的响声，称为弹响指。

（张雅芳）

xiàzhī

下肢（lower limb）

与躯干下部直接相连，人体持重和运动器官。前方以腹股沟与腹部分界，后方以髂嵴与腰部和骶部分界，上端内侧为会阴部，包括臀区、股部、膝部、小腿部、踝部及足部。除臀区外，股部又分股前区、股内侧和股后区；膝部分为膝前区、膝后区；小腿部分为小腿前区、小腿外侧区和小腿后区；踝部分为踝前区、踝后区；足分为足背、足底和足趾。下肢具有维持身体直立、支持体重、负重、行走和运动的功能。与上肢相比，下肢骨骼粗壮，骨连结的构造复杂，关节面宽，关节的辅助结构多而坚韧，骨连结的稳固性大于灵活性，肌肉强大而有力。下肢的浅筋膜内有浅静脉和皮神经等结构。深筋膜深（伸）入股部、小腿部和足部的肌群间形成肌间隔，与相应的骨围成含有肌及其间的血管和神经的大腿骨筋膜鞘、小腿骨筋膜鞘和足底骨筋膜鞘。

（张雅芳）

jǐnggànjiǎo-gǔjìngjiǎo-xiàzhī cèliángxiàn

颈干角-股胫角-下肢测量线（neck-shaft angle，femur-tibial angle and measure lines of lower limb）

股骨颈与股骨体之间形成的角度称为颈干角。股骨干下段轴线与胫骨干上段轴线在膝关节所形成的夹角，称为股胫角。他们均为下肢骨及其结构构成的正常角度。其中颈干角和股胫角是维持下肢的正常功能的基本力学结构，下肢测量线的变化有助于下肢某些部位骨折或关节脱位的诊断和治疗。

颈干角　股骨颈与股骨体长轴间向内的夹角。其可以增加下肢的运动范围，并使躯干的力量传递至较宽的股骨颈基底部。颈干角在出生时最大，小儿正常颈干角约160°，随着年龄的增长而逐渐变小，至成年时为127°（125°～130°）。女性由于骨盆宽阔，此角略小。颈干角大于130°为髋外翻，小于125°为髋内翻。股骨颈骨折或转子间骨折整复时，应注意回复颈干角，否则将引起髋内翻畸形，影响髋关节的活动和正常的步态。

股胫角　经过股骨体长轴的股骨轴线与经过胫骨长轴的胫骨轴线在膝关节处相交形成向外的夹角。正常为165°～170°，男性者略大于女性，其补角称膝外翻角。若股胫角小于170°为膝外翻，呈X形腿；大于170°则为膝内翻，呈O形腿或弓形腿。

布赖恩特线和布赖恩特三角　仰卧位时，自髂前上棘向床面画一垂线，自大转子尖画一线与之垂直，该线称布赖恩特（Bryant）线，正常约5cm。再由大转子尖至髂前上棘画一线，上述三条线构成的三角称布赖恩特三角，又称髂股线和髂股三角。当股骨颈骨折或髋关节后上脱位时，布赖恩特线将短于正常的5cm。

休马克线和卡普兰点　仰卧位时，两下肢并拢伸直，两髂前上棘处于同一水平面，由两侧大转子尖过同侧髂前上棘向腹部作的延长线，称休马克（Schomaker）线。正常情况下，两侧的此线应相交于脐或脐以上，此相交点称卡普兰（Kaplan）点。股骨颈骨折或髋关节后上脱位时，卡普兰点会偏移至脐下并偏向健侧。

罗斯-奈拉通线（Rose-Nelaton 线） 侧卧并屈髋关节 90°～120°时，自髂前上棘至坐骨结节最明显处的连线。又称髂坐线。正常情况下，此线通过髋臼的中央和股骨大转子尖。股骨颈骨折或髋关节后上脱位时，大转子尖移位至罗斯奈拉通线的上方。

（张雅芳）

túnqū

臀区（gluteal region） 骨盆后外侧面近似方形的区域，由皮肤、筋膜和肌肉等组织器官构成。上界为髂嵴，下界为臀沟，内侧界为臀裂，外侧界为髂前上棘至股骨大转子间的连线。

上界可扪及髂嵴全长，其前端突出为髂前上棘，后端为髂后上棘。髂前上棘后上方约 5cm 处，可扪及髂嵴向外的隆起为髂结节。下部内侧可触及坐骨结节。臀区皮肤较厚，汗腺和皮脂腺较多。浅筋膜发达，含有浅动脉和浅静脉，淋巴管及皮神经。其中分布至臀上部皮肤的臀上皮神经在入臀点处，与髂嵴紧密接触并被骨纤维管所固定。腰部急性扭伤或静态张力等因素，造成无菌性炎症而使骨纤维管狭窄时，使皮神经在管内受到卡压而引起腰腿疼痛。臀部的深层结构包括臀筋膜、臀肌、肌间隙和血管、神经。臀筋膜即为臀部的深筋膜；臀肌形成许多可以血管神经的穿行并互相连通的臀肌间隙；臀部血管神经主要位于臀大肌深面的内侧和下部，行臀部肌内注射时，宜在臀部外上 1/4 部位。臀部有骨结构、韧带围成的坐骨大孔和坐骨小孔，坐骨大孔又分为梨状肌上孔和梨状肌下孔。

坐骨大孔 由坐骨大切迹、骶结节韧带、骶棘韧带和坐骨棘围成的孔。梨状肌起自盆内骶骨前面，向外出坐骨大孔达臀区，止于股骨大转子尖，将坐骨大孔分为梨状肌上孔和梨状肌下孔。

梨状肌上孔 梨状肌向外穿坐骨大孔出盆腔，与坐骨大孔上缘之间形成的间隙。梨状肌上缘为骨性的坐骨大切迹上部，下缘为梨状肌下孔。穿经梨状肌上孔的结构自外侧向内侧依次为臀上神经、臀上动脉和臀上静脉。

梨状肌下孔 梨状肌与坐骨大孔下缘之间形成的间隙。梨状肌下孔上缘为梨状肌，下缘为坐骨棘和骶棘韧带。自外侧向内侧穿经梨状肌下孔的结构依次为坐骨神经、股后皮神经、臀下神经、臀下动脉和静脉、阴部内动脉和静脉和阴部神经（见髋肌图 2）。坐骨神经为全身最大的神经干，起自骶丛，经梨状肌下孔穿出至臀部。坐骨神经与梨状肌的位置关系密切，故当梨状肌损伤、出血肿胀时，易压迫坐骨神经引起腰腿痛，称梨状肌综合征。

坐骨小孔 由骶棘韧带、坐骨小切迹、骶结节韧带围成的孔（见耻骨联合图）。由外侧向内侧坐骨小孔通过的结构依次为阴部内动脉、阴部内静脉和阴部神经。阴部内动脉是髂内动脉的分支，阴部神经是骶丛的分支。这些结构自梨状肌下孔最内侧穿出后，随即绕过坐骨棘、越过骶棘韧带，经坐骨小孔进入坐骨肛门窝，分支分布于窝内结构和肛管下部，阴部神经主干继续前行至尿生殖区，分布于会阴和外生殖器。在臀部，由于血管神经的穿行和疏松组织的填充，形成许多臀肌间隙。这些间隙可沿血管神经走行的通道互相连通，亦可造成感染的相互蔓延。其中臀大肌深面的间隙较广泛，可沿梨状肌上孔和梨状肌下孔与盆内相通，向下内侧借坐骨小孔可通坐骨肛门窝，向下可沿坐骨神经通至大腿后面。

（张雅芳）

gǔbù

股部（thigh） 下肢膝关节以上的部分。又称大腿。上方借腹股沟和臀沟与腹部及臀部分界，下方借通过髌骨上缘上方两横指处所做的水平面与膝分界，内侧以腹股沟与会阴分界，以股骨为支架，周围附着大腿肌群并有一些重要血管、神经穿过，构成股部。沿股骨内侧髁、外侧髁作两条垂线，其将股分为股前内侧区和股后区。

当下肢前后摆动或下肢被动外展的时候，较易扪到髂结节下方约 10cm 处的股骨大转子。股前区与腹前外侧壁之间皮肤的斜行浅沟称为腹股沟，其内侧端的前内上方可以扪及突起的耻骨结节，为腹股沟韧带内侧端的附着点。由此向内的横行隆起为耻骨嵴，两侧耻骨嵴连线中点稍下方为耻骨联合上缘。髂前上棘与耻骨结节之间连线的深面为腹股沟韧带。坐骨大切迹上缘与第 3 骶椎棘突间的水平面稍下方为髂后下棘，其深面是骶髂关节。近腹股处的股部浅筋膜分两层，分别与腹前壁下部的脂肪层（Camper 筋膜）和膜性层（Scarpa 筋膜）相续，膜性层在腹股沟韧带下方 1～2cm 处与股部深筋膜相融合；此区浅筋膜内有大隐静脉及其属支和腹股沟浅淋巴结（图）。股部的深筋膜为阔筋膜，其伸入到肌群间并附着于股骨形成 3 个肌间隔，肌

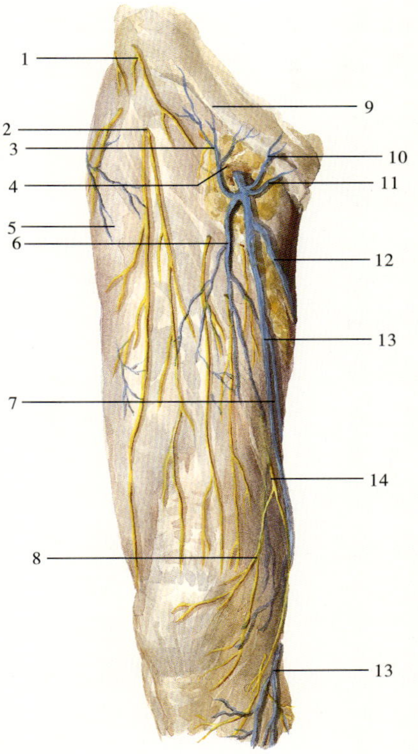

图　股部浅层的静脉和神经（前面观）

1.肋下神经外侧皮支　2.股外侧皮神经　3.旋髂浅静脉　4.隐静脉裂孔　5.阔筋膜　6.股外侧浅静脉　7.股神经前皮支　8.隐神经髌下支　9.腹股沟韧带　10.腹壁浅静脉　11.阴部外静脉　12.股内侧浅静脉　13.大隐静脉　14.隐神经

间隔和股骨围成3个大腿骨筋膜鞘，内有大腿不同肌群、血管和神经等结构（见下肢骨筋膜鞘）。髋关节周围有髋周围动脉网。

阔筋膜　坚韧而致密，完整地包裹大腿的股部深筋膜。上方附于腹股沟韧带，向外侧附于髂嵴，在内侧附于耻骨弓和坐骨结节，在后面附于尾骨和骶骨的背面，与臀筋膜和会阴筋膜相续，向下与腘筋膜及小腿深筋膜相续。其外侧部分增厚而坚强，称髂胫束。髂胫束的上部分两层，包裹阔筋膜张肌，下端附于胫骨外侧髁；阔筋膜向深部发出3个肌间隔，即股内侧肌间隔、股外侧肌间隔和股后肌间隔，它们将大腿的肌分为前群、后群和内侧群，分别容纳于各自骨筋膜鞘内；阔筋膜在耻骨结节外下方3cm处形成一卵圆形凹陷称隐静脉裂孔，又称卵圆窝，其下外缘较坚韧称镰状缘。

髋周围动脉网　位于髋关节周围，由髂内动脉、髂外动脉及股动脉的分支互相吻合构成的血管网。分为盆内和盆外两部分，二者相互沟通。盆外部分动脉吻合网主要为臀部十字吻合，其位于臀大肌深面、股方肌与大转子附近。参与十字吻合的两侧动脉为旋股内侧动脉、旋股外侧动脉，上部为臀上动脉、臀下动脉，下部为第1穿动脉等。盆内部分动脉吻合网位于近髋关节的骨盆侧壁处，是旋髂深动脉、髂腰动脉、闭孔动脉、腹壁下动脉、骶外侧动脉和骶正中动脉之间的吻合。此外，两侧盆内脏器之间的动脉吻合支也很丰富（见股动脉图）。需结扎一侧髂内动脉或其分支时，可借髋周围动脉网建立侧支循环，以代偿结扎动脉分布区的血液供应。

（张雅芳）

xiàzhīgǔ jīnmóqiào

下肢骨筋膜鞘（osseofascial compartment of lower limb）

下肢深筋膜附着于骨形成肌间隔，其分隔肌群，与骨形成的包裹肌及相应血管和神经的鞘状结构。包括大腿骨筋膜鞘、小腿骨筋膜鞘和足底骨筋膜鞘。

大腿骨筋膜鞘　位于股部，由阔筋膜、阔筋膜向深部形成的3个肌间隔和股骨围成的筋膜鞘。包括股前内侧区的大腿前骨筋膜鞘和大腿内侧骨筋膜鞘和股后区的大腿后骨筋膜鞘。阔筋膜向深部发出的股内侧肌间隔、股外侧肌间隔和股后肌间隔深入至大腿肌群之间附着于股骨的粗线。大腿前骨筋膜鞘由股内侧肌间隔、股外侧肌间隔和股骨围成，包绕股前群肌，股动脉、股静脉，股神经及其分支和腹股沟深淋巴结。大腿内侧骨筋膜鞘由股内侧肌间隔、股后肌间隔和股骨围成，包绕股内侧群肌，闭孔动脉、闭孔静脉和闭孔神经。大腿后骨筋膜鞘由股外侧肌间隔、股后肌间隔和股骨围成，包绕股后肌群和坐骨神经（图1）。

小腿骨筋膜鞘　由小腿的深筋膜、肌间隔、胫骨骨膜、腓骨骨膜和骨间膜围成的筋膜鞘。包括小腿前骨筋膜鞘、小腿外侧骨筋膜鞘和小腿后骨筋膜鞘。胫骨前面的深筋膜与胫骨前面的骨膜融合。小腿肌间隔包括小腿前肌间隔和小腿后肌间隔。小腿前肌间隔附着于腓骨前缘，分隔小腿前群肌和外侧群肌；小腿后肌间隔附着于腓骨后缘，分隔小腿后群肌和外侧群肌。小腿前骨筋膜鞘由小腿前区深筋膜、小腿前肌间隔、胫骨骨膜、腓骨骨膜和小腿骨间膜围成，容纳小腿前群肌、胫前血管和腓深神经；小腿后骨筋膜鞘由小腿后区深筋膜、小腿后肌间隔、胫骨骨膜、腓骨骨膜和骨间膜围成，容纳小腿后群肌、胫后血管和胫神经。小腿外侧骨筋膜鞘由小腿外侧区深筋膜、小腿前肌间隔、小腿后肌间隔和腓骨骨膜围成，容纳小腿外侧群肌和腓浅神经（图2）。

构成小腿骨筋膜鞘的结构非常致密，鞘内伸缩空间有限，鞘内肌肉、动脉损伤时，会引起炎症、出血、水肿，使骨筋膜鞘内压力增高，被压区域的远端会因缺血功能丧失、局部温度降低等，此为小腿骨筋膜鞘综合征，需及时施行切开减压。

足底骨筋膜鞘　足底腱膜的两侧缘向深部发出的肌间隔，分别止于第1、第5跖骨，将足底分为内侧、中间和外侧3个骨筋膜鞘。分别容纳相应的足底肌内侧群、中间群和外侧群及其血管和神经。足底骨筋膜鞘虽对感染有一定的限定作用，但中间骨筋膜鞘中除容纳肌、肌腱、血管和神经外，还含有丰富的疏松结缔组织，故足底刺伤造成感染，可出现中间骨筋膜鞘蜂窝织炎，炎症并可沿血管分支周围的疏松结缔组织蔓延至足背，沿踝管蔓延至小腿后骨筋膜鞘。

（张雅芳）

fùgǔgōu hòu jiànxì

腹股沟后间隙（retroinguinal space）

腹股沟韧带后方与髋骨之间的间隙。被髂耻弓分隔为外侧的肌腔隙和内侧的血管腔隙。是腹腔、盆腔与股前内侧区之间的重要通道。

肌腔隙位于腹股沟韧带与髂骨之间间隙的外侧，与血管腔隙隔以髂耻弓。髂耻弓是连于腹股沟韧带中点至髋骨的髂耻隆起之间的部分增厚的髂腰筋膜。肌腔隙的前界为腹股沟韧带外侧部，后外界为髂骨，内侧界为髂耻弓。腔隙内有髂腰肌、股神经和股外侧皮神经通过。

血管腔隙位于腹股沟韧带与髂骨之间间隙的内侧，与肌腔隙隔以髂耻弓，为腹股沟后间隙内侧的部分。前界为腹股沟韧带内侧部，后外界为髂耻弓，后内侧界为耻骨肌筋膜及耻骨梳韧带，内侧界为腔隙韧带。血管腔隙是下肢血管走行的重要部位，内有股鞘、股动脉、股静脉、生殖股神经和股深淋巴结通过。

腰椎结核时，脓液可沿腰大肌及其筋膜流经肌腔隙，扩散至大腿根部，刺激股神经，出现局部的肿胀和疼痛。

（张雅芳）

gǔsānjiǎo

股三角（femoral triangle）

位于股前内侧区上1/3，由肌肉围成底向上尖向下的倒三角形凹陷区域（见大腿肌图1）。其上界为腹股沟韧带，外下界为缝匠肌内侧缘，内侧界为长收肌内侧缘；顶为阔筋膜和筛筋膜，底自外向内为髂腰肌、耻骨肌和长收肌及其筋膜。其内容由外向内依次为股神经及其分支，股鞘及其包含的股动脉、股静脉、股管和其内的股深淋巴结、淋巴管及脂肪组织等。股鞘是股三角的中心内容。股神经、股动脉和股静脉在股三角处位置关系明确，股动脉居中，股动脉内侧紧邻股静脉，股动脉外侧距股神经约一横指。

股动脉和股静脉位置表浅，易受损。股动脉出血时，可以通过压迫股动脉向后至耻骨上支或

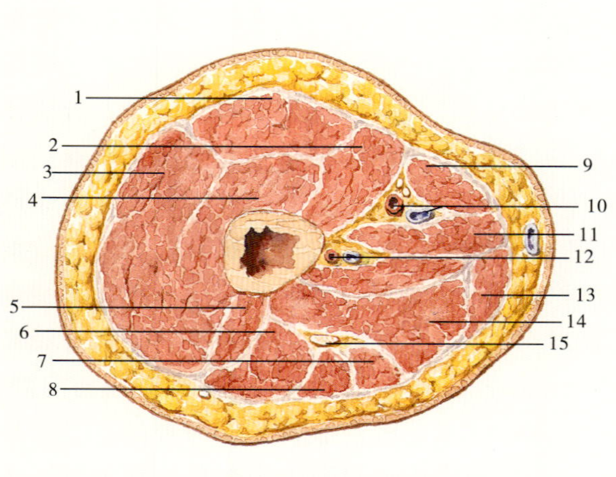

图1　通过右大腿中1/3横断面

1.股直肌　2.股内侧肌　3.股外侧肌　4.股中间肌　5.股二头肌短头　6.股二头肌长头　7.半膜肌　8.半腱肌　9.缝匠肌　10.股动脉和静脉　11.长收肌　12.股深动脉和静脉　13.股薄肌　14.大收肌　15.坐骨神经

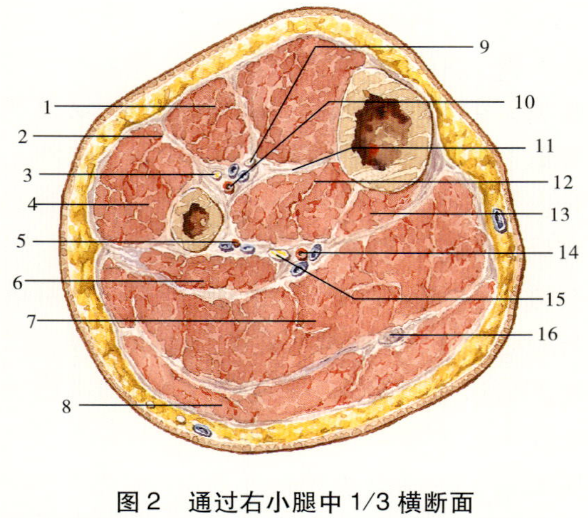

图2　通过右小腿中1/3横断面

1.趾长和𧿹长伸肌　2.小腿前肌间隔　3.腓浅神经　4.腓骨长肌和短肌　5.腓动脉和静脉　6.𧿹长屈肌　7.比目鱼肌　8.腓肠肌　9.腓深神经　10.胫前动脉和静脉　11.小腿骨间膜　12.胫骨后肌　13.趾长屈肌　14.胫后动脉和静脉　15.胫神经　16.跖肌

股骨头而止血。在腹股沟韧带中点的下方可触摸到股动脉的搏动，可在此部位显露股动脉和股静脉进行插管等操作。股三角处肿物可以是来源于皮肤和软组织的肿物，如血管瘤、神经瘤，股疝及结核脓肿等，应注意鉴别。

（张雅芳）

gǔqiào

股鞘（femoral sheath） 腹横筋膜和髂筋膜向下延续包绕于股动脉及股静脉上部形成的鞘状结构。长 3~4cm，呈漏斗形，内有两条纵行的纤维隔，将鞘腔分为 3 部分：外侧部容纳股动脉，中间部分容纳股静脉，内侧部称股管。当髋关节运动时，股鞘使股血管滑向腹股沟韧带的深面。

股管是位于股静脉上端内侧的一个潜在性间隙，呈漏斗状，长约 1.5cm，其内充填有结缔组织和 1~2 个腹股沟深淋巴结。前界由上至下依次为腹股沟韧带，隐静脉裂孔镰状缘的上角和筛筋膜；后界依次为耻骨梳韧带、耻骨肌及其筋膜；内侧界依次为腔隙韧带和股鞘内侧壁；外侧界为股静脉内侧的纤维隔。股管的下口是个盲端，正对着隐静脉裂孔。股管的上口呈卵圆形，称股环，朝向腹腔，其前界为腹股沟韧带，后界为耻骨梳韧带，内侧界为腔隙韧带，外侧界为分隔股静脉的纤维隔。股环被一薄层腹膜外结缔组织所覆盖，其称为股环隔，上面衬有壁腹膜。

腹内压增高时，腹腔内容物随着腹膜，经股环突入股管，由隐静脉裂孔突出则形成股疝。女性较为多见，与骨盆较宽大有关。由于股环前后内 3 个面均为韧带结构，不宜延伸，故内容物突入股环后容易发生嵌顿绞窄。股疝修补术时应注意保护外侧邻近的股静脉和可能出现的变异闭孔动脉。股疝与腹股沟斜疝的主要区别是股疝的突出物出现在腹股沟韧带下方和耻骨结节的外下方，而腹股沟斜疝通常出现在腹股沟韧带上方并可进入阴囊。

（张雅芳）

shōujīguǎn

收肌管（adductor canal） 位于大腿中 1/3 内侧份的肌性间隙。又称 Hunter 管（见大腿肌图 1）。呈三棱形，长约 15cm，是股三角和腘窝之间的通道。其内侧壁为股内侧肌，后壁是长收肌和大收肌，前壁是缝匠肌和股内侧肌同长收肌及大收肌之间的一层腱膜，上口通股三角，下口经收肌腱裂孔通向腘窝。其内容自前向后有股神经的股内侧肌支和隐神经、股动脉、股静脉以及淋巴管和疏松结缔组织。股动脉在收肌管下端发出膝降动脉与隐神经伴行，穿出后参与构成膝关节网。股三角和腘窝的炎症或脓肿可借收肌管相互蔓延。

（张雅芳）

xībù

膝部（knee） 股部和小腿部之间，从髌骨上缘 3 横指的水平面到胫骨粗隆水平面之间的部分。分为膝前区和膝后区。包括胫腓关节和膝关节及膝关节网等结构。后面为腘窝，其正前方皮下可扪及并可清晰地观察到隆起的髌骨。髌骨下方连一髌韧带止于胫骨粗隆，在半屈膝时髌韧带最为明显。髌骨内侧和外侧分别可扪及上方的股骨内侧髁、股骨外侧髁和下方的胫骨内侧髁、胫骨外侧髁。股骨内侧髁和股骨外侧髁的最突出部为股骨内上髁、股骨外上髁。股骨内上髁上方可触及的小突起称收肌结节。屈膝时，膝部后方两侧，可明显摸及外侧的股二头肌腱和内侧的半腱肌腱、半膜肌腱，股二头肌腱止点处为突出的腓骨头。

膝前区内侧部有隐神经自深筋膜至皮下，并发出髌下支，走行于膝关节内侧靠近骨面处，此处的浅筋膜很薄，易发生神经卡压，表现为下肢疼痛和感觉异常；膝前区的深筋膜是阔筋膜的延续，并与深面的肌腱融合，形成支持带等结构，膝前区可见多个滑膜囊。膝后区浅筋膜中有小隐静脉的末端在腘窝下角穿入深筋膜注入腘静脉，深层结构是腘窝。

膝关节网是股动脉、腘动脉、胫前动脉、胫后动脉和股深动脉的分支在膝关节周围相互吻合形成的动脉网。包括旋股外侧动脉降支，股动脉的膝降动脉，腘动脉发出的膝上内侧动脉、膝下内侧动脉、膝上外侧动脉、膝下侧外动脉、膝中动脉，股深动脉的第 3 穿动脉，胫前动脉发出的胫前返动脉和胫后返动脉。膝关节网不仅保证膝关节的营养，当腘动脉损伤或栓塞时，该动脉网是下肢远端侧支循环的重要途径。

（张雅芳）

guówō

腘窝（popliteal fossa） 位于膝关节后方的菱形间隙。有股部进入小腿的血管和神经通过（见小腿肌图 2）。上外侧界为股二头肌，上内侧界为半膜肌和半腱肌，下内侧界和下外侧界分别为腓肠肌内侧头和腓肠肌外侧头，窝顶（后壁）是皮肤和腘筋膜，窝底（前壁）由上而下依次为股骨的腘面、膝关节囊和腘肌等。当伸膝时，深筋膜紧张于构成腘窝边界的肌表面，使腘窝的界限不明显。当屈膝时，深筋膜松弛，腘窝的界限可清楚摸到。窝顶的皮肤松弛、移动性大。深方的腘筋膜位于大腿阔筋膜和小腿深筋膜之间，致密而坚韧，向深部包绕腘血管和神经，形成血管神经鞘。腘窝内由浅入深结构为胫神经、腘静脉、腘动脉以及沿外上界下行的腓总神经，血管周围的淋巴结和大量的脂肪组织。

致密的腘筋膜限制腘窝内脓肿和肿瘤向浅层扩散，从而引起局部剧烈疼痛，但脓肿可沿筋膜向上和向下扩散；腘动脉位置深，难触及其搏动，可在膝关节屈曲、放松腘筋膜时摸到。腘动脉搏动减弱或消失是股动脉阻塞的标志。

（张雅芳）

xiǎotuǐbù

小腿部（leg） 膝关节与踝关节之间的下肢部分。上界为平胫骨粗隆的环形线，下界为平内踝和外踝上缘的环形连线。小腿上端的前方可见隆起的胫骨粗隆；外侧稍上方为腓骨小头；下端的内侧和外侧分别为隆起的内踝和外踝。经内踝和外踝所作的垂线，将小腿分为小腿前区（或前外侧区）和小腿后区。其前可扪及纵行（较）锐利的胫骨前缘。腓骨头位于胫骨粗隆后外方，其下方可扪及腓骨颈。小腿下 1/3 的外侧可触及明显的腓骨下 1/3 段。小腿前外侧区的皮肤移动性较小，特别是胫骨体内侧面的区域血液供应较差，感染或形成溃疡时难以愈合；小腿的深筋膜深入肌群间形成肌间隔，与胫骨、腓骨骨膜和骨间膜围成 3 个小腿骨筋膜鞘，分别容纳各自肌群及血管神经束（见下肢骨筋膜鞘）。

（张雅芳）

huáibù

踝部（ankle region） 小腿下部下端至足部间的过渡区。包括与内踝、外踝平齐的一段以及内踝、外踝下端与足底后缘两端连线之上的部分。踝部通常以内踝、外踝中点分为踝前区和踝后区。内踝扁突，外踝略成三角形，位置低于内踝。后方可扪及和观察到跟腱，跟腱下端所连的骨性隆起为跟结节。踝部的深筋膜由小腿深筋膜延续而来，在踝前区和踝后区形成多条支持带，对肌腱等结构有固定、支持和保护作用。踝部支持带包括踝前区的伸肌上支持带和伸肌下支持带，踝后区的腓骨肌上支持带、腓骨肌下支持带和屈肌支持带（见踝管）。

伸肌上支持带：位于踝关节的前上方，呈宽带状，又称小腿横韧带。附着于胫骨、腓骨下端之间。其深面有两个间隙，内侧有胫骨前肌腱、胫前血管和腓深神经通过；外侧有踇长伸肌腱、趾长伸肌腱和第 3 腓骨肌通过。

伸肌下支持带：位于踝关节前方和足背区，其外侧端附于跟骨上面。又称小腿十字韧带，在伸肌上支持带的下方，呈横置的 Y 形，内侧面分为上下两束，分别附着于内踝和足内侧缘并与足底之深筋膜相融合。伸肌下支持带向深部骨面发出纤维隔，形成 3 个骨纤维管，由内向外依次容纳胫骨前肌腱；踇长伸肌腱、足背动脉与伴行的静脉和腓深神经；趾长伸肌腱和第 3 腓骨肌腱。骨纤维管对肌腱有约束作用，并有利于各肌间的相对运动。

腓骨肌上支持带：位于外踝后缘和跟骨外侧面上部之间，是由外踝后下方的深筋膜增厚形成。其深方有腓骨长肌腱、腓骨短肌腱及其腱鞘通过，有限定腓骨长肌腱和腓骨短肌腱于外踝后下方的作用。

腓骨肌下支持带：由外踝后下方的深筋膜增厚形成。前端续于伸肌下支持带，后端止于跟骨前部外侧面。其深方有腓骨长肌腱、腓骨短肌腱及其腱鞘通过，有固定腓骨长肌腱和腓骨短肌腱于跟骨外侧面的作用（图）。

（张雅芳）

huáiguǎn

踝管（malleolar canal） 位于踝关节内侧，屈肌支持带附着于内踝与跟骨内侧面之间形成的管状结构。是小腿后区与足底之间的通道。屈肌支持带是踝后区的深筋膜，在内踝和跟结节内侧面间增厚形成。其向跟骨发出 3 个纤维隔，将踝管分隔成 4 个骨纤维管，自前向后分别容纳胫骨后肌腱及腱鞘，趾长屈肌腱及腱鞘，胫后动脉、胫后静脉及胫神经，踇长屈肌腱及腱鞘（图）。小腿后区或足底的感染，可借踝管相互蔓延；因某种原因使踝管变狭窄，会压迫踝管内结构，出现踝管综合征，表现为胫神经在踝部远侧分支分布区域的感觉障碍。

（张雅芳）

zúbù

足部（foot） 位于下肢远侧部，人体站立和行走的器官。位于踝部的远侧，包括跗、跖和趾及其周围组织。足分足背和足底。足内侧缘中部稍后，可触及足舟骨粗隆。足外缘中部，足跟与小趾尖连线中点可触及第 5 跖骨粗隆。

足背浅筋膜疏松且缺少脂肪，浅静脉和肌腱清晰可见，内有内侧端和外侧端逐渐合成为大隐静脉、小隐静脉的足背静脉弓及其属支，其中大隐静脉在踝前区行经内踝前方，位置表浅且较恒定，为临床上实施大隐静脉切开的常用部位（图 1）。足背动脉在伸肌上支持带下缘处续于胫前动脉，通常沿踇长伸肌腱外侧下行，经踇短伸肌深面达第 1 跖骨间隙，

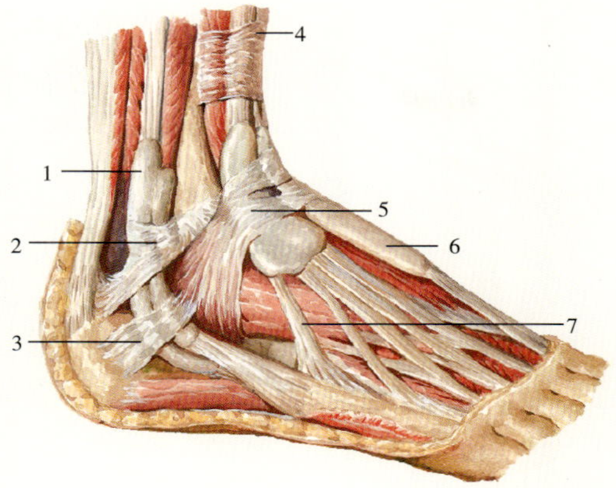

图　足的腱鞘（外面观）

1.腓骨肌总腱鞘　2.腓骨肌上支持带　3.腓骨肌下支持带　4.伸肌上支持带　5.伸肌下支持带　6.踇长伸肌腱鞘　7.第3腓骨肌腱

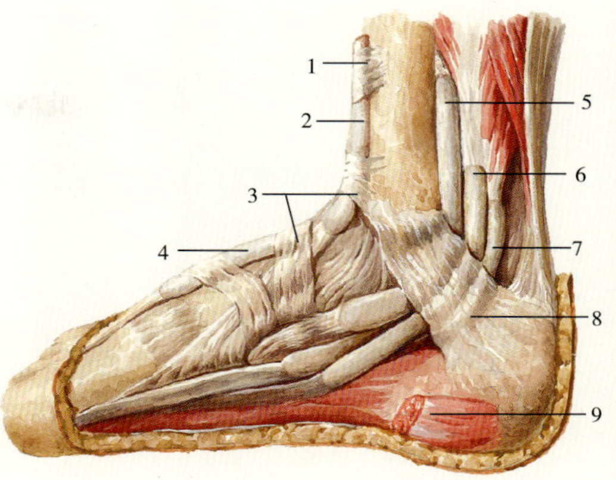

图　足的腱鞘（内面观）

1.伸肌上支持带　2.胫骨前肌腱鞘　3.伸肌下支持带　4.踇长伸肌腱鞘　5.胫骨后肌腱鞘　6.趾长屈肌腱鞘　7.踇长屈肌腱鞘　8.屈肌支持带　9.踇展肌

此处体表易触及其搏动。足背的深筋膜可分浅深两层。浅层为伸肌下支持带的延续，深层又称骨间背侧筋膜，两层间为足背筋膜间隙，容纳趾长伸肌腱及腱鞘、趾短伸肌及其腱鞘、足背动脉及其分支和伴行静脉、腓深神经（见足肌图1）。

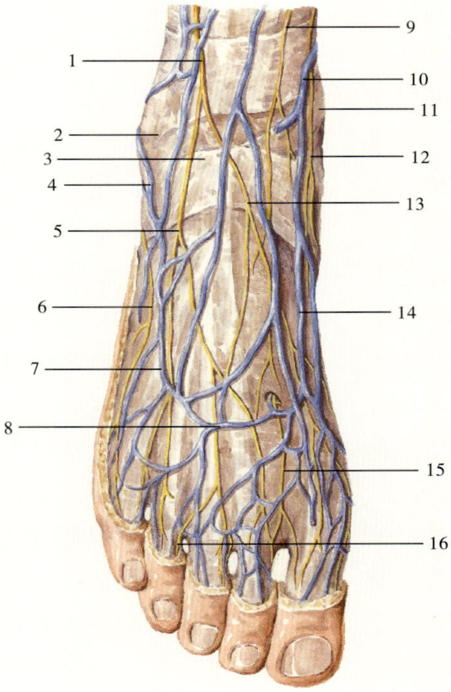

图1　足背浅层的静脉和神经

1.腓浅神经　2.外踝　3.伸肌下支持带　4.小隐静脉　5.足背中间皮神经　6.足背外侧皮神经　7.外侧缘静脉　8.足背静脉弓　9.隐神经小腿内侧皮支　10.大隐静脉　11.内踝　12.隐神经　13.足背内侧皮神经　14.内侧缘静脉　15.腓深神经皮支　16.趾背神经

足底皮肤致密坚厚，深筋膜分为浅深两层，浅层覆盖于足底肌表面，两侧较薄，中间部坚厚并含较多的纵行纤维，称足底腱膜；深层覆盖于骨间肌的跖侧，又称为骨间足底筋膜。

足底腱膜呈长三角形，向后变窄附于跟结节，向前分裂成5束至各趾的趾腱鞘。其两侧缘向深部发出肌间隔，分别止于第1、第5跖骨，将足底分成内侧、中间和外侧3个足底骨筋膜鞘。其中内侧骨筋膜鞘容纳踇展肌、踇短屈肌、踇长屈肌腱及其血管、神经；中间骨筋膜鞘容纳趾短屈肌、足底方肌、踇收肌、趾长屈肌腱、蚓状肌、足底动脉弓及其分支，足底外侧神经及分支等；外侧骨筋膜鞘容纳小趾展肌、小趾短屈肌及其血管、神经（图2）。足底骨筋膜鞘对感染有一定的限制作用，但中间骨筋膜鞘中含有较多的疏松结缔组织，足底刺伤感染时，易导致中间骨筋膜鞘的蜂窝织炎。炎症也可沿足底弓和足背动脉的足底深支周围的疏松结缔组织蔓延至足背；甚至可经踝管向小腿后骨筋膜鞘蔓延（见下肢骨筋膜鞘）。

（张雅芳）

duàncéng jiěpōuxué

断层解剖学（sectional anatomy）

用断层方法研究和表达人体正常形态结构的学科。其有以下特点：①能于原位状态下准确地显示器官与结构的位置、断面形态及毗邻关系。②可通过追踪连续断层或借助计算机进行结构的三维重建和定量分析。③与影像诊断学、介入放射学和外科手术学等结合密切。

简史　早在14世纪初，意大利解剖学家卢齐（Mondino dei Luzzi）

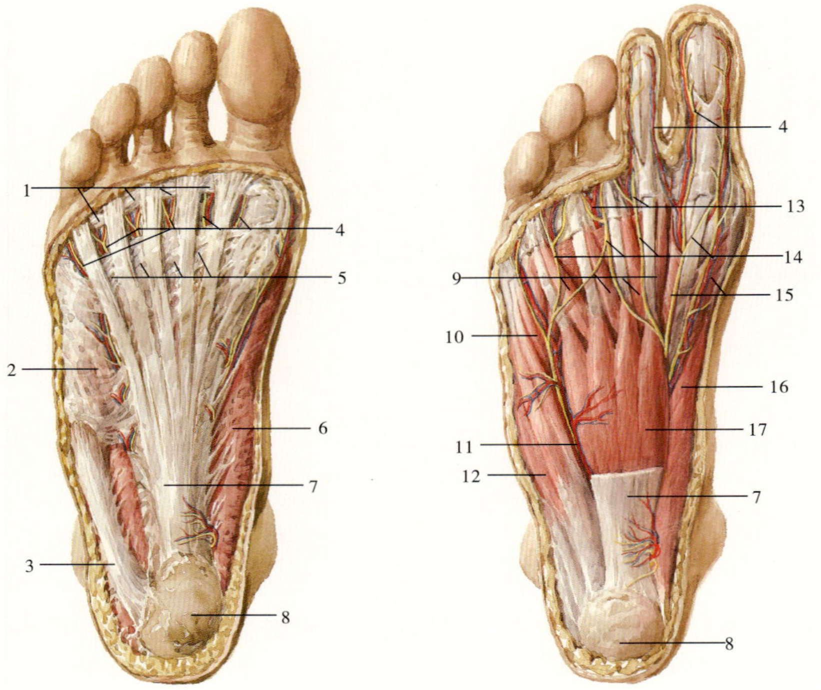

图2　足底的肌与血管神经

1.跖骨浅横韧带　2.足底外侧筋膜　3.足底腱膜外侧束　4.趾足底固有动脉和神经　5.横束　6.足底内侧筋膜　7.足底腱膜　8.跟骨结节　9.蚓状肌　10.小趾短屈肌　11.足底外侧动脉和神经　12.小趾展肌　13.趾足底总动脉　14.趾足底总神经　15.𧿹短屈肌内侧头和外侧头　16.𧿹展肌　17.趾短屈肌

就制作了人脑断层标本。16世纪初，意大利画家达·芬奇绘制了男、女躯干部的正中矢状面图。17~18世纪，出现了脑、眼、生殖器和盆部的断面。19世纪至20世纪上半叶是断层解剖学发展的重要时期，一是完善了冷冻切片法，二是出版了多部具有重要价值的人体断层解剖学图谱，如俄国解剖学家皮罗戈夫（Nicolas Pirogoff）1852~1859年编写的5卷断层解剖学、美国的埃克尔斯海默（Albert C Eycleshymer）和休梅克（Daniel M Schoemaker）1911年出版的全身连续横断层解剖学图谱和赛明顿（Symington，1956年）出版的大型人体断层解剖图谱等。

研究对象及内容　1970年以后，超声成像（USG）、CT和磁共振成像（MRI）等断层影像技术应用于临床。这些影像技术既需要断层解剖学为其提供详尽的诊断依据，又成为研究活体断层解剖的有力手段。从此，断层解剖学的研究范围扩展为紧密联系着的两个方面：解剖断层和影像断层。前者是后者的形态学基础，后者又从诊治需要不断提出新的要求，两者相辅相成，共同发展。近40年来，断层解剖学的主要进展有：①人体断面制作技术在冷冻切片基础上又增加了生化塑化切片和火棉胶浸渍切片两种方法，使用的工具也由早期的电动带锯发展为现在的数控锯床和数控铣床，切片越来越薄，已达到亚毫米水平。②结合影像诊治编制了大量人体断层解剖学图谱，其中影响较大的有：Bo等制作的《断层解剖与影像对照基本图谱》（2007年），美国人斯皮策（Victor M Spitzer）等使用1878幅1mm层厚数字断面研制的《可视化人体图谱》（1998年），卡希尔（DR Cahill）等出版的《人体断层解剖学图谱》（1998年），埃利斯（H Ellis）等编著的《人体断层解剖学》（2007年），中国吴德昌、姜均本、姜树学和刘树伟等人分别编制的人体断层解剖学图谱。③脑的断层解剖学研究发生了两大转变，一是从早期以尸体标本研究为主转变为现在的以活体影像研究为主，二是从以形态学研究为主转变为以探讨形态和功能相互关系的脑映射研究为主，应用磁共振弥散张量成像研究脑白质纤维及其结构与功能脑网络连接和利用功能磁共振成像研究脑的高级智能活动是研究热点。④颅底区解剖结构复杂，手术难度较大，现已建立起有关蝶鞍、鞍膈、鞍底、蝶窦、垂体、海绵窦、斜坡及其周围血管神经的较为完备的断层解剖资料，尚有利用薄层断层标本、CT或MRI图像及计算机图像三维重建等方法对鼻旁窦、中耳、内耳、内听道和咽鼓管等进行研究的报道。⑤内脏器官的外部形态与内部管道结构，尤其在肺与肝的内部管道及肺段、肝段的断面划分研究方面取得了重要进展，前列腺带区解剖及其显示是超声研究的热点，但MRI还可研究其年龄变化，尚见以足月妊娠女尸腹盆部横断层与矢状断层标本研究晚期妊娠子宫、胎儿以及妊娠母体腹盆部断层解剖的报道。⑥断层标本优于显示浆膜与浆膜腔的解剖，故Levy-Ravetch（1985年）、闵鹏秋（1992年）和刘树伟（1991~2005年）等利用断层标本与CT图像研究了心包窦与心包隐窝、奇静脉食管隐窝和胸膜返折线，依连续横断层、矢状断层和冠状断层解剖的研究结果，将膈下间隙分为肝周间隙和脾周间隙，并纠正了有关上腹部腹膜和腹膜腔的一些错误概念。⑦利用整尸剥离、间隙灌注、断层标本、CT扫描和计算机图像三维重建等手段，详细研究了颌面部与颈部筋膜与筋膜间隙、肾筋膜的附着、腹膜后隙的交通、男性盆部筋膜及筋膜间隙的通连等。⑧在骨、关节和肌的研究方面，B超图像的分辨力不如CT和MRI，但它具有实时和任意角度扫描等优点，适宜手术和运动状态中应用，CT的优势在骨及关节成像，MRI在软组织及脊髓结构成像方面具有优势，脊柱区与四肢的断层解剖研究多采用断层标本与影像对照的方法，抑或直接应用影像技术，单纯的标本研究已较为少见。

应用和有待解决的问题　随着现代影像技术的不断更新及其在解剖学研究中的应用，断层解剖学正从横断层向多维断层、从标本向结合活体、从厚片向薄层、从宏观向微观、从描述向量化、从真实到虚拟、从正常向结合病理、从断面向三维和四维、从单纯形态向结合功能和代谢等方向迅速发展。将来应开展的主要工作有：①影像断层解剖学研究：影像技术可充分显示活体解剖结构，这就需要在相应断层标本配合下，全面建立活体影像解剖数据库。②微视断层解剖学研究：现代影像技术所显示的结构已接近组织学水平，为解释这些图像，需要开展巨微解剖学研究。③数字化虚拟人体研究：原始数据的获取、图像的识别与分割、立体结构的重建与显示等方面。④发育断层解剖学研究：从胎儿至人体衰老死亡，其结构和生化成分等必定会发生一系列变化，所以需要探索人体不同发育时期的断层解剖学表现。

（刘树伟）

duàncéng yǔ duànmiàn

断层与断面（section）　根据研究目的，沿某个方向做一定厚度的切片或扫描，切片所得结果称断层标本，扫描所得结果称断层图像。断面系断层标本的表面。又称剖面或切面。断层的含义比断面广。切片或扫描的厚度越薄，断层与断面就越接近，故在实际应用中，有时不做严格区别。

（刘树伟）

tóubù héngduàncéng jiěpōu

头部横断层解剖（transverse sectional anatomy of head）　头部横断层标本制作有数种基线，此处采用临床常用的眦耳线（外眦至外耳门中点的连线）为基线。在横断层解剖中，头部主要结构的配布由上而下可分为6段。第1段：顶枕沟首次出现以上的断层。颅骨表现为前方的额骨、两侧的顶骨和后方的枕骨，颅腔内大脑镰位居两侧大脑半球之间，脑表现为前方的额叶和后方的顶叶，识别中央沟和顶内沟是这几个断层的关键。第2段：从顶枕沟首次出现的断面至胼胝体干的断面。颅骨和大脑镰的表现同上；大脑半球外侧面从前向后可分为额叶、顶叶和枕叶，准确识别中央沟是区分上述各叶的关键；大脑半球内侧面从前向后表现为额叶、扣带回和枕叶。识别前方的扣带沟和后方的顶枕沟是关键。第3段：胼胝体出现的几个断层，是脑部结构最为复杂的部位。大脑半球断面面积由上而下逐渐增大，至小脑出现后又逐渐变小，由前向后表现为额叶、顶叶、岛叶、颞叶和枕叶，确认外侧沟和中央沟是区分上述各叶的关键；侧脑室和第三脑室位于断面中央，其两侧为基底核、内囊、外囊及背侧丘脑；中脑为上丘平面，居背侧丘脑下方、断面的中央；小脑位居断面后份，由上至下逐渐增大，中间为小脑蚓，两侧是小脑半球；大脑镰可分为前后两部，后部向下移行为小脑幕；颅骨大致同前，向下于两侧出现颞骨。第4段：杏仁体出现的2~3个断层。颅前窝、颅中窝和颅后窝已趋明显，分别容纳额叶、颞叶和小脑与脑桥。下丘脑和中脑位于断面中央，其两侧可见钩，钩的深面为杏仁体和侧脑室下角。第5段：颅底出现的几个断层。蝶鞍区和蝶窦居断层中央，其前方为额叶、额窦、筛骨迷路及眼球与眶部，两侧是颞叶与颞下窝，后外侧可见颈动脉管、颞骨岩部、内耳、中耳和颈静脉孔区，后方出现小脑、脑桥下份、延髓、颈深肌和背肌。第6段：颅底以下断层，主要为颌面部的结构。断层前部中份由上而下出现鼻腔、上颌窦、咽部、口腔与口底，两侧为下颌支、咀嚼肌和腮腺区，筋膜与筋膜间隙充填于其中，后部为脊柱区颈段。

（刘树伟）

jīng shǐzhuàngfèng héngduànmiàn

经矢状缝横断面（transverse section through sagittal suture）

颅骨矢状缝明显，呈锯齿状，居断面中央，两侧为顶骨。头皮由皮肤、浅筋膜和帽状腱膜紧密连接而成，围绕于顶骨周围。浅筋膜内有数条浅静脉的断面，为枕静脉的属支（图）。

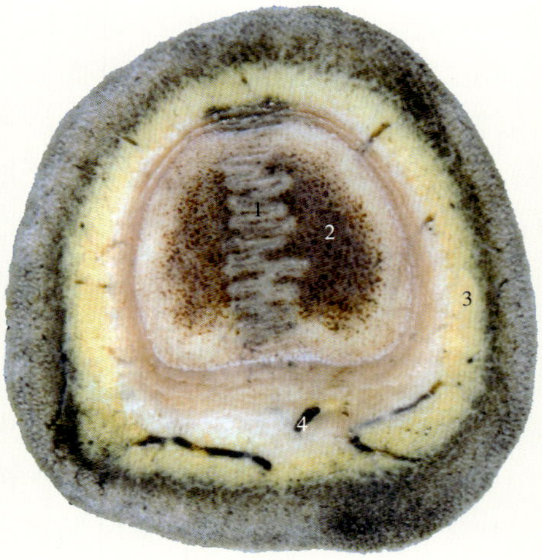

图　经矢状缝横断面

1.矢状缝　2.顶骨　3.头皮　4.枕静脉

（刘树伟　张忠和）

jīng shàngshǐzhuàngdòu-dànǎo-shàngjìngmài de héngduànmiàn

经上矢状窦－大脑上静脉的横断面（transverse section through superior sagittal sinus and superior cerebral veins）　断面经两侧顶骨上部。上矢状窦前细后粗，居断面中央，其两侧出现大脑实质和数条大脑上静脉的断面。大脑上静脉收集大脑半球上外侧面和内侧面上部（胼胝体以上）的静脉血，一般有7~9条。中央沟被切及，其前方为中央前回、中央前沟和额上回；后方为中央后回、中央后沟和顶上小叶（图）。

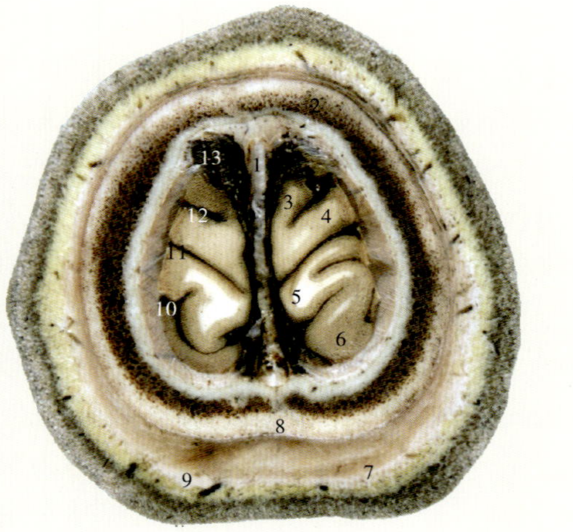

图　经上矢状窦－大脑上静脉的横断面

1.上矢状窦　2.顶骨　3.额上回　4.中央前回　5.中央后回　6.顶上小叶　7.头皮　8.矢状缝　9.枕静脉　10.中央后沟　11.中央沟　12.中央前沟　13.大脑上静脉

（刘树伟　张忠和）

jīng zhōngyāngpángxiǎoyè shàngfèn héngduànmiàn

经中央旁小叶上份横断面（transverse section through superior part of paracentral lobule）　断面经额骨与枕骨上部。两侧大脑半球的断面居颅腔内，其外侧面由前向后为额上回、中央前沟、中央前回、中央沟、中央后回、中央后沟和顶上小叶，内侧面由前向后可见额内侧回、中央旁沟、中央旁小叶、扣带沟缘支和楔前叶。大脑镰位于两侧大脑半球之间，在其前后两端，可见三角形的上矢状窦（图）。

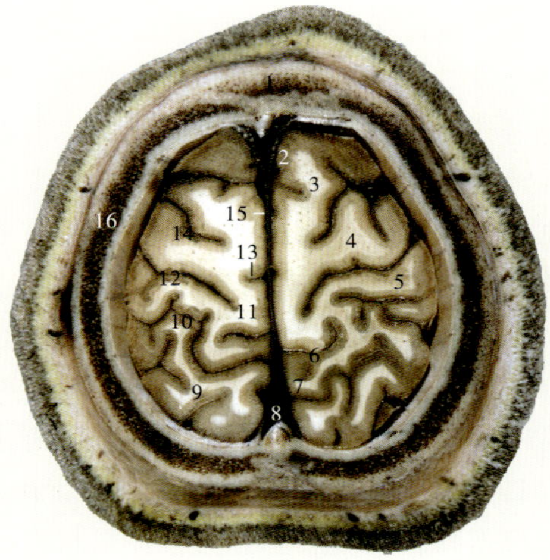

图　经中央旁小叶上份横断面

1.额骨　2.额内侧回　3.额上回　4.中央前回　5.中央后回　6.扣带沟缘支　7.楔前叶　8.上矢状窦　9.顶上小叶　10.中央后沟　11.中央旁小叶　12.中央沟　13.中央旁沟　14.中央前沟15.大脑镰　16.顶骨

（刘树伟　张忠和）

jīng zhōngyānggōu shàngbù héngduànmiàn

经中央沟上部横断面（transverse section through superior part of central sulcus）　断面经顶骨和大脑半球上部。中央沟为额叶与顶叶的界线，辨别的根据是：①中央沟为一不被中断的沟。②中央沟较深，自脑断面外缘约中份处向后内延伸，在其前方和后方分别可见中央前沟和中央后沟与之伴行。③中央前回厚于中央后回。④先通过位于大脑半球内侧面的扣带沟缘支辨认出中央旁小叶，再进一步辨认中央沟。⑤大脑白质的髓突有助于辨认中央沟（图）。

（刘树伟　张忠和）

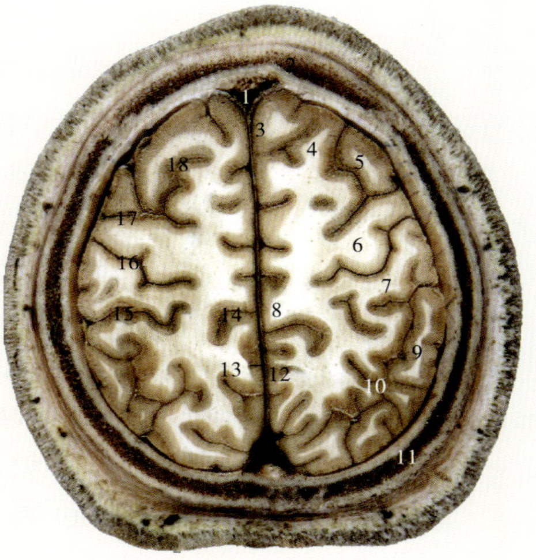

图　经中央沟上部横断面

1.上矢状窦　2.额骨　3.额内侧回　4.额上回　5.额中回　6.中央前回　7.中央后回　8.中央旁小叶　9.顶下小叶　10.顶内沟　11.顶骨　12.楔前叶　13.大脑镰　14.扣带沟缘支　15.中央后沟　16.中央沟　17.中央前沟　18.额上沟

jīng zhōngyāngpángxiǎoyè xiàbù héngduànmiàn

经中央旁小叶下部横断面（transverse section through inferior part of paracentral lobule）　断面切及额骨、顶骨和枕骨。在大脑半球内侧面，中央旁小叶位于中央旁沟和扣带沟缘支之间，其前方和后方分别是额内侧回与楔前叶、楔叶。于大脑半球外侧面，中央沟从脑断面外缘中段伸向后内，中央前沟和中央后沟与之伴行。顶内沟出现，其与中央后沟相连而形成的丁字形外观，对辨认中央沟有重要价值。中央沟的前方依次可见额上回、额中回和中央前回，中央沟的后方依次有中央后回、顶下小叶和顶上小叶（图）。

（刘树伟　张忠和）

jīng dǐngzhěngōu shàngfèn héngduànmiàn

经顶枕沟上份横断面（transverse section through superior part of parietooccipital sulcus）　断面之顶骨前方借冠状缝与额骨相连，后方以人字缝和枕骨相接。大脑半球内侧面的中部是扣带回，其前方为额内侧回，后方为楔前叶、顶枕沟和楔叶。大脑白质进一步增多，依据其髓突，此断面上大脑半球外侧面由前至后依次为额上回、额中回、额下回、宽厚的中央前回、略窄细的中央后回和顶下小叶。枕叶出现，与顶叶的分界为顶枕沟（图）。

（刘树伟　张忠和）

jīng bànluǎnyuánzhōngxīn héngduànmiàn

经半卵圆中心横断面（transverse section through centrum semiovale）　断面恰经胼胝体上方。中线两侧是宽阔的髓质区，为半卵圆中心。此处大脑半球的髓质成自3种纤维，即投射纤维、

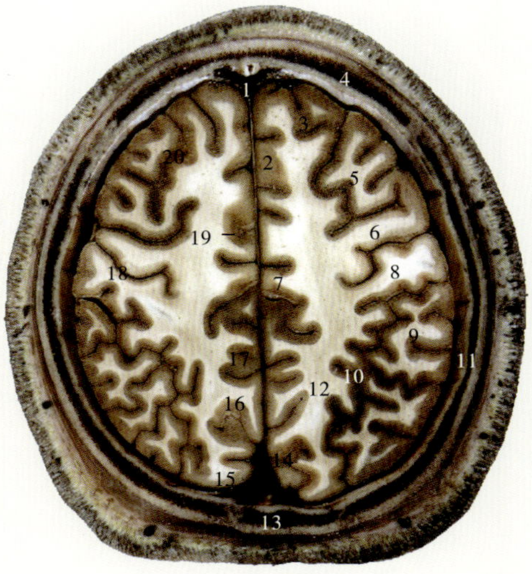

图　经中央旁小叶下部横断面

1.上矢状窦　2.额内侧回　3.额上回　4.额骨　5.额中回　6.中央前回　7.中央旁小叶　8.中央后回　9.顶下小叶　10.顶内沟11.顶骨　12.顶上小叶　13.枕骨　14.顶枕沟　15.楔叶　16.楔前叶　17.扣带沟缘支　18.中央沟　19.中央旁沟　20.额上沟

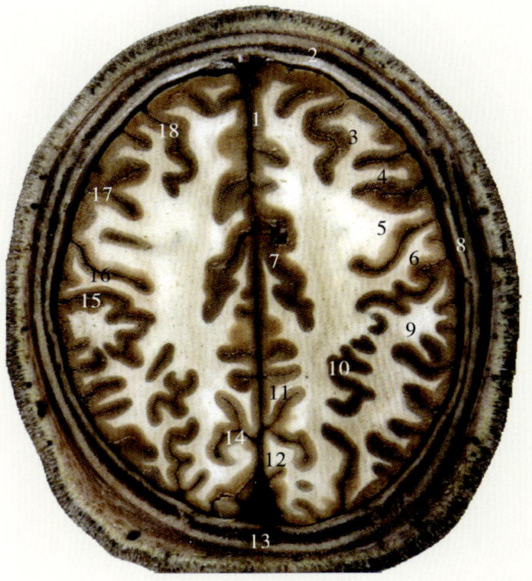

图　经顶枕沟上份横断面

1.额内侧回　2.额骨　3.额中回　4.额下回　5.中央前回　6.中央后回　7.扣带回　8.顶骨　9.顶下小叶　10.顶内沟　11.楔前叶　12.楔叶　13.枕骨　14.顶枕沟　15.中央后沟　16.中央沟　17.额下沟　18.额上沟

联络纤维和连合纤维。大脑白质的髓突更易于辨认，可据其形态辨识大脑沟回。大脑半球的内侧面由前向后为额内侧回、扣带沟、扣带回、楔前叶、顶枕沟和楔叶，外侧面由前向后依次为额上回、额中回、额下回、中央前回、中央后回、缘上回、角回和枕叶（图）。

（刘树伟　张忠和）

jīng piánzhītǐgàn héngduànmiàn

经胼胝体干横断面（transverse section through trunk of corpus callosum）

断面切及胼胝体干，其位居断面中央，是最为明显的结构。胼胝体干的两侧为侧脑室，呈八字形排列。尾状核紧贴侧脑室外侧壁，呈前大后小两个断面。大脑半球内侧面被胼胝体干分成前后两部，前部由前至后为额内侧回和扣带回，后部由前至后为扣带回、顶枕沟、楔叶、距状沟和舌回。大脑半球外侧面的脑回由前至后依次为：额上回、额中回、额下回、中央前回、中央后回、缘上回、角回。首次切及外侧沟，其往往与胼胝体干同时出现（图）。

（刘树伟　张忠和）

jīng dì-sānnǎoshì shàngbù héngduànmiàn

经第三脑室上部横断面（transverse section through superior part of third ventricle）

断面同时切及胼胝体膝和胼胝体压部。侧脑室前角的外侧壁为尾状核头，两侧尾状核头之间可见胼胝体膝。第三脑室两侧为团块状的背侧丘脑，再向外侧依次可见内囊、豆状核、外囊、屏状核、最外囊和岛叶。胼胝体压部的后方为呈 V 形的小脑幕，小脑蚓首次出现，位于两侧小脑幕之间。大脑半球内侧面前部可见额内侧回和扣带回，后部可见距状沟、舌回；外侧面的脑回由前至后依次为额上回、额中回、额下回、中央前回、中央后回、缘上回、角回和枕叶（图）。

（刘树伟　张忠和）

jīng sōngguǒtǐ héngduànmiàn

经松果体横断面（transverse section through pineal body）

断面的标志性结构为胼胝体膝和松果体。两侧的尾状核头位于侧脑室前角的外侧，似倒八字形排列。背侧丘脑为较大的灰质核团，居第三脑室两侧，其外侧有呈三角形的豆状核，再向外侧可见条纹状前后走行的屏状核，屏状核的外侧是岛叶。尾状核、背侧丘脑与豆状核之间为内囊。第三脑室居两侧背侧丘脑之间，其后方可见松果体。脑叶、脑沟与脑回无明显变化，在颞叶内可见折叠的海马皮质被海马旁回所掩盖。小脑断面继续扩大，位于两侧小脑幕之间（图）。

（刘树伟　张忠和）

jīng qiánliánhé héngduànmiàn

经前连合横断面（transverse section through anterior commissure）

断面经中脑的上丘。大脑断面前移，外侧沟分隔前方的额叶与后方的颞叶。中脑位居

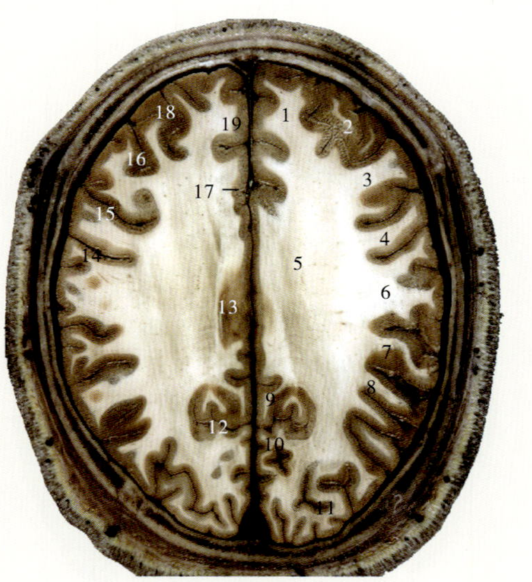

图　经半卵圆中心横断面

1.额上回　2.额中回　3.额下回　4.中央前回　5.半卵圆中心　6.中央后回　7.缘上回　8.角回　9.楔前叶　10.楔叶　11.枕叶　12.顶枕沟　13.扣带回　14.中央沟　15.中央前沟　16.额下沟　17.扣带沟　18.额上沟　19.额内侧回

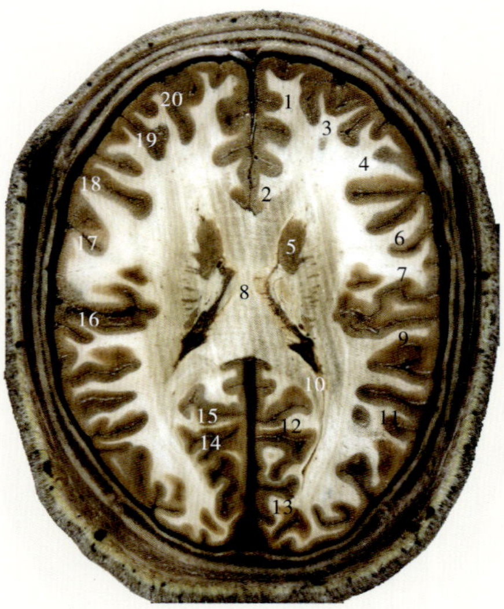

图　经胼胝体干横断面

1.额上回　2.扣带回　3.额中回　4.额下回　5.尾状核　6.中央前回　7.中央后回　8.胼胝体干　9.缘上回　10.侧脑室后角　11.角回　12.楔叶　13.舌回　14.距状沟　15.顶枕沟　16.外侧沟　17.中央沟　18.中央前沟　19.额下沟　20.额上沟

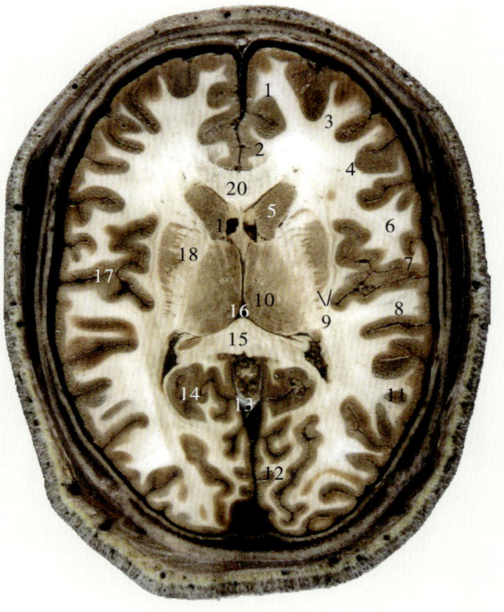

图　经第三脑室上部横断面

1.额上回　2.扣带回　3.额中回　4.额下回　5.尾状核头　6.中央前回　7.中央后回　8.缘上回　9.豆状核与屏状核　10.背侧丘脑　11.角回　12.舌回　13.小脑幕　14.距状沟　15.胼胝体压部　16.第三脑室　17.外侧沟　18.内囊　19.侧脑室前角　20.胼胝体膝

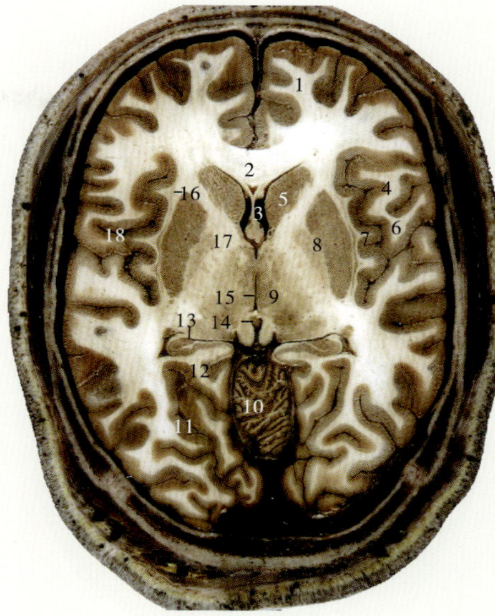

图　经松果体横断面

1.额上回　2.胼胝体膝　3.侧脑室前角　4.中央前回　5.尾状核头　6.中央后回　7.岛叶　8.豆状核　9.背侧丘脑　10.小脑　11.侧副沟　12.海马旁回　13.海马　14.松果体　15.第三脑室　16.屏状核　17.内囊　18.外侧沟

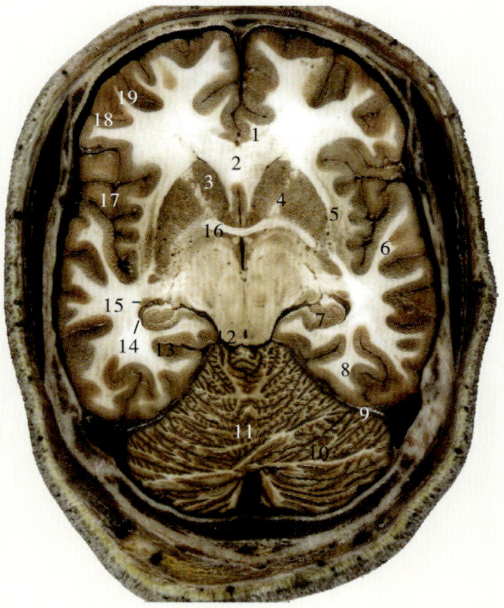

图　经前连合横断面

1.扣带回　2.胼胝体膝　3.尾状核头　4.内囊　5.屏状核　6.颞上回　7.海马　8.枕颞内侧回　9.小脑幕　10.小脑半球　11.小脑蚓　12.上丘　13.侧副沟　14.侧脑室下角　15.尾状核尾　16.前连合　17.外侧沟　18.额下沟　19.额上沟

断面中央，后部左右稍隆起者为上丘。前连合位于大脑纵裂和第三脑室之间，与其前方的内囊前肢一起形成H形外观。侧脑室前角外侧可见尾状核，其外侧可见壳、屏状核和岛叶。侧脑室下角位于颞叶内，前壁可见尾状核尾，后内侧壁为海马结构。小脑断面增大形似扇形，中间为小脑蚓两侧为小脑半球。小脑幕呈八字形，前外侧邻近海马旁回、枕颞内侧回，其前端游离为小脑幕切迹，后端连乙状窦（图）。

（刘树伟　张忠和）

jīng rǔtóutǐ héngduànmiàn

经乳头体横断面（transverse section through mamillary body）　断面切及中脑下丘和下丘脑，从前向后表现为清晰的颅前窝、颅中窝和颅后窝。颅前窝内有大脑半球额叶和大脑镰，颅中窝内可见下丘脑、中脑下丘和两侧颞叶。下丘脑内的裂隙为第三脑室漏斗隐窝，后方是乳头体。中脑位于断面中央，前部为大脑脚，后部可见中脑导水管和下丘。左颞叶与右颞叶位于中脑两侧，其内侧的突出部分为钩，钩的深面为杏仁体，杏仁体与海马之间的裂隙为侧脑室下角。颅后窝内容纳小脑，中间部分为小脑蚓，两侧是小脑半球。小脑幕位于颞叶与小脑之间，构成了颅中窝与颅后窝的分界（图）。

（刘树伟　张忠和）

jīng shìjiāochā héngduànmiàn

经视交叉横断面（transverse section through optic chiasm）　清晰明确的颅前窝、颅中窝和颅后窝是此断面的显著特征。视交叉占据断面中心，前方为颅前窝，两侧是颅中窝，后方可见颅后窝。

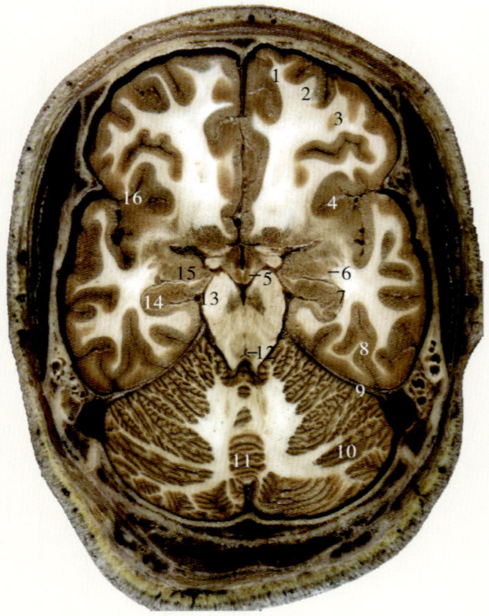

图　经乳头体横断面

1.额上回　2.额中回　3.额下回　4.岛叶　5.乳头体　6.杏仁体　7.侧脑室下角　8.枕颞沟　9.小脑幕　10.小脑半球　11.小脑蚓　12.中脑导水管　13.大脑脚　14.海马　15.钩　16.外侧沟

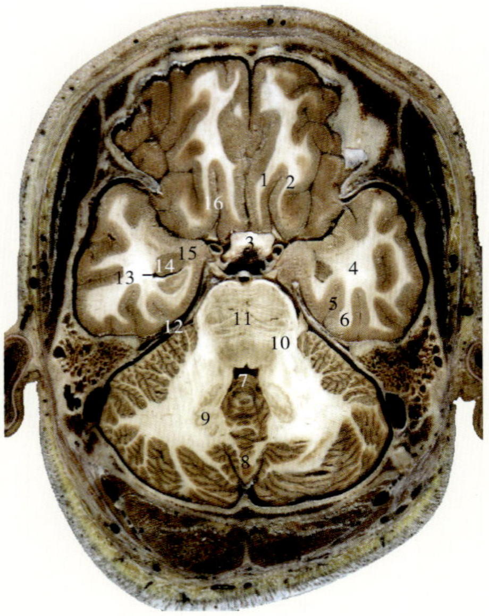

图　经视交叉横断面

1.直回　2.眶回　3.视交叉　4.颞叶　5.侧副沟　6.枕颞内侧回　7.第四脑室　8.蚓垂　9.齿状核　10.小脑中脚　11.脑桥　12.小脑幕　13.侧脑室下角　14.杏仁体　15.钩　16.嗅束沟

额叶位于颅前窝内，借嗅束沟分为内侧的直回和外侧的眶回。两侧颞叶的断面居颅中窝内，其内侧的突起为钩，钩的深面可见杏仁体和侧脑室下角，钩与视交叉之间的血管为颈内动脉。颅后窝内由前向后依次可见基底动脉及其两侧的动眼神经、脑桥和小脑，于脑桥和小脑之间可见第四脑室，其两侧为小脑中脚，前方为菱形窝，后方为小脑蚓垂。齿状核呈囊状，出现于两侧的小脑髓质内（图）。

（刘树伟　张忠和）

jīng chuítǐ héngduànmiàn

经垂体横断面（transverse section through pituitary gland）　断面经蝶鞍区。垂体位于断面中央，其前方有蝶窦，形态不规则。断面前部中份为颅前窝，其内可见额叶的小断面，再向前为两侧额窦。颅前窝两侧为尖朝向后内的锥形眼眶，眶尖处连视神经管，其内有视神经穿行。垂体两侧为海绵窦，海绵窦的外侧为颞叶，二者之间隔以海绵窦外侧壁，颈内动脉和眼神经于海绵窦外侧壁穿行。垂体后方为鞍背，鞍背后方是颅后窝，容纳脑桥和小脑。脑桥基底部宽阔隆起，基底动脉行于基底沟内，两侧可见面神经和前庭蜗神经向外走向内耳道。小脑位于脑桥背侧近似哑铃形，中线两侧的结构为小脑扁桃体（图）。

（刘树伟　张忠和）

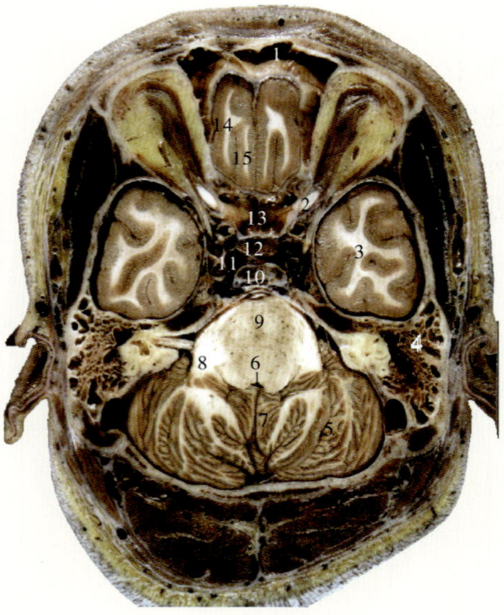

图　经垂体横断面

1.额窦　2.视神经　3.颞叶　4.乳突小房　5.小脑半球　6.第四脑室　7.小脑扁桃体　8.小脑中脚　9.脑桥　10.鞍背　11.海绵窦　12.垂体　13.蝶窦　14.眶回　15.直回

jīng jǐngdòngmàiguǎn héngduànmiàn

经颈动脉管横断面（transverse section through carotid canal）　断面经蝶骨体中心部位，内部可见蝶窦。断面前部正中为的鼻中隔，两侧为筛窦，筛窦前方为额窦。鼻旁窦的两侧可见圆形眼球断面，位于眼眶内。眼球后部正中为视神经，向眶尖走行，眶腔内充填以眶脂体。蝶窦两侧可见颞叶、

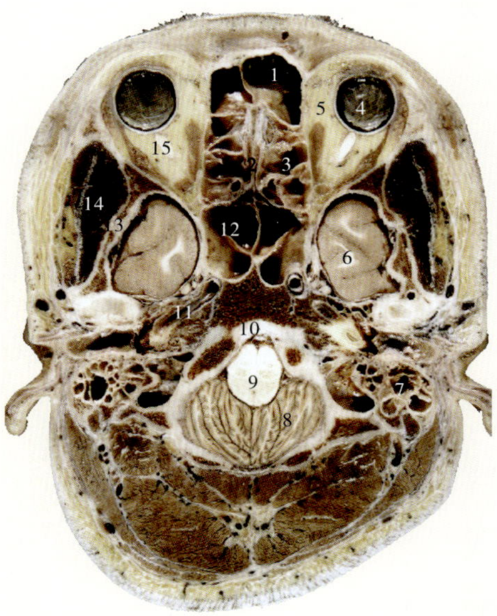

图　经颈动脉管横断面

1.额窦　2.鼻中隔　3.筛窦　4.眼球　5.眶脂体　6.颞叶　7.乳突小房　8.小脑　9.延髓　10.枕骨基底部　11.颈动脉管　12.蝶窦　13.颞骨鳞部　14.颞肌　15.视神经

颞骨鳞部和颞肌，后壁为枕骨基底部。枕骨基底部两侧与颞骨岩部相连，后者内可见颈动脉管及穿行于其中的颈内动脉。颞骨岩部外侧的乳突部内可见乳突小房，乳突小房内侧为颈静脉孔。颅后窝内见有近似圆形的延髓和后方的小脑扁桃体（图）。

（刘树伟　张忠和）

jīng zhěngǔdàkǒng héngduànmiàn

经枕骨大孔横断面（transverse section through great foramen）　断面经颞下颌关节和枕骨大孔。前部正中可见鼻中隔，两侧为筛窦，筛窦两侧为眶腔的断面，其内容纳眼球、眶脂体及眼外肌等。筛窦后方可见蝶窦和蝶骨大翼的断面，外侧可见颞肌的断面。蝶窦后方为枕骨基底部和枕骨大孔，孔内可见圆形的延髓和后方的小脑扁桃体。于枕骨大孔的前外侧，颈内动脉出现于颈内静脉前方。枕骨基底部两侧向外可见颞下颌关节的断面（图）。

（刘树伟　张忠和）

jīng huán-shū guānjié shàngfèn héngduànmiàn

经寰枢关节上份横断面（transverse section through superior part of atlanto-axial joint）　断面经颧弓上份和寰枢关节上份。鼻腔被鼻中隔分为左右两部分，外侧壁可见中鼻甲。两侧上颌窦被切及。眼球下份现于眼眶的前部，可见下斜肌和下直肌的断面。犁骨参与鼻中隔的构成，居断面前份中央，两侧可见蝶骨翼突。翼突外侧板与下颌骨髁突之间为翼外肌，前外侧可见颞肌。腮腺位居下颌骨髁突的后外侧，内侧紧邻颈动脉鞘。寰枢关节由寰椎前弓与枢椎齿突构成。椎管出现，其内可见脊髓（图）。

（刘树伟　张忠和）

jīng huán-shū guānjié xiàfèn héngduànmiàn

经寰枢关节下份横断面（transverse section through inferior part of atlanto-axial joint）　断面经颧弓下份和寰枢关节下份。鼻中隔位于断面前份的中央，分隔两侧

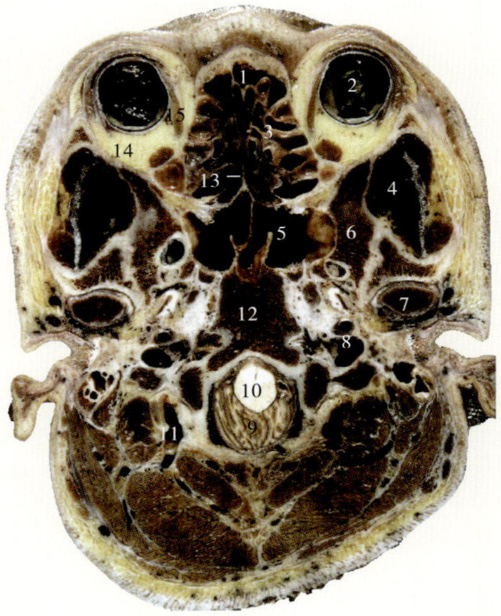

图　经枕骨大孔横断面

1.额窦　2.眼球　3.筛窦　4.颞肌　5.蝶窦　6.蝶骨大翼　7.下颌头　8.颈内动脉和颈内静脉　9.小脑扁桃体　10.延髓　11.颈深静脉　12.枕骨基底部　13.鼻中隔　14.眶脂体　15.内直肌

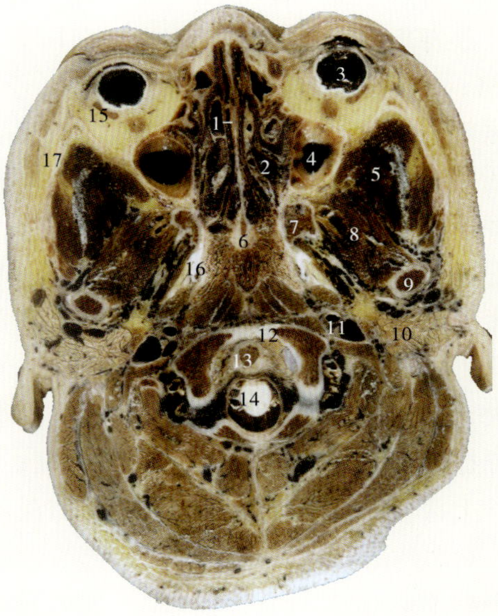

图　经寰枢关节上份横断面

1.鼻中隔　2.中鼻甲　3.眼球　4.上颌窦　5.颞肌　6.犁骨　7.蝶骨翼突　8.翼外肌　9.下颌骨髁突　10.腮腺　11.颈动脉鞘　12.寰椎前弓　13.枢椎齿突　14.脊髓　15.下斜肌　16.咽鼓管　17.颧弓

鼻腔。鼻腔外侧壁上可见中鼻甲，两侧为上颌窦断面。鼻腔后方通连鼻咽部。翼内肌、腮腺深叶与咽侧壁之间为咽旁间隙。在上颌骨的后外侧与颞肌、翼外肌及下颌骨髁突之间为颞下间隙。腮腺断面位于下颌骨髁突后外侧。该断面后份的中央为脊髓，脊髓的前方为寰枢关节下份，可见寰椎前弓与枢椎齿突，后方是颈部肌群（图）。

（刘树伟　张忠和）

jǐngbù héngduàncéng jiěpōu

颈部横断层解剖（transverse sectional anatomy of neck）

在横断层解剖中，颈部上方从枕骨大孔平面开始，下方至胸骨颈静脉切迹平面结束。颈部结构的断面配布，由上至下可分为 4 段（关键为第 2 段和第 3 段）。第 1 段：从枕骨大孔平面开始至下颌骨下缘平面结束，断面前份主要为颌面部结构，后份是为脊柱区颈段，断面两侧的胸锁乳突肌深面为颈动脉鞘（内含颈内动脉、颈内静脉和迷走神经）。第 2 段：从下颌骨下缘平面至甲状软骨上缘平面，颈部断面可明显地区分为 4 个格，断面前份为内脏格，表现为喉咽和会厌，喉咽前方为舌骨及舌骨上肌群，断面两侧为血管神经格，即颈动脉鞘（其内可见颈总动脉或颈内动脉、颈内静脉和迷走神经），颈总动脉约在甲状软骨上缘水平分叉为颈内动脉和颈外动脉，断面后份为支持格，即脊柱区颈段。第 3 段：从甲状软骨上缘平面至环状软骨下缘平面，断面前部的内脏格为喉、喉咽和甲状腺，由上而下，喉表现为喉前庭和杓状会厌襞、喉中间腔和杓状软骨、喉下腔与环状软骨，断面两侧是血管神经格，表现为胸锁乳突肌深面的颈动脉鞘（内有颈总动脉、颈内静脉和迷走神经），断面后份的支持格仍为脊柱区颈段。第 4 段：从环状软骨下缘平面至胸骨颈静脉切迹平面，主要为颈根部的结构，喉所在位置被气管取代，两侧为甲状腺侧叶，颈内静脉与锁骨下静脉合成头臂静脉，断面后份为脊柱区颈段和胸段，椎骨两侧可见肺尖、胸膜腔和斜角肌间隙。

（刘树伟）

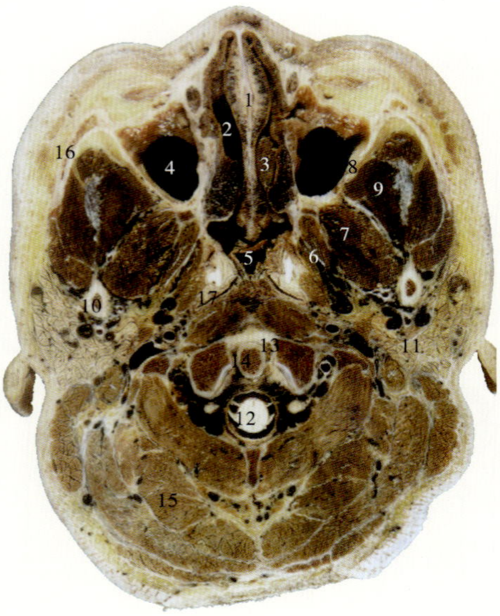

图　经寰枢关节下份横断面

1.鼻中隔　2.中鼻道　3.中鼻甲　4.上颌窦　5.鼻咽部　6.翼内肌　7.翼外肌　8.上颌骨　9.颞肌　10.下颌骨髁突　11.腮腺　12.脊髓　13.寰椎前弓　14.枢椎齿突　15.颈部肌群　16.颧弓　17.咽隐窝

jīng xiàhégǔ xiàyuán héngduànmiàn

经下颌骨下缘横断面（transverse section through inferior margin of mandible）

断面后部经过第 2 颈椎间盘，前部经过下颌骨的下缘。咽腔喉部位于断面中部，其前方为会厌、喉前庭和舌扁桃体。下颌下腺位于断面的两侧，后方为颈内动脉、颈外动脉和颈内静脉、颈外静脉，以及颈外侧深淋巴结的椭圆形断面。断面的后部为颈部支持性结构，斜方肌厚度、宽度均增加，其外侧有封套筋膜包绕。封套筋膜向前继续分别包绕胸锁乳突肌和下颌下腺形成各自的鞘。头半棘肌、颈半棘肌和头夹肌分别位于斜方肌的深面（图）。

（刘树伟　孙　博）

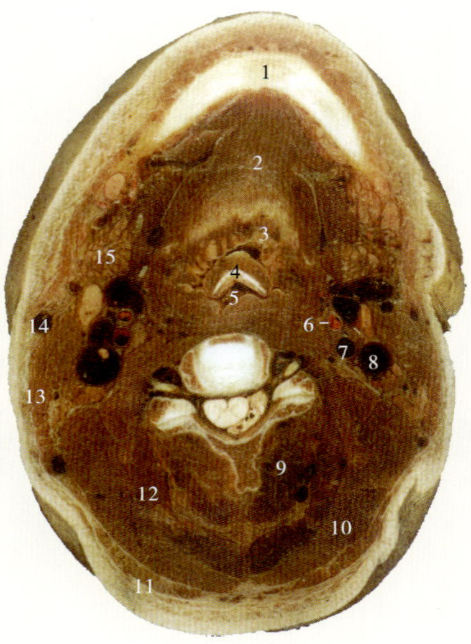

图　经下颌骨下缘横断面

1.下颌骨　2.颏舌肌　3.舌扁桃体　4.会厌软骨　5.喉咽　6.颈外动脉　7.颈内动脉　8.颈内静脉　9.颈半棘肌　10.头夹肌　11.斜方肌　12.头半棘肌　13.胸锁乳突肌　14.颈外静脉　15.下颌下腺

jīng jiǎzhuàngruǎngǔ shàngjiǎo héngduànmiàn

经甲状软骨上角横断面（transverse section through superior cornu of thyroid cartilage） 断面经第4颈椎体中份。喉咽两侧出现的深谷为梨状隐窝，是异物在喉部常易滞留的部位，咽外间隙在此层面以下将消失。右侧甲状软骨上角出现，甲状软骨主体即将出现。两侧的下颌下腺位于下颌下间隙内，其外被封套筋膜包裹。颈内动脉、颈外动脉间距离逐渐缩小，即将出现颈总动脉。颈外静脉几乎为垂直下行，颈内静脉向下走行管腔逐渐增粗。在项部，各肌群逐渐增厚，斜方肌、胸锁乳突肌包绕着封套筋膜（图）。

（刘树伟　孙　博）

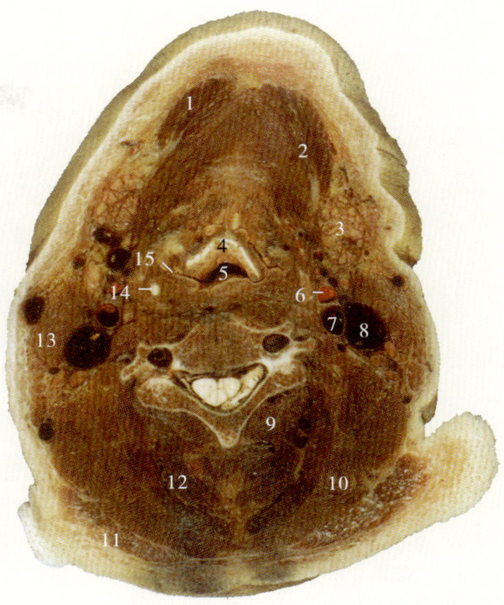

图　经甲状软骨上角横断面

1.二腹肌前腹　2.下颌舌骨肌　3.下颌下腺　4.会厌软骨　5.喉咽　6.颈外动脉　7.颈内动脉　8.颈内静脉　9.颈半棘肌　10.头夹肌　11.斜方肌　12.头半棘肌　13.胸锁乳突肌　14.甲状软骨上角　15.梨状隐窝

jīng shégǔtǐ héngduànmiàn

经舌骨体横断面（transverse section through body of hyoid bone） 断面经第3颈椎间盘。舌骨与颈椎之间为内脏格，由前向后依次为喉前庭、杓状会厌襞、喉咽。内脏格向外为血管神经格，颈深筋膜中层包绕颈总动脉（或颈内动脉）、颈内静脉和迷走神经形成的血管神经间隙（颈动脉鞘），上起颅底，下达前纵隔，积脓或积血可向下蔓延至前纵隔。其外侧的胸锁乳突肌位置逐渐前移，颈外静脉在其外侧伴行。此断面为呼吸道与消化道的交叉部，在喉口外侧常有异物滞留，咽后壁淋巴组织的脓肿和增生也较常见（图）。

（刘树伟　孙　博）

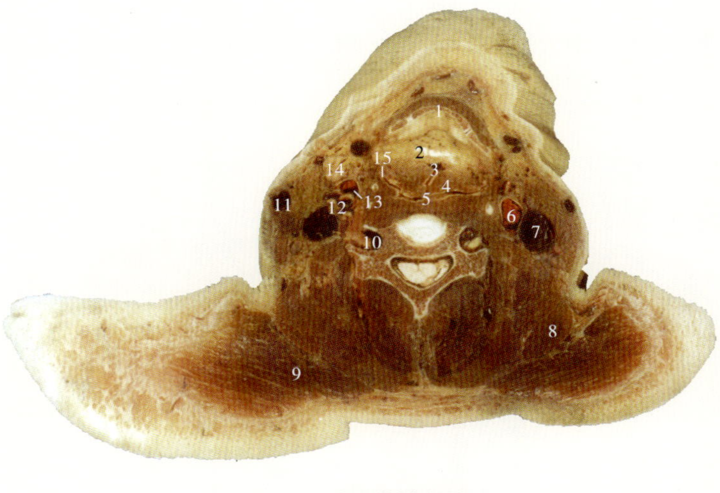

图　经舌骨体横断面

1.舌骨体　2.会厌软骨　3.喉前庭　4.杓状会厌襞　5.喉咽　6.颈总动脉　7.颈内静脉　8.肩胛提肌　9.斜方肌　10.椎动脉和椎静脉　11.颈外静脉　12.颈内动脉　13.颈外动脉　14.下颌下腺　15.梨状隐窝

jīng jiǎzhuàngruǎngǔ shàngfèn héngduànmiàn

经甲状软骨上份横断面（transverse section through superior part of thyroid cartilage） 断面经第5颈椎体上份。甲状软骨位于前部，是断层影像诊断中指示喉腔位置的标志性结构，呈八字形向后外展开，其间可见喉中间腔，其后外侧可见杓状软骨，位于喉后壁的上份，杓横肌覆盖于其后表面。甲状软骨外侧有胸骨舌肌、肩胛舌骨肌和甲状舌骨肌包绕。胸锁乳突肌位于颈部断面两侧，其浅面有颈外静脉下行，深面可见颈动脉鞘，内容有颈总动脉、颈内静脉和两者之间后方的迷走神经。颈椎横突两侧出现了中斜角肌和后斜角肌。封套筋膜（浅层）包绕胸锁乳突肌和斜方肌，形成两肌的鞘（图）。

（刘树伟　孙　博）

jīng jiǎzhuàngruǎngǔ zhōngfèn héngduànmiàn

经甲状软骨中份横断面（transverse section through middle part of thyroid cartilage） 断面经第6颈椎体中份。甲状软骨板前端相互靠近，形成喉结，后方分开，呈倒置的V形，其内可见两侧的环甲肌和中部缩窄呈近似水滴状

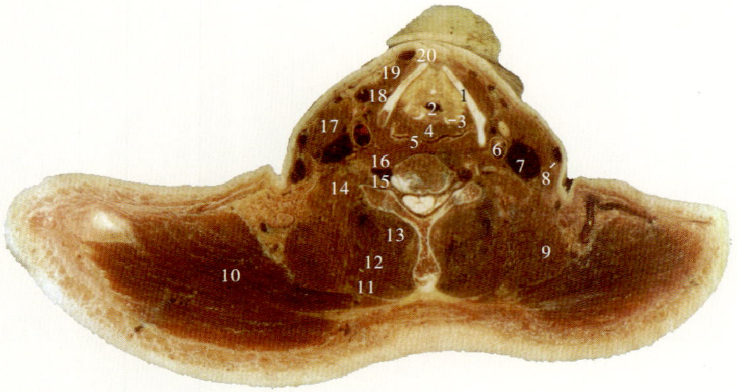

图　经甲状软骨上份横断面

1.甲状软骨　2.喉中间腔　3.杓状软骨　4.杓横肌　5.喉咽　6.颈总动脉　7.颈内静脉　8.颈外静脉　9.肩胛提肌　10.斜方肌　11.头半棘肌　12.颈半棘肌　13.颈棘肌　14.中斜角肌和后斜角肌　15.椎动脉和椎静脉　16.前斜角肌　17.胸锁乳突肌　18.甲状舌骨肌　19.肩胛舌骨肌上腹　20.胸骨舌骨肌

的喉中间腔，后方为两侧的杓状软骨及环状软骨，环状软骨后部被环杓后肌包绕。喉咽腔呈水平的裂隙状，向下逐渐延伸为食管。胸锁乳突肌继续前移，大部分已经位于颈内静脉前外侧。项部斜方肌更加宽厚，其深面依次为肩胛提肌、头夹肌、头半棘肌和颈半棘肌等（图）。

（刘树伟　孙　博）

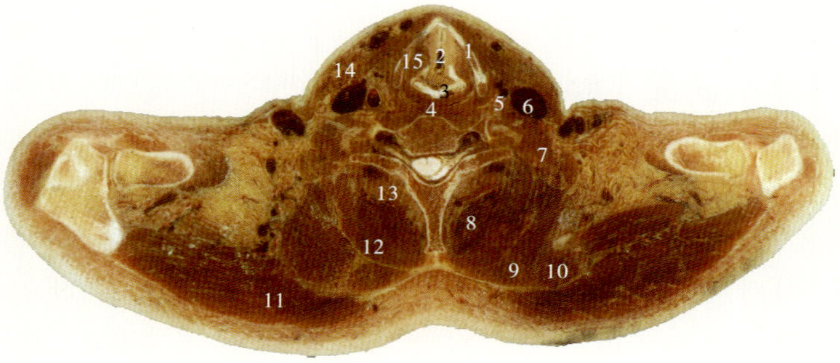

图　经甲状软骨中份横断面

1.甲状软骨　2.喉中间腔　3.环状软骨　4.喉咽　5.颈总动脉　6.颈内静脉　7.后斜角肌　8.颈半棘肌　9.头夹肌与颈夹肌　10.肩胛提肌　11.斜方肌　12.头半棘肌　13.颈棘肌　14.胸锁乳突肌　15.环甲肌

jīng huánzhuàngruǎngǔbǎn-shēngmén xiàqiāng de héngduànmiàn

经环状软骨板-声门下腔的横断面

经环状软骨板-声门下腔的横断面（transverse section through lamina of cricoid cartilage and infraglottic cavity）　断面经第7颈椎体上份。声门裂呈矢状位，其两侧半圆形的结构为声襞。声门裂是喉腔中最狭窄的部位，成年男性长约2.3cm，女性长约1.7cm，向下逐渐扩大变圆，移行为声门下腔。声门裂处黏膜下组织较为疏松，炎症时易发生水肿，也是喉癌的好发部位。环状软骨两侧为甲状腺侧叶，断面体积逐渐增大，包被于内脏筋膜内。喉前方的层次由浅入深依次为皮肤、浅筋膜、颈阔肌和舌骨下肌群。急性喉阻塞时，切开上述层次，经甲状软骨下缘和环状软骨弓之间的环甲膜至声门下腔，可改善通气情况。两侧胸锁乳突肌向前正中线靠拢（图）。

（刘树伟　孙　博）

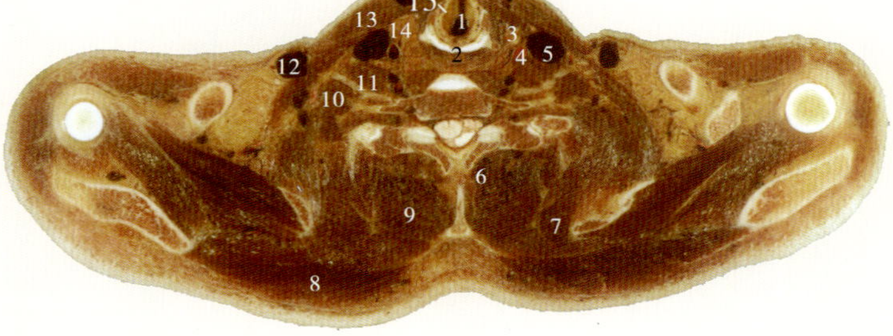

图　经环状软骨板-声门下腔的横断面

1.声门裂　2.环状软骨　3.甲状软骨下角　4.颈总动脉　5.颈内静脉　6.多裂肌　7.肩胛提肌　8.斜方肌　9.头夹肌　10.中斜角肌　11.前斜角肌　12.颈外静脉　13.胸锁乳突肌　14.甲状腺侧叶　15.声门下腔

jīng dì 1 qìguǎnruǎngǔ héngduànmiàn

经第1气管软骨横断面

经第1气管软骨横断面（transverse section through the first tracheal cartilage）　断面经第6颈椎间盘。第1气管软骨环出现，声门下腔已移行为气管，喉消失。气管两侧为甲状腺的侧叶，呈内侧锐、外侧钝的楔形，体积较大，包绕于内脏筋膜内。咽腔已移行为食管。胸锁乳突肌继续前移，深面可见颈内静脉、颈总动脉、迷走神经及颈外侧深淋巴结的断面。前斜角肌与中斜角肌之间为斜角肌间隙，内有粗大的臂丛穿行。第1肋和第2肋均被切及（图）。

（刘树伟　孙　博）

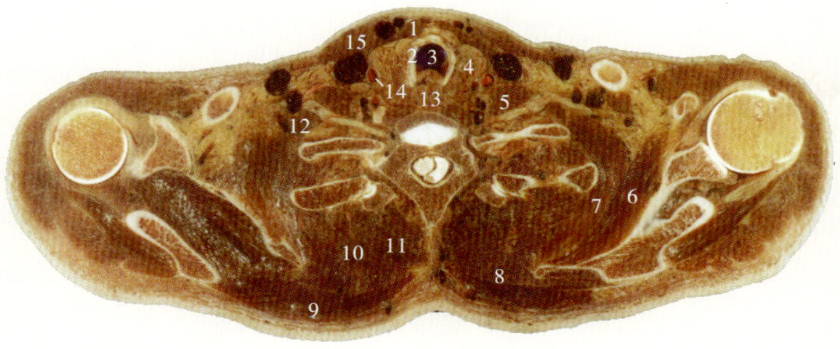

图　经第 1 气管软骨环横断面

1.胸骨舌骨肌　2.第1气管软骨环　3.气管　4.甲状腺侧叶　5.前斜角肌　6.肩胛下肌　7.前锯肌　8.小菱形肌　9.斜方肌　10.夹肌　11.多裂肌　12.中斜角肌　13.食管　14.颈总动脉　15.胸锁乳突肌

jīng jiǎzhuàngxiànxiá héngduànmiàn

经甲状腺峡横断面（transverse section through isthmus of thyroid gland）　断面经第 1 胸椎体上份，主要显示颈根部的结构。马蹄形的气管居颈部断面的中心，其两侧与前方被甲状腺侧叶和峡紧紧围绕，故甲状腺肿大时可向内压迫气管。甲状腺侧叶的两侧可见颈总动脉、颈内静脉和迷走神经等，颈内静脉的前方为胸锁乳突肌。前斜角肌的后方为斜角肌间隙，其内除臂丛穿行外，于左侧的斜角肌间隙内还可见到左锁骨下动脉于第 1 肋前方向外走向腋窝。食管断面呈圆形，位于气管膜壁与第 1 胸椎体之间。两侧肺尖出现，居脊柱区胸段两侧的胸膜腔内（图）。

（刘树伟　孙　博）

xiōngbù héngduàncéng jiěpōu

胸部横断层解剖（transverse sectional anatomy of thorax）　胸部结构与颈部、腹部结构重叠，故在横断层解剖中通常以第 1 胸椎上缘平面为胸部的上界，下界为心尖消失平面。胸部结构在连续横断层中的变化规律，可以纵隔和肺分别进行描述。

由上而下，可将纵隔分为 4 段。第 1 段：从第 1 胸椎上缘平面至主动脉弓平面，主要为上纵隔的结构，由前至后的重要结构有胸腺、两侧头臂静脉及上腔静脉、主动脉弓及其三大分支、气管与食管等。第 2 段：由主动脉弓平面至肺动脉杈平面，由前至后可见 4 层结构：第一层为胸腺；第二层为上腔静脉、升主动脉和心包上隐窝；第三层为气管、气管杈、两侧的主支气管；第四层为奇静脉、食管和胸主动脉。第 3 段：从肺动脉杈平面至肝首次出现平面，中纵隔主要为各心腔结构、心包窦与心包隐窝，后纵隔内为奇静脉、食管和胸主动脉。第 4 段：从肝首次出现平面至心尖消失平面，中纵隔主要表现为左心室、右心室和心包腔，后纵隔内仍为奇静脉、食管和胸主动脉。

左肺门从左肺动脉开始至左下肺静脉结束，从上至下可归纳为 3 个典型断面：① 经左肺动脉的横断面：断面上左肺动脉与前段动脉一起形成鱼钩样外观，并勾绕尖后段静脉，其外侧可见左肺上叶支气管的上干分为尖后段支气管和前段支气管。② 经左主支气管杈的横断面：于左主支气管杈前方可见前段静脉汇入左上肺静脉，外侧可见左肺下叶动脉正对斜裂。③ 经左肺下叶支气管的横断面：由前向后可见舌静脉干汇入左上肺静脉、下舌段支气管、左肺下叶支气管，左肺下叶动脉位于左肺下叶支气管外侧并发出舌动脉干或下舌段动脉。

右肺门从右肺上叶支气管开始至右下肺静脉结束，从上到下有 4 个典型断面：① 经右肺上叶支气管的横断面：由前内至后外依次可见尖段静脉、前段动脉、前段支气管、后段静脉、后段支气管和后段动脉。② 经中间支气管的横断面：由前向后依次可见右肺上叶静脉及其属支、叶间动脉和中间支气管。③ 经中间支气管杈的横断面：由前向后可见右肺上叶静脉、右肺中叶支气管、

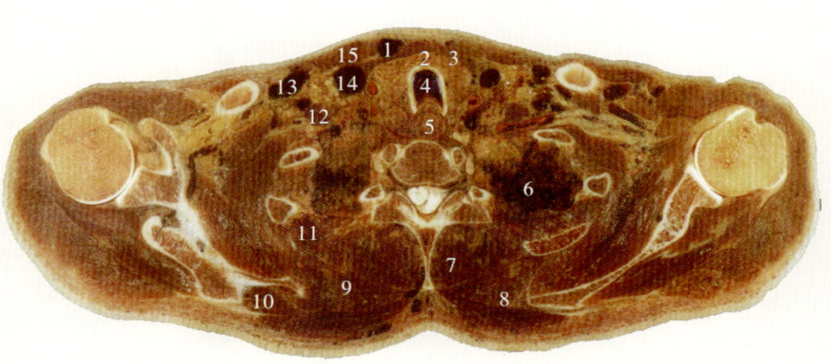

图　经甲状腺峡横断面

1.颈前静脉　2.甲状腺峡　3.胸骨甲状肌　4.气管　5.食管　6.左侧肺尖　7.多裂肌　8.小菱形肌　9.大菱形肌　10.冈下肌　11.髂肋肌　12.前斜角肌　13.颈外静脉　14.颈内静脉　15.胸锁乳突肌

下叶支气管，右肺中叶动脉、下叶动脉居相应支气管的前外侧。④经中叶支气管杈的横断面：肺门处仅剩下右下肺静脉，支气管和动脉已分为肺段支气管和肺段动脉并离开肺门进入肺野。

（刘树伟）

jīng fèijiān héngduànmiàn

经肺尖横断面（transverse section through the apex of lung） 断面经第2胸椎体上份。两侧肺尖段出现。气管位于食管前方。颈内静脉与锁骨下静脉正在合成头臂静脉。锁骨下静脉内有多个静脉瓣，有颈外静脉、颈横静脉和椎静脉汇入。锁骨下静脉常呈开放状态，其原因有：一是管壁与周围筋膜紧密附着有关；二是上述静脉从不同的方向汇入有关。气管、食管两侧为分布至颈部和上肢的大血管干：颈总动脉和锁骨下动脉。锁骨下动脉经肺尖的前方、臂丛经肺尖的前外侧至腋窝（图）。

（刘树伟 冷 媛）

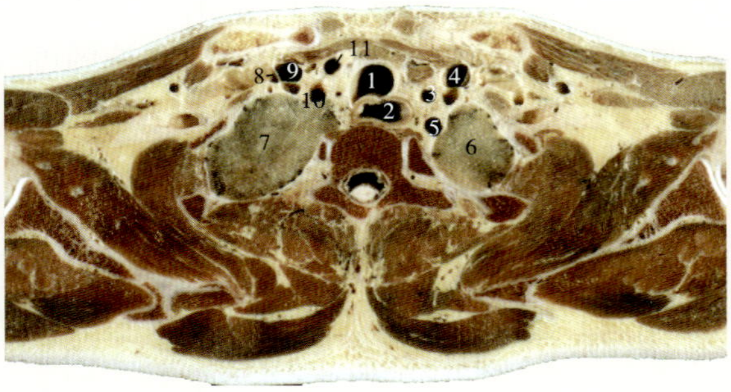

图 经肺尖横断面

1.气管 2.食管 3.左颈总动脉 4.左颈内静脉 5.左锁骨下动脉 6.左肺尖 7.右肺尖 8.右锁骨下静脉 9.右颈内静脉 10.右锁骨下动脉 11.右颈总动脉

jīng xiōnggǔ-jǐngjìngmàiqiējì héngduànmiàn

经胸骨颈静脉切迹横断面（transverse section through jugular notch of sternum） 断面经第2胸椎下份，前方可见锁骨，在两侧锁骨之间为颈静脉切迹，颈前静脉在颈静脉切迹上方，胸骨上间隙内吻合形成颈静脉弓，因胸骨上切迹与颈静脉弓靠近，又称颈静脉切迹。临床上在行颈前区手术，如：气管切开时，要注意保护颈静脉弓。右侧锁骨和气管之间可见头臂干，头臂干向上分叉为右颈总动脉和右锁骨下动脉。在头臂干的右侧可见右头臂静脉。胸腔扩大，两肺体积亦增大（图）。

（刘树伟 冷 媛）

jīng xiōng-suǒ guānjié héngduànmiàn

经胸锁关节横断面（transverse section through sternoclavicular joint） 断面后方经第3胸椎体上缘，前方可见由锁骨的胸骨端、胸骨的锁切迹和第1肋软骨的上面共同构成的胸锁关节，此关节是上肢骨与躯干骨连结的唯一关节。气管前方为头臂干，左邻左颈总动脉，其左侧的左头臂静脉逐步右移向右头臂静脉靠近。气管在不同的平面与不同的结构相毗邻，但后面恒定地与食管相毗邻。正常气管的形态变化较大，多数呈马蹄形（C形），慢性阻塞性肺疾病气管常呈军刀鞘样，其横断面上的特点是前后径大于左右径一倍以上（图）。

（刘树伟 冷 媛）

jīng dì-yīlèi-xiōnglèijiéhé de héngduànmiàn

经第一肋胸肋结合的横断面（transverse section through sternocostal synchondrosis of the first rib） 断面后方经过第3胸椎体上份，前方经第1肋软骨和胸骨柄，两者之间的连结称为第一肋胸肋结合，是特殊的不动关节。而第2至第7肋软骨与相应的肋切迹构成的胸肋关节属于微动关节。在第一肋胸肋结合的后方可见左头

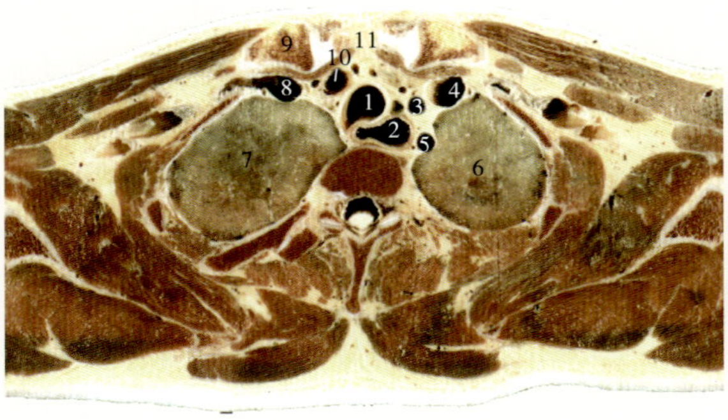

图 经胸骨颈静脉切迹横断面

1.气管 2.食管 3.左颈总动脉 4.左头臂静脉 5.左锁骨下动脉 6.左肺上叶 7.右肺上叶 8.右头臂静脉 9.锁骨 10.头臂干 11.颈静脉切迹

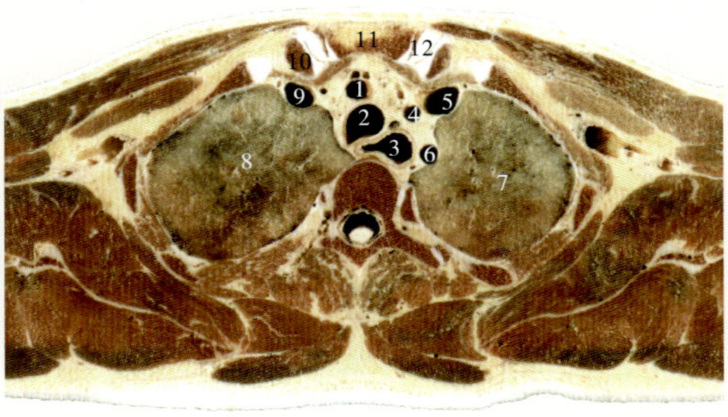

图 经胸锁关节的横断面

1.头臂干 2.气管 3.食管 4.左颈总动脉 5.左头臂静脉 6.左锁骨下动脉 7.左肺上叶 8.右肺上叶 9.右头臂静脉 10.锁骨 11.胸骨柄 12.胸锁关节

臂静脉右移，沿途还接受椎静脉、胸廓内静脉、肋间最上静脉和甲状腺下静脉等。在此断面中，头臂干、左颈总动脉和左锁骨下动脉三者的位置关系也更为靠近（图）。

（刘树伟　冷　媛）

jīng shàngqiāngjìngmài héchéngchù de héngduànmiàn

经上腔静脉合成处的横断面

（transverse section through the formation of superior vena cava）

断面经第 3 胸椎体下份。左头臂静脉行向右与右头臂静脉汇合成上腔静脉。上纵隔管道结构排列的特点是：气管居中，左侧是主动脉弓上发出的三大分支（由右向左依次为头臂干、左颈总动脉和左锁骨下动脉）。从前向后，纵隔右侧面是右头臂静脉、气管、食管；纵隔左侧面是左头臂静脉及主动脉弓发出的三大分支。上纵隔管道结构常见的变异有：①主动脉弓上的分支，如左颈总动脉和左锁骨下动脉共干起自主动脉弓。②左上腔静脉常在主动脉三大分支的外侧（图）。

（刘树伟　冷　媛）

jīng zhǔdòngmàigōng héngduànmiàn

经主动脉弓横断面

（transverse section through aortic arch）　断面经第 4 胸椎上份，是认识纵隔上部管道结构的关键平面。在两侧纵隔胸膜、胸骨柄和脊柱之间为上纵隔。在上纵隔内可见主动脉弓成腊肠样贴近纵隔左缘，弓的左缘微凸，右缘微凹，并由右前斜向左后方。主动脉弓的内侧从前向后依次是上腔静脉、气管、食管。在主动脉弓右侧、上腔静脉后方和气管前方之间的充满疏松结缔组织和脂肪组织的区域，称气管前间隙。在该层面两肺体积明显增大且出现左肺斜裂，将左肺分为上下两叶（图）。

（刘树伟　冷　媛）

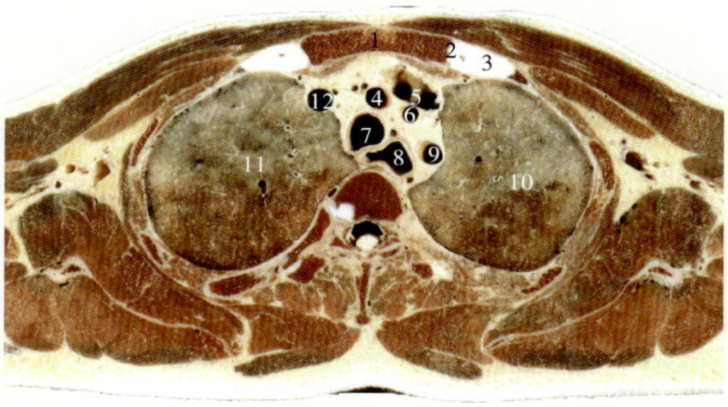

图　经第一肋胸肋结合的横断面

1.胸骨柄　2.第一肋胸肋结合　3.第1肋软骨　4.头臂干　5.左头臂静脉　6.左颈总动脉　7.气管　8.食管　9.左锁骨下动脉　10.左肺上叶　11.右肺上叶　12.右头臂静脉

jīng xiōnggǔjiǎo héngduànmiàn

经胸骨角横断面

（transverse section through sternal angle）　断面经第 4 胸椎体下份，为奇静脉弓平面。后纵隔因奇静脉弓、气管、食管和胸主动脉的存在而较宽。此断面纵隔外形特点与颈静脉切迹断面正好相反，前者前宽后窄，呈倒三角形；后者前窄后宽，呈正三角形。升主动脉与胸主动脉之间至纵隔左缘，为充满疏松结缔组织和脂肪组织的区域，称之为主动脉肺动脉窗，范围指主动脉弓下缘和肺动脉杈上缘之间1～2cm 的小区域，其左外侧界为纵隔胸膜，内侧界为气管，前方为升主动脉，后方为食管和胸主动脉，是寻找左上气管旁淋巴结和动脉韧带的标志。左肺和右肺斜裂均出现，其后方为两肺的下叶（图）。

（刘树伟　冷　媛）

jīng qìguǎnchā héngduànmiàn

经气管杈横断面

（transverse section through the bifurcation of trachea）　断面可见气管杈出现，后方经过第 5 胸椎体上份，为上

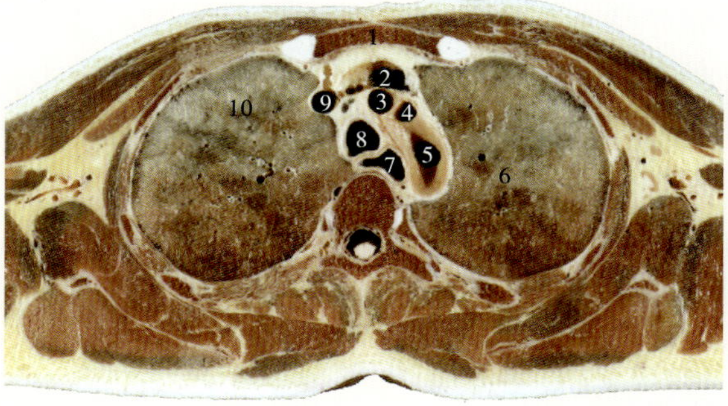

图　经上腔静脉合成处的横断面

1.胸骨柄　2.左头臂静脉　3.头臂干　4.左颈总动脉　5.左锁骨下动脉　6.左肺上叶　7.食管　8.气管　9.右头臂静脉　10.右肺上叶

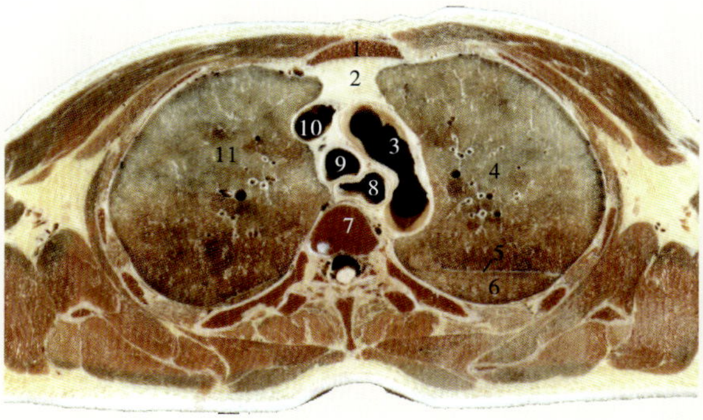

图　经主动脉弓横断面

1.胸骨柄　2.胸腺　3.主动脉弓　4.左肺上叶　5.左肺斜裂　6.左肺下叶　7.第 4 胸椎体 8.食管　9.气管　10.上腔静脉　11.右肺上叶

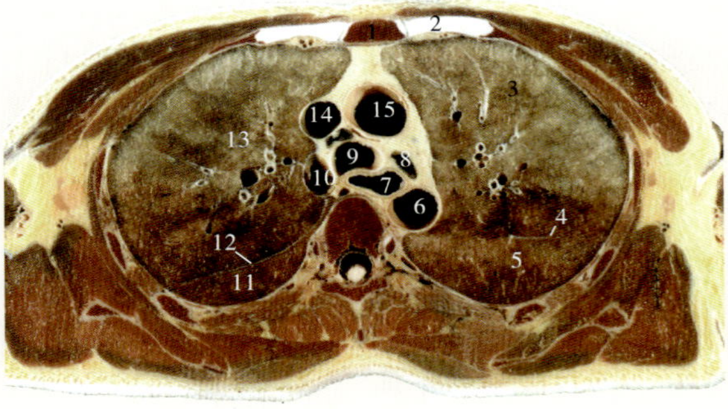

图　经胸骨角横断面

1.胸骨角　2.第2肋软骨　3.左肺上叶　4.左肺斜裂　5.左肺下叶　6.胸主动脉　7.食管8.左上气管旁淋巴结　9.气管　10.奇静脉弓　11.右肺下叶　12.右肺斜裂　13.右肺上叶　14.上腔静脉　15.升主动脉

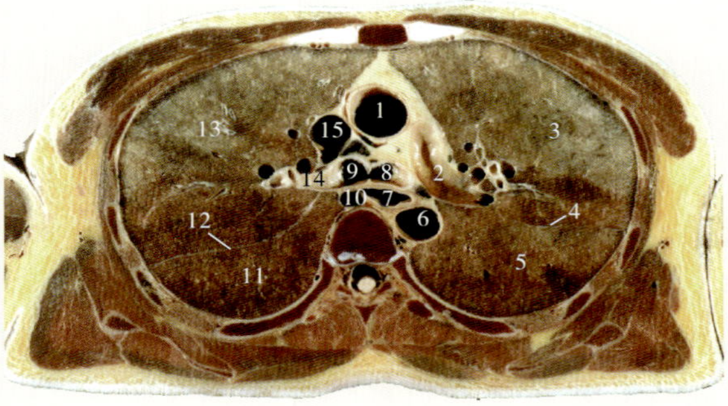

图　经气管杈横断面

1.升主动脉　2.左肺动脉　3.左肺上叶　4.左肺斜裂　5.左肺下叶　6.胸主动脉　7.食管　8.左主支气管　9.右主支气管　10.奇静脉　11.右肺下叶　12.右肺斜裂　13.右肺上叶　14.右肺上叶支气管　15.上腔静脉

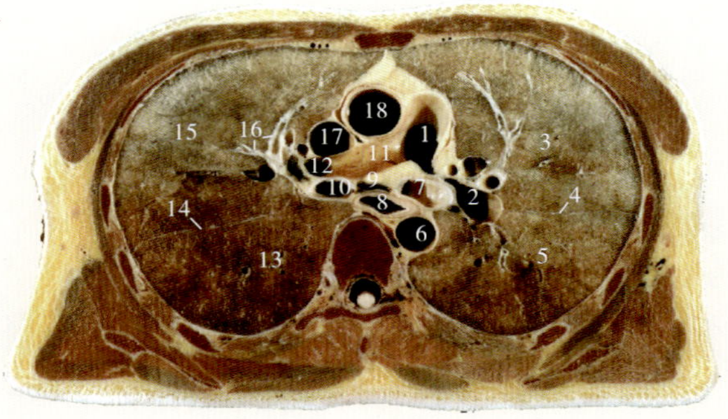

图　经肺动脉杈横断面

1.肺动脉干　2.左肺动脉　3.左肺上叶　4.左肺斜裂　5.左肺下叶　6.胸主动脉　7.左主支气管　8.食管　9.隆嵴下淋巴结　10.中间支气管　11.右肺动脉　12.右肺上叶动脉　13.右肺下叶　14.右肺斜裂　15.右肺上叶　16.前段支气管　17.上腔静脉　18.升主动脉

纵隔和下纵隔的分界线。其为认识胸部结构变化的重要断面。气管在此平面分支为左主支气管和右主支气管。右主支气管在此层面向右分出右肺上叶支气管，标志着右肺门开始出现。在左主支气管的左侧可见左肺动脉进入左肺，是左肺门开始出现的标志（图）。

（刘树伟　冷　媛）

jīng fèidòngmàichā héngduànmiàn

经肺动脉杈横断面

（transverse section through pulmonary bifurcation）　断面经第5胸椎体下份，可见肺动脉干分为左肺动脉和右肺动脉，形成三叶草状的肺动脉杈。在肺动脉杈和右肺动脉的后方有左主支气管和右主支气管。隆嵴下间隙是指前为肺动脉杈和右肺动脉、两侧为左主支气管和右主支气管、后为食管所围成的区域，内有隆嵴下淋巴结。右肺门内由前向后可见右肺动脉和中间支气管，左肺门内由前向后可见左上肺静脉和左肺动脉（图）。

（刘树伟　冷　媛）

jīng zuǒfèi shàngyè zhīqìguǎn héngduànmiàn

经左肺上叶支气管横断面

（transverse section through left superior lobar bronchus）　断面前方经过第3胸肋关节，后方经第6胸椎体上份。纵隔断面前份由右向左依次可见上腔静脉、升主动脉和肺动脉干，后二者与左心耳之间有心包横窦经过。可见两肺斜裂前移，肺下叶变大，上叶变小。左肺门处由前向后排列着左上肺静脉、左肺上叶支气管和左肺下叶动脉，左肺上叶支气管接近水平地发自左主支气管，并很快分为上干（至尖后段和前段）和舌干，舌干多重叠于左肺上叶支气管的远端，在横断面上常难以辨认。右肺门处由前向后依次可见右肺尖段静脉与后段静脉、叶间动脉和中间支气管（图）。

（刘树伟　冷　媛）

jīng fèidòngmàibàn héngduànmiàn

经肺动脉瓣横断面

（transverse section through valve of pulmonary artery）　断面经第6胸椎体下份，纵隔结构为心底和出入心底的大血管、左心耳、右心耳、食管和胸主动脉。肺动脉瓣呈两前一后排列。右肺门结构由前向后依次为右肺上叶静脉、叶间动脉和中间支气管。左肺上叶门处上舌段静脉和下舌段静脉走向内上方，在该断层内合成舌静脉干并注入左上肺静脉。左肺下叶门内，左肺下叶支气管已为基底干，其外侧左肺下叶动脉已分出内前底段动脉和外后底段动脉，其后方有上段静脉行向内下方（图）。

（刘树伟　冷　媛）

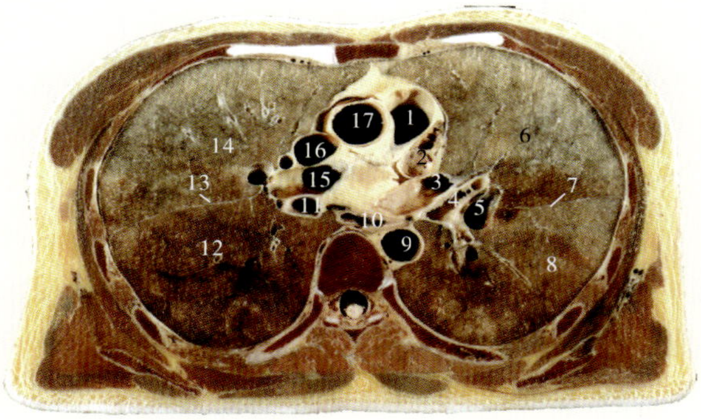

图　经左肺上叶支气管横断面

1.肺动脉干　2.左心耳　3.左上肺静脉　4.左肺上叶支气管　5.左肺下叶动脉　6.左肺上叶　7.左肺斜裂　8.左肺下叶　9.胸主动脉　10.食管　11.中间支气管　12.右肺下叶　13.右肺斜裂　14.右肺上叶　15.叶间动脉　16.上腔静脉　17.升主动脉

jīng zhōngjiān zhīqìguǎn fēnchāchù de héngduànmiàn

经中间支气管分叉处的横断面（transverse section through the bifurcation of intermediate bronchus）　断面经第 7 胸椎体，以升主动脉根部为中心，右心室位于其左前方，右心房位于其右侧，左心房位于其后方，并有左下肺静脉和右上肺静脉汇入。右肺水平裂出现，其与斜裂之间的肺组织为右肺中叶，斜裂后方为右肺下叶。右肺门结构由前向后依次为右上肺静脉、右肺中叶支气管和右肺下叶支气管。右肺中叶支气管的前外侧是内侧段动脉，右肺下叶支气管的外侧是右肺下叶动脉，后方是上段静脉。左肺门处可见左下肺静脉汇入左心房，这是左肺门下界出现的标志（图）。

（刘树伟　冷　媛）

jīng zhǔdòngmàibàn héngduànmiàn

经主动脉瓣横断面（transverse section through aortic valve）　断面经第 7 胸椎间盘，纵隔内可见右心室、左心室、左心房和右心房，主动脉口居心断面的中央，其周围的纤维环上附有 3 个半月形的瓣膜，称为主动脉瓣。右心房与右心室之间为冠状沟，其内可见右冠状动脉。右肺中叶门处，中叶支气管已分为外侧段支气管和内侧段支气管，其前外侧可见外侧段动脉和内侧段动脉，内侧可见外侧段静脉和内侧段静脉。右肺下叶门处，可见右下肺静脉汇入左心房，为右肺门下界出现的标志。于右肺下叶内，内侧底段支气管、前底段支气管和外后底段支气管呈逆时针排列，各肺段动脉位于相应支气管的外周。于左肺下叶内，内前底段支气管、外侧底段支气管和后底段支气管呈顺时针排列，其外周可见各底段动脉分布，内侧可见底段上静脉汇入底段总静脉并向心走行（图）。

（刘树伟　冷　媛）

jīng liǎngcè fáng-shìkǒu héngduànmiàn

经两侧房室口横断面（transverse section through bilateral artioventricular orifices）　断面经第 8 胸椎体上份，纵隔内心呈现 4 个心腔，房间隔和室间隔相连续，自右后向左前方向呈 S 形排列。房间隔分隔左心房与右心房，其右心房侧的凹陷为卵圆窝。室间隔由后 1/3 的膜部和前 2/3 的肌

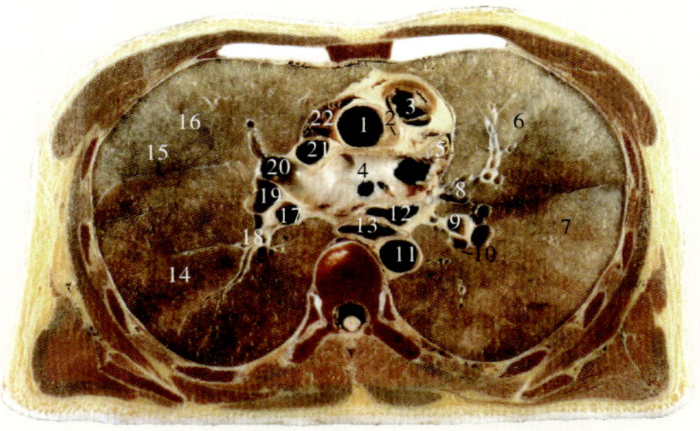

图　经肺动脉瓣横断面

1.升主动脉　2.左冠状动脉口　3.肺动脉瓣　4.左心房　5.左心耳　6.左肺上叶　7.左肺下叶　8.上舌段静脉和下舌段静脉　9.左肺下叶支气管基底干　10.上段静脉　11.胸主动脉　12.左肺静脉隐窝　13.食管　14.右肺下叶　15.水平裂　16.右肺上叶　17.中间支气管　18.上段支气管　19.叶间动脉　20.右肺上叶静脉　21.上腔静脉　22.右心耳

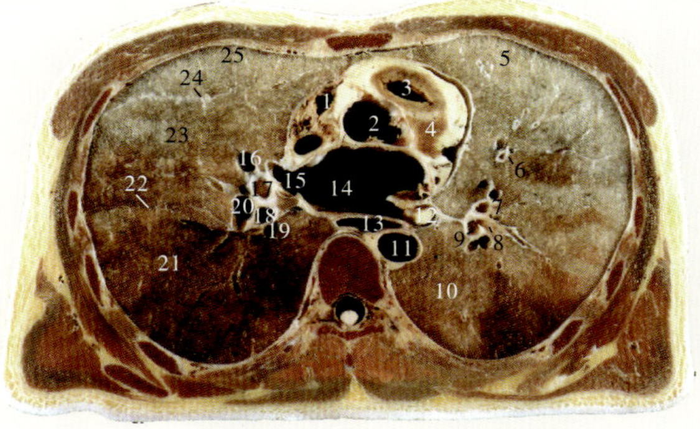

图　经中间支气管分叉处的横断面

1.右心房　2.升主动脉　3.右心室　4.左心室　5.左肺上叶　6.下舌段支气管　7.内前底段支气管　8.外侧底段支气管　9.后底段支气管　10.左肺下叶　11.胸主动脉　12.左下肺静脉　13.食管　14.左心房　15.右上肺静脉　16.内侧段动脉　17.右肺中叶支气管　18.右肺下叶支气管基底干　19.上段静脉　20.右肺下叶动脉　21.右肺下叶　22.右肺斜裂　23.右肺中叶　24.水平裂　25.右肺上叶

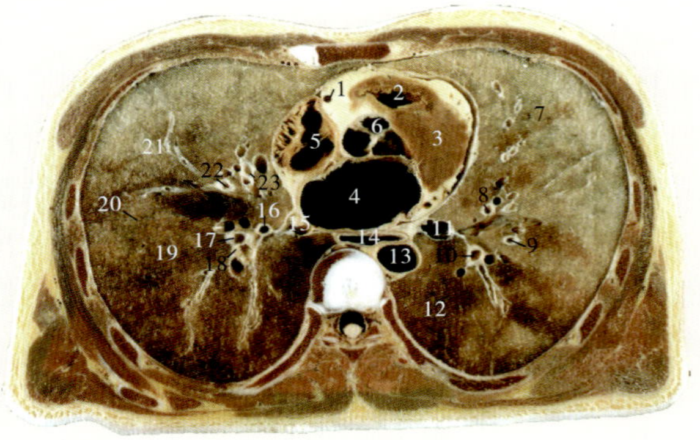

图　经主动脉瓣横断面

1.右冠状动脉　2.右心室　3.左心室　4.左心房　5.右心房　6.主动脉瓣　7.左肺上叶　8.内前底段支气管　9.外侧底段支气管　10.后底段支气管　11.底段总静脉　12.左肺下叶　13.胸主动脉　14.食管　15.右下肺静脉　16.内侧底段支气管　17.前底段支气管　18.外后底段支气管　19.右肺下叶　20.右肺斜裂　21.右肺中叶　22.外侧段支气管　23.内侧段支气管

部组成，肌部分开左心室与右心室，膜部既分隔左心室与右心室，又分开左心室与右心房。在右心房和右心室之间有右房室口，其周围可见右房室瓣（三尖瓣）。在左心房和左心室之间为左房室口，其内有左房室瓣（二尖瓣）。左心房后壁与食管前壁之间的心包腔为心包斜窦。纵隔的右侧是右肺中叶和右肺下叶，左侧是左肺下舌段和左肺下叶。右肺下叶可见由底段上静脉与底段下静脉合成的底段总静脉，支气管已分为内侧底段支气管、前底段支气管、外侧底段支气管和后底段支气管，彼此呈逆时针排列，各底段动脉走行于相应支气管的外侧或后外侧（图）。

（刘树伟　冷　媛）

jīng shìjiàngé héngduànmiàn

经室间隔横断面（transverse section through interventricular septum）

断面经第8胸椎体下份，可见房间隔和室间隔呈一字形，自右后斜向左前，与矢状面夹角约45°。左心房近房室口部位置最低，经过此部的横断面内，由于其右侧份消失，故左心房变小。左心室壁厚腔窄，内可见粗壮的乳头肌。右心的横断面呈现三角形，前份为右心室，后份为右心房。右肺表现为中叶和下叶，左侧为下舌段和下叶，两肺下叶面积均继续增大。纵隔后部表现为食管及其后方的奇静脉和胸主动脉（图）。

（刘树伟　冷　媛）

jīng guànzhuàngdòu héngduànmiàn

经冠状窦横断面（transverse section through coronary sinus）

断面经第8胸椎间盘。纵隔内可见左心房消失，还有3个心腔（左心室和右心室、右心房）。右心房心腔变小，在其左下方有冠状窦的开口。右肺斜裂前方为中叶，后方为下叶。左肺斜裂前方为下舌段，后方为下叶的4个底段（图）。

（刘树伟　冷　媛）

jīng liǎngcè xīnshì héngduànmiàn

经两侧心室横断面（transverse section through bilateral ventricles）

断面经第9胸椎体上份，左心房和右心房均从断面上消失，右心室呈三角形，左心室的心腔缩小，室间隔增厚。纵隔右后方出现下腔静脉，穿过纤维心包向上注入右心房。纵隔的右侧是右肺中叶和下叶，左侧是左肺下舌段和下叶。两肺斜裂上移，下叶面积继续增大（图）。

（刘树伟　冷　媛）

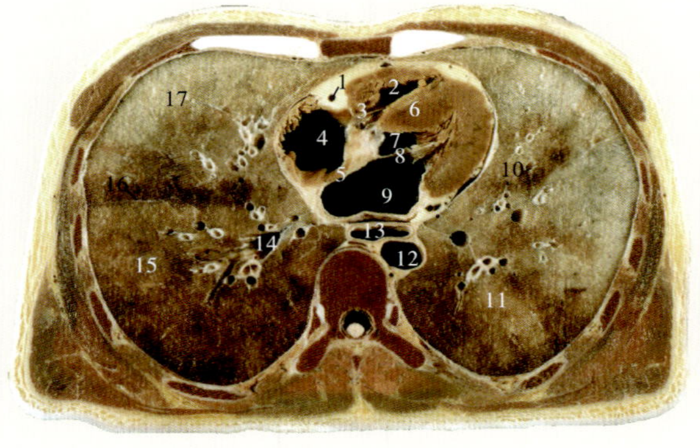

图　经两侧房室口横断面

1.右冠状动脉　2.右心室　3.右房室口　4.右心房　5.卵圆窝　6.室间隔　7.左心室　8.左房室瓣（二尖瓣）　9.左心房　10.下舌段　11.左肺下叶　12.胸主动脉　13.食管　14.底段总静脉　15.右肺下叶　16.右肺斜裂　17.右肺中叶

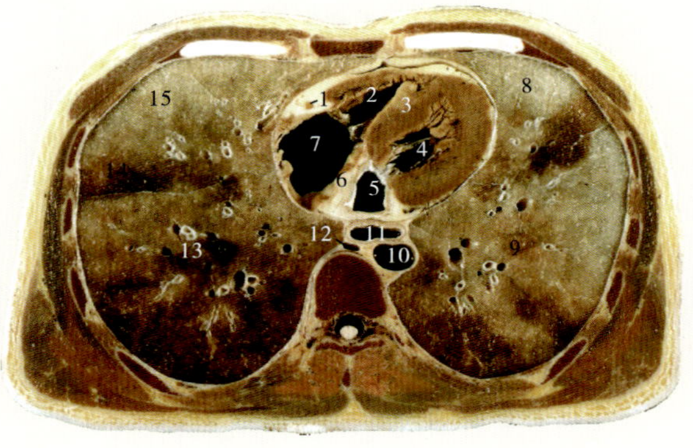

图　经室间隔横断面

1.右冠状动脉　2.右心室　3.室间隔　4.左心室　5.左心房　6.房间隔　7.右心房　8.左肺上叶　9.左肺下叶　10.胸主动脉　11.食管　12.奇静脉　13.右肺下叶　14.右肺斜裂　15.右肺中叶

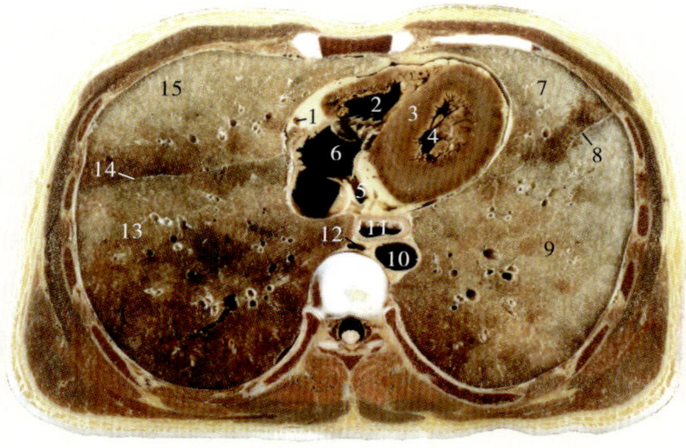

图　经冠状窦横断面

1.右冠状动脉　2.右心室　3.室间隔　4.左心室　5.冠状窦　6.右心房　7.左肺上叶　8.左肺斜裂　9.左肺下叶　10.胸主动脉　11.食管　12.奇静脉　13.右肺下叶　14.右肺斜裂　15.右肺中叶

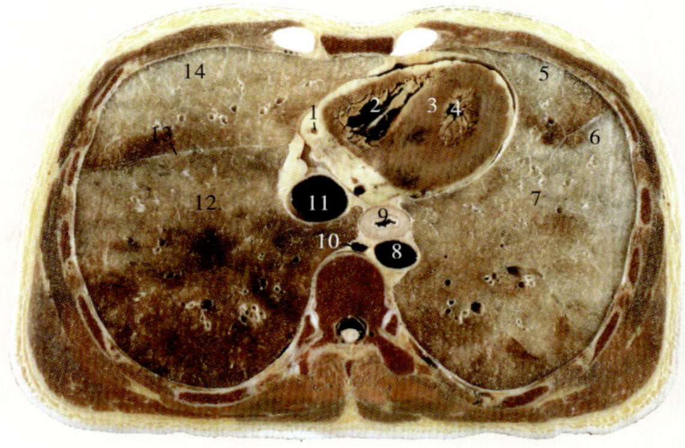

图　经两侧心室横断面

1.右冠状动脉　2.右心室　3.室间隔　4.左心室　5.左肺上叶　6.左肺斜裂　7.左肺下叶　8.胸主动脉　9.食管　10.奇静脉　11.下腔静脉　12.右肺下叶　13.右肺斜裂　14.右肺中叶

jīng géyòuqiónglóng-gānyòuyè de héngduànmiàn

经膈右穹隆-肝右叶的横断面（transverse section through right vault of the diaphragm and right lobe of liver）　断面经第9胸椎体下份，心断面进一步减小，但依然可见右心室和左心室。在心的右后方出现膈右穹隆和肝右叶，下腔静脉行于肝后方。纵隔的右侧是右肺中叶和下叶，右肺斜裂上移，肺面积减小；左侧是左肺下舌段和下叶。后纵隔内可见食管、奇静脉和胸导管（图）。

（刘树伟　冷　媛）

jīng dì-èrgānmén héngduànmiàn

经第二肝门横断面（transverse section through the second porta hepatis）　断面经第9胸椎间盘，前方经第6肋软骨，肝左叶和肝右叶均已出现。切及第二肝门，可见肝左静脉、肝中间静脉和肝右静脉出肝后立即注入下腔静脉。在中纵隔内可见左心室和右心室，两者体积明显缩小，左心室心腔已不可见。后纵隔内有食管、胸主动脉、奇静脉和胸导管。纵隔的右侧是右肺中叶和下叶，左侧是左肺下舌段和下叶，两肺断面均明显变小(图)。

（刘树伟　冷　媛）

fùbù héngduàncéng jiěpōu

腹部横断层解剖（transverse sectional anatomy of abdomen）

腹部结构与胸部和盆部结构互有重叠和延续，故在横断层解剖中，通常以经膈穹隆平面为腹部的上界，下界为经第5腰椎间盘平面。在横断层解剖中腹部结构的配布由上而下可分为4段。第1段：从膈右穹隆平面至肝门平面，该段腹部结构相对简单，由右向左依次为肝、胃和脾，肝的断面从上至下逐渐增大，占据上腹部的大部分，其内从上到下肝静脉逐渐变细、肝门静脉逐渐变粗，

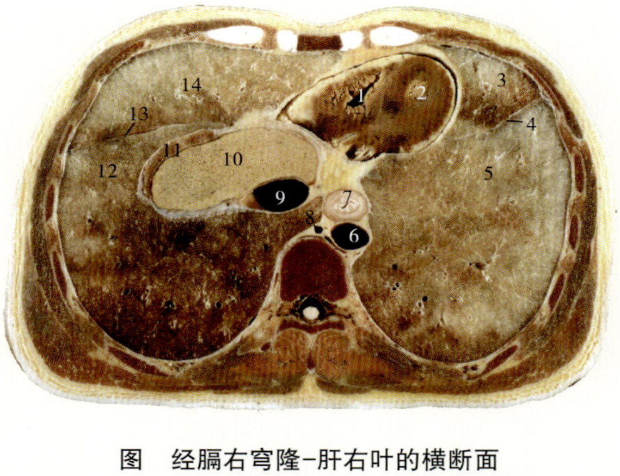

图　经膈右穹隆-肝右叶的横断面

1.右心室　2.左心室　3.左肺上叶　4.左肺斜裂　5.左肺下叶　6.胸主动脉　7.食管　8.奇静脉　9.下腔静脉　10.肝右叶　11.膈　12.右肺下叶　13.右肺斜裂　14.右肺中叶

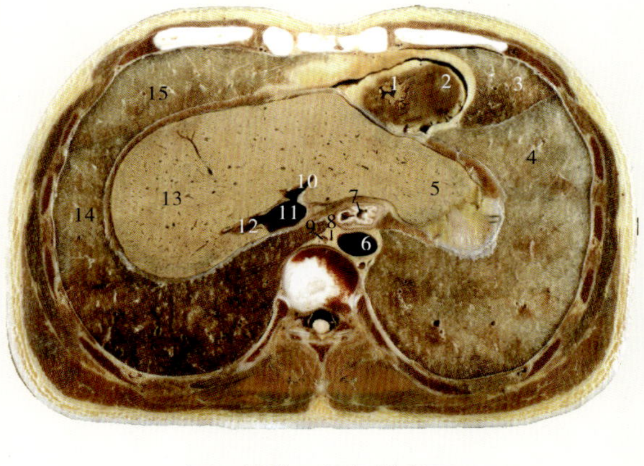

图　经第二肝门横断面

1.右心室　2.左心室　3.左肺上叶　4.左肺下叶　5.肝左叶　6.胸主动脉　7.食管　8.胸导管　9.奇静脉　10.肝左静脉　11.下腔静脉　12.肝右静脉　13.肝右叶　14.右肺下叶　15.右肺中叶

肝周围的腹膜腔为肝周间隙，脾周围的腹膜腔为脾周间隙。第2段：从肝门平面至幽门平面，腹部结构渐趋复杂，从上到下出现胆囊、肾上腺、肝蒂、大网膜、小网膜、肾、胰、胆总管、腹腔干和肠系膜上动脉等结构，肝断面逐渐变小，肝内管道明显变细，网膜囊居胃与胰体之间，肝肾隐窝介于肝与肾之间。第3段：从幽门平面至十二指肠水平部平面，肝、胰、脾、胃和胆总管逐渐消失，两侧肾渐近下极，横结肠、升结肠、降结肠、小肠与肠系膜出现。第4段：从十二指肠平面至第5腰椎间盘平面，主要为肠道和肠系膜，左侧为降结肠，右侧为升结肠，中间为横结肠及其系膜、小肠及肠系膜。

（刘树伟）

jīng géyòuqiónglóng héngduànmiàn

经膈右穹隆横断面（transverse section through right vault of diaphragm） 断面经第9胸椎体中份。右心房、右心室尚存，它们与两侧肺一起占据断面的大部分。膈右穹隆和肝右叶出现于脊柱右前方，膈左穹隆和胃底亦被切及，位于右心室后方。膈左穹隆均低于膈右穹隆，因受胃、结肠含气量的影响，其变化范围较右侧为大。下腔静脉已穿越膈的腔静脉孔，向前注入右心房（图）。

（刘树伟）

jīng dì-èrgānmén shàngfèn héngduànmiàn

经第二肝门上份横断面（transverse section through superior part of the second porta hepatis） 断面经第9胸椎体下份。右心室即将消失，肝左叶和肝右叶占据断面的大部分。肝镰状韧带出现于肝前面与膈之间，于肝附着缘左侧1cm处是肝左外叶与左内叶的分界标志。由左向右，肝的分叶依次为左外叶、左内叶、右前叶与右后叶。肝后缘中份可见下腔静脉，其右侧壁有肝右静脉汇入，提示已出现第二肝门。胃底出现于肝左侧，其前方可见大网膜（图）。

（刘树伟）

jīng dì-èrgānmén zhōngfèn héngduànmiàn

经第二肝门中份横断面（transverse section through middle part of the second porta hepatis） 断面经第9胸椎间盘。第二肝门中份出现是该断面的重要特征。第二肝门是指肝腔静脉沟上份肝左静脉、肝中间静脉和肝右静脉出肝处，多出现于第10胸椎体上份水平。于此断面上，可见肝右静脉出肝后开口于下腔静脉右壁，肝中间静脉和肝左静脉共同开口于下腔静脉左前壁。根据中国解剖学会体质调查组（1986年）对446例中国人的观察分析，65.7%的肝左静脉与肝中间静脉同干汇入下腔静脉，33.2%的单独汇至下腔静脉的左前壁或左壁。胃底和大网膜占据腹腔左份，其断面进一步增大（图）。

（刘树伟）

jīng dì-èrgānmén xiàfèn héngduànmiàn

经第二肝门下份横断面（transverse section through inferior part of the second porta hepatis） 断面经第10胸椎体上份。肝尾状叶首次出现于下腔静脉左前方，并向左突入网膜囊上隐窝。于下腔静脉前方，可见肝中间静脉。肝右静脉汇入下腔静脉右壁，肝左静脉已被其属支的断面所取代。韩景茹等（1995年）对30例腹部横断层标本的观测，肝左静脉、肝中间静脉和肝右静脉长轴与经下腔静脉中点所作左右水平线的夹角分别为69°、57°和14°。肝门静脉右前上支已于上一断层内开

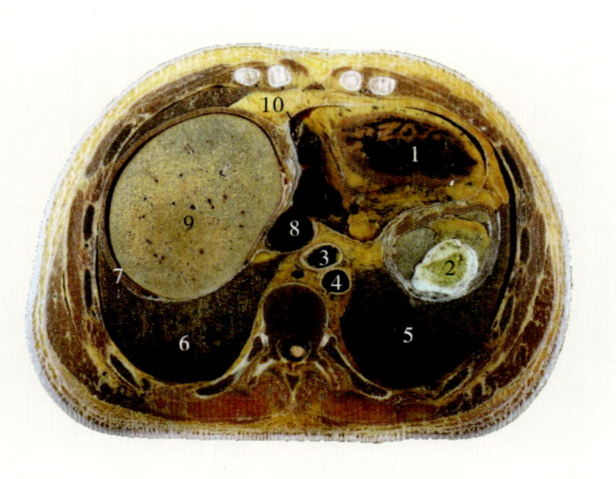

图　经膈右穹隆横断面

1.右心室　2.胃底　3.食管　4.胸主动脉　5.左肺下叶　6.右肺下叶　7.膈　8.下腔静脉　9.肝右叶　10.心包腔

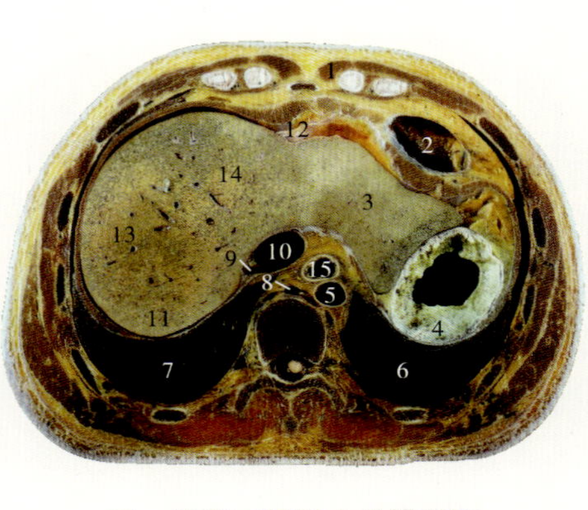

图　经第二肝门上份横断面

1.腹直肌　2.右心室　3.肝左外叶　4.胃底　5.胸主动脉　6.左肺下叶　7.右肺下叶　8.奇静脉　9.肝右静脉口　10.下腔静脉　11.肝右后叶　12.肝镰状韧带　13.肝右前叶　14.肝左内叶　15.食管

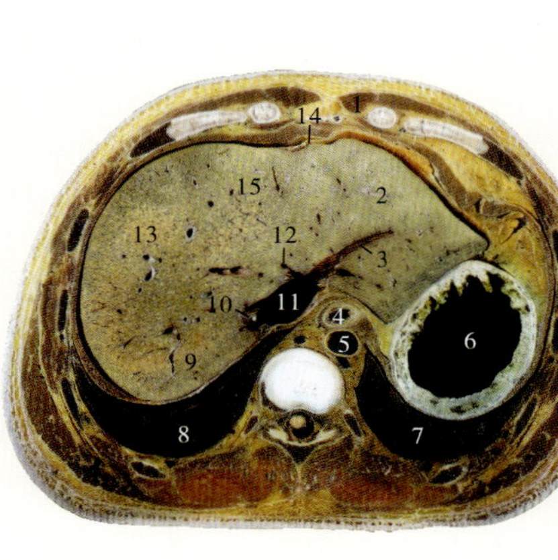

图　经第二肝门中份横断面

1.腹直肌　2.肝左外叶　3.肝左静脉　4.食管　5.胸主动脉　6.胃底　7.左肺下叶　8.右肺下叶　9.肝右后叶　10.肝右静脉　11.下腔静脉　12.肝中间静脉　13.肝右前叶　14.肝镰状韧带　15.肝左内叶

始出现，居肝右前叶上段内。肝镰状韧带连接肝的前面与腹前壁之间，其在肝的附着点绝大多数位于正中矢状面右侧。食管下行于胸主动脉前方，正在穿越膈的食管裂孔并连于胃底（图）。

（刘树伟）

jīng gānménjìngmài zuǒzhījiǎobù héngduànmiàn

经肝门静脉左支角部横断面

（transverse section through angular part of left branch of hepatic portal vein）　断面经第10胸椎体下份。腹腔内的结构由右至左表现为肝、胃底和脾，脾首次出现于胃底左后方，呈新月状。肝门静脉左支角部出现是本断面的重要特征。在横断面上，由上而下，肝门静脉左支先出现角部，稍低水平可切及横部的起始部和矢状部，囊部可与矢状部同层或稍低一个层面出现。肝中间静脉已被两个分支替代，肝右静脉出现于下腔静脉右侧，两肝静脉之间可见肝门静脉右前上支（图）。

（刘树伟）

jīng gānménjìngmài zuǒzhī shǐzhuàngbù héngduànmiàn

经肝门静脉左支矢状部横断面

（transverse section through sagittal part of left branch of hepatic portal vein）　断面经第10胸椎间盘。肝门静脉左支矢状部出现为本断面的重要特征。肝门静脉左支矢状部，在断层标本中易显示，是肝断层解剖中重要的标志性结构。它标志着：①肝门已经出现或在下一个断层内出现。②肝圆韧带裂出现。③左叶间裂出现，其左侧为肝左外叶，右侧为肝左内叶。④肝左管内支的出现及肝左管的合成，多数肝左管内支经左支矢状部右侧上升，而肝左管在左支角部合成后，一般沿横部方叶侧向右行。在该断层中，肝门静脉和肝静脉支相继出现。肝中间静脉和肝右静脉已被其属支所取代，肝门静脉右前上支居肝中间静脉和肝右静脉的属支之间（图）。

（刘树伟）

jīng gānménjìngmài zuǒzhī héngbù de héngduànmiàn

经肝门静脉左支横部的横断面

（transverse section through transverse part of left branch of hepatic portal vein）　断面经第11胸椎体上份。下腔静脉前方，第一肝门开始出现，可见肝门静脉右前支和左支横部。于肝圆韧带裂内，可见肝圆韧带的断面。肝中间静脉和肝右静脉已为其属支，肝断面开始变小。肝尾状叶位于下腔静脉的左前方，可见一短小的尾状叶静脉直接开口于下腔静脉左

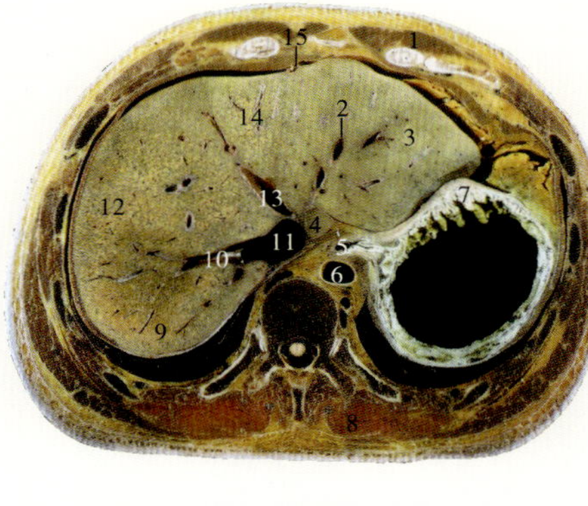

图　经第二肝门下份横断面

1.腹直肌　2.肝左静脉　3.肝左外叶　4.肝尾状叶　5.食管腹部　6.胸主动脉　7.胃底　8.竖脊肌　9.肝右后叶　10.肝右静脉　11.下腔静脉　12.肝右前叶　13.肝中间静脉　14.肝左内叶　15.肝镰状韧带

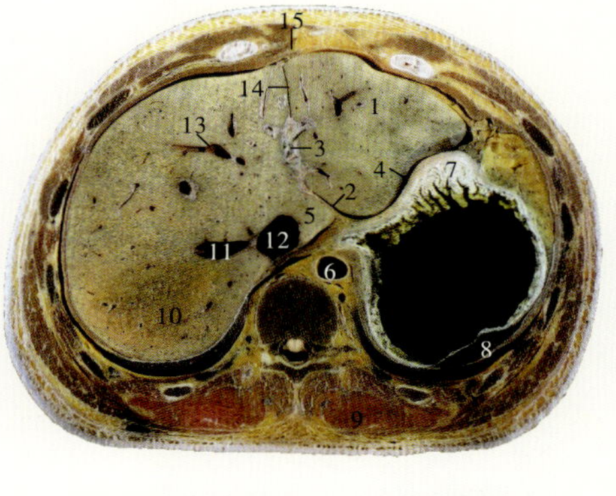

图　经肝门静脉左支角部横断面

1.肝左外叶　2.肝静脉韧带裂　3.肝门静脉左支角部　4.胃肝隐窝　5.肝尾状叶　6.胸主动脉　7.胃底　8.脾　9.竖脊肌　10.肝右后叶　11.肝右静脉　12.下腔静脉　13.肝中间静脉　14.肝圆韧带裂　15.肝镰状韧带

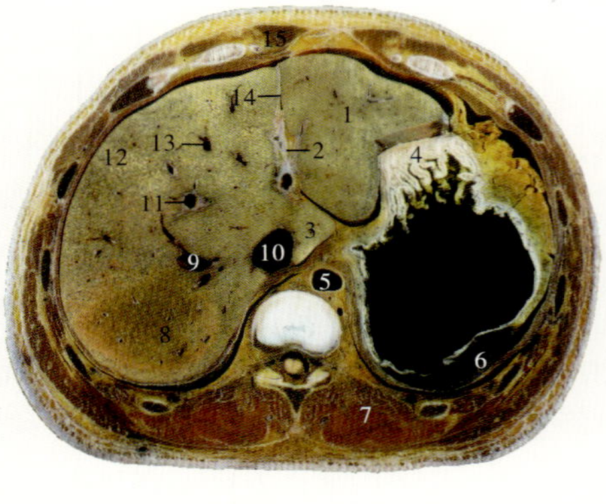

图 经肝门静脉左支矢状部横断面

1.肝左外叶 2.肝门静脉左支矢状部 3.肝尾状叶 4.胃底 5.胸主动脉 6.脾 7.竖脊肌 8.肝右后叶 9.肝右静脉 10.下腔静脉 11.肝门静脉右前上支 12.肝右前叶 13.肝中间静脉14.肝圆韧带裂 15.腹直肌

前壁。尾状叶静脉通常有1~2支，主要引流至下腔静脉肝后段中下2/3的左前壁（图）。

（刘树伟）

jīng gānménjìngmài fēnchābù héngduànmiàn

经肝门静脉分叉部横断面（transverse section through the bifurcation of hepatic portal vein） 断面经第11胸椎体中份。切及肝门静脉左支横部和右支是本断面的特征，是肝门出现的标志。肝门静脉于下腔静脉前方的横沟内分出左支横部和右支主干，此分叉部多位于第11~12胸椎体水平。肝门静脉分叉部是识别肝门区结构和肝分叶分段的重要标志，通常行于下腔静脉的前方或稍偏右，两者隔以肝尾状突。胆囊出现于肝门静脉右支前方，其左侧为肝左内叶，右侧为肝右前叶。胃前份为胃体、后份为胃底，其与脾之间的腹膜结构为胃脾韧带。胃底、脾与胃脾韧带之间的腹膜腔为网膜囊脾隐窝（图）。

（刘树伟）

jīng gān-dǎnnángwō zhōngfèn héngduànmiàn

经肝胆囊窝中份横断面（transverse section through middle part of fossa for gallbladder of liver） 断面经第11胸椎下份。肝蒂出现于下腔静脉前方、胆囊的左后方，肝门静脉是该断面内最粗大的结构，肝固有动脉的断面细小，走行于肝门静脉的左前方，肝总管位于肝门静脉的右前方。胆囊断面增大，于其右后方可见肝门右切迹，其内的管道为肝右后叶下段鞘系，故此切迹可作为区分肝右前叶和右后叶的标志。肝门以下断面，肝内管道数量明显变小，口径明显变细。肝尾状叶被一弓状切迹分成左右两部分，左侧部称乳头突，右侧部称尾状突。肝尾状叶周围的腹膜腔是网膜囊上隐窝，网膜囊脾隐窝位于胃底、脾与胃脾韧带之间（图）。

（刘树伟）

jīng zuǒshèn shàngjí héngduànmiàn

经左肾上极横断面（transverse section through upper pole of left kidney） 断面经第11胸椎间盘。肝左内叶和尾状叶断面明显变小，肝前缘胆囊底出现于胆囊切迹内。下腔静脉与胆囊之间的肝脏面上，可见肝门右切迹，是区分肝右前叶与右后叶的标志。胰体首次出现，位于胃体的后方，两者之间可见网膜囊下隐窝。左肾上极出现，周围可见黄色的脂肪囊。右肾上腺位于由肝裸区、膈和下腔静脉后壁所围成的三角形空隙内，而左肾上腺则位于由胰体后缘、膈

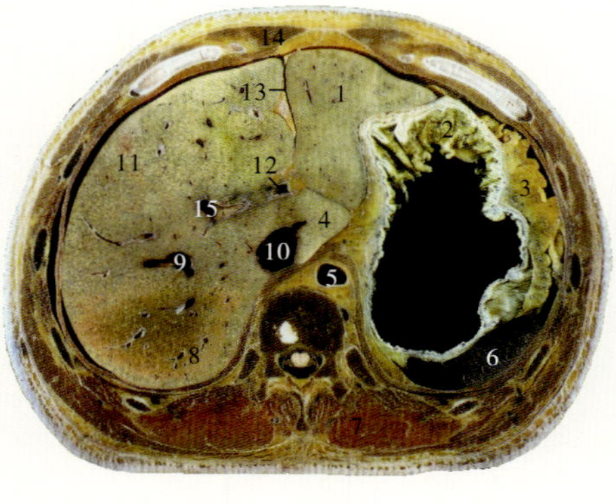

图 经肝门静脉左支横部的横断面

1.肝左外叶 2.胃体 3.大网膜 4.肝尾状叶 5.胸主动脉 6.脾 7.竖脊肌 8.肝右后叶 9.肝右静脉 10.下腔静脉 11.肝右前叶 12.肝门静脉左支横部 13.肝圆韧带裂 14.腹直肌15.肝门静脉右前支

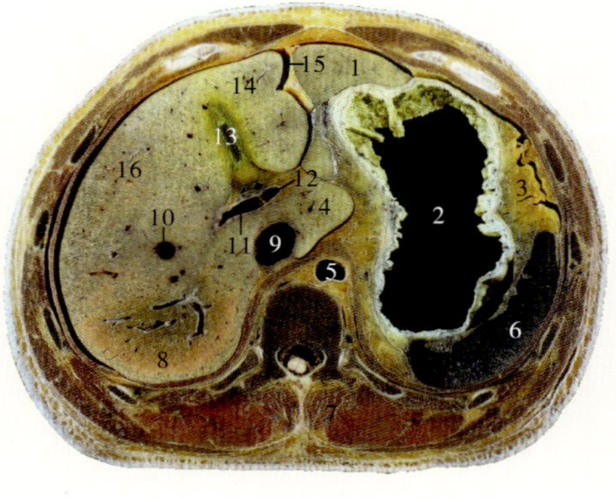

图 经肝门静脉分叉部横断面

1.肝左外叶 2.胃体 3.大网膜 4.肝尾状叶 5.胸主动脉 6.脾 7.竖脊肌 8.肝右后叶 9.下腔静脉 10.肝右静脉 11.肝门静脉右支 12.肝门静脉左支横部 13.胆囊 14.肝左内叶15.肝圆韧带裂 16.肝右前叶

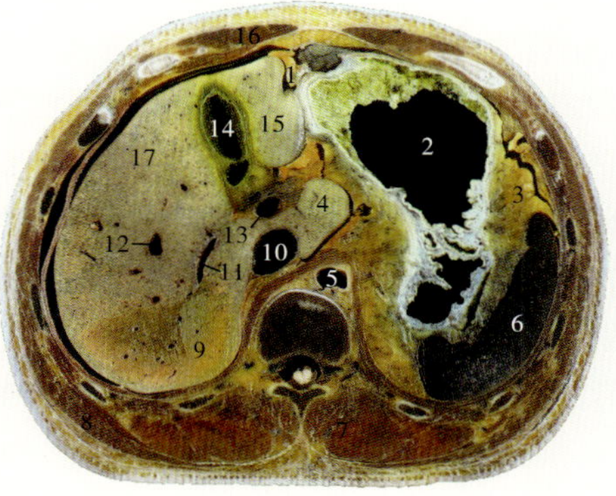

图　经肝胆囊窝中份横断面

1.肝圆韧带　2.胃体　3.大网膜　4.肝尾状叶　5.胸主动脉　6.脾　7.竖脊肌　8.背阔肌　9.肝右后叶　10.下腔静脉　11.肝门静脉右后支　12.肝右静脉　13.肝门静脉　14.胆囊　15.肝左内叶　16.腹直肌　17.肝右前叶

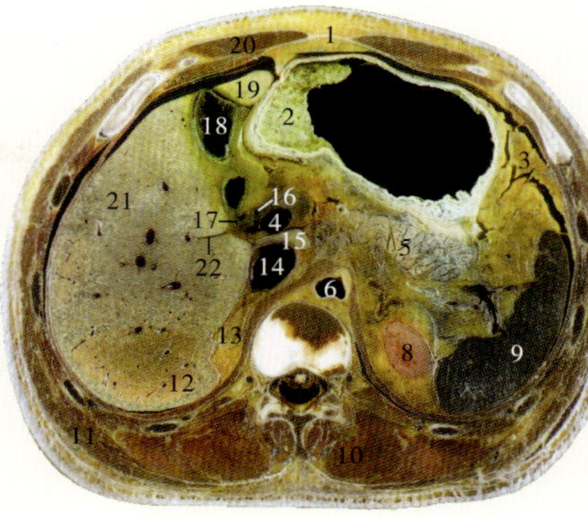

图　经左肾上极横断面

1.白线　2.胃体　3.大网膜　4.肝门静脉　5.胰体　6.腹主动脉　7.脾静脉　8.左肾　9.脾　10.竖脊肌　11.背阔肌　12.肝右后叶　13.右肾上腺　14.下腔静脉　15.肝尾状叶　16.胆囊管　17.肝总管　18.胆囊　19.肝左内叶　20.腹直肌　21.肝右前叶　22.肝门右切迹

和左肾所围成的充满脂肪的三角内（图）。

（刘树伟）

jīng fùqiānggàn héngduànmiàn

经腹腔干横断面（transverse section through celiac trunk）

断面经第12胸椎体上份。腹腔干于主动脉裂孔处发自腹主动脉是该断面的特征。腹腔干常出现于第12胸椎至第1腰椎水平，发出后即走向前下，分为胃左动脉、脾动脉和肝总动脉。肝断面变小，仅有肝右叶存在，主要占据腹腔右半。肝门静脉位于下腔静脉前方，其左前方可见肝总动脉，右前方有肝总管和胆囊管下行。胰体横跨断面的前份和左侧份，其左端指向脾门。脾断面进一步缩小，其与左肾之间的腹膜腔为脾肾隐窝。大网膜位于胰体前方，胃体与脾之间（图）。

（刘树伟）

jīng wèi-yōumén héngduànmiàn

经胃幽门横断面（transverse section through pylorus of stomach）

断面经第12胸椎体下份，其特点是胰尾、胰体和胰颈同时出现。胰尾抵达脾门，与胰体间无明显分界。肝门静脉居胰颈后方，其左壁是胰颈与胰体的分界标志，右壁为胰头与胰颈的分界标志。肝门静脉右侧前方可见胃十二指动脉下行，右侧后方可见肝总管与胆囊管，二者即将合成胆总管。于脊柱前方，腹主动脉向前发出肠系上动脉。肝断面进一步变小，由右前叶和右后叶组成（图）。

（刘树伟）

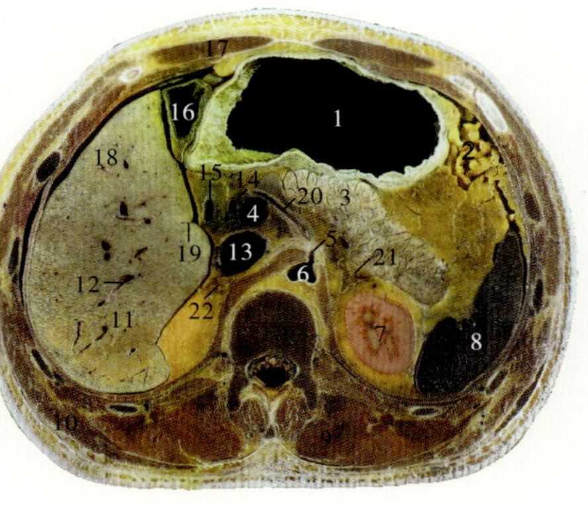

图　经腹腔干横断面

1.胃体　2.大网膜　3.胰体　4.肝门静脉　5.腹腔干　6.腹主动脉　7.左肾　8.脾　9.竖脊肌　10.背阔肌　11.肝右后叶　12.肝门静脉右后下支　13.下腔静脉　14.胆囊管　15.肝总管　16.胆囊　17.腹直肌　18.肝右前叶　19.肝门右切迹　20.肝总动脉　21.左肾上腺　22.右肾上腺

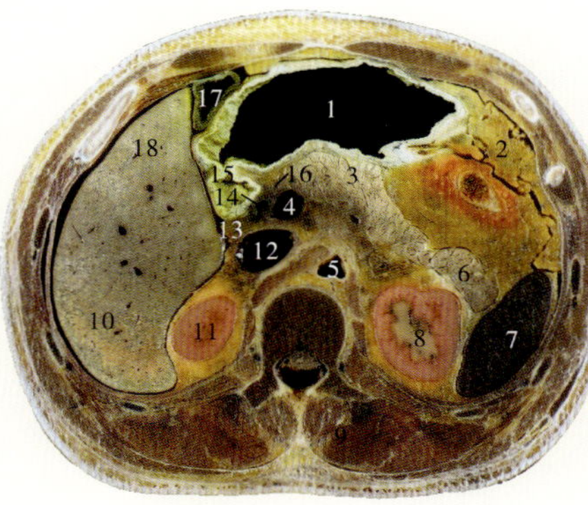

图　经胃幽门横断面

1.胃体　2.大网膜　3.胰体　4.肝门静脉　5.腹主动脉和肠系膜上动脉　6.胰尾　7.脾　8.左肾　9.竖脊肌　10.肝右后叶　11.右肾　12.下腔静脉　13.门腔淋巴结　14.肝总管　15.胃幽门　16.胃十二指肠动脉　17.胆囊　18.肝右前叶

jīng shí' èrzhǐcháng-kōngchángqǔ héngduànmiàn

经十二指肠空肠曲横断面（transverse section through duodenojejunal flexure） 断面经第1腰椎体上份。胰居断面的中央，由胰头和胰颈组成。胰头居肠系膜上静脉右壁的右侧和十二指肠降部之间，其中伸至肠系膜上静脉与下腔静脉之间的部分称钩突，胆总管下行于胰头后缘。胰颈位于肠系膜上静脉的前方，向左接续胰体。左肾和右肾位于腹膜后隙内，分列脊柱两侧。左肾和右肾通常不等高。钱学华等（1990年）对30例腹部横断层标本的研究，左肾高于右肾者17例（56.7%），右肾高于左肾者12例（40%），两肾等高者1例（3.3%）。在横断面上，肾门断面通常出现于第1~2腰椎平面（图）。

（刘树伟）

jīng zuǒshèn jìngmài héngduànmiàn

经左肾静脉横断面（transverse section through left renal vein） 断面经第1腰椎体中份。左肾静脉被夹持于肠系膜上动脉与腹主动脉之间，其后方可见左肾动脉发自腹主动脉。右肾静脉粗大，汇入下腔静脉，其长度短于左肾静脉，右肾动脉于其后方走向右肾。十二指肠空肠曲与十二指肠降部之间可见胰头，胆总管下行于胰头后缘、下腔静脉的前方，故下腔静脉可作为断层影像上寻认胆总管的标志。钩突位于肠系膜上静脉与下腔静脉之间，可依这些血管予以寻找（图）。

（刘树伟）

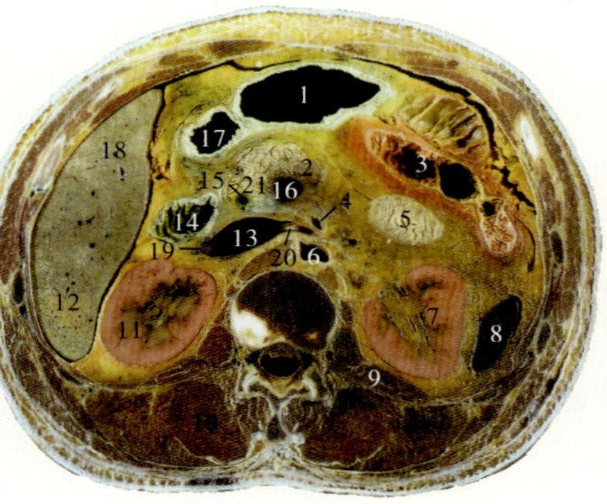

图 经十二指肠空肠曲横断面

1.胃体 2.胰颈 3.横结肠 4.肠系膜上动脉 5.十二指肠空肠曲 6.腹主动脉 7.左肾 8.脾 9.腰方肌 10.竖脊肌 11.右肾 12.肝右后叶 13.下腔静脉 14.十二指肠降部 15.胆总管 16.肠系膜上静脉 17.胃幽门部 18.肝右前叶 19.右肾静脉 20.左肾静脉 21.胰钩突

jīng shuāngcè shènmén héngduànmiàn

经双侧肾门横断面（transverse section through bilateral renal hili） 断面经第1腰椎下份。在十二指肠升部与降部之间可见胰头，钩突伸至肠系膜上静脉与下腔静脉之间，胆总管下行于胰头后缘，但更向右移，逐渐靠近十二指肠降部。左肾和右肾居脊柱两侧，周围裹以脂肪囊，双肾门开口向前内。左肾窦和右肾窦内充满脂肪，众多肾动脉、肾静脉分支的断面布于其中，肾乳头尖向肾窦，周围被肾小盏包绕。肝断面进一步缩小，位于腹腔右份，其与右肾之间的腹膜腔为肝肾隐窝。腹腔左份内可见横结肠与回肠，降结肠下行于左肾左前方（图）。

（刘树伟）

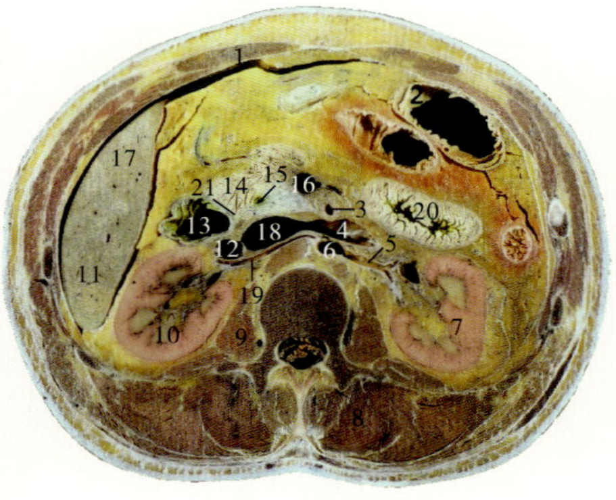

图 经左肾静脉横断面

1.腹直肌 2.回肠 3.肠系膜上动脉 4.左肾静脉 5.左肾动脉 6.腹主动脉 7.左肾 8.竖脊肌 9.腰大肌 10.右肾 11.肝右后叶 12.右肾静脉 13.十二指肠降部 14.胰头 15.胆总管 16.肠系膜上静脉 17.肝右前叶 18.下腔静脉 19.右肾动脉 20.十二指肠空肠曲21.胰钩突

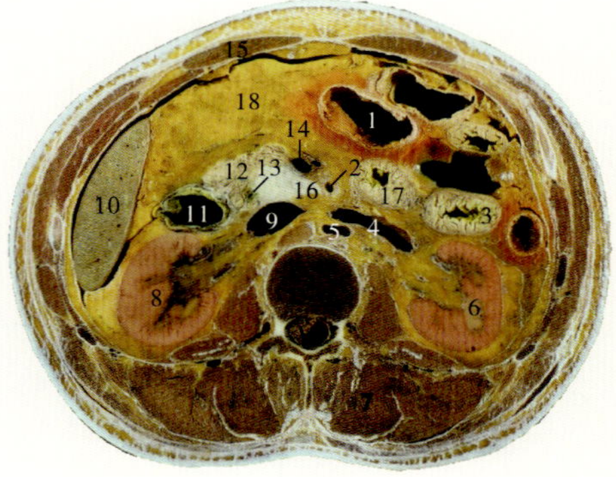

图 经双侧肾门横断面

1.横结肠 2.肠系膜上动脉 3.空肠 4.左肾静脉 5.腹主动脉 6.左肾 7.竖脊肌 8.右肾 9.下腔静脉 10.肝右叶 11.十二指肠降部 12.胰头 13.胆总管 14.肠系膜上静脉 15.腹直肌 16.胰钩突 17.十二指肠升部 18.大网膜

jīng gān-yíhúfù héngduànmiàn

经肝胰壶腹横断面（transverse section through right hepatopancreatic ampulla） 断面经第 1 腰椎间盘。胆总管斜穿十二指肠降部后内侧壁中，与胰管汇合，形成膨大的肝胰壶腹，开口于十二指肠大乳头。肝右叶与胰头的断面已明显变小，即将消失。肠系膜上动脉与肠系膜上静脉是中腹部的重要血管，既是胰颈、钩突和左肾静脉的识别标志，又有助于辨识肠系膜根的起始段，还在中肠扭转不良的诊断中具有重要意义。肠系膜上动脉颅侧多位于腹主动脉的前方或偏左，其全长多位于肠系膜上静脉的左后方，静脉的管径均大于或等于动脉。左肾居脊柱左侧，其前方可见降结肠和空肠。右肾位于脊柱右侧，其前方为肝右叶和十二指肠降部。结肠肝曲出现，位于肝右叶前内侧（图）。

（刘树伟）

jīng shí'èrzhǐchángshuǐpíngbù héngduànmiàn

经十二指肠水平部横断面（transverse section through the horizontal part of duodenum） 断面经第 2 腰椎体上份。十二指肠水平部在脊柱的右侧接续十二指肠降部，水平向左走行，横过第 2 腰椎前方至其左侧，移行为十二结肠升部。此部位于肠系膜上动脉与腹主动脉之间，如肠系膜上动脉起点过低，可能引起肠系膜上动脉压迫综合征。左肾和右肾位于脊柱两侧的腹膜后隙内，周围可见脂肪囊和肾前筋膜与肾后筋膜。横结肠横越腹腔前份，向右接续于升结肠。空肠居腹腔左份，向后连于肠系膜（图）。

（刘树伟）

jīng zuǒshèn xiàjí héngduànmiàn

经左肾下极横断面（transverse section through lower pole of left kidney） 断面经第 2 腰椎体下份。左肾和右肾断面明显变小，左肾已近下极，即将消失。此断面上腹腔内主要为胃肠道，其配布特点为：升结肠和降结肠分列于断面的右侧部和左侧部，横结肠、大网膜和空肠居腹腔的前份，十二指肠降部及其与水平部的移行部和肠系膜居断面的中份。肠系膜内可见肠系膜上动脉和肠系膜上静脉的分支和属支及众多肠系膜淋巴结的椭圆形断面（图）。

（刘树伟）

jīng yòushèn xiàjí héngduànmiàn

经右肾下极横断面（transverse section through lower pole of right kidney） 断面经第 2 腰椎间盘。于腹前外侧壁上，白线居中，其两侧为腹直肌，再向外后方由外向内排列着腹外斜肌、腹内斜肌和腹横肌。腹外斜肌腱膜与腹内斜肌腱膜前层形成腹直肌鞘前层，腹内斜肌腱膜后层与腹横肌腱膜形成腹直

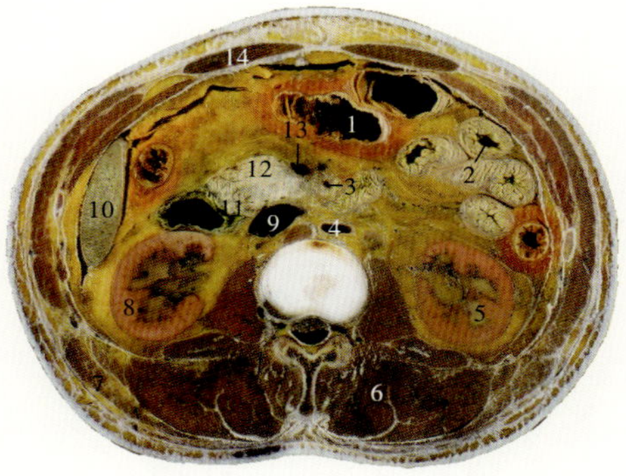

图 经肝胰壶腹横断面

1.横结肠 2.空肠 3.肠系膜上动脉 4.腹主动脉 5.左肾 6.竖脊肌 7.背阔肌 8.右肾 9.下腔静脉 10.肝右叶 11.肝胰壶腹 12.胰头 13.肠系膜上静脉 14.腹直肌

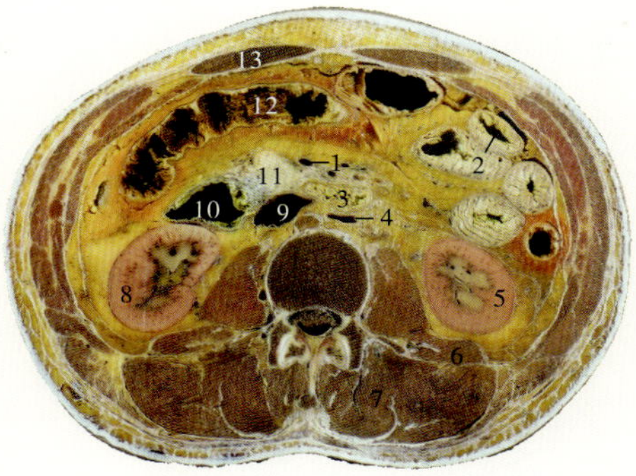

图 经十二指肠水平部横断面

1.肠系膜上静脉 2.空肠 3.十二指肠水平部 4.腹主动脉 5.左肾 6.腰方肌 7.竖脊肌 8.右肾 9.下腔静脉 10.十二指肠降部 11.胰头 12.横结肠 13.腹直肌

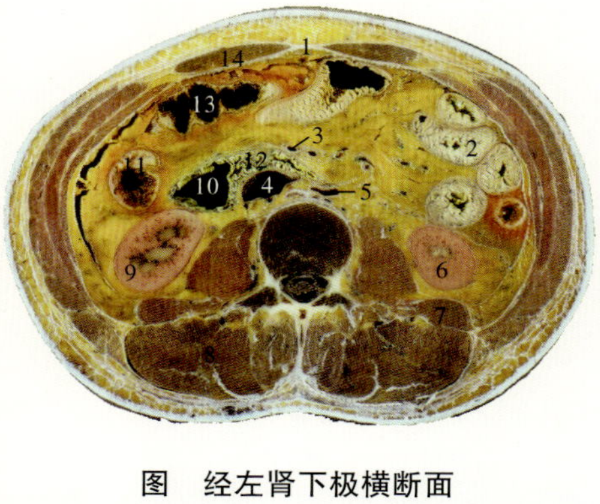

图 经左肾下极横断面

1.白线 2.空肠 3.肠系膜上静脉 4.下腔静脉 5.腹主动脉 6.左肾 7.腰方肌 8.竖脊肌 9.右肾 10.十二指肠降部 11.升结肠 12.十二指肠水平部 13.横结肠 14.腹直肌

肌鞘后层。于腹后壁，腰大肌与腰方肌列于第 2 腰椎间盘两侧。右肾居右侧腰大肌外侧、腰方肌前方，已为其下极，即将消失。腹腔内肠道的配布特点是：两侧为升结肠、降结肠，十二指肠降部与水平部移行部在脊柱右前方；前方为回肠，空肠与肠系膜居断面中份及左侧部（图）。

（刘树伟）

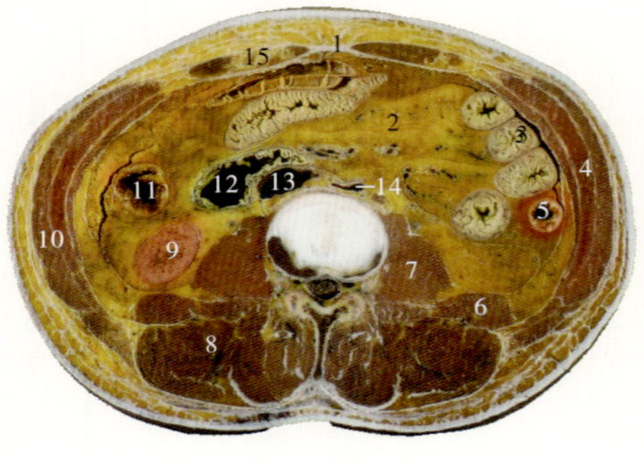

图　经右肾下极横断面

1.白线　2.肠系膜　3.空肠　4.腹内斜肌　5.降结肠　6.腰方肌　7.腰大肌　8.竖脊肌　9.右肾　10.腹外斜肌　11.升结肠　12.十二指肠　13.下腔静脉　14.腹主动脉　15.腹直肌

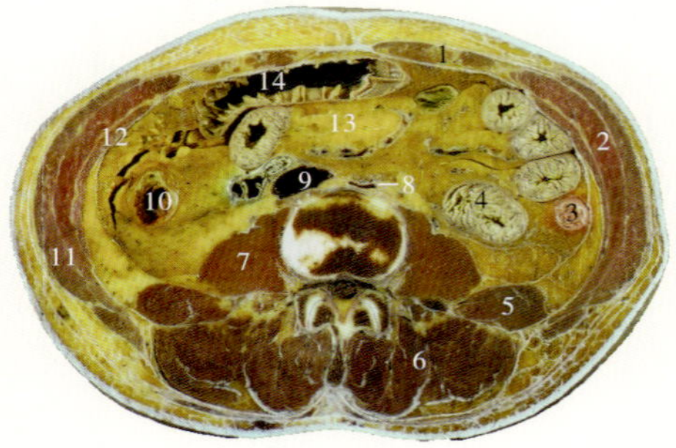

图　经第 3 腰椎体上缘横断面

1.腹直肌　2.腹内斜肌　3.降结肠　4.空肠　5.腰方肌　6.竖脊肌　7.腰大肌　8.腹主动脉　9.下腔静脉　10.升结肠　11.腹外斜肌　12.腹横肌　13.肠系膜　14.回肠

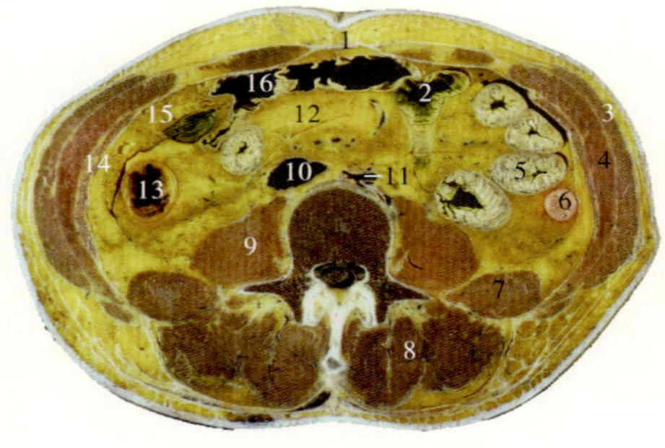

图　经脐上份横断面

1.白线　2.回肠　3.腹外斜肌　4.腹内斜肌　5.空肠　6.降结肠　7.腰方肌　8.竖脊肌　9.腰大肌　10.下腔静脉　11.腹主动脉　12.肠系膜　13.升结肠　14.腹横肌　15.大网膜　16.回肠

jīng dì 3 yāozhuītǐ shàngyuán héngduànmiàn

经第 3 腰椎体上缘横断面

（transverse section through upper part of the third lumbar vertebral body）　升结肠位于腹腔断面右份，周围有大量腹膜外脂肪组织包绕，其前方可见大网膜，其右侧的腹膜腔为右结肠旁沟。腹腔断面中份自前向后可见回肠、空肠与肠系膜、十二指肠降部与水平部移行部；脊柱右前方为下腔静脉、左前方为腹主动脉。腹腔断面左份可见肠系膜及其相连的空肠，降结肠下行于空肠后方，周围有丰富的脂肪组织（图）。

（刘树伟）

jīng qí shàngfèn héngduànmiàn

经脐上份横断面

（transverse section through umbilicus）　断面经第 3 腰椎体中份，脐上份出现是该断面的重要特征。脐的位置常因年龄、性别、胖瘦程度、腹肌张力和腹部隆起情形等而变化，但一般脐与两侧髂嵴最高点约在同一平面上，后方平对第 4 腰椎棘突或第3～4 腰椎椎间盘。腹腔内空肠和回肠断面明显增多，其前方有大网膜遮盖。肠系膜根附着于右髂窝，肠系膜内可见许多肠系膜上动脉和肠系膜上静脉的分支和属支及肠系膜淋巴结的断面。升结肠和降结肠分别位于腹腔断面的右份和左份，周围脂肪组织丰富（图）。

（刘树伟）

nánxìng pénbù-huìyīn héngduàncéng jiěpōu

男性盆部-会阴横断层解剖

（transverse sectional anatomy of pelvis and perineum in male）　在横断层解剖中，男性盆部的上界为第 5 腰椎间盘平面，下界为阴囊消失平面。自上而下，男性盆部的结构配布大致可分成 3 段。第 1 段：从第 5 腰椎间盘平面至髋臼上缘平面，主要为下腹部的结构，包括盆壁（髂骨翼、骶髂关节、第 5 腰椎、骶骨上份、髂腰肌、臀肌）、下腹壁、髂血管与淋巴结、腰丛和骶丛、腹膜腔下份和肠管（回肠、盲肠、阑尾、乙状结肠、直肠）和输尿管。第 2 段：从髋臼上缘平面至耻骨联合下缘平面，主要为盆腔的结构，包括盆壁（髋臼、股骨头、股骨颈、大转子、耻骨支、耻骨联合、坐骨体、坐骨支、坐骨结节、髂腰肌、臀肌、大腿肌和盆底肌）、盆筋膜与筋膜间隙、腹股沟区与精索、盆腔器官的动脉及静脉丛、股血管、淋巴结、坐骨神经、泌尿器（膀胱、输尿管、尿道）、生殖器（输精管、精囊、前列腺）和直肠。第 3 段：从耻骨联合下缘平面至阴囊消失平面，主要为男性会阴部的结构及大腿上段，包括会阴肌、男性外生殖器（阴茎、阴囊）、睾丸、附睾、精索、男性尿道、肛管、股骨及周围肌群。

（刘树伟）

nánxìng jīng dì 5 yāozhuījiānpán héngduànmiàn

男性经第 5 腰椎间盘横断面（transverse section through the fifth lumbar intervertebral disc in male） 断层解剖学将第 5 腰椎间盘平面视为腹部与盆部移行平面，体腔仍属于腹腔，其前壁为腹前外侧肌，后壁为椎骨、椎间盘及髂骨翼前面的髂腰肌。体腔以腰大肌内侧缘为标志分 3 部分：两侧为髂区，左侧有乙状结肠和（或）回肠，右侧有盲肠和阑尾（或回肠）；中部主要有回肠和乙状结肠及其系膜，输尿管、髂总静脉及髂总动脉或髂内动脉、髂外动脉位于腰大肌内侧，输尿管通常位于髂内动脉与髂外动脉之间；后部有股神经，后内侧与椎体之间有腰骶干（图）。

（王振宇）

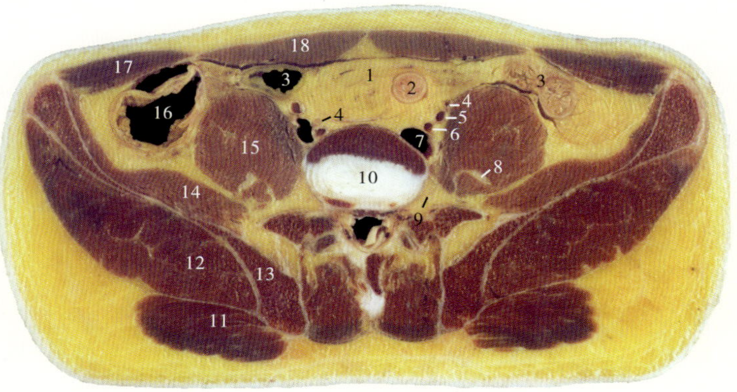

图　经第 5 腰椎间盘横断面

1.肠系膜和乙状结肠系膜　2.乙状结肠　3.回肠　4.输尿管　5.髂外动脉　6.髂内动脉　7.髂总静脉　8.股神经　9.腰骶干　10.第5腰椎间盘　11.臀大肌　12.臀中肌　13.髂骨翼　14.髂肌　15.腰大肌　16.盲肠　17.腹外斜肌、腹内斜肌和腹横肌　18.腹直肌

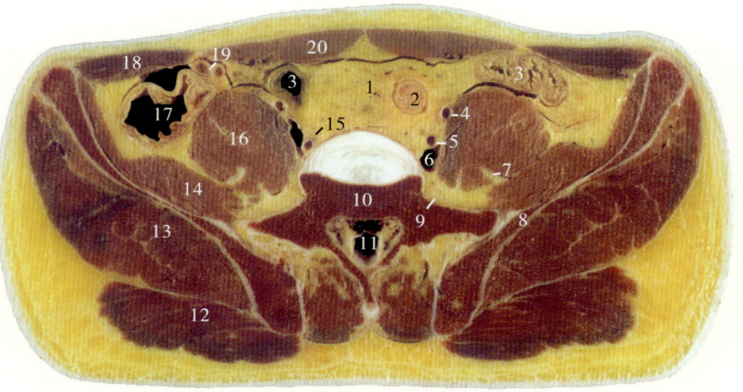

图　男性经第 1 骶椎上份横断面

1.肠系膜和乙状结肠系膜　2.乙状结肠　3.回肠　4.髂外动脉　5.髂内动脉　6.髂总静脉　7.股神经　8.髂骨翼　9.腰骶干　10.第1骶椎　11.骶管　12.臀大肌　13.臀中肌　14.髂肌　15.输尿管　16.腰大肌　17.盲肠　18.腹外斜肌、腹内斜肌和腹横肌　19.阑尾　20.腹直肌

jīng dì 1 dǐzhuī shàngfèn héngduànmiàn

经第 1 骶椎上份横断面（transverse section through superior part of the first sacral vertebrae） 断面内体腔壁变化为后壁中份的骶椎体向外伸出骶翼，连接髂骨翼，构成大骨盆，体腔前壁仍为腹前壁肌，结构变化不明显。右髂区有盲肠，盲肠后方或内侧有阑尾；左髂区有乙状结肠和（或）回肠；体腔中部仍主要为回肠和乙状结肠及其系膜，髂内动脉、髂外动脉逐渐分离，分别位于腰大肌的后内侧和前内侧，髂总静脉位于髂内动脉的外侧，输尿管通常位于髂内动脉与髂外动脉之间。股神经从腰大肌后部逐渐移至其后面（图）。

（王振宇）

jīng dì 1 dǐzhuī xiàfèn héngduànmiàn

经第 1 骶椎下份横断面（transverse section through inferior part of the first sacral vertebrae） 断面以下由于骶曲，骶椎相对后移，致盆腔中部前后径增大。体腔后壁，骶翼与髂骨翼借骶髂关节相连。体腔内的结构变化不大，右髂区有盲肠，盲肠的内侧或后方有阑尾；左髂区有乙状结肠或回肠；中部主要有乙状结肠、回肠及其系膜，中部的后份已属小盆腔。输尿管和髂血管等仍位于腰大肌内侧，髂总静脉通常已为髂内静脉与髂外静脉所取代。股神经移至腰大肌和髂肌之间，腰骶干位于髂内血管与骶翼之间（图）。

（王振宇）

nánxìng jīng dì 2 dǐzhuī héngduànmiàn

男性经第 2 骶椎横断面（transverse section through the second sacral vertebrae in male） 盆腔后壁的第 2 骶椎前面变平，并向后凹陷，使盆腔中部变得更加宽大。

盆腔中部充填有乙状结肠、回肠袢及其系膜等，髂内血管、髂外血管和盆神经等呈 U 形沿腰大肌内侧和骶椎前面配布，髂外血管位于腰大肌内侧，髂内血管位于骶髂关节前方，骶丛位于骶骨与髂内血管之间，输尿管位于髂内血管内侧。体腔两侧部变狭小，右髂区有盲肠和阑尾，左髂区有乙状结肠或回肠。股神经仍位于腰大肌与髂肌之间，但有所前移（图）。

（王振宇）

nánxìng jīng dì 3 dǐzhuī héngduànmiàn

男性经第 3 骶椎横断面

（transverse section through the third sacral vertebrae in male） 第 3 骶椎断面进一步后移，髂腰肌外移，导致体腔中份变得宽大，而两侧则缩小，几近消失。体腔中份由回肠袢、肠系膜及乙状结肠等充填，后者仅占据腰大肌内侧。盆壁结构，骶翼与髂骨翼间的骶髂关节断面增大，骶翼前面出现梨状肌。盆部的血管、神经呈 U 形排列于腰大肌的内侧和骶椎的前方。髂外血管位于腰大肌前内侧，髂内血管位于骶髂关节前方，输尿管位于髂内血管前内，骶椎和梨状肌前面与髂内血管之间有骶丛（图）。

（王振宇）

nánxìng jīng dì 4 dǐzhuī héngduànmiàn

男性经第 4 骶椎横断面

（transverse section through the fourth sacral vertebrae in male） 断面内体腔后壁的骶椎和髂骨翼均明显缩小，且彼此分离，二者间为坐骨大孔，内有梨状肌，该肌与髂骨翼之间为梨状肌上孔。盆腔内，乙状结肠消失，取而代之的是骶椎前方的直肠。直肠与骶椎之间为骶前间隙，富含静脉丛。回肠袢及其系膜等占据直肠前方、盆腔

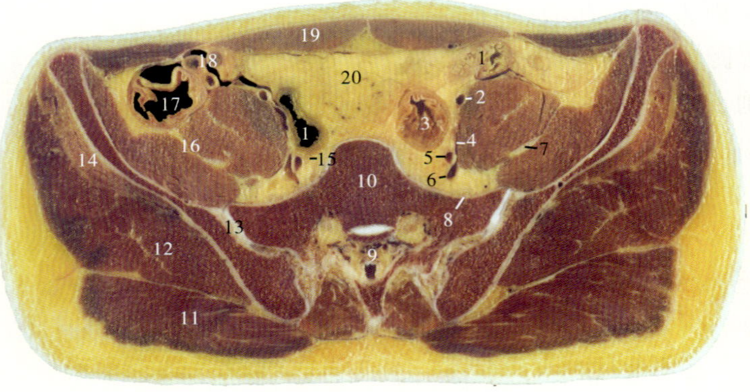

图 经第 1 骶椎下份横断面

1.回肠 2.髂外动脉 3.乙状结肠 4.髂外静脉 5.髂内动脉 6.髂内静脉 7.股神经 8.腰骶干 9.马尾 10.第1骶椎 11.臀大肌 12.臀中肌 13.骶髂关节 14.臀小肌 15.输尿管 16.髂腰肌 17.盲肠 18.阑尾 19.腹直肌 20.肠系膜和乙状结肠系膜

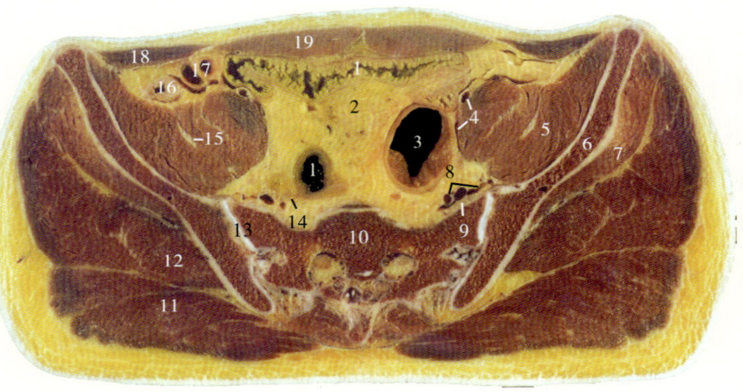

图 男性经第 2 骶椎横断面

1.回肠 2.肠系膜 3.乙状结肠 4.髂外动脉和髂外静脉 5.髂腰肌 6.髂骨翼 7.臀小肌 8.髂内血管分支 9.骶丛 10.第2骶椎 11.臀大肌 12.臀中肌 13.骶髂关节 14.输尿管 15.股神经 16.盲肠 17.阑尾 18.腹外斜肌、腹内斜肌和腹横肌 19.腹直肌

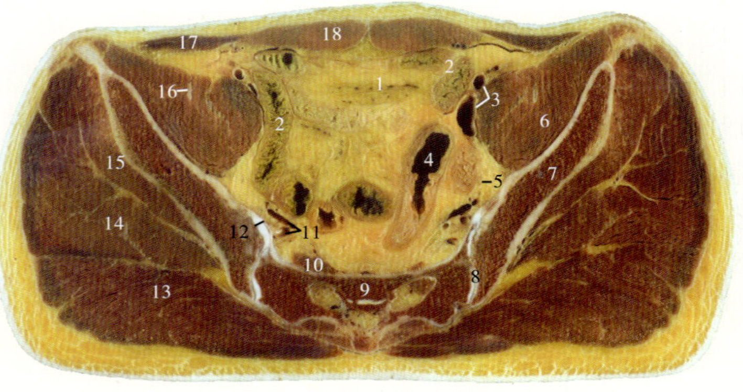

图 男性经第 3 骶椎横断面

1.肠系膜 2.回肠 3.髂外动脉和髂外静脉 4.乙状结肠 5.输尿管 6.髂腰肌 7.髂骨翼 8.骶髂关节 9.第3骶椎 10.梨状肌 11.髂内血管 12.骶丛 13.臀大肌 14.臀中肌 15.臀小肌 16.股神经 17.腹内斜肌和腹横肌 18.腹直肌

剩余空间。髂内血管的分支位于梨状肌前方，二者之间有骶丛。输尿管仍位于髂内血管的前内侧，髂外血管位于腰大肌的前内侧（图）。

（王振宇）

jīng dì 5 dǐzhuī héngduànmiàn

经第 5 骶椎横断面（transverse section through the fifth sacral vertebrae） 断面的显著变化为短而肥厚的髂骨体代替髂骨翼出现。体腔以两侧髂骨体内侧缘的前端连线为标记分为前后两部，前部尚属腹腔，后部为小骨盆腔，腹腔和小骨盆腔的前部主要有回肠及肠系膜，充盈状态的膀胱在此断面也可切及，小骨盆腔的后部有直肠，直肠的后方与骶椎之间为骶前间隙。盆腔内髂内血管的分支和骶丛的分支坐骨神经等主要分布于梨状肌的内侧，髂外动脉、髂外静脉和股神经仍位于腰大肌的前内侧（图）。

（王振宇）

jīng kuānjiù shàngyuán héngduànmiàn

经髋臼上缘横断面（transverse section through superior margin of acetabulum） 断面的变化为盆腔侧壁已现髋骨外面的髋臼及其内的股骨头，二者构成髋关节。髋骨内侧有闭孔内肌及闭孔血管、闭孔神经；前方有髂腰肌，该肌的前内侧可见髂外静脉、髂外动脉和股神经自内向外依次排列；髋骨后方与尾骨之间自前向后依次为梨状肌，梨状肌下孔和尾骨肌。臀下血管和坐骨神经等血管神经位于梨状肌下孔内或梨状肌前方。臀上血管则位于梨状肌后方。体腔内，中部出现膀胱，其周围为回肠，直肠位于后方正中（图）。

（王振宇）

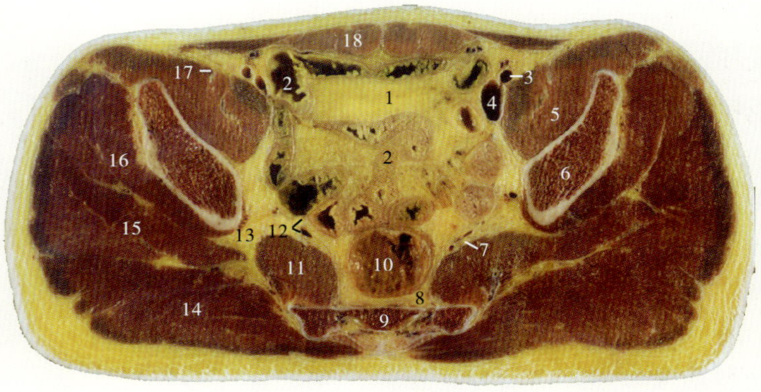

图　男性经第 4 骶椎横断面

1.肠系膜　2.回肠　3.髂外动脉　4.髂外静脉　5.髂腰肌　6.髂骨翼　7.骶丛　8.骶前间隙　9.第4骶椎　10.直肠　11.梨状肌　12.输尿管和髂内血管分支　13.梨状肌上孔　14.臀大肌　15.臀中肌　16.臀小肌　17.股神经　18.腹直肌

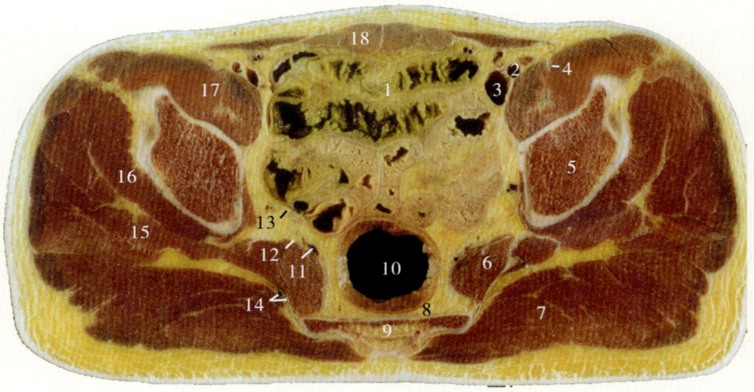

图　经第 5 骶椎横断面

1.回肠　2.髂外动脉　3.髂外静脉　4.股神经　5.髂骨体　6.梨状肌　7.臀大肌　8..骶前间隙　9.第5骶椎　10.直肠　11.髂内静脉属支　12.坐骨神经　13.输尿管　14.臀上血管和臀上神经　15.臀中肌　16.臀小肌　17.髂腰肌　18.腹直肌

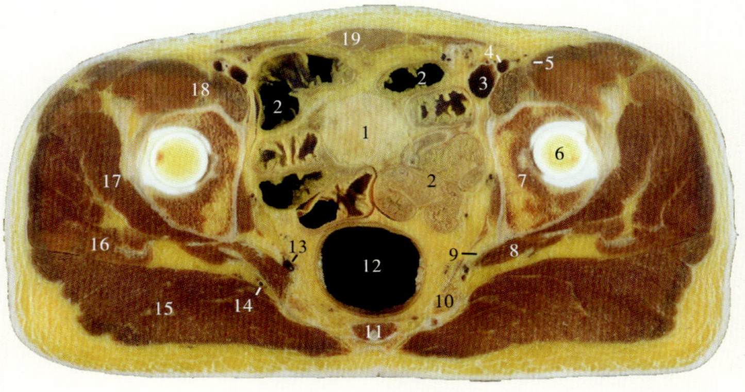

图　经髋臼上缘横断面

1.膀胱　2.回肠　3.髂外静脉　4.髂外动脉　5.股神经　6.股骨头　7.髋骨　8.梨状肌　9.坐骨神经　10.尾骨肌　11.尾骨　12.直肠　13.臀下血管　14.臀上血管　15.臀大肌　16.臀中肌　17.臀小肌　18.髂腰肌　19.腹直肌

nánxìng jīng gǔgǔtóu shàngfèn héngduànmiàn

男性经股骨头上份横断面

（transverse section through superior part of femoral head in male） 小骨盆腔断面近似圆形，占据体腔大部分，其侧壁的髋骨由耻骨体和坐骨体构成。髋骨的髋臼、股骨头及二者形成的髋关节均明显增大。髋骨向后伸出锥状的坐骨棘，与尾骨之间有尾骨肌和骶棘韧带相连，构成盆腔的后外侧壁。盆腔内膀胱占据前份大部，周围的回肠明显减少，直肠位于尾骨的前方，二者之间有输精管和精囊。直肠的两侧及后方与盆壁之间的结缔组织区间分别为直肠旁隙和骶前间隙。此外，在腹前壁腹直肌外侧尚可见精索（图）。

（王振宇）

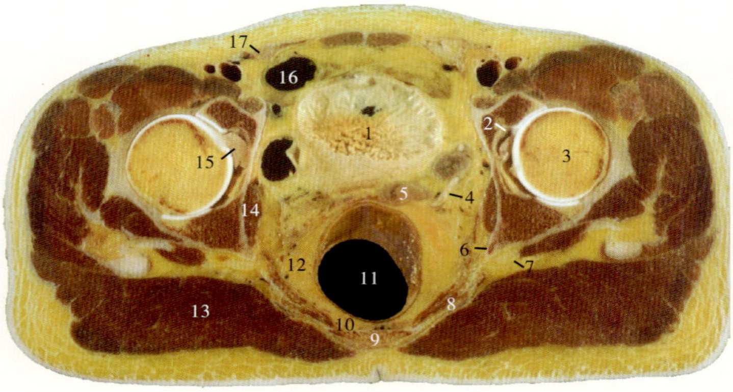

图　男性经股骨头上份横断面

1.膀胱　2.髋臼窝　3.股骨头　4.输精管　5.精囊　6.坐骨棘　7.坐骨神经　8.尾骨肌和骶棘韧带　9.尾骨　10.骶前间隙　11.直肠　12.直肠旁隙　13.臀大肌　14.闭孔内肌　15.股骨头韧带　16.回肠　17.精索

nánxìng jīng gǔgǔtóu zhōngfèn héngduànmiàn

男性经股骨头中份横断面

（transverse section through middle part of femoral head in male） 断面内髋骨相对内移，盆腔横径缩小。盆腔侧壁主要为髋骨及其内面的闭孔内肌，髋骨恰经髋臼窝，显示髋臼底的骨质较薄，髋骨的后端为锥状的坐骨棘。盆腔后壁为尾骨和盆膈，后者位于尾骨与坐骨棘之间，主要由尾骨肌和肛提肌构成。盆腔前壁为腹直肌。盆腔自此平面向下逐层变窄，而会阴结构逐渐显现。盆腔前部主要为膀胱，后部为直肠，二者间有精囊和输精管壶腹，直肠两侧和后方与盆壁之间分别为直肠旁间隙和骶前间隙（图）。

（王振宇）

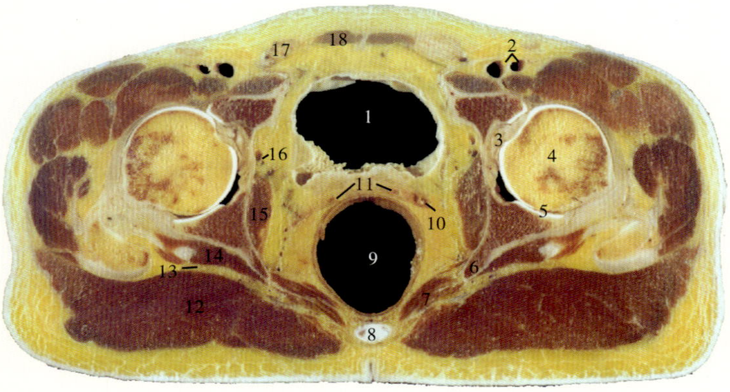

图　男性经股骨头中份横断面

1.膀胱　2.股动脉和股静脉　3.股骨头韧带　4.股骨头　5.髋关节　6.坐骨棘　7.尾骨肌和肛提肌　8.尾骨　9.直肠　10.精囊　11.输精管壶腹　12.臀大肌　13.坐骨神经　14.上孖肌和下孖肌　15.闭孔内肌　16.闭孔血管　17.精索　18.腹直肌

jīng gǔgǔtóu xiàfèn-chǐgǔliánhé shàngfèn de héngduànmiàn

经股骨头下份-耻骨联合上份的横断面

（transverse section through inferior part of femoral head and superior part of pubic symphysis） 盆腔断面明显缩小，盆壁结构变化明显，会阴结构出现。随断面下移盆腔与会阴的范围呈此消彼长。盆腔前壁耻骨联合代替了腹直肌；侧壁为闭孔内肌，其外侧为髋关节；后壁为盆膈，呈V形紧贴于直肠后面。盆腔内，前部有膀胱，后部有直肠，二者间有精囊和输精管壶腹。盆膈后外侧与闭孔内肌和臀大肌之间为坐骨肛门窝，有脂肪组织充填，窝的外侧壁处有阴部管（Alcock管），内有阴部内血管和阴部神经等（图）。

（王振宇）

nánxìng jīng chǐgǔliánhé zhōngfèn héngduànmiàn

男性经耻骨联合中份横断面

（transverse section through middle part of pubic symphysis in male） 盆腔随两侧髋骨的相对靠拢、闭孔内肌的内移和尾骨的前移，其横径和前后径均明显缩小。盆腔的前壁为耻骨联合，其前方皮下有精索；侧壁和后壁为U形的盆膈，主要由肛提肌构成，肛提肌前部贴附于闭孔内肌内面，后部附着于尾骨和肛尾韧带。盆腔内，前部有膀胱颈，后部有肛管，二者之间为前列腺底。膀胱的前面与耻骨之间为耻骨后隙。肛管的后外侧面被盆膈包绕，借此肛管与其后外侧的坐骨肛门窝相隔（图）。

（王振宇）

nánxìng jīng chǐgǔliánhé xiàfèn héngduànmiàn

男性经耻骨联合下份横断面

（transverse section through inferior part of pubic symphysis in male） 盆部和会阴位于断面中份，耻骨联合、闭孔内肌和臀大肌之间的三角形区。盆腔明显缩小，占据三角形的前内侧部，位于耻骨联合与U形的盆膈之间，前列腺位居盆腔的中份，其中央有尿道，后部有射精管。前列腺的前面与耻骨联合之间的结缔组织区间为耻骨后隙，内有静脉丛。前列腺的后方为肛管，肛管后外侧面被盆膈包绕，借此肛管与后外侧的坐骨肛门窝分隔。此外，断面的前部、耻骨联合前方出现阴茎根部（图）。

（王振宇）

jīng chǐgǔliánhé xiàyuán héngduànmiàn

经耻骨联合下缘横断面

（transverse section through inferior margin of pubic symphysis） 盆腔和坐骨肛门窝位于耻骨联合、闭孔内肌和臀大肌之间的三角形区。盆腔进一步缩小，位居三角形的顶，其前界为耻骨联合下缘或耻骨弓状韧带，后界为U形的盆膈。盆腔内，前部为前列腺下份，其前方与耻骨之间为耻骨后隙，内有静脉丛；后部为肛管，

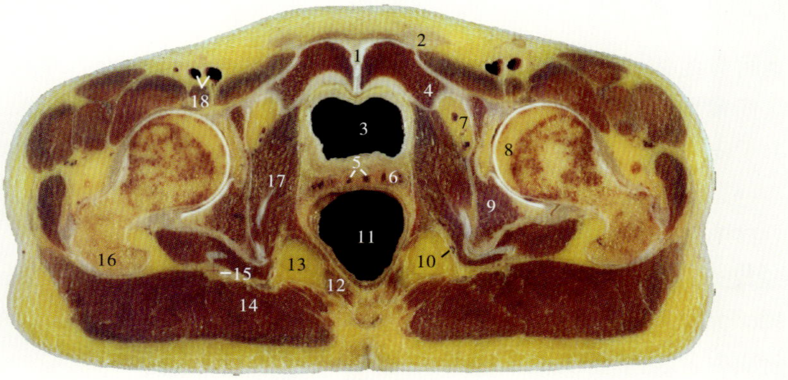

图 经股骨头下份-耻骨联合上份的横断面

1.耻骨联合 2.精索 3.膀胱 4.耻骨上支 5.输精管壶腹 6.精囊 7.闭膜管 8.股骨头 9.坐骨 10.阴部管 11.直肠 12.盆膈 13.坐骨肛门窝 14.臀大肌 15.坐骨神经 16.股骨大转子 17.闭孔内肌 18.股动脉和股静脉

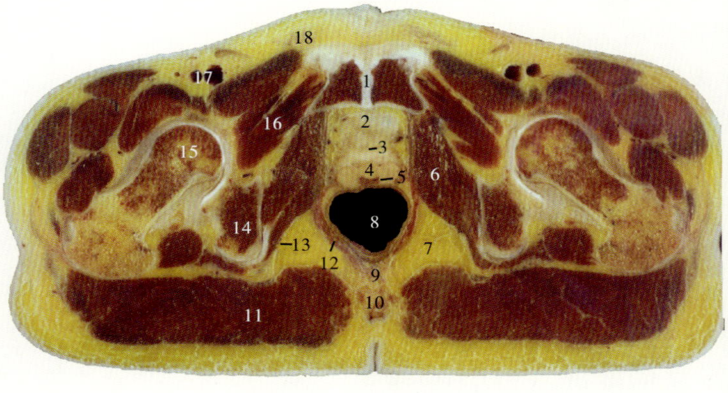

图 男性经耻骨联合中份横断面

1.耻骨联合 2.耻骨后隙 3.尿道内口 4.前列腺 5.射精管 6.闭孔内肌 7.坐骨肛门窝 8.肛管 9.肛尾韧带 10.尾骨 11.臀大肌 12.盆膈 13.阴部管 14.坐骨 15.股骨头 16.闭孔外肌 17.股动脉和股静脉 18.精索

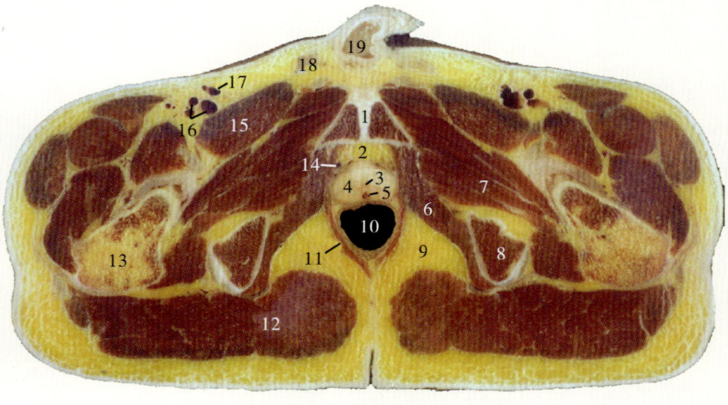

图 男性经耻骨联合下份横断面

1.耻骨联合 2.耻骨后隙 3.尿道前列腺部 4.前列腺 5.前列腺小囊 6.闭孔内肌 7.闭孔外肌 8.坐骨结节 9.坐骨肛门窝 10.肛管 11.盆膈 12.臀大肌 13.股骨 14.前列腺静脉丛 15.耻骨肌 16.股动脉和股静脉 17.大隐静脉 18.精索 19.阴茎

其后外侧面被盆膈包绕；坐骨肛门窝位于盆腔的后外侧，窝内充满脂肪组织。断面前部、耻骨弓状韧带前方可见阴茎，其前部突出于皮下（图）。

（王振宇）

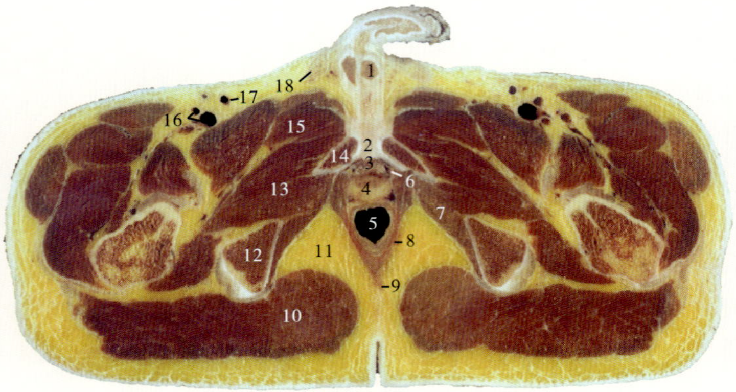

图　经耻骨联合下缘横断面

1.阴茎　2.耻骨弓状韧带　3.耻骨后隙　4.前列腺　5.肛管　6.前列腺静脉丛　7.闭孔内肌　8.盆膈　9.肛尾韧带　10.臀大肌　11.坐骨肛门窝　12.坐骨结节　13.闭孔外肌　14.耻骨下支　15.短收肌　16.股动脉和股静脉　17.大隐静脉　18.精索

jīng chǐgǔgōng héngduànmiàn

经耻骨弓横断面（transverse section through pubic arches）

断面内盆腔和会阴位于耻骨弓和臀大肌之间。盆腔位于中央，几近消失，其内的脏器仅存肛管。盆腔的前方为会阴深隙，有尿道膜部穿过；后外侧为坐骨肛门窝，其外侧壁的前部为耻骨弓，后部为坐骨结节，耻骨弓中部的内侧有阴部管前端，内有阴部内血管等。断面前部，会阴深隙的前方有阴茎海绵体，阴茎海绵体自两侧耻骨弓之间伸向浅层，其前方有尿道海绵体和阴囊上端等结构（图）。

（王振宇）

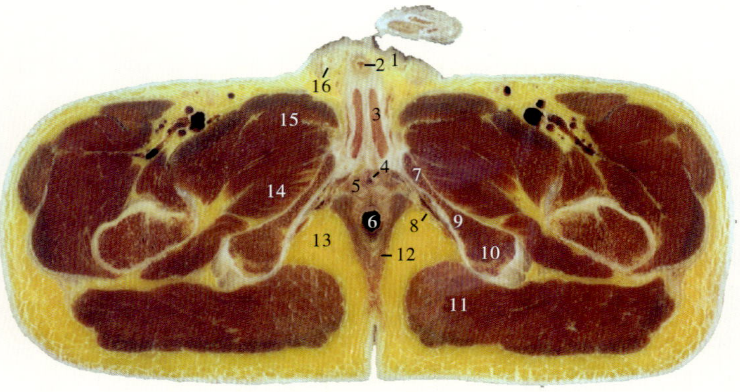

图　经耻骨弓横断面

1.阴囊　2.尿道海绵体部　3.阴茎海绵体　4.尿道膜部　5.会阴深隙　6.肛管　7.耻骨下支　8.阴部管　9.坐骨支　10.坐骨结节　11.臀大肌　12.盆膈　13.坐骨肛门窝　14.闭孔外肌　15.短收肌　16.精索

jīng zuògǔzhī héngduànmiàn

经坐骨支横断面（transverse section through ischial ramus）

盆腔几近消失，断面中部两侧坐骨支和臀大肌之间的菱形区为会阴。会阴的前部为会阴浅隙，位于两侧坐骨支的前内侧，尿道海绵体延伸至此隙形成尿道球，尿道球表面有球海绵体肌，该肌与坐骨支之间有坐骨海绵体肌。会阴的后部，中央为肛管末端。两侧为坐骨肛门窝。该断面前部两侧股部之间的皮肤和皮下组织向前呈扁椭圆形的凸出，形成阴囊，内有睾丸和附睾（图）。

（王振宇）

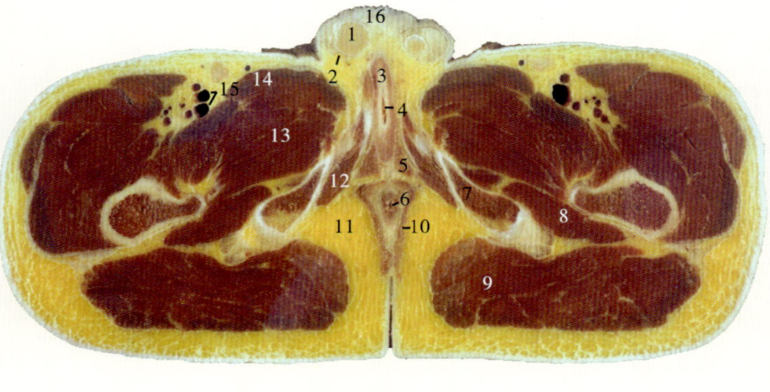

图　经坐骨支横断面

1.睾丸　2.附睾　3.尿道海绵体　4.尿道　5.球海绵体肌　6.肛门　7.坐骨支　8.股方肌　9.臀大肌　10.肛门外括约肌　11.坐骨肛门窝　12.坐骨海绵体肌　13.短收肌　14.长收肌　15.股动脉和股静脉　16.阴囊

jīng gāowán zhōngfèn héngduànmiàn

经睾丸中份横断面（transverse section through middle part of testis）

断面内会阴位于两侧股部之间，主要为皮下组织，其中央有肛门，肛门前方还可见尿道海绵体。该断面主要显示阴囊及其内容物，阴囊位于两侧股部之间的凹陷处，为皮肤及皮下组织向前的扁椭圆形囊状凸出，其内腔被阴囊中隔分为左右两腔，内有睾丸和附睾等（图）。

（王振宇）

jīng gāowán xiàfèn héngduànmiàn

经睾丸下份横断面

（transverse section through inferior part of testis）　断面主要显示阴囊及其内的睾丸下端等结构，阴囊位于两侧股部前面之间，阴囊呈倒烧杯状，其内主要为睾丸下端。该断面中会阴的结构主要为皮下组织（图）。

（王振宇）

nǚxìng pénbù-huìyīn héngduàncéng jiěpōu

女性盆部-会阴横断层解剖

（transverse sectional anatomy of pelvis and perineum in female）　在横断层解剖中，女性盆部的上界为第5腰椎间盘平面，下界为女阴消失平面。男女盆部的骨骼肌肉系统大致相同。第1骶椎最大宽度、骨盆入口、盆腔、骨盆出口的横径男女之间具有明显差异；股骨大转子间径和髂棘间径，男女之间无显著差异。自上而下，女性盆腔器官大致可分为5段。第1段：从第5腰椎间盘平面至第3骶椎平面（骶髂关节尾端、坐骨大孔上缘出现），主要为腹部带有系膜的肠道、阑尾、回肠、乙状结肠。第2段：从骶髂关节消失平面到髋臼上缘平面，此段腹腔、盆腔器官共存，前部为消化道（回肠、乙状结肠），中部为内生殖器（卵巢、子宫底和体），后部为直肠。第3段：从髋臼上缘平面至耻骨联合上缘平面，由前向后为：膀胱、子宫颈或阴道上部、直肠。第4段：从耻骨联合上缘平面至耻骨弓下缘平面，由前向后依次为尿道及前庭球、阴道、肛管。第5段：从耻骨弓下缘平面至女阴消失平面，主要为女阴，包括大阴唇、小阴唇、阴蒂和阴道前庭。

（刘树伟）

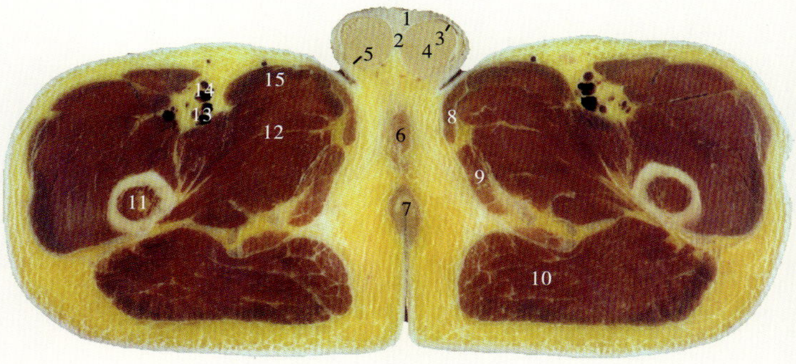

图　经睾丸中份横断面

1.阴囊　2.阴囊中隔　3.睾丸鞘膜腔　4.睾丸　5.附睾　6.尿道海绵体　7.肛门　8.股薄肌　9.大收肌　10.臀大肌　11.股骨干　12.短收肌　13.股深动脉和股深静脉　14.股动脉和股静脉　15.长收肌

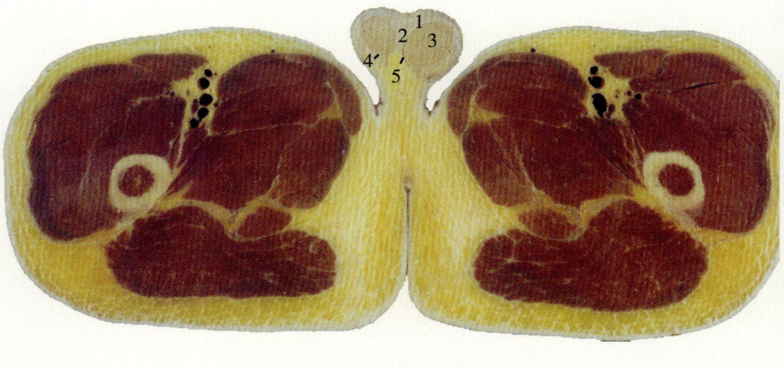

图　经睾丸下份横断面

1.阴囊　2.阴囊中隔　3.睾丸　4.附睾　5.睾丸鞘膜腔

nǚxìng jīng dì 5 yāozhuījiānpán héngduànmiàn

女性经第5腰椎间盘横断面

（transverse section through the fifth lumbar intervertebral disc in female）　断面经第5腰椎间盘和髂骨翼，主要显示下腹部的结构。肠管集中于断面的前半部，后方有骨和肌。左髂窝处有乙状结肠，右髂窝内为盲肠，二者之间为横结肠和回肠。大血管集中于椎体与腰大肌之间，左侧自内向外为左髂内静脉、左髂外静脉、左髂内动脉和左髂外动脉；右侧自内向外为右髂内动脉、右髂总静脉及右髂外动脉。髂外动脉外侧、腰大肌前方有卵巢动脉、卵巢静脉的细小断面。输尿管断面在髂内动脉前方，贴于腹膜壁层后面（图）。

（刘树伟　汤海燕）

jīng dì 1 dǐzhuī héngduànmiàn

经第1骶椎横断面

（transverse section through the first sacral vertebrae）　断面经第1骶椎和髂骨翼，前份主要有肠管和血管等，后份有骨与肌。左侧为乙状结肠，右侧为盲肠，两者之间的肠管主要为回肠，在该断面可见回盲部。腰大肌前方为卵巢动脉和卵巢静脉，输尿管移向腰大肌前内方，在腰大肌内侧与椎体之间，左侧自内向外为左髂内静脉、左髂外静脉、左髂内动脉和左髂外动脉；右侧自内向外分别为右髂内静脉、右髂内动脉、右髂外静脉和右髂外动脉。在腰大肌后缘与内侧缘交点处为股神经（图）。

（刘树伟　汤海燕）

nǚxìng jīng dì 2 dǐzhuī héngduànmiàn

女性经第2骶椎横断面（transverse section through the second sacral vertebrae in female）

断面经第2骶椎、骶髂关节和髂骨翼。肠管集中于断面的前半部，后方有骨和肌。乙状结肠被切为两个断面，一个位于左髂窝，另一个居于断面中央。右髂窝处有盲肠断面，腹腔中份的肠管主要为回肠及肠系膜。肠系膜根连于右侧腰大肌前方的腹膜壁层，内有肠系膜下动脉、肠系膜下静脉分支的细小断面。两侧骶髂关节前方至腰大肌内侧由后向前分别有髂内静脉、髂内动脉、输尿管、髂外静脉、髂外动脉和卵巢动脉、卵巢静脉的断面（图）。

（刘树伟　汤海燕）

jīng dì 2 dǐzhuījiānpán héngduànmiàn

经第2骶椎间盘横断面（transverse section through the second sacral intervertebral disc）

断面经第2骶椎间盘、骶髂关节和髂骨翼。断面的前半部主要为肠管，乙状结肠被切为两个断面，一个呈圆形位于左髂窝；另一个呈S形，居于断面中央。右髂窝处有盲肠的断面，其余肠管均为回肠。腰大肌前内侧由后向前为髂外静脉、髂外动脉、卵巢动脉及卵巢静脉丛。腰大肌与髂肌两者之间有股神经。在髂肌后端的内侧为输尿管和闭孔神经。骶髂关节前

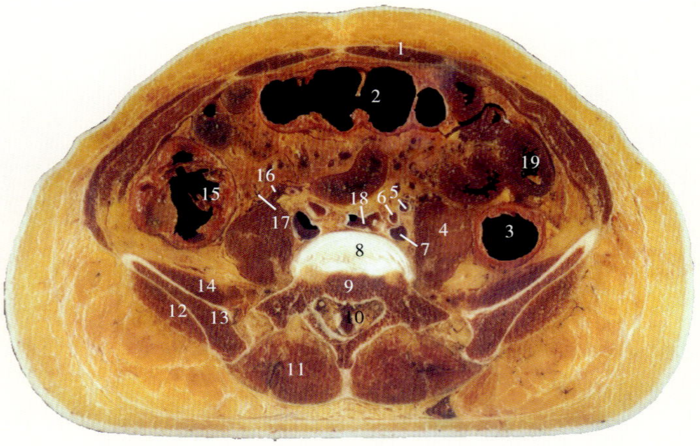

图　女性经第5腰椎间盘横断面

1.腹直肌　2.横结肠　3.乙状结肠　4.腰大肌　5.左髂外动脉　6.左髂内动脉　7.左髂外静脉　8.第5腰椎间盘　9.骶骨（第1骶椎）　10.骶管　11.竖脊肌　12.臀中肌　13.髂骨翼　14.髂肌　15.盲肠　16.右卵巢动脉和右卵巢静脉　17.右输尿管　18.左髂内静脉　19.回肠

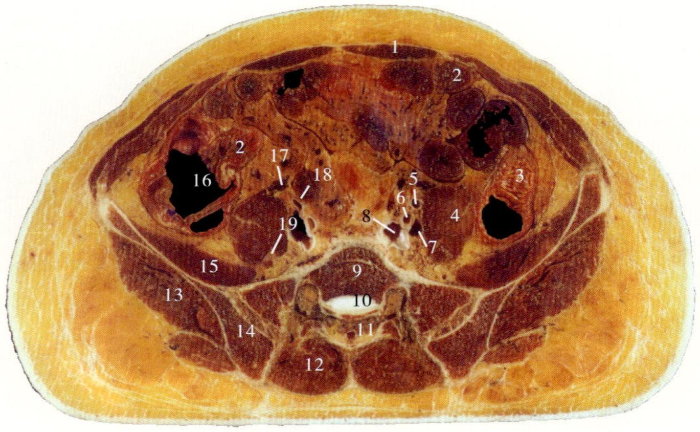

图　经第1骶椎横断面

1.腹直肌　2.回肠　3.乙状结肠　4.腰大肌　5.左髂外动脉　6.左髂内动脉　7.左髂外静脉　8.左髂内静脉　9.骶骨（第1骶椎）　10.第1骶椎间盘　11.骶管　12.竖脊肌　13.臀中肌　14.髂骨翼　15.髂肌　16.盲肠　17.左卵巢动脉和左卵巢静脉　18.右输尿管　19.股神经

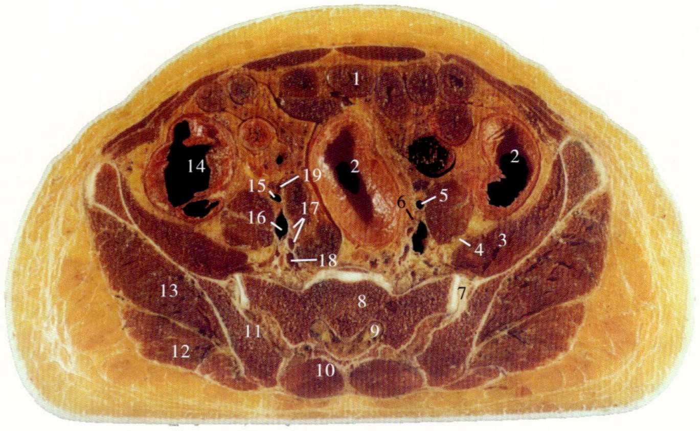

图　女性经第2骶椎横断面

1.回肠　2.乙状结肠　3.髂肌　4.股神经　5.左髂外动脉　6.左输尿管　7.骶髂关节　8.骶骨（第2骶椎）　9.第2骶神经　10.竖脊肌　11.髂骨翼　12.臀大肌　13.臀中肌　14.盲肠　15.右髂外动脉　16.右髂外静脉　17.右髂内动脉和右输尿管　18.右髂内静脉　19.右卵巢血管

面有髂内动脉的分支和髂内静脉的属支（图）。

（刘树伟　汤海燕）

nǚxìng jīng dì 3 dǐzhuī héngduànmiàn

女性经第 3 骶椎横断面（transverse section through the third sacral vertebrae in female）　断面经第 3 骶椎、骶髂关节和髂骨翼，髂骨翼的前端为髂前上棘。女性盆部的第 2 段即开始于此断面，其上可见乙状结肠被切为 3 个断面，是该断面上最醒目的结构。直肠位于椎体右前方，与乙状结肠相连，回肠集中于断面的右前部。左侧腰大肌前内侧由后向前为髂外静脉、髂外动脉、卵巢动脉及卵巢静脉丛。腰大肌与髂肌两者之间有股神经。子宫底位于断面中央，两侧为子宫阔韧带，在子宫底的下方可见右卵巢动脉、右卵巢静脉和右卵巢（图）。

（刘树伟　汤海燕）

nǚxìng jīng dì 4 dǐzhuī héngduànmiàn

女性经第 4 骶椎横断面（transverse section through the fourth sacral vertebrae in female）　断面经第 4 骶椎和髂前上棘。回肠位于断面前部右份，乙状结肠被切为左右两个椭圆形的断面，位于子宫的前方，两断面后方可见与乙状结肠系膜相连。直肠断面硕大，居于乙状结肠断面的后方，其两侧有直肠上动脉和直肠上静脉。在髂肌的内侧面可见髂外动脉和髂外静脉。子宫体断面两侧为卵巢及子宫阔韧带。子宫阔韧带内可见子宫圆韧带及输卵管峡。卵巢后方尚可见输卵管漏斗及输卵管伞。在输卵管的两侧可见卵巢动脉和卵巢静脉，输尿管位于卵巢后方（图）。

（刘树伟　汤海燕）

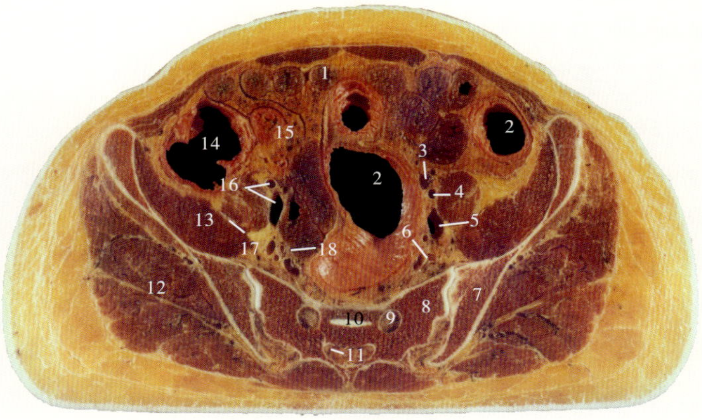

图　经第 2 骶椎间盘横断面

1.回肠　2.乙状结肠　3.左卵巢血管　4.左髂外动脉　5.左髂外静脉　6.左髂内动脉和左髂内静脉　7.髂骨翼　8.骶骨（第3骶椎）　9.第3骶神经　10.第2骶椎间盘　11.第4骶神经　12.臀中肌　13.髂肌　14.盲肠　15.阑尾　16.右髂外动脉和右髂外静脉　17.股神经　18.右输尿管

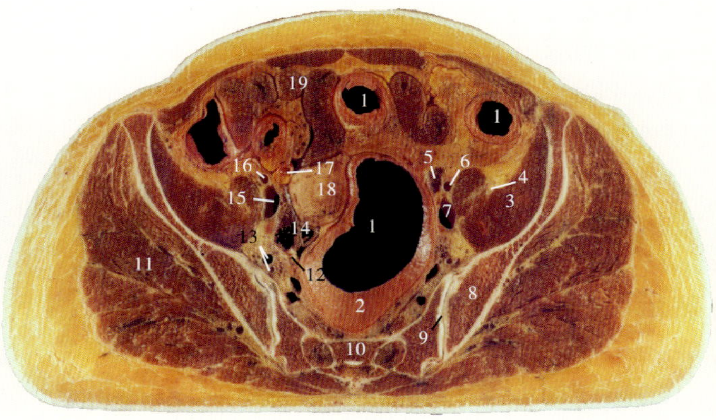

图　女性经第 3 骶椎横断面

1.乙状结肠　2.直肠　3.髂腰肌　4.股神经　5.左卵巢动脉和左卵巢静脉　6.左髂外动脉　7.左髂外静脉　8.髂骨翼　9.骶髂关节　10.第3骶椎　11.臀中肌　12.右卵巢　13.右髂内动脉和右髂内静脉　14.右卵巢动脉和右卵巢静脉　15.右髂外静脉　16.右髂外动脉　17.阑尾　18.子宫底　19.回肠

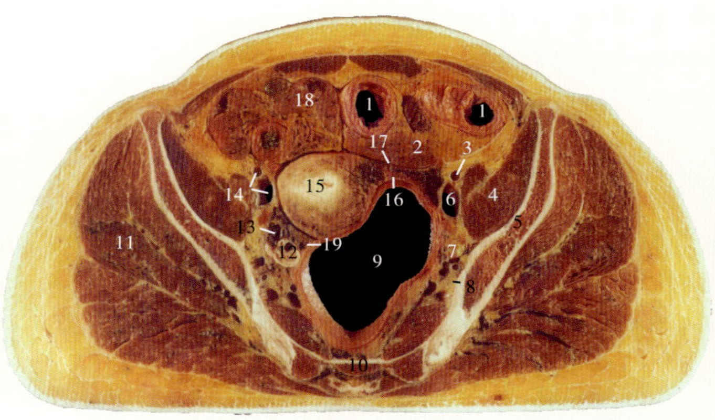

图　女性经第 4 骶椎横断面

1.乙状结肠　2.乙状结肠系膜　3.左髂外动脉　4.髂腰肌　5.髂骨翼　6.左髂外静脉　7.左髂内动脉和左髂内静脉　8.坐骨神经　9.直肠　10.第4骶椎　11.臀中肌　12.右卵巢　13.右卵巢动脉和右卵巢静脉　14.右髂外动脉和右髂外静脉　15.子宫体　16.左输卵管　17.左子宫阔韧带　18.回肠　19.右输卵管

jīng zuògǔdàkǒng-zǐgōngtǐ de héngduànmiàn

经坐骨大孔-子宫体的横断面

（transverse section through greater sciatic foramen and body of uterus） 断面经第 4 骶椎、坐骨大孔和髂骨翼。肠管和子宫位于断面前中部，两侧为骨骼和肌。子宫体居中，左前方为乙状结肠，右前方均为回肠。子宫后方依次为乙状结肠、直肠。子宫两侧可见含有大小不等卵泡的卵巢断面。输尿管位于子宫断面后外侧，其稍外侧有子宫动脉、子宫静脉断面。髂腰肌的前内侧自内向外分别为髂外静脉、髂外动脉和股神经。梨状肌前内侧缘可见臀下动脉、臀下静脉和坐骨神经。在骶骨前方为椎外静脉丛（图）。

（刘树伟　汤海燕）

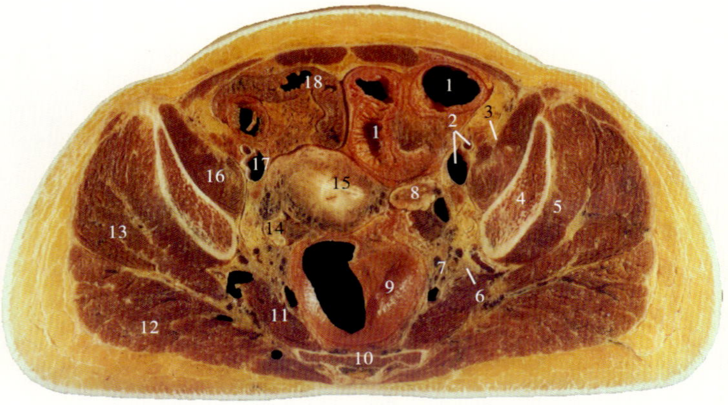

图　经坐骨大孔-子宫体的横断面

1.乙状结肠　2.左髂外动脉和左髂外静脉　3.股神经　4.髂骨翼　5.臀小肌　6.坐骨神经　7.臀下动脉和臀下静脉　8.左卵巢　9.直肠　10.第4骶椎　11.梨状肌　12.臀大肌　13.臀中肌　14.右卵巢　15.子宫体　16.髂腰肌　17.右髂外动脉和右髂外静脉　18.回肠

jīng dì 5 dǐzhuī-zǐgōngjǐng de héngduànmiàn

经第 5 骶椎-子宫颈的横断面

（transverse section through the fifth sacral vertebrae and neck of uterus） 断面经第 5 骶椎、髂骨体和坐骨大孔。肠管和子宫位于断面前中部，两侧为骨骼和肌。子宫颈居中，其左前方是乙状结肠，右前方均为回肠，后方可见直肠。子宫颈两侧可见子宫主韧带和卵巢的断面，子宫主韧带内有大量子宫静脉丛，卵巢断面含有大小不等的卵泡。输尿管位于子宫颈断面的后外方。髂腰肌的前内侧自内向外分别为髂外静脉、髂外动脉及股神经。梨状肌前内侧缘可见臀下动脉、臀下静脉和坐骨神经（图）。

（刘树伟　汤海燕）

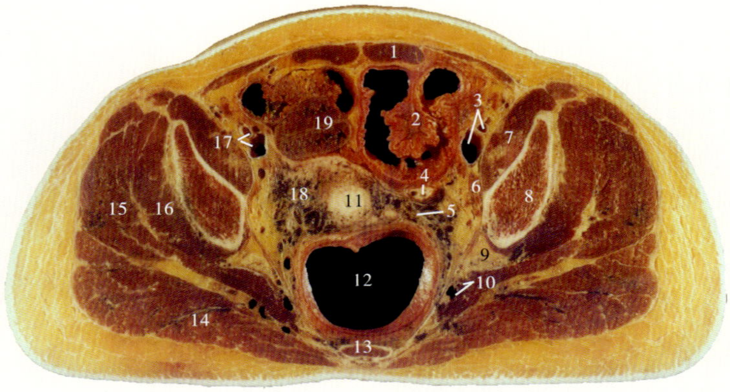

图　经第 5 骶椎-子宫颈的横断面

1.腹直肌　2.乙状结肠　3.左髂外动脉和左髂外静脉　4.左卵巢　5.左输尿管　6.左髂外淋巴结　7.髂腰肌　8.髂骨体　9.坐骨神经　10.臀下动脉和臀下静脉　11.子宫颈　12.直肠　13.第5骶椎　14.臀大肌　15.臀中肌　16.臀小肌　17.右髂外动脉和右髂外静脉　18.子宫主韧带　19.回肠

jīng wěigǔ-zǐgōngjǐng de héngduànmiàn

经尾骨-子宫颈的横断面

（transverse section through coccyx and neck of uterus） 断面经尾骨和髋臼上缘。膀胱出现是该断面的重要特征，其后方可见子宫颈。子宫颈两侧存在数目众多的小血管，为子宫阴道静脉丛及子宫动脉的分支，后方圆形的为直肠，两者间可见腹膜返折形成的直肠子宫陷凹。两侧输尿管呈小圆形，位于子宫颈的侧方，左输尿管靠前，右输尿管靠后。同时在臀大肌的前内侧可见坐骨神经、臀下动脉和臀下静脉（图）。

（刘树伟　汤海燕）

jīng wěigǔ-gǔgǔtóu de héngduànmiàn

经尾骨-股骨头的横断面

（transverse section through coccyx and femoral head） 断面经尾骨、股骨头和髋臼，是女性盆部第 3 段的开始，由前向后被膀胱、子宫和直肠所占据。子宫位于子宫颈阴道部与子宫颈阴道上部之间，子宫断面中央有不规则的内腔即子宫颈管。子宫两侧有细小的子宫阴道静脉丛及输尿管断面，后方呈弧形裂隙的是阴道穹后部。

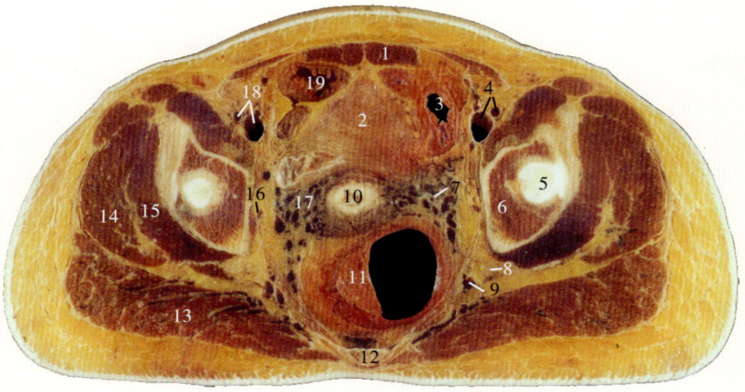

图 经尾骨-子宫颈的横断面

1.腹直肌 2.膀胱 3.乙状结肠 4.左髂外动脉和左髂外静脉 5.髋臼 6.坐骨体 7.左输尿管 8.坐骨神经 9.臀下动脉和臀下静脉 10.子宫颈 11.直肠 12.尾骨 13.臀大肌 14.臀中肌 15.臀小肌 16.闭孔动脉 17.子宫主韧带 18.右髂外动脉和右髂外静脉 19.回肠

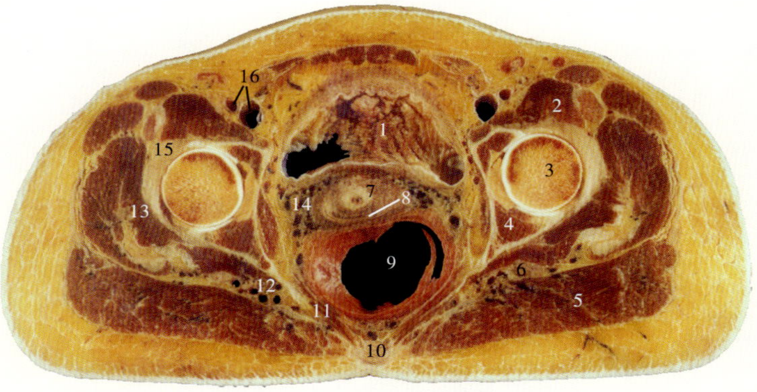

图 经尾骨-股骨头的横断面

1.膀胱 2.髂腰肌 3.股骨头 4.坐骨体 5.臀大肌 6.坐骨神经 7.子宫颈 8.阴道穹 9.直肠 10.尾骨 11.肛提肌 12.臀下动脉和臀下静脉 13.臀小肌 14.子宫主韧带 15.髂股韧带 16.股动脉和股静脉

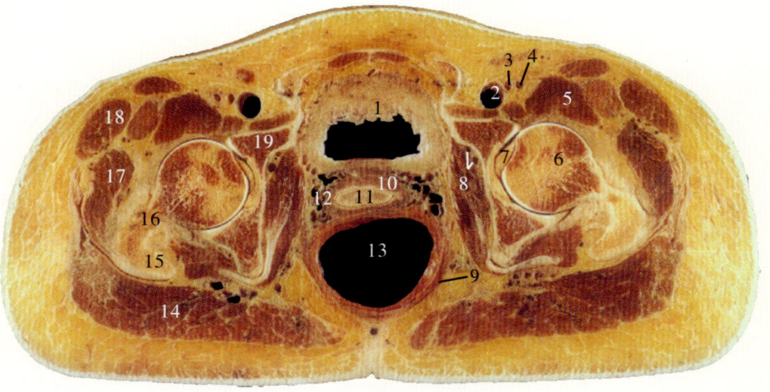

图 经股骨头韧带横断面

1.膀胱 2.股静脉 3.股动脉 4.股深动脉 5.髂腰肌 6.股骨头 7.股骨头韧带 8.闭孔动脉、闭孔静脉和闭孔神经 9.肛提肌 10.阴道 11.子宫颈 12.阴道静脉丛 13.直肠 14.臀大肌 15.股骨大转子 16.股骨颈 17.臀中肌 18.阔筋膜张肌 19.耻骨体

在髂腰肌的内侧面可见股动脉和股静脉，尾骨前方、直肠两侧有肛提肌（图）。

（刘树伟 汤海燕）

jīng gǔgǔtóu rèndài héngduànmiàn

经股骨头韧带横断面（transverse section through ligament of femoral head） 断面经股骨头、大转子和髋臼，由前向后分别为膀胱、子宫和直肠，子宫与膀胱之间可见阴道的断面。子宫断面为子宫颈部，其后部可见呈弧形裂隙状的阴道穹后部和侧部。子宫两侧有子宫阴道静脉丛。子宫前方的膀胱壁内可见两侧输尿管（壁内段）。在髂腰肌的内侧面自内向外分别为股静脉、股动脉和股深动脉。直肠两侧可见倒八字形的肛提肌（图）。

（刘树伟 汤海燕）

jīng chǐgǔliánhé shàngfèn héngduànmiàn

经耻骨联合上份横断面（transverse section through superior part of pubic symphysis） 断面经耻骨联合上份、闭膜管和髋关节，是女性盆部第4段的开始，耻骨联合的后方从前向后依次为女性尿道、阴道和直肠，在耻骨联合和尿道之间有耻骨后间隙。在阴道的周围，可见无数阴道静脉丛。直肠移行为肛管，呈卵圆形管状结构。在髂腰肌的前内侧面可见股静脉、股动脉、股深动脉和腹股沟浅淋巴结。两侧肛提肌围成U形，绕于直肠与阴道的后方和两侧（图）。

（刘树伟 汤海燕）

nǚxìng jīng chǐgǔliánhé zhōngfèn héngduànmiàn

女性经耻骨联合中份横断面（transverse section through middle part of pubic symphysis in female） 断面经耻骨联合中份、闭孔和坐骨结节，耻骨联合的后

方由前向后依次排列着尿道、阴道和肛管。尿道和阴道周围分别有膀胱静脉丛和阴道静脉丛。肛管呈矢状位，为卵圆形管状结构，其周围可见肛提肌（耻骨直肠肌）向前连于耻骨联合。在髂腰肌和耻骨肌的前侧可见股静脉、股动脉和股深动脉，股动脉和股静脉的前方可见大隐静脉（图）。

（刘树伟　汤海燕）

nǚxìng jīng chǐgǔliánhé xiàfèn héngduànmiàn

女性经耻骨联合下份横断面

（transverse section through inferior part of pubic symphysis in female） 断面经耻骨联合下份和耻骨弓，在耻骨联合后方由前向后有尿道、阴道、肛管排列。此层面阴道是阴道下段，尿道和阴道周围可见大量阴部静脉丛及阴道静脉丛。在肛管的两侧可见阴部内动脉和阴部内静脉。臀大肌的前方有坐骨神经通过。在耻骨肌的前外侧有许多血管的断面，由内向外分别为股静脉、股动脉、股深动脉及旋股外侧动脉和旋股外侧静脉（图）。

（刘树伟　汤海燕）

jīng qiántíngqiú héngduànmiàn

经前庭球横断面

（transverse section through bulb of vestibule） 断面经坐骨结节、坐骨支和股骨小转子。断面中央部由前向后的结构分别为阴蒂体与阴蒂脚、前庭球、女性尿道、阴道及肛门。两侧的阴蒂脚和前庭球断面均呈八字形，贴于尿道前方。断层中央部后份可见女性尿道与阴道，两者周围仍有丰富的静脉丛。前庭球侧方可见坐骨海绵体肌的条索状断面，两侧亦呈八字形配布。在该断面上肛管已经到达肛门处，断面的两侧为股部结构（图）。

（刘树伟　汤海燕）

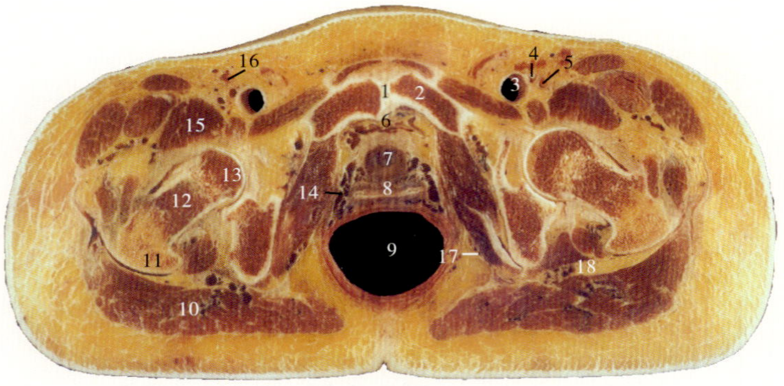

图　经耻骨联合上份横断面

1.耻骨联合　2.耻骨上支　3.股静脉　4.股动脉　5.股深动脉　6.耻骨后间隙　7.女性尿道　8.阴道　9.肛管　10.臀大肌　11.股骨大转子　12.股骨颈　13.股骨头　14.阴道静脉丛　15.髂腰肌　16.腹股沟浅淋巴结　17.阴部管　18.坐骨神经

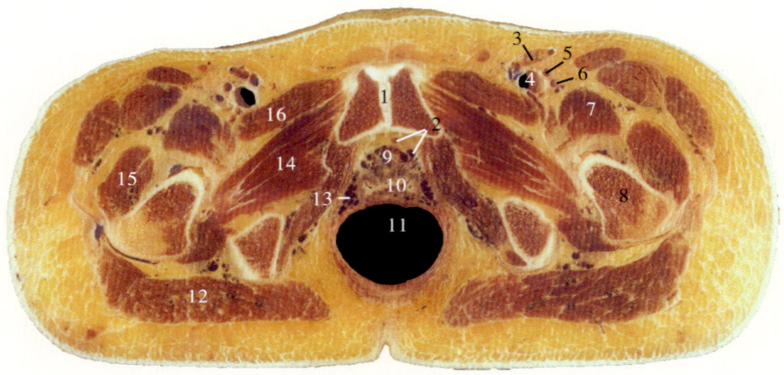

图　女性经耻骨联合中份横断面

1.耻骨联合　2.膀胱静脉丛　3.大隐静脉　4.股静脉　5.股动脉　6.股深动脉　7.髂腰肌　8.股骨颈　9.女性尿道　10.阴道　11.肛管　12.臀大肌　13.阴道静脉丛　14.闭孔外肌　15.股外侧肌　16.耻骨肌

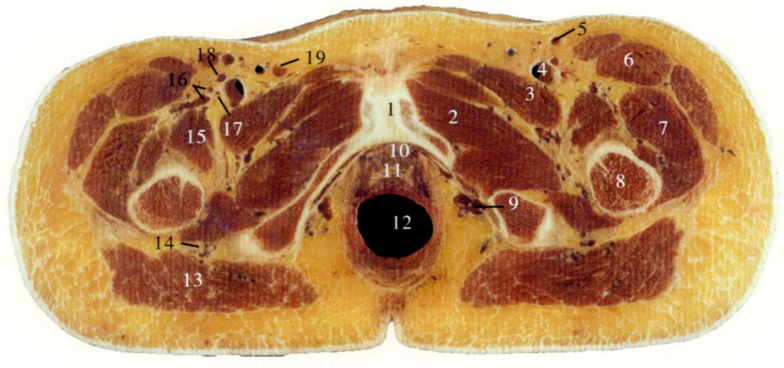

图　女性经耻骨联合下份横断面

1.耻骨联合　2.闭孔外肌　3.耻骨肌　4.股静脉　5.大隐静脉　6.股直肌　7.股外侧肌　8.股骨　9.阴部内动脉和阴部内静脉　10.女性尿道　11.阴道　12.肛管　13.臀大肌　14.坐骨神经　15.髂腰肌　16.旋股外侧动脉和旋股外侧静脉　17.股深动脉　18.股动脉　19.腹股沟浅淋巴结

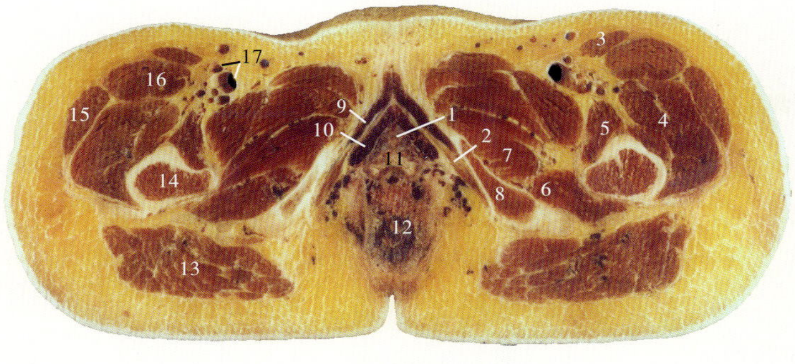

图　经前庭球横断面

1.女性尿道　2.坐骨海绵体肌　3.缝匠肌　4.股外侧肌和股中间肌　5.髂腰肌　6.股方肌　7.闭孔外肌　8.坐骨支　9.阴蒂脚　10.前庭球　11.阴道　12.肛门　13.臀大肌　14.股骨及其小转子　15.阔筋膜张肌　16.股直肌　17.股动脉和股静脉

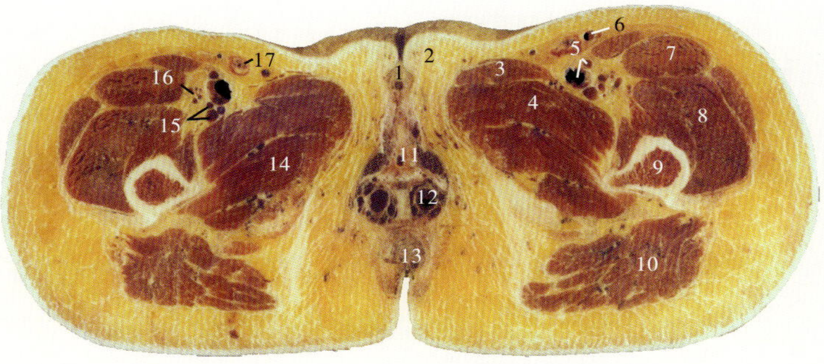

图　经阴蒂横断面

1.阴蒂　2.大阴唇　3.长收肌　4.短收肌　5.股动脉和股静脉　6.大隐静脉　7.股直肌　8.股外侧肌　9.股骨体　10.臀大肌阔筋膜　11.阴道　12.直肠静脉丛　13.肛门和肛门外括约肌　14.大收肌　15.股深动脉和股深静脉　16.旋股外侧动脉和旋股外侧静脉　17.腹股沟浅淋巴结

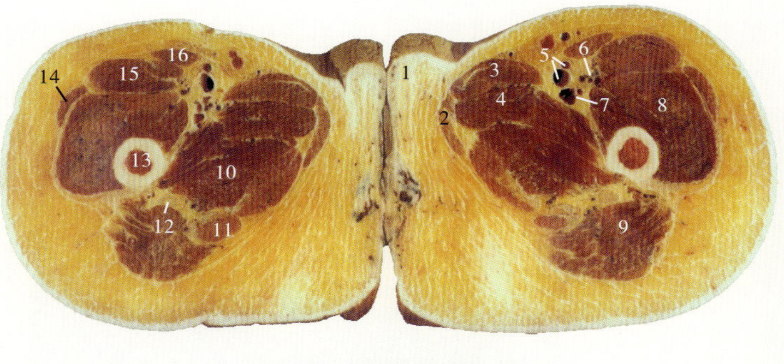

图　经大阴唇下份横断面

1.大阴唇　2.股薄肌　3.长收肌　4.短收肌　5.股动脉和股静脉　6.旋股外侧动脉和旋股外侧静脉　7.股深动脉和股深静脉　8.股内侧肌和股中间肌　9.臀大肌　10.大收肌　11.半腱肌　12.坐骨神经　13.股骨体　14.阔筋膜张肌　15.股直肌　16.缝匠肌

jīng yīndì héngduànmiàn

经阴蒂横断面（transverse section through clitoris）　断面可明显地分为3部分，两侧部为股部结构，中央部前份为大阴唇和阴蒂的断面，阴蒂后方为阴道，中央部后份可见肛门和肛门外括约肌，在阴道和肛门外括约肌之间存在数量众多的直肠静脉丛。在长收肌、短收肌的外侧可见许多血管的断面，由前向后分别为大隐静脉、股动脉和股静脉、旋股外侧动脉和旋股外侧静脉及股深动脉和股深静脉（图）。

（刘树伟　汤海燕）

jīng dàyīnchún xiàfèn héngduànmiàn

经大阴唇下份横断面（transverse section through inferior part of greater lip of pudendum）

断面经大阴唇下份，为女性盆部的最后一个断层。该断面的中央为大阴唇，两侧为股部。在长收肌、短收肌的外侧可见许多血管的断面，由前向后分别为大隐静脉、股动脉和股静脉、旋股外侧动脉和旋股外侧静脉以及股深动脉和股深静脉。在臀大肌和大收肌之间可见坐骨神经（图）。

（刘树伟　汤海燕）

shàngzhī héngduàncéng jiěpōu

上肢横断层解剖（transverse sectional anatomy of upper limb）

在断层解剖学中，通常将上肢分为肩、臂、肘、前臂和手。

肩的横断层解剖有3个典型断面：①经肩峰的横断面：主要显示肩峰、锁骨外侧段和肩胛骨上份，以及附着于上述骨的肌群。②经肩关节上份的横断面：主要显示肱骨头、关节盂、喙突和肩关节周围肌。③经肩关节下份的横断面：为显示肩关节的关键断面，主要可见肱骨头、关节盂、盂唇及组成“肩袖”的肌，腋窝结构清晰。

可用上中下3个断面来显示臂部的横断层解剖，其中经臂中份断面是掌握臂部结构配布的关键平面，在此断面上臂的主要血管神经束（肱动脉、肱静脉、正中神经和尺神经等）移至肱肌的前内侧，正中神经经肱动脉前方转向其内侧，尺神经离开肱动脉向后移行，桡神经移至肱骨外侧等。

可从经肱尺关节的横断面和经桡尺近侧关节的横断面来显示肘部的结构，肘窝的周界及内容清晰出现于断面前份。前臂有分别经其上份、中份和下份3个典型断面，其中经其中份断面最为关键，在此断面上前臂前群肌、后群肌分层清晰，其间有4个血管神经束穿行，即桡侧血管神经束、正中血管神经束、尺侧血管神经束和骨间前血管神经束。

手的横断层解剖最为复杂，由上至下可分为6段。第1段：从经腕关节的横断面开始至经腕掌关节的横断面结束，核心结构为近、远侧列腕骨及腕掌关节，腕骨的掌侧主要为腕管、鱼际肌、小鱼际肌和尺动脉与尺神经，背侧为伸肌腱、桡动脉及手背静脉。第2段：经掌骨体的几个断层，掌骨体之间可见骨间肌，掌骨掌侧的中间为逐渐分散开的指屈肌腱、蚓状肌、正中神经的分支、掌浅弓与掌深弓及其发出的血管，两侧分别为鱼际肌及小鱼际肌，掌骨背侧的指伸肌腱逐渐移向相应指骨背侧。第3段：为经掌骨头和近节指骨底的几个断层，于掌侧可见指浅屈肌腱和指深屈肌腱被腱鞘包绕而分别走行于相应掌骨头和近节指骨底的掌面，指掌侧固有血管神经已经分出，于背侧可见指伸肌腱逐渐移行为指背腱膜。第4段：经近节指骨的断层，其特点为近节指骨掌侧可见指浅屈肌腱、指深屈肌腱，前者已分为两段。第5段：经中节指骨断层，断面特点为指骨掌侧仅剩下指深屈肌腱。第6段：经远节指骨断层，可见甲床与皮系韧带。

（刘树伟）

jīng jiānguānjié shàngfèn héngduànmiàn

经肩关节上份横断面（transverse section through superior part of shoulder joint）

断面切经肩关节上份及喙突。在该断面的外侧份，可见肩胛骨的肩胛冈、喙突、关节盂及肱骨头的横断面，其中关节盂与肱骨头内侧的关节面构成肩关节。关节的前面、外侧及后面被三角肌包绕。肱骨后面有小圆肌和冈下肌，其位于三角肌深面。肩胛冈内侧浅层为斜方肌，深面为冈下肌。在三角肌前部后方及喙突与肩关节之间有肱二头肌长头腱和肩胛下肌腱。在锁骨内侧份后方，可见锁骨下动脉、锁骨下静脉及其后方的臂丛各股（图）。

（刘树伟　冯　蕾）

jīng jiānjiǎgāng héngduànmiàn

经肩胛冈横断面（transverse section through spine of scapula）

断面经肩关节、肩胛冈及锁骨。在断面外侧部，三角肌呈C形由前、外侧、后三面包裹肩关节。肩胛下肌和小圆肌分别越过肩关节前方和后方终止于肱骨小结节或大结节。肱二头肌长头腱则行于肱骨大结节和小结节之间的结节间沟内，位于三角肌前部后方。三角肌前缘有头静脉走行。冈上肌、冈下肌分别位于肩胛冈的两侧。肩关节内侧的三角形间隙为腋窝横断面，其内可见臂丛、腋淋巴结以及疏松结缔组织和脂肪组织（图）。

（刘树伟　冯　蕾）

jīng bì zhōngfèn héngduànmiàn

经臂中份横断面（transverse section through middle part of arm）

断面大致经肱骨中份。肱骨周围完全被臂肌的前（屈肌）群和后（伸肌）群占据，且两者间由臂内侧肌间隔和臂外侧肌间

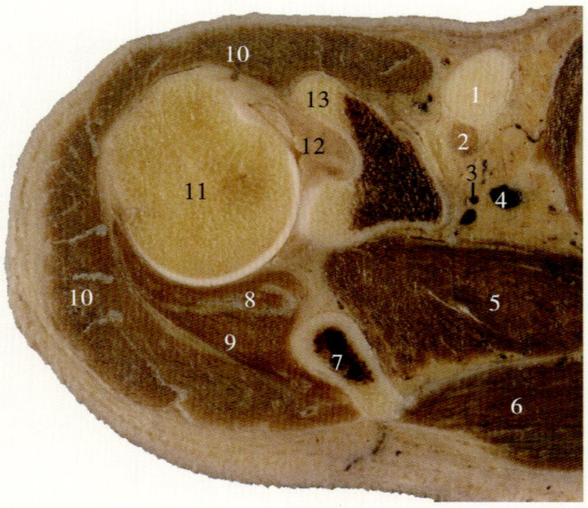

图　经肩关节上份横断面

1.锁骨　2.锁骨下肌　3.锁骨下动脉　4.锁骨下静脉　5.冈上肌　6.斜方肌　7.肩胛冈　8.小圆肌　9.冈下肌　10.三角肌　11.肱骨头　12.肩胛下肌腱　13.喙突

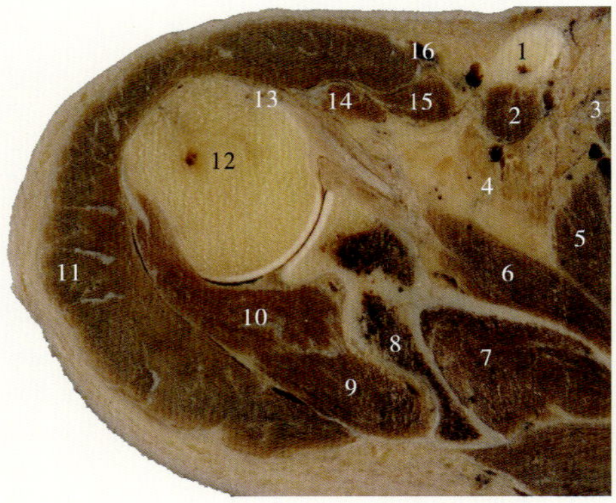

图　经肩胛冈横断面

1.锁骨　2.锁骨下肌　3.臂丛　4.腋窝脂肪组织　5.前锯肌　6.肩胛下肌　7.冈上肌　8.肩胛冈　9.冈下肌　10.小圆肌　11.三角肌　12.肱骨头　13.肱二头肌长头腱　14.肱二头肌短头　15.喙肱肌　16.头静脉

隔分隔。臂肌前群的喙肱肌消失，而肱肌出现；肱二头肌长头与短头汇合。臂肌后群的肱三头肌的3个头已融合成一完整肌腹。臂部的主要神经、血管以及穿入深筋膜的贵要静脉和发自肱动脉的尺侧上副动脉仍位于肱骨的内侧，行于臂内侧肌间隔中。桡神经及肱深血管已沿肱骨背面的桡神经沟移行至肱骨的外侧，行于臂外侧肌间隔中。肌皮神经已进入肱肌与肱二头肌之间（图）。

（刘树伟　冯　蕾）

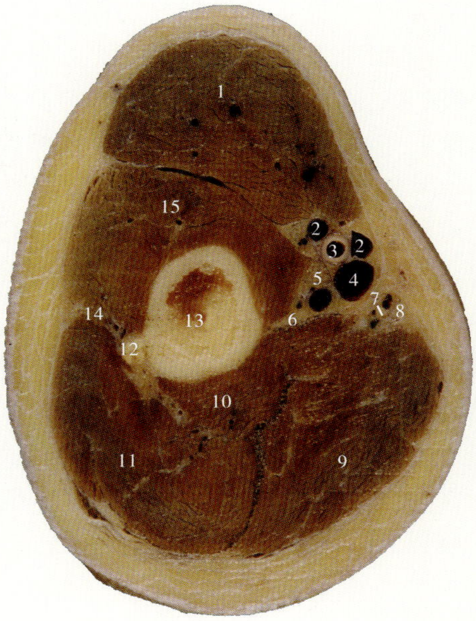

图　经臂中份横断面

1.肱二头肌　2.肱静脉　3.肱动脉　4.贵要静脉　5.正中神经　6.臂内侧肌间隔　7.尺侧上副动脉　8.尺神经　9.肱三头肌长头　10.肱三头肌内侧头　11.肱三头肌外侧头　12.桡神经　13.肱骨　14.臂外侧肌间隔　15.肱肌

jīng gōng-chǐ guānjié héngduànmiàn

经肱尺关节横断面（transverse section through humeroulnar joint）　断面经肘关节上份。肱骨切面后缘中部的凹陷为鹰嘴窝，其后方为尺骨鹰嘴。两者形成肱尺关节的一部分，被肘关节囊包绕。关节囊两侧有尺侧副韧带和桡侧副韧带。尺骨鹰嘴的后面附有肱三头肌腱，其后面的扁囊状腔隙为鹰嘴皮下囊。肱骨的前方为肘窝。通过肘窝的重要结构自桡侧向尺侧依次为：桡神经及其伴行血管、前臂外侧皮神经、肱二头肌腱、肱动脉、肱静脉、正中神经。尺神经在此平面行于肱骨内上髁后方的尺神经沟内（图）。

（刘树伟　冯　蕾）

jīng ráo-chǐ jìncè guānjié héngduànmiàn

经桡尺近侧关节横断面（transverse section through proximal radioulnar joint）　断面经肘关节远侧份，桡尺近侧关节平面。尺骨冠突外侧缘上的桡切迹与桡骨头周缘的环状关节面构成桡尺近侧关节，桡骨环状韧带环绕桡骨头并附着于桡切迹两端。桡尺近侧关节的前方为肘窝。由桡侧向尺侧依次为：桡神经深支、桡侧返动脉和桡侧返静脉、桡神经浅支、肱二头肌腱、肱动脉、肱静脉、正中神经。尺骨后面仍可见肱三头肌腱，其后方两侧出现前臂肌断面。尺神经和尺侧返动脉、尺侧返静脉仍位于肱骨的后内侧（图）。

（刘树伟　冯　蕾）

jīng qiánbì zhōngfèn héngduànmiàn

经前臂中份横断面（transverse section through middle part of forearm）　断面经桡骨和尺骨的

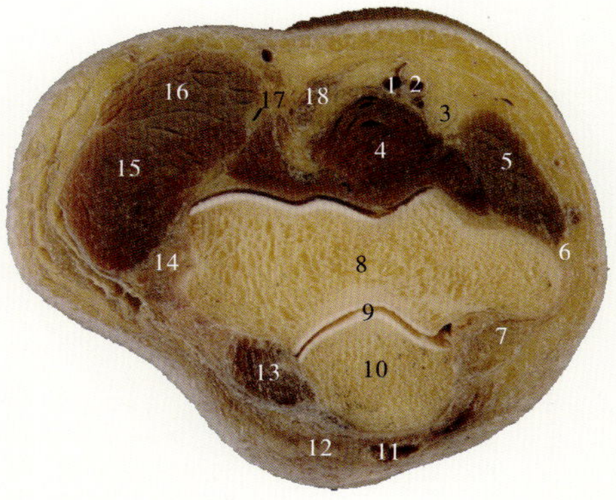

图　经肱尺关节横断面

1.肱静脉　2.肱动脉　3.正中神经　4.肱肌　5.旋前圆肌　6.尺侧副韧带　7.尺神经　8.肱骨滑车　9.肘关节腔　10.尺骨鹰嘴　11.鹰嘴皮下囊　12.肱三头肌腱　13.肘肌　14.桡侧副韧带　15.桡侧腕长伸肌和桡侧腕短伸肌　16.肱桡肌　17.桡神经　18.肱二头肌腱

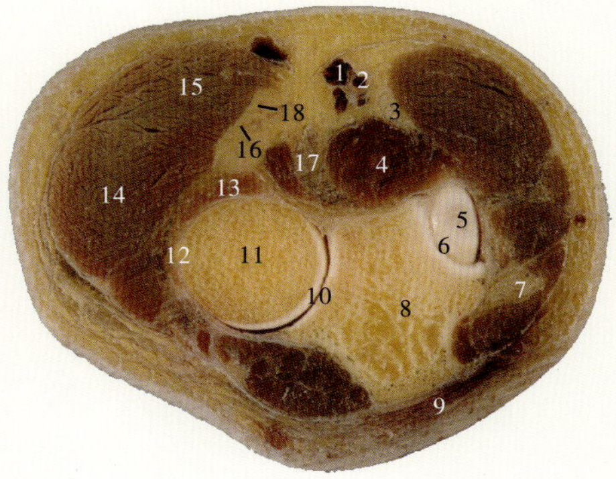

图　经桡尺近侧关节横断面

1.肱静脉　2.肱动脉　3.正中神经　4.肱肌　5.肱骨滑车　6.肱尺关节　7.尺神经　8.尺骨鹰嘴　9.肱三头肌腱　10.桡尺近侧关节　11.桡骨头　12.桡骨环状韧带　13.旋后肌　14.桡侧腕长伸肌和桡侧腕短伸肌　15.肱桡肌　16.桡神经深支　17.肱二头肌腱　18.桡神经浅支

中份，是前臂结构配布的典型断面。在周缘的浅筋膜中，桡侧有头静脉和前臂外侧皮神经，尺侧有贵要静脉和前臂内侧皮神经。桡骨和尺骨的横断面均呈三角形，两骨的骨间嵴之间有前臂骨间膜附着。前臂肌前群位于桡骨、尺骨及骨间膜的前方，后群位于其后方。分布至前臂肌前群的神经与血管伴行，形成4个血管神经束穿行于肌与肌之间的深筋膜内：①桡侧血管神经束。②正中血管神经束。③尺侧血管神经束。④骨间前血管神经束（图）。

（刘树伟　冯　蕾）

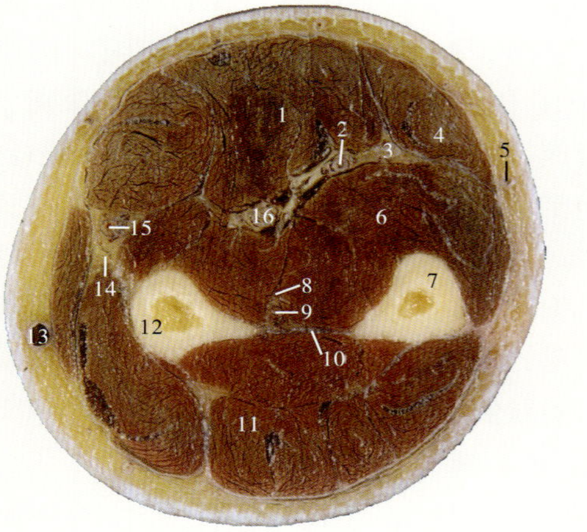

图　经前臂中份横断面

1.指浅屈肌　2.尺动脉　3.尺神经　4.尺侧腕屈肌　5.贵要静脉　6.指深屈肌　7.尺骨　8.骨间前神经　9.骨间前动脉　10.前臂骨间膜　11.指伸肌　12.桡骨　13.头静脉　14.桡神经浅支　15.桡动脉　16.正中神经

jīng wànguǎn jìncèfèn héngduànmiàn

经腕管近侧份横断面（transverse section through proximal part of carpal canal）　断面经手舟骨、头状骨、钩骨、三角骨和豌豆骨。相邻各骨借腕掌侧韧带和腕背侧韧带相连。前臂后群（伸）肌腱位于各骨的背面。断面的掌侧份可见横行的腕横韧带，其桡侧端附着于手舟骨前内侧面，尺侧端终止于豌豆骨，并与腕掌侧韧带共同围成腕管。通过腕管的结构有拇长屈肌腱、指浅屈肌和指深屈肌的8条肌腱以及正中神经。尺动脉及尺神经位于腕管浅面的尺侧，桡动脉、桡静脉位于腕背桡侧（图）。

（刘树伟　冯　蕾）

jīng wànguǎn yuǎncèfèn héngduànmiàn

经腕管远侧份横断面（transverse section through distal part of carpal canal）　断面经大多角骨、小多角、头状骨及钩骨。它们的背面可见前臂后群（伸）肌肌腱的断面。腕骨掌面的腕掌侧韧带与腕横韧带之间为腕管。腕管内拇长屈肌腱和指浅屈肌腱、指深屈肌腱分别被拇长屈肌腱鞘（桡侧囊）和屈肌总腱鞘（尺侧囊）包绕；正中神经则位居两腱鞘之间的浅面。在腕横韧带的浅面，桡侧有拇对掌肌、拇短展肌、拇短屈肌及掌长肌腱；尺侧可见小指展肌及其肌腱，尺神经和尺动脉、尺静脉。桡动脉、桡静脉仍位于腕背桡侧（图）。

（刘树伟　冯　蕾）

jīng zhǎnggǔ zhōngfèn héngduànmiàn

经掌骨中份横断面（transverse section through middle part of metacarpal bone）　断面经掌骨中份，第1~5掌骨呈略向后凸的拱形排列。相邻掌骨间可见骨间肌。在手背侧，拇短伸肌腱、拇长伸肌腱位居第1掌骨的背侧，指伸

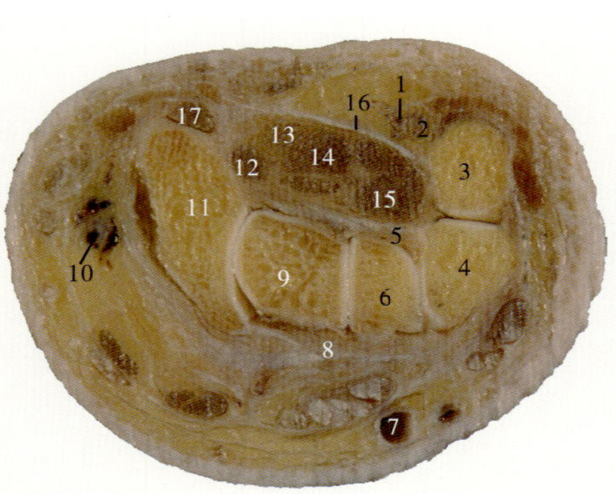

图　经腕管近侧份横断面

1.尺动脉　2.尺神经　3.豌豆骨　4.三角骨　5.腕掌侧韧带　6.钩骨　7.手背静脉　8.腕背侧韧带　9.头状骨　10.桡动脉　11.手舟骨　12.拇长屈肌腱　13.正中神经　14.指浅屈肌腱　15.指深屈肌腱　16.腕横韧带　17.桡侧腕屈肌腱

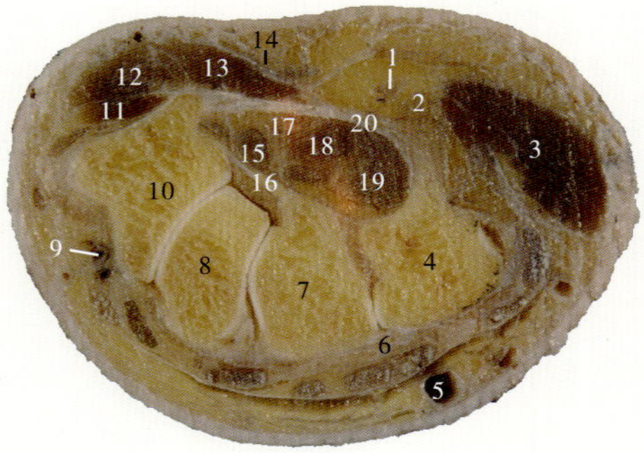

图　经腕管远侧份横断面

1.尺动脉　2.尺神经　3.小指展肌　4.钩骨　5.手背静脉　6.腕背侧韧带　7.头状骨　8.小多角骨　9.桡动脉　10.大多角骨　11.拇对掌肌　12.拇短展肌　13.拇短屈肌　14.掌长肌腱　15.拇长屈肌腱　16.腕掌侧韧带　17.正中神经　18.指浅屈肌腱　19.指深屈肌腱　20.腕横韧带

肌腱向两侧分散，逐渐移向相应掌骨。在掌侧，拇对掌肌逐渐止于第 1 掌骨掌面；拇长屈肌腱及其腱鞘行于拇收肌与拇短屈肌之间；指浅屈肌腱和指深屈肌腱已散开，其间可见蚓状肌的断面。正中神经已分成拇指指掌侧固有神经、示指指掌桡侧固有神经及指掌侧总神经。尺神经亦分为指掌侧总神经及小指指掌尺侧固有神经。3 条掌心动脉渐移向 3 条骨间掌侧肌的表面（图）。

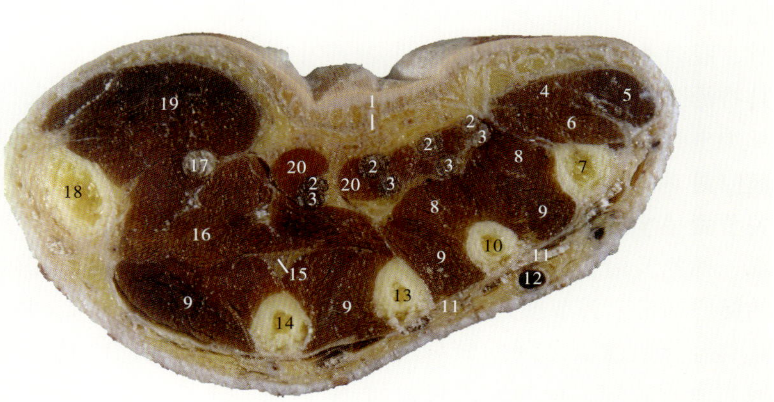

图 经掌骨中份横断面

1.指掌侧总动脉及神经 2.指浅屈肌腱 3.指深屈肌腱 4.小指短屈肌 5.小指展肌 6.小指对掌肌 7.第5掌骨 8.骨间掌侧肌 9.骨间背侧肌 10.第4掌骨 11.指伸肌腱 12.手背静脉 13.第3掌骨 14.第2掌骨 15.掌心动脉 16.拇收肌 17.拇长屈肌腱 18.第1掌骨 19.拇短屈肌 20.蚓状肌

（刘树伟 冯 蕾）

xiàzhī héngduàncéng jiěpōu

下肢横断层解剖（transverse sectional anatomy of lower limb） 在断层解剖学中，通常将下肢分为髋、股、膝、小腿和足。

髋有 3 个典型横断面：①经股骨大转子和股骨头的横断面：其特点是股骨头与髋臼形成髋关节，可见股骨头韧带。②经股骨大转子、股骨颈和股骨头的横断面：其特点是股骨头与髋臼形成髋关节，髋臼切迹和髋臼横韧带出现，髂股韧带和坐股韧带显著。③经股骨大转子和股骨颈的横断面：其特点是髋关节消失和闭孔出现。

股有 3 个典型的横断面，分别经其上份、中份、下份，其中经中份的横断面更具有代表性。在该断面上股骨居断面中央，前骨筋膜鞘内有大腿前群肌，收肌管内可见股血管与隐神经；后骨筋膜鞘内有大腿后群肌，坐骨神经和股深血管的穿支走行其中；内侧骨筋膜鞘内有大腿内侧群肌、闭孔血管和神经。

膝以膝关节为中心，自上而下可分为 3 段。第 1 段：经髌骨上缘以上的几个断层，股骨前方由浅入深可见股四头肌腱、髌上囊和膝关节肌，股骨后方为腘窝，由外浅向内深斜行排列着坐骨神经（若分支则为腓总神经和胫神经）、腘静脉和腘动脉。第 2 段：经髌骨的几个断层，股骨前方由浅入深可见股四头肌腱、髌骨、膝关节腔及翼状襞，两侧为胫侧副韧带和腓侧副韧带，后方为腘窝，由浅入深可见胫神经、腘静脉和腘动脉，若股骨髁间窝出现，尚可见到前交叉韧带和后交叉韧带。第 3 段：经髌骨下缘以下的几个断层，股骨或胫骨前面由浅入深可见髌韧带和髌下脂体，而经股骨内侧髁、外侧髁层面则可见髁间窝内的前交叉韧带和后交叉韧带；若是经胫骨上端层面则可见到内侧半月板、外侧半月板，腘窝仍然位于断面后份；在腓肠肌内侧头和外侧头深面由浅入深可见胫神经、腘静脉和腘动脉。

小腿有经其上中下份的 3 个典型横断面，其中以经中份横断面最具代表性。在该断面上，胫骨居前内侧部，其后外方可见腓骨，于前骨筋膜鞘内可见胫骨前肌、䟰长伸肌、趾长伸肌和胫前血管与腓深神经，外侧骨筋膜鞘内有腓骨长肌、腓骨短肌和腓浅神经，后骨筋膜鞘内有小腿三头肌、胫后血管和胫神经。

在人体，足的横断面为冠状断面，其结构的配布从后向前可分为 4 段：第 1 段：从经跟骨结节的横断面至经内踝前缘的横断面，主要的结构为踝关节、距跟骨间韧带和踝管。第 2 段：从经内踝前缘的横断面至经第 1 跖骨粗隆的横断面，主要结构为跗骨及其连接，足背主要为䟰长伸肌腱、趾长伸肌腱及其深面的䟰短伸肌及其腱、趾短伸肌及其腱，足底的足底肌和血管神经由后向前逐渐形成内侧、中间和外侧 3 个骨筋膜鞘。第 3 段：为经第 1 跖骨粗隆的横断面至经第 1 跖骨头的横断面，5 块跖骨之间充填以骨间肌，于足背长、短伸肌腱逐渐移至相应跖骨背面，于足底长屈肌腱、足底短屈肌腱逐渐散开并移向相应趾骨跖面。第 4 段：为第 1 跖骨头以前的各断层，趾骨为主要结构，其背侧趾伸肌腱渐变为趾背腱膜，跖面有趾屈肌肌腱。

（刘树伟）

jīng gǔgǔtóu shàngfèn héngduànmiàn

经股骨头上份横断面（transverse section through superior part of femoral head） 断面经股骨大转子和股骨头上份，核心结

构为由髋臼和股骨头构成的髋关节，股骨头韧带连于股骨头凹是其特征。髋臼前部为耻骨体，后部为坐骨体，中央凹陷即髋臼窝，髋臼外侧为较大的圆形股骨头。关节囊呈半环形包绕于股骨头前部、外侧及后方，外侧部为增厚的髂股韧带。关节前方有髂腰肌，其与耻骨肌前面之间的较广泛区域为血管腔隙，由外向内可见股神经和股动脉、股静脉。关节后方有闭孔内肌腱和上孖肌、下孖肌，它们与臀大肌之间可见粗大的坐骨神经。关节的后外侧可见股骨大转子（图）。

（刘树伟　汤煜春）

jīng gǔgǔtóu zhōngfèn héngduànmiàn

经股骨头中份横断面（transverse section through middle part of femoral head） 断面经过股骨大转子、股骨颈和股骨头，其中心结构仍以髋关节为主，出现髋臼横韧带是其重要特点。髋骨由前方的耻骨和后方的坐骨构成。髋臼前端和后端可见髋臼唇，中部为髋臼切迹及连于其前后缘的髋臼横韧带。股骨头、股骨颈及大转子切面由前内向外后延伸。关节囊的前壁外侧份有髂股韧带，后壁可见起自坐骨体止于大转子根部的坐股韧带。闭孔内肌紧贴髋骨的内侧，两者之间可见闭膜管及穿行其间的闭孔血管、闭孔神经。髋关节前方为髂腰肌和耻骨肌，前面为股三角，内有股神经、股动脉和股静脉等结构（图）。

（刘树伟　汤煜春）

jīng gǔbù zhōngfèn héngduànmiàn

经股部中份横断面（transverse section through middle part of thigh） 断面经腹股沟中点至髌骨上缘中点连线的中点。股骨居中央，其断面近似圆形，后面稍突起为粗线，由此向后方、内侧和外侧，深筋膜形成3个肌间隔。内侧肌间隔中可见在收肌管内下行的股动脉和股静脉。在前骨筋膜鞘内有大腿前群肌，后骨筋膜鞘内有大腿后群肌，其深面可见坐骨神经和股深血管之穿支，坐骨神经近似扁圆形，内侧骨筋膜鞘内有大腿内侧群肌（图）。

（刘树伟　汤煜春）

jīng bìngǔ héngduànmiàn

经髌骨横断面（transverse section through patella） 断面经髌骨上份，股骨体下端的断面呈矩形，骨密质变薄，骨髓腔变大。在股骨前面与髌骨之间可见横行的狭窄间隙为膝关节腔，其内侧、外侧有翼状襞突入。大腿前群肌变小，仅可见股内侧肌。股骨后面的较大空间为腘窝，其中腘静脉居腘窝中央，腔大，其前内侧为腘 动脉，后外侧为胫神经；腓总神经紧贴股二头肌内侧面走向腘窝外侧（图）。

（刘树伟　汤煜春）

jīng gǔgǔ kējiānwō héngduànmiàn

经股骨髁间窝横断面（transverse section through intercondylar fossa of femur） 断面以骨质结构为主。股骨内侧髁和外侧

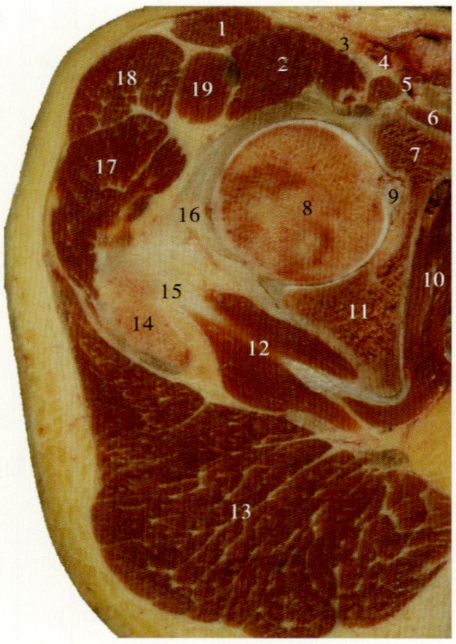

图　经股骨头上份横断面

1.缝匠肌　2.髂腰肌　3.股神经　4.股动脉　5.股静脉　6.耻骨肌　7.耻骨体　8.股骨头　9.股骨头韧带　10.闭孔内肌　11.坐骨体　12.上孖肌和下孖肌　13.臀大肌　14.股骨大转子　15.闭孔内肌腱　16.髂股韧带　17.臀中肌　18.阔筋膜张肌　19.股直肌

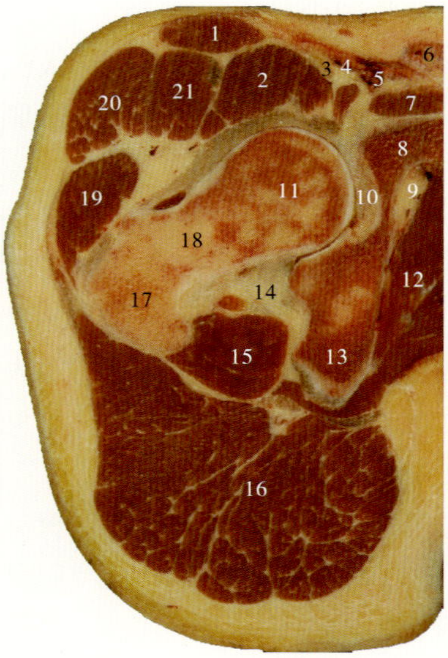

图　经股骨头中份横断面

1.缝匠肌　2.髂腰肌　3.股神经　4.股动脉　5.股静脉　6.精索　7.耻骨肌　8.耻骨上支　9.闭膜管　10.髋臼横韧带　11.股骨头　12.闭孔内肌　13.坐骨结节　14.坐股韧带　15.股方肌　16.臀大肌　17.股骨大转子　18.股骨颈　19.臀中肌　20.阔筋膜张肌　21.股直肌

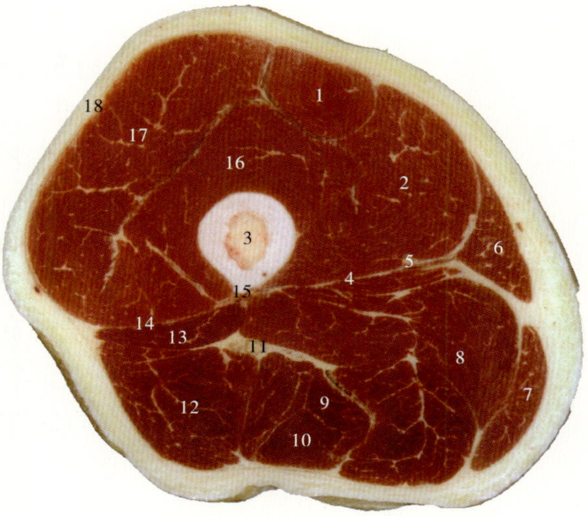

图　经股部中份横断面

1.股直肌　2.股内侧肌　3.股骨　4.内侧肌间隔　5.股动脉和股静脉　6.缝匠肌　7.股薄肌　8.大收肌　9.半膜肌　10.半腱肌　11.坐骨神经　12.股二头肌长头　13.股二头肌短头　14.外侧肌间隔　15.股骨粗线　16.股中间肌　17.股外侧肌　18.髂胫束

髁占据了断面中央的大部，其后面的凹陷为髁间窝，窝内可见前交叉韧带和后交叉韧带；其前方为关节软骨和髌下脂体，两者之间可见狭窄的膝关节腔；其内侧有胫侧副韧带，外侧有髂胫束。股四头肌腱越过髌骨前面后易名为髌韧带，位于断面最前方。股骨后方，腓肠肌内侧头与外侧头出现，二头之间由浅入深可见胫神经、腘静脉和腘动脉，腓总神经位于后外侧，腓肠肌外侧头和股二头肌内侧缘后部之间（图）。

（刘树伟　汤煜春）

jīng xiǎotuǐ zhōngfèn héngduànmiàn

经小腿中份横断面（transverse section through middle part of leg）

断面经胫骨体中部，胫骨位于前内侧，骨髓腔明显，腓骨位于其后外侧，前骨筋膜鞘中，出现踇长伸肌，胫前动脉、胫前静脉及腓深神经在胫骨前肌深面，紧贴小腿骨间膜。后骨筋膜鞘中，主要由小腿三头肌占据，胫后动脉、胫后静脉及胫神经位于该肌深面；腓动脉、腓静脉居腓骨内侧。外侧骨筋膜鞘内，腓骨长肌、腓骨短肌呈浅、深配布，其前方为趾长伸肌，腓浅神经已接近小腿前外侧表面（图）。

（刘树伟　汤煜春）

jīng huáiguānjié-gēnjù guānjié de héngduànmiàn

经踝关节-跟距关节的横断面（transverse section through ankle joint and talocalcaneal joint）

断面经跟骨结节前方，切及踝关节和距跟关节后部。踝关节居上方，由胫骨下端及内踝、外踝和距骨上面构成。距跟关节后部在踝关节下方，由距骨体与跟骨构成。距骨外侧凹陷，内有距腓后韧带

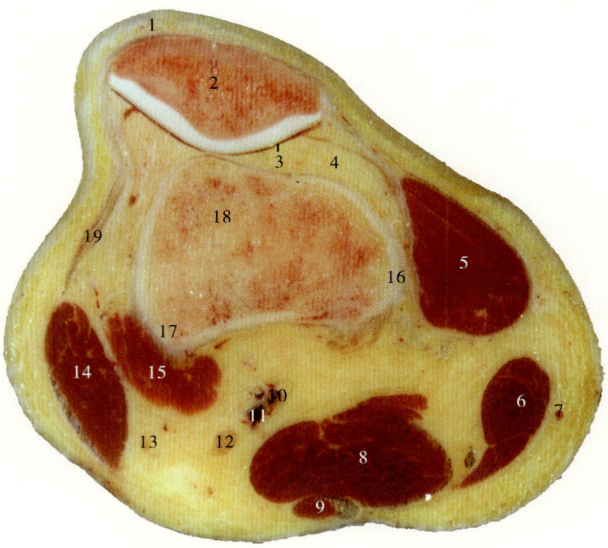

图　经髌骨横断面

1.股四头肌腱　2.髌骨　3.膝关节腔　4.髌下脂体　5.股内侧肌　6.缝匠肌　7.大隐静脉　8.半膜肌　9.半腱肌　10.腘动脉　11.腘静脉　12.胫神经　13.腓总神经　14.股二头肌　15.腓肠肌外侧头　16.股骨内上髁　17.股骨外上髁　18.股骨　19.髂胫束

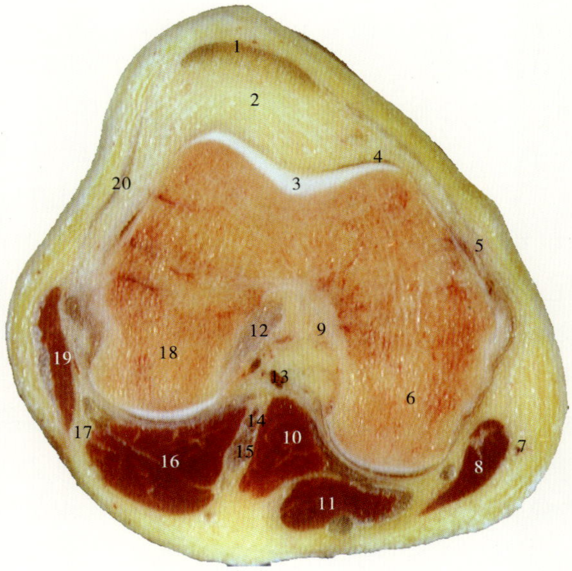

图　经股骨髁间窝横断面

1.髌韧带　2.髌下脂体　3.关节软骨　4.膝关节腔　5.胫侧副韧带　6.股骨内侧髁　7.大隐静脉　8.缝匠肌　9.后交叉韧带　10.腓肠肌内侧头　11.半膜肌　12.前交叉韧带　13.腘动脉　14.腘静脉　15.胫神经　16.腓肠肌外侧头　17.腓总神经　18.股骨外侧髁　19.股二头肌　20.髂胫束

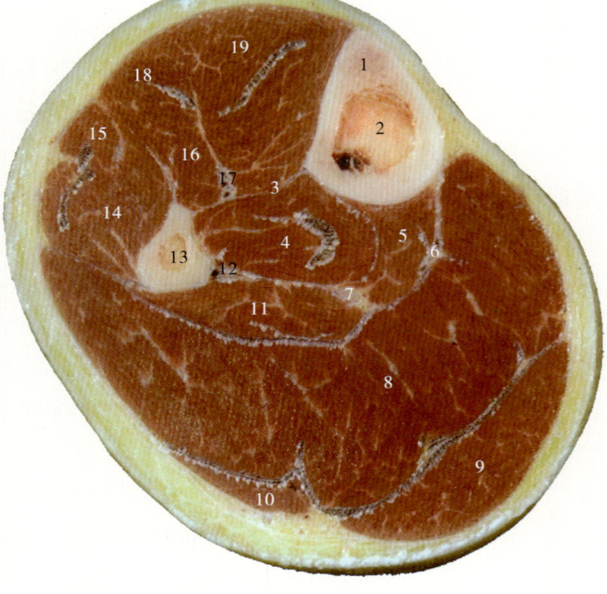

图　经小腿中份横断面

1.胫骨　2.胫骨骨髓腔　3.小腿骨间膜　4.胫骨后肌　5.趾长屈肌　6.胫后动脉和胫后静脉　7.胫神经　8.比目鱼肌　9.腓肠肌内侧头　10.腓肠肌外侧头　11.𧿹长屈肌　12.腓动脉和腓静脉　13.腓骨　14.腓骨短肌　15.腓骨长肌　16.𧿹长伸肌　17.腓深神经和胫前血管　18.趾长伸肌　19.胫骨前肌

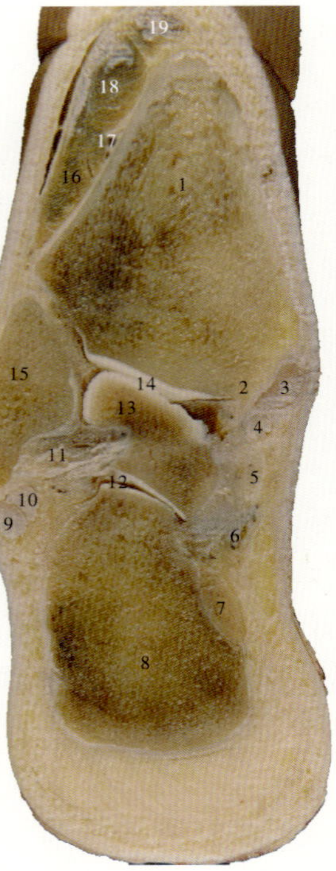

图　经踝关节-跟距关节的横断面

1.胫骨　2.内踝　3.胫骨后肌腱　4.趾长屈肌腱　5.胫神经　6.胫后动脉和胫后静脉　7.足底方肌　8.跟骨　9.腓骨长肌腱　10.腓骨短肌腱　11.距腓后韧带　12.距跟关节　13.距骨　14.踝关节　15.外踝　16.趾长伸肌　17.胫前动脉　18.𧿹长伸肌　19.胫骨前肌

附着。踝管居踝关节的内侧，内踝的下方，管内由内上至外下依次可见胫骨后肌腱、趾长屈肌腱、胫神经、胫后血管及𧿹长屈肌腱通过（图）。

（刘树伟　汤煜春）

jīng zú zhōngfèn héngduànmiàn

经足中份横断面（transverse section through middle part of foot）

断面经跖骨中部，第1至第5跖骨由内向外依次排列。各跖骨密质较厚，跖骨间隙内充填以骨间背侧肌，骨间足底肌位于第2~5跖骨下方。于足背面，𧿹长屈肌和趾长屈肌已全为肌腱，𧿹短屈肌和趾短屈肌位于趾长伸肌腱深面。在足底部，内侧骨筋膜鞘位于第1跖骨下方，其内可见𧿹短屈肌、𧿹展肌腱和𧿹长屈肌腱；中间骨筋膜鞘位于第2~4跖骨下方，由浅入深依次可见足底腱膜、趾短屈肌、趾长屈肌腱及其间的蚓状肌、𧿹收肌；外侧骨筋膜鞘位于第5跖骨的下方及外侧，其内可见小趾短屈肌和小趾展肌（图）。

（刘树伟　汤煜春）

línchuáng jiěpōuxué

临床解剖学（clinical anatomy）

从临床应用角度描述人体形态结构和功能在疾病治疗中应用的新学科。随着科学技术的进步，研究方法的更新，相关学科的渗透，当“解剖”这门古老的形态学与临床应用一经结合，从而发展形成一门新的分支学科——临床解剖学。解剖学的发展

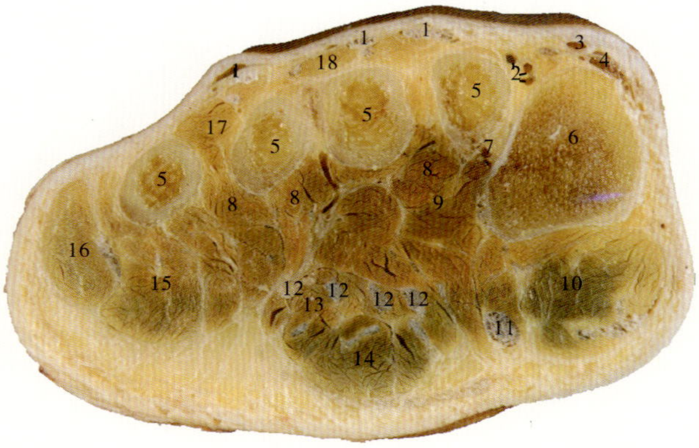

图　经足中份横断面

1.第2~5趾长伸肌腱　2.足背动脉和足背静脉　3.足背浅静脉　4.𧿹长伸肌腱　5.第2~5跖骨体　6.第1跖骨体　7.第1趾足底血管和第1趾足底神经　8.骨间足底肌　9.𧿹收肌（斜头）　10.𧿹短屈肌　11.𧿹长屈肌腱　12.第2~5趾屈肌腱　13.蚓状肌　14.趾短屈肌　15.小趾短屈肌　16.小趾展肌　17.第4跖骨间背侧肌　18.趾短伸肌

历史与医学发展史同步，对医学发展起重要的作用。20世纪70年代后期，出现了专门研究临床医学发展中涉及形态学关键性问题的科技队伍，形成了以解决临床发展中有关问题的研究高潮，才有了现代临床解剖学的崛起。1983年，《中国临床解剖学杂志》创刊发行；1988年，出版了由钟世镇作为总主编的《临床解剖学丛书》；2007年，中国解剖学会临床解剖学分会成立。

现代临床解剖学诞生于20世纪70年代，是在国际上形态学以超微结构和组织化学研究转型为向分子生物学技术发展的高潮中出现的。因为纯生物形态结构的研究，还不能完全满足临床各方面的急需，特别是外科学领域创新术式的设计要求。为配合临床医学发展的需要，解剖学者与临床医生密切协作，摆脱了传统的、以单纯描述精细形态结构为主的人体系统解剖学或局部解剖学模式，建立了以解决临床发展需要为主的现代临床解剖学体系。如今，外科学领域已经成为临床解剖学研究的主战场，随着医疗新技术的日新月异，新的分支学科不断涌现，新的专科手术不断创新和改进，对形态学基础理论提出了更高的要求。凡是手术局部结构复杂、功能意义重大、诊治要求精确的部分，都需应用解剖学去深入研究，例如：脊柱外科，关节外科、创伤外科、骨肿瘤外科、小儿外科、肝胆外科、胰腺外科、食管外科、胃肠外科、大肠肛门外科、腹腔镜外科、关节镜外科、腔内泌尿外科、内镜心外科、血管外科和乳腺外科等。显微外科技术是现代外科学的成就之一，其发展对解剖学提出了许多新的要求，迫切需要巨视微视解剖学领域内的解剖学资料作为手术设计的理论基础，使得显微外科解剖学的出现和发展成为必然趋势。

影像解剖学是临床解剖学的另一个重要领域。医疗影像设备的技术进步惊人，CT、B超、磁共振成像（MRI）、超声和单光子发射断层（SPECT）、数字减影血管造影（DSA）、正电子发射体层显像计算机断层成像（PET/CT）等，已经成为临床诊断领域的常规技术。介入放射学的发展，又扩大了影像医学临床治疗应用范围。影像学技术对人体的静态与动态、形态与质量、正常与异常方面，均拓宽了研究探索的内容。解剖学的生物塑化技术使得与影像解剖学相关的人体断层解剖学的研究工作更精细准确。

鉴于显微外科领域的皮瓣是外科的临床常用技术，中国的临床解剖学关于皮瓣的解剖学研究处于国际领先地位，其中李吉、杨果凡教授制作的“前臂皮瓣”被国际医学专家命名为“中国皮瓣”荣获国家发明奖。而在皮瓣解剖学研究系统化、全方位、密切结合临床应用做出显著成绩的解剖学家是钟世镇院士，他是中国皮瓣解剖学研究与应用的领军人物。由于中国的皮瓣显微外科解剖学研究成果丰硕，内容丰富，国际公认，故选皮瓣作为临床解剖学条目内容。

（欧阳钧）

zǔzhībàn

组织瓣（tissue flap） 从人体各个组织的整体结构中分离出来，完整保留使其存活的动脉供血与静脉引流血管蒂，形成有血供、自身可成活的独立器官。又称外科组织瓣。通过带血管蒂的方式进行局部转移称移位，通过显微外科吻合血管的方式进行远处转移称移植。组织瓣的移位和移植，是显微外科继组织再植成功发展后，又一个修复组织缺损、改善外形与重建功能、再造器官的基本方法。组织瓣的移位和移植已广泛用于外科临床专业的各个领域，成为创伤修复的重要手段，改善了各领域器官或组织的形态与功能。按不同的组织构成，组织瓣可分为多种类型，如皮瓣、筋膜瓣、肌瓣、骨瓣、骨膜瓣等。各种组织瓣具有不同的病理生理特点，可用于修复不同类型的组织损伤。

（欧阳钧）

fùhé zǔzhībàn

复合组织瓣（compound tissue flap） 选取大面积组织瓣供区，应用显微外科技术，制作带血供，含有两种或以上组织的组织瓣。可分为单纯复合组织瓣和复杂复合组织瓣。前者由单一血管蒂供血，如肌皮瓣、肌骨瓣等。后者由多个血管蒂供血，如筋膜皮瓣、骨皮瓣等。包含有两种以上组织结构的移植供体，命名时应以深部组织的特有名词为依据，可以省略夹杂其间的组织名称，如：骨肌皮瓣，可称为骨皮瓣。

（欧阳钧）

píbàn

皮瓣（skin flap） 由具血液供应的皮肤及皮下组织构成的器官组织块。可从身体一处转移到另一处，常用于覆盖和修复患处的皮肤与软组织缺损。提供皮瓣的部位称皮瓣供区，接受皮瓣覆盖的部位称皮瓣受区，为皮瓣供血而保留的与身体相连处称皮瓣的蒂。蒂的数目通常为一个，也可为两个或多个。切取皮瓣后，供皮区的创面可直接拉拢缝合或移植皮片修复。皮瓣植入受区后，早期的血供和营养完全依靠蒂部供应，约需3周才能与受区周边和基底部建立新的血供体系，此时才可将蒂部切断，完成一次皮瓣转移的全过程。也有多种类型的皮瓣在转移后不需断蒂，如局部皮瓣和岛状皮瓣。游离皮瓣则是在皮瓣制备后即切断蒂部，使皮瓣暂时不与身体连接，将皮瓣移至受区后再进行血管吻合恢复皮瓣的血供。带感觉神经蒂的皮瓣在局部转位后能保留原有感觉，此外，其他皮瓣无论是否吻合神经，在术后均存在从感觉丧失到感觉恢复的过程。

（欧阳钧）

zhóuxíng xuèguǎn píbàn

轴型血管皮瓣（axial pattern skin flap） 由轴心动脉供血、经轴心静脉引流一套完整区域性的*皮瓣*。

轴心血管与皮瓣纵轴是平行的。轴心动脉一般为来自深动脉干的直接皮动脉，也可为深动脉主干，是皮瓣血供的主要承担者。根据术中是否需要切断轴心血管，可分为*游离皮瓣*和*带蒂轴型皮瓣*。由于相邻动脉间通过位于真皮下和浅筋膜层的血管吻合网在一定范围内可以互补代偿，轴型皮瓣的切取范围可比其轴心动脉解剖学分支分布的界限稍大。这种血液供应区域间的动态平衡调节，不仅依赖其解剖学结构基础，很大程度上还受生理和病理状态的影响。例如：动脉内血压的高低、吻合口血栓的情况、术后血管扩张或痉挛、支配血管的神经反应等，均可影响血流灌注的范围（图）。

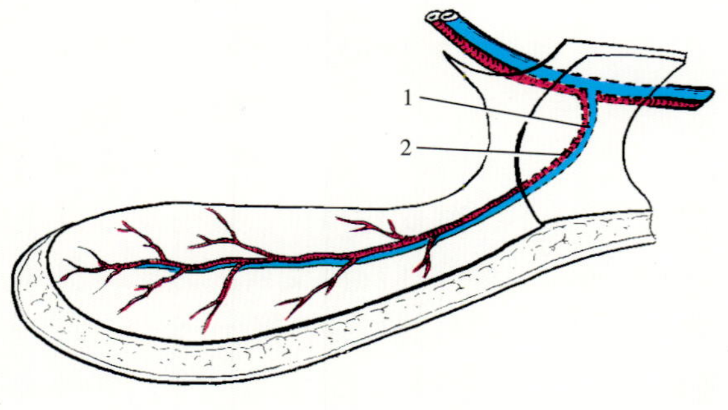

图　轴型血管皮瓣

1.轴心静脉　2.轴心动脉

（欧阳钧）

yóulí píbàn

游离皮瓣（free skin flap） 以直接皮动脉及其伴行静脉为血管蒂的*皮瓣*。是可以将皮瓣供区全部切断后，游离移植到别处的术式。游离皮瓣具有自由移动性，只要受区有合适的血管，游离皮瓣即可被移植到相应的部位，但必须将其轴心血管与受区的血管吻合，有了皮瓣的重建血供，才能成活。其相应术式的名称为吻合血管皮瓣移植术。

（欧阳钧）

dàidì zhóuxíng píbàn

带蒂轴型皮瓣（pedicled axial skin flap） 轴型血管皮瓣移植术中不切断皮瓣的轴心血管，始终保留与机体相连血管蒂部的*皮瓣*。若切断蒂部浅面的皮肤，使皮瓣的皮肤脱离供区皮肤层，即成为含轴心血管的岛状皮瓣；如不切断蒂部浅面的皮肤，即保持皮瓣基部的皮肤与供区皮肤的延续性，则为一般带蒂移位皮瓣。由于无需切断轴心血管，带蒂轴型皮瓣的手术操作简便，无需吻合血管，术后皮瓣成活率较高，是修复皮肤缺损的首选。然而，由于受到蒂部长度的限制，大多数该型皮瓣仅能转位修复邻近的创面，该术式又称皮瓣转位术或移位术。

（欧阳钧）

fēizhóuxíng xuèguǎn píbàn

非轴型血管皮瓣（non-axial pattern skin flap） 用于带蒂移植的皮瓣供区内不含轴心血管的*皮瓣*。又称随意皮瓣。营养皮瓣的血管呈多源分散性，且多数管径细小，不宜选为吻合血管，通常只行局部带蒂移位术式。非轴型血管皮瓣在美容、整形外科等领域应用广泛，涉及局部皮瓣、邻位皮瓣、远位皮瓣等（见*转位皮瓣*）。

（欧阳钧）

yùgòu zhóuxíng xuèguǎn píbàn

预构轴型血管皮瓣（prefabricated axial pattern skin flap） 通过人为干预制备的轴型血管皮瓣。通常选取位置隐蔽、皮肤质地良好的部位作为供区，由于供区缺乏轴心血管，需通过第一次手术植入一套轴心血管，经过6～8周，待植入的血管与该区域联系通畅之后，即可进行第二次手术，将该区域制备为带蒂血管皮瓣或游离皮瓣进行皮瓣转位或移植。预构皮瓣至少需两次手术才能完成，在临床实践中远不如直接切取身体固有的轴型血管皮瓣应用广泛，但皮瓣预构在某些特殊的病例中能取得独特的疗效，可作为轴型皮瓣的备选方案。

（欧阳钧）

píshénjīng yíngyǎng xuèguǎn píbàn

皮神经营养血管皮瓣（neurocutaneous vascular skin flap） 以皮神经干营养血管作为主要血供来源制备的*皮瓣*。通常不存在与皮神经干全长完全一致的伴行血管干，进入并营养皮神经干的血管常为多源性节段动脉及其分支所形成的血管链（见*轴型血管皮瓣*图）。由节段动脉相互吻合形成的皮神经旁血管网和由节段动脉分支连接而成的皮神经干内血管网，组成两列沿皮神经干走行排列的纵行血管链，它们是保证皮神经干营养血管皮瓣远距离供血的主要渠道。纵行的血管链有许多侧支与邻近皮下结构的血管网相沟通，确保沿皮神经干两旁能有较大面积的皮瓣可以成活（图）。

（欧阳钧）

chuānzhī píbàn

穿支皮瓣（perforator skin flap）

以管径细小的穿支血管（穿过深筋膜后分布到皮肤直径大于0.5mm）供血的皮瓣。穿支皮瓣由传统的肌皮瓣和筋膜轴型皮瓣的末梢穿支微型化而来，其特点是皮瓣血供既不需以肌肉携带血管，也不需皮瓣下的筋膜血管网，只依靠肌皮穿支血管即可保障皮瓣的成活。从供血类型看，穿支皮瓣属于传统的轴型血管皮瓣微型化，但与之不同的是，它不强调与深层起源动脉的关系。以起源动脉穿过深筋膜后而出的分支为供血动脉，将要吻合的轴心血管的管径缩小至0.3～0.5mm水平。这种皮瓣技术的一大优势是仅需处理深筋膜以上部分，不需在肌肉内做切口，可以用单纯的皮瓣修复皮肤软组织缺损，同时极大地保留供瓣区深面肌肉的完整性，降低供瓣区的并发症。这是穿支皮瓣比传统肌皮瓣和筋膜皮瓣轴型皮瓣的优越之处，也更符合微创高效的医疗原则，但修复的面积较局限。

（欧阳钧）

chuānzhīliàn píbàn

穿支链皮瓣（cutaneous branches-chain skin flap） 借多个穿支血管完成供血的皮瓣。相邻的数个动脉皮支发出和降支相互吻合，构成相对独立的1～3级血管链，将该血管链作为皮瓣供血的解剖学基础，设计蒂部仅含有管径更细小的皮支、借其1～3级血管链完成供血的皮瓣。因穿支链皮瓣不需向深层分离穿支的根部，因此不必牺牲主干动脉，即能最大限度地减少对供区的损伤，在修复小范围软组织缺损时有较好的效果是穿支皮瓣的进一步发展。

（欧阳钧）

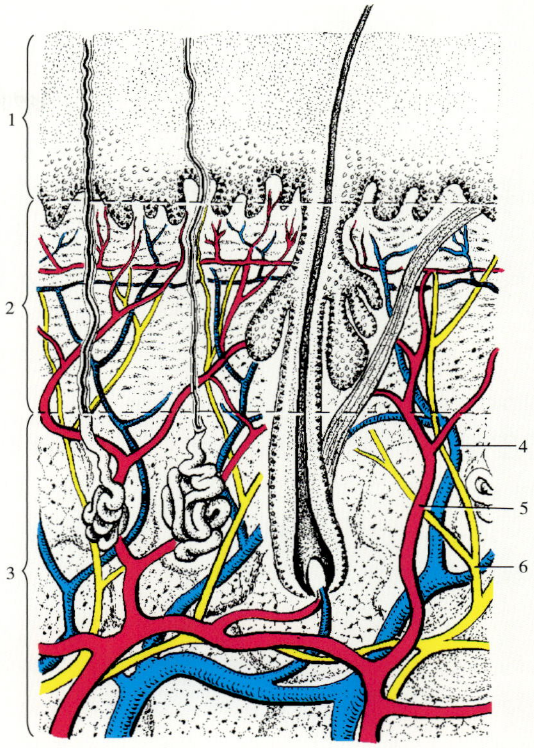

图　皮神经血液供应示意图

1.表皮　2.真皮　3.皮下组织　4.皮神经静脉　5.皮神经动脉6.皮神经

tuījìn píbàn

推进皮瓣

（advancement skin flap） 在皮肤缺损周边切取部分正常皮肤和皮下组织，利用皮肤的延展与移动性，向创面做垂直方向推进，以覆盖创面的皮瓣。又称滑行皮瓣。根据所取皮瓣的形状，可分为三角形推进皮瓣和矩形推进皮瓣。通常在缺损区一侧或双侧设计皮瓣，沿缺损缘的上下或左右平行切开皮肤，自浅筋膜层剥离掀起皮瓣，向缺损区推进滑行来覆盖创面。

（欧阳钧）

júbù píbàn

局部皮瓣（local skin flap） 在皮肤缺损周边的一侧切取部分正常皮肤及皮下组织，并视需要将其顺时针（或逆时针）旋转一定角度后转位覆盖创面的皮瓣。又称局部旋转皮瓣。旋转皮瓣的长径应长于受区创面的长径，以避免缝合后张力过大，影响皮瓣的血供或使切口裂开。皮瓣旋转后，在蒂部邻近缺损处的一侧会形成皱襞，皱襞的大小与旋转角度有关，旋转的角度以不影响皮瓣血供为基点，角度越大皱襞越明显。此皱襞不可马上切除，否则会因皮瓣蒂部变窄而造成血供障碍，导致皮瓣坏死。

（欧阳钧）

jiāocuò píbàn

交错皮瓣（transposition skin flap） 皮肤经过Z形或W形切开构建的皮瓣。又称移位皮瓣。术式分别对应Z成形术或W成形术。皮瓣通过位置交错互换，可以松解张力，通过增加挛缩方向的长度，可以改善局部的功能与外形，是整形外科常用的皮瓣，多用于线状、条索状及蹼状瘢痕挛缩的松解。皮瓣一般做成Z形，两个三角形可大小不等，三角形皮瓣的角度愈大，延长的长度也愈大，但角度太大时常因两侧皮肤的松动度受限，不易达到转移目的，应以60°为宜。在瘢痕较长或局部呈狭长状的部位，可以作连续多对三角形皮瓣实施交错互换，效果优于只做一对三角形皮瓣。

（欧阳钧）

línwèi píbàn

邻位皮瓣（vicinal skin flap；adjacent skin flap） 带蒂的供区需跨越一段正常皮肤才能到达受区的皮瓣。供区皮肤与受区不直接相连，皮瓣形成后，在供区和受区之间存在正常皮肤，手术时，需先制备皮下隧道以沟通供区与受区，然后将皮瓣自皮下隧道牵至受区进行覆盖。由于这类皮瓣的蒂部皮肤与供区皮肤不相连，且蒂部携带较多筋膜组织，又称筋膜岛状皮瓣。在制备皮下隧道时应松紧适度，避免皮瓣蒂部受压造成血供障碍。

（欧阳钧）

yuǎnwèi píbàn

远位皮瓣（distant skin flap） 离需要修复的缺损受区较远的供区皮瓣。如用胸壁皮瓣修复对侧拇指的创面。绝大多数游离皮瓣供区与受区的距离较远，属于远位皮瓣。创面周围无法形成足够面积的皮瓣来修复皮肤缺损时，可考虑应用远位皮瓣移植术或游离皮瓣移植术。

（欧阳钧）

guǎnzhuàng píbàn

管状皮瓣（tubed skin flap） 由颈、胸、腹、上肢和下肢等部位组织为供区制成管状的皮瓣。又称皮管或Filatov皮瓣。用来制作皮管的供区可提供的面积较大，通常将皮管制备成双蒂或多蒂，长宽比例在2.5∶1~3∶1之间，约3周左右进行断蒂试验，待确认皮管血供完备后即可断蒂转移。管状皮瓣曾在整形外科领域发挥了很重要作用，但随着吻合血管游离皮瓣移植术的日趋成熟，皮管的应用已日趋减少。皮管转移手术次数多，耗时长，皮肤色泽不理想，只有在游离皮瓣无法使用的情况下，才会选择这种方法。

（欧阳钧）

zhuǎnwèi píbàn

转位皮瓣（transposition skin flap） 保留蒂部营养血管，将皮瓣移位到邻近或远处修复组织缺损的皮瓣。根据血供来源，又分为轴型血管转位皮瓣和随意皮瓣。由于施行皮瓣转位术不需要切断营养血管后再施行血管吻合，故操作简便，皮瓣移位后成活率高，是修复皮肤缺损的首选术式。为区分需要吻合血管的游离皮瓣移植术，应用这种皮瓣的术式常称皮瓣转位术或皮瓣转移术。该皮瓣的缺点为受血管蒂部长度的限制，可转位的距离和空间范围有限，使缺损修复的应用范围较小。

（欧阳钧）

zhóuxíng xuèguǎn zhuǎnwèi píbàn

轴型血管转位皮瓣（axial pattern transposition skin flap） 至少含有一条轴心动脉的皮瓣。轴心动脉既可为来自深动脉干的直接皮动脉，也可是深动脉主干本身，是皮瓣的主要供血动脉。根据皮瓣蒂部血管来源的不同，分为以下4种皮瓣：①顺行转位皮瓣（见轴型血管皮瓣图）：皮瓣蒂的位置设计靠近躯干或肢体近端，蒂内包含有轴心动脉和轴心静脉，移位后皮瓣内仍按正常的生理性血流方向形成局部血液循环。②逆行转位皮瓣：皮瓣蒂的位置设计靠近躯干或肢体远端，蒂内包含有轴心动脉和轴心静脉，但因从近端进入的供血血管已被阻断，皮瓣的供血来源变为从远端（蒂部）进入，此种皮瓣的血供是一种通过侧支吻合建立的代偿性侧支循环途径。逆行转位皮瓣能否顺利成活，在于皮瓣的远端蒂部是否具备充分的血管侧支吻合。③带静脉蒂部转位皮瓣：皮瓣蒂部无知名的轴心血管，但具有较大的静脉干，在大的静脉干附近，存在较细小的动脉和网络状动脉侧支吻合系统，仍有动脉供血来源，只是供血量微小。通畅的静脉回流，可以促进蒂内动脉侧支吻合的开放，促进细小动脉的代偿性扩大，也有利于组织床新生血管的发芽生长。但细弱的动脉供血量严重影响皮瓣的成活率，仍有许多亟待完善之处。④皮神经营养血管转位皮瓣：以皮神经干的营养血管作为皮瓣主要血供来源而制备的转位皮瓣，根据蒂部设计在肢体的近端或远端，又有顺行和逆行之分（见皮神经营养血管皮瓣）。

（欧阳钧）

jìngmài píbàn

静脉皮瓣（venous skin flap） 当皮瓣移植于受区时，将轴心静脉的两端只与受区静脉进行吻合而形成的皮瓣。该皮瓣供区内缺乏轴心动脉，只有轴心静脉。1984年，Honda首先提出这种皮瓣的概念，1985年Baek通过动物实验给出理论依据：到达组织细胞的动脉血氧含量仅有25%~30%被利用，故静脉血内的氧含量仍有可能维持皮瓣的早期成活。由于静脉皮瓣的存活处于一种高风险的临界状态，施术者应多考虑提供良好的受区基底床，以利于新生血管的生长；多吻合一些回流静脉，以提高血流量，这些措施或许有助于提高静脉皮瓣的成活率。皮瓣早期有肿胀、皮瓣内积血，成活率不稳定；晚期皮瓣纤维化挛缩、面积收缩较大，因此静脉皮瓣临床应用较少。静脉皮瓣有以下几种。

游离静脉皮瓣　静脉皮瓣移植术中需要切断轴心静脉，使皮瓣完全游离于机体，再与受区血管吻合修复缺损的皮瓣。游离静脉皮瓣具有很强的移动性，只要受区的血管条件合适，无论动脉还是静脉，游离静脉皮瓣均可被移植到相应的部位，但需将其轴心血管与受区的血管吻合，以使皮瓣重获血供，对应的术式为吻合血管皮瓣移植术。

带蒂静脉皮瓣　静脉皮瓣移植术中保留轴心静脉，用以进行转移移植的皮瓣。① 远端蒂静脉皮瓣：以轴心静脉远端为蒂进行转移的带蒂静脉皮瓣。② 近端蒂静脉皮瓣：以轴心静脉近端为蒂进行转移的带蒂静脉皮瓣。

单纯静脉皮瓣　单纯靠供区所含静脉管道系统和受区建立血液循环维持早期成活的皮瓣。皮瓣早期存活获得营养的途径，为通过血管蒂的血流和皮瓣受床的血浆扩散。作为非生理状态的皮瓣，早期有肿胀，皮瓣内积血，皮瓣成活率不稳定；晚期皮瓣纤维化挛缩、面积收缩较大，在临床应用较少。

动脉化静脉皮瓣　将供区内较粗大浅静脉与受区动脉进行吻合而形成的一种非生理性血循环皮瓣。供区多为缺乏皮下动脉，但存在位置表浅、管径粗大及行程较长的皮下浅静脉的部位，如头静脉、贵要静脉、大隐静脉、小隐静脉及其属支的回流区域。这类皮瓣的血液循环为非生理性途径，早期供血的浅静脉不能被真正地动脉化，其结局均以血液阻塞断流而告终，实际只在皮瓣移植早期承担临时供血作用。皮瓣最终能稳定成活的血供，有赖于从受区基底部和皮瓣周缘侵入的新生血管，它们是皮瓣内建立真正符合生理性血循环途径的血管。

静脉网动脉化皮瓣　具有多条轴心静脉的皮瓣称网状静脉皮瓣，轴心静脉干可分别与受区的动脉及静脉相吻合，提供皮瓣的血液循环基础。

静脉干动脉化皮瓣　具有单条轴心静脉干的皮瓣。其一端与受区的动脉吻合，另外一端与受区的静脉吻合。

（欧阳钧）

zhēnpíxià xuèguǎnwǎng píbàn

真皮下血管网皮瓣（subdermal vascular plexus thin skin flap）　以真皮下血管网维持血供的*皮瓣*。真皮下血管网由皮下动脉发出的上行分支形成，位于真皮与皮下组织交界处。与普通皮瓣的最大区别是不保留（或仅保留极少量）皮下组织，皮瓣可以削得很薄，移植后皮瓣收缩较少，创面经一期手术即可获得较满意的形态和功能修复，多用于对外观要求较高的面部、颈部、前臂和手部等组织缺损的修复。其缺点是：静脉回流能力差，可因血供欠稳定而造成皮瓣远端局灶性成活不良，甚至较大面积坏死；靠近皮瓣蒂部的皮下组织不能削薄，术后尚需二次手术修薄。优点是：皮瓣相对较薄，质地柔软，后期收缩少，色泽好；可根据受区情况制备成适用的各种形状；蒂部细窄，便于旋转；断蒂时间可由传统皮瓣的 3 周减至 5 天左右，缩短了肢体固定时间。

（欧阳钧）

tóubù píbàn

头部皮瓣（scalp skin flap）　以头皮轴心血管为营养血管制作的*皮瓣*。颅顶部的软组织由浅入深可分为 5 层，即皮肤、浅筋膜、帽状腱膜及颅顶肌、腱膜下疏松结缔组织和颅骨外膜。前 3 层结合紧密称为头皮。供应头皮的动脉均由四周基底部向颅顶走行，根据动脉的走行部位可分为前组、后组和外侧组，前组包括眶上动脉和滑车上动脉，后组包括枕动脉，外侧组包括颞浅动脉和耳后动脉，各组动脉的分支在颅顶部浅筋膜内形成丰富的吻合网。由于头皮的显露性特点，一般不宜首选为游离皮瓣的供区。鉴于头皮有毛发的特点，头皮瓣适合某些整形修复的特殊需要，如修复秃顶、缺眉和胡须等（图）。

头皮瓣分 3 种：① 耳后部皮瓣：在耳郭后方皮区制作的皮瓣。根据修复区域的不同，以耳后动脉为轴心动脉，亦可利用颞浅动

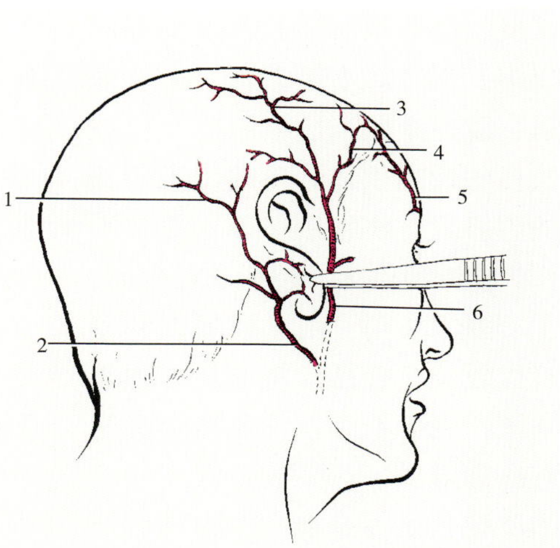

图　头部皮瓣的营养血管

1.枕支　2.耳后动脉　3.顶支　4.颞支
5.眶上动脉　6.颞浅动脉

脉的顶支与耳后动脉枕支的吻合以颞浅动脉为蒂，是修复面部的优选供区。皮瓣质地优良，部位隐蔽，皮肤柔软，组织细薄，弹性良好，与面部位置接近，还可以截取枕小神经做成带感觉的皮瓣。②额部皮瓣：以颞浅动脉额支、滑车上动脉和眶上动脉为血供来源，依照这些血管走行而制作的轴型血管皮瓣。额部作为面部美容的重要区域，通常在修复面部关键部位时才考虑作为供区。额部的两组重要血管走行均是由下向上，可以将血管蒂的根部设计在鼻根和眶上缘的内侧部，通过旋转修复邻近的缺损。③颞部皮瓣：以颞浅动脉和静脉作为轴心血管而制作的皮瓣，是最早作为吻合血管游离移植获得成功的供区。由于颅面部位并不隐蔽，当发现许多其他可供选择的供区后，临床已较少使用颞部皮瓣，较多作为筋膜瓣加以应用，而颞浅血管也主要作为修复颅面部缺损时受区的吻接对象。

（欧阳钧）

jǐngbù píbàn

颈部皮瓣（cervical skin flap）

以颈部浅动脉为轴心血管制作的皮瓣。包括颈前部和颈外侧部的皮瓣。颈前部皮瓣菲薄、柔软细腻，富有弹性，是颜面部和口腔缺损的理想供体。项部位于颈部的后部，皮肤特别坚厚，通常不作为皮瓣的供区。包括3种皮瓣：①颈前部皮瓣：由于颈前部并无行程较长、管径较粗的皮瓣轴心动脉，一般不宜设计为吻合血管游离皮瓣供区；多数是利用知名的动脉分支为蒂部，作为移位修复颜面和口腔邻近缺损的带蒂皮瓣。由于颈前部皮下存在颈阔肌，临床常与皮下组织作为一个层次处理，所以颈前部皮瓣是一种特化的肌皮瓣。②颈肩部皮瓣：以颈横动脉浅支为轴心动脉的皮瓣。供皮区域以胸锁乳突肌后缘为前界，锁骨上缘、肩峰至肩胛冈为下界，发际为上界，后正中线为后界。颈肩部皮肤质量好，皮下脂肪较少，部位隐蔽，必要时可作吻合血管游离皮瓣移植的供区，但是应用较多的还是带蒂移位皮瓣。③颈横动脉颈支皮瓣：以颈横动脉的皮支为供血动脉的皮瓣。颈横动脉的皮支恒定地发自胸锁关节上后方约8.0cm处。该皮瓣区的浅静脉较多，但与皮动脉并不完全伴行。由于皮瓣的血管蒂由前向后走行，故常选为向前旋转的带蒂皮瓣。可以选择发自颈丛的皮神经作为皮瓣的神经，用以修复颈部瘢痕或烧伤后的颏胸粘连畸形（图）。

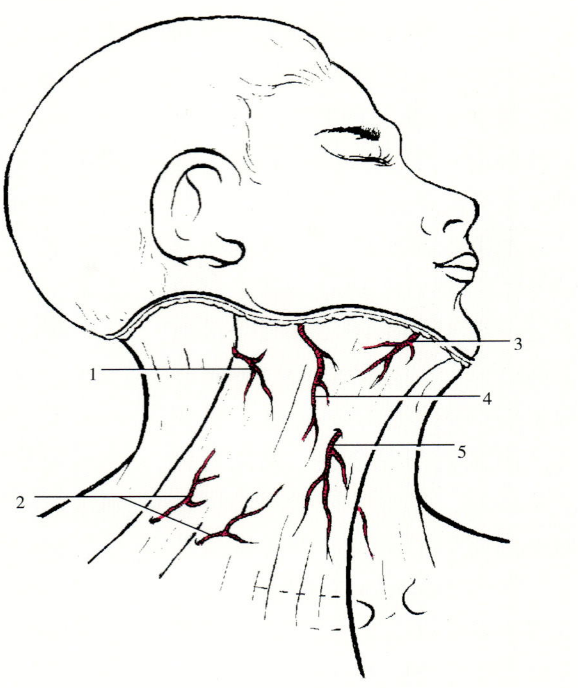

图　颈部皮瓣的营养血管

1.枕动脉支　2.颈横动脉支　3.颏下动脉支
4.面动脉支　5.甲状腺上动脉

（欧阳钧）

xiōngbù píbàn

胸部皮瓣（thoracic skin flap）

以胸部浅动脉为轴心血管制作的皮瓣。胸部的皮肤细腻、皮下组织菲薄，颜色与面部接近，是修复面颈部缺损的优良供区，包括3种皮瓣：①胸前部皮瓣：胸廓内动脉的穿支在每个肋间隙的前端距胸骨外侧缘1.2cm处穿出肋间隙，以此穿支为轴心血管的皮瓣。皮瓣区的感觉神经分布基本上与胸廓内血管的分支伴行。供皮范围内侧可至胸骨外缘1cm，外侧至三角肌胸大肌间沟和腋前襞。一般动脉管径比较小，作为游离皮瓣应用时，吻合血管的难度比较大。但如同时以多个穿支为轴心血管，所截取的皮瓣面积即可包括多个肋间皮肤范围。②胸外侧部皮瓣：以胸外侧皮动脉为轴心血管的皮瓣。又称腋区皮瓣、腋下皮瓣、侧胸部皮瓣和胸背皮瓣等。皮瓣区内无轴心走行的皮神经，感觉支配来自节段性分布的肋间神经外侧皮支。供皮范围较大，上界为腋窝毛区下缘，下达第8～10肋间隙，前至腋前襞前2～3cm，后可至腋后襞后2～3cm。③胸三角部皮瓣：以胸大肌三角肌间沟浅出的胸肩峰动脉等肌间隙皮支为轴心血管的皮瓣。又称锁骨下皮瓣或胸肩部皮瓣。其轴心静脉是汇入头静脉的小属支。皮瓣的皮神经来自颈丛的锁骨上神经。皮瓣的截取范围主要

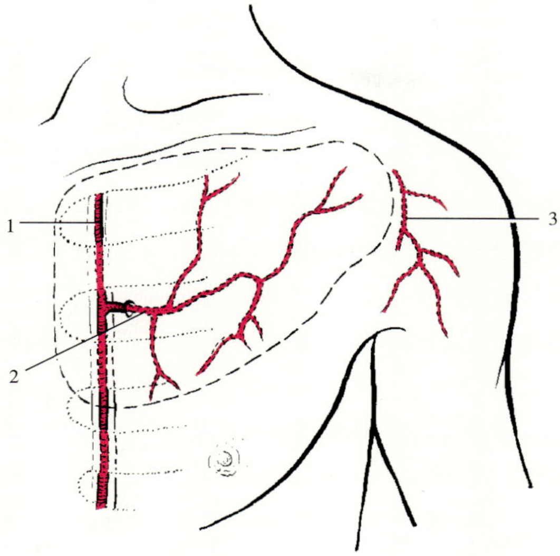

图　胸部皮瓣的营养血管

1.胸廓内动脉　2.穿支　3.胸肩峰动脉皮支

取决于其轴心血管的管径和长度（图）。

（欧阳钧）

fùbù píbàn

腹部皮瓣（abdominal skin flap）

以腹部浅动脉为轴心血管制作的皮瓣。腹部皮肤面积宽阔，腹前外侧壁的皮肤质量较好，动脉来源较多，吻合丰富，有利于选择适合的皮瓣血管蒂和设计面积较大的皮瓣，但是腹部皮肤的动脉变异较多，缺乏直接的皮下血管干，皮下组织较厚，皮瓣容易臃肿（图）。

腹部皮瓣分 5 种：① 季肋部皮瓣：位于腹上外侧部，其动脉蒂为第 10~11 肋间后动脉和肋下动脉外侧皮支的前支；静脉为相应的伴行静脉。与血管伴行的还有相应的肋间神经外侧皮支的前支。季肋部皮瓣可以同时带上第 10~11 和肋下 3 个血管神经束，皮瓣范围以上述血管神经束为中心向上和向下扩展。② 脐旁皮瓣：以腹壁下动脉的脐旁穿支为轴心血管的皮瓣。又称脐横皮瓣。皮瓣既可以吻合血管又可以带血管蒂转移，皮瓣神经来源于肋间神经的前皮支，但是该神经细小，又不与血管伴行，一般不易支持带感觉的皮瓣。脐旁皮瓣的供区面积一般为 8cm × 10cm。③ 胸脐皮瓣：以腹壁下动脉最上方的胸脐穿支为轴心血管的皮瓣。胸脐穿支是腹壁下动脉最粗大的皮穿支，且与邻近的腹壁上动脉、肋间动脉、腰动脉分支吻合丰富。皮瓣范围外上可至腋后线第 5~6 肋间，下至脐下 10cm，内至正中线，外至距中线 14cm，最大的可截取面积达 12cm×45cm。但是由于皮瓣神经来源于肋间神经的前皮支，但该神经细小，且不与血管伴行，一般不易支持带感觉的皮瓣。④ 下腹部皮瓣：以腹壁浅动脉为轴心血管蒂，位于脐下两侧的腹前部皮瓣。该皮瓣区的轴心血管不理想，动脉变异多，血管外径较小，多作为带蒂转移皮瓣。皮瓣有两套静脉系统，一套是伴行静脉，外径细小，仅有动脉的 1/4~1/3，不能作为吻合对象；另一套是同名静脉，管径粗大，可作为吻合对象，但是不与动脉伴行。由于皮瓣内没有皮神经，一般不能制作带感觉神经的皮瓣。⑤ 下腹中部皮瓣：以阴部外浅动脉的上支为轴心动脉的皮瓣。此动脉通常自耻骨结节外 2.5cm 处发出，平均外径 1.0cm，皮瓣供区的面积可达 10cm×15cm。

（欧阳钧）

huìyīnbù píbàn

会阴部皮瓣（perineal skin flap）

以会阴部浅动脉为轴心血管制作的皮瓣。为会阴区皮瓣的总称，其并非常规供皮区，只在特殊情况下才考虑使用，如大面积烧伤，患者体无完肤，可选取阴囊部的皮肤作为供区，或为修补尿道下裂的带蒂转移皮瓣。包括 3 种皮瓣：① 阴股沟皮瓣：阴囊（大阴唇）后动脉、旋股内侧动脉、闭

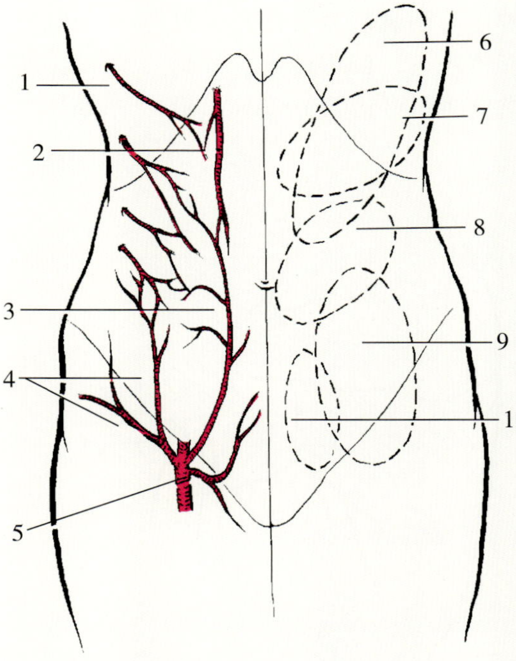

图　腹部皮瓣的营养血管

1.肋间动脉外侧皮支　2.腹壁上动脉　3.腹壁下动脉　4.旋髂浅动脉　5.阴部外动脉　6.胸脐皮瓣　7.季肋部皮瓣　8.脐旁皮瓣　9.下腹部皮瓣　10.下腹中部皮瓣

孔动脉前支及阴部外动脉的分支为轴心血管的皮瓣。阴股沟皮瓣位于股内侧上方与会阴部之间的区域，该区的供应血管在内收肌内侧以上，深筋膜内有丰富的吻合，上界过耻骨联合上缘水平约1cm，下界为两侧坐骨结节连线，内侧界为阴囊（大阴唇）外侧缘，外侧界为股内侧皱襞，自阴囊（大阴唇）外侧缘向大腿内上方延伸约5cm。该皮瓣血供充足，静脉回流丰富，又具有神经支配及淋巴回流系统，供区部位隐蔽。可供吻合的感觉神经有生殖股神经股支、髂腹股沟神经皮支、阴囊（唇）后神经、股后皮神经会阴支。② 阴唇皮瓣：以阴唇后动脉和阴部外浅动脉吻合成的动脉弓为轴心血管的皮瓣。阴唇的感觉神经为阴唇后神经不完全与血管伴行。可用于乳头再造或阴道成形。③ 阴囊皮瓣：以阴囊后动脉为轴心血管的皮瓣。可有多个来源，但其他血管均较细小。阴囊后神经与阴囊后血管伴行，组成血管神经束，位置稳定，每侧阴囊供皮面积可达5cm×7cm。阴囊皮肤薄而柔软，富有弹性，虽然有色素沉着和稀疏的阴毛，但仍不失为良好的皮瓣。

（欧阳钧）

shàngzhī píbàn

上肢皮瓣（upper extremity skin flap）

以上肢动脉干或其分支为轴心血管制作的皮瓣。上肢皮肤质量好，既可制作吻合血管的游离皮瓣，亦可制作带蒂皮瓣用于邻近部位缺损的修复。上肢皮肤暴露，包裹许多重要结构，不作为首选。上肢皮神经丰富，可制作有感觉的皮瓣，上肢浅静脉丰富，手术操作方便。

上肢皮瓣包括7种：① 肩胛部皮瓣：以旋肩胛动脉为蒂的皮瓣。部位隐蔽、无毛，位置恒定，管径较粗，供区可直接缝合，是临床应用较多的皮瓣。切取第2~4胸神经后支，可制作有感觉的皮瓣。最大供皮面积14cm×30cm。② 臂部皮瓣：以臂部皮血管为轴心血管的皮瓣。臂部皮肤质地较好，与前臂相比，部位较隐蔽。其轴心血管有皮神经伴行，可制作带感觉神经的皮瓣。③ 臂内侧皮瓣：以尺侧上副血管为蒂的皮瓣。臂内侧皮肤纹细，皮薄，皮下组织较少，富有弹性，部位较隐蔽，是修补颌面部较为理想的供皮区。皮瓣神经蒂是臂内侧皮神经。最大供皮面积8cm×20cm。④ 臂外侧上部皮瓣：以旋肱后动脉的皮支即臂外侧上皮动脉为轴心动脉的皮瓣。皮瓣的神经是与臂外侧上皮动脉伴行的臂外侧上皮神经，为腋神经的分支。皮瓣切取面积约15cm×20cm。⑤ 臂外侧下部皮瓣：以肱深动脉发出的桡侧副动脉后支为轴心血管的皮瓣。皮瓣神经是臂外侧下皮神经，为桡神经的分支。皮瓣切取面积约8cm×15cm。⑥ 臂后侧皮瓣：以臂后皮血管为轴心血管的皮瓣。臂后部皮肤纹细，皮薄，无毛，富有弹性，皮下脂肪少，色泽接近颌面部，是颌面外科和手部缺损修复的理想供区。皮瓣的感觉神经是臂后皮神经。供皮面积约8cm×15cm。⑦ 臂交叉皮瓣：依据手部皮肤缺损的部位，用逆转法在健侧上臂或前臂设计皮瓣，修复对侧手部较大的皮肤缺损使用的皮瓣。一般在患者的伤手放置在体位舒适的部位选定皮瓣。适于手指、手掌或手背较大面积的皮肤缺损（图）。

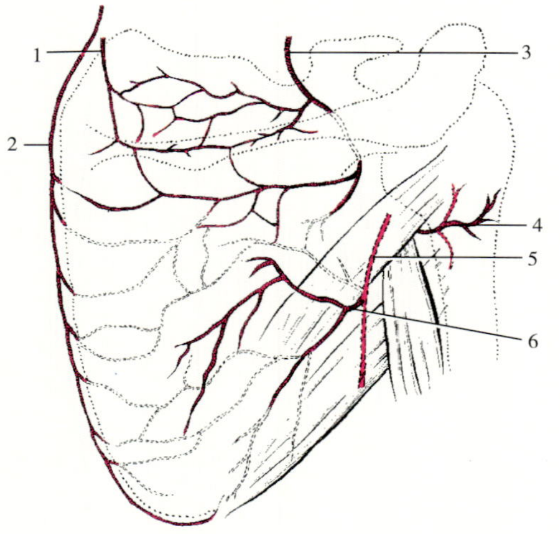

图　肩胛部皮瓣的营养血管

1.颈横动脉浅支肩胛冈支　2.颈横动脉深支　3.肩胛上动脉　4.旋肱后动脉　5.胸背动脉　6.旋肩胛动脉

（欧阳钧）

qiánbì píbàn

前臂皮瓣（forearm skin flap）

以前臂血管或皮动脉为轴心血管制作的皮瓣。前臂部皮肤质量好，供皮面积大，有较好的轴心动脉。但其部位暴露、不隐蔽，切取植皮后，会留有痕迹，使用时需慎重。包括3种皮瓣：① 前臂桡侧皮瓣：以桡血管为轴心血管的皮瓣。血管口径大，位置表浅，解剖恒定，易于切取。其缺点是皮瓣切取后要牺牲前臂一条主干血管。皮瓣的神经是前臂外侧皮神经。最大供皮面积35cm×15cm。② 前臂尺侧皮瓣：以尺血管为蒂的皮瓣。较前臂桡侧皮瓣位置相对隐蔽，皮瓣薄而柔软，毛发和皮下脂肪少，供皮面积小。皮瓣的神经是前臂内侧皮神经。③ 前臂背侧皮瓣：以骨间后动脉和骨间前动脉的终末穿支为蒂的皮瓣。以骨间后动脉为蒂制作顺行岛状皮瓣，以骨间前动脉的终末穿支为蒂制作逆行岛状皮瓣则为蒂。不损伤前臂主要动脉，不影响手的血供。皮瓣的神经是前臂后皮神经。

（欧阳钧）

shǒubù píbàn

手部皮瓣（hand skin flap） 以手部血管为轴心血管制作的*皮瓣*。手部的功能重要，其皮肤缺损已广泛应用皮肤覆盖的修复术。手部的皮瓣可分为带血管蒂的手部岛状皮瓣和吻合血管的游离皮瓣，其中手背皮瓣应用较多。手部的皮瓣多应用于修复邻近手部皮肤组织的缺损或者是手指再造。

手部皮瓣包括 7 种：① 手背皮瓣：以掌背动脉为轴心血管，指蹼动脉为蒂的逆行岛状皮瓣。伴行静脉可作为皮瓣的回流静脉，尺神经和桡神经的手背支发出的掌背神经可作为皮瓣的感觉神经。② 邻指皮瓣：取相邻手指的皮肤，依据受区创面的形状、大小设计的含有指背静脉、指固有神经背侧支的带蒂皮瓣。将皮瓣翻转 180°覆盖修复皮肤缺损。由于手指血液循环较好，皮瓣的长宽比例可以到 2∶1。适于近端不超过指蹼的指掌侧皮肤缺损的修复。③ 邻指翻转组织瓣：在健指指背形成含部分真皮和真皮组织的组织瓣。该皮瓣翻转 180°可覆盖相邻手指指背皮肤的缺损，组织瓣上再用皮片植皮覆盖。此法相当于邻指皮瓣，可用于修复手指背侧的皮肤缺损。④ 鱼际皮瓣：在大鱼际和小鱼际处制作的皮瓣。仅适于示指、中指、环指和小指的指端缺损或指端侧方缺损。⑤ 示指背侧岛状皮瓣：以桡动脉腕背支发出的第 1 掌骨背动脉为轴心血管，同时保留指背静脉和桡神经浅支发出的指背神经所形成的皮瓣。⑥ 手指侧方岛状皮瓣：以手指固有动脉为轴心血管，指总动脉为蒂的岛状皮瓣。可采用中指尺侧或环指桡侧的指固有神经作为皮瓣的感觉神经，以保护手指的感觉。该皮瓣可用于拇指再造。⑦ 指根部逆行岛状皮瓣：以指固有动脉吻合支和皮下血管网为血管蒂，所制作的逆行岛状皮瓣。两个指固有动脉和神经在手指掌侧方走行，沿途发出分支供应手指掌侧皮肤，两侧动脉间互相有 2~4 个吻合支，并与指背动脉有网状吻合交通，适用于指端或指腹软组织缺损创面的修复。

（欧阳钧）

xiàzhī píbàn

下肢皮瓣（lower extremity skin flap） 以下肢动脉或其分支为轴心血管的*皮瓣*。下肢皮瓣供区部位比较隐蔽，面积较大，为较好的皮瓣供区。下肢有丰富的皮神经和浅静脉，利于皮瓣移植的功能重建和手术操作。

下肢皮瓣包括 7 种：① 臀部皮瓣：臀部皮肤厚，皮下组织坚实，柔软性差，适用于修复皮肤厚和缺损较大的部位。以臀上皮血管和臀上皮神经，臀中皮血管和臀中皮神经，臀下皮血管和臀下皮神经为蒂部可制作带蒂移位皮瓣。临床首选是作为带蒂移位皮瓣或*推进皮瓣*，覆盖顽固性压疮。② 股部皮瓣：皮肤质量好，位置较隐蔽，切取面积大，但供皮区血管蒂并非典型集中的肌间隙皮血管类型，应用受到很大限制。③ 股前外侧皮瓣：以旋股外侧血管降支为血供的皮瓣。其血管解剖恒定，蒂长，口径大，皮瓣切取面积大，是使用较广泛的皮瓣。皮瓣的神经是股外侧皮神经。皮瓣局部转移可修复大粗隆、会阴部以及腹股沟区创面。④ 腹股沟皮瓣：以旋髂浅血管为蒂的皮瓣。是最早从解剖学研究转化到临床应用的皮瓣之一。位置隐蔽，血管口径较粗大，局部转移可修复会阴部和大粗隆部创面。已有许多更加可靠的*游离皮瓣*取代了腹股沟皮瓣，但其他方法不能使用时，腹股沟皮瓣仍然是一个好的选择。⑤ 小腿部皮瓣：以小腿主要动脉皮支为蒂的皮瓣。包括小腿外侧皮瓣和小腿后部皮瓣。小腿后部皮肤质量好，部位隐蔽，供皮面积大，有知名浅静脉和皮神经，轴心动脉较细。小腿前部皮肤质量虽然好，血管蒂外径亦很粗，但位置深，操作不方便，没有知名的浅静脉和皮神经干，只是备用供皮区。⑥ 小腿外侧皮瓣：以腓动脉发出的肌间隔皮动脉和肌皮动脉穿支为蒂的皮瓣。皮瓣仅牺牲小腿一条非主要血管，遇有胫前动脉或胫后动脉损伤时仍能使用。感觉神经是腓肠外侧皮神经。多制作成带蒂顺行或逆行的旋转皮瓣。⑦ 小腿后部皮瓣：主要以腓肠外侧皮动脉为为蒂的皮瓣。腓肠外侧皮动脉出现率高，位置恒定，引流静脉有伴行静脉和小腿浅静脉，腓肠外侧皮神经可作为感觉神经。

（欧阳钧）

zúbù píbàn

足部皮瓣（foot skin flap） 以足部动脉或其分支为轴心血管的*皮瓣*。足背皮肤薄，颜色和弹性好，皮下组织疏松；足底皮肤厚，皮下组织致密，耐磨耐压，常用作移位修补负重区缺损，一般不作游离移植。足部皮瓣包括 6 种。

足背分叶皮瓣　以足背动脉为蒂，以其 3 个分支为轴心血管的三叶皮瓣供区。包括以跗内动脉为轴心血管的足内侧区皮瓣，以跗外侧动脉为轴心血管的足外侧区皮瓣，以第 1 跖背动脉为供血动脉的第1跖背区皮瓣。其静脉回流为相应动脉所伴行的深浅两组静脉，足内侧区有足背内侧皮神经支配；第1跖背区有中央皮神经支配；足外侧区有足背外侧皮神经支配。该皮瓣适于修复手指背或多指背缺损，掌心部或大鱼际和小鱼际皮肤缺损。

趾腹皮瓣　以蹞趾腓侧、第2趾胫侧趾动脉和第1跖背动脉为供血动脉的皮瓣。该皮瓣以趾腹静脉、趾动脉第1跖背动脉伴行静脉和足背浅静脉为回流静脉，以趾神经为主，也可携带足背腓深神经终末支为神经的供皮区域。该皮瓣有指纹，耐磨且感觉功能好，在修复手指指腹缺损中具有明显的优越性。

趾甲背复合瓣　以蹞趾背外侧缘趾背动脉或第2趾内侧缘趾背动脉为轴心血管的皮瓣。该皮瓣以趾背静脉静脉为引流静脉，腓深神经外侧支为支配神经的趾甲和皮肤复合皮瓣，是修复指甲及指背皮肤缺损的良好皮瓣。

足背皮瓣　以足背动脉为蒂的皮瓣。该皮瓣血管蒂长，管径粗，有可供吻合的皮神经，还可同时切取伸趾肌腱做成复合组织瓣。皮瓣切取后供区只留下骨膜和肌腱外膜，游离植皮成活率较低，有时留有瘢痕，耐磨性较差。

第1趾蹼皮瓣　以第1跖背动脉为蒂的皮瓣。该皮瓣包括蹞趾外侧面、第2趾内侧面及其相邻部分皮肤。皮瓣柔软，厚薄适中，位置隐蔽，有良好的感觉功能。带蒂转移适用于修复足底及足背伴有骨、关节、肌腱外露的小范围缺损。

足外侧皮瓣　以跟外侧血管供血为蒂的皮瓣。血管恒定，位置隐蔽，组织致密，有良好的血供。感觉由足背外侧皮神经支配。常用其带蒂移位修复跟后部和足跟的缺损。

（欧阳钧）

jīnmóbàn

筋膜瓣（fascia flap）　在筋膜皮瓣基础上发展起来的组织瓣。包括浅筋膜和深筋膜，不包含皮肤。筋膜血供从深层到浅层，由深部血管主干分支分布到筋膜和皮肤，这些血管在筋膜组织内形成多层动脉网，由深到浅依次为深筋膜下血管网、深筋膜上血管网和浅筋膜血管网。深筋膜上血管网较深筋膜下血管网吻合充分，参与吻合的血管亦较粗大，故深筋膜上血管网是筋膜组织血供的主要来源。筋膜组织的静脉血管网汇集成穿静脉或交通支，最后汇入深部主干静脉。筋膜血管网呈纵行链式吻合，设计筋膜瓣时需考虑血管网的方向性。可做吻合血管的筋膜瓣移植、带血管蒂筋膜瓣移位、岛状筋膜瓣移位和筋膜骨瓣移植等术式。深筋膜下血管网是切取筋膜肌瓣、筋膜肌腱瓣和筋膜骨膜瓣的基础。筋膜瓣切取后，供区可保存皮肤，外观多不受影响；在筋膜瓣上行中厚皮片移植，受区不会臃肿；有较好的功能和外形。

（初国良）

tóubù jīnmóbàn

头部筋膜瓣（fascia flap of head）

由额部筋膜、颞部筋膜、颞顶部筋膜和耳后筋膜制作的筋膜瓣。其中颞顶部筋膜瓣和耳后筋膜瓣实用价值较大。颞区筋膜最为发达，颞浅筋膜由颞浅动脉供血，颞深筋膜由颞中动脉供血。颞浅筋膜和颞深筋膜均有独立的血管神经支配，互相之间有丰富吻合。可制作带感觉神经支配的筋膜瓣；可单层应用，亦可利用颞浅筋膜、颞深筋膜和帽状腱膜的复合组织，增加移植长度及组织量，制作合理的筋膜瓣。头部筋膜瓣包括两种：①颞顶部筋膜瓣：由颞筋膜与顶部的帽状腱膜制作的筋膜瓣。由颞浅动脉及其分支供血，血管走行恒定，其分支相互吻合形成粗大的动脉网。颞浅动脉起始处外径平均为2.4mm。筋膜瓣由耳颞神经分布。以颞浅血管为蒂带颞中血管，可制作颞浅筋膜和颞深筋膜双叶筋膜瓣。以颞浅血管或其分支为蒂，既可制作吻合血管的颞浅筋膜瓣，亦可制作带蒂顺行或逆行岛状筋膜瓣，修复头顶、眶部和颌面部软组织缺损。②耳后乳突部筋膜瓣：以颞浅血管顶支和耳后血管为蒂制作的筋膜瓣。由耳颞神经、耳大神经和枕小神经分布。耳郭上方的颞浅筋膜是颞浅动脉顶支与耳后动脉间吻合密集部位，顶支向耳后的分支也在此发出，是颞浅血管在蒂耳后乳突部筋膜瓣血供的关键区域，蒂应包含这一区域。顶支起始处动脉外径平均为1.6mm；耳后动脉外径平均为1.1mm。耳后血管蒂乳突部筋膜瓣可包括耳后无发际区及乳突区筋膜，可修复面颊部和耳缺损。具有质地柔软、薄且弹性好和供区隐蔽等优点。

（初国良）

xiōngbù-fùbù jīnmóbàn

胸部-腹部筋膜瓣（thoracic-abdominal fascia flap）　由胸部和腹部筋膜制作的筋膜瓣。胸部-腹部深筋膜不如四肢筋膜那样发达，在有肌肉和腱膜的部位，深筋膜与肌膜和腱膜相融合。胸部和腹部肌多为扁平阔肌，筋膜面积大，可制作较大的筋膜瓣。在有轴型筋膜皮血管的供区，可制作吻合血管筋膜瓣游离移植或带蒂的筋膜瓣移位。胸部-腹部筋膜瓣包括以下4种。

胸三角部筋膜瓣 由胸大肌浅面的筋膜与三角肌前内侧筋膜制作的筋膜瓣。胸肌筋膜主要由颈横动脉颈段皮支和胸廓内动脉第1~4穿支供血，三角肌前内侧筋膜由胸肩峰动脉筋膜皮支供血，上述血管在胸肌三角肌区筋膜内存在广泛的吻合。以颈横动脉颈段皮支为蒂可制作面积为18cm×20cm的轴型筋膜瓣。筋膜瓣有锁骨上神经分布。胸三角部筋膜瓣较薄且与颈部和面部相邻，适用于带蒂岛状筋膜瓣移位修复颈部和面部缺损。

侧胸部筋膜瓣 由腋下侧胸筋膜和前锯肌筋膜制作的筋膜瓣。前者由腋动脉和胸外侧动脉发出的筋膜皮支供血，后者由胸背动脉的分支供血。侧胸部筋膜瓣厚薄适中、部位隐蔽、切取面积大、血管径粗且蒂较长。筋膜瓣由肋间神经外侧皮支分布。可根据需要制成纵行、横行或斜行筋膜瓣，是吻合血管筋膜瓣游离移植修复四肢组织缺损较理想的供区。

胸背部筋膜瓣 由肩背部和肩胛背部筋膜制作的筋膜瓣。肩背部筋膜瓣指斜方肌区的筋膜瓣，皮肤较厚，柔软性差，适合做筋膜瓣移植；筋膜瓣由颈横动脉浅支和胸肩峰动脉的筋膜皮支、肋间后动脉、颈横动脉浅支和颈横动脉深支以及枕动脉的肌皮动脉穿支供血；各动脉间吻合丰富，血供可靠。肩胛背部筋膜瓣的轴型血管是旋肩胛动脉筋膜皮支。筋膜瓣由脊神经后支分布。

腹壁部筋膜瓣 由腹前外侧区浅筋膜制作的筋膜瓣。其不包含深筋膜。此区浅筋膜可明显分为浅面的脂肪层和深面的膜性层，其间有丰富的血管、神经和淋巴。筋膜瓣由股动脉、腹壁下动脉、下位肋间动脉、腰动脉和旋髂深动脉的分支供血，其中股动脉的3条分支（腹壁浅动脉、旋髂浅动脉和阴部外浅动脉）是带血管蒂筋膜瓣移位的轴心血管。浅筋膜脂肪层可视需要，修剪调整厚薄。筋膜瓣由肋间神经分布。

（初国良）

shàngzhī jīnmóbàn

上肢筋膜瓣（upper extremity fascia flap）

由臂部筋膜、前臂部筋膜和手部筋膜制作的筋膜瓣。臂部和前臂部的浅筋膜不发达，深筋膜发达，筋膜厚薄与皮肤特征相似，屈侧较伸侧略薄。筋膜血供及血管吻合丰富，因而蒂既可设计在肢体近端，也可设计在肢体远端，形成带蒂的顺行或逆行岛状筋膜瓣。适于将带蒂岛状筋膜瓣移位在关节成形术，可防止关节粘连。上肢筋膜瓣包括3种：①臂部筋膜瓣：由臂外侧、臂内侧和臂后侧筋膜制作的筋膜瓣。臂部浅筋膜中脂肪薄，深筋膜发达，伸入肌群间形成肌间隔。臂外侧筋膜瓣主要由旋肱后动脉和肱动脉的分支供血，臂外侧皮神经分布；臂内侧筋膜瓣由腋动脉和肱动脉发出的直接筋膜皮支供血，臂内侧皮神经分布；臂后筋膜瓣由肱动脉发出的臂后筋膜皮动脉供血，臂后皮神经分布。臂部筋膜瓣厚薄适中，血管多属肌间隔或肌间隙筋膜皮血管，血管蒂长，易分离，是带血管蒂筋膜瓣移位的良好轴心血管。②前臂部筋膜瓣：由前臂桡侧、前臂尺侧和前臂背侧筋膜制作的筋膜瓣。血供分别来自桡动脉、尺动脉和骨间后动脉的分支。具有质地较好、厚薄适中、切取面积大以及血供和血管吻合丰富的优点。供区有头静脉和贵要静脉及其属支分布，有前臂外侧皮神经、前臂内侧皮神经和前臂后皮神经分布，可视需要制成顺行或逆行岛状筋膜瓣。其缺点是筋膜切取后，皮肤易与肌肉粘连，使外形和功能受到一定影响。③手部筋膜瓣：由手背筋膜制作的筋膜瓣。第2掌指背筋膜瓣血管吻合丰富，以第1掌背动脉为中心，与周围动脉间有广泛吻合，深筋膜和浅筋膜血管形成纵横交错的筋膜血管网；由桡神经浅支分布。手背筋膜瓣血供呈网状，以掌背动脉为轴心发出许多分支，在筋膜内网状吻合成手背动脉网，其近端与腕背网亦有网状吻合；由桡神经和尺神经的手背支分布。因此，手背筋膜瓣可切取整个手背和腕背部。可保留皮肤，对外形美观无影响。

（初国良）

xiàzhī jīnmóbàn

下肢筋膜瓣（lower extremity fascia flap）

由下肢筋膜制作的筋膜瓣。股部浅筋膜较发达，小腿浅筋膜较薄，膝部浅筋膜与深筋膜融合。股部深筋膜坚固、宽阔，称阔筋膜，包绕股部肌，其外侧由纵行纤维形成髂胫束而得到增厚和加强；小腿深筋膜致密坚韧。下肢筋膜血供为多源性血供，血管间有广泛横向及纵向吻合，形成血管网。可制作带蒂移位筋膜瓣及吻合血管筋膜瓣。下肢筋膜瓣包括2种：①股部筋膜瓣：由股内侧部、股前外侧部和股后部筋膜制作的筋膜瓣。股部深筋膜是人体最发达的筋膜，血供来源为多源性。股内侧部筋膜瓣由股动脉的分支供血，筋膜皮动脉间广泛吻合，沿皮神经走向形成纵行血管吻合带；由闭孔神经皮支和股神经前皮支分布。股前外侧部筋膜瓣血管间纵向吻合在髂前上棘与髌骨上缘连线外侧

1cm处和髂胫束浅面最为充分；由股外侧皮神经分布。股后部筋膜瓣内筋膜皮动脉间存在丰富的横向及纵向血管吻合；由股后皮神经分布。②小腿部筋膜瓣：由小腿内侧部、小腿外侧部和小腿后部筋膜制作的筋膜瓣。小腿内侧筋膜瓣由隐动脉和胫后动脉的筋膜皮支供血，隐神经分布。小腿外侧筋膜瓣由胫前动脉和腓动脉的筋膜皮支供血，腓肠外侧皮神经分布。小腿后筋膜瓣由来自直接筋膜皮动脉和胫后动脉筋膜皮支供血，腓肠外侧皮神经、腓肠内侧皮神经和腓肠神经分布。根据需要可制作成吻合血管游离筋膜瓣和岛状筋膜瓣移位。岛状筋膜瓣的蒂可设计在小腿上部或小腿下部，做顺行或逆行筋膜瓣移位。

（初国良）

jībàn

肌瓣（muscle flap）

由骨骼肌肌腹、肌腱或腱膜制作的组织瓣。从肌瓣应用解剖学角度，肌可分为浅层肌和深层肌。浅层肌表面与皮肤和浅筋膜相贴，宜作为肌皮瓣供体；深层肌表面不与皮肤和浅筋膜相贴，一般不宜作为肌皮瓣使用，只作为肌瓣移植。从简单、实用角度，肌动脉血供分为主干型、节段型和混合型，各类型的动脉分支间普遍存在丰富吻合支。肌腹中央吻合支较粗、密集，近肌腱处吻合支较细、稀疏。肌静脉回流比较规范，只要吻合一条伴行静脉，即可满足肌的静脉回流。

肌瓣供体首先选择血供单支主干型分布的肌，其血管管径粗大，入肌部位恒定，血管蒂长，只要成功吻接血管蒂，就可保证肌的血供。对于动脉节段型分布的肌，移植或转移时应考虑各节段动脉间的吻合情况，可以较大动脉为蒂移植。在混合型分布的肌，可选择粗大的主干动脉为蒂进行移植，注意切取的范围不宜过大。

（初国良）

tóu-jǐngbù jībàn

头-颈部肌瓣（muscle flap of head and neck）

由头部和颈部肌制作的组织瓣。以颞深动脉的前支和后支为蒂切取颞肌瓣，可制作多种肌瓣，也可与其他类型皮瓣合用，矫治面瘫畸形和腮腺咬肌区缺损畸形。以眶上动脉和滑车上动脉为蒂可切取额肌瓣。胸锁乳突肌瓣可用于覆盖下颌骨裸露骨面和充填腮腺区凹陷畸形，复合肌瓣可用于治疗咀嚼肌瘫痪。胸骨舌骨肌瓣是修复口腔、舌和颊等部位较为理想的供区。头-颈部肌瓣包括以下4种。

颞肌瓣　由颞肌制作的肌瓣。颞肌前份由颞深前动脉供血，颞肌中份由颞深后动脉供血，颞肌后份由颞肌内动脉（颞浅动脉的分支）供血。颞肌由颞深神经支配。颞肌瓣用于矫治面瘫畸形和腮腺咬肌区缺损畸形。以颞肌的上述供血动脉为蒂切取颞肌瓣，其血供丰富，可视需要制作各种肌瓣，并可与其他类型皮瓣合用。

额肌瓣　由枕额肌额腹制作的肌瓣。由颞浅动脉、眶上动脉和滑车上动脉供血，面神经额支支配。肌瓣血供丰富，活力强，转移灵活。额肌瓣转移是治疗上睑下垂较理想的一种方式，无眉下切口，避免了切口瘢痕，效果可靠；也可用于修复眶上缘和颜面上部塌陷、外伤性鞍鼻和眶内容物剜除后的眼窝充填。

胸锁乳突肌瓣　由胸锁乳突肌制作的肌瓣。血供为多源性，上部由枕动脉供血，中部来自甲状腺上动脉，下部由颈横动脉供血；动脉在肌内有广泛吻合；由副神经支配。该肌位置表浅，神经血管蒂恒定，分离肌瓣时，勿伤及肌深面的血管和副神经。枕动脉外径1.5～2.0mm，甲状腺上动脉外径1.2mm。肌瓣可用于覆盖下颌骨裸露骨面和充填腮腺区术后凹陷畸形，也可作为肌瓣转移用于功能重建。

胸骨舌骨肌瓣　由胸骨舌骨肌制作的肌瓣。上部由发自颈外动脉的甲状腺上动脉供血，下部由发自锁骨下动脉的甲状腺下动脉供血。胸骨舌骨肌由颈袢的分支支配。切取肌瓣时，多为向上转移到颌面部和口底，故与血供直接有关的是甲状腺上动脉。其肌支进入肌肉处距舌骨体的距离为3.0cm。制作肌瓣时可保留颈袢分支，转移后肌仍具有运动功能，可用于舌再造，也可修复下颌部和口腔组织缺损。

（初国良）

qūgàn jībàn

躯干肌瓣（trunk muscle flap）

由躯干肌制作的组织瓣。切取部分胸大肌，在其他肌肉的代偿下，不造成明显的功能障碍；以其作为动力肌移位替代邻近瘫痪的肌，重建肩外展或屈肘功能。以胸背血管神经为蒂的背阔肌瓣可移位重建屈肘屈指功能，也可以肩胛下血管和胸背神经为蒂，重建肩外展功能。腹直肌瓣以腹壁上血管或腹壁下血管为蒂，移位修复缺损，但不宜用于功能重建。以旋髂深血管为蒂的腹内斜肌瓣，可局部转移修复会阴和腹股沟部缺损。躯干肌瓣包括以下4种。

胸大肌瓣　由部分或全部胸大肌制作的肌瓣。主要由胸肩峰动脉的胸肌支、三角肌支和腋动脉胸肌支供血。胸大肌由胸内侧神经和胸外侧神经支配。胸大肌每一部分都形成一个独立的血管神经束，可以分别或联合切取，制作多种形式的肌瓣。其旋转角度大，覆盖面广。胸肩峰动脉起始处外径2.8mm。胸大肌瓣用于修复口腔、颌面部、头颈部、肩部和上肢等部位的组织缺损，也可移位替代邻近瘫痪的肌，重建肩外展或屈肘功能。

背阔肌瓣　由背阔肌制作的肌瓣。主要由胸背动脉供血，有同名静脉和神经伴行。其走行恒定，蒂长且有明确的显露标志。背阔肌解剖结构恒定，易于切取，且切取面积大。转移覆盖范围广，向上可达头、颈、肩和上肢；向前达胸部；向下逆行转移可达骶部。背阔肌瓣是较理想的供区，既可修复组织缺损，亦可转移替代邻近瘫痪的肌。

腹直肌瓣　由腹直肌制作的肌瓣。由腹壁上动脉和腹壁下动脉供血。以腹壁上动脉为蒂常用于乳房再造，具有血管解剖恒定、供血范围广和容易切取的优点。可带蒂转移或吻合血管游离移植，修复胸、腹、腹股沟区、臀或股上部的组织缺损。腹壁上动脉起始处外径2.1mm，腹壁下动脉起始处外径2.5mm。肌瓣转移后，要严密缝合腹直肌前鞘，防止术后并发腹壁疝。支配腹直肌的节段性脊神经前支细小，不宜用于功能重建。

腹内斜肌瓣　由腹内斜肌制作的肌瓣。由旋髂深动脉供血，其动脉起始处外径2~3mm。腹内斜肌由肋间神经支配，因其扁阔，范围大且不臃肿，用于修复四肢或颌面部的肌和骨质缺损。局部转移修复会阴、腹股沟区及粗隆部组织缺损；单纯进行肌瓣移植时，可结扎旋髂深动脉的髂支。进行骨瓣、肌瓣联合移植时，可以旋髂深动脉为蒂制成分离的骨肌瓣或联合骨肌瓣。

（初国良）

shàngzhī jībàn

上肢肌瓣（upper extremity muscle flap）

由上肢肌制作的组织瓣。由旋肱后动脉供血，可切取三角肌后部肌瓣，局部移位修复邻近缺损。肱二头肌短头较长头位置更为表浅，切取后不影响功能，可制作肌瓣；单独切取肱二头肌长头会影响肩关节稳定性，不适于作肌瓣。肱桡肌位置表浅，主要由桡侧副动脉和桡侧返动脉供血，其对屈肘和旋前功能只起辅助作用，可作为动力肌转位替代瘫痪的肱二头肌。上肢肌瓣包括3种：①三角肌瓣：由三角肌后缘部分肌制作的肌瓣。由旋肱后动脉供血，腋神经支配。其血管神经解剖恒定，在三角肌后缘向深层解剖血管神经，可增加血管蒂长度，但需注意保护进出肌的血管神经。旋肱后动脉外径为3.8mm。肌瓣切取后，肌后缘部分的后伸及外旋功能可由其他肌代偿，对三角肌无明显功能影响。肌瓣非常可靠，是理想的组织修复重建材料。三角肌与皮肤间的移动性小，用以修复足跟、足底等负重区效果更佳。②肱二头肌瓣：由肱二头肌短头制作的肌瓣。由肱动脉的分支供血。血管在肌中份进入肌内，距喙突13.4cm，静脉与动脉伴行。肱二头肌短头由肌皮神经支配，切取后，由于肱肌、旋后肌等代偿，对屈肘和旋后功能不会造成明显影响。肱二头肌短头表浅，与浅筋膜及皮肤接触面大，故可做成肌瓣或肌皮瓣。切取短头时，可以劈开肱二头肌腱，利用短头侧的一半转移修复肩锁关节脱位。③肱桡肌瓣：由肱桡肌制作的肌瓣。由桡侧副动脉和桡侧返动脉供血，神经来自桡神经。其起源、走行均较恒定，有明显的寻找标志，容易显露。肱桡肌瓣可作为动力肌转位代替瘫痪的肱二头肌，重建屈肘功能。也可将肱桡肌与桡侧腕长伸肌一并切取，制成一组相当大的肌瓣，增强动力性肌瓣的肌力。肱桡肌位置表浅，容易切取；由于其对屈肘和旋前功能只起辅助作用，故切取后对前臂运动功能影响不大。

（初国良）

xiàzhī jībàn

下肢肌瓣（lower extremity muscle flap）

由下肢肌制作的组织瓣。股薄肌是大腿内收肌群中的非主要作用肌，切取后对功能影响不大；以由股深动脉供血的股薄肌支为蒂制作肌瓣，可重建肛门括约肌。切取腓肠肌的一个头，对人体一般的步行、劳动无明显影响；以腓肠血管为蒂制作的腓肠肌瓣，顺行或逆行转移修复骨外露或骨感染创面，带神经的肌瓣可转位替代股四头肌。比目鱼肌瓣由胫后动脉供血，其肌腹大，血供丰富，转移方便，是治疗胫骨骨髓炎的理想肌瓣。第3腓骨肌作用于小趾，功能小，由胫前动脉供血，制作肌瓣切取方便。下肢肌瓣包括以下4种。

股薄肌瓣　由股薄肌制作的肌瓣。由股深动脉的股薄肌支供血，肌支起始处外径为3mm，支配神经是闭孔神经的股薄肌支。其血管神经束恒定且易于寻找，血管蒂长、管径粗；主要血管吻合成功，就能满足肌瓣移植的血供。股薄肌瓣转移可修复股内侧区、腹股沟区和会阴等处的组织缺损，也可用于重建肛门括约肌。股薄肌是股部内收肌群中的非主要肌，且位置表浅、隐蔽，切取后对功能和外形影响不大。

腓肠肌瓣　由腓肠肌制作的组织瓣。由腘动脉的分支腓肠肌内侧动脉和腓肠肌外侧动脉供血，由胫神经的腓肠肌内侧头神经和腓肠肌外侧头神经支配。腓肠肌内侧动脉和腓肠肌外侧动脉的外径分别为2.7mm和2.3mm。其血管神经束是单一的，且非常恒定，是理想的肌瓣供体，适合移植或移位。腓肠肌位置表浅，切取后对跖屈和屈膝无明显影响，功能可由比目鱼肌和大腿后肌群代偿。该肌瓣用于修复小腿骨外露和替代股四头肌，重建伸膝功能。

比目鱼肌瓣　由比目鱼肌制作的肌瓣。内侧半由胫后动脉供血，外侧半由腓动脉供血。比目鱼肌由胫神经支配，是小腿三头肌之一，切取后对功能影响小。其肌腹大，血供丰富，邻近胫骨，转移方便，是治疗胫骨骨髓炎的理想肌瓣；若骨髓炎病灶清除后残留无效腔较小，可取一半比目鱼肌填塞胫骨无效腔。逆行转移可修复跟腱和踝部创面。

第3腓骨肌瓣　由第3腓骨肌制作的肌瓣。主要由胫前动脉供血，肌腹下部尚有腓动脉的分支供血。第3腓骨肌由腓深神经支配，是趾长伸肌的第5条肌腱，位置表浅，易于切取。其伸小趾作用弱，切取后对功能影响不大，但肌瓣切取面积小。顺向移植能到达小腿下1/3，优于带蒂皮瓣或逆向翻转肌瓣，尤其适用于慢性骨髓炎病灶清除后的无效腔填塞。

（初国良）

gǔbàn

骨瓣（bone flap）

以骨块及其表面的骨膜组织制作的组织瓣。一般只以骨的名称作为骨瓣的命名。骨膜结构可略而不提，仅称为骨瓣。骨的血供是个统一的系统，不同来源的血管间吻合丰富，侧支循环良好，代偿力强，只要保留其中任何一类来源，骨瓣就能存活。将供区的血管与受区的血管进行吻合，或将供区带血管蒂转位至受区，这样被移植的骨有完整的供血系统，骨细胞存活，使骨移植愈合过程转化为一般骨折愈合过程。带血管蒂转位操作简单，成功率高，是骨折、骨不连、骨缺损和骨坏死的重要治疗手段。从理论上讲，任何一块骨均有可能成为供骨移植到受区，但选择部位隐蔽、供区血管解剖位置恒定、对供区功能影响小和以次要血管行局部转位修复等是临床选择供区的重要标准。

（初国良）

tóu-jǐngbù gǔbàn

头-颈部骨瓣（bone flap of head and neck）

由头部和颈部骨制作的组织瓣。颅顶部血管位于浅筋膜内，多源性供血，血供丰富，根据其分布部位分为前组、外侧组和后组，各组血管自周围部向颅顶部呈辐射状排列并相互吻合成网。前组包括眶上动脉和滑车上动脉；外侧组有颞浅动脉、颞深动脉和耳后动脉；后组为枕动脉。可形成带血管蒂、肌蒂或筋膜蒂的颅骨外板骨瓣，转位修复邻近部位的骨缺损。锁骨位于皮下，全长都可摸到，且血供甚为丰富，有多条血管和肌肉附着，常制成带肌蒂或血管蒂的骨瓣。以走行恒定、管径较粗的颏下动脉为蒂，可制作下颌骨瓣用于上颈椎植骨融合。头-颈部骨瓣包括2种：①颅骨瓣：由颅盖骨外板制作的骨瓣。血供来自多条自周围部向颅顶呈辐射状排列并相互吻合成网的血管，即颞浅血管、颞深血管、滑车上血管和枕血管等。可根据受区修复需要，选择其中某一血管蒂携带颅骨外板。血管管径较大，游离移植时可提高血管吻合成功率；带血管蒂携带颅骨外板转位，可避免臃肿现象。颅盖骨有一定弯曲度，无需塑形，适用于面颅和脑颅缺损修复。切取颅骨外板的厚度不易掌握，操作不当可导致外板骨折或骨与筋膜分离。②下颌骨瓣：由下颌骨体制作的骨瓣。由颏下动脉供血，静脉与动脉伴行。其血管起点、走行恒定，管径较粗。只切取下颌骨下缘骨瓣，对下颌外形和功能影响较小。下颌骨属于膜内成骨，抗吸收性能强，骨瓣成活率高。骨瓣切取厚度不应超过0.5cm，否则易损伤下牙槽血管神经。带血管蒂下颌骨瓣适用于需骨量不大的上颈椎植骨融合术及面部骨缺损的修复。

（初国良）

xiōngbù gǔbàn

胸部骨瓣（thoracic bone flap）

由胸部骨或软骨制作的组织瓣。肋骨血供丰富，前端有胸廓内动脉发出的肋间前动脉，后端有胸主动脉发出的肋间后动脉，两组血管相互吻合，以其为蒂可形成吻合血管、带血管蒂或肌蒂的肋骨瓣。肋软骨质地软，便于塑形，可提供满意的软骨量，是优良的移植供体。以胸廓内血管为蒂可制作肋软骨瓣。胸骨位于胸前正中，全长可在体表摸到，其血供丰富，有多条血管分布和肌肉附着，可制作带腹直肌蒂胸骨瓣，治疗漏斗胸。胸部骨瓣包括以下4种。

锁骨瓣　由血供丰富的锁骨制作而成。锁骨有多条血管分布和肌肉附着，但血管短小，不易形成带血管蒂的锁骨瓣，但可以附着于锁骨的肌肉为蒂制作锁骨瓣。可作为肌蒂的肌肉有胸锁乳突肌、胸大肌、斜方肌和三角肌等。胸锁乳突肌锁骨头蒂半片锁骨瓣以甲状腺上动脉胸锁乳突肌支为供血动脉，骨瓣成活能力明显优于游离骨块。胸大肌锁骨部蒂半片锁骨瓣血供来自胸肩峰动脉的三角肌支。

胸骨瓣　由胸骨制作的骨瓣。由胸廓内动脉的胸骨支和骨膜支供血。胸廓内动脉起端结扎后，由两个侧支循环通路供血，一是腹壁上动脉与腹壁下动脉终支间的吻合，二是腹直肌内的血管与胸骨血管的吻合。胸廓内动脉中段外径 1.3mm。制作带腹直肌蒂胸骨瓣翻转可治疗漏斗胸。若行胸廓内动脉断端吻合，效果更佳。应距离胸骨外缘 1cm 以外切取骨瓣，避免伤及胸廓内动脉，分离时注意保留骨膜，确保术后胸骨血供。在腹直肌止点向下分离 4cm 即可满足所需长度。

肋骨瓣　由肋骨制作的骨瓣。血供丰富，前端来自胸廓内动脉的肋间前动脉，后端来自胸主动脉的肋间后动脉，两组血管均可形成肋骨瓣的血管蒂。肋间血管粗，位置和走行恒定，易定位和分离，切取后对供区功能影响小。供体肋骨以第 7～10 肋骨为宜，切取时注意保护壁胸膜，避免损伤导致气胸。以带肌和皮肤等组织形成复合组织瓣，若吻接肋间神经，可形成有皮肤感觉的供体。肋骨呈弧形，适当塑形可用于修复下颌骨缺损。

肋软骨瓣　由肋软骨制作的组织瓣。由胸廓内动脉供血。在其分叉以上以胸廓内动脉为蒂，胸廓内动脉下部外径 2mm；分叉以下则以肌膈血管为蒂，外径 1.3mm。以胸廓内血管为吻接血管，切取范围大小不受限制，灵活性大，但操作难度较大。第 5～9 肋软骨均可作供区，提供软骨量大，质地软，便于塑形。血管蒂走行恒定，便于定位、分离和显露，切取后对供区功能影响小。在胸横肌前方分离肋软骨及相关血管，可避免伤及胸膜和心包。

（初国良）

shàngzhī gǔbàn

上肢骨瓣（upper extremity bone flap）　由上肢骨制作的组织瓣。肩胛骨血供丰富，有多组血管和肌蒂可供选择。部位隐蔽，以松质骨为主，提供的骨量大。尤其是肩胛冈、肩胛骨内侧缘和肩胛骨外侧缘更加适合制作吻合血管、带血管蒂或肌蒂的骨瓣。肱骨是臂部唯一的骨，不能整段切取，但可切取部分条状骨制成骨瓣或骨膜瓣。以桡动脉和尺动脉的非主干分支为蒂，可制作多种带血管蒂的顺行或逆行移位骨瓣。上肢骨瓣包括以下 4 种。

肩胛骨骨瓣　由肩胛冈、内侧缘和外侧缘制作的骨瓣。肩胛冈骨瓣以颈横动脉肩胛冈支或肩胛上动脉冈下支为蒂；肩胛骨外侧缘骨瓣有 3 组血管蒂可供选择，即旋肩胛血管、胸背血管和肩胛下血管；肩胛骨内侧缘骨瓣以颈横动脉深支或旋肩胛血管为蒂。肩胛骨骨瓣血供甚为丰富，可呈弥散性供血，有多组血管供选择制作骨瓣、骨膜瓣、骨皮瓣或骨肌皮复合组织瓣。

肱骨骨（膜）瓣　由肱骨制作的骨瓣。由肱动脉的分支供血；肱骨下段来自尺侧上副动脉、尺侧下副动脉、桡侧副动脉、桡侧中副动脉、桡侧返动脉和尺侧返动脉，以这些血管为蒂可制作肱骨下段外侧和肱骨下段内侧骨瓣。血管蒂长，位置恒定。骨瓣使用上肢非主干血管为蒂，术后不影响上肢血供。臂部只有肱骨，不能整段切取，但可切取体部长条状骨块，不影响其功能。

桡骨骨（膜）瓣　由桡骨制作的骨瓣。由骨间前动脉供血。是前臂非主干血管，切取血管蒂不以牺牲主干血管为代价。其血管蒂长，管径粗，位置恒定，可根据需要选择适当部位切取骨瓣；血管蒂远端参与形成腕背网，可根据需要制成顺行移位的骨瓣和逆行移位的骨瓣。同时切取桡骨和尺骨，可修复较大范围的骨不连或骨缺损。缺点是提供的骨量有限。

尺骨骨（膜）瓣　由尺骨制作的骨瓣。由骨间前动脉、骨间后动脉和骨间返动脉供血。上述血管蒂长，管径粗，走行位置恒定；是前臂非主干血管，切取后不影响前臂和手的血供。以这些血管为蒂，根据需要可制成顺行血管蒂或逆行血管蒂骨瓣。尺骨远端可提供骨量有限。骨间后血管尺骨远段骨瓣和骨间返血管尺骨上段骨瓣可修复前臂骨中段、骨上段骨不连。

（初国良）

xiàzhī gǔbàn

下肢骨瓣（lower extremity bone flap）　由下肢骨制作的组织瓣。髂骨瓣取材部位主要为髂嵴，有多组血管分布和肌肉附着，位置表浅，部位隐蔽，塑形方便，可制成吻合血管的髂骨瓣，带血管蒂或肌蒂的髂骨瓣。股骨是股部唯一的骨，不能整段切取，但股骨上端和下端粗大，可切取部分骨块（条）制成多种肌蒂和血管蒂骨（膜）瓣。腓骨是应用最早、最广泛的自体骨瓣供区，有多组血管可供选择，有充足的长度供利用，可制作吻合血管或带血管蒂的骨瓣。下肢骨瓣包括以下

6种。

髂骨瓣　由髂嵴制作的骨瓣。由旋髂深动脉、旋髂浅动脉、髂腰动脉、第3腰动脉、第4腰动脉、骶外侧动脉、臀上血管浅支、臀上血管深支和旋股外侧动脉供血。以上述血管为蒂，根据受区需要可制成吻合血管的骨瓣和带血管蒂的骨瓣，以腰髂肋肌、缝匠肌和阔筋膜张肌等制成带肌蒂的骨瓣。髂嵴位置表浅，部位隐蔽，易塑形；有多组血管分布和肌肉起始，可制作骨瓣、骨膜瓣和骨皮瓣。

股骨骨（膜）瓣　由股骨制作的骨瓣。由股深动脉的分支供血。股骨大转子区骨密质较薄，骨松质多而疏松，血供多源性，有4组血管分布，即旋股内侧动脉、旋股外侧动脉、第1穿动脉和臀下动脉；各组血管管径较粗，在大转子区相互吻合，血供丰富。大转子处有多条血管分布和肌肉附着，可制作成多种带肌蒂和血管蒂的大转子骨（膜）瓣，用以修复股骨颈骨折、股骨头缺血性坏死和股骨体中上段的骨不连。

腓骨骨（膜）瓣　由腓骨制作的骨瓣。由腓动脉、膝下外侧动脉、腓浅动脉和胫前返动脉供血。腓骨无支持体重作用，有足够长度可供利用，上3/4段为适宜的供体，是修复长管状骨和大段骨缺损最主要的供体。既可制成吻合血管的骨瓣，也可制成带血管蒂的骨膜瓣、骨皮瓣和骨肌皮复合瓣，还是唯一可携带骨骺和骺端关节的供区。腓骨远端参与踝关节构成，必须保存。

胫骨骨（膜）瓣　由胫骨制作的骨瓣。由股动脉的隐支、膝下内侧动脉、胫后动脉和胫前动脉供血。胫骨是下肢重要的承重骨，体部较粗大，血供丰富，各面有相应骨膜血管或肌骨膜血管。可切取少量条形骨质和较大面积骨膜，根据受区需要设计骨膜（骨）瓣，可以形成胫骨内侧、胫骨外侧和胫骨后部骨膜（骨）瓣，转位治疗邻近骨折或骨不连。

跗骨骨瓣　由骰骨、内侧楔骨、跟骨和足舟骨制作的骨瓣。由足背动脉的分支供血。跗骨骨瓣各供区都有2条或更多血管蒂可供选择，且血管位置、走行恒定，吻合丰富，转位灵活。跗骨骨瓣以骨松质为主，血供充足、可靠，有良好的成骨条件。跗骨骨瓣适用于距骨骨折治疗和邻近关节融合，手术简单，入路表浅，同一切口下可完成供区和受区的操作。跗骨骨瓣供骨量有限，仅限于局部转位应用。

跖骨骨瓣　由跖骨制作的骨瓣。由足部各血管的分支供血，构成跖骨骨瓣的血管有第1跖背动脉和第2跖背动脉。带血管蒂跖骨骨瓣可为跖骨头提供完整的供血系统和各种成骨因素，供区有两组血管蒂可供选择，灵活性大。手术操作简单，创伤小，可一次完成供区和受区操作。有时第1跖背动脉位置较深，加之第1跖骨间隙过窄，会增加操作难度。

（初国良）

jīpíbàn

肌皮瓣（myocutaneous flap）

包含皮肤、浅筋膜、深筋膜和肌肉的复合组织瓣。以肌肉的优势动脉和静脉为蒂，利用肌肉为载体，携带其上的皮肤组织，转移修复缺损。来自肌肉的肌皮动脉，进入肌肉内分支、吻合成网，构成肌肉的血液循环。其中一部分形成毛细血管，构成微循环，营养肌肉；另一部分不形成毛细血管，而是穿过深筋膜，营养肌肉上面的浅筋膜和皮肤。肌皮瓣有深浅两个静脉系统，都有静脉瓣存在，制作时应注意静脉回流方向。在多源性肌肉供血动脉中，如有1支口径较大，营养整块肌肉，称该支动脉为优势动脉，其余动脉为次要动脉。

根据肌肉优势动脉情况将肌肉血供分为5种类型：Ⅰ型为单支型，肌肉由1支动脉供血；Ⅱ型为主支加次支型，肌肉由1支优势动脉和若干支次要动脉供血；Ⅲ型为双支型，肌肉由来源不同的2支优势动脉供血；Ⅳ型为节段性血管支型，肌肉由多支节段性动脉供血，无明显的优势动脉存在；Ⅴ型为主支加节段性血管支型，肌肉由1支优势动脉和来源、方向不同的节段性动脉供血。肌皮瓣面积大，组织量丰富，可修复较大凹陷；抗感染能力和生物清除作用明显优于皮瓣。

（初国良）

tóu-jǐngbù jīpíbàn

头-颈部肌皮瓣（myocutaneous flap of head and neck）

由头部和颈部肌肉制作的复合组织瓣。枕额肌由颞浅动脉、枕动脉、耳后动脉、眶上动脉和滑车上动脉供血；以颞浅血管为蒂可制成颞枕瓣，以枕血管为蒂可制成枕颞瓣；可修复额秃或眉毛。胸锁乳突肌皮瓣血管蒂恒定，用于修复口腔、颌面部缺损，双侧胸锁乳突肌胸骨头肌皮瓣用于再造舌。舌骨下肌皮瓣带蒂旋转可修复颌面部、口底缺损或再造舌。头-颈部肌皮瓣包括3种：①枕额肌皮瓣：由枕额肌制作的复合组织瓣。由颞浅动脉、枕动脉、耳后动脉、眶上动脉和滑车上动脉供血。枕额肌由面神经支配。以颞浅动脉枕支为蒂，可制成颞枕瓣，修复额秃；以枕动脉为蒂，可制成枕颞瓣。常用于修复秃顶和缺眉。枕瓣和颞瓣用于修复缺眉时，切取方式与枕颞瓣和颞枕瓣相似，但其范围要小得多。② 胸锁乳突肌皮瓣：由胸锁乳突肌制作的复合组织瓣。由枕动脉、甲状腺上动脉和颈横动脉的分支供血，在肌内有广泛的吻合，并发支营养肌表面的皮肤。胸锁乳突肌由副神经支配。肌位置表浅，神经血管蒂恒定。既可做肌皮瓣修复口腔和颌面部缺损，也可做肌瓣转移用于功能重建。由于胸锁乳突肌两头下 2/3 可无损伤分离，故可制成单头旋转肌皮瓣，用于再造舌。胸锁乳突肌切取后，其功能可由颈部其他协同肌代偿。③ 舌骨下肌皮瓣：由舌骨下肌制作的复合组织瓣。由甲状腺上动脉的分支和甲状腺下动脉的分支供血。舌骨下肌由颈袢支配。制作舌骨下肌皮瓣时，多为向上转移到颌面部和口底，所以，与肌皮瓣血供直接相关的是甲状腺上动脉的分支。另外，只要保留了甲状腺上静脉，即可保证静脉回流。以甲状腺上动脉和颈袢为蒂，可将舌骨下肌群的起始部离断，制成带蒂旋转肌皮瓣，用于修复颌面部、口底的组织缺损或再造舌。

（初国良）

xiōngbù jīpíbàn

胸部肌皮瓣（thoracic myocutaneous flap） 由胸部肌肉制作的复合组织瓣。胸大肌每一部分都存在一个主要的血管神经束，其肌皮瓣设计有较大灵活性，可分别（或联合）切取制成游离肌皮瓣，带蒂转移可达颞部、颊部、颈部、腋部和对侧胸部。胸小肌皮瓣多源性血供，可由腋动脉、胸肩峰动脉、胸外侧动脉和胸最上动脉的分支单独（或联合）血供。整个背阔肌区都可作为肌皮瓣切取，可灵活设计成纵行、横行或斜行的肌皮瓣，用作游离移植或转移。营养前锯肌的主干动脉是胸背动脉，节段性动脉来自胸外侧动脉和肋间动脉的分支。胸部肌皮瓣包括以下 5 种。

胸大肌皮瓣 由胸大肌制作的复合组织瓣。其锁骨部血供来自胸肩峰动脉的三角肌支，支配神经是胸外侧神经锁骨支，肌瓣适用于功能重建。胸肋部血供来自胸肩峰动脉的胸肌支，支配神经是胸外侧神经上胸肌支，肌瓣适用于修复软组织缺损。腹部由胸肩峰动脉的胸肌支或腋动脉的胸肌支供血，支配神经是胸内侧神经。胸大肌 3 个部分都存在一个主要、独立的血管神经束，可以分别（或联合）切取，制成游离肌皮瓣。

胸小肌皮瓣 由胸小肌制作的复合组织瓣。由腋动脉、胸肩峰动脉、胸外侧动脉和胸最上动脉的分支供血。这些动脉可单独分支营养胸小肌，也可同时分支营养胸大肌。胸小肌主要由胸内侧神经支配。胸小肌内侧半的血管和神经走行方向与肌纤维方向一致，纵劈肌肉时不易损伤血管神经。胸小肌切取后，其功能可由胸大肌代偿，对功能影响不明显。肌瓣用作小范围的功能重建。

斜方肌皮瓣 由斜方肌制作的复合组织瓣。由颈横动脉、颈浅动脉、枕动脉和肋间动脉的分支供血，这些分支在肌内吻合丰富，并发分支营养肌表面的皮肤。斜方肌由副神经支配。虽然斜方肌皮瓣血供来源多样，但只要保护好颈横血管蒂，就可保证皮瓣成活。部位隐蔽和血管蒂长，可制作旋转或游离肌皮瓣，修复颈部、头皮和身体其他部位的缺损。斜方肌面积大，可切取部分肌皮瓣，修复小范围缺损。

背阔肌皮瓣 由背阔肌制作的复合组织瓣。由胸背动脉、肋间动脉和腰动脉供血，由胸背神经支配。胸背血管和神经位置、走行恒定，寻找标志明确，容易解剖显露；管径较大，有利于血管神经吻接和转位时向各方向牵位和旋转。背阔肌切取后，其功能可由胸大肌、大圆肌和小圆肌等代偿，不会对功能造成明显影响。整个背阔肌均可作为肌皮瓣切取，用于游离移植或转移，可达头面部、颈部、胸部、腹部和上肢（图）。

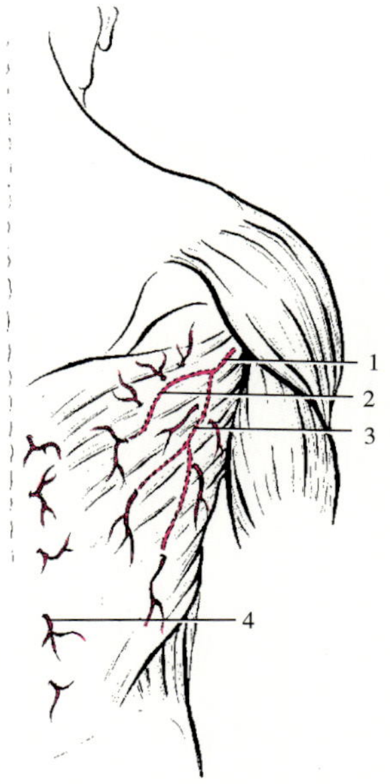

图 背阔肌皮瓣的营养血管

1.胸背动脉 2.胸背动脉内侧支 3.胸背动脉外侧支 4.肋间后动脉和腰动脉外侧支

前锯肌皮瓣 由前锯肌制作的复合组织瓣。主要由胸背动脉供血，也可由胸外侧动脉和肋间动脉的细支分布供血，静脉与动脉伴行。前锯肌由胸长神经支配。切取前锯肌时，应保留下部肌束，防止出现翼状肩胛。前锯肌皮瓣和包含肋骨的复合组织瓣可用于颌面部缺损及骨髓炎术后的填充。

（初国良）

fùbù jīpíbàn

腹部肌皮瓣（abdominal myocutaneous flap） 由腹部肌肉制作的复合组织瓣。常用供区是腹直肌皮瓣。腹直肌血供丰富、可靠，其上端和下端分别有一个优势血管蒂，在肌肉中部相互吻合。腹直肌是节段性神经支配，使其在功能性肌肉移植方面受到限制。腹直肌皮瓣由腹壁上动脉和腹壁下动脉血供，静脉与动脉伴行。以腹壁上血管或腹壁下血管为蒂，可带蒂转移或吻合血管移植，但由于支配腹直肌的节段性脊神经前支细小，不宜用于功能重建。切取下腹壁肌皮瓣时，要特别慎重，勿伤及腹腔内结构，腹直肌鞘后壁在半环线以下已不存在（图）。

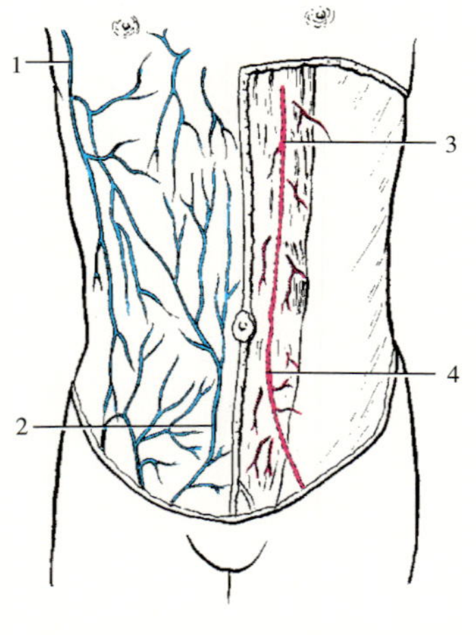

图 腹直肌皮瓣的营养血管

1.胸外侧浅静脉 2.腹壁浅静脉
3.腹壁上动脉 4.腹壁下动脉

（初国良）

shàngzhī jīpíbàn

上肢肌皮瓣（upper extremity myocutaneous flap） 由上肢肌肉制作的复合组织瓣。三角肌皮瓣只限于切取三角肌后缘部分肌肉及其表面皮肤，因肌与皮肤间移动性小，更适合修复足跟、足底等负重区缺损。切取整个肱二头肌，会严重影响屈肘和旋后功能，一般只切取肱二头肌短头制作肌皮瓣。肱桡肌的血管神经起源、走行较恒定，位置表浅，在屈肘、旋前或旋后作用中，只起辅助作用，是较好的上肢肌皮瓣供体。上肢肌皮瓣包括 3 种：①三角肌皮瓣：由三角肌制作的复合组织瓣。主要由旋肱后动脉供血。其后缘支也是肌皮瓣的重要营养血管，在三角肌后缘下部浅出入皮区，手术切口宜在肌的后缘内侧。三角肌由腋神经支配。三角肌皮瓣只限于切取三角肌后缘部分的肌肉。切取三角肌后缘部分肌后，对其功能无明显影响，其后伸和外旋功能可由其他肌代偿。三角肌与筋膜和皮肤紧密结合，肌与皮肤间的移动性小，稳定性大，用以修复足跟、足底等负重区效果更佳。②肱二头肌皮瓣：由肱二头肌制作的复合组织瓣。由肱动脉的肱二头肌支供血，该肌支在肌的中份入肌，静脉与动脉伴行。肱二头肌由肌皮神经支配。切取整个肱二头肌，会严重影响屈肘和前臂旋后功能；单独切取长头势必影响肩关节的稳定性。肱二头肌短头位置较长头更加表浅，与浅筋膜和皮肤接触面大，切取后对屈肘、旋后和肩关节稳定性无明显影响，更适合制作肌皮瓣。③肱桡肌皮瓣：由肱桡肌制作的复合组织瓣。由肱深动脉的桡侧副动脉和桡动脉的桡侧返动脉供血，静脉与动脉伴行，略粗于动脉。肱桡肌由桡神经支配。血管神经起始、走行恒定，寻找标志明显。肱桡肌位置表浅，容易显露、切取；切取后对前臂功能影响不大。营养肱桡肌的血管同时也分支营养桡侧腕长伸肌，二肌位置相邻，可将其一起切取，制成很大的联合肌皮瓣或肌瓣。

（初国良）

xiàzhī jīpíbàn

下肢肌皮瓣（lower extremity myocutaneous flap） 由下肢肌肉制作的复合组织瓣。臀大肌的上部和下部分别有一组粗而规则的血管神经束，以其为蒂可制作臀大肌皮瓣。阔筋膜张肌有恒定的供血来源和神经支配，作为肌皮瓣游离移植时，皮瓣的运动神经和感觉神经都可进行吻合，是安全、可靠的肌皮瓣。股直肌、缝匠肌、腓肠肌、趾短伸肌以及股薄肌位置均表浅，是非主要作用肌，切取后对功能影响小，其血管神经束的属性恒定，是很好的肌皮瓣供体。下肢肌皮瓣包括以下7 种。

臀大肌皮瓣 由臀大肌制作的复合组织瓣。主要由臀上动脉和臀下动脉供血，第 1 穿动脉发出的肌支和旋股外侧动脉的阔筋膜张肌支也分布到臀大肌。其上份和下份分别由臀上动脉和臀下动脉血供，中份则由两条动脉共同提供营养。以臀上血管神经束和臀下血管神经束为蒂，可分别制作臀大肌上部或下部肌皮瓣或肌瓣。臀大肌皮瓣用于修补大块缺损或乳房再造，也可转移修复骶部压疮或肛提肌。

阔筋膜张肌皮瓣 由阔筋膜张肌制作的复合组织瓣。由旋股外侧动脉升支供血，由臀上神经支配。其走行恒定，有明确的寻找标志；有足够的长度和管径，血管蒂处理不困难。阔筋膜张肌位置表浅，易于暴露，切取后对功能影响不大；肌皮瓣制成后，皮肤能成活的面积远比肌肉表面积大得多。连同阔筋膜张肌皮瓣附着的髂嵴前部合并切取，可制成骨肌瓣或骨肌皮瓣。

股直肌皮瓣　由股直肌制作的复合组织瓣。由旋股外侧动脉的股直肌支供血，由股神经支配。其血管来源、行程、外径、长度及伴行静脉比较恒定，血管吻合成功率高，是组织缺损修复较为合适的供区。股直肌位置表浅，与股内侧肌、股外侧肌和股中间肌结合疏松，易于切取，切取后对股四头肌功能没有明显影响，但力量会减弱，对于经常直立活动者慎用。

缝匠肌皮瓣　由缝匠肌制作的复合组织瓣。血供多源性、节段性分布是其特点。其上部由股深动脉或旋股外侧动脉发出的缝匠肌支供血，下部由膝降动脉供血。缝匠肌由股神经支配。因其浅表，操作容易，切取后不影响膝关节功能。由于缝匠肌无优势血管，且血管蒂管径有限，常进行带蒂转移修复组织缺损，很少进行吻合血管的游离移植（图）。

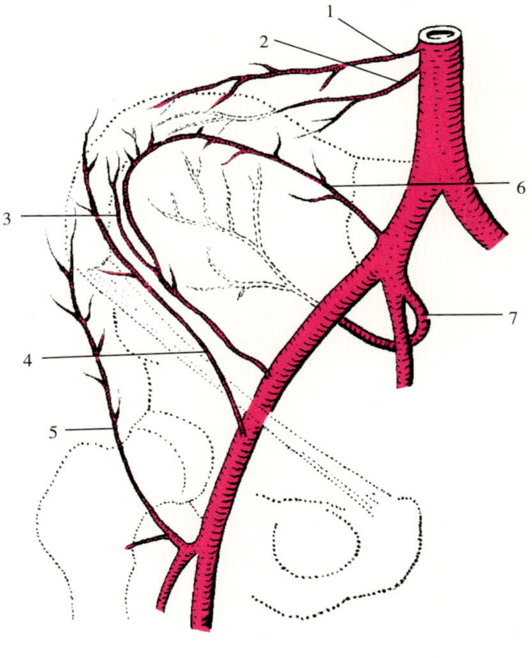

图　臀部的血液供应

1.第3腰动脉　2.第4腰动脉　3.旋髂深动脉　4.旋髂浅动脉　5.旋股外侧动脉　6.髂腰动脉　7.臀上动脉

股薄肌皮瓣　由股薄肌制作的复合组织瓣。由股深动脉的股薄肌支供血，该肌支在肌前缘上1/3与中1/3交界处入肌。股薄肌由闭孔神经支配。移植肌的上2/3比较安全。皮肤切取范围可超出肌缘2～3cm。该肌位置表浅、隐蔽，切取后可直接拉拢缝合。股薄肌有许多协同肌，切取后对大腿运动功能影响不大。可做带蒂移植，也可行吻合血管的游离移植，使用方便，临床应用较广泛。

腓肠肌皮瓣　由腓肠肌制作的复合组织瓣。由腓肠内侧动脉和腓肠外侧动脉供血。血管单一，极为恒定；肌表面的皮肤动脉间吻合丰富，可制成较大的肌皮瓣，切取皮肤可大于覆盖肌的面积。腓肠肌由腓肠肌内、外侧头神经支配。内侧腓肠肌皮瓣修复组织缺损范围大，外侧腓肠肌皮瓣修复范围较小。切取一侧腓肠肌对足的功能影响不大。术后留有瘢痕，影响外观是其缺点。

趾短伸肌皮瓣　由趾短伸肌制作的复合组织瓣。由足背动脉供血，静脉回流至足背静脉网，肌的运动神经是腓深神经，皮肤感觉神经是腓浅神经。足背动脉行程较恒定。肌皮瓣用于修复软组织缺损和重建肌功能。沿趾长伸肌腱外侧切取足背动脉可保证肌及皮肤有充足血供，回流静脉选取大隐静脉起始段。肌皮瓣切取后对功能影响较小。

（初国良）

gǔmóbàn

骨膜瓣（periosteal flap）　仅由骨外膜制作的组织瓣（不包含骨组织部分）。其血供来源于邻近动脉的骨膜支、干骺动脉骨膜支和肌肉、肌腱、筋膜以及韧带附着部的细小动脉分支。这些骨膜动脉在骨膜内发出众多分支相互吻合形成骨膜动脉网，营养骨膜和骨质。一些小分支通过穿通管（Volkmann管）进入骨，形成骨内、骨外血管交通。由于骨膜血供有强大的代偿能力，而骨的新陈代谢又相对不是很旺盛，只要能保存骨膜的血供，骨组织通常都能存活。能形成骨瓣的供区，同时也是骨膜瓣供区，可进行吻合血管的骨膜移植或行带血管蒂转位。带血管蒂的骨膜瓣具有成骨和加速受区骨愈合的作用。锐性剥离、切取骨膜，可以保护骨膜生发层的完整，有利于成骨生长。

（初国良）

ruǎngǔbàn

软骨瓣（cartilage flap）　由软骨及软骨膜制作的组织瓣。软骨内无血管，细胞代谢水平低，靠组织液中营养而成活。移植后的愈合对血管有明显的依赖性，愈合速度随着软骨细胞与血管距离增大而减慢。软骨膜能阻止结缔组织侵入受区，保留软骨细胞活力，促进愈合；内层软骨膜能防止吸收，具有保护功能；促进新软骨形成。完整新鲜的软骨，具有内聚应力保持其解剖形态，当某一侧完整性被破坏时，即可引起变形卷曲，是软骨活力标志。发生最大程度变形约需30分钟，雕刻好的软骨最好30分钟后植入受区。软骨瓣主要用作充填和支持材料，可与其连接的皮肤或黏膜一起移植。感染和受区血供条件差，不宜进行软骨移植。软骨瓣主要供区有肋软骨、耳郭软骨和鼻中隔软骨，其他部位软骨切取后将影响外形和功能，不宜选用。小而薄的软骨片常从耳郭切取，较大软骨块常从肋软骨切取，如需软骨黏膜组织，可切取鼻中隔软骨。

（初国良）

gǔmó gǔbàn

骨膜骨瓣（periosteal bone flap）

由骨膜及骨组织制作的组织瓣。幼年时骨膜血管丰富、骨膜厚、生发层的成骨细胞多且成骨能力强；成年后血管减少，骨膜变薄；老年人骨膜生发层的成骨细胞几乎由扁平细胞替代，成骨能力很差，且血管硬化，因此老年患者不宜作骨膜移植。骨膜移植成骨较早，其成骨作用来源于生发层细胞，而不是骨膜上附着的骨组织，过多的骨皮质反而限制骨膜细胞的增生，不利于骨膜血循环的重建。单纯骨膜移植较骨膜下带一薄层骨质的移植成骨早且快。带血管蒂的髂骨骨膜移植，其重建血管网密度和成骨形成量明显多于带血管蒂的髂骨块移植。

（初国良）

jīnmó píbàn

筋膜皮瓣（fascio-cutaneous flap）

由皮肤、浅筋膜和深筋膜制作的复合组织瓣。血供来源和血管分布与筋膜瓣相类似。深筋膜浅层和深层存在丰富的血管网，彼此吻合，形成网络。血供主要来源是主干动脉经肌间隔或肌间隙发出的穿支和来自肌肉的肌皮穿支血管，深筋膜浅层血管网不仅紧贴深筋膜，而且行向表层，形成筋膜血管网循环系统。无知名血管供血的筋膜皮瓣称为随意型筋膜皮瓣，可形成带筋膜蒂的皮瓣，其长宽比例可达 3∶1；占主导地位血管供血的筋膜皮瓣称轴型筋膜皮瓣，可形成带血管蒂的岛状筋膜皮瓣，方便转移。血供好于一般皮瓣、操作简单和皮瓣长宽比例较大。

（初国良）

gǔpíbàn

骨皮瓣（osteocutaneous flap）

由各层次解剖结构（皮肤、浅筋膜、深筋膜、肌、骨）制作的复合组织瓣（可不包含肌层）。其一般由浅表的骨骼及其皮肤组成。以深部骨组织作为骨皮瓣的命名依据，其间的肌性结构可略而不提。皮肤的血供可来源于骨皮穿支，如以旋髂深血管供血的髂骨皮瓣；也可由骨的滋养血管分出的皮支供血，如腓骨皮瓣。可做吻合血管的骨皮瓣移植或带血管蒂骨皮瓣移位，如连同骨、肌和皮肤一并移植，称为骨复合瓣移植。常用于深部组织缺损修复。

（初国良）

shùzì jiěpōuxué

数字解剖学（digital anatomy）

运用信息科学理论、数字化技术研究人体形态、结构和功能的学科。其核心是从数字化的角度诠释结构与功能，是一门结合传统解剖学、信息学、计算机科学、图形图像技术、数学、工程、虚拟现实与仿真技术等多领域的交叉学科。

简史　20 世纪 70 年代，英国神经放射学家安布罗斯（J. Ambrose）利用 CT 技术获得了第一幅人体脑部的数字断层图像。20 世纪 90 年代，美国人斯皮策（Victor M Spitzer）利用冰冻铣切断层技术获得首例可视人数据集，开创了数字化人体与数字解剖学的研究。同期出现的功能磁共振成像（fMRI）技术可获得与人脑结构有关的脑区功能定位与功能信息，正电子发射计算机断层（PET）可获得人体代谢及功能的数字化信息。美国华盛顿大学罗斯（Rosse）课题组还利用人工智能的原理和技术建立了一个解剖学基础模型（FMA），构建了解剖学知识表示的基本体系，使得基于人体解剖学结构知识的符号信息，能被计算机系统处理、分析和理解，为数字化研究提供了新的途径。数字解剖学是数字医学的基础，是在数字化人体研究的基础上结合传统解剖学的特点发展起来的，是社会需求与科学技术发展相结合的产物。经历了从二维的生物医学电子图谱到三维的可视化图谱，从立体解剖图像到虚拟解剖的过程和从形态学的可视化到知识可视化的整合过程。高性能计算、先进的图像处理和高逼真度渲染能力将会促进数字解剖学仿真具有完全沉浸感、实时的真实感觉，并逐步实现在数字人体模型上进行具有真实感的虚拟解剖。

研究对象　是人体形态结构及其功能和解剖学知识，包括构成人体的系统、器官、组织、细胞、基因、分子等各个层面以及与解剖结构有关的术语、定义、形态参数、功能和关系等符号信息。

研究方法　采用数字化、信息化、可视化等技术，其目的是发现人体结构形态和功能的规律，并利用计算机来重现、探讨人体的形态结构及其功能。如采用冰冻铣切技术、断层影像技术、数学建模等技术和方法来获取人体的形态结构数据，建立三维形态结构的数学模型，即数字化可视人，又称数字解剖标本或数字解剖模型；利用虚拟仿真技术对建立的模型进行虚拟操作，如切割、显示与隐藏等，即为数字解剖或虚拟解剖。对所建模型的要求不同，其建模的方法和步骤也不同。制作步骤主要包括获取数据、图像预处理、图像配准、图像分割、重采样、三维重建、三维可视化、数字解剖等。

应用　数字解剖学的核心是数字化人体数据集，以及在此基础上研发的数字人体模型。数据集结合数字断层技术可实现人体的任意面剖切、动态连续观察，在此基础上结合分割数据和解剖结构的定义、关系可实现断层解剖学的研究和教学；按系统层次组合数字解剖模型，结合人体解剖学知识的表示可实现数字化的系统解剖学教学；按局部层次组合数字解剖模型，并结合解剖学知识的表示可实现数字化的局部解剖学教学；同时，数字解剖模型还可用于与人体有关的研究，如仿真模拟、仿真计算等。

同邻近学科的关系　断层解剖技术，特别是冰冻铣切断层技术的发展，可获得完整、连续、精确的人体内部形态结构的全彩色数字化图像，这是数字解剖学形成和发展的基础，也是断层解剖学的延续和深化。数字解剖学的研究和应用，借助了众多的图形图像学、计算机科学、数学、信息学、工程学、虚拟现实等领域的理论和技术，这些理论和技术的进步也促进了数字解剖学的发展。随着数字解剖学研究和应用的发展，对其他相关学科的基础理论、核心算法、工程技术等领域提出了新的要求，并促进相关学科以及交叉学科的发展。

存在的问题　数字解剖学的重点是在数字可视人层面的研究与应用。尚存在不少难题有待解决。例如：图像分割是数字人体建模的重要步骤，但冰冻断层的彩色图像信息无法实现令人满意的计算机自动图像分割；重要的解剖结构如神经系统、淋巴系统等难以在冰冻断层上识别；如何建立一个标准、具有统计学参数、可形变匹配的数字人体数据平台，以及如何在几何模型添加人体的物理、生理等参数等都还有待技术突破。

（张绍祥　谭立文）

shùzìrén

数字人（digital human）　应用现代信息技术和数字化手段构建人体形态结构及其功能和知识的数字模型。又称数字化人体、虚拟人或数字人模型。是包含人体形态、构造、生理、生化等相关信息的数字化集合体，涵盖人体完整的生物信息，是进行关于人体的定量分析计算和精确模拟的基础。

内容与范畴　根据数字人的特点和功能可将其分为4个阶段：数字化可视人、数字化物理人、数字化生理人和数字化智能人（图1）。涉及从人体的形态特征到物理特性、再到生理特性，从单一的可视模型到具有知识表示的符号模型，从宏观的器官到微观的组织、细胞、基因等多层次、多方面的知识和信息。数字人的数据信息除从连续断层图像（大体冰冻断层、组织切片等）、临床的CT和MRI资料外，还包括来自组织学、细胞学、生理学、病理学和遗传学等与人体形态、功能、生理、病理等相关的多方位信息集成。

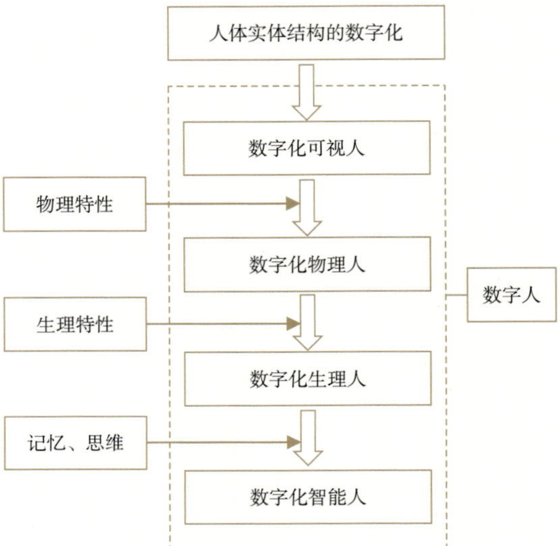

图1　数字人的发展阶段

数据特点　人体数字化包括人体结构和人体知识的数字化。人体结构的数字化是构建数字化人体模型的基础，分3级：微观（纳米、分子、基因、细胞）、中观（组织、器官）和宏观（全身）。狭义的数字化人体模型通常指的是中观和宏观两个级别，是对人体解剖学结构的数字化与可视化。人体知识的数字化是指除了人体形态结构相关的解剖学知识外，还包括生理、病理、物理特性等相关知识的数字化，并将数字化的结果以特定的数据结构和逻辑关系来表示，借助计算机推理可进行知识的逻辑和推理运算（图2）。

基本技术与方法　通常采用解剖断层、组织切片和影像学的技术和方法来获取人体内部组织结构的形态学数据，经数字化、三维建模后构建成三维数字模型；

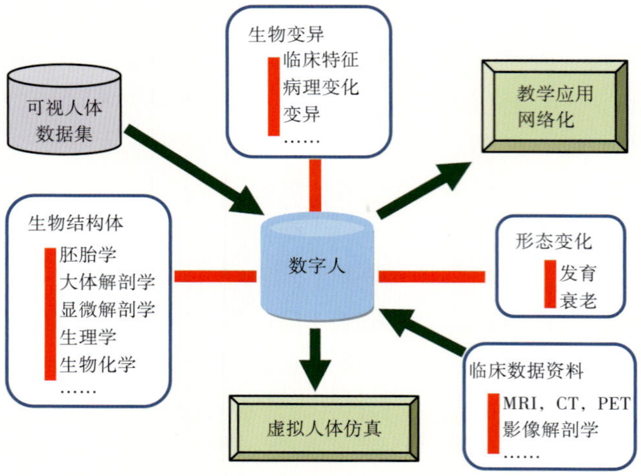

图2　数字人框架示意图

采用人工智能的理论和方法来获得人体生物学的参数、知识等符号信息，并通过语义表达整合到形态学的数字模型，使之成为能被计算机模拟仿真、模拟计算和智能推理的数字模型。

应用　数字化人体模型是人体仿真实验、数字医疗、虚拟医疗训练等与人体虚拟仿真实验有关的一个基础数据平台。作为数字人应用的第一个范畴，数字解剖学必将丰富和完善数字人的数字解剖信息。在标准数字人体模型的基础上，根据人体发生、发育规律构建可变形的发育数字解剖模型，使其逐步完善成为具有知识体系和语义规范的数字解剖框架体系。该体系经过虚拟仿真技术的处理后，在医学教育、临床技能仿真培训、航天航空、体育竞技、影视虚拟、国防建设、人体工效学等与人体活动有关的领域具有广阔的应用前景。

（张绍祥　谭立文）

shùzìhuà késhìrén

数字化可视人（digital visible human）

采用数字化技术对人体形态结构进行数字化采样，将采样的数据信息进行计算机三维重建，构建在屏幕上看得见的人体形态结构的三维数字模型。又称可视人。

内容与范畴　是构建数字人的基础平台，是数字人研究的初级阶段，是人体形态结构数字化载体和对真实人体形态结构的虚拟再现，并可在计算机上进行任意方位和角度的观察与测量，借助虚拟现实技术可将人体的形态结构与空间毗邻关系真实再现出来。数字化可视人是数字化物理人和数字化生理人的基础数据，并利用数字化人体模型进行虚拟仿真解剖，以及人体物理、生理、病理等特性的精确模拟计算。

数据特点　数字化可视人的基本要素是数据，这些数据包含人体组织器官形态结构的空间参数、精确坐标体系等信息。数字化可视人的数据来源有断层解剖（特别是冰冻铣切断层）、影像学资料（CT、MRI、PET等）、域扫描（激光扫描、逆向工程等）、有限元分析或数值模拟，以及数学建模等方法获得的数据。①断层解剖数据：是通过冰冻铣切、组织切片的方法获取包括细胞、组织、器官、完整人体的连续断层图像，具有分辨率高、层距小、可见光色彩自然，较完整地体现了不同组织结构的纹理、密度、质地、颜色、形状等解剖信息，是建立数字化可视化人的主要数据来源。②影像学数据：主要来自CT、MRI、PET等提供的断层扫描图像，分别以不同的媒介作用于人体，并进行断层扫描、计算机辅助识别获得的断层图像，不同媒介分别反映的是组织密度、信号强度、能量场的不同信息，间接反映该断面的形态、分子或代谢变化。随着CT、MRI扫描设备技术的提高，特别是多排螺旋CT和7.0Tesla磁共振成像（MRI）设备的出现，极大地提高了影像数据质量和运算速度，可广泛、快速、重复的应用于活体检查和三维重建。③域扫描数据：主要用于解剖结构外表轮廓的形态参数；数学建模可生成有规律的，能用数学公式表示的形态结构，如在断层上难以识别的神经、小血管等。④有限元分析或数值模拟：得到的数据是一些间接的数据参数，可补充和纠正数字模型的参数。

基本技术与方法　经解剖断层或影像学断层、图像采集得到连续的数字断层图像，断层图像经预处理、配准、分割等步骤生成立体的三维数字人体模型。根据模型生成时采用的方法和用途的不同，将三维数字人体模型分为体素模型和几何模型两种。采用体绘制技术生成的模型称为体素模型，该模型为实体模型，模型中每一个空间坐标位置均含有实体信息，可包含分割信息，也可不含分割信息，常用于虚拟断层解剖的教学与研究。面绘制技术生成的模型称为几何模型。几何模型重点描述分割类结构的空间外形轮廓，其内腔可以不含任何数据信息，是虚拟仿真解剖的基础。

应用　数字化可视人构成人体形态学信息研究的实验平台，为医学、生命科学等的研究和应用提供基础与技术支撑。其主要体现人体结构的形态特征及其毗邻关系，是构成数字解剖学的基本要素，可广泛应用于数字解剖学教学、人体科普知识系统的研发。

（张绍祥 谭立文）

shùzìhuà wùlírén

数字化物理人（digital physical human） 在数字化可视人的基础上，结合人体内组织结构的物理特性构建的具有组织结构物理参数的数字模型。又称物理人。是数字化人体研究的第二个阶段，重点是对人体组织物理特性的表达和模拟，其数据内容除包含数字化可视人的形态学参数外，还包含组织结构的物理学参数，如组织的硬度、密度、弹性模量、张力和辐射特性等。根据不同的应用需求，数字化物理人集成的物理参数也不一样。其综合了人体组织和器官的物理特性，将人体组织器官的生物力学、电磁学特性进行了表现和虚拟展示。

数字化物理人应用于航天航空、体育竞技、影视虚拟、国防建设、舞蹈编排、服装设计、家具设计、驾驶室设计、医学教育和科研等领域。在数字化可视人数据框架上赋予组织或器官对失重变化和宇宙辐射敏感的性能，可模拟计算宇航员在太空中的失重情况和辐射吸收分布，为宇航员的保障、防护提供对策和依据。结合运动员的运动特点，可在数字化物理人上进行运动分析与仿真，为教练员提供科学的训练方案，提高运动员的运动成绩。借助力学设备，可在数字化物理人基础上进行临床技能的模拟训练、手术方案的设计和虚拟导航手术，如内镜手术仿真培训、个性化骨关节假体的设计与手术预案。可以用来模拟人体在跌、打、碰撞、高空坠落等情况下人体组织致伤的机制。

（张绍祥 谭立文）

shùzìhuà shēnglǐrén

数字化生理人（digital physiological human） 在数字化可视人和数字化物理人基础上将人类和其他真核细胞生物学知识整合，构建的包括人体形态、结构、发育、物理、生理和生物化学的数字模型。又称虚拟生理人或生理人。是具有各种生理功能的数字化人体，能在计算机上模拟各种生命活动的框架系统，用于研究和仿真从基因调控网络、蛋白质途径、细胞生物学，到组织、器官、完整有机体的结构与生理功能的关系。该框架系统具有描述性、整合性（综合性）、可推导性（预测）、可计算的特点。

数字化生理人的核心数据集解剖学、生理学、生物学、病理学和生物化学等知识为一体。这些数据来自实验室、临床医疗中人体的科研数据和观察资料，经合理的数字化处理、知识表达后，并按照一定的逻辑关系进行多尺度数据整合，从而形成一个可计算、可推理的知识框架。其数据类型除包括具有精确的人体形态学参数、物理和生理学指标外，还包括人体解剖学、生理学、病理学方面的描述性知识以及知识的描述规则、逻辑关系和知识的推理机等。科学、合理的数字化生理人数据框架可构建人体结构与功能分析的专家系统，并在该框架系统下对一些合理的假设进行逻辑推理与验证。在该框架的基础上可结合不同个体或特定患者的数据，根据需求分析对生理、病理过程进行模拟计算，或进行形态结构、生理过程、病理变化的模拟推演。对人体形态结构、生理功能、病理特征进行多尺度建模，可避免单一尺度（完整人体、器官、组织、细胞等）或单一科学方法（生物学、生理学、生物物理学、生物化学、分子生物学以及生物工程学等）的局限性和不完整性。

数字化生理人的优势主要表现在提供个性化医疗方案、减少动物实验的需求、对药物进行更全面的分析、为人体提供更合理、更科学的疾病预防方案。

（张绍祥 谭立文）

shùzìhuà zhìnéngrén

数字化智能人（digital intelligent human） 既能将人类的记忆、思维和行为进行数字化表达，又可被计算机识别、计算、推演的数据、规则和方法等各种信息的数字集合体。其目的是探讨人类记忆、思维、行为方式等意识形态的机制和物质基础，为人类认识自我，提供必要的研究手段和沟通方式。为必须人类思维去决策而真人无法参与的场景提供必要的替身。

数字化智能人是数字人的最高阶段，其内涵包括正常人体的解剖、生理和病理等相关基础数据、知识和规则等信息。还涵盖了与人类记忆、思维和行为方式相关的知识、规则等信息。数字化智能人是真实人体的虚拟再现。由于对人类的记忆、思维、意识等方面的认识，总体尚处于未知阶段，只能依据人类的心理表现、行为方式等信息去模拟人类的一些思维活动，主要体现在人工智能的研究领域。

（张绍祥 谭立文）

kěshìhuà réntǐ shùjùjí

可视化人体数据集（visible dataset of digital human） 描述人体形态结构的数字化数据集合体。又称数字化可视人体数据集。

内容与范畴　该集合体主要包括断层解剖（特别是冰冻铣切断层）、影像资料（CT、MRI、PET 等）、域扫描（激光扫描、逆向工程等）、有限元分析或数值模拟以及数学建模等方法获得的数据，核心是将人体内的组织、器官进行数字化，获得具有特定规则的数字化信息。

基本技术和方法　首先是二维图像的采集，常用的方法有断层解剖、影像学资料、域扫描、有限元分析或数值模拟以及数学建模等。这些二维图像一定是连续逐层的，并且有足够的量和适当的层间距，才能保证数据集的准确度和精度。

数据特点　①二维图像成系列：人体结构三维重建，尤其是体素重建，都是在成系列的二维图像基础上进行的。成系列是指相同来源或技术获得的同一样本的连续二维图像数据。断层解剖数据来源于可见光下的光谱图像，影像数据来源于在物理、化学等条件下获得的人体内部组织的特征信号，如 X 线、磁共振等不同模态的二维图像，不同来源的图像之间不能直接进行三维重建。②二维图像为连续断面：用于三维重建的二维断面图像，要求为连续断面图像。如果断面有缺失，则会造成缺失部位解剖信息的丢失，重建的图像就会有缺损。其次，还要求二维断面图像必须有一定的量，如果二维图像的层数太少，为三维图像提供的信息就少，重建出的三维图像逼真度就差。在单位长度内，二维断面的层数越多（即断层越薄），信息量就越大，重建出的图像就越逼真。随着层数的增加，数据量则增加，对计算成本的消耗就越大。因此，用于三维重建的系列断层的厚薄度应根据所要显示的解剖结构的精细程度和研究的目的来确定，选择合适的断面间距。③二维图像有明确的标记信息：三维图像可简单理解为二维图像的重叠，定标点至关重要，特别是解剖断层图像，因为它是进行三维对位重建的基准点。在连续二维断面相互平行的情况下，最少需要两个定标点。④图像清晰度高：若为体素重建，重建后图像的清晰度完全取决于二维图像的清晰度。如为表面重建，二维图像的清晰度需要达到足以使图像分割者能判断出解剖结构的边界。否则，会影响重建图像的真实性。除以上基本要素外，不同的研究目的还可有其他的要求，如标尺、色谱带等。

数据处理　二维图像在数字化过程中必然存在不同程度的色饱和度、色温、位移、畸变等差异，可视化人体数据集在数据可视化处理之前一般需要进行图像预处理和图像配准。图像预处理是在原始断层图像上进行的操作，包括铣切面处理、曝光、色差等校正，主要是利用数码相机自带的软件对曝光过度或不足的照片进行二次曝光处理，可重新设置和调整数码文件的白平衡、曝光量、色彩平衡、伽玛（Gamma）值、感光度等参数。采用图像预处理算法，如图像增强、图像复原等技术，可改善图像数据。图像配准使得断层图像具有相同的坐标参数，是生成数据集的必备步骤。

典型的可视化人体数据集　最早建立的可视化人体数据集是美国科罗拉多大学的斯皮策（Spitzer 研究小组）于 1994 年完成的可视人体项目（VHP），其后韩国亚洲大学医学院（2001 年）、中国第三军医大学和中国南方医科大学（原第一军医大学）相继（2002 年）建立可视化人体数据集（表 1，表 2）。

（张绍祥　谭立文）

tǐshùjù

体数据（volume data；volumetric data）

离散化的三维形体数据体的总称。又称三维数据体。

内容和范畴　数字图像是描述数据元素颜色或亮度的二维阵列，这些元素称为像素，是图像元素的简称。一个三维体可以用一个具有相应值的三维阵列来描述，这些值就是体元素，简称体素（见体素模型）。体素是组成体数据的最基本单位。在体素的表示中，可以将体素看成具有一定大小的小长方体，或是三维空间中没有大小的一个点。三维体数据可以看成是由许多个体素组成的，当某一维取值固定就可以得

表 1　VHP 基本数据参数

开始时间（年）	性别	身高（m）	年龄（y）	层间距（mm）	断面数量（层）	分辨率（像素）	数据容量（G）
1991	男	1.82	38	1.0	1878	2048×1216	15
1994	女	1.54	59	0.33	5189	2048×1216	43

表 2 中国数字化人体系列数据集主要参数（由第三军医大学和南方医科大学提供）

性别	年龄（y）	身高（mm）	体重（kg）	层厚（mm）	总片数	摄影分辨率（万像素）	图片大小（MB）	总数据量（G）	完成时间
男-1	35	1700	65	0.1，0.5，1.0	2518	630	36	90.7	2002.10
男-2	21	1820	66	0.1	18398	1100	62.9	1157.2	2003.04
男-3	24	1760	68.5	0.2	9232	610	18	161.6	2003.05
女-1	22	1620	54	0.25，0.5	3640	630	36	131.0	2003.02
女-2	19	1550	46	0.2	8556	610	17.5	149.7	2003.02
女-3	25	1620	57.5	0.25，0.5，1.0	3020	1100	62.9	189.9	2003.07
女-4	25	1700	59	0.2	8510	1100	62.9	535.0	2003.10
男-4	24	1680	62	0.2	9320	2200	63.5	560.0	2005.03
女-5	足月	392	3.2	0.1	4265	1200	34.7	148	2003.11

到一幅二维图像，称为断层图像。在图形学中，一个长×宽×高的三维形体以离散的形式存储，其中长宽高分别是三维形体在三个方向上的分辨率，这样一个离散化的数据形式是体数据的基本特征。体数据可以看成是在有限空间中对一种或多种物理属性的一组离散采样，因此它是以有限的采样值来描述场空间，可以表示成：$\{f(x),\ x \in R^n\}$。$\{x\}$ 是 n 维空间采样点的集合，因此也把体数据看作数据集。

数据特点　体数据类型：①按采样空间的维数：当空间维数 $n=3$ 时，称 $f(x)$ 为三维体数据；当 $n>3$ 时，则称 $f(x)$ 为高维体数据。②按采样值的个数：当采样值是单值时，得到的是标量体数据；当采样值是多值时，得到的是向量体数据，如 CT 设备产生是标量体数据，采样值反映物质对 X 线的吸收程度；磁共振设备产生的是向量体数据，每个采样点上有 3 个采样值，它们分别代表质子密度、弛豫时间 T_1 和 T_2。③按拓扑结构：可分成有结构的体数据和无结构的体数据。有结构的体数据，按其采样点之间的几何位置关系，可进一步分为笛卡尔型、规则型、整齐型和曲线型 4 种类型。无结构的体数据，采样点之间不存在邻接关系，不同的三角剖分算法将产生不同的邻接关系。④按其采样点之间的几何关系：可分为规则型、非规则型、混合型和弯曲型 4 种类型。

基本技术与方法　人体连续断层图像进行图像配准后，各断层图像具有统一的坐标体系，按一定的数据结构可将连续断层数据组合成人体的体数据，断层图像的长、宽为体数据的 x、y 平面，与断层垂直的方向为体数据的 z 轴（图）。

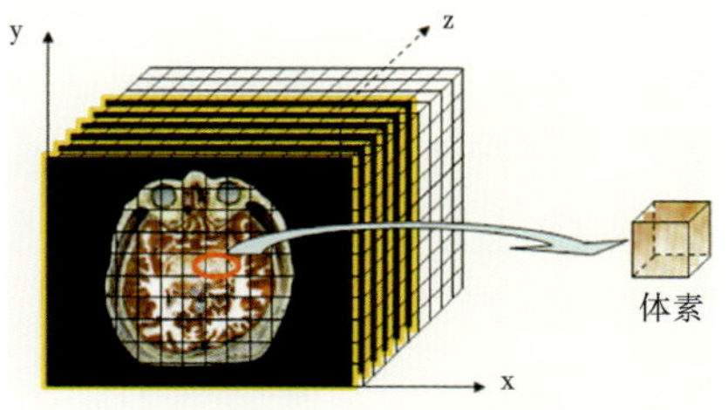

图　数字化人体的体数据示意图

应用　直接通过断层图像数字化生成体数据，称为实体体数据；经图像分割后生成体数据，为分割体数据。对体数据进行体绘制三维重建生成的模型称为体素模型，该模型为实体模型，模型中每一个空间坐标位置均含有实体信息，可包含分割信息，也可不含分割信息，常用于虚拟断层解剖的教学与研究。在临床影像数据的三维重建中，常采用体绘制的算法来建立体素模型，并对体素模型赋予特定材质，使重建的模型具有较强的质感。每个体素的数据代表了在某种成像原理作用下人体成像的采样值。

（张绍祥　谭立文）

bīngdòng duàncéng shùjùjí

冰冻断层数据集（dataset of cryosection）

经冰冻、切割、断面图像数字化采样后，所形成的完整、连续的断层图像数据集合。

内容和范畴　基于冰冻切片技术或冰冻铣切技术所获得的薄层断面图像的各种数据，称冰冻断层图像。人体小器官或组织、细胞数据获取及小动物局部器官和胚胎发育过程的各种数据集的采集，通常采用冰冻切片技术，完整人体结构形态数据采集的理想方法是冰冻铣切断层技术。

基本技术和方法　人体断层标本可以通过刀切、锯切、铣切等方式获得。较硬的组织（如骨）难以用刀切割，锯切标本存在较厚的锯路损耗，难以形成可进行三维重建的数据集。冰冻铣切断层是对人体标本经定型灌注、血管和空腔的填充后，在低温环境下（≤-5℃）置于5%~10%的明胶液中进行冰冻包埋以确保标本具有规则的外形，以及相对一致的硬度和切割特性，利用数控铣床对冰冻后的标本进行逐层铣切、照相，获得标本的连续断层图像的过程。冰冻铣切断层的数字化通常是在可见光谱的条件下获得的，也可在多光谱条件下获得一些特殊结构（如软骨）的数码图像（图）。

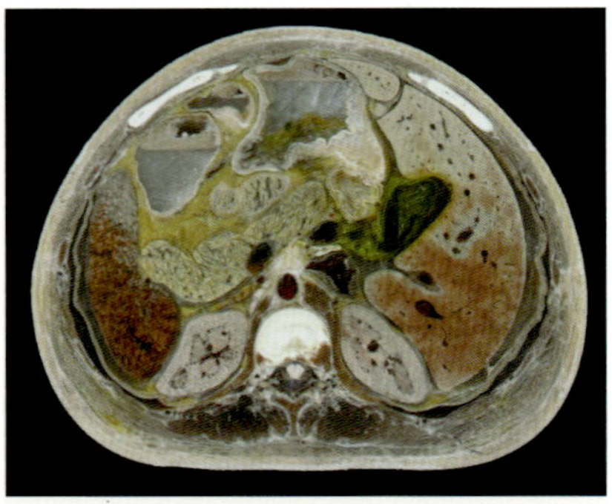

图　人体腹部冰冻断层标本

数据特点　已建立的完整数字化人体数据集均是在可见光谱条件下获得的真彩色数码照片，真实反映了肉眼可见的断层结构，与临床影像数据相比，具有更高的清晰度、更高解析度，反映的结构信息更完整等特点。

图像参数　中国获得的一幅冰冻断层图像的解析度最低的达到630万像素，高的达到2000万像素，单层图像的结构可分辨的目标低于0.2mm×0.2mm，甚至低至0.1mm×0.1mm，基本能识别解剖学教学中要求的解剖结构。数控机床的操作精度达到0.001mm，确保了断层间距进位的准确性，使得断层的层间距较锯切断层和临床影像断层具有更薄的层间距，其层间距可低至0.1mm。冰冻铣切断层图像的高解析度和超薄断层可使重建后的体素解析度达到0.1mm×0.1mm×0.1mm，完全能满足解剖学和临床教学与辅助诊断的要求。数控机床的面铣切功能确保了断层切面的平整度和清洁度，确保断面结构具有清晰的轮廓边界，有利于解剖结构的识别与分割。

断层图像的区别　采用断层技术获得的图像资料包含了断面上可见组织的彩色信息，经数字化后能获得在可见光或特定光源下的、指定解析度的组织结构信息。利用数控铣切技术可以将断层间距缩小到指定的范围，从而获得解析度较高的组织空间数据信息，是理想的数字人体建模的数据来源，是在现有技术条件下所能获得的精度最高、质量最好的数字人体数据源。由于数控铣切技术是铣切一层，数字化一层图像，铣切后无实物标本作对照或进一步进行组织染色，仅适合在肉眼下或体视显微镜下可见的组织结构，难以获得亚组织、细胞等结构的形态学数据。连续切片技术是在保留一定厚度的断层切片的基础上对组织切片进行染色后，在光学放大设备（如显微镜）下进行数字化处理来获得组织结构的数字图像。根据要突出显示的组织、细胞的要求不同，可选用石蜡切片、冰冻切片、火棉胶切片等技术，并根据组织、细胞种类的不同选用不同的染色方法，以突出显示这些组织结构。因此连续组织切片技术适合于组织、细胞层面的模型的建立。

图像质量的影响因素　①铣切面的光洁度和标本质量越好，成像质量越好。②尽量选用专业级的数码相机，无畸变镜头，采用固定光圈、焦点，曝光锁定等方法使所有断层图像具有相同的光学参数。③铣切面的光照均匀，前后一致，色温与正常阳光下的色温相近，或特定光谱的恒定光源。④保持相机焦平面与铣切面的距离不变。⑤保持工作环境条件恒定，包括环境温度、湿度、光线、防震等。

应用　冰冻断层数据集是构建数字化可视人体数据集和可视化人体的基本数据，已构建的数字人体仿真模拟、模拟计算模型（如辐射计算模型）大多来自冰冻断层数据集，并用于断面解剖教学。

（张绍祥　谭立文）

zǔzhī qiēpiàn shùjù

组织切片数据（data of histological section）

利用数字化技术和信息技术将传统组织切片中包含的器官、组织、细胞等各个层次的生理、病理形态变化等信息经数字化后形成的数字图像数据集。又称数字化切片。数据来源于人体或动物体组织切片，反映了微观视觉下组织的微细形态结构。组织切片多为较小的组织块经包埋、切片、裱片等步骤获得，切片的连续性、一致性难以获得满意效果，导致后期的图像配准成为建立组织切片数据集的难点。由组织切片生成数据集的要求：①切片无破碎、丢失，且具有连续性。②切片无形变或具有一定规则的形变。③切片上具有明显的形态学特征标记。

组织切片转化为组织切片数据的过程是：①低倍显微镜下对做了各种处理的组织切片进行扫描获得扫描地图。②将切片全部或部分选择区域转到高倍物镜下，根据需要选择放大倍率进行放大后扫描，以获得高分辨率、真实色彩的显微视场图像数据。③运用相应的扫描控制软件和图像处理软件将扫描到的各显微视场图像自动进行无缝拼接和处理，形成完整信息的组织切片数据，存储并建立数据库。经过这样的处理，现实中需要在显微镜下才能观察到的组织切片信息被数字化成数字图像。这些数字图像经图像配准处理后，使序列的组织切片图像具有统一的坐标体系，形成完整的数据集。

组织切片数据可用于教学、科研和临床。在教学方面，组织切片数据可使集体同时阅片、讨论成为现实，而不受显微镜下视野的限制。已成为实验教学的主要手段，还可应用到课堂理论教学、网络教学以及学生课后自学。在科研方面，对组织切片数据中的形态结构信息可进行形态学定量分析、免疫荧光分析、细微组织结构三维重建等操作，可构建、还原细小组织结构的三维形态及其空间毗邻关系。在临床应用方面，可使病理医生随时随地通过计算机或网络解决病理诊断，实现全球在线同步远程会诊或离线远程会诊，由于提供全切片信息，使诊断价值等同于显微镜下观察，具有时空传递优势。

（张绍祥　谭立文）

yīxué yǐngxiàng shùjù

医学影像数据（medical imaging data）　以非侵入方式取得人体或人体某部分内部组织信息的数据，通过采集的数据来推演出人体组织的特性，并转换为可观测的成像信息。

基本技术与方法　以计算机断层扫描技术为基础发展起来的CT、MRI、PET和SPECT等断层扫描成像模式，利用计算机高速运算能力，在X线或其他激发源的作用下围绕人体做断层或螺旋扫描，可在一个呼吸周期内采集几幅甚至几十幅断层投影信息，将这种激发出来带有体内信息的信号（投影）进行数字化图像信息采集和处理，用投影卷积反投影方法并根据投影数据单准则或多准则来重构图像，并在监视器上显示重构的断层模拟图像。对所采集的投影信息进行进一步的计算处理，可获得任意位置的断层图像，甚至可重构三维彩色图像。

数据特点　多以医学数字成像和通信标准（DICOM）数据格式存储，是由一定数目8位、12位或16位数值矩阵构成，数值矩阵多为512×512个像素。CT图像是以不同的灰度来反映器官和组织对X线的吸收程度，MRI图像反映的是MR信号强度的不同或弛豫时间T_1与T_2的长短。不同成像装置所得图像的像素大小不同，相同面积目标的像素越多，构成的图像越细致，即空间分辨力越高。医学影像数据是数字人体数据的主要来源之一，常采集的有数字X线片、B超、CT、MRI、PET等数据。

电子计算机X线断层扫描（CT）　是用X线束对人体某部位一定厚度的层面进行扫描，由探测器接收透过该层面的X线，转变为可见光后，由光电转换变为电信号，再经模数转换器转为数字信号，输入计算机进行处理。扫描所得信息经计算而获得每个体素的X线衰减系数或吸收系数，再排列成矩阵，即数字矩阵。经数模转换器把数字矩阵中的每个数字转为相应灰度的小方块即像素，并按矩阵排列，即构成CT图像。CT图像是通过数学方法对CT原始数据进行重建，得到图像矩阵，矩阵中的值即像素值，通常为灰度值。这些像素反映的是相应空间位置组织的X线吸收系数。

磁共振成像　又称核磁共振成像（MRI），是利用核磁共振原理并依据所释放的能量在物质内部不同结构环境中不同的衰减，通过外加梯度磁场检测所发射出的电磁波，即可得知构成这一物体原子核的位置和种类，据此可以绘制成物体内部的结构图像。MRI图像与CT图像一样，是以断层图像的形式来表示人体某一断层位置的灰度图像，在建立人体结构的三维数字模型时需要多层连续扫描图像。

正电子发射型计算机断层显像（PET）　是将生物生命代谢中必需的某种物质，如葡萄糖、蛋白质、核酸、脂肪酸，标记上半衰期短的放射性核素（如^{18}F，^{11}C等），注入人体后放射性核素在衰变过程中释放出一个正电子（即一个电子相对应的反粒子），在经历了几个毫米的运行后，正电子将会与生物体中的一个电子遭遇并湮灭，产生一对湮灭光子射向几乎背对背的两个方向。当它们遇到侦测器中的闪烁晶体物质时，会产生一点光亮，被光敏感的光电倍增管或雪崩光电二极管所探测到。PET扫描器获得的原始数据是一系列由探测器获得，由正电子与电子湮灭产生的一对光子的并发事件。每个并发事件背后，有一个正电子逸出，从而引发一个湮灭事件，在空间中同时射出背向的两个光子并被捕捉到。并发事件重组成投影图像，成为正弦图。正弦图被多角度和方向排列组合后，构成三维图像。

应用　用于临床、科研和教

学。影像数据有助于对疾病的诊断、治疗及跟踪随访，通过对医学图像的增强、配准融合及分割等处理可以对人体结构及功能信息进行定量分析、三维重建及可视化显示，还可用于术前手术模拟演练等。

（张绍祥　谭立文）

fēngē shùjùjí

分割数据集（segmentation dataset）

对数据集进行图像分割处理后所形成的简化或特定数据表现形式的数据集合体。

内容与范畴　通过断层技术或影像设备可获得人体内部组织的结构信息，这些信息常以图像的形式呈现，与人体有关的图像称为医学图像，经图像配准、归一化处理后的连续断层图像数据称为数据集。原始医学图像具有丰富的人体结构信息，表现为灰度或彩色信息。为使图像更易理解、分析和后处理，通常需对医学图像进行分割处理，即按照人体特定的分类规则将图像分成若干特定的、具有独特性质的区域，从而简化或改变图像原有的表现形式，这样形成的数据称为分割数据。

数据特点　①分割后所得到的区域总和应覆盖整个图像。②各个区域之间互不重叠。③同一区域的像元（图像单元）应具有某种共同特征，这些特征可以是像元值、颜色、纹理、形状、规则等。④同一目标可以对应于一个区域，也可以对应于多个区域。⑤不同分割规则具有不同分割区域。根据分割数据的表现形式分为灰度分割数据集、彩色分割数据集、数据数组和矢量数据集四类。

灰度分割数据集　通常用每个采样像素8位的非线性尺度来保存，可得到256级灰度的数据集合体，最多能表示256个分割标识类。该类数据的表现形式为8位灰度图像，通过阈值提取，能直接在医学三维重建与可视化软件中进行数据分析与三维建模。

彩色分割数据集　基于图像中红-绿-蓝3个颜色通道的变化以及它们相互之间的叠加得到不同颜色的彩色图像，且每个颜色通道都是一个二维数组，然后利用融合算法对根据3个频谱子集的二维数组分割的图像进行合成的数据集合体。该数据集能表达1600余万个独立的分类标识，能满足人体组织结构的分类标识数量，是图像分割过程中最常用的分割数据表现形式。特别是在图像分割处理过程中，人眼对颜色的敏感度远远超过对灰度的反应，丰富的彩色信息可为人眼识别和验证组织分类提供更高的识别率，在一定程度上可减少或降低图像分割的误差（图1，图2）。

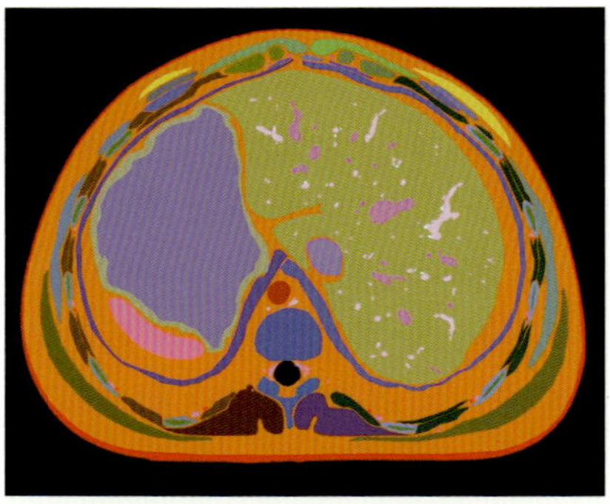

图1　上腹部完整彩色分割断面

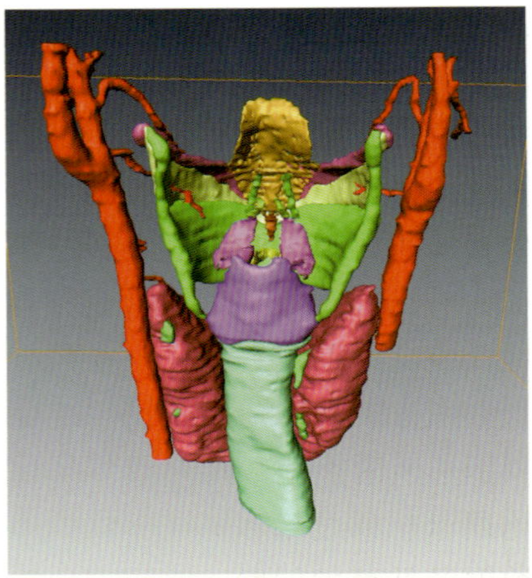

图2　以喉区结构的彩色分割数据集为基础的三维模型

数据数组　以三维数组的形式来表示人体组织的分类标识。前二维表示断层图像的分割数据，后一维表示不同的断层数据，数据集的空间解析度等参数可存储在文件头或独立的文件中。采用数组的表现形式表达任意多个分割标识类，其表现形式较灵活，通常用于计算机三维建模、电磁辐射剂量的模拟计算等。

矢量数据集　采用矢量数据的表现形式来描述分割结构的边界信息，如可缩放矢量图形。矢量数据具有放大、缩小不失真的特点，常用于多模态数据源分割数据的配准与融合。

前三类数据类型主要描述分割类中的每个像素或体素，可精确各种形态的组织结构；后一类数据类型描述分割类的边界信息，对于相对独立的结构具有较好的描述，在缩放过程中不丢失组织结构的原有形态特征，但对于有空洞的结构、包含关系类的表示时尚缺乏合理的表达形式。

基本技术和方法　分割数据集是在可视化人体数据集的基础上，通过人工识别、特征值提取等手段来将图像上的信息划分感兴趣区域或不同结构的子区域，使这些区域具有特定标记。其分割方法主要有手工分割、自动分割、半自动分割方法。

应用　分割数据集包含多个具有特殊含义的不同分割区域的子集，是数字化人体建模的必备和关键数据，是人体模拟仿真和模拟计算的基础数据平台。只有在分割数据的基础上才能对目标进行有效的分析和参数测量，才能进行更高层的图像分析和理解。

（张绍祥　谭立文）

késhìhuà

可视化（visualization）　用于创建图形、图像或动画，以便交流沟通讯息的技术和方法。针对大数据场处理的问题，美国国家科学基金会（ANSF）的科学计算分组于1986年10月提出了科学计算可视化。简称可视化。其为一种特殊的计算方法，它把数值或符号转换为几何图像或图形，使研究者能观察其模型和计算过程，并进行交互控制。可视化技术指的是运用计算机图形学和图像处理技术，将数据换为图形或图像在屏幕上显示出来，并进行交互处理的理论、方法和技术。它涉及计算机图形学、图像处理、计算机辅助设计、计算机视觉和人机交互技术等多个领域，同“理论-实验-计算”3种科学方法一样被广泛应用于科学研究中。可视化的实质是运用计算机图形学和图像处理技术，将科学计算过程中产生的数据与计算结果转换为在计算机上能显示，并能交互式处理的图像，其核心是对三维数据场的可视化，已广泛应用于医学、气象、地质勘探、分子生物学、工程技术、艺术、辅助设计等多个领域。

内容与范畴　可视化的对象既包括具有空间信息的数据，如人体的器官结构，也包括无形态特征的数据，如人体结构的知识描述、神经冲动的传递过程等。可视化的目的是从原始数据中抽取可视知识，传递认知的信息。对空间数据的可视化通常称为体视化技术，将实验数据、符号信息等无几何形状的数据的可视化称为信息可视化。

意义　有人把可视化视为面向信息的图形设计，甚至称其为第二次计算机革命。①大大加快数据的处理速度，使每日每时都在产生的庞大数据得到有效利用。②实现人-人和人-机器之间的图像通讯，而并非文字或数字通讯，从而使人们观察到传统方法难以观察到的现象和规律。③使科学家不仅被动地得到计算结果，而且知道在计算过程中发生了什么现象，并可改变参数，观察其影响，对计算过程实现引导和控制。④可提供在计算机辅助下的可视化技术手段，从而为在网络分布环境下的计算机辅助协同设计打下基础。

特点　①交互性：用户可以方便地以交互的方式管理和开发数据。②多维性：可以看到表示对象或事件数据的多个属性或变量，而数据可以按其每一维的值，将其分类、排序、组合和显示。③可视性：数据可以用图像、曲线、二维图形、三维体和动画显示，并可对其模式和相互关系进行可视化分析。

过程　分4步：①过滤：对原始数据进行预处理，可以转换数据形式、滤掉噪声、抽取感兴趣的数据等。②映射：将过滤得到的数据映射为几何元素，常见的几何元素有：点、线、面图元、三维体图元（图形元素，可以编辑的最小图形单元。）和更高维的特征图标等。③绘制：几何元素绘制，得到结果图像。④反馈：显示图像，并分析得到的可视结果。4个步骤是一个周而复始，求准求精的过程。

应用　①三维数据场的可视化：把空间的离散点经过某种方法的插值或逼近产生满足一定程度光顺的曲线或曲面，并用几何元素直线段、平面片来拟合曲线和曲面，然后利用真实感处理方法将平面片表示的曲面逼真地显示出来。②工程设计可视化：从分析计算到图样绘制实现视算一体化，操作上强调接近自然过程，通过对图形的操作来变换数据、修改参数、改变和引导计算进程，做出优化选择。③虚拟环境可视化：用计算机生成具有临场感觉的环境，将所需的环境数据输入到计算机，在硬件上产生出亲临现场的感觉（图）。

（张绍祥　谭立文）

yīxué túxiàng késhìhuà

医学图像可视化（visualization of medical image）　采用三维重建算法将一系列连续低维（如二维CT连续断层图像）的医学数据源进行数字化处理，还原成数据源本身的形态，以进行定性、定量分析的技术。利用计算机以可视化的方式展示其形态结构。

医学图像的计算机三维重建技术作为辅助手段能弥补影像设备在成像方式的不足，除二维断层信息外，还可提供详实、具有真实感的三维医学图像，辅助医师从多角度、多方位、多层次进行观察和分析，在临床诊断、设计手术计划与虚拟仿真、优化治疗方案等方面发挥重要作用。医学图像可视化是对医学数据、医学知识进行数字化，并以图形、图像的形式展示出来。其研究内容非常广泛，除医学数据的图像化外，还包括这些图像的数据处理、图像的分割、三维医学图像的重建等。

传统意义的断层影像解剖学，多为在二维断面上研究人体结构

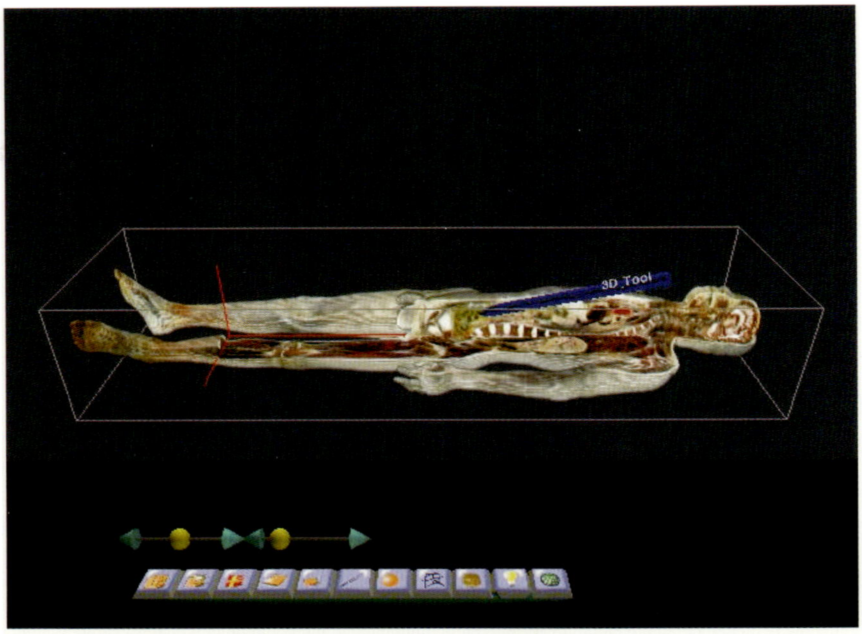

图　在中国可视人体上进行虚拟手术

的断面配布规律，并为临床断层影像诊断提供形态学指导。二维断层图像是基于一个特定方位和位置的人体结构切割图像，反映人体结构在二维平面上形态与空间位置关系，无法真实展现人体器官结构的完整形态和空间毗邻关系，为医师的解剖学学习和临床诊断增加了难度和不确定性。随着计算机图形图像学的发展，新一代的临床影像设备，不仅能提供清晰的二维图像，还能提供三维图像，使临床诊治的准确性得到了进一步提高。由于临床需求的增加和解剖学研究的需要，在断层影像解剖学领域，计算机图像三维重建的应用非常广泛，是可视化研究的一个重要方向，也是推动可视化技术发展的一个重要因素。

（张绍祥　谭立文）

túxiàng cǎijí

图像采集（image acquisition）

图像信息获取的过程。图像经过采样、量化后转换为数字图像并输入、存储到帧存储器的过程，称为采集。数字化人体的图像采集，是指通过解剖断层和影像资料获取数字人体数据。解剖断层包括通过完整人体或大器官标本获取冰冻铣切断层图像，以及小器官或组织、细胞的组织切片，其特点是断层分辨率高、层间距小、色彩丰富，含有丰富的解剖信息，特别是冰冻铣切断层，能获得完整人体解剖结构的形态学参数，是建立数字人体的主要数据来源。

医学图像的获取有多种方法，包括采集解剖断层标本、组织切片的断面数据，以及利用CT、MRI、PET等成像技术获取的数据，都能以图像的形式在不同水平上反映人体的解剖、生理和病理等信息。以硬件设备的不同可将获取数字化图像的方法分为以下几种方式：普通相机+扫描仪、摄像头或摄像机+图像采集卡、数码相机、扫描仪直接扫描。数字人体图像的采集就是利用数码相机或扫描仪将冰冻铣切得到的每一个断面图像进行数字化，并以数字图像的格式存储在计算机中。一个铣切断面的光学图像可以视为平面上两个坐标的连续函数 $f(x, y)$，数字化就是将 $f(x, y)$ 采样为一个M行N列的矩阵，并将 $f(x, y)$ 的连续范围划分为K个区间，当M、N和K的值越大，对连续函数 $f(x, y)$ 的近似就越好，图像的分辨率越高。在图像采集过程中，应尽量选用较高分辨率的数码相机，获取尽可能详细的断面解剖数据。但分辨率越高，图像文件越大，对计算机的存储和计算能力的要求也越高。在相机分辨率选择的时候应考虑数据集的用途，在能满足要求的同时，尽可能降低设备的费用和人工处理的时间。

（张绍祥　谭立文）

túxiàng pèizhǔn

图像配准（image registration）

将不同时间、不同传感器（成像设备）或不同条件下（气候、照度、摄像位置和角度等）获取的两幅或多幅图像进行一定的变换处理，使它们之间的空间位置、空间坐标达到匹配的过程。

内容与范畴　图像配准方法可分为特征法和体素相似性方法：①特征法：又分为基于外部特征的图像配准和基于图像内部特征的图像配准。外部定位装置法的特点是采用外置显像标志，是属于前瞻性配准方法，成像前使患者佩戴立体定位框架和（或）固定定位标记，定位相对简便和准确，无需复杂的软件，但采集过程中必须保持标志与被摄部位固定。基于图像内部特征的配准方法是使用图像内部固有标志进行定位，有特征点配准法、曲线法、表面法、矩和主轴配准法、相关配准法等，人体内标志包括解剖标志、表面轮廓、空间特征和坐标系等。② 体素相似性方法：是基于图像中所有体素的配准方法，如最小均方误差法、相关法、互信息法等。体素相似性方法一般采用信息论中的一些概念，如联合熵、相对熵或互信息等作为相似性测度来配准图像，由于不需要提取图像间对应的解剖特征，因此是一种稳健性强、精度高的全自动方法，已得到广泛应用。

基本技术和方法　图像配准前必须对图像进行变换和定位处理，使它与另一幅层图像上的对应点达到空间上的一致。图像变换包括平移、转动、缩放、定标、反射等处理，对图像的空间坐标、刻度等参数进行变换，使图像之间匹配。常用的变换算法分为线性变换和非线性变换，线性变换有刚性变换、仿射变换、投影变换等。① 刚性变换：是通过平移、转动、反射和线性定标操作，物体内部任意两点间的距离保持不变，用于几何结构没有空间变形的图像转换。② 仿射变换：将直线映射为直线并保持平行性，包括均匀和非均匀定标和附加于刚性转换中的剪切。③ 投影变换：将直线映射为直线，但不再保持平行性。非线性变换将直线变换为曲线，比较典型的非线性变换如多项式转换可用于消除由于不同采集参数引起的空间变形和几何结构变化，常称为图像变形技术，在交互方式图像配准融合中具有重要作用。

经图像配准后，还需要对配准的结构进行评估、验证，确保获得高精度的配准数据集。常用的评估方法有目测检验、定标点重心坐标的检测等。单一数据源的图像经配准后通常可以获得较高的配准精度，采用目测检验的方法可获得较好的评估效果。多模医学图像配准结果的评估一直是件很困难的事情。由于待配准的多幅图像基本上都是在不同时间和（或）条件下获取的，故无绝对的配准问题，即不存在“金标准”。只有相对较优（某种准则下）的配准。

应用　依据配准的医学图像模态也可将图像配准分为单模图像之间的配准、多模图像之间的配准和患者图像与模态图像之间的配准。单模图像之间的配准一般应用在生长监控、减影成像方面。多模图像之间的配准应用最多，主要应用在影像诊断，可分为解剖结构与解剖结构的配准和解剖结构与功能的配准两大类，前者将显示形态学不同结构的两幅图像混合，后者将组织的功能或代谢与其相对应的解剖结构的空间位置上联系起来。患者和模态之间的配准一般应用在放射治疗和计算机辅助手术中的术中定位。

（张绍祥　谭立文）

túxiàng rónghé

图像融合（image fusion）　将相同或不同成像模式所得到的图像经过必要的几何变换、空间分辨率统一和位置匹配后，进行数据叠加、融合的过程。以此获得图像的互补信息，增加原始图像的信息量。

内容与范畴　研究范围包括：图像配准、融合图像的显示和分析，利用从对应解剖结构图像（MRI、CT）获取的先验信息对发射型数据（SPECT、PET）做有效的衰减校正、数据重建等。医学图像数据来源包括临床影像数据（如 CT、MRI、PET 等）和标本的断层解剖（如冰冻连续断层、连续的组织切片等），每一种数据来源对人体结构和功能的获取方式有一定差异，所获得数据信息具有各自的侧重点，不同数据源之间在人体结构和功能上可相互补充。

基本技术和方法　图像融合的步骤为：特征提取、设计误差评估方法、对图像数据进行处理使误差最小、将变换后的图像数据进行配准和综合显示。

特征提取和图像配准　是图像融合的关键和难点，特征提取分为内部特征提取和外部特征提取。内部特征主要是人体解剖结构特征，如颅骨、脊柱、胸骨、肋骨、关节等。外部特征是为进行融合处理而特制在两幅图像上均可见的体表标记物，如进行脑图像融合的头罩、牙环，胸腹部图像融合采用的背带，四肢图像融合采用的支架，甚至颅骨嵌入螺钉等。采用内部特征的优点是不需要对患者做预处理，可进行多次融合方法分析，缺点是难以实现融合自动化处理，需要人工干预，融合的精确性往往与经验有关。外部特征的优点是特征明确，易于进行计算机自动处理；其缺点是预处理复杂，并且由于体位而引起的脏器与体表标记之间的位移误差难以避免。

误差评估　常用的有基于相似度的误差评估方法（以相似度最大为最优）和基于距离的误差评估方法（以距离最小为最优）。融合数据的分析是指以某种算法将融合图像数据综合显示并做定量分析。有些影像学工作者提出了以融合图像中像素的 CT 值（SPECT 计数）等数值进行分析的方法，但由于图像融合技术研究时间较短，各种融合数据对临床的指导意义尚待进一步检验确定。

融合图像显示　常用的有断

层显示法和三维显示法。融合图像的显示往往以某个图像为基准，基准图像用灰度色阶显示，另一个图像叠加在基准图像上，用彩色色阶显示。

应用 ①按照成像设备的组成及图像数据的来源：图像融合分为同类多源图像融合如 MRI 图像融合、SPECT 图像融合等，异类多源图像融合如 SPECT 与 MRI 图像融合、SPECT 与 CT 图像融合、CT 与 MRI 图像融合等。②按照融合的对象：图像融合分为单样本时间融合、单样本空间融合以及模板融合。③按照图像维数的不同：图像融合可分为单一空间维数的图像融合、多空间维数的时间序列图像融合，根据涉及的图像空间维数进一步划分为一维与二维（1D/2D）、二维与二维（2D/2D）、二维与三维（2D/3D）、三维与三维（3D/3D）空间的图像融合。④按照图像的类型分类：图像融合分为断层图像间相互融合、断层图像与投影图像融合以及解剖图像与功能图像融合。其中解剖图像与功能图像融合研究较多，主要是 CT、MRI 等解剖结构图像与 PET、SPECT 功能图像进行融合。

（张绍祥　谭立文）

túxiàng fēngē

图像分割（image segmentation）

将图像中具有特殊涵义不同区域区分开的过程。这些区域互不交叉，每个区域都具有特定区域的一致性。

内容与范畴 图像分割主要采用特征信息来进行，特征信息主要包括图像灰度、颜色、纹理、局部统计特征和频谱特征等。在医学图像上，这些特定区域就是指具有特定功能的解剖结构单位或组织空间。分割的目的是为了将目标区域提取出来，为结构的分类做准备，并为定量、定性分析提供基础。

基本技术和方法 分为人工分割和自动分割。其中自动分割又分为阈值分割、区域生长、边缘检测等基于特定理论的分割方法等。

人工分割 由于人体解剖结构的复杂性，同一灰度或颜色可能有多个解剖结构，同一解剖结构的不同部位往往又具有不同的灰度和颜色。这些特点给计算机自动分割带来了较大困难，因为计算机没有一个给定的参数值可用。因此，在复杂解剖图像的分割中，人工干预常是必不可少的，有时人工分割成为主要的分割方法。彩色解剖断面图像最常用的分割方法是计算机辅助下的手工分割，即由具有专业知识的人员在图像处理软件中将目标区域的边缘勾画出来或用特定的颜色填充目标区域。

阈值分割 把图像的灰度分成不同的等级，然后用设置灰度门限（阈值）的方法确定有意义的区域或分割物体的边界。主要应用于灰度值或特征值相差较大的灰度图像，如 CT 图像的骨骼分割、数字减影的血管分割等。缺点是不适用于多通道图像和特征值相差不大的图像，不能满足灰度渐变或以某种纹理而不是灰度来表征不同区域的那些复杂图像的分割。冰冻断层图像是彩色图像，比灰度图像含有更丰富的数据信息，不能直接用灰度阈值分割的方法来分割解剖结构，但可应用于已经进行分割定义的彩色图像。阈值分割法是比较经典、流行的图像分割方法之一，也是最简单、最常用的一种图像分割方法，在常用的三维重建与可视化软件中均提供了阈值分割方法。

区域生长 已受到人工智能领域中的计算机视觉关注的图像分割方法，其基本思想是将具有相似特性的像素集合起来构成区域。首先为每个需要分割的区域确定一个种子像素作为生长起点，然后按一定的生长准则将其周围与其本身特性相同或相似的像素合并到种子像素所在的区域中。把这些新像素作为种子继续生长，直到没有满足条件的像素可被包括，这时生长停止，一个区域就形成了。区域生长法要解决的主要问题是区域生长准则的设计和算法的高效性。生长准则往往和具体问题有关，直接影响最后形成的区域。如果选取不当，就会造成过分割和欠分割的现象。区域生长法的优点是计算简单，对于较均匀的连通目标有较好的分割效果。其缺点是需要人为确定种子点，对噪声敏感，可能导致区域内有空洞。另外，它是一种串行算法，当目标较大时，分割速度较慢。

边缘检测 图像分割也能够通过检测不同区域的边缘来获得，即检测灰度级或者结构具有突变的部位，表明一个区域的终结，也是另一个区域开始的部位。常见的边缘检测方法有差分法。差分法是指数学上用离散函数的数值计算方法对连续函数微分运算的一种近似。由于边缘灰度变化规律一般体现为阶梯状或者脉冲状。边缘与差分值的关系可以归纳为两种情况，其一是边缘发生在差分最大值或者最小值处；其二是边缘发生在过零处。对于阶梯状边缘可以用梯度下降算子、Roberts、Prewitt、Sobel 等一阶差分算子得到差分值，这些不同的算子可以检测出图像灰度值或者平均灰度值的变化。对于脉冲状边缘，可用二阶差分算子如 Laplacian 等得到差分值。Laplacian 算子特点是对于灰度值变化呈阶梯状时，有一个过零点。因此，对于角点、线、孤立点的检测效果很好。但是如果图像存在较严重的噪声，则 Laplacian 算子的效果不是十分理想。由于边缘和噪声都是灰度不连续点，在频域均为高频分量，直接采用微分运算难以克服噪声的影响。因此用微分算子检测边缘前要对图像进行平滑滤波。LoG 算子和 Canny 算子是具有平滑功能的二阶和一阶微分算子，边缘检测效果较好。其中 LoG 算子是采用 Laplacian 算子求高斯函数的二阶导数，Canny 算子是高斯函数的一阶导数，它在噪声抑制和边缘检测之间取得了较好的平衡。

随着各学科新理论和新方法的提出，出现了许多与特定理论、方法相结合的图像分割方法，包括基于水平集、基于聚类分析、基于模糊集理论、基于小波变换、基于神经网络的分割方法等。尽管人们在图像分割方面做了许多研究工作。但由于尚无通用分割理论，因此现已提出的分割算法大都是针对具体问题的，并没有一种适合于所有图像的通用的分割算法。

应用　图像分割是由图像处理到图像分析的关键步骤，其目的就是为了将目标区域提取出来，为结构的分类细化做准备，并为定量、定性分析提供基础，已广泛应用于医学、军事、通讯及自动控制等众多领域。

（张绍祥　谭立文）

chóngcǎiyàng

重采样（resampling）　对离散数据组成的数字图像按所需的像元位置或像元间距重新采样，以构成几何变换后的新图像的过程。

内容与范畴　重采样过程本质上是图像恢复过程，用输入的离散数字图像重建代表原始图像二维连续函数，再按新的像元间距和像元位置进行采样。其数学过程是根据重建的连续函数（曲面），用周围若干像元点的值估计或内插出新采样点的值，相当于用采样函数与输入图像作二维卷积运算。重采样可通过选择重采样的范围、调整采样频率（或改变图像尺寸）进行重建新图像。重采样主要是为了缩小数据集的大小，便于计算机处理。完整人体断层数据集的数据量少的有数十 G，多的有几百 G，在个人计算机上难以实现如此数据量的完整人体的数据处理或三维可视化显示；另外，只需局部器官模型时无需对完整断层数据进行处理。在进行数字解剖模型的建立过程中常对冰冻断层数据进行重采样，用重采样后的数据进行数字解剖学研究或教学。为确保分割结果能重复利用，重采样步骤最好在图像分割后的数据基础上进行。

基本技术和方法　①最近邻赋值法：不改变输入单元的值，所以分类数据的重采样工作可用这种方法。一旦输出栅格数据集上的单元中心位于输入栅格上，最近邻赋值法将确定输入栅格上最近的单元中心的位置并将该单元的值赋给输出单元。该法可用于类型或序列数据，在这些数据中，每个值代表了一个类、成员或分类（分类数据如土地利用、土壤或森林类型）。②双线内插法：用 4 个最近的输入栅格中心的值确定输出栅格的值。输出单元的值是这 4 个值的加权平均，权重由输入栅格到输出单元的中心的距离来决定。适合于那种由已知点或现象的位置即可决定单元值的数据（连续表面）。高程、坡度、飞机场噪声强度及河口附近的地下水盐度都是连续表面。③立方卷积：与双线内插法类似，二者区别在于它用 16 个最近的输入单元中心和它们的值来计算加权平均，比双线内插法锐化数据的趋势更明显。由于在输出栅格中无法保持原有类别，双线性内插法或立方卷积法不适用于分类数据。但是，所有 3 种方法都能应用于连续数据。最近邻赋值法将产生块状输出，双线性内插法产生较平滑的结果，而立方卷积法则生成最锐化的结果。

应用　重采样技术运用到数字断层解剖学，可从某个方位的连续断层解剖图像经体素三维重建后进行重采样，从而得到另一个方位的断层解剖图像，即多个解剖方位的连续断层图像可来源于同一个标本。通过有效的计算，对已生成的三维体数据或经配准的序列图像进行相同方位的连续重采样，可以获得指定方位的连续断面图像，正如在 CT、MRI 等设备上经常使用的多平面生成技术，利用获得的水平方位的连续断层图像可以生成同一例患者相同部位的冠状和矢状图像。多平面重采样技术的使用，可有效观察层间结构的变化情况，通常会增大三维结构的视觉效果。根据需求，还可沿着指定的曲面路径对体数据进行重采样，将经过曲面路径的像素展开，生成曲面断层图像，该图像有助于曲面结构的整体显示，如椎管、眼等器官结构。重采样技术的应用是断层影像解剖学的重大进步，利用重采样技术可在同一例的数据体上进行任意方位、任意曲面的剖切。

采用原有的断面标本的制作方法，一例标本只能制作一个方位的连续断面。

（张绍祥　谭立文）

miànhuìzhì

面绘制（surface rendering）　物体表面形态的重建。由数据集提供的三维数据中抽取等值面，然后再由传统的图形学技术，实现表面绘制的方法。面绘制可以有效地绘制三维结构的表面，但缺乏内部信息的表达。

内容与范畴　面绘制法是一种表示数据场中感兴趣的物体表面的方法，在屏幕上采用光栅显示技术，而在对三维物体对象的描述、变换和显示生成等方面则采用基于对象的方法。在三维重建中将对象保存在一个显示列表中，这个列表不仅存放点、线、多边形等二维基本图素，还有三维空间中对象的面（平面或曲面），即对象是以表面作为表示、操作和显示的核心。对列表中对象的任何改动或者可视参数、光照参数等的改变时，如视点的改变，都要重新生成显示图像。

基本技术和方法　面绘制的基本步骤是：首先提取选择物体的表面信息，把体数据转换为由一系列多边形表面片拟合的等表面；然后再用面绘制算法根据光照、明暗模型进行消隐和渲染得到三维的显示图像。面绘制算法主要有轮廓线法、移动立方体法、剖分立方体法。

轮廓线法　其基本思想是在二维图像平面中先提取某门槛值的等值线，用其来代表一种结构或器官的轮廓线；然后依照一定原则对相邻片间的轮廓线的顶点进行连接；最后按照一定的光照模型生成曲面图。在面绘制的基础上，可以利用光照、消隐、明暗处理、纹理映射等技术来增强三维物体的真实性。该法的优点在于速度快、最后产生的模型面片数量和轮廓线的顶点成比例及占用的存储少，便于进行三维实时旋转等操作，而且轮廓线提取可以进行相当正确的分类。在计算机图形学领域，面绘制算法已经相当成熟，并可利用专门的图形加速硬件来缩短绘制过程。其缺点在于确定多分支轮廓线在相邻片间的拓扑关系以及分支处顶点的连接关系比较困难。

移动立方体法　该法首先根据给定的门槛值将数据场网格每个体元8个角点的函数值进行二值化，然后根据这8个角点的二值化结果，在每个体元内生成由三角面片组成的等值面。二维数据场的基本单元是矩形，在三维空间的基本单元是一个小立方体。找出每个小立方体中的等值面，这些等值面也就构成了整个物体的表面。一个小立方体上有8个顶点，如过立方体一条边上的顶点分别大于和小于等值面的值，则该边上必然与等值面相交。首先对立方体的8个顶点进行分类：如顶点数据值大于等于等值面值，则记为“+”，否则记为“-”。由于每个体素有8个顶点，每个顶点有两个状态，共有256种组合，考虑顶点状态与旋转对称，可归结15种情况，并建立一个视图查找表，这样只需查表就可以根据交点直接得到等值面（图）。

该图的15种情况中存在二义性，在后来又进行了改进。一种方法是对每种情况再增加二义性的处理；另一种方法则是四面体剖分法，将体元正方体分解成5个、6个或是24个小四面体，然后以小四面体为体元判断和等值面的相交关系的方法，以消除移动立方体法中的二义性问题。可用于不规则网格的数据场显示问题，如有限元分析的后处理等。移动立方体法采用查表的方法，速度快，算法简单；但是当数据场网格较密集时，产生的小三角面片都很细小，有的尺寸甚至比屏幕的像素尺寸还要小，造成存储量很大的缺点。

剖分立方体法　1988年由Lorensen和Cline提出，该法自上而下，先遍历高级大体元，若和

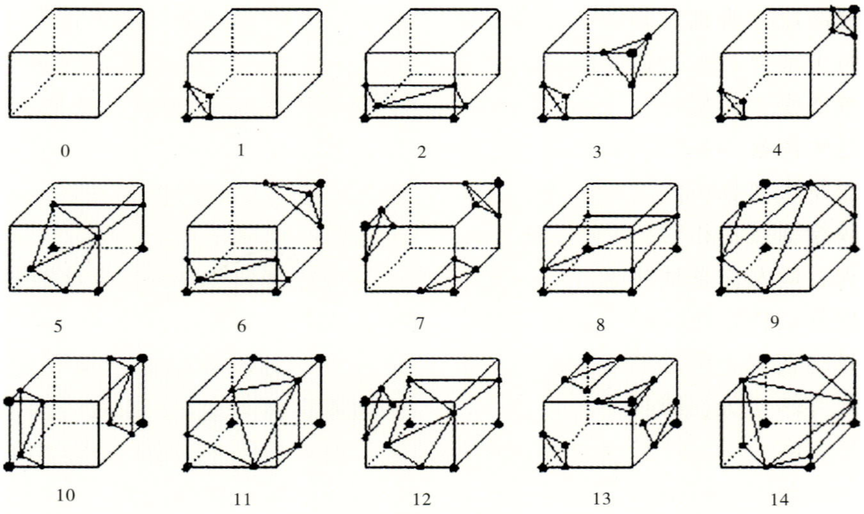

图　视图查找表

等值面不交，不处理它；若和等值面相交，则看其投影尺寸是否小于屏幕像素尺寸，若是，则直接投影此体元，否则划分该体元，直至划分到和等值面无交点或尺寸比像素小为止。剖分立方体法在数据场网格密集时优于移动立方体法。而且这种方法利于后来的多分辨率模型的实现：如以八杈树为数据结构，自上而下分割，根据视点调整误差选择合适的显示的体元（体素）等。其缺点在于存在同层相邻体元经过不同划分后在公共面上产生的裂缝问题。

（张绍祥　谭立文）

tǐhuìzhì

体绘制（volume rendering）　直接由三维数据场向屏幕上投影二维图像的技术。目的是在一幅图像上展示三维数据场内的空间细节。

内容与范畴　一个三维数据场可以用一个具有相应值的三维阵列来描述，这些值称为体素。医学图像三维数据场是一个典型的三维数据场，由CT或MRI扫描获得一系列的医学图像断面数据，把这些断面数据按照位置和角度信息进行规则化处理，然后就形成一个三维空间中由均匀网格组成的规则数据场，网格上的每个节点为一个体素，描述了对象的密度等属性信息。体绘制以这种体素为基本操作单位，计算出每个体素对显示图像的影响。体绘制技术相对于面绘制技术来说，最大优点是能够描述物体的内部结构，能表现更丰富的内部结构信息，但也存在一些问题，如存储量大、缺少几何信息、计算精度不高、重建物体走样等。

分类　体绘制按处理对象的不同，分为对三维空间规则数据场的体绘制和对三维空间不规则数据场的体绘制。依据不同的绘制次序，体绘制分为以图像空间为序的体绘制方法和以物体空间为序的体绘制方法。①以图像空间为序的体绘制方法：从屏幕上每一像素点出发，根据视点方向，发射出一条射线，这条射线穿过三维数据场，沿射线进行等距采样，求出采样点处物体的不透明度和颜色值。可以按由前到后或由后到前的两种顺序，将一条光线上的采样点的颜色和不透明度进行合成，从而计算出屏幕上该像素点的颜色值。这种方法是从反方向模拟光线穿过物体的过程。②以物体空间为序的体绘制方法：首先根据每个数据点的函数值计算该点的颜色及不透明度，然后根据给定的视平面和观察方向，将每个数据点投影到图像平面上，并按数据点在空间中的先后遮挡顺序，合成计算不透明度和颜色，最后得到图像。

基本技术和方法　体绘制常用的算法主要有光线投影法、最大密度投影法、抛雪球法、剪切-曲变法、基于硬件的3D纹理映射方法和基于频域的体绘制算法等方法。热点是基于可编程图形显卡的体绘制算法和并行化的体绘制算法。用于体绘制的软件库有VTK和volpack等。

光线投射法　以图像空间为序，从图像平面的每一个像素点出发，连接视点发出一条视线通过数据场，沿视线前进并等距的在其上采样，采样点的值由周围数据场的点插值而得。对其值根据分类的情况赋予采样点颜色值和不透明度，并合成累加到该像素原有的颜色和不透明度中去。跟踪的结束条件是不透明度累加到1或是视线穿出数据场。

最大密度投影法　体绘制方法其出发点是利用场中区域和体的相关性，将体元向图像平面投影，计算各体元对像素的贡献，按体元的前后遮挡次序合成各体元的效果。这种方法实质上是计算数据场中的各个体元发出的光线到达图像平面上对图像上各个像素的影响，并最终计算出图像（图）。

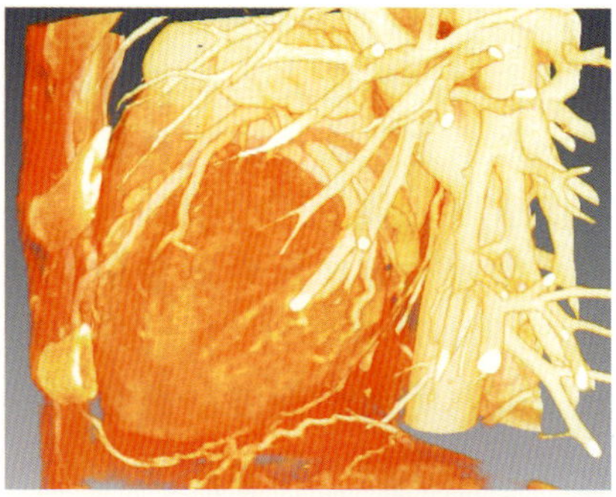

图　基于最大密度投影的体绘制图像

抛雪球法　以物体空间为序的体绘制方法。本法有一个足迹表，足迹表是由适当的重构核的卷积生成的，以表示物体空间的一点在图像空间的作用范围以及作用大小。相当于是物体空间一点到图像空间后再泼溅开来确定该点的影响范围。实现时首先决定一个数据场的遍历次序，将每个体元的投影合成到二维图像中，其中投影体元对图像的贡献则通过查足迹表来得到，最后再按像素进行合成。

上述3种体绘制方法有两个缺点：①速度慢。②视点均是相关的：给定视点后，它们即被合成到二维图像中不再包含三维信息，而改变视点重新计算的时间又很长。

剪切-曲变法　1994年SIGGRAPH年会上提出了利用剪切-曲变法来改进，以减少计算量。

频域体绘制法　先将三维数据场数据进行 Fourier 变换后得到该三维数据场的频域表示，然后在频率域内按给定的观察平面进行二维切片重采样；最后再将二维采样得到的数据进行二维 Fourier 逆变换，从而得到三维空域数据的二维投影图像。由此可见，改变观察平面的方向后，只需进行切片重采样以及二维上的 Fourier 逆变换即可完成体绘制。

应用　体绘制能够揭示体数据内部信息，而不仅仅是显示对象的表面，在医学、无损评价、天体物理和地球物理测量中得到了广泛的研究和应用。在医学，它的最大优点是能够从医学对象体数据直接显示数据结果，选定的数据通过对相应的体元进行投影（也称作光线投射）显示在屏幕上，在体元的投影过程中能够引入体元不同属性（如灰度值、梯度值以及空间坐标）的传递函数，从而获得即时的分割表面及任意位置的切割平面，通过对光学参量的适当控制，还可以绘制出具有透明效果的图像，这有助于人们对海量数据的直观理解。例如，可帮助临床医师对病灶的定位和分析等。

（张绍祥　谭立文）

shùzì jiěpōuxué móxíng

数字解剖学模型（model of digital anatomy）

表达人体器官结构的数字化可视人体模型。又称数字解剖标本。是研究数字解剖教学系统的基础数据。

内容与范畴　①按标本模型的精细度，可将数字人体模型分为简单数字模型和精细数字模型。②按模型的复杂度，可分为单一模型和复合模型。③按模型的完整性，可分为整体数字模型和局部数字模型。根据用途的不同，对所建模型的要求各异。作为概念性描述解剖知识时，只需建立简单的数字模型，或局部器官的单一数字模型；如需进行虚拟解剖或力学分析时，则需建立精细的复合模型。如图所示，骨、软骨、动脉、神经和肌肉等器官结构分别以不同的伪彩色标注显示，既可清楚地观察分割重建的三维数字解剖模型，又可展示各模型的空间毗邻关系（图）。

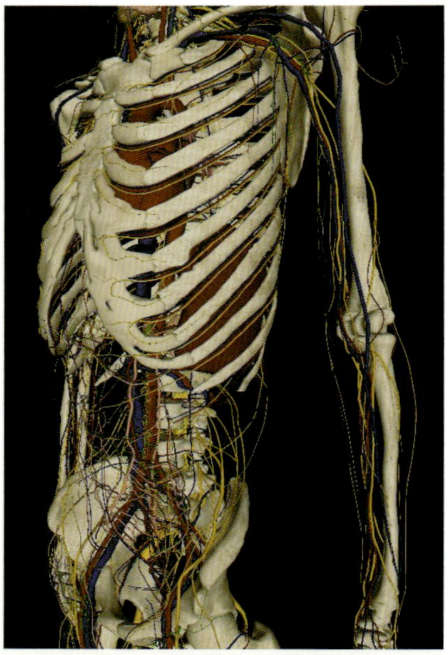

图　躯干骨骼、血管、神经数字解剖学模型

基本技术和方法　制作步骤包括数据的获取、图像预处理、图像配准、图像分割、重采样、三维重建、三维可视化、虚拟解剖等。数据获取是建立数字解剖模型的第一步，信息量最丰富的数据源是彩色的薄层解剖断层标本，即数字人体数据集。在数据获取与三维重建之间根据数据源的类型、规模和对数字模型的要求不同，其处理的步骤和顺序也有所不同。如影像断层数据可经过分割后直接建立三维数据模型。

分类　根据模型生成时采用的方法和用途的不同，将数字解剖模型分为体素模型和表面模型两种。通常将采用体绘制技术生成的模型称为体素模型，该模型为实体模型，模型中每一个空间坐标位置均含有实体信息，可包含或不含分割信息。常用于虚拟断层解剖的教学与研究。根据解剖学研究和学习的不同需求，数字解剖学模型可分为虚拟断层标本、仿真计算模型和几何模型等。

虚拟断层标本　在原始数据集的基础上采用虚拟数字切割技术可对数据集进行任意方位的再切割，实现在同一数字人体标本上的多方位断层解剖，为临床诊断提供更详实、更丰富的形态学资料，为不同解剖结构提供可任意显示的断层图像，同时便于细小结构的追踪识别。最常见的虚拟断层标本图像是一个方位的连续断层图像生成与之垂直的正交连续断层图像，如从水平连续断层图像生成矢状位和冠状位图像。利用图像插值技术，可生成任意方位的斜切面或沿着解剖结构生成曲面图像，以最佳方式展示需要显示的形态结构。

仿真计算模型　在人体几何模型的基础上，对几何模型进行网格化或实体化，并添加相应组织结构的物理、生理等参数，利用合适的算法进行模拟计算，以求解人体在特定环境下的运动、生理活动等状态的组织特性，如利用有限元分析方法来研究人体组织在运动中的力学特性，利用有限差分算法来求解人体在复杂电磁环境下组织对电磁辐射的吸收剂量等。

应用　数字解剖标本为虚拟的数据模型，该模型可不断完善，逐渐逼近真实的解剖标本。其具有可编辑、修改、重复使用、成本低等特点，还可对数字模型进行任意操作，是未来解剖学标本的主要来源之一。

（张绍祥　谭立文）

jǐhé móxíng

几何模型（geometric model）

以面绘制技术生成的，以点、线、面、体等几何元素来描述人体器官、组织、细胞等形态结构的数字模型。几何建模为应用数学和计算机几何学的分支，为物体形态的数学描述。

几何模型重点描述分割类结构的空间外形轮廓，其内腔可以不含任何数据信息，是虚拟仿真解剖的基础。通常来源于分割后的数据集。对分割数据采用面绘制或体绘制技术生成不同分割数据的三维形态结构，利用可视化技术的显示、隐藏、透明、旋转、缩放等功能对重建的数字模型进行虚拟操作，模拟解剖标本的观察。

几何模型既与用算法隐式定义形状的过程模型和面向对象模型不同，也与数字图像和立体模型不同，还与用隐模型表示的数学模型如任意多项式的零集也有所不同。但区别经常变得不太明显：例如，几何形状可以用面向对象编程中的对象来表示；数字图像也可以解释为一组正方形颜色的组合；像圆这样的几何形状也可以用数学方程来表示。另外分形物体的建模经常要同时使用几何模型与过程模型技术。几何模型形态大多为二维或者三维，虽然有关几何模型的很多工具和定律能够作用于任何有限维集合。二维几何模型多用于人体器官、组织、细胞等形态结构的边界信息，可作为二维分割数据的表达。三维模型是数字化人体的核心数据，在医学图像的三维重建中通常采用三维的几何概念来描述人体内部结构的空间结构。几何模型广泛用于计算机图形学、计算机辅助设计、计算机辅助制造、医疗图像处理、机械工业、建筑及地质等应用领域。

（张绍祥　谭立文）

tǐsù móxíng

体素模型（voxel model）

以大量足够小的体素（如四面体和六面体）组合成需要表达的三维物体。由于体素单元足够小，可以认为每个体素具有单一的属性。这种模型可以用来表达非均质的组织。体素，是体积像素的简称，又称体元或立体像素。体素是数字资料在三维空间分割上的最小单位。在人体的真三维空间结构中，用以进行空间信息的数据记录、处理、表示等所采用的最小体积单元。如同像素，体素本身并不含有空间中位置的数据（即坐标），然而却可以从它们相对于其他体素的位置来计算，即它们在构成体积影像的数据结构中的位置。

在三维体素填充模型中，使用最多的是等边长的正方体体元。它是二维中的栅格模型在三维中的推广，称为三维栅格模型。这种模型的优势是数据结构和算法简单，对体内的不均一性具有很好的表达能力，易于实现模型中数据的叠加分析、缓冲区分析。运用三维栅格模型原理，将研究对象（如器官）划分成若干个体素，空间位置以 x 轴、y 轴和 z 轴表示，在 x 轴上分割成 m 个单元，在 y 轴上分割成 n 个单元，在 z 轴上分割成 k 个单元。研究对象可用 m×n×k 个体素来表示，这些体素按照自身的空间位置组合即构成研究对象的三维形态。空间上每一个体素均具有某一类属性值（如密度、磁性、化学成分含量等），并以数值型数据来表示。构建体素模型的基本步骤是体素化，即将物体的几何表示形式转换成最接近该人体组织的体素表示形式，产生体数据集，其不仅包含模型的表面信息，而且能描述模型的内部属性。表示模型的空间体素与表示图像的二维像素比较相似，只是从二维的点扩展到三维的立方体单元。

体素模型的优点：①容易用体素化算法将复杂几何模型离散，得到可进行组织属性参数赋值的单元节点。②模型的体素单元分层存储，后续的分层切片工作将变得非常容易。③每一个体素单元相互独立，可单独对单一体素单元进行操作。④用体素表示模型，很容易计算模型的其他物理特性。⑤可提供良好的体数据集。⑥可以用许多成熟的插值算法，估算非体素单元节点处的各组织特性。体素模型应用于医学影像、流体力学、碰撞检测、及机械零件造型和制造等领域。

（张绍祥　谭立文）

yǒuxiànyuán móxíng

有限元模型（finite element model）

将人体器官组织结构的几何模型划分为有限个具有分割特性的几何单元，适用于有限元分析法的数字模型。最基本的二维单元为三角形或四边形单元，最普遍的三维单元为四面体或六面体单元。有限元分析法将复杂问题的求解域视为由许多称为有限元的小的互连子域组成，对每一单元假定一个合适的（较简单的）近似解，然后推导这个求解域总的满足条件（如结构的平衡条件），从而得到问题的解。这个解并非准确解，而是近似解，近似解的准确度依赖于合理、有效的有限元模型和算法。由于大多数实际问题难以得到准确解，而有限元不仅计算精度高，而且能适应各种复杂形状，因而成为行之有效的工程分析手段。

内容与范畴　构建有限元模型是有限元分析法的基本步骤，需选择最合适的单元类型来最接近模拟实际的物理性能，所用单元总数和给定组织内单元大小和类型的变化是需要进行工程判断的主要问题。有限元的单元既需小到给出有用的结果，又需足够大以节省计算费用。计算结果有剧烈变化的部位需要小单元，结果平缓的部位可采用大单元。其中在医学上建立的有限元模型较多，包括肱骨、胫骨、脊柱和大脑。有限元模型的建立，可做出该有限元模型在不同物理场下的各种分析，如应力分析、电离辐射吸收剂量分析。

基本技术和方法　有限元模型的建立包括器官组织形态几何模型的构建、材料属性的选择、单元网格的划分、边界条件的设置、模型有效性验证等步骤。几何模型可来自器官组织的参数化建模和断层数据的三维重建。材料属性来自具体的实验研究和文献中的实验数据，不同的应用领域具有不同的组织材料属性。单元网格的划分是有限元模型构建的核心步骤，是将某个器官组织的几何模型离散为由各种单元组成的计算模型，这一步又称为单元剖分。离散后单元与单元之间利用单元的节点相互连接起来，单元节点的设置、性质、数目等应视问题的性质，描述变形形态的需要和计算进度而定，一般情况单元划分越细描述变形情况越精确，即越接近实际变形，但计算量越大。如果划分单元数目非常多而又合理，则所获得的结果就与实际情况相符合。对于不同物理性质和数学模型的问题，其边界条件的设置也各不相同。有限元模型需进行合理性、有效性验证，通常将构建的有限元模型与现有的实验数据进行对比验证。

应用　应用于固体力学、流体力学、热传导、电磁学、声学和生物力学等领域。早期的有限元模型主要关注于某个专业领域，如应用于应力或疲劳分析。物理现象都不是单独存在的，例如，只要运动就会产生热，而热反过来又影响一些材料属性，如电导率、化学反应速率、流体的黏性等等。这种物理系统的耦合就是所说的多物理场，分析起来比单独分析一个物理场复杂得多。20世纪90年代以前，由于计算机资源的缺乏，多物理场模拟仅停留在理论阶段，有限元建模也局限于对单个物理场的模拟，最常见的是对力学、传热、流体以及电磁场的模拟。计算机科学的发展使得对多物理场的有限元模拟成为可能。

（张绍祥　谭立文）

shùzì fúshè móxíng

数字辐射模型（digital radiation model）

以人体的三维结构数据集为基础，构建的可用于辐射剂量模拟计算的三维数字模型。又称辐射模型。

内容与范畴　数字辐射模型能够实现X线、中子、质子、微波、无线电波等多粒子多能级的仿真计算，为放射治疗规划、核医药、核辐射防护设计、手机辐射模拟计算等提供量化参考，包括电离辐射模型和非电离辐射模型。自然界中的一切物体，只要温度在绝对温度零度以上，都以电磁波的形式时刻不停地向外传送能量，即辐射。日常生活中的电磁辐射源有雷达系统、电视和广播发射系统、射频感应及介质加热设备、射频及微波医疗设备、放疗设备、各种电加工设备、通信发射台站、卫星地球通信站、大型电力发电站、输变电设备、高压及超高压输电线、地铁列车及电气火车以及大多数家用电器。当电磁辐射强度超过中国国家标准（GB8702-88，GB9175-88），就会产生负面效应，危害人体，称为电磁辐射污染。不同控制策略或设计变量对人体或动物体的影响，最好是能在试验对象身上进行实验，但由于伦理道德、实验条件、实验时间及实验稳定性等因素使得这些常难以可行。构建辐射的计算模型对于测量和评估辐射剂量大小以及其对人体的影响具有重要意义。

分类　20世纪60年代以来，人们开始用蒙特卡洛方法来模拟人体各器官受到的辐射剂量，并开发了各种计算模型。按照其发展历程和数据来源分为以下几种：

程式化数学模型　为第一代辐射模型。1969年，美国橡树岭国家实验室开发了首例人体程式化数学模型。该模型是基于标准参考人【国际辐射防护委员会（ICRP）的定义】（体重70kg，身高170cm，男性），包含40个不同人体器官和组织，主要由球面、圆柱面、椭圆形、圆锥体等几何图形组成。此类模型定义简单，存储空间小，利于早期计算机处理。虽然模拟了人体器官结构，但很大程度上影响了模型的真实性，很多解剖结构细节无法建模（图1）。

医学断层影像模型　为第二代辐射模型。CT和MRI的出现，使构建具有解剖特征的真实模型

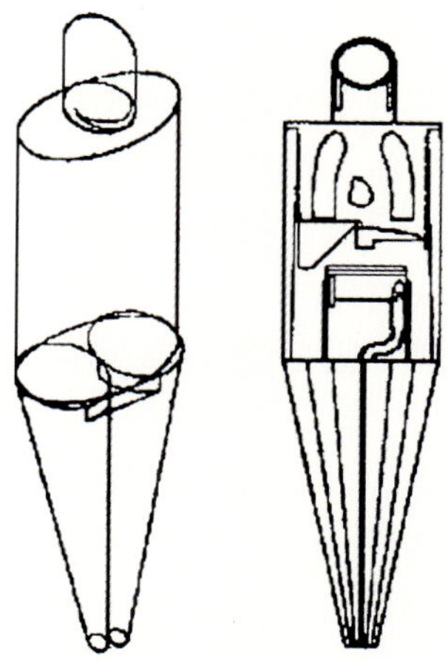

图 1　第一类模型：程序化模型

成为可能。从 CT 或 MRI 图像中分割出的人体组织和器官，经过三维重建，可较准确反映体内结构特征。1994 年，美国耶鲁大学开发了 Voxel-Man 成年男性模型；1997 年，英国国家辐射防护部构建了基于 MRI 图像的模型 NORMAN。2002 年，Zankl 等构建了基于 CT 图像的具有不同年龄、性别的系列模型。2005 年，韩国开发出了分别基于 CT 和 MRI 的韩国人模型 KORMAN。基于数字化可视人的辐射体素模型为分辨率和准确率较高的断层模型。美国伦斯勒理工大学的研究小组以美国国家医学图书馆“可视人项目（VHP）”的数字化可视人断层彩色照片数据为基础，开发了一个成年男子人体模型，命名为 VIP-MAN。该模型可用于多粒子外源、内源放射计量模拟。2010 年中国第三军医大学与工业和信息化部联合研发了基于中国数字化人体数据集的人体辐射模型。该模型精细度较高，包含人体的器官结构较多，中国人体质代表性好（图 2）。

基于混合方程体素模型　属于第三类模型，器官边界利用数学定义的方法从体素数据中提取，并通过数学方法进行还原。同第一类模型相比，第三类模型更接近真实器官形状。同第二类模型相比，第三类模型不但具有器官真实性特征，还具有数据量小、延伸到四维和简单方便的特性。第三类模型可以利用患者的具体图像和变形图像配准来调整器官的表面控制点来得到四维的器官形状。约翰·霍普金斯大学 Segars 博士的动态胸腔和动态心脏模型就属于第三类模型，可用于开展放疗的动态模拟计算。

基本技术和方法　第一类辐射模型由于图像不是来源于人体真实的断面数据，仅凭借“标准参考人”ICRP 的人体部分数据，利用数学公式构建，这种模型已经少用。第二类辐射模型主要是基于二维断层影像如 CT、MRI 和二维断面解剖图像，进行器官轮廓的数据分割，并三维重建，获得三维立体结构模型，并赋予电磁参数所获得的模型。第三类辐射模型是在第二类模型的基础上，利用信息学公式、算法使模型在二维、三维空间上形变所产生。

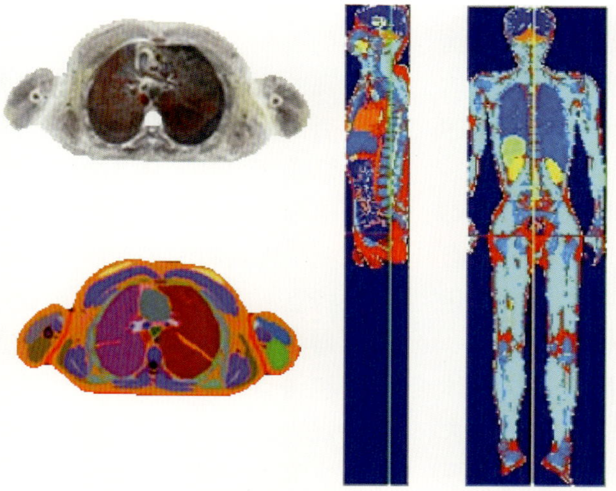

图 2　第二类模型：基于断层图像的模型

数字辐射模型的模拟计算方法最常用的是蒙特卡罗方法，又称随机抽样技巧或统计试验方法，是以概率统计理论为基础，结合计算机模拟实验的一种算法，能够逼真地描述事物的特点以及物理实验过程。在第二次世界大战期间为适应当时原子弹的设计而发展起来的，其基本思想已经广泛应用到各个学科，如粒子输运问题、统计物理、激光技术以及医学、生物等方面。蒙特卡罗模拟算法只要备有相应的计算机软件和会使用这种软件的人员就可以对器官剂量进行估算。最常用的是 EGSnrc/DOSXYZnrc 和 MCNP 两个程序。蒙特卡罗方法虽然计算精确度高，但计算量相当大，需要较高的电脑配置。

应用　数字辐射模型可用于各种波谱、各种能级的电磁波、离子束辐射线的剂量模拟计算，其中包括可见光、红外线、紫外线、微波、无线电波、X 线、Y 射线、中子束等，可广泛用于航天、放疗防护、医疗防护、雷达系统、电视和广播发射系统、核物理、地质探测、手机辐射防护等领域。

（张绍祥　谭立文）

jíepōuxué běntǐ

解剖学本体（anatomical ontology）

用符号信息来表达人体结构的解剖知识点，并能模拟、推导各知识点关系的解剖术语、关系、规则的集合。就是以计算机系统可表达、理解、推演的形式来表达人对解剖学知识理解的形式，是解剖学领域知识的参考本体，是对人体解剖学知识的符号表达形式。

本体是指一种“对于共享概念体系明确而又详细的说明形式化表达”。就是一种特殊类型的术语集，提供的是一种共享词表，也就是特定领域中那些存在着的对象类型或概念及其属性和相互关系；具有结构化的特点，且更加适于在计算机系统之中使用。

特征和组成　解剖学本体必须具有以下4个特征：①概念模型：即通过抽象出客观世界中一些现象的相关概念而得到的模型，其表示的含义独立于具体的环境状态。②明确：所使用的概念及使用这些概念的约束都有明确的定义。③形式化：解剖学本体是计算机可读的。④共享：解剖学本体中体现的是共同认可的知识，反映的是解剖学领域中公认的概念集，它所针对的是团体而不是个体。解剖学本体的目标是捕获解剖学领域的知识，提供对该领域知识的共同理解，确定该领域内共同认可的词汇，并从不同层次的形式化模式上给出这些词汇（术语）和词汇之间相互关系的明确定义。解剖学本体可由以下4部分组成：①解剖学概念：解剖学上有明确定义的概念构成各个实体。②解剖结构之间的关系：指定在解剖学各实体之间存在的各种关系。③解剖形态模型：解剖学实体的形态三维模型。④元知识：表示类、关系等知识的原则、规则和定义。

基本技术和方法　构建解剖学本体的常用工具有Protégé、OntoWiki等。所构建的解剖学本体需要满足下列要求：①解剖学本体的对象需限于解剖学，最广义地说，本体被定义为概念系统的明确规定。②解剖学本体首先必须对组成人体的物理实体实现概念化，然后才能把状态、过程、行为等概念与物理解剖学实体联系起来，因而限定本体于物理解剖学实体的静态。③本体必须对经典解剖学实现模型化并为知识库提供合适于组织实例解剖学数据的方法。④本体首先必须定义构成解剖学物理单元，即为机体物理结构建模。虽然本体限定在结构的宏观层次，但构成宏观实体的物理单元必须同时在微观层次定义。⑤存在于物理结构的宏观和微观单元之间的一般的、部分的和某种空间关系必须被定义。⑥解剖学本体不仅仅是宏观解剖学，还应包括其他解剖学领域，如胚胎学、发育生物学、微观解剖学、细胞生物学和神经解剖学。⑦解剖学实体的表达必须有机器语法分析性，而在人类阅读方面，专家和初学者均能充分理解。⑧解剖学本体必须包括所有宏观可辨的按某种层次结构排列的解剖学实体，因此，层次结构中的类或子类的属性的定义必须应用解剖学属性的术语，这些属性可由类或子类的成员继承下来。与此类似，类或子类成员之间的差异也必须应用解剖学属性的术语来定义。⑨符号模型必须根据描述整个机体物理结构的被定义的各种关系重新构成解剖学本体的各种实体。⑩为了保证分类的一致性，便于解剖学教师和学生对本体的评估，赋予术语的约定必须以人类可读性文本形式格式化定义，并译写成逻辑记法。

应用　已出现的解剖学本体模型中比较著名的是由华盛顿大学于1990年开发的解剖学基础模型（FMA），并不断更新完善。FMA是一部由解剖学实体和关系所构成的空间结构本体，是解剖学领域的一种新类型的知识资源。FMA不同于传统的解剖信息资源，例如图集，教科书，字典，辞典或术语清单等。图集和教科书是为特殊的用户人群出版的，例如为护理和医学学生，或外科和放射学家。即便是出版的名词呈现有相同信息，但是来自不同视角和粒度层次的。与之对照的是，FMA提供了任何用户群所需的和可从任何相应视角调节的解剖信息。

（张绍祥　谭立文）

fúhào móxíng

符号模型（symbolic model）　用计算机所能识别的语言，全面准确地解释和表达所有解剖学名词概念及其关系的模型。它既是描述有联系的对象相对性数学表达，又是用一系列名词概念统一表达事物的模型。

分类：①解剖学分类：按照实体共享和相互可区别的特征将解剖学实体加以分类。②解剖结构的抽象：指定在解剖学实体中表现的实体之间存在的关系。解剖结构的抽象由维度分类、物理性质分类、边界网络、分体网络和空间联合网络构成，用于描述解剖学实体的所有属性。③解剖变换的抽象：指定在解剖学实体中表现的实体在出生前的发育和出生后的生命周期期间的形态学变换。④元知识；遵循在上述三部分中已经表示类和关系所指定的原则，规则和定义。

特点：①抽象性：将解剖学概念通过知识表示的方式转化为计算机语言，是一个由具体到抽象的过程。②共享性：通过计算机技术和网络技术，符号模型可以进行无限制的传播。③可拓展性：表现在两个方面，一是符号模型建立后不是一成不变的，可以不断添加和修改，进一步完善；二是符号模型的构架不仅可用于解剖学领域，同样可用于生命科学领域甚至其他领域。④可推导性：依据先验知识、逻辑关系、约束条件、规则等可在符号模型上进行推导，推测、归纳新的知识。

德国 Voxel-Man 研究项目利用人工智能技术进行了关于符号模型的相关研究，于1990年建立了一套基于3D图谱的可视化的人体解剖语义网络模型。他们在模型中利用语义网络设计了一个“智能体素”，并就几何模型和符号模型进行了可视化。美国华盛顿大学利用人工智能的原理和技术建立了一个具有解剖学知识表示的基础模型（FMA），是关于人体结构相关类和关系的符号模型，能被基于机器的系统处理、分析和理解。

（张绍祥　谭立文）

shùzì jiěpōu

数字解剖（digital dissection）

应用计算机图形图像学、可视化等技术，依据实地解剖的方式对数字解剖模型所进行的数字化操作。又称虚拟解剖。实地解剖是用刀、镊、锯等工具对标本进行剖切操作，并借助肉眼或显微镜来观察标本的形态结构；数字解剖则是借助图像学的算法对数字解剖模型进行操作，并将操作的结果显示在屏幕上，以观测标本的形态结构。数字解剖操作的对象是标本的数字化数据，而非实物标本；采用的工具是一系列数学算法；解剖的结果是数字化的数据，且可恢复原有的状态，是无损的解剖操作。

数字解剖的核心是数学算法，不同的数据类型、不同的操作方式需要不同的算法，方法分4类：①显示与隐藏：是在构建的数字解剖模型基础上，根据用户的需求决定是否将选择的模型数据以图形或图像的形式显示在屏幕上，或从显示存储区内将模型数据删除，从而实现特定解剖结构或一组解剖结构的观察。②旋转和缩放：是根据用户的视点方位和距离对模型数据的几何坐标进行几何变换，以适应用户对解剖模型在任意方位和位置的解剖学观察。③透明化：是通过调整显示模型数据的透明度，使其浅表的结构呈现一定的透明度，有助于观察浅层和深层结构的空间关系。④剖切：是根据虚拟切面的方位、深度来修改模型数据的拓扑结构，将原有模型从剖切面分离开，实现剖面结构或遮盖解剖结构的观察。数字解剖是数字解剖学的基本技术和手段，是实现解剖结构观察和测量的核心操作步骤，广泛应用于数字解剖学的教学、虚拟手术仿真等领域。

（张绍祥　谭立文）

shùzì duàncéng

数字断层（digital section）

从一个平面对可视化人体数据体进行体素的重采样，即提取在该平面上的所有体素，并利用插值算法弥补体素经剖切后的差值，重组体数据在该平面上图像像素的过程。又称虚拟断层或体数据重组。

基本技术与方法　在医学成像中，经常通过连续获取人体某个方向的一系列截面图像（如断层扫描、冰冻断层、组织切面等）来构建三维图像数据体，这个方向称为断层获取方向。将获得的连续断层图像（如CT、MRI、标本断层等）进行图像预处理、图像配准，将连续断层图像进行归一化处理，使连续断层图像在三维空间中具有各向同性，最好是在x、y、z 3个方向具有相同的图像解析度，最低限度应是断层图像的xy平面具有相同的解析度，并且在xy平面上具有相同空间位置关系。经归一化处理后的连续断层图像具有相同的坐标体系，即可将此系列图像看成是一个数据体。通过重采样技术，来获得同一例标本的任意方位的数字断层图像。

分类　根据切面生成方向和方式的不同，将数字断层分为正交切面、斜切面和曲线切面3种基本方式。

正交切面　如果体数据图像的三维性质是各向同性的，即体数据在空间的3个方向上具有相同或已知解析度的分辨率，即可通过将体数据中的体素进行重组，或通过插值运算计算出体数据中与断层获取方向正交的其他方向上的图像，其正交断层方向通常采用水平位、矢状位和冠状位3个方向。当整个体数据都存储在计算机的存储器中时，用现代计算机技术可以交互地实现多平面重组图像的生成和显示，这种重组可以实时交互性地操作。由冰冻铣切技术获得的部分连续断层图像，经图像配准后形成具有各向同性的数据体，经虚拟重组后可以生成连续的正交矢状位或冠状位连续断层图像（图1，图2）。生成的多平面重组图像可以采用多窗口的形式来显示，也可采用单窗口，并用连续、动态、交互地进行任意位置图像的显示。

斜切面　三维正交虚拟切面是在数据体的基础上，直接获取xz、yz平面的图像。人体内的器官组织结构复杂，正交断层图像上显示的结构信息不一定是目标结构的最佳显示方位，通常需要

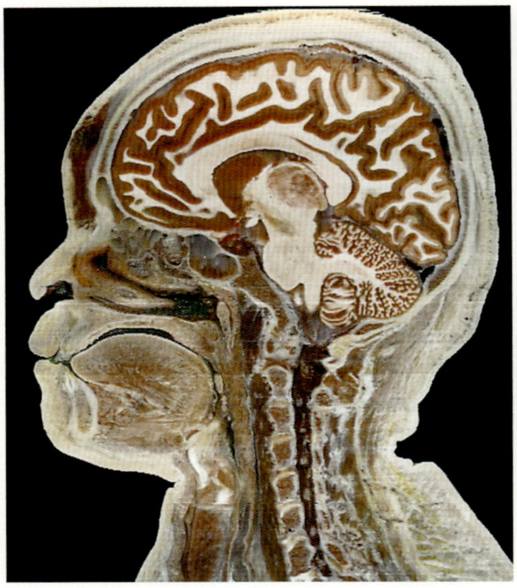

图 1　由横断面经重采样后得到的矢状断面

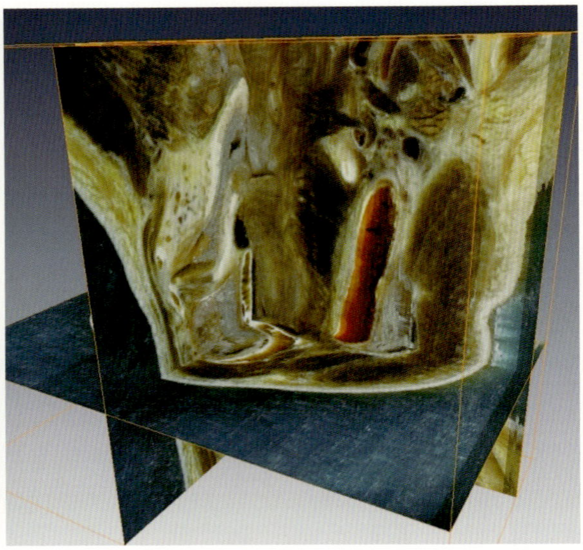

图 2　虚拟正交断层（横、冠、矢三轴组合显示）

获得数据体的斜切位方位的断层图像。斜切位方向上的体素重组不能简单地采用正交方位的重组技术，其定义和标识通常是用标准正交体图像中的结构来标记，并借助多幅图像来确定标记的选择，以防止空间歧义的产生。通常采用两种方法来定义斜切面的取向。一是选择 3 个标记点来定义一个平面，并调整合适的视角；二是先选两个点定义一个轴，再以此轴线作为法线生成斜切面。随着斜切面与正交轴平面之间的角度、方位的变化，新生成的图像在二维平面上的解析度也不同，在图像生成时需根据斜切的方向和角度来调整新图像的解析度，并通过适当的插值运算来弥补图像的显示质量。通常斜切面图像在解析度、清晰度等方面的效果低于正交断层图像。

曲线切面　在人体内，有些结构轮廓往往具有曲线的形态，如血管、食管、内耳、椎管等，这些结构的整体形态是不可能在正交平面或斜切面的二维图像上获得的，而采用曲线切面则可在一幅图像上获得不规则器官结构的整体面貌。该方法通常应用在临床的辅助诊断中，如血管内的肿瘤。在任一正交图像平面上根据需要作一条不规则的轨迹曲线，以规定正交图像中的一组像素，其中每个像素确定了体数据中该位置纵深方向上的一行体素，将轨迹线上每一个像素所对应的每行体素作为一个新图像的一行显示，这个新图像就相当于沿该路径的曲面切面结构图像。

多平面重组　为了更好地在二维平面图像观察人体器官结构的形态、毗邻关系及其空间走向，通常在一幅图像显示多个方位的断层图像，如正交切面的组合显示、正交切面与斜切面的组合显示，选择合适的观察角度，并动态地移动切面的纵深位置。通过多个虚拟切面的组合显示，一般可准确判断器官结构的形态和空间位置关系，在临床诊断中常用来辅助判断病变的准确位置和大小（图 3）。

优点　有别于标本在物理上的断层切割。通过对建立的体数据

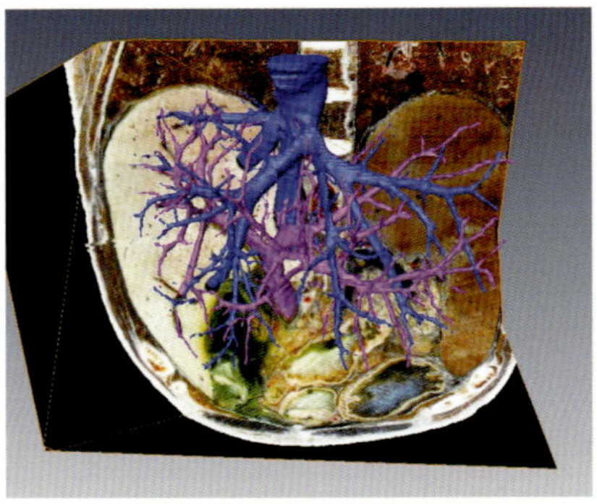

图 3　肝内管道与虚拟断层组合显示

集进行数字断层有利于在不同方位对同一解剖结构进行追踪观察，为解剖学教学和临床辅助诊断与治疗提供更详实可靠的形态学资料，为断层解剖学的教学和研究提供更丰富的形态学资源。

（张绍祥　谭立文）

xūnǐ jiěpōu shíyànshì

虚拟解剖实验室（virtual lab of anatomy）

利用虚拟现实技术进行解剖学操作和解剖学教学的实验室。是虚拟解剖实验运行的载体，是虚拟解剖实验的运行环境，利用虚拟现实技术可为学习者提供一个直观、逼真、形象、方便

和可重复操作的实验环境。

内容与范畴　传统的解剖学实验室所采用的解剖方式是对尸体标本进行解剖学操作，采用的方法是以课堂教学为主，再结合挂图、模型、标本、人体等辅助教学工具进行教学，并配以尸体解剖来加深学生的理解。尸体标本进行解剖是传统人体解剖学教学必不可少的条件。由于各个院校的招生规模不断扩大，尸体来源日趋紧张，严重影响到了解剖学实验课的开展。虚拟现实技术的产生能使学生在虚拟的人体标本上进行解剖观察和学习，可缓解尸体标本缺乏的状态，降低教学成本，提高教学质量，弥补教学条件的不足。

虚拟现实也称为视觉模拟，是一门跨学科的综合集成技术。它以计算机技术为主，综合利用计算机三维图形技术、模拟技术、传感技术、人机界面技术、显示技术等，来生成一个逼真的三维视觉、触觉以及嗅觉等感觉世界，让用户可以从自己的视点出发，利用自身的功能和设备，对所产生的虚拟世界这一客体进行浏览和交互式考察。虚拟现实有三大特点：浸沉感、交互性和构想性。由于三者英文名称的第一个字母均为I，故又称为3I特性。①浸沉感：指的是人浸沉在虚拟环境中，具有和在真实环境中一样的感觉。②交互性：指在虚拟环境中体验者不是被动的感受，而可以通过自己的动作改变感受的内容。③构想性：指虚拟的环境是人构想出来的，因而可用以实现一定目标的用途。虚拟现实技术利用3DMAX、Virtoois Dev等软件创建的局部解剖虚拟实验室系统，为学习者提供一个直观、逼真、形象、方便和可重复操作的实验环境，开辟了解剖学实验教学新模式。

基本技术与方法　虚拟解剖实验室的组成主要包含硬件和软件两个部分。①硬件：主要是高性能的计算机与周边设备的组合关系，表现在更大存储容量的数据存储设备、数据中央处理设备、图像输入输出设备和人-机交互设备等，各组成部分有机地结合起来组成协调的运行系统，以完成虚拟仿真功能。②软件：包括开发平台软件、虚拟现实投影显示软件和系统应用软件。虚拟解剖环境构建完成后，可以为人体解剖学教学提供直观、逼真、形象、方便的实验环境，学生可以在组织、器官的三维动态人体解剖学几何模型上利用特殊的虚拟解剖手术器械，依据计算机图像进行精确定位，同时用专业的力反馈器械和系统来模拟解剖操作的各种动作，并给予模拟解剖操作中的力回馈，使学生可以感受到人体组织的不同质感，还可以选择任一人体组织结构的三维模型，并将其从数字化虚拟人体中独立出来，再对其进行更精细的观察（图）。

应用　应用动画技术可以实现在血管、气管中或在心室间漫游，还可以应用虚拟内镜对中耳、内耳以及胃肠道结构进行三维立体显示。在虚拟解剖过程中，学生可以反复进行复习和训练。由于多媒体网络的运用，学生们还可以随时运用个人电脑进行简单的虚拟解剖，不需来到解剖学实验室进行学习，节约了尸体标本，也减少器械消耗。

虚拟解剖实验系统可充分激发学生的学习兴趣，帮助学生对重点、难点知识的理解传统的解剖学实验教学中，有些内容的实验教学与课堂理论教学其实相差无几，如胆汁的产生及排出途径、声波的传导过程、尿液的生成过程、脑脊液的产生及循环途径、眼房水的产生及循环途径等，均是以指导老师结合模型、挂图讲解为主，实验教学达不到应有的效果。而在虚拟现实技术中，用Virtools工具可将静态的解剖图片制成三维动画，并以此形成有序、播放，化静为动，通过视听两种刺激吸引学生的注意力，帮助学生深刻理解这些知识要点。

（张绍祥　谭立文）

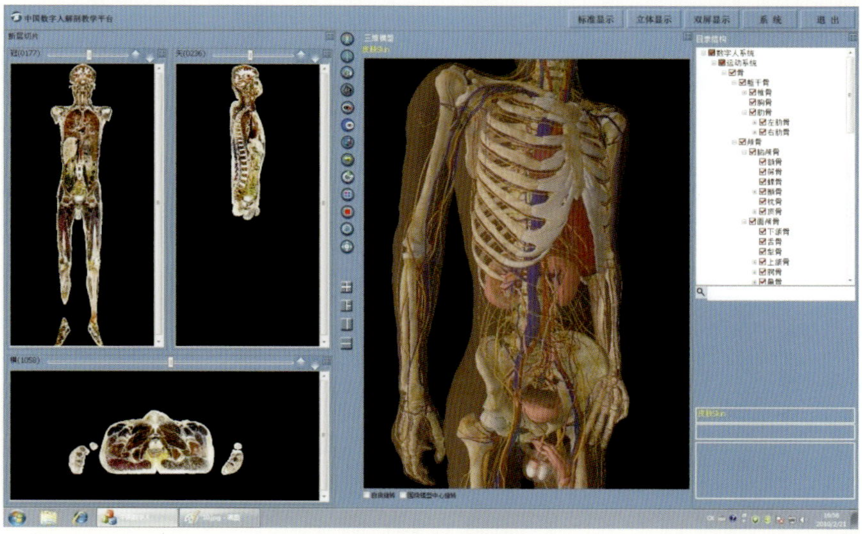

图　数字解剖学教学系统

jìsuànjī fǔzhù jiěpōu jiàoxué

计算机辅助解剖教学 （computer-assisted anatomical teaching）

将传统解剖学教学与虚拟现实技术以及多媒体计算机相结合的解剖学教学活动。教学内容主要包括常规的计算机辅助教学模式和虚拟解剖的应用。常规计算机辅助教学指在计算机辅助下进行的教学，如利用计算资源进行相关知识的讲解、练习、个别指导、对话等，应用模式分为近程和远程。虚拟解剖则要求在虚拟解剖实验室中进行。进行计算机辅助教学，要构建与之相适应的教学环境。包括计算机辅助教学的制作环境和特别是多媒体计算机辅助教学的实施环境，因为解剖学教学的特殊性，所以对虚拟现实技术和设备要求较高。

计算机辅助解剖教学通过综合应用多媒体、超文本、人工智能、知识库和虚拟现实等计算机技术，为学生提供一个良好的个性化学习环境，克服了传统教学方式单一、片面的缺点。其优点有：从教学形式上更生动形象展示解剖结构，避免学生面对尸体标本时产生恐惧感而影响对基本形态知识的掌握，有了感性认识之后在实际解剖操作时才能有的放矢；从教学辅助软件的组织形式上，将不同层次的知识组成系统，便于学生对所学解剖知识有系统的认识，能有效地缩短学习时间、提高教学质量和教学效率，实现最优化的教学目标；还可以解决解剖教学中标本的不足，减少标本的正常损耗。

（张绍祥　谭立文）

xīnzàng sānwéi shùzì jiěpōu

心脏三维数字解剖 （three-dimensional digital anatomy of heart）　在心脏影像学断层（CT、MRI、超声）和解剖学断层数据集上经数据配准、图像分割、三维重建与可视化等步骤获得的三维数字化解剖模型。

内容与范畴　医学生和临床医师能根据不同的临床需求进行心脏二维和三维数字解剖，如切割、旋转、隐藏及显示等，显示出相应的心脏二维断面解剖及其三维空间结构，它为心脏影像学诊断、心脏介入、外科手术及医学生临床技能培训等提供了二维和三维数字化平台。心脏具有解剖结构复杂性和多样性的特点，各个方位和任意切面上精细解剖结构的识别一直是解剖学教学、心脏疾病诊断和治疗中的难点与热点。心脏三维数字解剖能清晰显示心脏的各个精细结构。如心脏前面观，可以显示肺动脉主干发自右心室并分叉为左肺动脉和右肺动脉，主动脉弓骑跨于肺动脉分叉处，并分出无名动脉、左颈总动脉、左锁骨下动脉，两侧分别为左心耳和右心耳，前室间沟和冠状沟清晰可见。心脏后面观，显示4支肺静脉汇入左心房，下腔静脉清晰可见，左旋支走行于左冠状沟内。冠状动脉的三维重建可以显示右冠状动脉自右冠状动脉窦发出后，向右沿冠状沟环绕心脏走行，左冠状动脉自左冠状动脉窦发出后，主干在左心耳和肺动脉之间分为左前降支、左旋支。同时心脏三维数字解剖可进行任意角度或方位的斜面和旋转式切割（图1），清晰地显示出相应方位和切面的心脏内部结构（如心房、心室、房室瓣和半月瓣、大血管），能为CT、MRI和超声等多种影像学手段提供精细的解剖断面对照（图2）。心脏数字解剖还可通过虚拟仿真工具（虚拟探头、虚拟导管等）的接入，实时模拟心脏影像学诊断和各种心脏介入和外科手术，从而改善既往由于尸体标本的匮乏、解剖场地和伦理学的限制等因素而造成心脏解剖学和临床实习教学中的困难，在教学、影像学、心脏介入和外科手术中发挥重要作用。

应用　首先，心脏三维数字解剖改变了传统心脏解剖学教学的模式，由实地的尸体解剖变为虚拟数字解剖，由单纯的视频操作演示到虚拟仿真操作。医学生可通过计算机上的三维可视化心脏模型上从多方位、任意切面学习心脏内部的解剖结构。其次，

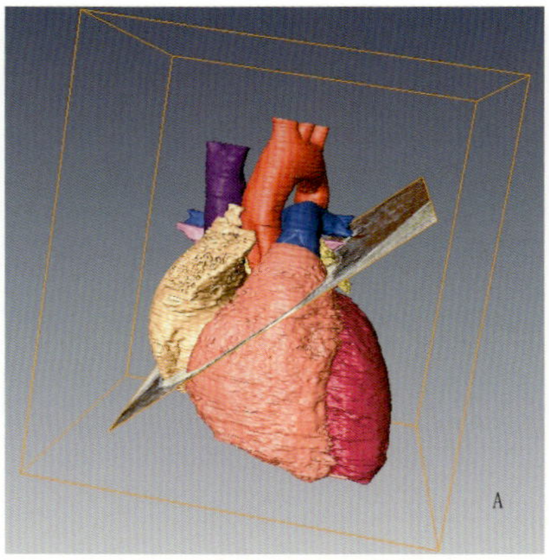

图1　心脏三维数字解剖模型与体素模型任意切面组合显示

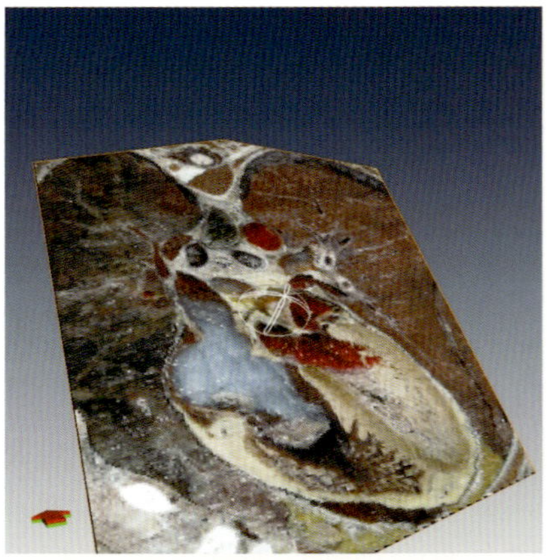

图2　在心脏三维数字解剖模型上能进行任意方位的切割，显示出相应的二维解剖断面

可模拟CT、MRI和超声等各种影像学，能为诊断各种心脏疾病提供任意方位的解剖对照，并且能确立各种心脏疾病的最佳显示切面和方位，在各种心脏疾病的术前诊断、术中监控和术后随访中具有重要的临床价值。最后，通过外部虚拟仿真装置的接入，为心脏介入医学和外科学提供任意方位、人-机交互的二维和三维可视化解剖学基础，并建立心脏的仿真手术平台，有利于提高各种心脏疾病的手术成功率。

（张绍祥　谭立文）

gān sānwéi shùzì jiěpōu

肝三维数字解剖（three-dimensional digital anatomy of liver）

在肝影像学断层（CT、MRI、超声）和解剖断层数据集上经配准、图像分割和三维重建等步骤而获得肝的三维数字化解剖模型。

医学生和临床医师能在此模型上进行切割、旋转、隐藏及显示等各种虚拟操作。它能根据临床不同需求显示出肝的二维断面及三维空间解剖结构，具有优良的人-机互动性、良好的二维断面和三维空间结构交互性等优点，在肝解剖教学、肝影像学和外科学等医学领域中发挥重要作用。肝的三维数字解剖模型能够准确显示肝及肝内管道复杂的空间结构及毗邻关系，包括肝实质、肝静脉、肝门静脉、肝动脉和肝总管及其主要分支，并可进行任意方位的切割，各个切割面显示的肝内部解剖结构清晰，特别是能清晰显示肝静脉、肝门静脉的主要分支及其三维空间走行（图1）。肝的三维数字解剖模型还可依据Couniaud肝段划分法精确显示肝的各个肝段，为肝影像学和外科学的肝段划分提供形态学依据（图2）。

肝的三维数字解剖可为人体解剖学提供数字化特征描述，克服了传统解剖教学实地尸体解剖教学，解剖资源匮乏问题，为肝解剖学提供新的教学平台。此外，还可模拟CT、MRI和超声等影像学，为诊断各种肝疾病提供任意方位的解剖对照，在肝疾病的术前诊断、术中监控和术后随访中发挥重要的临床价值。通过仿真工具的接入，建立一个基于PC机的虚拟医学环境，并模拟各种医学操作，为肝介入和外科手术技能培训提供全数字化的三维平台。有研究证实，肝三维数字解剖模型能提供高清晰度的肝三维操作平台，它通过接入相应的仿真系统装置，能模拟各类肝手术操作，在肝疾病的术前评估、治疗方案的选择、手术仿真及医学生临床技能培训中具有重要临床价值，有利于提高手术的安全性和成功率。

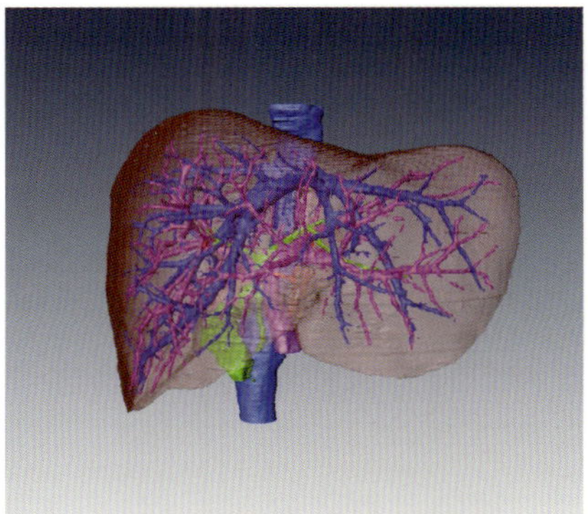
图1　肝三维数字解剖模型

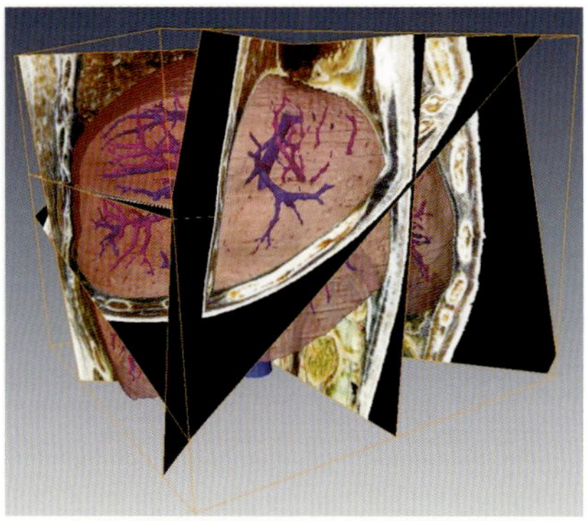
图2　肝三维数字解剖的肝段划分

（张绍祥　谭立文）

shùzì jiěpōuxué túpǔ

数字解剖学图谱（digital atlas of human anatomy）

以人的体数据作为数据源，用计算机信息处理技术制作成的交互式解剖学图谱。

特点　数字解剖学图谱使用来自不同科研领域的体数据源，展示手段丰富，操作便捷，有以下特点：①图像数据来源的真实性和多样性：利用计算机信息技术将人（或动物）的真实断层图像、组织切片图像、医学图像等各类体数据集信息进行存储、加工、整合等处理后形成数据源。②展示内容的多层次性：利用虚拟仿真技术，能够在计算机中对整体、系统、器官、组织、细胞和基因位点的精确解剖结构信息进行展示。③展示方式多样化：包括在二维断层和三维重建图像上对各层次的解剖结构进行真色彩或伪色彩的展示，能同时显示一个或几个系统，或单独显示某一个器官或器官组织某一部分的形态。④具有人-机交互功能：使用者可以利用操作界面根据实际需要对显示内容进行选择、显示标识、缩放、切割或旋转等操作。⑤定量分析计算：对于在同一坐标系内的展示内容可进行各种测量和分析计算。⑥可重复操作性：数字解剖学图谱没有使用寿命的限制，能够被无限量的使用。

技术与方法　数字解剖学图谱的构建分为以下几个阶段：①图像数据的采集：利用计算机图像采集技术采集连续二维断层图像数据。②图像的配准、分割、标注：利用图像处理技术对连续断层图像进行配准，使其具有统一的立体坐标系，并对图像中的各组织结构的轮廓进行分割和解剖名称标注。③三维重建：根据实际应用的需要进行体绘制或面绘制。交互式展示软件的开发：利用开发的交互式展示软件实现二维或三维解剖结构的展示。

应用　在解剖学教学、科研及以临床应用中有着广泛的用途。①在教学科研方面：为解决越来越紧张的尸源问题提供了途径；在三维数字解剖图谱中加上时间的因素可建立用来研究人体（或动物）组织器官发展变化的四维图谱。②在临床应用方面：将数字解剖图谱与患者的影像学资料进行配准融合以实现图谱的个性化，提供患者相关部位的二维高清真色彩断层图像和三维立体模型，为临床诊断和手术治疗方案设计提供形态学参考；将人体组织器官的力学信息附加到三维数字解剖学图谱中，并利用虚拟手术设备的触觉力反馈来感受人体组织的不同质感，建立用于解剖的人体结构模型和手术练习的现场模型。

（张绍祥　谭立文）

xūnǐ xìbāo móxíng

虚拟细胞模型（virtual cell model）　利用分子水平的细胞学知识在计算机上将细胞视为涉及许多非线性复杂成分的动态系统，模拟细胞正常或异常状态的模型。

为理解非线性的复杂系统，奥克兰大学于2001年开始开发CellML语言，这是一种开放的标准XML标识语言，目的是存储和交换基于计算机的数学语言，即使这些模型构建时采用了不同的构建软件，它仍允许科学家分享自己所构建的模型。而且，CellML可以使用不同模型来源的模块进行组合，从而加速模型的构建。CellML已构建了许多细胞模型，如：钙动力模型，心血管循环模型，细胞循环和细胞迁移等一系列与细胞生长代谢有关的模型。

模型实现的3个阶段：①构造阶段：主要是建模，研究电子细胞的物质构成、基本功能模拟，细胞内外环境与组成物质的动力学行为特性知识库系统建立，方便的人-机交互可视化界面及开放的网络设计支撑平台（包括计算的数学库，图像图形工具，网络通信工具、设计工具、计算环境、专业数据库等）。②细胞功能行为模拟试验和优化完善阶段。③应用阶段：这阶段电子的细胞已具备了强大的模拟真实细胞的能力，在细胞的类型、数量、种类上极为丰富，功能上也基本完善实用，成为医学、生物学、生化工程，能源和环境等领域实际应用的一种不可或缺的重要工具，是相应产业的重要支撑技术。

（张绍祥　谭立文）

shùzìnǎo

数字脑（digital brain）　应用数字图像、图形以及信息技术，将神经科学（或影像学）中所获取的大脑结构与功能的多层次数据信息进行加工处理，建立数字化可视化的脑形态与功能模型。用于对脑进行定性分析、定量计算和行为精确模拟等研究。

内容与范畴　数字脑分为数字结构脑和数字功能脑。①数字结构脑：作为数字脑的基础数据平台是脑组织结构的数字化表现，通过仿生学手段从宏观到微观对大脑各个组织结构的形态特征及其相对空间位置进行建模。②数字功能脑：是将从多个科研领域中获取的有关脑行为和功能的大量信息进行分析、整合，实现对脑的功能建模，从而揭示脑行为的机制。1997～2004年在世界范围内合作开展的人类脑计划是数字脑研究的里程碑，该计划整合了神经科学和信息科学内容，对各种不同的神经信息学数据库和软件程序建立共同的标准，开发各种神经信息学工具，从多层次、多领域、多视角对人脑结构与功能等进行综合研究；该计划包括了脑数据库、可视化、神经数据分析、建模和数据融合4个方面的研究项目，核心内容是神经信息学。

基本技术与方法　数字结构脑来源包括了以下几种类型：利用可视化人体技术，经铣切、断面拍照、图像配准及分割后构建的数字脑；基于影像学资料，如CT、磁共振成像（MRI）、磁共振血管造影术（MRA）等通过对二维断层图像进行重建后获取的影像学数字脑；基于脑标本的数字化切片，按一定科研目的进行处理之后再做图像数据采集及重建得到的数字脑。建立数字功能脑的关键是脑功能像数据的获取。先利用功能成像技术（如正电子发射断层扫描、功能磁共振成像、磁共振光谱、扩散张量磁共振成像等）对受试对象进行功能实验，以获得脑功能信息或利用免疫组织化学和基因组学相关技术，对脑组织成分的分布状况进行定性和定量分析，以获得其相关的功能信息。再依靠数据分析整合及信息学工具，对获得的结构和功能数据进行分析、加工、处理、整合，为大脑的结构和功能进行标记。

应用　数字脑可广泛应用于解剖教学、临床手术计划、虚拟手术、基础科研等领域。在神经解剖教学中，数字脑作为数据源可根据教学实际需要提取所需数据，通过相应软件进行各种交互式操作和结构功能展示，为学生提供直观学习神经解剖学的快速有效的方式。在手术计划的制订中，通过对临床各种不同渠道收集的脑结构和功能图像数据进行处理，可给出大脑结构和功能的准确信息，避免了对非靶点脑组织的伤害。在颅脑虚拟手术训练中，根据手术训练目的构建数字脑模型，利用虚拟的手术器械和场景，模拟神经外科的各种手术操作过程。在基础科研方面，组织学数字脑和基因数字脑的出现为研究相同组织学类型的不同部位脑组织之间的相互关系和各种不同基因在脑内的表达情况及位点分布提供了参考；在人工智能模拟研究中，通过仿生学手段从结构上对大脑活动进行模拟，可建立功能模拟的基础平台。

（张绍祥　谭立文）

shùzì tīngjué qìguān

数字听觉器官（digital hearing organ）　以系统生物学理论为指导，结合与听觉器官有关的不同研究领域的实验资料和数据，运用数字化技术和信息技术构建听觉系统各层次的形态和功能模型。最终整合形成的数字听觉器官，包括解剖学、声学、心理声学和听觉电生理等学科的研究成果，在分子、细胞、组织和器官等不同水平上对听觉系统的构成、系统行为、各个结构相互关系、动力学特性等进行研究，以揭示听觉生理、病理现象的本质特征。

构建过程的 3 个阶段：①利用数字化技术，构建听觉系统各层次结构精确完整的数字听觉器官解剖模型。②整合声学和心理声学、听觉电生理等听觉器官研究领域中积累的大量实验资料和数据，对各层次结构的功能进行数学建模和数值模拟，建立具有功能分析的数字听觉器官功能模型。③对各层次的功能模型进行整合，形成系统功能模型或数字听觉器官分析平台。

数字听觉器官在基础科研方面，利用结构图像原始数据构建听觉器官的三维模型，对听觉器官的复杂显微形态结构和三维空间毗邻关系进行定量和定性分析，促进了对耳从大体到显微结构的认识；在研究系统构成成分的基础上，应用数字模拟技术、系统仿真技术、有限元方法等构建听觉器官的功能模型，对听觉器官进行功能建模和仿真，可进而建立数字听觉器官系统功能分析平台。在临床应用方面，根据耳外科手术训练要求构建耳的解剖模型，将虚拟的手术器械、场景和力反馈技术应用到三维模型上，可为耳外科医师提供无限量的动手操作机会；在听觉生理学、分子生物学和细胞生物学研究的基础上，运用数字化技术建立听觉器官的系统模型，针对各类耳聋进行机制分析和研究，以明确病因和发病机制，采取针对性治疗措施。

（张绍祥　谭立文）

niánlíng jiěpōuxué

年龄解剖学（age anatomy）　研究不同年龄段人体形态结构的学科。是解剖学的一个分支学科。在人体生命的长河中，生长、发育和变化不断地进行，其形态结构也在不断地变化。在阐述人体出生后的形态结构时，必须考虑年龄因素。对人体的形态结构特点，分年龄段进行描述。人的年龄段分：①胎儿期：从受孕到分娩共 280 天。②新生儿期：从出生到生后 28 天。③婴儿期（乳儿期）：生后 1～12 个月。④幼儿期：生后 1～3 岁。⑤学龄前期：3～7 岁。⑥学龄期：7～14 岁。⑦青春期：13～18 岁（女）、14～20 岁（男）。⑧成年期：为青年、壮年、中年、老年等各个年龄时期的总称。成年人的个体体质、生活条件及疾病影响等差别甚大，各个年龄段之间界线模糊。习惯上，青年期以发育成熟为止（25 岁左右），壮年期在 45 岁左右以前，60 岁左右进入老年期。根据 20 世纪 50 年代世界卫生组织欧洲地区会议讨论决定，将老年分为以下 4 个不同年龄阶段。即（老年的）中年期：45～59 岁。初老期：60～74 岁。老年期：74～89 岁。极老期：90 岁以上。年龄解剖学不仅对研究人体各年龄段与人体形态、结构和功能有重要意义，而且还为人的衣、食、住、行的消费品与必需品的生产提供相应的客观数据。成为日用品生产的重要参考依据。

（柏树令）

zhōngguórén jiěpōuxué shùzhí

中国人解剖学数值（Chinese anatomy data）　阐述中国人体形态结构正常数值的数据集。基于人体解剖学教材、临床各学科教科书和临床各相关学科应用的有关解剖学数值均使用外国人的资料的状况，中国协和医学院解剖学系张鋆教授（1890～1977 年）在 1952 年中国解剖学会第二届理事会上提出了开展中国人体质调查，建立中国人体解剖学数值的建议。1955 年中国解剖学会印发了《人体软部结构调查参考问题》的议案。1960 年，上海市解剖学会组织了上海第一医学院、上海第二医学院、第二军医大学、上海中医学院、上海医学专科学校、复旦大学、华东师范大学、上海体育学院等院校共同编写《解剖学期刊文献索引》（1957～1959年）。1962年在上海召开的中国解剖学会第三届代表大会上，张鋆教授提议在向国家科委和卫生部呈报的解剖学科科研规划中，将中国人体质调查列为医学科学重点科研项目之一。1963年国家科委和卫生部在编制的《1963～1972年科学技术发展规划——医学科学》中，将体质调查工作列为规划的重点项目之一，确定由中国解剖学会组织运作。1964年中国解剖学会在长春学术年会上根据《1963～1972年科技发展的要求》制订了《国人体质调查的具体计划》，并向国内有关医学院校布置体质调查任务，由上海第一医学院、上海第二医学院、浙江医科大学和第二军医大学等院校的一批专家共同制订了规则、度量标准、测量方法等。从1978年中国解剖学会桂林学术会议成立中国解剖学会体质调查工作委员会（简称体调会），至2010年在上海召开的中国解剖学会第十二届代表大会和学术会议，前后共举办9届“体调会”，出版了4本专著：《中国人体质调查》《中国人体质调查续集》《中国人体质调查第三集》和《中国人解剖学数值》，参加专著编写的院校45所，编写者历经三代共129名。《中国人解剖学数值》整合了前三本书数值、重新编写并补充新内容，较全面地反映了中国人的解剖学特征，建立了中华民族自己的体质和解剖学数据库，是中国解剖学发展史上重要的里程碑。

（许家军　黄　瀛　柏树令）

huótǐ cèliáng shùzhí

活体测量数值（in vivo measurement）　中国成年人活体测量的数值。详见表1～表8。百分位数指等于或小于观测值的人群所占百分率。

（许家军）

lúgǔ shùzhí

颅骨数值（skull measurement）　中国成年人颅骨的正常值。包括整颅、脑颅和面颅数值。

整颅数值　颅骨质量598.40g；颅骨容量，男性1413.08ml，女性1283.93ml。颅最大长180.30mm，颅长177.02mm，颅底长97.35mm，颅底宽105.12mm，颅最大宽

表1　人体主要活体测量数值

测量项目 \ 性别年龄 / 百分位数	男性（18～60岁）							女性（18～55岁）						
	1	5	10	50	90	95	99	1	5	10	50	90	95	99
身高（mm）	1543	1583	1604	1678	1754	1775	1814	1449	1481	1503	1570	1640	1659	1697
体重（kg）	44	48	50	59	70	75	83	39	42	44	52	63	66	71
上臂长（mm）	279	289	294	313	333	338	349	252	262	267	284	303	308	319
前臂长（mm）	206	216	220	237	253	258	268	185	193	198	213	229	234	242
大腿长（mm）	413	428	436	465	496	505	523	387	402	410	438	467	476	494
小腿长（mm）	324	338	344	369	396	403	419	300	313	319	344	370	375	390

表2　人体立姿活体测量数值（mm）

测量项目 \ 性别年龄 / 百分位数	男性（18～60岁）							女性（18～55岁）						
	1	5	10	50	90	95	99	1	5	10	50	90	95	99
眼高	1436	1474	1495	1568	1643	1664	1705	1337	1371	1388	1454	1522	1541	1579
肩高	1244	1281	1299	1367	1435	1455	1494	1166	1195	1211	1271	1333	1350	1385
肘高	925	954	968	1024	1079	1096	1128	873	899	913	960	1009	1023	1050
手功能高	206	216	220	237	253	258	268	185	193	198	213	229	234	242
会阴高	413	428	436	465	496	505	523	387	402	410	438	467	476	494
胫骨点高	324	338	344	369	396	403	419	300	313	319	344	370	375	390

表 3　人体坐姿活体测量数值（mm）

测量项目 \ 百分位数 \ 性别年龄	男性（18~60 岁）							女性（18~55 岁）						
	1	5	10	50	90	95	99	1	5	10	50	90	95	99
坐高	836	858	870	908	947	958	979	789	809	819	855	891	901	920
坐姿颈椎点高	599	615	624	657	691	701	719	563	579	587	617	648	657	675
坐姿眼高	729	749	761	798	836	847	868	678	695	704	739	773	783	803
坐姿肩高	539	557	566	598	631	641	659	504	518	526	556	585	594	609
坐姿肘高	214	228	235	263	291	298	312	201	215	223	251	277	284	299
坐姿大腿厚	103	112	116	130	146	151	160	107	113	117	130	146	151	160
坐姿膝高	441	456	461	493	523	532	549	410	424	431	458	485	493	507
小腿加足高	372	383	389	413	439	448	463	331	342	350	382	399	405	417
坐深	407	421	429	457	486	494	510	388	401	408	433	461	469	485
臀膝距	499	515	524	554	585	595	613	481	495	502	529	561	570	587
坐姿下肢长	892	921	937	992	1046	1063	1096	826	851	865	912	960	975	1005

表 4　人体水平活体测量数值（mm）

测量项目 \ 百分位数 \ 性别年龄	男性（18~60 岁）							女性（18~55 岁）						
	1	5	10	50	90	95	99	1	5	10	50	90	95	99
胸宽	242	253	259	280	307	315	331	219	233	239	260	289	299	319
胸厚	176	186	191	212	237	245	261	159	170	176	199	230	239	260
肩宽	330	344	351	375	397	403	415	304	320	328	351	371	377	387
最大肩宽	383	398	405	431	460	469	486	347	363	371	397	428	438	458
臀宽	273	282	288	306	327	334	346	275	290	296	317	340	346	360
坐姿臀宽	284	295	300	321	347	355	369	295	310	318	344	374	382	400
坐姿两肘间宽	353	371	381	422	473	489	518	326	348	360	404	460	478	509
胸围	762	791	806	867	944	970	1018	717	745	760	825	919	949	1005
腰围	620	650	665	735	859	895	950	622	659	680	772	904	950	1025
臀围	780	805	820	875	948	970	1009	795	824	840	900	975	1000	1044

表 5　人体头部活体测量数值（mm）

测量项目 \ 百分位数 \ 性别年龄	男性（18~60 岁）							女性（18~55 岁）						
	1	5	10	50	90	95	99	1	5	10	50	90	95	99
头全高	199	206	210	223	237	241	249	193	200	203	216	228	232	239
头矢状弧长	314	324	329	350	370	375	384	300	310	313	329	344	349	358
头冠状弧长	330	338	344	361	378	383	392	318	327	332	348	366	372	381
头最大宽	141	145	146	154	162	164	168	137	141	143	149	156	158	162
头最大长	168	173	175	184	192	195	200	161	165	167	176	184	187	191
头围	525	536	541	560	580	586	597	510	520	525	546	567	573	585
形态面长	104	109	111	119	128	130	135	97	100	102	109	117	119	123

表 6 人体手部活体测量数值（mm）

测量项目 \ 性别年龄 / 百分位数	男性（18~60 岁）							女性（18~55 岁）						
	1	5	10	50	90	95	99	1	5	10	50	90	95	99
手长	164	170	173	183	193	196	202	154	159	161	171	180	183	189
手宽	73	76	77	82	87	89	91	67	70	71	76	80	82	84
示指长	60	63	64	69	74	76	79	57	60	61	66	71	72	76
示指近位指关节宽	17	18	18	19	20	21	21	15	16	16	17	18	19	20
示指远位指关节宽	14	15	15	16	17	18	19	13	14	14	15	16	16	17

表 7 人体足部活体测量数值（mm）

测量项目 \ 性别年龄 / 百分位数	男性（18~60 岁）							女性（18~55 岁）						
	1	5	10	50	90	95	99	1	5	10	50	90	95	99
足长	223	230	234	247	260	264	272	208	213	217	229	241	244	251
足宽	86	88	90	96	102	103	107	78	81	83	88	93	95	98

表 8 不同地区人体体重、身高、胸围活体测量数值（$\bar{x} \pm s$）

项目	男性（18~60 岁）						女性（18~55 岁）					
	东北区、华北区	西北区	东南区	华中区	华南区	西南区	东北区、华北区	西北区	东南区	华中区	华南区	西南区
体重（kg）	64±8.2	60±7.6	59±7.7	57±6.9	56±6.9	55±6.8	55±7.7	52±7.1	51±7.2	50±6.8	49±6.5	50±6.9
身高（mm）	1693±56.6	1684±53.7	1686±55.2	1669±56.3	1650±57.1	1647±56.7	1586±51.8	1575±51.9	1575±50.8	1560±50.7	1549±49.7	1546±53.9
胸围（mm）	888±55.5	880±51.5	865±52.0	853±49.2	851±48.9	855±48.3	848±66.4	837±55.9	831±59.8	820±55.8	819±57.6	809±58.8

139.26mm。颅冠状弧长 314.75 mm，正中矢状弧长 363.84mm，额矢状弧长 124.83mm，顶矢状弧长 127.64mm，枕矢状弧长 119.36 mm，枕上部弧长 60.39mm，枕下部弧长 56.83mm。额矢状弦长 19.03mm，枕矢状弦长 96.19mm。额最小宽 90.89mm，额最大宽 113.88mm。全耳高 114.48mm，耳宽 121.46mm。枕骨大孔长径 34.98 mm，宽 29.57mm。基底的前囟高 133.05mm，耳前囟高 114.95mm。面长 93.87mm，颧宽 132.00mm，中面宽 97.08mm，全面高 113.46mm，上面高 71.29mm。鼻宽 26.05mm，鼻高 53.01mm。上牙槽长 51.88mm，宽 63.66mm。腭长 44.42 mm，宽 37.14mm。牙槽侧面角 74.41°，鼻骨侧面角 66.70°，鼻颧角 145.36°，颧上颌角 128.97°，额侧面角 89.16°，枕骨大孔倾角 5.92°，全面角 84.29°，鼻侧面角 87.72°。

脑颅数值 额骨：额缝出现率 8.45%，不全额缝出现率 4.70%。眶上切迹（孔）居眶上缘内 1/3 占 61.00%，中内 1/3 间 33.70%，中 1/3 占 5.00%，中外 1/3 间 0.2%，外 1/3 占 0.30%；两侧切迹 59.20%，两侧孔 36.10%，一侧孔一侧切迹 4.70%；切迹宽 5.12mm；孔横径 4.97mm，孔纵径 2.36mm。

蝶骨：蝶鞍前后径 11.90mm，横径 14.00mm，深径 7.00mm。视交叉前缘和后缘间距 5.91mm；两侧颈动脉沟间距12.90mm；鞍背高9.20mm，宽18.90mm。视神经管颅口长径5.20mm，宽径7.20mm；眶口长径7.60mm，宽径5.50mm；上壁长9.20mm，下壁长6.00mm；两侧眶口间距27.60mm，颅口间距18.20mm；视神经管不完全分隔2.10%，完全二分管2.30%，三分管0.05%，与眶下裂连通0.40%。卵圆孔呈卵圆形92.80%，圆形1.20%，近圆形4.40%，肾形0.90%，其他0.60%；长径6.50mm，宽径3.20mm；孔呈孔状10.50%，孔呈管状（以骨管≥2mm称管状）89.50%，管深4.70 mm。棘孔1孔（单侧无孔）1.71%，2孔（双侧单孔）92.00%，3孔（单侧双孔、对侧单孔）4.57%，4孔（双侧双孔）1.71%。脑膜中动脉沟低位（距棘孔20mm以内）分支51.80%，中位（距棘孔20~30mm之间）分支22.90%，高位（距棘孔30~45mm之间）分支25.30%。翼管长14.89mm，狭部内径1.01mm。前口呈圆漏斗形65.15%，椭圆漏斗形34.85%；纵径4.37mm，横径4.11mm。后口呈三角漏斗形66.55%，椭圆漏斗形18.54%，圆漏斗形14.90%；纵径2.90mm，横径2.53mm。蝶骨角117.68°。

颞骨：茎突呈光滑圆直33.80%，弯曲结节24.05%，圆直结节16.14%，未发育21.20%，双叉2.22%，三叉0.32%，双茎突0.63%，缺如1.58%；茎突长1.57cm，根部直径3.40mm，中部直径2.80mm，尖部直径1.70mm。关节面前后径2.29cm；下颌窝前后径1.79cm，内外径2.38cm，深0.68cm；关节结节浅凹59.7%，深凹19.10%，平坦18.70%，其他2.50%。外耳门长径12.50mm，宽径8.20mm。外耳道长，上壁15.55mm，下壁15.00mm，前壁15.20mm，后壁15.80mm。岩部上缘与正中矢状面夹角51.91°，法兰克福（Frandfurt）平面夹角1.85°；岩尖部前面与后面夹角80.00°。内耳门长径9.50mm，宽径5.90mm。内耳道长，前壁12.92mm，后壁9.96mm。面神经管长29.84mm，其迷路段长4.43mm，水平段长9.00mm，垂直段长16.00mm；管径，入口部1.06mm，前庭窗部1.42mm，出口部4.25mm；在前庭窗部管壁厚0.17mm；水平段缺损4.00%，垂直段缺损1.00%；距前庭窗0.21mm，外半规管1.55mm；膝部与鼓室段角90.00°。前庭窗前后径2.78mm，上下径2.32mm。破裂孔近似三角形83.10%，方形或圆形16.90%；孔底宽6.71mm，孔高7.64mm；两侧破裂孔间距21.30mm。颈动脉管外口圆形48.10%，卵圆形33.80%，南瓜子形18.10%；长径5.88mm，宽径7.74mm；管口距颈静脉窝1.95mm。颈静脉孔葫芦形94.50%，长条形5.50%；长径15.02mm；宽径，前部4.46mm，中部2.47mm，后部5.33mm。颈静脉窝深13.63mm。

枕骨：枕骨大孔呈卵圆形55.00%，葫芦形18.80%，菱形11.10%，南瓜子形10.80%，圆形4.20%；长径36.40mm，宽径30.20mm。舌下神经管分2管11.86%，3管7.45%。枕外隆凸高于枕内隆凸1.00~2.00cm，枕外隆凸最高点至枕骨大孔后缘5.38cm。寰枕融合出现率1.50%。

顶骨：顶孔出现率78.10%，多顶孔4.20%；多位于鼻根点至枕外隆凸弧线中点以后5.60cm处，距矢状缝1.00cm以内占93.5%。顶间骨出现率2.94%，其中1块2.13%，2块0.50%，3块0.31%；呈三角形43.07%，菱形7.69%，长方形20.00%，圆形10.77%，五边形4.62%，不规则形13.85%；横径5.18cm，纵径4.28cm，周长14.88cm。

面颅数值　鼻骨：长方形96.00%，三角形2.67%；右侧长方形、左侧三角形1.33%；长，内缘24.16mm，外缘26.47mm；宽，上段5.21mm，中段4.11mm，下段8.44mm；厚，上段4.33mm，中段2.37mm，下段0.89mm。泪骨：长17.20mm，宽12.00mm。

上颌骨：切牙孔距内侧切牙牙槽缘中点7.00mm。切牙管长15.40mm。腭大孔呈圆形14.50%，椭圆形45.70%，漏斗形39.40%；长径4.20mm，宽径3.40mm；孔中点至腭中缝15.78mm。腭大管分前弯型81.96%，后弯型17.30%，直型0.74%；长17.70mm。眶下孔多为单孔，有副孔占7.20%；卵圆形61.70%，圆形21.80%，逗号形16.70%；距尖牙牙槽缘32.80mm，至眶下缘的垂直距离8.10mm。

下颌骨：长102.70mm，下颌联合高33.10mm。下颌体长73.20mm，高28.10mm，厚15.20mm；喙突高63.10mm，髁突高54.70mm，下颌切迹宽34.70mm，深14.60mm；髁突间宽123.10mm，喙突间宽97.30mm，下颌角间宽95.20mm，颏孔间距47.00mm。下颌角123.68°。髁突圆凸形39.40%，嵴形6.40%，外斜面38.10%，内斜面2.10%，平坦11.90%，其他2.10%；前后径1.01mm，内外径1.93mm。髁突下颌支夹角：>90.00°为40.2%，=90.00°为48.30%，<90.00°为

11.50%。下颌孔居磨牙咬合面下方85.60%，平对11.54%，上方2.63%；居下颌支中点之后92.82%，之前6.31%，中点处0.87%；距下颌支前缘20.68mm，后缘15.57mm。颏孔卵圆形81.10%，圆形17.80%，其他1.10%；长径4.76mm，宽径3.38mm；居第一前磨牙下方1.60%，第一前磨牙和第二前磨牙间下方14.30%，第二前磨牙下方63.30%，第二前磨牙与第一磨牙间下方18.40%，第一磨牙下方1.60%。副颏孔出现率8.60%，双副颏孔1.0‰，3副颏孔0.5‰。颏棘出现率85.99%；骨面粗糙81.94%，骨面凹陷18.05%；1个出现率10.00%，2个27.00%，3个37.10%，4个25.90%；高度0.10~1.00mm有19.80%，1.10~2.00mm 40.90%，2.10~3.00mm 30.00%，3.10~4.00mm 8.1%，4.10~5.00mm 0.90%，5.10~6.00mm 0.30%。

骨性眶腔数值　眶口近圆形14.65%，椭圆形17.90%，正方形33.20%，长方形9.75%，斜方形24.50%；后倾15.50%，垂直59.30%，前倾25.20%。内眶距20.59mm，外眶距94.72mm，眶高35.08mm，眶宽39.14mm，眶深46.33mm。眶上裂勺形50.90%，三角形13.25%，梯形20.90%，长方形12.10%，哑铃形2.85%；长径17.40mm，最大宽6.44mm，最小宽2.76mm；前端距眶外侧缘36.18mm。眶下裂后窄前宽无翘形居多，占47.35%；长径27.26mm，最大宽4.72mm，最小宽1.32mm；前端距眶外下角18.03mm；与眶上裂夹角48.10°。泪囊窝高15.62mm，宽7.13mm，深2.55mm。鼻泪管长13.78mm，上口横径5.49mm，上口至下鼻道底长27.68mm。

骨性鼻腔数值　高53.20mm，宽25.40mm；梨状孔最大横径25.40mm，高30.10mm。

骨性鼻旁窦数值　上颌窦容积12.41ml，前后径32.70mm，横径23.60mm，矢径29.90mm；窦口最大前后径20.40mm，最大上下径11.20mm。蝶窦窦腔后缘伸至垂体窝底前缘出现率13.33%，中部36.67%，过窝后达斜坡50.00%；甲介型2.00%，半鞍型5.00%，鞍前型15.00%，全鞍型75.00%，混合型3.00%，其他型3.00%。蝶窦内腔双房出现率88.00%，多房7.00%，单房5.00%。窦中隔偏左44.00%，偏右28.00%，正中位18.00%，不规则中隔5.00%；矢状位76.00%，额状位4.00%，多隔10.00%，S形1.00%，隔前中后左侧4.00%。蝶窦口长径5.67mm，短径3.54mm。蝶窦口至垂体窝底18.60mm；窦口下缘距梨状孔下缘中点52.97mm，口上缘至顶部骨壁3.12mm。额窦两侧各一64.40%，一侧无窦19.20%，两侧无窦13.20%，一单一双2.00%，两侧各二窦1.20%。

骨腭数值　呈U形，男性29.31%，女性14.29%；椭圆形，男性55.17%，女性80.95%；抛物线形，男性15.52%，女性4.76%。狭腭11.00%，中腭20.00%，阔腭69.00%。腭长44.28mm，宽40.38mm，深13.42mm。上牙槽弓长51.55mm，宽62.82mm。

（许家军）

qūgàngǔ shùzhí

躯干骨数值（measurement of trunk bone）

中国成年人躯干骨的正常值。包括椎骨、胸骨和肋数值。

椎骨数值　颈椎、胸椎、腰椎、骶骨和尾骨的正常值。椎孔各径见表1。

表1　颈椎、胸椎、腰椎椎孔各径（平均值，mm）

椎骨	横径	矢径
颈1	26.4	18.2
颈2	21.9	16.2
颈3	22.0	12.9
颈4	22.7	12.5
颈5	23.7	12.6
颈6	24.1	12.8
颈7	22.8	13.2
胸1	19.4	14.3
胸2	16.9	14.3
胸3	15.9	14.4
胸4	15.4	14.5
胸5	15.3	14.7
胸6	15.6	14.7
胸7	15.2	14.3
胸8	15.5	14.4
胸9	15.5	14.2
胸10	15.4	14.1
胸11	17.0	15.2
胸12	20.0	16.7
腰1	21.92	16.80
腰2	22.29	16.12
腰3	22.82	15.38
腰4	23.86	15.83
腰5	26.53	16.56

颈椎　椎体后面平坦60.30%，前凹26.00%，后凸13.70%；椎孔圆形6.31%，心形4.41%，半圆形35.33%，三角形49.53%，蛤形3.47%，卵圆形0.16%，钟形0.79%；横突孔形状和各径见表2。颈胸椎钩突各径见表3。寰椎矢径44.38mm，全宽76.29mm。枢椎矢径49.81mm，全宽56.89mm；椎体全高37.95mm，椎体高18.02mm，齿突高19.90mm；齿突尖锐66.70%，

表 2 颈椎横突孔的形状（%）和各径（mm）的平均值

颈椎	圆形	椭圆形	三角形	方形	三孔形	矢径	横径
颈 1	7.50	54.50	4.90	33.10	0	6.80	5.70
颈 2 上口	27.60	33.10	0	9.30	0	5.20	5.30
颈 2 下口	16.80	70.20	1.10	11.90	0	5.60	5.90
颈 3	8.20	63.90	1.90	20.60	0.40	5.00	6.20
颈 4	11.70	49.50	6.00	19.80	13.00	5.30	6.10
颈 5	17.50	33.60	5.20	21.20	22.50	5.20	6.00
颈 6	9.60	34.00	3.40	14.20	38.80	5.10	5.90

表 3 颈胸椎钩突的各径（mm）和钩突角（°）的平均值

椎骨	前后径	上下径	内外径	钩突高	钩突角
颈 3	10.60	5.10	5.55	4.88	105
颈 4	11.16	5.35	5.33	4.74	106
颈 5	11.43	5.60	5.47	5.01	107
颈 6	11.33	5.66	5.38	4.76	109
颈 7	10.46	5.18	5.61	4.21	111
胸 1	8.49	4.40	4.79	3.07	113

圆钝 30.30%，分叉 2.10%，平铲形 0.90%；齿突基部 > 体部 28.53%，基部 = 体部 50.00%，基部 < 体部 20.47%；棘突不分叉 4.40%。第 7 颈椎椎体矢径 25.30mm，横径 17.00mm，前高 19.40mm。第 7 颈椎横突孔双侧双孔 14.00%，一双单孔 30.00%，双侧单孔 54.00%，一侧无孔 2.00%；椭圆形 69.50%，圆形 9.50%，逗点形 11.00%，其他 10.10%；矢径 5.20mm，横径 6.70mm；副横突孔出现率 29.00%。

胸椎　椎孔圆形 56.27%，卵圆形 14.26%，多边形 7.56%，梭形 1.87%，扇形 0.39%，半圆形 0.31%，蛤形 18.00%，三角形 0.39%，不整形 0.93%。

腰椎　髂嵴连线平腰椎 3~4，男性 2.30%，女性 0.60%；平腰椎 4，男性 55.30%，女性 21.60%；平腰椎 4~5，男性 36.50%，女性 53.20%；平腰椎 5，男性 5.30%，女性 24.60%；平腰椎 5~骶椎 1，男性 0.60%，女性 0。椎孔圆形 1.38%，卵圆形 9.11%，多边形 2.97%，梭形 0.19%，蛤形 35.13%，三角形 40.89%，钟形 5.20%，三叶形 5.02%，不整形 0.19%。腰椎侧隐窝矢径 5.09mm，横径 3.15mm。腰椎乳副沟出现率 79.13%；乳副切迹出现率 17.18%；乳副孔出现率 3.54%，其中第 5 腰椎占 57.97%。腰椎骶化 9.75%，骶椎腰化 1.89%，尾椎骶化 24.01%，6 个真腰椎 4.47%。

骶骨　骶椎 4 节 3.47%，5 节 75.75%，6 节 18.40%，7~10 节 2.38%。狭骶，男性 30.21%，女性 16.32%；中骶，男性 22.80%，女性 19.22%；宽骶，男性 46.99%，女性 64.46%。骶骨最大高径，男性 108.76mm，女性 104.80mm；上部最大宽，男性 111.88mm，女性 112.68mm；中部宽，男性 82.27mm，女性 84.03mm；最大弧长，男性 116.52mm，女性 112.00mm；骶基底矢径，男性 32.52mm，女性 29.99mm；骶基底宽，男性 51.70mm，女性 49.55mm；弓长，男性 114.50mm，女性 107.88mm；前弦长，男性 104.90mm，女性 100.43mm；弓高，男性 20.13mm，女性 16.98mm；弓高垂足点至骶岬距，男性 65.36mm，女性 63.68mm。骶管均匀弯曲 35.00%，上端扩大 54.00%，中部扩大 1.00%，完全扩大 1.00%，中部狭窄 8.00%，极度弯曲 1.00%。管高 64.37mm；入口矢径 13.57mm，横径 31.35mm；出口矢径 5.54mm；后壁完整 71.70%，全开放 2.80%，上部裂口 10.90%，下部裂口 6.70%，上下开放 1.30%，中部裂孔 5.50%，其他 1.10%。骶管裂孔尖对骶椎 2 为 2.50%，骶椎 3 为 25.80%，骶椎 4 上 1/3 为 17.90%，骶椎 4 中 1/3 为 24.80%，骶椎 4 下 1/3 为 21.00%，骶椎 5 为 8.00%；裂孔尖长形 21.50%，三角形 39.70%，方形 8.70%，长方形 12.20%，不规则形 8.60%，马蹄形 6.70%，梯形 2.50%，封闭形 0.10%；裂孔高 23.40mm，底宽 17.50mm；裂孔纵径，男性 22.21mm，女性 15.94mm；裂孔横径，男性 13.41mm，女性 11.21mm；裂孔矢径，男性 5.10mm，女性 5.50mm。骶角明显 84.20%，不明显 15.60%，封闭形 0.40%；骶角间径，男性 13.84mm，女性 12.85mm。

尾骨　尾椎 2 节 1.80%，3 节 58.20%，4 节 34.90%，5 节 4.00%，6 节 1.10%。男性尾骨骨性融合 8.50%，女性 2.50%。第 1 尾椎与骶骨融合 5.40%。

胸骨数值　体柄骨性结合 12.00%，剑突体骨性结合 13.14%。剑突不分叉 83.60%，分叉 16.40%。胸骨长 131.27mm；柄长 48.49mm，最大宽 60.78mm，最小宽 32.84mm，厚 10.08mm；体长 93.08mm，最大宽 38.09mm，最大厚 11.96mm；剑突长 46.75mm，宽 18.10mm，厚 4.30mm。胸骨孔出现率 7.00%，剑突孔 8.54%。

肋骨数值　第 10 肋前端肋弓型 22.00%，其中关节型 1.00%，纤维型 21.00%；浮肋型 78.00%，其中条带型 12.00%，肌型 66.00%。第 10 肋前端达腋后线至腋前线间 17.00%，达腋前线 30.50%，达腋前线至锁骨中线间 52.50%。肋软骨钙化边缘型，男性 91.60%，女性 5.10%；中央型，男性 4.2%，女性 90.8%；混合型，男性 4.2%，女性 4.1%。肋骨长度见表 4。

表 4　肋骨长度（平均值，cm）

肋骨	外长	直长
第 1 肋	14.00	8.00
第 2 肋	21.00	—
第 3 肋	26.19	15.78
第 4 肋	28.19	17.23
第 5 肋	26.94	17.28
第 6 肋	27.74	17.28
第 7 肋	28.11	20.20
第 8 肋	29.79	19.96
第 9 肋	28.70	19.96
第 10 肋	26.61	19.50
第 11 肋	19.94	18.01
第 12 肋	14.37	12.75

（许家军）

shàngzhīgǔ shùzhí

上肢骨数值（measurement of upper limb bone）

中国成年人上肢骨的正常值。包括上肢带骨和自由上肢骨数值。

锁骨：最大长 140.79mm，骨体曲度矢高 39.04mm，中部高 10.03mm，最小宽 10.98mm，中部周长 35.20mm，骨体弯度高 11.32mm。

肩胛骨：形态宽 144.33mm，形态长 98.74mm，最大宽 102.65mm，上缘长 75.39mm，腋缘长 122.46mm。脊柱缘凸 57.29%，直 36.92%；腋缘凸 0.30%，直 6.40%，凹 93.30%。肩胛上切迹缺如 12.50%，弱 2.80%，中 15.20%，几乎成孔 56.20%，成孔 13.20%；切迹宽 13.03mm，深 6.36mm。冈上窝高 47.31mm，冈下窝高 108.57mm，肩胛冈长 127.67mm，喙突长 40.88mm；关节盂长 33.59mm，宽 25.24mm，深 1.42mm。

肱骨：最大长 298.29mm，全长 293.24mm，上端宽 47.26mm，下端宽 57.42mm；肱骨头周长 129.84mm，横径 39.91mm，纵径 42.97mm；外科颈横径 27.12mm；体最小周长 59.19mm；体中央横径 19.22mm，周长 60.47mm。肱骨提携角 9.08°。

尺骨：最大长 240.70mm，功能长 219.60mm；体最小周长 36.80mm，矢径 12.30mm，横径 12.80mm，上矢径 23.30mm，上横径 15.40mm；鹰嘴宽 23.90mm，深 23.30mm，高 19.20mm。

桡骨：最大长 223.21mm，功能长 210.56mm；体最小周长 37.52mm，横径 14.48mm，矢径 10.85mm，中央横径 14.42mm，中央周长 40.05mm；颈横径 12.62mm，矢径 13.80mm，周长 42.82mm；小头横径 20.65mm，矢径 21.25mm，周长 66.10mm；下端宽 32.00mm。

腕骨：舟骨长 27.20mm，宽 14.50mm，厚 8.20mm。月骨长 14.90mm，宽 12.40mm，厚 15.10 mm。三角骨长 16.40mm，宽 13.80mm，厚 11.50mm。掌骨各径见表 1。指骨长度见表 2。

手籽骨位于第 1 掌骨头前（双）100.00%，第 2 掌骨头前 47.90%，第 3 掌骨头前 1.40%，

表 1　掌骨各径（平均值，cm）

掌骨	最大长	体中部横径	体中部矢径
第 1 掌骨	4.31	0.81	1.12
第 2 掌骨	6.41	0.76	0.90
第 3 掌骨	6.24	0.77	0.90
第 4 掌骨	5.34	0.62	0.73
第 5 掌骨	5.16	0.70	0.67

表 2　指骨长度（平均值，mm）

指骨	拇指	示指	中指	环指	小指
近节指骨	30.48	40.17	44.89	42.40	33.32
中节指骨	—	22.41	26.91	25.47	17.89
远节指骨	15.34	15.85	16.90	17.56	15.34

第4掌骨头前0.70%，第5掌骨头前32.60%，第4指近侧指间关节前0.70%，拇指间关节前14.50%。每手籽骨2个40.30%，3个28.50%，4个24.30%，5个6.20%，6个0.70%。

男性上肢骨质量右侧>左侧的67.53%，右侧=左侧的9.09%，右侧<左侧的23.38%；女性相应为54.76%，23.81%，21.43%。见表3。

（许家军）

表3　上肢骨的质量（平均值，g）

性别	锁骨	肩胛骨	肱骨	桡骨	尺骨	手骨
男性	41.34	108.61	243.33	80.60	98.37	105.87
女性	30.58	74.80	158.20	56.36	71.08	82.25

xiàzhīgǔ shùzhí

下肢骨数值（measurement of lower limb bone）　中国成年人下肢骨的正常值。包括下肢带骨和自由下肢骨数值。

髋骨　最大长：男性205.40mm，女性193.86mm；最大宽：男性156.79mm，女性152.47mm。闭孔长：男性51.92mm，女性49.32mm；闭孔宽：男性34.02mm，女性34.03mm。最大坐耻径：男性117.27mm，女性113.98mm。髋臼最大径：男性54.86mm，女性50.66mm；前后径：男性53.18mm，女性47.51mm；臼深：男性30.53mm，女性29.72mm。

髂骨　高：男性128.15mm，女性122.83mm；宽：男性153.83mm，女性145.83mm；最小宽：男性60.63mm，女性56.17mm。髂翼高：男性131.20mm，女性126.96mm。髂窝深：男性13.53mm，女性12.24mm。髂结节最大宽：男性17.87mm，女性16.60mm；髂结节长：男性46.00mm，女性45.32mm；髂结节至髂前上棘距离：男性65.03mm，女性64.50mm。耳状面最大长：男性53.20mm，女性47.40mm。弓状线长：男性3.64cm，女性4.60cm。

耻骨　耻骨长Ⅰ（髋臼内测点为月状关节面内缘前部小切迹最凹点）：男性73.31mm，女性75.05mm；耻骨长Ⅱ（髋臼内测点为上述Ⅰ点之上最凸点处）：男性76.2mm，女性75.67mm；耻骨长Ⅲ（髋臼内测点为髋臼中心点）：男性85.49mm，女性85.67mm；耻骨长Ⅳ（髋臼一侧的测点为髋臼缘至耻骨联合上缘最短距离的一点）：男性68.80mm，女性70.10mm。

坐骨　坐骨长Ⅰ（髋臼内测点同耻骨长Ⅰ）：男性88.34mm，女性78.48mm；坐骨长Ⅱ（髋臼内测点同耻骨长Ⅱ）：男性88.48mm，女性81.29mm；坐骨长Ⅲ（髋臼内测点同耻骨长Ⅲ）：男性82.38mm，女性76.78mm；坐骨长Ⅳ（髋臼一侧的测点同耻骨长Ⅳ）：男性109.50mm，女性96.50mm。坐骨大切迹最大宽：男性52.03mm，女性59.59mm；前缘长：男性49.97mm，女性46.75mm；后缘长：男性42.97mm，女性46.29mm；最大深：男性37.33mm，女性34.61mm。

股骨　最大长419.50mm，两髁长419.40mm，转子内髁长396.40mm。股骨头体积34.37cm^3，面积40.96cm^2，周长141.10mm，垂直径44.71mm，矢径45.20mm，上髁宽76.60mm，外髁长59.30mm，内髁长55.90mm，股骨头凹深2.92mm。股骨颈颈头上宽95.81mm，颈头前长70.63mm，颈高31.00mm，颈矢径25.31mm。股骨体中部矢径25.79mm，横径24.76mm。股骨距5.40cm，与股骨的比值为0.13。

髌骨　高43.40mm，宽47.40mm，厚18.80mm。

胫骨　全长342.91mm，功能长322.74mm，髁踝长337.56mm，体最小周径70.14mm。上段宽72.26 mm，上内侧关节面矢径45.20mm，上外侧关节面矢径38.23mm。下段宽48.85mm，矢径37.26mm。

腓骨　最大长331.89mm；中部最大径13.35mm，最小径9.83mm。

跗骨　距骨长48.88mm，投影宽38.36mm。跟骨最大长73.59mm，最小宽24.77mm，最小高36.20mm；距关节面前中后三关节面独立29.15%，前中关节面融合后关节面部分独立37.47%，前中关节面融合后关节面完全独立31.04%，后关节面分裂1.21%，其他0.38%。骰骨内侧长34.69mm，外侧长16.31mm。足舟骨宽44.07mm，高28.52mm，厚18.34mm。

跖骨　第1跖骨长61.12mm。

趾骨　Ⅲ$_3$Ⅳ$_3$Ⅴ$_3$型31.3%，Ⅲ$_3$Ⅳ$_3$Ⅴ$_2$型58.5%，Ⅲ$_3$Ⅳ$_2$Ⅴ$_2$型9.1%，Ⅲ$_2$Ⅳ$_2$Ⅴ$_2$型1.1%（注：Ⅲ、Ⅳ、Ⅴ代表第3、第4和第5趾，2、3代表趾骨节数）。双节趾骨出现率，第3趾1.38%，第4趾11.38%，第5趾74.08%。

足籽骨　位于第1跖骨头下100.00%，第2跖骨头下1.70%，第3、4跖骨头下0.20%，第5跖骨头下6.20%，趾间关节下12.10%。每足籽骨1个1.00%，

2个77.80%，3个16.90%，4个3.10%，5个0.80%，6个0.10%，7个0.30%。

下肢骨质量在不同性别和侧别比较见表1，表2。

（许家军）

表1 下肢骨质量（平均值，g）

性别	髋骨	股骨	胫骨	腓骨	足骨
男性	151.73	328.98	191.87	46.27	113.66
女性	113.67	226.71	125.76	32.60	77.82

表2 下肢骨质量的两侧比较（%）

下肢骨	左侧<右侧		左侧=右侧		左侧>右侧	
	男性	女性	男性	女性	男性	女性
股骨	36.13	31.11	28.39	22.22	35.48	46.67
胫骨	43.23	48.89	22.38	20.00	34.19	31.11
腓骨	54.25	57.78	18.95	17.78	26.80	24.44

gŭliánjié shùzhí

骨连结数值（measurement of articulation）

中国成年人骨连结的正常值。包括躯干骨连结、上肢骨连结和下肢骨连结数值。

躯干骨连结数值 寰齿间距中立位1.38mm，屈曲位1.33mm，伸展位1.36mm。胸3椎体前上至胸6～7椎间盘连线与胸6～7椎间盘至胸10椎体下前连线的夹角165.00°。下段腰椎椎间盘的各径和面积见表1。脊柱椎间管外口纵、横径和管长见表2。髂腰韧带前部长67.00mm，宽12.00mm，厚2.00mm；后部厚3.00mm。腰骶角：14～19岁35.00°，20～30岁37.30°，31～39岁38.70°，40～50岁41.00°。

胸廓两侧第10肋附着肋面，第11肋和第12肋对称游离出现率12.00%；两侧第10肋对称游离79.50%，不对称游离8.50%。胸廓两侧第10肋对称游离，第9肋也对称游离6.00%，不对称游离4.00%。第8肋和胸骨连结成真肋，对称3.50%，不对称7.50%。第7肋与第6肋软骨结合成假肋，对称1.50%。

上肢骨连结数值 胸锁关节：关节盘完整60.00%，盘下半缺如22.86%，盘中央缺如14.28%，缺如2.86%。关节盘长21.40mm；宽19.90mm；厚，上缘2.70mm，下缘1.20mm，前缘2.10mm，后缘2.30mm，中央2.00mm。

肩关节：盂肱上韧带厚0.16cm；盂肱下韧带厚0.24cm；盂肱中韧带厚0.26cm；肱横韧带宽1.29cm。肘关节尺侧副韧带前束起点宽6.80mm，止点宽10.40mm。肘后三角韧带上缘宽9.59mm，上缘中点厚0.46mm。

男性桡尺远侧关节间隙1.68mm；桡腕关节间隙2.04mm；腕掌关节间隙，第1掌骨～大多角骨1.60mm，第2掌骨～小多角骨1.16mm，第3和4掌骨～头状骨1.43mm，第5掌骨～钩骨1.42mm；腕骨间关节间隙，月骨～头状骨1.86mm，手舟骨～大多角骨1.71mm，手舟骨～头状骨1.67mm，月骨～三角骨1.57mm，钩骨～三角骨1.48mm，钩骨～头状骨1.21mm，小多角骨～头状骨1.06mm。腕横韧带长25.05mm，宽21.17mm，厚1.90mm。腕管长29.00mm；横径：上口24.50mm，中部22.00mm，下口29.80mm；矢径：上口9.80mm，中部10.30mm，下口11.50mm。

男性第1～5掌指关节间隙依次为1.53mm、1.72mm、1.60mm、1.49mm、1.49mm；第2～5近侧指间关节间隙依次为1.08mm、1.10mm、1.01mm、0.91mm；第1～5远侧指间关节间隙依次为1.17mm、0.94mm、0.91mm、0.82mm、0.74mm。

下肢骨连结数值 天津女性骨盆入口形态：女型58.90%，男型3.07%，扁型23.20%，猿型14.20%；成都女性骨盆入口形态：女型52.00%，男型1.00%，扁型29.00%，猿型18.00%。不同地区女性骨盆临床测量数值见表3。

髋关节上间隙4.28mm，内侧间隙8.53mm，角分线间隙5.00mm。

膝关节间隙内侧5.40mm，

表1 腰椎椎间盘各径和面积（平均值）

椎间盘	男性			女性		
	矢径（mm）	横径（mm）	面积（mm^2）	矢径（mm）	横径（mm）	面积（mm^2）
腰3～4	44.80	63.30	150.70	40.50	55.10	122.80
腰4～5	45.30	63.90	149.30	41.60	58.30	120.80
腰5～骶1	43.60	65.00	148.60	39.70	56.40	112.70

表2　脊柱椎间管外口纵径、横径和管长（平均值，mm）

椎间管序	外口纵径	外口横径	管长
颈1	9.61	17.31	7.53
颈2	11.77	12.68	10.52
颈3	12.47	11.58	10.87
颈4	12.69	11.77	11.40
颈5	12.11	12.03	11.77
颈6	12.15	11.81	11.92
颈7	12.43	10.70	10.04
胸1	11.66	9.35	8.18
胸2	11.33	8.72	6.33
胸3	12.98	8.77	5.72
胸4	12.74	8.85	5.78
胸5	13.02	9.07	5.86
胸6	14.41	9.10	6.09
胸7	14.86	9.00	6.51
胸8	14.80	8.98	6.90
胸9	14.25	8.32	8.05
胸10	14.32	8.82	9.18
胸11	15.16	10.33	9.44
胸12	15.76	12.03	8.73
腰1	17.40	13.50	8.83
腰2	18.60	13.61	9.86
腰3	18.96	13.65	11.52
腰4	20.14	14.72	13.67
腰5	14.53	19.91	16.03
骶1*	15.61	15.04	20.75
骶2	14.96	17.92	11.65
骶3	14.27	17.34	8.77
骶4	8.64	9.62	4.22

*骶椎椎间管仅来自男性

外侧5.70mm。内侧半月板极窄型0.3%，窄型10.7%，中等型59.30%，宽型28.30%，极宽型1.30%；共同最大矢径68.60mm，矢状径39.89mm，横径26.61mm，侧部宽7.92mm，后部宽15.63mm，后部厚5.32mm，外周缘长80.46mm，开口长25.99mm。外侧半月板极窄型2.30%，窄型32.70%，中等型48.00%，宽型11.30%，极宽型2.00%，盘型3.70%；矢状径33.07mm，横径28.30mm，侧部宽11.31mm，侧部厚5.58mm，外周缘长86.29mm，开口长9.53mm，腘肌沟宽8.22mm。前交叉韧带长36.00mm，宽8.00mm，厚6.00mm。后交叉韧带长34.00mm，宽10.00mm，厚6.00mm。髌上囊出现率100.00%，通关节腔率80.00%，长40.60mm，宽33.90mm，容积16.80ml。髌前皮下囊出现率50.00%，长22.80mm，宽15.80mm，容积1.00ml。髌下浅囊出现率6.7%，长12.50mm，宽11.30mm，容积0.40ml。髌下深囊出现率100.00%，长23.00mm，宽13.40 mm，容积1.10ml。胫侧副韧带下囊出现率50.00%，长16.60mm，宽9.60mm，容积0.70ml。腓侧副韧带下囊出现率43.30%，通关节腔率15.40%，长10.30mm，宽7.20mm，容积0.50ml。

踝关节间隙2.70mm。足内侧弓高：男性47.20mm，女性40.81mm；外侧弓高：男性22.68mm，女性21.02mm；内踝高：男性82.78mm，女性73.95 mm；外踝高：男性68.77mm，女性63.62mm；踝间宽：男性73.10mm，女性66.00mm。

（许家军）

表3　女性生理骨盆临床及X线测量各径（cm）和耻弓角（°）

城市	髂棘间径	髂嵴间径	骶耻外径	中段前后径	坐棘间径	坐骨结节间径	出口后矢状径	耻弓角
天津	25.20	28.40	20.50	11.50（12.20*）	10.00（10.50*）	9.00	9.30	84.20
上海	24.30	26.70	19.60	–	–	8.50	7.90	–
成都	24.60	27.30	19.30	12.50*	10.90*	8.80	8.50	87.70

*X线测量

tóujī shùzhí

头肌数值（measurement of head muscle） 中国成年人头部肌肉的正常值。包括额肌、颊肌、眼轮匝肌、鼻肌、上唇方肌、咬肌和颞肌数值。

额肌：外侧缘长6.60cm，正中线长5.90cm；上部宽12.70mm，下部宽11.20mm；厚1.50mm。颊肌：长43.02mm，前部宽31.80mm，中部宽29.14mm，后部宽19.7mm，肌中份厚5.16mm。眼轮匝肌：其下部的内侧部宽0.80mm，中部宽2.50mm，外侧部宽2.60mm。鼻肌：起点宽13.80 mm，厚2.10 mm；两侧鼻肌间距7.10mm。上唇方肌：长24.00 mm，宽22.00mm，厚2.00mm。咬肌：前缘长5.50cm，后缘长5.30cm，上端宽3.80cm，下端宽3.40cm；前缘中份厚0.90cm；前缘-口角水平距3.60cm；肌后缘与下颌支夹角44.4°；浅层纤维最大长66.40mm。颞肌：最大宽115.90mm，颧弓止点最大宽86.23mm，颧弓上面积7857.17mm^2。

（许家军）

jǐngjī shùzhí

颈肌数值（measurement of cervical muscle） 中国成年人颈部肌肉的正常值。包括颈外侧肌、颈前肌和颈深肌数值。①颈外侧肌：颈阔肌起点平面在锁骨2.00%，第1肋20.00%，第1肋间54.00%，第2肋24.00%。两侧肌前缘相交于舌骨之下16.97%，平舌骨21.50%，舌骨之上79.17%，不相交4.17%；两侧肌前缘夹角41.70°，前缘与锁骨夹角62.50°。肌前缘距离正中线在舌骨平面0.73cm，环状软骨平面1.19cm。肌前缘平锁骨胸骨端18%；于胸骨端外侧52.00%，距离1.69cm；于胸骨端内侧30%，距离0.99cm。胸锁乳突肌起始头，二头型96.00%（一般型79.00%，融合型11.00%，分离型5.00%），三头型4.00%；前缘长15.78cm，后缘长13.39cm，起点（胸骨、锁骨处）宽4.81cm，中点宽2.95cm，止点宽3.76cm。②颈前肌：二腹肌前腹长39.02mm，宽12.06mm；肌腹出现副肌19.29%，半副肌6.43%，间肌2.14%；肌腱出现半腱9.29%，腱弓15.00%，间腱5.71%。胸骨舌骨肌长11.40cm，宽1.90cm，厚0.20cm。胸骨甲状肌长8.00cm，宽2.00cm，厚0.16cm。甲状舌骨肌长2.90cm，宽2.00cm，厚0.13cm。肩胛舌骨肌下腹长5.56cm，宽0.71cm，厚0.28cm；中间腱完整67.50%，不完整18.50%，缺如14.00%。③颈深肌：前斜角肌起自颈2~颈6横突前结节96.70%，颈2~颈5横突前结节3.30%；肌全长5.91cm，腱长2.22cm。中斜角肌起自颈2~6横突后结节55.00%，颈2~颈5横突后结节45.00%；肌全长6.00cm，腱长4.14cm；后外侧缘长2.20cm，宽0.40cm；前内侧缘长2.30cm，宽1.40cm。斜角肌间隙前边长5.14cm，后边长5.23cm，底边长1.25cm，面积3.26cm^2。

（许家军）

qūgànjī shùzhí

躯干肌数值（measurement of truck muscle） 中国成年人躯干肌肉的正常值。包括背肌、胸肌、膈肌和腹肌数值。

背肌数值 斜方肌全肌长349.34mm，宽147.98mm，厚11.03mm；上部长160.35mm，宽110.20mm，厚8.85mm；中部长124.77mm，宽62.83mm，厚8.36mm；下部长229.20mm，宽80.77mm，厚5.52mm。背阔肌上缘长231.94mm，厚4.02mm；前缘长357.07mm，厚3.05mm。肩胛提肌前缘长12.90cm，后缘长13.80cm；上部宽1.20cm，厚0.60cm；中部厚0.80cm；下部宽2.60cm，厚1.10cm。

胸肌数值 胸大肌锁骨部长14.19cm，宽6.86cm；胸肋部长17.16cm，宽12.73cm；中部宽8.50cm；腹部长25.34cm。胸小肌上缘长95.00mm，下缘长128.00mm；起端宽80.00mm，止腱宽15.10mm；起始处厚2.50mm，外中交界处厚5.10mm，中内交界处厚2.80mm，止腱部厚1.90mm。锁骨下肌长8.37cm，宽1.00cm，厚0.73cm。前锯肌起自第1~8肋18%，第1~9肋21.00%，第1~10肋6.00%，第1~11肋3.00%，第2~8肋9.00%，第2~10肋20.00%，第2~11肋4.00%；上缘长6.20cm，下缘长14.60cm，下缘中点厚0.34cm。肋间外肌与肋间外韧带移行处至前正中线的距离，在第2~7肋间隙依次为7.64cm、8.79cm、9.03cm、9.73cm、11.14cm、12.34cm。

膈肌数值 起始于腰椎的情况见表1。食管裂孔外径18.53mm，内径11.68mm，前后径9.76mm。

腹肌数值 腹直肌长329.00mm；上部宽66.50mm，厚4.73mm；中部宽56.05mm，厚5.76mm；下部宽20.55mm，厚6.01mm；脐平面宽54.00mm，厚4.00mm。腱划2个9.88%，3个63.37%，4个26.74%。第1腱划至剑突6.20cm，耻骨联合29.80cm；第2腱划至剑突12.60cm，耻骨联合23.30cm；第3腱划至

表 1 膈肌起始于腰椎的情况（%）

膈脚	腰 1	腰 2	腰 3	腰 4	腰 5
内侧脚	6.00	36.00	51.00	8.00	0
中间脚	25.00	42.00	22.00	0	11.00
外侧脚	46.00	45.00	2.00	0	7.00

剑突 19.50cm，耻骨联合 16.50cm；第 4 腱划至剑突 23.40cm，耻骨联合 12.70cm。锥状肌起点距耻骨联合下缘 48.90mm，止点距脐 97.70mm。腹外斜肌各径见表 2。肌质和腱质移行处距正中线在肋弓最低点平面，男性 74.30 mm，女性 67.00mm；在脐平面，男性 78.61mm，女性 66.57mm；在髂嵴最高点平面，男性 79.33mm，女性 72.43mm。腹内斜肌附着腹股沟韧带外侧半 44.74%，外侧 1/3 为 34.21%，外侧 2/3 为 18.42%。反转韧带在腹内斜肌浅层 92.50%，深层 2.50%，韧带与肌融合 5.00%。腹直肌鞘含肌纤维在脐以上鞘前层 58.00%，脐以下鞘前层 72.00%，鞘后层 98.00%。腹股沟管长 4.60cm。白线全长 311.00mm，脐上段长 154.00mm，脐下段长 158.00mm。

表 2 腹外斜肌各径（平均值，cm）

项目	上部	中部	下部
肌质长度	12.50	16.50	16.40
腱质长度	10.30	11.20	11.30
肌全长	22.80	27.70	27.70
肌厚度	0.20	0.20	0.20

（许家军）

shàngzhījī shùzhí

上肢肌数值（measurement of upper limb muscle） 中国成年人上肢肌肉的正常值。包括肩肌、臂肌、前臂肌和手肌数值。

肩肌数值 三角肌锁骨部与肩峰部纤维分离 51.00%，肩峰部与肩胛冈部分离 79.00%。男性三角肌长 18.50cm，宽 15.73cm，厚 1.30cm。前部肌束内侧缘长 16.50cm，外侧缘长 14.60cm，上份厚 0.60cm，中份厚 1.20cm，下份厚 0.50cm，锁骨部宽 5.90cm。后部肌束起于肩胛冈长 10.30cm，后缘长 17.40cm，前缘长 13.80 cm，上份厚 1.10cm，中份厚 1.90 cm，下份厚 1.40cm。大圆肌长 12.80cm，宽 3.70cm，厚 2.50 cm；向肱三头肌发出肌束 2.00%；止端与背阔肌止端融合率 62.00%。小圆肌与冈下肌部分融合 8.00%，完全融合 4.00%。最小圆肌出现率 1.00%。

臂肌数值 肱二头肌（男性）长 31.80cm，宽 5.10cm，厚 1.60 cm。长头和短头汇合后，肌腹长 50.07mm；止腱长 67.10mm，宽 10.50mm，厚 2.50mm；腱膜长 35.00~40.00mm。长头和短头各径见表。额外头出现率 22.34%，其中 1 个 20.97%，2 个 2.25%，3 个 0.19%。肱肌止于尺骨粗隆 69.66%。喙肱肌 2 个肌腹出现率 4.7%。肱三头肌第 4 头出现率 6.00%。

表 肱二头肌长、短头各径（平均值，mm）

肱二头肌	起腱			肌腹		
	长度	宽度	厚度	长度	宽度	厚度
长头	69.00	9.10	2.80	167.10	17.00	13.10
短头	66.40	11.70	2.10	224.50*	20.70	9.80

* 此处从起点至止腱

前臂肌数值 肱桡肌全长 33.70cm；肌腹长 22.40cm，宽 2.60cm，厚 0.60cm；肌腱长 9.30cm，宽 0.70cm，厚 0.20cm。旋前圆肌起点 1 个头 2.00%，2 个头 90.00%，3 个头 7.25%，4 个头 0.75%；起点头为肱骨头 100.00%，尺骨头 98.30%，斜索头 15.80%，内侧肌间隔头 7.50%，肱二头肌腱膜头 1.70%。桡侧腕屈肌腱，宽：上部 9.10mm，中部 5.50mm，下部 4.20mm；厚：上部 2.40mm，中部 2.20mm，下部 2.60mm。

掌长肌肌腹长 119.46mm，中部宽 12.24mm、厚 6.25mm；腱长 125.66mm，宽 4.00mm，厚 0.98 mm；止点腱纤维呈放射状编入掌腱膜内 78.52%，呈扁束状进入掌腱膜内 13.33%，腱分裂为 2 束分别编入掌腱膜内 2.96%，腱末端分出副腱束 4.44%，腱末端消失于腕掌侧韧带内 0.74%。一肌二腱 0.45%；二肌二腱 0.45%；梭型肌 0.90%。肌缺如 3.76%。

尺侧腕屈肌长 25.75cm；中部宽 2.99cm，厚 0.74cm。指浅屈肌长 39.40cm，宽 3.43cm，厚 1.13cm。拇长屈肌副头出现率 59.17%，1 个 57.50%，2 个 1.67%。旋前方肌上缘长 31.32 mm，下缘长 40.82 mm，内侧缘长 48.10 mm，外侧缘长 51.27 mm；中部宽 42.87 mm，肌厚 11.38 mm；腱膜 1 片 80.95%，2 片 9.82%，3 片 0.95%。

桡侧腕长伸肌肌腹长129.00mm，宽23.50mm，厚11.20mm；肌腱长161.70mm，宽11.70mm，厚1.50mm。桡侧腕短伸肌止于第2和第3掌骨底85.00%，第3掌骨底13.80%；肌腹长147.90mm，宽25.20mm，厚11.40mm；肌腱长141.00mm，宽11.70mm，厚2.30mm。指伸肌（男性）长43.80cm；中部宽2.94cm，厚0.96cm；肌腱3个81.50%，4个18.50%；肌腱腱性40.55%，腱索性34.32%，腱膜性25.13%；4个腱止于第2~5指39.00%，不止于小指53.40%。小指伸肌肌腹1个94.00%，2个0.04%，不全分离5.60%；肌腱1个15.80%，2个81.60%，3个2.60%；肌腱止于小指85.00%，第4~5指15.00%。拇长展肌出现副腱88.11%，其中1个76.87%，2个19.86%，3个2.84%，4个0.43%。拇短伸肌缺如5.84%，出现副腱1.68%。

肘管长1.23cm，上口宽2.00cm，中段宽1.88cm，下口宽1.80cm；肘管弓状韧带长14.10cm，宽9.70cm。旋后肌弓环形47.50%，袢形30.00%，裂隙形22.50%；腱性65.20%，肌性6.50%，膜性9.80%，混合性18.50%；弓横径11.03mm，弓深13.42mm。旋后肌弓下口环型3.40%，袢型95.50%，线型1.00%；腱性62.20%，肌性30.00%，膜性1.00%，混合性6.70%；下口旋前位宽16.07mm，旋后位宽12.72mm。

手肌数值　拇短展肌除起自舟骨结节及腕横韧带外，几乎全部有自掌长肌腱的起始，有79.00%起自拇长展肌腱。拇收肌腱弓出现率37.50%，腱弓管长3.70mm。小指展肌长7.40cm，中部宽1.70cm，中部厚0.70cm。第1掌骨间隙骨间掌侧肌出现率72.00%，起于第1、2掌骨分别为48.00%、24.00%。

（许家军）

xiàzhījī shùzhí

下肢肌数值（measurement of lower limb muscle）

中国成年人下肢肌肉的正常值。包括髋肌、大腿肌、小腿肌和足肌数值。

髋肌数值　①前群：腰大肌自髂耻隆起至小转子长11.69cm，至会阴中心腱长10.75cm；肌外缘距离后正中线5.20cm。腰大肌间隙至皮肤5.0cm。腰小肌缺如49.60%。阔筋膜张肌长168.40mm，宽35.98mm，厚12.08mm；髂胫束长322.40mm；腱：肌为1∶1型5.77%，2∶1型68.38%，3∶1型28.84%。②后群：臀大肌长18.66cm，宽20.12cm，厚1.95cm；肌腹长18.80cm；上缘长4.60cm，下缘长15.10cm，下缘中部厚2.21cm。臀中肌高12.3cm，肌中点宽11.95cm。梨状肌1腹1腱69.00%，2腹1腱24.00%，2腹2腱6.00%，1腹2腱1.00%。肌上缘长93.66mm，内侧缘宽39.00mm；肌腱背面长28.93mm、宽6.32mm，腹面长58.69mm、宽9.14mm。梨状肌与臀中肌融合28.73%，与上孖肌融合27.61%，与臀小肌融合0.75%；肌纤维移行至臀中肌20.00%，上孖肌9.00%；腱纤维移行至臀中肌3.00%，上孖肌16.00%；肌腱纤维移行至臀中肌14.00%，上孖肌6.00%；筋膜移行至臀中肌63.00%，上孖肌69.00%。股方肌上缘长35.22mm，下缘长43.69mm，上缘中点厚11.90mm，下缘中点厚10.90mm，起点宽37.69mm，止点宽39.01mm；止点为肌性80.00%，肌腱混合18.30%，腱性1.70%。股方肌缺如3.21%。

大腿肌数值　①前群：缝匠肌长49.50cm，自髂前上棘至髌上缘的肌长40.40cm；肌中部宽2.40cm，肌厚0.80cm；肌腱长3.70cm。股直肌腱膜上浅表面长11.40cm，宽2.50cm，厚1.00cm；下深表面长21.30cm，宽3.30cm，厚0.90cm。股外侧肌肌腹长30.30cm，中点宽10.30cm，最大厚1.10cm，下止腱长5.40cm。股内侧肌腱膜外侧深表面长13.50cm，宽2.70cm，厚1.00cm。股中间肌腱膜前浅表面长15.30cm，宽3.10cm，厚0.70cm。②内侧群：股薄肌长412.80mm；肌腹长294.80mm，宽32.60mm，厚6.80mm；止腱长118.50mm。长收肌外侧缘长19.20cm，内侧缘长14.50cm；起端宽2.20cm，中间宽4.10cm，止端宽6.80cm；中部厚13.60mm。大收肌肌腹长194.90mm，宽55.00mm；腱长123.70mm，宽21.00mm。③后群：半腱肌长433.50mm；肌腹长303.79mm，宽19.16mm，厚15.48mm；止端腱长127.50mm。股二头肌长421.70mm，止腱长55.10mm。长头长389.60mm；肌腹长267.00mm，宽30.60mm，厚22.10mm；止腱长85.30mm。短头长311.40mm；肌腹长229.10mm，宽27.60mm，厚8.10mm。

小腿肌数值　①前群：胫骨前肌长40.25cm，宽3.75cm，厚0.64cm，肌腹长23.50cm。踇长伸肌肌腹长23.10cm，肌中部宽1.70cm，肌腱长11.20cm，跖骨小头处肌腱宽4.60mm；1条副腱52.59%，2条副腱0.86%，副腱宽2.21mm。第2~5趾趾长伸肌腱在跖骨小头处的宽度依次为3.10mm、3.00mm、3.00mm、3.00mm。

表　外侧4趾趾长屈肌腱构成情况（%）

参与肌肉	第2趾	第3趾	第4趾	第5趾
趾长屈肌	100.00	100.00	100.00	98.00
䟴长屈肌	100.00	87.00	27.00	0
足底方肌	100.00	100.00	100.00	45.00

②后群：腓肠肌长41.62 cm、宽12.00cm、厚1.35cm，肌腹长22.31cm。腓肠肌外侧头籽骨解剖出现率41.00%，X线片出现率22.10%。比目鱼肌肌腹长279.44mm，宽96.54mm，厚22.86 mm；比目鱼肌腱弓管长3.24cm，横径1.59cm，前后径1.03cm。跟腱长157.00mm，中部宽12.30 mm，腱厚7.70mm。跖肌止于跟腱的前内侧30.90%，后内侧14.60%，内侧52.70%；肌长40.48cm，腱长30.96cm，深段宽4.50cm，浅段宽3.20cm。腘肌上缘长76.38mm，下缘长138.38 mm，内侧缘长76.90mm，肌腹厚7.30mm。胫骨后肌肌腱上部宽0.70cm、厚3.20mm，中部宽0.60 cm、厚3.90mm，下部宽0.60cm、厚3.90mm。外侧4趾趾长屈肌腱构成情况见表。③外侧群：腓骨长肌肌腱1束53.21%，2束29.36%，多束17.43%；肌腱足底段长4.85cm，直径0.50cm，厚0.29 cm。第3腓骨肌出现率82.76%，其中独立41.67%，不独立38.54%；末端扇形85.00%，二分叉形14.35%，三分叉形0.65%。

足肌数值　䟴短伸肌长54.18mm，宽54.18mm，厚3.46 mm；肌腱长61.92mm，宽1.99 mm，厚1.99mm。趾短伸肌长65.65mm，宽19.42mm，厚3.43 mm；起始处宽35.30mm，厚2.90 mm；第5跖骨粗隆处宽37.60 mm，厚1.50mm；肌腹最宽处40.90mm；肌腱4腱（Ⅰ～Ⅳ）75.74%，3腱（Ⅰ～Ⅲ）3.00%，5腱（Ⅰ～Ⅴ）21.97%。足底方肌3头（内外长）4.00%，2头（内外）78.00%，1头（内）13.00%，1头（外）1.00%。䟴展肌内侧缘长12.30cm，外侧缘长3.50cm，后缘长3.50cm，宽1.90cm，厚1.10cm；肌腱长7.40cm，宽0.60cm，厚0.30cm。趾短屈肌腱4腱（Ⅱ～Ⅴ）60.49%，3腱（Ⅱ～Ⅳ）39.02%，2腱（Ⅱ～Ⅲ）0.49%。

（许家军）

xiāohuàguǎn shùzhí

消化管数值（measurement of digestive canal）

中国成年人消化器官的正常值。包括口腔器官、食管、胃、十二指肠、空肠、回肠、盲肠、阑尾、结肠、直肠和肛管数值。

恒牙数值　恒牙萌出时间见表1。下颌第三磨牙出现率54.10%。30岁以上无第三磨牙31.30%。第三磨牙最早萌出年龄14岁；萌出最高年龄，男性8⌋ 26岁、⌊8 28岁、8⌉ 26岁、⌈8 26岁；女性8⌋ 25岁、⌊8 24岁、8⌉ 22岁、⌈8 24岁；维吾尔族22岁以上全部萌出；汉族22岁以上仍有38.1%未萌出。通上颌窦底的牙槽窝，第二前磨牙15.15%，第一磨牙42.43%，第二磨牙39.39%，第三磨牙3.03%。通上颌窦底的牙根，第二前磨牙20.00%，第一磨牙48.98%，第二磨牙38.78%，第三磨牙2.04%。

轮廓乳头数值　轮廓乳头轮廓完全54.01%，不完全37.90%，没有轮廓8.09%；排列成Y形39.73%，V形37.09%，ψ形7.95%，T形4.64%，其他10.59%。轮廓乳头10.61个，出现重复乳头60.27%。每个轮廓1个乳头88.17%，2～4个乳头11.83%，其中2个乳头82.53%，3个乳头15.06%，4个乳头2.41%。左右轮廓乳头交角119.62°。

咽鼓管数值　咽鼓管骨部长度8.65mm；鼓口纵径3.79mm，横径3.58mm；峡口纵径2.54mm，横径2.39mm；中部横径2.50mm；骨部下壁前部厚4.30mm，中部厚

表1　上颌和下颌恒牙萌出时间（平均值，岁）

项目	上颌		下颌	
	男性	女性	男性	女性
中切牙	7.42	7.41	6.77	6.66
侧切牙	8.67	8.36	7.47	7.35
尖牙	11.38	10.67	10.87	10.21
第一前磨牙	10.58	10.54	10.98	10.49
第二前磨牙	11.42	11.19	11.47	11.34
第一磨牙	6.76	6.53	6.53	6.10
第二磨牙	12.84	12.46	12.24	11.72

4.45mm，后部厚3.72mm；骨部与鼓膜张肌半管完全分隔67.00%，1/2分隔23.00%，1/3分隔8.00%，2/3分隔2.00%；骨部峡口距棘孔4.47mm，卵圆孔6.16mm，颈动脉管外口6.00mm，蝶骨棘7.70mm。鼓膜张肌半管中部纵径（骨性）1.77mm，距岩浅大神经沟2.39mm，肌半管后端距面神经管膝部2.89mm。咽鼓管咽口距鼻翼前缘7.33mm，下鼻甲后端11.45mm，咽后壁14.65mm。咽鼓管圆枕有前唇，左侧25.00%，右侧12.50%。咽鼓管后唇高6.28mm，宽6.24mm。

食管数值　食管各部与椎骨的对应关系见表2。上中切牙距食管起始部15.27cm，食管左主支气管压迹26.23cm，食管心压迹中点30.07cm，食管平对后冠状沟处33.04cm，贲门中点39.88cm。鼻前孔距食管环状软骨下缘处17.46cm，食管左主支气管压迹28.43cm，食管心压迹中点32.23cm，食管平对后冠状沟处35.28cm，贲门中点41.91cm。

食管全长24.44cm，颈段（环状软骨下缘～胸1上缘）2.91cm，胸段19.83cm，腹段1.69cm。最窄处前后径在起始处1.51cm，穿膈处1.65cm。最宽处前后径在胸段中下1/3交界处1.93cm。最窄处内径在起始处1.13cm，穿膈处1.10cm；最宽处内径在颈段和胸段交界处1.45cm，中下1/3相交处1.91cm，食管末端1.53cm。腹段前后径1.13cm，横径1.86cm。食管胃角（His角）63°。

胃数值　胃幽门后方相当于胸12至腰1～2之间，其中胸12～腰1之间95.34%。角切迹水平面位于剑突下方22.89mm；垂直面位于正中线左侧15.73mm。胃大弯最低点水平面位于脐平面上方83.33%，同一平面13.33%，下方3.33%；脐平面上方14.00mm。胃底高20.80mm，胃大弯弧长11.59cm，胃小弯弧长36.46mm，贲门切迹105.90°。胃贲门与幽门直线距离25.51mm。大网膜：上腹型13.70%，中腹型46.36%，下腹型39.94%；薄型56.27%，中间型20.70%，厚型23.03%；下缘U型36.15%，W型22.74%，V型10.20%，锯齿型25.66%，不规则型5.25%。大网膜经胃大弯中点垂线的长16.66cm（活体为24.55cm），经胃大弯最低点垂线的长21.44cm，自胃大弯至大网膜最低点的长12.84cm；大网膜左缘和右缘中点的间距24.08cm。

十二指肠数值　C形60.72%，U形19.29%，V形11.19%，腰形3.33%，O形14.29%。上部对应椎骨在胸11～腰1中1/3之间，胸12中1/3～腰1中1/3之间85.71%；水平部对应椎骨在腰2～腰4下1/3之间，腰3中1/3～腰4上1/3之间79.99%；空肠曲对应椎骨在腰1上1/3～腰3上1/3之间，腰1上1/3～腰2下1/3之间94.29%。上部腹膜内位10.00%，腹膜间位86.67%，腹膜外位3.33%；降部腹膜间位3.33%，腹膜外位96.67%；水平部腹膜间位20.00%，腹膜外位80.00%；升部腹膜内位6.67%，腹膜间位63.33%，腹膜外位30.00%。空肠曲弯向左前方56.67%，左侧33.33%，右前方10.00%。全长20.62cm；各部长，上部4.33cm，降部7.73cm，水平部5.62cm，升部2.88cm；外径，起始段3.39cm，上中1/3交界处3.47cm，中下1/3交界处3.44cm，终末段2.92cm。

表2　食管各部与椎骨的对应关系

第1狭窄		第2狭窄		第3狭窄		第4狭窄		平对后冠状沟		贲门中点	
椎体	%	椎体	%	椎体	%	椎体	%	椎体	%	椎体	%
颈5中1/3	1.33	胸2～3	10.67	胸4上1/3	2.67	胸9下1/3	2.67	胸6下缘	1.33	胸10中1/3	1.33
颈5～6	4.00	胸3上1/3	12.00	胸4中1/3	10.68	胸9～10	1.33	胸7上1/3	1.33	胸10下1/3	4.00
颈6上1/3	38.67	胸3中1/3	18.67	胸4下1/3	25.33	胸10上1/3	14.67	胸7中1/3	5.33	胸10～11	6.67
颈6中1/3	16.00	胸3下1/3	18.67	胸4～5	9.33	胸10中1/3	21.33	胸7下1/3	12.00	胸11上1/3	24.00
颈6下1/3	32.00	胸3～4	20.00	胸5上1/3	16.00	胸10下1/3	28.00	胸7～8	8.00	胸11中1/3	34.66
颈6～7	4.00	胸4上1/3	13.33	胸5中1/3	13.33	胸10～11	14.67	胸8上1/3	10.67	胸11下1/3	14.67
颈7上1/3	4.00	胸4中1/3	6.66	胸5下1/3	20.00	胸11上1/3	9.33	胸8中1/3	22.67	胸11～12	2.67
				胸5～6	1.33	胸11中1/3	8.00	胸8下1/3	16.00	胸12上1/3	12.00
				胸6上1/3	1.33			胸8～9	10.67		
								胸9上2/3	12.00		

注：第1狭窄（环状软骨下缘），第2狭窄（主动脉弓压迹中点），第3狭窄（左主支气管压迹），第4狭窄（膈食管裂孔）

十二指肠纵襞均匀型72.00%，倒锥形12.00%，锥形10.00%，梭形2.00%，缺如型4.00%；长2.94mm，距幽门7.33cm；有降部环形襞跨越68.00%，无襞跨越32.00%。十二指肠大乳头在降部后内侧壁上1/3部5.71%，中1/3部71.42%，下1/3部22.82%；在十二指肠纵襞上呈裂隙状36.00%，在纵襞上端24.00%，下端18.00%，左侧16.00%，右侧2.00%，无纵襞4.00%；倒梨形60.29%，半球形27.94%，斜柱状形11.76%；距幽门8.54 cm。十二指肠小乳头出现率48.00%，居大乳头上方16.67%，右上方75.00%，左上方8.33%；在上方距大乳头1.65cm，在右侧距大乳头0.67cm，在左侧距大乳头2.25cm。

十二指肠悬肌起于食管裂孔两侧膈肌右脚的肌纤维36.00%，食管裂孔右侧的膈肌纤维30.00%，食管裂孔左侧的膈肌纤维2.00%，食管裂孔两侧及后方的结缔组织28.00%，膈肌左脚的肌纤维4.00%；止于十二指肠空肠曲和升部、横部35.45%，十二指肠空肠曲和升部31.82%，十二指肠空肠曲10.91%，十二指肠升部和横部10.00%，十二指肠空肠曲和升部、横部、降部8.18%，十二指肠升部2.73%，十二指肠空肠曲和空肠0.90%；长5.21cm，宽3.22cm，厚0.19cm。十二指肠空肠曲韧带长0.5cm的出现率1.92%，0.60～1.00cm为15.38%，1.10～1.50cm为34.62%，1.60～2.00cm为26.92%，2.10～2.50cm为17.31%，2.60～3.00 cm为3.85%。

空肠和回肠数值　空肠起始部平第1腰椎61.67%，第2腰椎36.67%，第3腰椎1.67%；在正中线左侧96.67%，线上3.33%；距正中线0.60～1.00cm 30.56%，1.10～1.50cm 47.22%，1.60～2.00cm 19.44%，2.10～3.40cm 2.78%。空肠和回肠肠袢左侧横行、右侧纵行40.00%，左右均纵行或横行30.00%，左侧纵行、右侧横行13.33%，不规则排列16.67%。空肠和回肠总长375.95cm，对系膜缘长399.10 cm，系膜缘长321.95cm。空肠起始部周长2.31cm。回肠末端周长2.48cm，腹膜内位87.75%，腹膜间位12.25%。

回盲角上缘夹角103.10°，其中32.00°～50.00°占12.25%，51.00°～100.00°占18.37%，101.00°～145.00°占69.38%；回盲角下缘夹角0°～45.00°占56.66%，46.00°～90.00°占21.67%，90.00°以上占21.67%。回盲连结处位于盲肠左（内）侧26.67%，左前方30.00%，前方23.33%，右前方3.33%，右（外）侧6.67%，左后方10.00%。梅克尔（Meckel）憩室发生率0.17%，憩室在距回盲瓣41.70cm的回肠上，多数在对肠系膜侧，长4.90cm，憩室末端有纤维索与脐相连9.50%。

盲肠数值　位于髂嵴下方5.88cm。腹膜内位57.97%；腹膜间位15.94%；中下2/3内位，上1/3间位18.84%；下1/3内位，上中2/3间位7.25%。漏斗形19.38%，右袋大形77.50%，左袋大形1.25%，对称形1.87%。以回肠上缘平面为上界，盲肠长7.27cm，宽4.87cm；以回盲瓣上缘平面为上界，盲肠长6.00cm，宽5.60cm；以回盲瓣下缘平面为上界，盲肠长3.80cm，宽4.90cm。

回盲口位于盲肠内侧壁92.37%，内后壁7.63%；裂隙形64.89%，扁椭圆形21.28%，卵圆形4.26%，不规则形9.57%；横径1.78cm。回盲瓣横位97.96%，斜位2.04%；唇型75.51%，脱垂型24.49%；突入盲肠长0.99cm；上瓣长2.70cm，下瓣长2.64cm。回盲瓣前系带长2.12cm，后系带长1.52cm。回盲上隐窝32.65%，回盲下隐窝30.61%，盲肠后隐窝36.74%。

阑尾数值　回肠前位27.97%，回肠后位8.26%，盆位26.14%，盲肠下位6.14%，盲肠外位4.03%，盲肠后位24.05%，其他3.41%；直线型12.28%，钩型47.37%，S形28.07%，卷曲型10.53%，缺如1.75%；长6.09cm，外径0.71cm。阑尾口在盲肠后内壁46.94%，内侧壁36.74%，后壁10.20%，下壁6.12%；阑尾口中点距回盲口中点2.28cm。阑尾系膜出现率98.00%；扇形70.00%，三角形23.33%，梯形3.33%，线形1.67%，弧形1.67%；系膜根部长1.47cm，系膜缘长2.31cm，系膜阑尾缘长3.29cm。

结肠数值　升结肠长18.56cm，腹膜间位95.92%，腹膜内位2.04%，始1/3内位、中上2/3间位2.04%。结肠右曲角95.20°。乙状结肠（以骶岬作水平线，骶骨正中线作垂直线）左腰型37.50%，左髂型30.00%，右腰型22.50%，右髂型10.00%；位于左右髂前上棘连线上方，在腹正中线左侧74.20%，右侧25.8%；长37.02cm。乙状结肠系膜根上端高出髂嵴5.00%，平髂嵴47.50%，低于髂嵴47.50%；下端平骶岬17.50%，低于骶岬82.50%；系膜根长11.39cm，最宽处宽 5.59cm。

直肠数值 长 16.05cm，上界平第 1 骶椎 60.00%，第 2 骶椎 31.11%，第 3 骶椎 8.89%。直肠壶腹出现率 64.56%，壶腹长 11.66cm。上横襞、中横襞和下横襞出现率依次为 56.67%、96.67%、74.44%，距肛门依次为 4.10cm、3.00cm、2.20cm。

肛管数值 肛管长 4.41cm。肛柱 11.15 条，高 2.14cm。肛柱上端连线距齿状线 2.41cm，齿状线距白线 1.02cm，白线距肛皮线 1.00cm。肛门内括约肌宽 3.06cm，厚 0.20cm。肛门外括约肌高 2.30cm，厚 0.54cm。肛管直肠肌环高 2.43cm。齿状线平对肛门内括约肌中 1/2 平面 3.30%，中下 1/3 交界平面 93.40%，上 3/4、下 1/4 交界平面 3.30%。肛管直肠角在髋关节伸直位时 63.10°，直角位时 120.00°，距肛门 6.50cm；在髋关节全屈位时 119.50°，距肛门 6.60cm。

（许家军）

xiāohuàxiàn shùzhí

消化腺数值（measurement of digestive gland）

中国成年人消化腺的正常值。包括肝、肝外胆道、胆囊、胰和腮腺数值。

肝数值 肝质量 929.30g，右前叶 325.90g，右后叶 234.50g，尾状叶 24.50g，左外叶 194.70g，左内叶 149.70g；左右径 258.00mm，上下径 152.00mm，前后径 58.00mm。肝裸区一般型 70.00%，横裂型 20.00%，窄长型 10.00%；投影面积 70.33cm^2。肝上缘体表投影在右腋中线平第 6~7 肋间，右腋前线平第 5 肋间，右锁骨中线平第 4~5 肋间。肝下缘体表投影在右腋中线平第 9~10 肋间，右腋前线平第 8 肋间，右锁骨中线平第 6~8 肋间，剑突下 10.00~20.00mm。肝中裂：在肝膈面多数偏于肝前缘胆囊窝中点至下腔静脉中点间线的左侧。在肝前缘，肝中裂经胆囊窝中点左侧 51.42%，中点 42.27%，右侧 6.31%。在肝门静脉分叉点，肝中裂经分叉点左侧 74.52%，右侧 12.74%，分叉点 12.74%。肝中裂与矢状面成向前开的 9.00°~35.00°角，裂下端向右倾斜与矢状面成 9.00°~20.00°角，前缘向左倾斜与矢状面成 5.00°~16.00°角，中裂与肝门平面成向左开的 50.00°~125.00°角。左叶间裂：在肝膈面迂行于下腔静脉左缘至肝切迹间线上，可偏左或偏右最远达 23.00mm；在肝脏面行于左纵沟中，多偏于镰状韧带左侧，少数偏于右侧。此裂与矢状面相交成 7.00°~17.00°的角；裂下端向右倾斜，与矢状面成 5.00°~12.00°角；前缘向左倾斜，与矢状面成 5.00°~16.00°角。右叶间裂：在肝膈面距右上角 50.00~100.00mm，距右缘中点 16.00~75.00mm，距前下角 27.00~80.00mm；在肝前缘位于右前下角向左 60.00mm 范围内，经胆囊切迹中央和右前下角的中点 62.86%，经二者中外 1/3 交界处 21.43%，其余 15.71% 分别在胆囊窝右缘、右前下角或右缘中点。右叶间裂与水平面成 30.00°~45.00°向左开的角，该裂的外缘和下端均向前倾斜，与额状位各分别构成 5.00°~20.00°角。肝圆韧带长 19.28cm，上段和中段有残腔 42.86%，部分有残腔 57.14%；在脐和肝门静脉连接部，膜型 50.00%，狭窄型 50.00%。

肝外胆道数值 肝总管出现率 98.60%，长 22.38mm，管径 7.76mm。左肝管长 7.45mm，管径 6.10mm；右肝管长 7.92mm，管径 5.20mm。左肝管、右肝管与肝总管延线夹角分别为 40.00°、46.00°。副肝管起于方叶 6.00%，右叶 4.50%，尾叶 0.50%。胆囊下肝管出现率 11.10%，起点至肝下缘 36.00mm，行于胆囊窝右侧，长 32.00mm，外径 3.00mm；汇入右肝管右缘 80.00%，右肝管左缘 6.67%，肝总管右缘 13.33%。

胆囊数值 位于胆囊窝内 99.04%，左纵沟下部胆道左侧 0.48%，肝门横裂处 0.48%；长 7.58cm，宽 3.21cm，容积 51.20ml。胆囊底位于前正中线右侧 6.84cm，在肝前缘缘上 40.30%，平缘 15.30%，缘下 44.40%。胆囊管：长 1.69cm，外径 0.29cm；汇入肝总管呈角型 47.00%，平行型 43.00%，螺旋型 10.00%；汇入肝总管右壁 77.33%，前壁 7.33%，后壁 12.67%，左壁 2.67%。胆总管：起点在肝十二指肠韧带内 90.40%，十二指肠第 1 段后方或下方 9.60%；多数长 41.00~80.00mm，管径 3~6mm；位于肝门静脉右侧 55.00%，右前方 16.00%，初位于右前方、继位于右侧 29.0%。胆总管胰段长 3.15cm，背面覆盖单一舌样片胰组织 85.00%，背面覆盖一层结缔组织膜 38.00%，背面与结缔组织膜间有散在的与胰相连的胰组织 2.66%，被胰环抱 0.66%，前方与胰间有憩室 0.66%。胆总管与主胰管汇合 81.70%，不汇合 18.30%；开口在十二指肠降部 97.65%，下部 2.35%。在活体内镜逆行胆管造影下，壶腹区长 10.90mm，向心性狭窄 82.00%，偏心性狭窄 18.00%；胆总管近端横径 7.60mm，远端横径 6.20mm；胆囊管横径 2.80mm；肝总管近端横径 6.90mm，远端横径 7.50mm；左肝管横径 5.00mm，右肝管横径

4.80mm。胆囊管口汇入肝总管和胆总管的中1/3段73.00%，上1/3段20.00%，下1/3段7.00%。

胰数值　胰体三棱柱型86.66%，四棱柱型6.67%，扁长条型6.67%。胰尾圆锥型53.33%，余为三棱锥形、扁平三角形、扁平正方形、半圆形或不规则形。胰出现胃十二指肠动脉压迹82.20%，压迹与肝门静脉间距1.05cm。肠系膜上静脉和肝门静脉起始部与胰部狭窄符合率为68.00%。胰尾与脾门紧贴33.33%，分开64.45%，越过2.22%。胰尾腹膜内位57.78%，腹膜间位35.56%，腹膜外位6.67%。异位胰0.29%；男女之比为4.3∶1.0；位于胃49.30%（胃窦84.80%，胃体15.20%），十二指肠11.90%，空肠22.40%，回肠11.90%，胰周围脂肪组织、胆总管、升结肠4.50%；腺体多数在（2.00～4.00）cm×（2.00～3.00）cm范围内，小者直径0.50cm，大者可达20.00cm。

腮腺数值　浅部覆盖咬肌后份1.30cm，覆盖胸锁乳突肌前缘0.70cm，在后方与胸锁乳突肌前缘紧邻48.00%；三角形36.00%，卵圆形28.00%，半月形10.00%，不规则形26.00%；长6.20cm，宽5.20cm。深部长4.30cm。腮腺管在腮腺前缘为单干68.00%，双干28.00%，三干4.00%；长5.00cm，压扁外径0.35cm；位于颧弓下方0.24 cm。副腮腺出现率38.00%，长1.70cm，宽1.10cm。

（许家军）

hūxī xìtǒng shùzhí

呼吸系统数值（measurement of respiratory system）　中国成年人呼吸系统器官的正常值。包括鼻、喉、气管、支气管和肺数值。

鼻数值　鼻侧面形态凹型：男性8.35%，女性37.87%；直型：男性74.30%，女性56.62%；凸型：男性17.34%，女性5.51%。外鼻骨部和软骨部、鼻尖和鼻基部的形态见表1，表2。

鼻翼不突出型：男性3.64%，女性4.78%；微突型：男性68.09%，女性78.31%；甚突出型：男性28.27%，女性16.91%。鼻翼长：男性18.94mm，女性16.11mm；鼻翼高：男性13.20 mm，女性11.57mm。鼻翼沟明显型38.37%，中等型55.31%，不明显型6.30%。鼻翼沟与鼻唇沟不汇合型：男性41.97%，女性49.82%；微汇合型：男性40.90%，女性27.76%；汇合成线型：男性17.13%，女性22.43%。

鼻孔圆形4.64%，卵圆形54.58%，三角形9.65%，椭圆形31.12%。鼻前庭前后径1.80cm，左右径1.56cm，垂直径1.56cm。鼻阈后缘距咽鼓管圆枕5.90cm，咽后壁7.12cm。鼻中隔居中10.00%，偏左60.00%，偏右30.00%；弯曲出现率90.00%。上鼻甲长2.10cm，高0.67cm；中鼻甲长4.26cm，高1.14cm，厚0.81cm；下鼻甲长4.80cm，高1.54cm，厚1.02cm。上鼻道长2.75cm，高0.20cm；中鼻道长4.33cm，高0.41cm，宽1.69cm；下鼻道长5.10cm，高0.62cm，宽1.46cm。下鼻甲后端距咽鼓管圆枕0.93cm，咽后壁2.13cm。

喉数值　外径见表3。男性喉口周长91.60mm、最大横径18.60mm、前后径（杓间切迹至喉前壁间的水平距）9.10mm；女性依次为71.50mm、15.40mm、9.90mm。

前庭襞长：男性18.05mm，女性14.25mm；中份厚：男性

表1　外鼻骨部和软骨部的形态（%）

类型	骨部		软骨部	
	男性	女性	男性	女性
凹型鼻	0.21	2.57	8.57	34.94
直型鼻	83.51	92.10	91.01	65.07
凸型鼻	16.27	5.33	0.42	0

表2　鼻尖和鼻基部的形态（%）

类型	鼻尖部		鼻基部	
	男性	女性	男性	女性
上翘鼻	5.57	21.88	5.57	21.69
向前鼻	90.15	76.84	89.72	77.02
下垂鼻	4.28	1.29	4.71	1.29

表3　喉外径（平均值，mm）

性别	上下径		横径		前后径	
	前面	后面	上方	下方	上方	下方
男性	45.50	38.10	45.80	30.50	38.03	25.16
女性	36.09	30.49	39.00	22.23	29.05	20.36

3.75mm，女性 3.75mm。前庭襞前交角：男性 25°10′，女性 28°50′。声襞长：男性 18.66mm，女性 14.17mm；中 1/3 声襞厚：男性 2.25mm，女性 2.00mm；宽：男性 1.60mm，女性 1.70mm。左右声襞间交角：男性 16°50′，女性 17°28′。喉前庭长：男性 18.80mm，女性 16.30mm；喉中间腔长：男性 3.50mm，女性 4.40mm；声门下腔长：男性 25.30mm，女性 23.50mm。喉室深：男性 6.10mm，女性 4.55mm。声门下腔上界前后径 15.91mm，横径 12.29mm；下界前后径 14.04mm，横径 15.26mm。

甲状软骨板中部高：男性 27.06mm，女性 20.73mm；前连合线高（上下切迹间距）：男性 19.60mm，女性 15.38mm；上缘宽：男性 40.14mm，女性 32.73mm；下缘宽：男性 31.43mm，女性 26.22mm；厚度：男性 3.25mm，女性 2.80mm。甲状软骨上切迹深度：男性 10.21mm，女性 7.23mm。甲状软骨上夹角：男性 76.38°，女性 89.33°。甲状软骨板后缘中点间距：男性 36.13mm，女性 30.55mm。

环状软骨上口前后内径：男性 28.04mm，女性 23.77mm；左右内横径：男性 20.82mm，女性 17.17mm。下口前后内径：男性 18.54mm，女性 16.28mm；左右内横径：男性 19.82mm，女性 17.37mm。环状软骨板宽：男性 26.08mm，女性 22.68mm；板厚：男性 4.39mm，女性 3.99mm；板正中高，男性 23.48mm，女性 20.42mm。环杓关节面长径：男性 8.39mm，女性 7.45mm；关节面短径：男性 5.53mm，女性 4.92mm；左右关节面中心间距：男性 12.44mm，女性 10.61mm。环甲关节面垂直径：男性 5.73mm，女性 5.09mm；前后径：男性 5.10mm，女性 4.25mm。环状软骨弓高：男性 7.81mm，女性 6.67mm；弓宽：男性 53.50mm，女性 43.36mm；弓厚：男性 2.76mm，女性 2.46mm。

杓状软骨尖底高径：男性 14.99mm，女性 11.29mm；肌突长：男性 4.32mm，女性 3.15mm；声突长：男性 4.44mm，女性 3.84mm；声突与肌突间距：男性 13.40mm，女性 11.71mm；杓状软骨间距（内间距）：男性 5.47mm，女性 5.33mm。

会厌软骨半卷叶型 70.00%，平坦型 23.33%，卷叶型 6.67%；长：男性 42.36mm，女性 34.63mm；宽：男性 22.51mm，女性 18.85mm；中间部厚 2.50mm。会厌茎长 16.25mm；茎中部最大宽：男性 5.65mm，女性 3.66mm。麦粒软骨长 4.35mm，宽 2.35mm，前后径 3.15mm。小角软骨高 3.77mm，底宽 3.21mm。

甲状舌骨膜高：男性 9.65mm，女性 8.25mm；宽：男性 36.60mm，女性 29.10mm。环甲膜前正中线高：男性 19.40mm，女性 18.30mm；面积：男性 366.00mm^2，女性 272.40mm^2。环甲正中韧带长：男性 10.40mm，女性 9.90mm；上缘宽：男性 9.60mm，女性 7.30mm；下缘宽：男性 16.00mm，女性 12.00mm。

气管数值 长 10.01cm，外横径 1.90cm，内横径 1.50cm，外矢状径 1.84cm，内矢状径 1.38cm。气管软骨环 15.80（12～19）个，其中 14～17 个 87%。气管杈平对胸 4 椎体 10%，胸 4～5 椎间盘 10%，胸 5 椎体 58%，胸 5～6 椎间盘 12%，胸 6 椎体 10%。

左主支气管长 4.65cm，外横径 1.35cm，内横径 1.02cm，内矢状径 0.84cm；气管软骨环 7.9 个，其中有分裂 68%。右主支气管长 2.00cm，外横径 1.45cm，内横径 1.41cm，内矢状径 1.17cm；气管软骨环 3.8 个，其中有分裂 48%。左主支气管和右主支气管下缘的夹角 66.30°。左主支气管和右主支气管与气管延长线的夹角分别为 41.43°、24.86°。

肺数值 右肺斜裂完整 71.50%，不完整 28.50%；水平裂完整 36.00%，不完整 62.00%，缺如 2.00%；额外裂在上叶 1.71%，中叶 1.71%，下叶 17.14%。左肺斜裂完整 56.60%，不完整 42.60%，缺如 0.80%；额外裂在上叶 22.90%，下叶 6.70%。肺副叶出现率，下副叶 3.69%，后副叶 1.14%，左中副叶 0.57%，奇静脉叶 0.57%。

肺根管道外径，左主支气管 1.36cm，左肺动脉 1.67cm，左肺上静脉 1.43cm，左肺下静脉 1.08cm，右主支气管 1.58cm，右肺动脉 1.89cm，右肺上静脉 1.54cm，右肺下静脉 1.26cm。在肺门平面，左肺动脉 1 支 98.00%，2 支 2.00%；右肺动脉 1 支 50.00%，2 支 48.00%，3 支 2.00%；左肺静脉 2 支 99.50%，3 支 0.50%；右肺静脉 2 支 98.00%，3 支 2.00%。肺叶和肺段支气管各径见表 4。

（许家军）

mìniào xìtǒng shùzhí

泌尿系统数值（measurement of urinary system）

中国成年人泌尿系统器官的正常值。包括肾、输尿管、膀胱和尿道数值。

肾数值 肾位置：以肾上极平胸 11～12 棘突间隙，下极对腰 3 棘突，内缘距正中面 36.30mm，外缘距正中面 91.90mm，四点作

表 4　肺叶和肺段支气管各径（平均值，cm）

肺	支气管	长度	外横径	内横径
左肺	上叶支气管	0.87	1.28	0.87
	上干支气管	0.79	0.98	0.64
	下（舌）干段支气管	0.96	0.78	0.50
	下叶尖（上）段支气管	0.50	0.87	0.50
	下叶基底干支气管	0.90	1.07	0.75
右肺	上叶支气管	0.79	1.14	0.76
	中间支气管	1.82	1.29	0.96
	中叶支气管	1.35	0.83	0.57
	下叶尖（上）段支气管	0.51	0.78	0.44
	下叶基底干支气管	0.47	0.97	0.64

四边形连线，即肾在背部的体表投影。左肾高 62.13%，右肾高 16.16%，两肾同高 20.71%。X 线测量示左肾高 83.53%，右肾高 7.65%，两肾同高 8.82%；肾的位置及平椎骨、肋水平见表 1～表 6。肾长轴与身体正中线的交角，男性 16.50°，女性 14.35°；肾倾斜角，男性 75.85°，女性 76.73°。肾后面有肋膈隐窝 91.90%，其中肾后上 1/4 位于肋膈隐窝后下界上方的前面 95.60%，肾后上 1/2 位于肋膈隐窝后下界上方的前面 4.40%。

肾大小：体积 128.60 cm^3。肾上极大 78.81%，肾下极大 16.10%，肾上极、肾下极对等 5.09%。男性肾长 99.60mm，宽 49.95mm，厚 40.75mm。肾前曲线长 124.65 mm，后曲线长 110.55mm。B 超检查：男性肾长 103.80mm、宽 61.50mm、厚 47.75mm、体积 163.70 cm^3，女性的依次为 102.65mm、57.90mm、43.60mm、157.35 cm^3。肾实质厚度，肾上极 28.62mm，肾中部（外侧）21.87mm，肾下极 28.00mm。肾上极、肾下极实质厚度与肾长径的比值分别为 0.23、0.22，肾中部（外侧）实质厚度与肾横径的比值 0.35。

左侧肾门位于胸 12 中 1/3 至腰 3 下 1/3 之间，其中腰 1 中 1/3 至腰 2 中 1/3 占 83.33%。右侧肾门位于胸 12～腰 1 椎间盘至腰 3 下 1/3 之间，其中位于腰 1 下 1/3

表 1　肾的位置*（平均值，mm）

项目	男性		女性	
	左侧	右侧	左侧	右侧
肾上极至身体正中线的距离	40.00	41.00	35.00	36.00
肾下极至身体正中线的距离	74.00	74.00	67.00	64.00
肾内侧缘至身体正中线的距离	45.00	45.00	37.00	37.00
肾外侧缘至身体正中线的距离	104.00	104.00	96.00	97.00
肾下极至髂嵴连线的距离	62.00	53.00	65.00	58.00
肾上极至髂嵴连线的距离	182.00	167.00	179.00	169.00
肾下极至骶骨岬的距离	104.00	87.00	95.00	86.00

* X 线测量

表 2　肾上极与椎体的对应关系*（%）

侧别	胸10～11椎间盘	胸11 上	胸11 中	胸11 下	胸11～12椎间盘	胸12 上	胸12 中	胸12 下	胸12～腰1椎间盘	腰1 上	腰1 中	腰1 下	腰1～2椎间盘
左侧	1.00	3.50	10.00	15.00	9.50	26.50	18.50	7.00	5.50	2.00	1.5	0	0
右侧	0	1.00	2.00	6.00	6.50	17.50	14.50	18.00	16.00	14.00	3.00	1.00	0.50

* X 线测量

表 3　肾下极与椎体的对应关系*（%）

侧别	腰2 上	腰2 中	腰2 下	腰2～3椎间盘	腰3 上	腰3 中	腰3 下	腰3～4椎间盘	腰4 上	腰4 中	腰4 下	腰4～5椎间盘	腰5上
左侧	0.50	3.00	4.00	17.00	21.00	24.50	12.00	11.50	5.00	1.00	0	0	0.50
右侧	0	0.50	0	6.00	15.50	19.00	22.00	19.50	11.50	3.00	1.50	1.00	0.5

* X 线测量

表 4　肾上极与棘突的对应关系*（%）

侧别	胸 10~11 棘突间隙	胸 11 棘突	胸 11~12 棘突间隙	胸 12 棘突	胸 12~腰 1 棘突间隙	腰 4 棘突
左侧	4.00	28.00	32.00	32.00	0	4.00
右侧	0	18.00	16.00	50.00	12.00	4.00

* 左侧肾上极的棘突平面较右侧肾上极略高，两侧大多集中在第 11~12 胸椎棘突范围内，左、右分别占 92%和 84%。

表 5　肾下极与棘突的对应关系*（%）

侧别	腰 2 棘突	腰 2~腰 3 棘突间隙	腰 3 棘突	腰 3~4 棘突间隙	腰 4 棘突
左侧	6.00	30.00	42.00	16.00	6.00
右侧	8.00	16.00	36.00	36.00	4.00

* 肾下极的棘突平面多集中在第 3 腰椎棘突及其相邻的上棘、下棘突间隙范围内，左侧、右侧均为 88%。

表 6　肾与肋骨的位置关系*（%）

侧别	第 11 肋			第 12 肋					缺 12 肋
	无关	边缘	上 1/3	无关	边缘	上 1/3	中 1/3	下 1/3	
左侧	26.50	11.50	11.90	0.40	0.60	24.30	17.10	0.20	0.60
右侧	37.50	7.50	4.80	1.50	3.20	33.70	4.30	0	0.60

至腰 2 下 1/3 占 53.51%。肾门长 22.00mm，中宽 17.80mm。肾窦（X 线测量）长 64.25mm，宽 30.50mm。肾盂门内型 54.76%，中间型 41.27%，门外型 3.97%；壶腹型 6.00%，中间型 8.00%，2 支肾盏型 74.00%，3 支肾盏型 12.00%。肾动脉在肾门内分为前干型、后干型 67.65%，上干型、下干型 22.16%，其他型 10.19%。肾静脉在肾门内有属支 95.24%，无属支 4.76%；属支分上下支 44.44%，前后支 12.70%，上支、中支和下支 20.64%，上支、下支和后支 11.11%，前支、中支和后支 0.79%，上支、中支、下支和后支 5.56%。静脉干都靠近肾前半 96.83%，在肾后半 2.38%，前干、后干对等的 0.79%。

输尿管数值　长（肾门至输尿管下口）276.00mm。男性输尿管：总长（平肾下极的起始部到膀胱壁处）252.50mm，腰段 58.05mm，髂段 64.00mm，盆段 113.50mm，壁内段 15.85mm；女性的依次为 241.55mm、53.60 mm、55.45mm、115.85mm、16.45 mm。起始部横径 4.20mm，矢径 2.00mm；腰段横径 3.70mm，矢径 1.60mm；跨越髂血管部横径 4.60mm，矢径 1.90mm；盆段横径 4.70mm，矢径 1.80mm；近膀胱壁处横径 4.10mm，矢径 1.60mm。

输尿管狭窄出现率在肾盂输尿管连接部 90.8%，长 12.50mm，外径 3.20mm，最狭窄处内径 1.86mm；在输尿管与精索（卵巢）血管交叉部 86.7%，外径 2.90mm；在输尿管跨越髂血管部 90.8%，长 10.90mm，外径 3.20mm，最狭窄处内径 2.38mm；在输尿管膀胱连接部 88.3%，长 30.50mm，外径 3.30mm，最狭窄处内径 2.38mm。

膀胱数值　排空型、充盈型膀胱三角面积分别为 1.39cm²、3.97cm²。排空型膀胱输尿管口至尿道内口间距 16.50mm，两侧输尿管口间距 19.60mm，输尿管口内径 1.50mm，尿道内口内径 2.76mm；充盈型膀胱依次为 29.10mm、31.40mm、1.63mm、2.81mm。

尿道数值　男性尿道全长 171.81mm，前尿道长 138.81mm，后尿道长 33.05mm。女性尿道全长 28.76mm；B 超检查：长径 41.88mm，前后径 8.41mm，左右径 9.10mm。

（许家军）

nánxìng shēngzhí xìtǒng shùzhí

男性生殖系统数值（measurement of male reproductive system）

中国人男性生殖系统器官的正常值。包括睾丸、附睾、输精管、射精管、前列腺、精囊、尿道球腺和阴茎数值。

睾丸数值　质量 10.45g。体积：10~12 岁 4.78cm³，13~16 岁 10.93cm³，17~18 岁 15.48cm³，成年人 17.44cm³，老年人 16.80cm³；

身高 1.60～1.65m 者 15.11cm³，1.66～1.70m 者 15.72cm³，1.71～1.75m 者 16.25cm³，1.76～1.80m 者 16.68cm³，1.80m 以上者 17.12cm³；体重 55kg 以下者 15.03cm³，56～60kg 者 16.07cm³，61～65kg 者 17.13cm³，66.00～70.00kg 者 17.31cm³，71.00kg 以上者 17.32cm³。上下径、内外径、前后径：在新生儿依次为 1.03cm、0.54cm、0.65cm，中年人依次为 3.28cm、1.91cm、2.55cm，老年人依次为 3.11cm、1.86cm、2.28cm。睾丸系膜长 2.95cm，宽 0.41cm。隐睾出现率 0.48%，其中单侧隐睾 80.00%，双侧隐睾 20.00%；腹股沟管型 81.43%，腹腔型 14.76%，皮下环型 3.81%。先天性单侧睾丸缺如占隐睾 5.40%。

附睾数值　长度、头宽、体宽、尾宽在新生儿依次为 2.05cm、0.36cm、0.24cm、0.21cm，中年人依次为 6.66cm、0.95cm、0.62cm、0.58cm，老年人依次为 5.32cm、0.96cm、0.66cm、0.51cm。头尾长 4.51cm，头襞处宽 0.85cm，下襞处宽 0.69cm。

输精管数值　全长 31.68cm，睾丸部长 4.40cm，精索部长 6.98cm，腹股沟部长 4.57cm，盆部长 15.72cm；精索部外径 0.25cm；输精管壶腹长 4.50cm，壶腹中点处横径 0.59cm。

射精管数值　分为分别开口型和共同开口型，后者又分为 A 型、B 型和 C 型（图）。分别开口型射精管长 1.84cm，中点处横径 0.25cm。A 型射精管汇合前长 0.60cm，中点处横径 0.41cm；汇合后长 1.38cm，中点处横径 0.54cm。B 型射精管长 1.62cm，中点处横径 0.55cm。C 型汇合前长 1.27cm，中点处横径 0.19cm；汇合后长 0.52cm，中点处横径 0.21cm（见射精管图）。

前列腺数值　各径、体积和质量见表 1。超声测量下左右径 4.40 cm，前后径 2.44 cm。

精囊数值　长 3.85cm，最大横径 1.40cm，厚 1.03cm。

尿道球腺数值　长 0.95cm，宽 0.60cm。

阴茎数值　各径见表2。成年人阴茎勃起时长 12.41cm，直径 3.35cm。成年人身高、体重与阴茎长度和直径的关系见表 3。10～12 岁包皮过长 71.80%，包茎 11.50%；13～16 岁包皮过长 64.75%，包茎 5.57%；17～18 岁包皮过长 40.45%，包茎 2.75%；18 岁以上包皮过长 18.11%，包茎 0.98%。阴茎系韧带厚 0.40cm，宽 3.10cm。阴茎悬韧带上下端长 1.60cm，前后厚 2.50 cm，左右宽 0.50cm。

男性第二性征　青少年第二性征出现年龄和成年人阴毛分布见表 4，表 5。

（许家军）

nǚxìng shēngzhí xìtǒng shùzhí

女性生殖系统数值（measurement of female reproductive system）　中国人女性生殖系统器官的正常值。包括卵巢、输卵管、子宫、阴道、女阴和女性乳房数值。

卵巢数值　新生儿卵巢长 15.00mm，宽 5.22mm，厚 2.75mm。成年人卵巢长 29.05mm，宽 14.30mm，

表 1　前列腺各径（cm）、体积（cm³）和质量（g）的平均值

年龄（岁）	横径	纵径	厚径	体积*	质量
15～	3.50	2.70	2.20	16.00	16.00
20～	3.80	2.80	2.30	19.00	20.00
30～	3.90	2.90	2.40	21.00	21.00
40～	3.30	2.70	2.50	22.00	23.00
50～	4.00	3.00	2.40	24.00	24.00
60～	4.00	3.20	2.50	26.00	27.00
70～	3.80	3.50	2.00	23.00	23.00
80～	3.90	3.10	2.20	25.00	24.00

* 体积 = k×横径×纵径×厚径，k 值为 0.8

表 2　阴茎各径（平均值，cm）

项目	10～岁	13～岁	17～岁	18～岁	20～岁	30～岁	40～岁	50～岁	60～岁
阴茎长度	3.89	5.60	6.56	7.19	7.12	7.25	7.27	7.23	7.02
阴茎周长	5.15	6.94	8.00	8.37	8.38	8.20	8.19	8.14	8.45

表 3　成人身高、体重与阴茎长度和直径的关系（平均值，cm）

项目	身高（cm）					体重（kg）				
	160～	166～	171～	176～	>181	<55	56～	61～	66～	71～
阴茎长度	6.19	6.27	6.31	6.28	6.47	6.30	6.31	6.25	6.13	5.59
阴茎直径	2.37	2.39	2.41	2.45	2.39	2.43	2.40	2.36	2.42	2.43

表 4　男性青少年第二性征出现年龄（%）

性征	10~12 岁	13~16 岁	17~18 岁
胡须	0.94	30.26	75.86
腋毛	0.24	18.43	65.98
阴毛	1.18	37.95	79.08
喉结	3.41	53.42	94.94
初次遗精*	0.44	84.52	15.04
乳房硬结*	4.29	90.67	5.04

*占全部的百分率

表 5　成年人男性阴毛分布（%）

民族	一型	二型	三型
汉族	2.26	62.19	35.55
彝族	1.55	84.98	13.47
藏族	0	78.13	21.87
傈僳族	3.33	86.67	10.00
合计	2.14	65.24	32.62

一型：耻骨区稀疏阴毛；二型：耻骨联合上浓密阴毛；三型：阴毡呈三角形向脐分布

厚 8.25mm。不同发育阶段及产后妇女卵巢的各径和体积见表 1 和表 2。卵巢系膜长径 29.70 mm，短径 11.60mm。卵巢悬韧带长 36.50mm，宽 8.70mm。卵巢固有韧带长 18.70mm，宽 5.10mm，厚 2.85mm。

输卵管数值　各部各径见表 3。

表 1　不同发育阶段卵巢径线及体积 B 超测量值（平均值）

发育阶段	长度（cm）	宽度（cm）	厚度（cm）	体积*（cm^3）
青春期（13~18 岁）	2.97	2.26	1.73	6.31
生育期（18~43 岁）	3.18	2.30	1.79	7.31
绝经期（43~71 岁）	1.87	1.64	1.28	2.32

*卵巢体积＝长×宽×厚×0.52

表 2　产后哺乳妇女卵巢、子宫各径 B 超测量值（平均值，cm）

产后时间（天）	卵巢		子宫		
	长度	宽度	纵径	横径	前后径
42~60	2.24	1.63	6.35	5.66	4.17
61~90	2.29	1.63	5.76	5.14	3.72
91~120	2.29	1.64	5.38	4.89	3.50
121~150	2.32	1.67	5.17	4.71	3.32
151~180	2.42	1.76	5.23	4.68	3.32
181~210	2.48	1.78	5.21	4.69	3.33
210~	2.50	1.80	5.29	4.70	3.34

更年期全长 105.60 mm，老年期 86.70 mm。

子宫数值　经产妇子宫前位 25.51%，中位 33.72%，后位 40.77%。颈环距不用力时 5.41cm，用力时 4.88cm；子宫前位 5.70cm，中位 5.46cm，后位 5.46cm；在育龄期妇女，未产为 5.60cm，产 1~2 次为 5.74cm，产 3~4 次为 5.67cm，产 5 次以上为 5.61cm；在绝经期妇女，以上各产次者依次为 5.91cm、6.16cm、5.95cm、5.91cm。颈棘距不用力时 0.96cm，用力时 1.39cm。

子宫横径与内腔长度（高）之比 1∶1 占 2.8%，1∶2 占 77.50%，1∶3 占 6.60%，1∶4 占 3.10%。子宫腔长 7.44cm，子宫体腔长 4.33cm，子宫颈管长 3.13cm。子宫腔底部解剖学横径 3.08cm，生理学横径 2.69cm。子宫颈管内口直径 3.80mm。子宫腔侧壁夹角 28.76°。不同年龄子宫腔长度见表 4。产后哺乳妇女子宫各径见表 2。不同生育次数子宫各径见表 5。

子宫畸形发生率 0.10%。双子宫双阴道 21.90%，其中一侧阴道闭锁 14.30%；双体双颈子宫 17.00%；双角子宫 46.90%；双角残角子宫 2.80%；纵隔子宫 5.50%；弧形子宫 3.10%；残角子宫 1.40%；双子宫分离 1.40%。

阴道数值　不同年龄组阴道长度见表 4。育龄妇女和不同产次妇女阴道长度见表 6，表 7。阴道畸形发生率 0.35%。无阴道 49.10%，其中 14.90% 无子宫；阴道闭锁 17.10%，其中完全性 72.30%，不完全性 27.70%；阴道纵隔 24.90%，其中完全性 94.70%，不完全性 5.30%；阴道纵隔并双子宫者 62.10%；阴道横隔 8.90%，其中完全性 79.40%，不完全性20.60%。

女阴数值　阴裂长74.53mm，阴道前庭长43.17mm，阴道口尿道口间距9.01mm，阴道口肛门间距29.87mm，阴道口阴蒂间距28.77mm，小阴唇长29.86mm，小阴唇最大高10.05mm，大阴唇最大高18.71mm，阴蒂长17.82mm。

女性乳房数值　未婚女青年乳房基底部上缘平对第2肋8.50%，第2肋间8.10%，第3肋71.60%，第3肋间8.08%，第4肋3.00%；下缘平对第5肋0.50%，第5肋间2.00%，第6肋29.90%，第6肋间11.20%，第7肋47.70%，第7肋间5.06%，第8肋3.10%；内侧缘在胸骨线上58.60%，线外侧17.04%，线内侧24.00%；外侧缘在腋前线前3.60%，线上20.10%，线后57.80%，腋中线上18.50%。

未婚女青年乳房长宽指数94.08，高半长指数76.30，乳房皮-弗指数83.19；按长宽指数分为横椭圆形（~94.99）49.30%，圆形（95.00~104.99）44.80%，竖椭圆形（105.00~）5.90%；按高半长指数分为圆盘形（~89.99）83.70%，半球形（90.00~109.99）3.30%，圆锥形（110.00~129.99）3.00%，下垂形（130.00~）0；按皮-弗指数分为瘦长型（~81.40）34.00%，中间型（81.50~94.70）66.00%，矮胖型（94.80~）0。初孕妇女妊娠晚期乳房半球形72.46%，悬垂形24.15%，混合型3.38%。

$$长宽指数=\frac{乳房长}{乳房宽}\times 100,$$

$$高半长指数=\frac{乳房高}{1/2乳房长}\times 100$$

$$皮-弗指数=\frac{体重(kg)+胸围(cm)}{身高(cm)}\times 100$$

表3　输卵管各径（平均值，mm）

组别	部位	长度	壁厚	内径
育龄期	峡　部	28.66	1.84	0.49
	壶腹部	37.93	1.71	3.01
	漏斗部	4.24	1.43	3.51
	伞　部	5.60	–	–
更年期	峡　部	33.00	2.00	0.50
	壶腹部	41.30	1.90	2.50
	漏斗部	5.50	1.70	3.60
	伞　部	5.50	–	–
老年期	峡　部	29.50	1.50	0.40
	壶腹部	34.70	1.20	2.50
	漏斗部	4.60	1.00	2.40
	伞　部	5.10	–	–

表4　子宫腔和阴道长度（平均值，cm）

年龄（岁）	子宫			阴道	
	子宫腔	子宫体腔	子宫颈管	前壁	后壁
20~	7.03	4.13	2.82	6.50	7.87
25~	7.20	4.02	3.13	7.05	8.33
30~	7.47	4.10	3.33	7.53	9.04
35~	7.54	4.36	3.30	8.15	9.46
40~	7.31	4.23	3.25	8.59	9.98
45~	7.24	4.23	2.96	9.20	10.73
50~	7.09	4.07	2.95	9.16	10.83

表5　不同生育次数子宫各径B超测量值（平均值，mm）

产次	纵径	横径	前后径
未产	60.30	47.80	37.70
产1次	64.50	50.60	40.90
产2次	69.30	54.20	44.20
产3次	67.40	54.90	45.60
产4次	76.60	56.30	46.60
绝经	56.40	44.70	34.70

表6　育龄妇女不同子宫位置的阴道长度*（平均值，cm）

子宫位置	前壁长度	后壁长度	前穹深度	后穹深度
前位子宫	6.22	7.38	0.75	1.20
后位子宫	6.26	7.27	0.81	1.14

* 阴道长度指在无伸展情况下，自处女膜痕至阴道前、后穹顶的长度

未婚女青年乳房基底部横径11.80cm，内半径8.63cm，外半径9.60cm，下半径6.84cm，高度3.62cm，体积325.37cm^3。初孕妇女妊娠晚期半球型乳房基底周径44.76cm，乳房高4.58cm；悬垂型乳房基底周径45.49cm，乳房高6.68cm。乳房各径的年龄变化见表8。

未婚女青年乳头平对第4肋18.60%，第4肋间14.40%，第5肋61.00%，第5肋间3.40%，第6肋2.50%；在锁骨中线外侧56.40%，线上41.50%，线内侧2.10%。乳头位置定位见表9。乳头宽0.98cm，高0.58cm。乳头间距18.74cm。圆柱型乳头根部横径1.22cm，根部纵径1.30cm，乳头高1.12cm；圆锥型乳头根部横径1.11cm，根部纵径1.21cm，乳头高0.67cm。妊娠晚期（初孕）半球型乳房乳头圆柱型67.34%，圆锥型28.00%，平坦型2.67%，内陷型2.67%。乳晕横径2.9cm，直径的年龄变化见表10。

（许家军）

表7　不同产次妇女阴道长度（平均值，cm）

产次	前壁长度	后壁长度	宫颈阴道部长度	三个长度和
未孕组	8.27	9.34	1.73	20.45
产1	7.70	8.25	1.71	18.80
产2	7.14	8.27	1.88	18.37
产3	6.89	8.02	0.95	16.49
绝经组	7.20	7.95	0.93	17.02

表8　乳房各径的年龄变化（%）

项目	长度（cm）	16~20岁	21~25岁	26~30岁	31~40岁	合计
乳房基底部横径	8.00~10.00	1.43	3.33	5.71	5.71	16.18
	10.10~12.00	7.62	8.57	10.00	19.52	45.71
	12.10~14.00	3.81	3.33	3.81	8.09	19.04
	14.10~16.00	3.33	3.81	2.86	7.62	17.62
乳房高度	2.00~4.00	4.28	10.48	14.28	26.19	55.23
	4.10~6.00	7.14	6.19	7.62	14.28	35.23
	6.10~8.00	4.28	2.38	0.47	0.47	7.60
	8.10~10.00	1.90	0	0	0	1.90

表9　乳头位置的定位（%）

年龄（岁）	平第4肋	平第5肋	平第6肋	平第7肋	平第8肋	距锁骨中线外侧（cm）			
						0~1.0	1.1~2.0	2.1~3.0	3.1~4.0
16~20	1.90	12.38	3.33	0	0	13.81	1.90	1.90	0
21~25	0.48	10.48	7.14	0.95	0	7.62	7.62	3.81	0
26~30	0	6.19	14.28	1.90	0	9.52	9.05	2.86	0.95
31~40	0	9.52	25.24	5.71	0.48	19.05	14.28	5.24	2.38
合计	2.38	38.57	50.00	8.57	0.48	50.00	32.86	13.81	3.33

表10　乳晕直径的年龄变化（%）

年龄（岁）	乳晕2.00~3.00cm	乳晕3.10~4.00cm	乳晕4.10~5.00cm
16~20	12.86	4.28	0.48
21~25	15.24	3.81	0
26~30	12.38	9.52	0.47
31~40	26.19	11.90	2.85
合计	66.67	29.51	3.80

xīn shùzhí

心数值（measurement of heart）

中国人心的正常值。包括心外形、心腔内结构、心纤维支架、心传导系、心的血管和心包数值。

心外形数值　心质量：男性262~328g，女性236~263g。心纵径：男性133.30mm，女性127.30mm；心横径：男性119.00mm，女性115.90mm；心宽径：男性106.20mm，女性100.80mm；心深径：男性94.75mm，女性87.30mm。心X线投影面积：男性101.48cm²，女性92.46cm²。心体积：男性661.03cm³，女性556.30cm³。

心腔内结构数值　①卵圆窝：上下径18.68mm、前后径13.22mm，面积234.99mm²。卵圆孔未闭出现率，2个月以下98.11%，2个月~1岁70.18%，1~2岁57.14%，2~5岁55.07%，5岁以上21.68%。未闭部位在卵圆窝前上缘12.20%，前缘37.60%，前下缘45.50%；瓣膜前半3.10%，瓣膜中央0.40%，后上缘0.80%，后下缘0.40%。冠状窦口内径10.92 mm。房室交界区三角（Koch三角）上界长19.35mm，下界长23.57mm，后界长21.65mm。托达罗（Todaro）腱全程可见率25.00%，全程为腱性20.00%，腱宽度一般不足1.00mm，长15.47mm。②房间隔：叶片形81.66%，卵圆形5.00%，其他形状13.33%。前缘长3.73cm，下缘长1.44cm，中部宽2.55cm，总面积942.62mm²。下缘后端距冠状窦口0.68cm。室间隔右侧面上缘长6.48cm，前缘长7.80cm，后缘长4.56cm，中部宽4.21cm；左侧面上缘长3.96cm，前缘长6.76cm，后缘长5.59cm，中部宽2.87cm。肌性室间隔上1/3厚1.10cm，中1/3厚1.28cm，下1/3厚1.35cm。室间隔膜部跨右房室瓣（三尖瓣）环84.94%，环下8.81%，环上6.25%；长13.80mm，宽8.40mm。房室隔下缘长2.95cm，前部长1.62cm，后部长1.33cm；前缘宽0.49cm，后缘宽1.61cm，中部宽1.04cm。心室壁厚度，男性左侧1.16~2.22cm，右侧0.38~0.41cm；女性左侧1.10~1.29cm，右侧0.36~0.42cm。③乳头肌：有杆状、分叉杆状、锥状、端齿杆状、不规则形、根部分叉形及乳头状，以杆状较多见。右心室乳头肌分3群97.00%，2群3.00%；前乳头肌1~5个，其中1个83.50%，2个14.00%，缺如0.50%；后乳头肌1~7个，1个28.00%，2个34.50%，3个24.00%，缺如2.50%；内侧乳头肌出现率71.00%，1~2个49.50%，缺如29.00%（此时瓣尖腱索附着于室间隔）。左心室前乳头肌1~5个，1个68.00%，2个19.00%；后乳头肌1~5个，1个52.00%，2个26.00%。④心瓣膜：左房室瓣（二尖瓣）前尖分裂0.96%；瓣叶高20.00~22.40mm，宽34.50mm，面积561.30mm²。后尖小瓣1~5个，1个36.15%，2~5个63.80%；瓣叶高12.80~15.10mm，宽37.10mm，面积503.39mm²。前联合、后联合高均为7.00mm；前连合宽11.80mm，后联合宽12.90mm。左房室瓣环周长，男性8.78~9.16cm，女性8.30~8.75cm。右房室瓣（三尖瓣）副瓣出现率50.00%，1个瓣42.00%，2个瓣8.00%。右房室瓣由4个主瓣组成占55.67%，其中34.00%出现副瓣；3个主瓣占42.00%，其中25.67%出现副瓣；2个主瓣占2.33%，其中1.00%出现副瓣。前尖高20.02mm，宽35.89mm，面积445.76mm²；隔侧尖高14.02mm，宽35.40mm，面积361.44mm²；后尖高19.83mm，宽38.82mm，面积480.54mm²。前后连合高9.87mm，前隔连合高4.52mm，后隔连合高6.77mm。右房室瓣环周长，男性10.75~11.30cm，女性10.15~10.76cm。主动脉瓣左瓣高1.25cm，宽2.11cm，面积2.30cm²；右瓣高1.26cm，宽2.27cm，面积2.36 cm²；后瓣高1.29cm，宽2.21cm，面积2.29cm²。主动脉瓣间左后三角高1.20cm，宽1.79cm；右后三角高1.23cm，宽1.17cm；左右三角高1.17cm，宽1.62cm。主动脉瓣环周长，男性6.19~6.79cm，女性5.63~6.58cm。肺动脉瓣环周径，男性6.72~7.05cm，女性6.02~6.92cm。

心纤维支架数值　左纤维三角和右纤维三角均厚2.00mm。右纤维三角主动脉后瓣处边缘长1.10cm，左房室环处长1.50cm，右房室环处长1.30cm。左纤维三角主动脉瓣处边缘长0.90cm，左房室环处长0.80cm，左冠状沟处长1.00cm。

心传导系数值　①窦房结：上端距腔耳角3.80mm，结上部距心外膜0.80mm，中部距心外膜0.60mm，下部距心外膜1.40mm。长、宽、厚依次为14.10mm、3.60mm、1.10mm。窦房结动脉起自右冠状动脉56.81%，左冠状动脉39.52%，左冠状动脉和右冠状动脉3.61%。右窦房结动脉起点距离右冠状动脉口7.00~25.00mm；左窦房结动脉内侧组距离左冠状动脉口6.00~15.00mm，外侧组15.00~40.00mm。窦房结动脉口径1.50mm，起于右冠状动脉的内径小于

1.00mm，起于左冠状动脉的内径可达2.00mm。②房室结：距离冠状窦口3.90mm，右房室瓣隔瓣附着缘5.10mm。结束交点距离Todaro腱附着点5.16mm，结束交点距离Koch三角前点4.02mm，结束交点距离前隔瓣连合9.16mm，Todaro腱前端距离三角前点7.75mm，房室结至三角顶的最短距离12.73mm；长、宽、厚依次为3.50mm、3.30mm、1.10mm。房室结动脉起于右冠状动脉90.61%，左冠状动脉8.41%，左冠状动脉和右冠状动脉0.97%；口径1.50mm，在心后壁房室交点附近发出，常为1支，有时缺如，双房室结动脉出现率3.20%。③房室束：长5.70~7.90mm，直径1.10~1.50mm。左束支主干二分叉型32.22%，三分叉型16.67%，网状型51.11%。节制索不游离肉柱型6.67%，游离肉柱型76.67%，游离细索型16.66%。节制索长13.08mm，宽4.23mm；游离节制索直径小于2.00mm。右束支全程皆在节制索前上方表面占80.00%，部分或全部薄层心肌覆盖占20.00%。

心的血管数值 左冠状动脉和右冠状动脉口多位于主动脉窦内，距离窦底8.00~26.00mm。左冠状动脉口位于窦内64.80%，窦边21.28%，窦外13.64%，其他0.28%；动脉口距窦底以14.00~18.00mm的最多，为68.50%。右冠状动脉口位于窦内82.47%，窦边10.60%，窦外6.11%，其他0.82%；动脉口距窦底12.00~16.00mm的最多，为65.20%。左冠状动脉口的位置一般比右冠状动脉口高2.00~4.00mm。冠状动脉口内径4.82mm，左动脉口明显大于右动脉口。①左冠状动脉：外径5.30mm，干长1.00~30.00mm，多数在5.00~10.00mm之间。前降支与旋支间的角20.00°~120.00°，其中50.00°~80.00°者62.30%。前降支终点位于前纵沟下1/3、心尖、后纵沟下1/3、后纵沟中1/3、后纵沟上1/3依次占0.67%、27.85%、50.34%、19.46%、1.68%。旋支终点位于左心室前面、心左缘、左心室后面、房室交点、右心室后面的依次占1.05%、39.53%、48.17%、8.90%、2.35%。②右冠状动脉：外径4.50mm，终点位于右缘、右心室后面、房室交点、左心室后面、心左缘依次为2.07%、2.58%、7.24%、64.86%、23.25%；后降支的终点位于后纵沟上1/3、后纵沟中1/3、后纵沟下1/3、心尖、前纵沟下1/3依次为6.05%、40.32%、32.26%、19.76%、1.61%。③冠状动脉分布：右优势型71.35%，均衡型22.92%，左优势型5.73%。副冠状动脉出现率41.59%，绝大多数起自右主动脉窦。④冠状窦：长2.34cm；直径，起始段0.82cm，中段0.92cm，末段1.05cm。冠状窦口卵圆形80.00%，圆形18.00%，不规则形2.00%；纵径1.28cm，横径0.74cm。冠状窦瓣膜出现率70.00%，其中半月形22.86%，镰刀形25.71%，嵴形34.28，不规则形17.14%。⑤心大静脉：起自心尖前面占41.54%，前室间沟下1/3占44.62%，前室间沟中1/3占13.84%。注入冠状窦附近瓣膜的出现率69.23%，其中单瓣60.44%，双瓣8.79%。心大静脉单瓣处口径5.80mm，双瓣处5.90mm。⑥心中静脉：出现率77.70%，其中单瓣48.70%，双瓣29.00%；单瓣型口径4.50mm，双瓣型4.60mm。⑦心小静脉：出现率63.27%，起自右室漏斗部9.23%，右室前壁18.46%，锐缘67.69%，其他部位4.62%；注入心中静脉87.65%，冠状窦9.88%，右心房2.47%；单瓣48.70%，双瓣26.30%；单瓣型口径2.80mm，双瓣型3.20mm。⑧心前静脉：1支28.00%，2支46.00%，3支24.00%，4支2.00%。

心包数值 心包内大血管根部，上腔静脉直径2.00cm，心包内段长1.80cm，心包外段长3.90cm。下腔静脉直径2.70cm，心包内段长1.20cm。升主动脉直径3.00cm，右壁长7.80cm，左壁长3.60cm。肺动脉干全长位于心包内，直径3.00cm，长4.50cm。右肺动脉长于左肺动脉；右肺动脉全长的4/5位于心包内，左肺动脉则1/2位于心包内。左上肺静脉直径1.60cm，长1.00cm；左下肺静脉直径1.40cm，长0.70cm；右上肺静脉直径1.70cm，长0.70cm；右下肺静脉直径1.50cm，长0.40cm。心包窦，心包横窦长6.60cm，中部高4.20cm；心包斜窦高4.40cm，入口宽4.00cm。

（许家军）

zhǔdòngmài shùzhí

主动脉数值（measurement of aorta） 中国人主动脉的正常值。包括升主动脉、主动脉弓、降主动脉和动脉导管数值。①升主动脉：长50.60mm，外径29.90mm。②主动脉弓：长93.00mm，始端外径27.00mm。弓上缘低于胸骨上切迹92.52%，平切迹3.74%，高于切迹3.74%；下缘在第4胸椎下缘以上79.69%，以下20.31%。弓上分支自右向左头臂干、左颈总动脉、左锁骨下动脉84.20%；自右向左头臂干、左锁骨下动脉，左颈总动脉发自头臂干8.41%；自右向左头臂干、左颈总动脉、左椎动脉、左锁骨下动脉3.47%；其他3.84%。头臂干周径30.43mm，长35.04mm。甲状腺最下动脉发自头臂干78.13%。③降主动脉：胸主动脉长187.40mm，外径21.60mm。腹主动脉长145.23mm；外径，上端18.31mm，中段15.85mm，下端16.42mm；终端平对腰3为0.48%，腰3~腰4为2.90%，腰4为54.11%，腰4~腰5为30.92%，腰5为11.59%；分叉角度63.24°。④动脉导管：新生儿动脉导管连接于左肺动脉58.00%，肺动脉分叉部42.00%。小儿动脉导管长，1岁4.44mm，2岁6.57mm，3岁6.87mm；周长，1岁3.32mm，2岁3.03mm，3岁3.15mm。成年人动脉导管完全闭锁98.07%，不完全闭锁1.93%；导管索口径3.45(2.80~8.00)mm，长13.00（5.00~21.00)mm。

（许家军）

tóubù-jǐngbù dòngmài shùzhí

头部-颈部动脉数值（measurement of head and neck artery）

中国成年人头部和颈部动脉的正常值。包括颈总动脉、颈内动脉和颈外动脉及其分支数值。颈总动脉长，左侧128.70mm，右侧99.10mm；始端外径7.45mm；动脉分叉平甲状软骨上缘26.87%，高于上缘63.87%，低于上缘9.26%。颈内动脉颅外段外径4.80mm。颅内段见脑血管数值。颈外动脉外径4.12mm，位于颈内动脉前内侧80.0%，前方13.75%，前外侧2.10%，外侧3.75%；各分支起点高度见表1。

甲状腺上动脉、舌动脉起点间距11.57 mm，舌动脉、面动脉起点间距7.73 mm，面动脉、上颌动脉起点间距36.06 mm。①甲状腺上动脉：起始颈总动脉21.40%，颈总动脉分叉28.91%，颈外动脉49.68%；单独起始97.86%，共干起始2.14%；外径2.22mm。喉上动脉入喉穿甲状舌骨膜91.13%，穿甲状软骨板6.33%，分2支分别穿膜及软骨0.32%，穿环甲膜2.22%。②舌动脉：单独起自颈外动脉67.38%，颈总动脉2.14%；共干起自颈总动脉1.67%，颈外动脉28.81%。外径2.17mm。③面动脉：起自颈外动脉99.76%（单干71.43%，共干28.33%），颈总动脉0.24%；经下颌下腺深面46.25%，穿腺实质46.25%，沿腺下缘前行7.50%；终止于口角以下8.00%，口角与鼻翼之间15.00%，鼻翼以上77.00%。外径2.36mm。④咽升动脉：起自颈外动脉67.86%，枕动脉22.86%，颈总动脉6.43%，颈内动脉2.14%，舌动脉0.71%。外径1.34mm。⑤枕动脉：起始点高于面动脉48.5%，低于面动脉40.0%，同高11.50%。外径2.00mm。⑥耳后动脉：外径1.30mm。⑦颞浅动脉：主干外径1.92mm，额支和顶支外径均为1.45mm。终支分支高度在颧弓以上75.79%，以下8.42%，平颧弓15.79%。⑧上颌动脉：在翼外肌外侧96.00%，内侧4.00%；外径3.07mm，第1段长14.33mm，第2段长22.41mm，第3段长11.91mm。各分支外径及起点至上颌动脉起点的距离见表2。脑膜中动脉起点在下牙槽动脉近侧88.00%，远侧8.00%，二者相对4.00%；动脉被耳颞神经前后两

表1 颈外动脉分支起点高度（平均值，mm）

动脉	至颈总动脉分叉间距	至颧弓根上缘间距
甲状腺上动脉	-0.02	98.29
咽升动脉	19.13	79.70
舌动脉	14.27	83.86
面动脉	23.50	74.41
枕动脉	24.35	73.69
耳后动脉	44.66	54.15
上颌动脉	64.33	33.92

表2 上颌动脉分支的外径及起点至上颌动脉起点的距离（平均值，mm）

动脉	外径	起点至上颌动脉起点的距离
下牙槽动脉	1.00	11.10
脑膜中动脉	1.60	7.80
颞深后动脉	1.30	19.70
颊动脉	0.70	36.00
颞深前动脉	1.00	40.00
上牙槽后动脉	1.40	41.70
眶下动脉	1.10	43.00

干夹持68.00%，行经耳颞神经前方32.00%。

（许家军）

shàngzhī dòngmài shùzhí

上肢动脉数值（measurement of upper limb artery） 中国成年人上肢动脉的正常值。包括锁骨下动脉、椎动脉、胸廓内动脉、甲状颈干、肋颈干、腋动脉、肱动脉、桡动脉和尺动脉数值。

锁骨下动脉数值 锁骨下动脉高出锁骨上缘2.19cm，右侧较左侧高0.33cm。从锁骨下动脉弓最高点垂直于锁骨上缘之点至胸锁关节距离2.18cm，左侧较右侧长0.13cm。左锁骨下动脉较恒定地起自主动脉弓。右锁骨下动脉起自头臂干98.52%，主动脉末端1.48%。锁骨下动脉长，左侧8.54cm，右侧7.08cm；起始部外径9.90mm；分为3支3.28%，4支40.65%，5支36.39%，6支14.43%，7~8支1.15%，其他4.10%，4支中以从锁骨下动脉直接发出椎动脉、胸廓内动脉、甲状颈干、肋颈干多见（36.00%）。

椎动脉数值 起自锁骨下动脉96.13%，主动脉弓3.84%，颈总动脉0.03%。两侧椎动脉管径比较，左>右51.46%，左=右28.90%，左<右19.64%。椎动脉进入横突孔平面在颈7为0.81%，颈6为89.16%，颈5为6.80%，颈4为2.43%，颈3为0.81%。副椎动脉出现率1.36%。

胸廓内动脉数值 单独起自锁骨下动脉85.96%，与其他支共干起自锁骨下动脉14.04%；起始处在前斜角肌内侧96.41%，后方2.23%，外侧1.36%；起始部、第2~5肋间隙处外径依次为2.95mm、2.81mm、2.63mm、2.45mm、2.28mm；在第2~5肋间隙处距离胸骨侧缘依次为1.19cm、1.18cm、1.19cm、1.24cm；终末分支部位平第5肋及其肋间隙16.00%，第6肋及其肋间隙80.00%，第7肋4.00%。

甲状颈干数值 ①甲状腺下动脉：起自甲状颈干91.34%，锁骨下动脉4.39%，椎动脉0.52%，胸廓内动脉0.13%，缺如3.62%。②颈升动脉：起自甲状腺下动脉50.26%，颈横动脉25.26%，甲状颈干14.32%，颈浅动脉6.25%，肩胛上动脉2.86%，锁骨下动脉1.04%。③颈横动脉：起自甲状颈干63.00%，锁骨下动脉36.38%，胸廓内动脉0.63%；在前斜角肌内侧65.89%，外侧15.73%，后面18.38%；行于臂丛前面68.26%，下方3.58%，穿过臂丛28.16%。④肩胛上动脉：起自甲状颈干42.10%，锁骨下动脉30.93%，胸廓内动脉3.95%，与颈横动脉共干起自甲状颈干16.49%，与颈横动脉共干起自锁骨下动脉4.64%，缺如1.89%。

肋颈干数值 起自锁骨下动脉第1段51.46%，第2段48.54%；起始成干80.96%，不成干19.04%。

腋动脉数值 全长11.40cm，第1段长1.30cm，第2段长2.70cm，第3段长7.40cm。外径，起始处7.10mm，终止处5.20mm。分支起始部位见表。分为8支0.07%，7支1.21%，6支23.51%，5支46.24%，4支25.64%，3支2.91%，2支0.28%，高位分支0.14%；5支中，以从腋动脉直接发出胸上动脉、胸肩峰动脉、胸外侧动脉、共干的肩胛下动脉和旋肱后动脉、旋肱前动脉等5支的型式者最多。①胸上动脉单独起自腋动脉95.32%，共干中，与胸肩峰动脉1.31%，胸外侧动脉1.12%，胸外侧动脉、胸肩峰动脉0.94%，肩胛上动脉0.56%，颈横动脉0.37%，胸外侧动脉、胸肩峰动脉、肩胛下动脉0.19%，缺如0.19%。②胸肩峰动脉单独起自腋动脉89.80%，共干中，与胸外侧动脉7.16%，胸上动脉1.27%，胸外侧动脉、肩胛下动脉、旋肱后动脉0.69%，胸外侧动脉、胸上动脉0.69%，胸外侧动脉、胸背动脉0.20%，肩胛下动脉、胸外侧动脉0.10%，胸外侧动脉、胸上动脉、肩胛下动脉0.10%。③胸外侧动脉单独起自腋动脉60.93%，共干中，与肩胛下动脉14.67%，肩胛下动脉、旋肱后动脉8.07%，胸肩峰动脉7.68%，胸背动脉1.38%，胸上动脉0.59%，胸肩峰动脉、胸背动脉0.10%，其他动脉4.13%；其他2.46%。④肩胛下动脉单独起自腋动脉40.28%，共干中，与旋肱后动脉25.62%，胸外侧动脉13.76%，旋肱后动脉、胸外侧动脉8.47%，旋肱前动脉、

表 腋动脉分支起始部位（%）

分支	腋动脉第1段	腋动脉第2段	腋动脉第3段	其他
胸上动脉	93.70	3.67	0	2.62
胸肩峰动脉	64.53	35.46	0	0
胸外侧动脉	15.78	69.21	10.52	4.47
肩胛下动脉	0.20	16.77	78.18	4.85
旋肱前动脉	0	1.61	95.58	2.81
旋肱后动脉	0	2.30	97.70	0

旋肱后动脉 1.99%，旋肱前动脉、旋肱后动脉及胸外侧动脉 0.90%，旋肱后动脉、胸外侧动脉、胸肩峰动脉 0.70%，胸外侧动脉、胸上动脉、胸肩峰动脉 0.60%，旋肱后动脉、肱深动脉 0.20%，上肩胛下动脉 1.30%，其他动脉 2.19%；其他 3.29%。⑤旋肱前动脉单独起自腋动脉 70.25%，共干中，与旋肱后动脉 21.36%，肩胛下动脉、旋肱后动脉 3.80%，肱深动脉 1.31%，旋肱后动脉、肩胛下动脉、胸外侧动脉 0.79%，肱深动脉、旋肱后动脉 0.39%，肩胛下动脉、肱深动脉 0.13%，旋肱后动脉、旋肩胛动脉 0.13%，肩胛下动脉 0.79%，旋肱后动脉、肩胛下动脉、胸外侧动脉 0.39%，其他动脉 0.26%；其他 0.39%。⑥旋肱后动脉单独起自腋动脉 32.45%，共干中，与肩胛下动脉 24.95%，旋肱前动脉 23.18%，肩胛下动脉、胸外侧动脉 8.48%，肩胛下动脉、旋肱前动脉 3.55%，旋肩胛动脉 0.59%，肩胛下动脉、胸外侧动脉、胸肩峰动脉 0.69%，旋肩胛动脉、肩胛下动脉、胸外侧动脉 0.30%，肩胛下动脉、肱深动脉 0.20%，其他动脉 2.27%；其他 1.69%。

肱动脉数值 长 23.06cm，动脉中点外径 3.90mm。分支正常型 79.33%，浅肱动脉（动脉在正中神经浅面）型 13.27%，双干型 7.40%（二干在肘窝有吻合 25.93%）。终止于髁间线以下 1.00～3.00cm 32.14%，3.10～4.00cm 51.42%，4.10～5.50cm 16.43%。①肱深动脉：单干型（主要发自肱动脉或肱动脉和腋动脉交界处，个别发自其他动脉）70.51%，共干型（发自肱动脉或腋动脉）25.51%，双干型（分别发自肱动脉或腋动脉）3.97%。单干型起自肱动脉 62.89%，腋动脉第 3 段 1.11%，肱动脉和腋动脉交界处 0.67%；共干型与肩胛下动脉、旋肱前动脉、旋肱后动脉或尺侧上副动脉共干 12.66%，与旋肱后动脉共干 10.88%。肱深动脉起点至肱动脉起点 1.47cm，外径 2.20mm，长 25.76mm。桡侧副动脉外径 1.65mm。中副动脉外径 1.27mm。②尺侧上副动脉：起自肱动脉 79.45%，肱深动脉 6.16%，浅肱动脉 0.68%，深肱动脉 1.36%，与肱深动脉共干 12.32%；起始部外径 1.83mm，臂中部外径 1.57mm。③尺侧下副动脉出现率 80.00%，外径 1.40mm；起点距肱动脉终止分支处 6.94cm。尺侧上副动脉和尺侧下副动脉共干起自肱深动脉 4.16%。

桡动脉数值 起始于髁间线以下 92.11%，以上 7.88%。长 24.48cm；外径，起始处 3.28 mm，中点处 2.60mm，下端处 2.22 mm。①桡侧返动脉：起始于髁间线下方 31.57mm，或桡动脉起点下方 6.50mm；起自桡动脉 90.62%，肱动脉 7.81%，尺动脉 1.56%；起自桡动脉近侧段 1cm 以内 84.06%，其余起自 1.00～2.00cm 之间；外径 2.46mm。②掌浅支：起自桡动脉起点下方 20.07cm，外径 1.29mm。③拇主要动脉：起自桡动脉起点下方 24.43cm，外径 1.70mm。

尺动脉数值 长 23.30cm；外径，起始处 2.57mm，中点处 2.50mm。①尺侧返动脉：起自尺动脉起点下方 23.10mm，髁间连线以下 54.15mm，外径 1.79mm；前支起自髁间线下方 47.18mm，外径 1.38mm；后支起自髁间线下方 51.35mm，外径 1.59mm。②骨间总动脉：成干 85.15%，无骨间总动脉而骨间前动脉和骨间后动脉起自尺动脉 14.85%；起自尺动脉起点下方 35.00mm，髁间线下方 60.95mm，外径 2.52mm。骨间前动脉起自髁间线下方 71.86mm，外径 1.98mm。正中动脉的 78.6% 参与构成掌浅弓，21.40%直接分布于 1～2 或 1～3 或 1～4 指的相邻侧；出现粗大者 3.74%，可起源于腋动脉第 2 段或第 3 段，也可起于肱动脉、浅肱动脉、尺动脉或骨间总动脉。骨间后动脉起自髁间线下方 70.54mm，外径 2.17mm。骨间返动脉起自髁间线下方 69.14mm；起自骨间后动脉 55.34%，骨间总动脉 44.66%；外径 1.47mm。③掌深支：起自尺动脉起点下方 23.13cm，外径 1.35mm。

掌浅弓和掌深弓数值 ①掌浅弓吻合为尺动脉型 49.93%，桡尺动脉型 43.57%，正中尺动脉型 5.50%，桡正中尺动脉型 1.00%；弓上发出 2 支 2.70%，3 支 11.10%，4 支 53.00%，5 支 30.90%，6 支 2.20%。②掌深弓完全型 96.20%，不完全型 3.45%，尺动脉型 0.34%。3 条掌心动脉均与指掌侧总动脉或指固有动脉相连者 37.80%。掌背动脉多数起自掌深弓，少数起自掌心动脉。第 1～2 掌背动脉出现率分别为 77.00%、27.70%。腕背动脉网发出第 2～4 掌背动脉者 11.50%。

（许家军）

xiōngbù dòngmài shùzhí

胸部动脉数值（measurement of thoracic artery）

中国成年人胸部动脉的正常值。包括肋间动脉、支气管动脉、食管动脉和女性乳房动脉数值。

肋间动脉数值 起自最上肋间动脉的第 1～3 肋间动脉外径：男性 0.83～1.25mm，女性 0.78～

表 1 支气管动脉的长度和管径（%）

侧别	长度（mm）				管径（mm）			
	<10.00	11.00~30.00	31.00~50.00	>51.00	<1.00	1.10~2.00	2.10~3.00	>3.10
左侧	7.92	63.33	27.50	1.25	18.49	69.33	12.18	0
右侧	1.96	25.98	46.57	25.49	24.30	56.07	17.29	2.34

1.17mm；最上肋间动脉分布至第1肋间30.70%，第1~2肋间60.09%，第1~3肋间7.46%，其他1.75%。第2~3肋间动脉起始位置多数低2个相应椎体，第4~5肋间动脉起始位置多数低1个相应椎体，第6~8肋间动脉起始平相应椎体或低1个椎体，第9~11肋间动脉和肋下动脉起始多数平相应椎体，少数低1个椎体。起自胸主动脉的第2~6肋间动脉外径：男性1.46~1.92mm，女性1.35~1.87mm；第7~11肋间动脉的外径，男性2.07~2.23mm，女性1.88~2.09mm；肋下动脉外径2.01mm。

支气管动脉数值 左侧支气管动脉起自主动脉及主动脉弓97.75%，右肋间动脉0.98%，其他（锁骨下动脉、肋颈干、胸廓内动脉）1.31%；1支26.00%，2支66.00%，3支7.60%，4支0.40%。右侧支气管动脉起自主动脉及主动脉弓30.67%，右肋间动脉53.17%，左支气管动脉同时分布到右侧8.57%，其他（锁骨下动脉、肋颈干、胸廓内动脉）7.05%；1支41.20%，2支47.60%，3支10.40%，4支0.80%。长度和管径见表1。

食管动脉数值 食管颈段动脉来自甲状腺下动脉94.12%，锁骨下动脉15.88%，甲状颈干8.53%，肋颈干7.06%，其他如颈升动脉、胸廓内动脉、椎动脉等10.00%；上胸段动脉来自左侧支气管动脉34.13%，右侧支气管动脉31.64%，主动脉弓9.46%；下胸段动脉来自胸主动脉100.00%，右侧肋间动脉64.29%，左侧肋间动脉7.14%；腹段来源动脉中，胃左动脉供应食管前面80.37%，膈下动脉供应食管后面53.34%，其他发自副肝左动脉、脾动脉、腹腔动脉等。

女性乳房动脉数值 乳房内侧部动脉来自胸廓内动脉的穿支，1支82.00%，2支54.00%，3支10.00%，5支2.00%，缺如2.00%；外径0.50~0.92mm，长度59.14~86.95mm，分布宽度10.00~71.20mm。乳房外侧部动脉来自胸外侧动脉37.84%，肱动脉24.32%，腋动脉14.86%，胸肩峰动脉12.16%，肩胛下动脉6.76%，胸背动脉4.05%，胸最上动脉1.35%；1支54.00%，2支42.00%，3支4.00%；各动脉外径、长度及分布宽度见表2。

表 2 乳房外侧部各动脉的外径、长度及分布宽度（mm）

来源动脉	外径	长度	分布宽度
胸外侧动脉	1.40	158.47	55.00
肱动脉	1.38	209.64	59.83
腋动脉	1.43	174.90	45.25
胸肩峰动脉	1.28	188.75	48.43
肩胛下动脉	1.23	144.30	47.00
胸背动脉	1.00	135.00	29.00
胸最上动脉	2.00	210.00	35.00

（许家军）

fùbù dòngmài shùzhí

腹部动脉数值（measurement of abdominal artery） 中国成年人腹部动脉的正常值。包括腹腔干、胃动脉、大网膜动脉、肝动脉、胆囊动脉、胰动脉、肠系膜上动脉、肠系膜下动脉、肾动脉、性腺动脉、肾上腺动脉、膈下动脉和腰动脉等数值。

腹腔干数值 腹腔干起点平对第12胸椎19.64%，第12胸椎~第1腰椎间19.64%，第1腰椎56.16%，第1~2腰椎间1.37%，第2腰椎3.19%；干下壁与腹主动脉前壁夹角70.30°，与矢状面交角7.29°；干外径7.20mm，长24.80mm。三主支起始顺序三叉型分支22.90%，胃左动脉为第1支73.78%，肝总动脉为第1支1.22%，脾动脉为第1支2.10%；分支类型中，肝脾动脉成干、胃左动脉发自干91.58%，肝脾动脉成干、胃左动脉发自腹主动脉4.03%，胃脾动脉成干、肝总动脉发自腹主动脉0.85%，无干、3支分别发自腹主动脉0.21%。①胃左动脉起自腹腔干91.66%，其他8.34%；外径3.27mm，长81.00mm。②肝总动脉起自腹腔干96.47%，肠系膜上动脉或其他动脉3.53%；分为肝固有动脉和胃十二指肠动脉

76.83%，其他型式 23.17%；外径4.46mm，长21.70mm；经肝门静脉前方 97.22%，后方 2.78%。③ 脾动脉起自腹腔干 98.98%，肠系膜上动脉 0.65%，腹主动脉 0.28%，其他 0.09%。干起始部压扁后口径 6.50mm，长 125.00 mm。脾动脉终支分为上终动脉干和下终动脉干 86.12%，上终动脉干、中终动脉干、下终动脉干 12.81%，多个终支 1.07%。

胃动脉数值　① 胃左动脉（见腹腔干数值）。② 胃右动脉：起自肝固有动脉 37.50%，其余起于肝左动脉、胃十二指肠动脉、胃十二指肠动脉与肝固有动脉的分支处等；与胃左动脉后支吻合 51.66%，前支吻合 10.00%，分为 2 支与胃左动脉前支、后支吻合 38.34%。③ 胃网膜左动脉：起自脾下级动脉 80.00%，起自脾动脉主干 20.00%；外径 2.07mm，长 164.00mm。④ 胃网膜右动脉：起自胃十二指肠动脉 98.33%；外径 2.71mm，长 173.00mm。⑤ 胃十二指肠动脉：起自肝总动脉 81.66%，其他 10% 以下，缺如 1.67%。⑥ 胃短动脉：起自脾上终动脉 92.40%，脾中终动脉 3.50%，脾下终动脉 2.34%，脾上极动脉 0.59%，胃后动脉 1.17%；2 支 12.00%，3 支 45.00%，4 支 33.00%，5 支 9.00%，6 支 1.00%；分布胃大弯侧上 1/5 段 95.00%，上 1/6 段 3.00%，上 2/5段 2.00%。⑦ 胃后动脉：出现率 72.00%；起自脾动脉 68.64%，与脾动脉上极支共干 30.51%，腹腔干根部 0.28%，胰尾动脉 0.28%，胰十二指肠动脉 0.28%；1 支 88.75 %，2 支 10.00%，3 支 0.94%，4 支 0.31%；外径 1.72mm，长 37.20mm。⑧ 胃上动脉：出现率 45.30%，为左膈下动脉的胃底支；外径 1.20mm，长 21.20mm。

大网膜动脉数值　胃网膜动脉弓由大网膜左动脉、大网膜中动脉、大网膜右动脉构成，出现率 80.20%；出现于大网膜中 1/3 段 31.19%，左 1/3 段 68.81%；弓左部、弓中部、弓右部外径分别为 2.00mm、1.90mm、2.20 mm；全长 293.00 mm。大网膜前动脉弓出现率 81.24%。大网膜后动脉弓出现率 75.49%，在大网膜上 1/3 段 12.50%，中 1/3 段 66.96%，下 1/3 段 20.54%。大网膜中动脉 1 支 55.95%，2～6 支 42.70%，缺如 1.35%。大网膜副动脉、大网膜右动脉、大网膜中动脉、大网膜左动脉、大网膜左后动脉的外径依次为 1.00mm、0.81mm、0.84mm、0.93mm、1.10mm。

肝动脉数值　肝固有动脉出现率 78.80%；分为肝左动脉、肝右动脉 91.81%，肝左动脉、肝中动脉、肝右动脉 8.19%；管径 5.83mm，长 15.10mm。肝右动脉起自肝固有动脉 82.96%，肝总动脉 10.82%，肠系膜上动脉 3.76%，腹腔干 0.75%，胃十二指肠动脉 1.75%，其他动脉 0.5%；入胆囊三角经胆道后方 79.50%，前方 13.25%，其他 7.28%。肝左动脉起自肝固有动脉 77.51%，其他动脉（代替型）10.72%；在肝门静脉左侧 51.0%，肝门静脉左支根部前方 43.00%，斜过肝门静脉前方 4.00%，肝门静脉右侧 1.04%，肝门静脉左支根部右缘 1.04%。副肝左动脉出现率 11.77%。肝中动脉出现率 70.28%；起自肝右动脉 46.15%，肝左动脉 34.62%，肝固有动脉 14.42%，其他动脉 4.81%。

胆囊动脉数值　1 支 70.20%，2 支 29.35%，3 支 0.45%。单胆囊动脉起自典型肝右动脉（在胆囊三角内）23.08%，典型肝右动脉（经肝总管后方或左侧）30.76%，变异肝右动脉 15.38%，肝左动脉 3.85%，肝中动脉 19.23%，胃十二指肠动脉 3.85%，胰十二指肠后动脉 3.85%；进入胆囊部位在胆囊颈左缘 58.56%、右缘 9.00%、后方 7.22%、前方 0.90%，胆囊体左缘 18.92%、右缘 0.90%、后方 3.60%，胆囊管左缘 0.90%。双胆囊动脉起自典型肝右动脉（在胆囊三角内）58.33%，浅深两支起始异源 16.67%，浅支（三角外）和深支（三角内）起始同源 16.67%，浅深两支起始同源或异源且位于胆道系右侧 8.83%；进入胆囊部位在胆囊颈左缘 18.64%，胆囊颈右缘 6.78%，胆囊管左缘 1.69%，非同一部位 72.89%。

胰动脉数值　胰十二指肠上前动脉来自胃十二指肠动脉 98.00%；胰十二指肠上后动脉来自胃十二指肠动脉 90.00%，肝固有动脉 4.00%；胰十二指肠下前动脉来自肠系膜上动脉 53.36%，第 1 肠动脉 40.14%；胰十二指肠下后动脉来自肠系膜上动脉 58.03%，第 1 肠动脉 39.37%；胰背动脉来自脾动脉 40.80%，肝总动脉 14.43%，肠系膜上动脉 16.92%，腹腔干 7.96%；胰大动脉来自脾动脉右 1/3 占 16.47%，脾动脉中 1/3 占 54.41%，脾动脉左 1/3 占 17.64%；胰下（胰横）动脉来自胰背动脉 76.66%，胃十二指肠动脉 14.44%；胰尾动脉来自脾动脉 100.00%。胰动脉的前纵弓和后纵弓，分别由胰十二指肠上前动脉、胰十二指肠下前动脉及胰十二指肠上后动脉、胰十二指肠下后动脉合成，见于每例；前横弓在胰头前面，由胰十二指肠上前动脉的左支与胰背动脉的右支吻合而成，出现率83.63%。

肠系膜上动脉数值　起点平面腰1者81.06%，胸12和腰2者18.94%；起点距离腹腔干13.55 mm；与腹主动脉前壁夹角42.81°，与矢状面交角26.74°；外径7.85mm。空肠动脉和回肠动脉14.60支，其中13～16支63.40%。空肠和回肠动脉根部的外径，第1支2.00mm，第4支3.20mm，第7支2.80mm，第10支2.10mm，第13支1.90mm，第16支1.70mm，第19支1.90mm，第22支0.20mm。空肠和回肠各级动脉弓的级数和直动脉的长度见表1，表2。

结肠动脉分支类型包括中、右、回3支39.46%，中、回2支20.69%，中、中、右、回4支14.17%，中、中、回3支12.07%，其他18.61%。中结肠动脉不分支2.91%，1支64.50%，2支28.67%，3支3.88%；外径2.53mm。右结肠动脉1支62.60%，2支4.16%，3支33.24%；外径2.39 mm。回结肠动脉外径2.86 mm。阑尾动脉起自（双支时只计远侧支）回肠动脉35.20%，回结肠动脉干18.40%，盲肠干14.80%，盲肠后支14.80%，其他动脉16.80%；1支83.20%，2支16.80%；外径1.36mm。

肠系膜下动脉数值　起点平面腰3为71.20%，腰3～腰4为18.40%，腰2～腰3为6.40%，腰2和腰5为4.00%；距腹腔干、肠系膜上动脉、髂总动脉分叉处分别为90.14mm、76.61mm、38.01mm；与腹主动脉前壁夹角25.93°，与矢状面交角76.09°；外径3.55mm；与肠系膜上动脉间的短吻合袢（Riolan弓）出现率6.19%。左结肠动脉单独起始53.27%，与乙状结肠动脉共干起始46.73%；不分支0.28%，1支96.75%，2支2.97%；外径2.52 mm。乙状结肠动脉1支33.05%，2支53.25%，3支12.29%，4支1.41%；外径1.80mm。直肠上动脉始端距肠系膜下动脉始端57.70mm，始端内径1.90mm，长69.90mm；外径2.40mm。乙状结肠直肠动脉为直肠上动脉在盆腔的分支，不分支14.40%，1支40.00%，2支32.80%，3支9.60%，4支3.20%。

肾动脉数值　多支出现于左肾16.76%，右肾16.29%；1支85.80%，2支12.57%，3支1.48%，4支0.11%，5支0.04%。左右侧各1支71.82%，左侧2支、右侧1支10.86%，左侧1支、右侧2支10.49%。两侧肾动脉起始平面均为腰1～腰2椎间盘；左肾动脉与腹主动脉夹角82.03°，与矢状面交角90.00°；右肾动脉与腹主动脉夹角76.25°，与矢状面交角90.00°；肾动脉外径5.74mm，左侧长26.20mm，右侧长34.90mm。肾副动脉出现率按人数计52.96%，按侧数计41.33%；1支72.64%，2支20.76%，3支5.66%，4支0.94%；起自肾动脉或其初级干51.00%，腹主动脉36.25%，肾上腺下动脉7.50%，肾副动脉3.75%；入肾经肾上端57.35%，肾门13.79%，肾下端20.87%，肾前面4.90%，肾后面2.36%，其他0.73%。

性腺动脉数值　正常型或低位型（起点低于肾静脉平面，行向下外方）79.25%，高位型（起点高于肾静脉平面，经肾静脉前方下降）12.25%，袢状型（起点在肾静脉之下或后，经肾静脉后方上升，勾绕肾静脉上方，再经肾静脉前方下降）8.50%。左右侧各1支81.51%，左右各2支8.40%，左2支、右1支4.48%，

表1　空肠和回肠各级动脉弓的级数（%）

部位	1级弓为主	2级弓为主	3级弓为主	4级弓为主
上1/4段	10.34	87.06	2.60	0
中上1/4段	0	21.55	75.86	2.59
中下1/4段	0.86	8.62	78.45	12.07
下1/4段	2.61	69.56	26.96	0.87

表2　直动脉的长度（平均值，mm）

上1/4段肠动脉			中上1/4段肠动脉			中下1/4段肠动脉			下1/4段肠动脉		
上1/3	中1/3	下1/3	上1/3	中1/3	下1/3	上1/3	中1/3	下1/3	上1/3	中1/3	下1/3
1.50	1.70	1.90	1.90	1.80	1.60	1.50	1.40	1.30	1.30	1.10	0.70

其他少见。起自腹主动脉89.26%，肾动脉及其分支8.99%，肾上腺动脉0.75%，肾上极动脉0.25%，肾下极动脉0.25%，其他（肾囊动脉，肠系膜上动脉和腹腔干）0.50%。外径，男性1.05mm，女性0.92mm。卵巢动脉在卵巢悬韧带内分支57.50%，在卵巢系膜内分支42.50%；分为2支36.25%，3支57.50%，4支1.25%，始终为1支并与子宫动脉吻合5.00%；分支先分成7~12支入卵巢门，再分成20~30小支入卵巢实质。

肾上腺动脉数值 肾上腺上动脉出现率97.08%，外径0.67mm。肾上腺中动脉出现率79.71%，外径1.00mm，长14.00mm。肾上腺下动脉出现率92.70%，外径1.12mm，长10.50mm。

膈下动脉数值 起自腹腔干46.51%，腹主动脉42.66%，肾动脉6.97%，胃左动脉2.48%，其他（肝总动脉、肝右动脉、肠系膜上动脉、脾动脉和腰动脉）1.38%。两侧分别起于同一动脉28.60%，共干26.87%，起自不同动脉44.53%。

腰动脉数值 3.5对3.08%，4对96.15%，6对0.77%；全部起于腹主动脉后壁，第1腰动脉平对腰椎1~2间，第2腰动脉平对腰椎2~腰2~3间；第3腰动脉平对腰椎3，第4腰动脉平对腰椎4，第5腰动脉平对腰椎4中份，第6腰动脉平对腰椎5上份。第1~4腰动脉起端距离腹主动脉末端依次为95.10mm、67.70mm、41.80mm、18.80mm。第1~2腰动脉间距29.59mm，第2~3腰动脉间距26.16mm，第3~4腰动脉间距23.26mm，第4~5腰动脉间距56.79mm。腰动脉外径、长度及其与腹主动脉夹角见表3。第5~6腰动脉出现率均为2.00%；

表3 腰动脉外径、长度及其与腹主动脉夹角（平均值）

腰动脉	外径（mm）	长度（mm）	夹角（°）
第1腰动脉	1.60	37.30	118.90
第2腰动脉	1.90	34.78	114.40
第3腰动脉	2.20	32.74	99.30
第4腰动脉	2.20	31.37	67.40

第5腰动脉长19.46mm，左侧与腹主动脉夹角90.00°，右侧120.00°；第6腰动脉与腹主动脉夹角左侧20.00°，右侧50.00°。

骶正中动脉数值 起自腹主动脉终端的后上方，距离终端1.00~14.00mm，其中3.00~5.00mm 52.38%。

（许家军）

pénbù-huìyīnbù dòngmài shùzhí

盆部-会阴部动脉数值（measurement of pelvis-perineum artery）

中国成年人盆部和会阴部动脉的正常值。包括髂内动脉、输尿管动脉、膀胱动脉、前列腺动脉、子宫动脉、输卵管动脉、阴道动脉和外阴动脉数值。

髂内动脉数值 长44.50mm，分支类型及出现率见图。

输尿管动脉数值 2支1.48%，3支16.75%，4支36.94%，5支23.65%，6支13.79%，7支5.41%，8支0.99%，9支0.99%。上段来自肾动脉93.60%；中段来自腹主动脉48.28%，髂总动脉30.54%；下段来自膀胱下动脉（女性子宫动脉）82.75%。

膀胱动脉数值 膀胱上动脉1支50.78%，2支41.47%，3支5.81%，4支1.94%。膀胱下动脉1支70.25%，2支29.75%。膀胱上动脉和膀胱下动脉的起源、外径和长度见表。

前列腺动脉数值 1支64.71%，2支35.29%；起自阴部内动脉44.56%，臀下阴部内动脉干14.13%，脐动脉11.96%，闭孔动脉10.87%，副阴部动脉7.61%，臀下动脉6.52%，髂内动脉3.26%，髂腰动脉1.09%；外径1.61mm。

子宫动脉数值 1支90.00%，2支10.00%；起自脐动脉75.18%，髂内动脉干21.17%，臀下阴部内

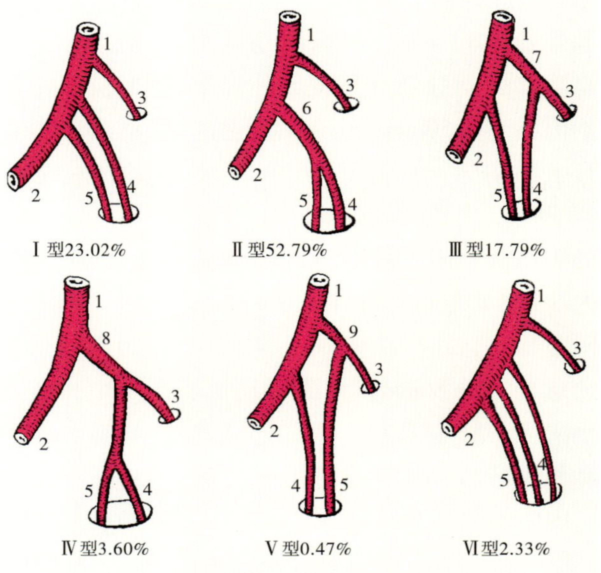

图 髂内动脉分支类型

1.髂内动脉 2.脐动脉 3.臀上动脉 4.臀下动脉 5.阴部内动脉 6.臀下阴部内动脉干 7.臀上、下动脉干 8.臀总动脉干 9.臀上阴部内动脉干

表　膀胱上动脉和膀胱下动脉的起源（%）、外径和长度（mm）的平均值

动脉	项目	脐动脉	闭孔动脉	阴茎背动脉	阴蒂背动脉	髂外动脉	阴部内动脉	子宫动脉	髂内动脉前干
膀胱上动脉	起源	89.20	4.69	4.23	1.41	0.47	0	0	0
	外径	0.60	0.70	0.60	0.50	–	–	–	–
	长度	34.70	42.90	22.10	11.70	–	–	–	–
膀胱下动脉	起源	52.96	1.98	0	0	0	31.62	11.86	1.58
	外径	0.70	–	–	–	–	0.70	0.70	0.80
	长度	36.60	–	–	–	–	34.5	17.2	44.1

动脉干2.93%，阴部内动脉0.73%。1支型均跨越至输尿管前方；2支型则一支在输尿管前方，一支在输尿管后方。

输卵管动脉数值　伞支出现率93.75%，起于卵巢动脉或其卵巢支；输卵管支全存在，起自子宫动脉升支或与子宫动脉底支共干96.25%，由子宫动脉与卵巢动脉吻合处发出3.75%；峡支出现率86.25%，起自子宫动脉底支。

阴道动脉数值　出现率37.50%，起自阴部内动脉53.30%。

外阴动脉数值　①男性外阴动脉：阴茎动脉均起自阴部内动脉。尿道球动脉外径0.85mm，阴茎背动脉外径1.48mm，阴茎深动脉外径1.14 mm。阴囊前动脉起自阴部外动脉及其分支，外径平均值小于0.50mm；阴囊后动脉起自会阴动脉，1支55.56%，2支44.44%，外径1.30mm。②女性外阴动脉：阴蒂动脉均起自阴部内动脉。前庭球动脉外径0.47mm，阴蒂背动脉外径0.97mm，阴蒂深动脉外径0.86mm。大阴唇动脉、小阴唇动脉主要来自阴部外浅动脉和阴唇后动脉，少数可来自旋股内侧动脉（26.27%）。

（许家军）

xiàzhī dòngmài shùzhí

下肢动脉数值（measurement of lower limb artery）

中国成年人下肢动脉的正常值。包括股动脉、腘动脉、胫后动脉、胫前动脉、足底动脉和足背动脉数值。

股动脉数值　主干长319.60mm；外径在腹股沟韧带中点下方8.50mm，发出股深动脉后6.00mm，收肌管上口5.60mm，大收肌腱裂孔5.40mm；管壁厚度，男性0.92mm，女性0.63mm；腹股沟韧带自髂前上棘至耻骨结节的长度114.90mm，股动脉距耻骨结节51.20mm，即位于腹股沟韧带中点深面稍内侧。

股深动脉　外径5.90mm。起自股动脉后壁38.98%，后外侧壁41.57%，其他19.45%。动脉起点距腹股沟韧带中点37.40mm；起点高于隐股点48.50%，等高27.20%，低于隐股点24.30%。股深动脉及其分支行经股静脉深面93.20%。①穿动脉：1支0.76%，2支12.64%，3支55.55%，4支26.05%，5支4.60%，6支0.40%。②旋股外侧动脉：起自股动脉20.11%，股深动脉79.89%；外径5.20mm；起点距股深动脉起点20.60mm，腹股沟韧带中点37.60mm。③旋股内侧动脉：起自股动脉28.30%，股深动脉71.70%；外径4.40mm；起点距股深动脉起点1.65mm，腹股沟韧带中点30.50mm。

膝降动脉　起自股动脉92.00%，膝上内侧动脉8.00%；外径2.50mm，长636.00mm。

浅动脉　腹壁浅动脉起自股动脉92.00%，股深动脉3.00%，旋髂深动脉2.00%，缺如3.00%；外径1.59mm；长度7.30mm。旋髂浅动脉起自股动脉82.00%，股深动脉13.00%，旋髂深动脉3.00%，缺如2.00%；外径1.36mm。阴部外浅动脉起自股动脉99.00%，缺如1.00%；外径1.63mm。3支浅动脉的起始1干型4.00%，2干型54.00%，3干型30.00%，其他12.00%。

股骨滋养动脉　起自穿动脉67.93%，股深动脉干22.64%，股深动脉终末支4.40%，股深动脉下段5.03%；起点距离股骨大转子尖175.80mm；1支45.00%，2支52.00%，3支2.00%，4支1.00%；长11.60mm，外径1.51mm。

腘动脉数值　上端位于内收肌结节上方76.00mm，膝中线以内9.00mm处；下端位于腓骨小头平面以下25.00mm，膝中线以外9.00mm处。主干下端平面最高者在腘肌上缘之上10.00mm，最低者在腘肌下缘以下19.00mm，绝大部分在腘肌下缘之上14.00mm范围内（96.79%）；全长163.10mm，上段（髁间线以上）长83.30mm，中段（髁间线与腓骨小头最突点水平线之间）长56.00mm，下段（腓骨小头最突点水平线以下）长23.80mm；外径在起始端5.68mm、髁间线平

面5.43mm、腓骨小头最突点水平面4.50mm、末端4.45mm。终末分支为胫前动脉、胫后动脉96.08%，胫前动脉、胫后动脉和腓动脉3支2.29%，腓动脉起自腘动脉0.33%，腓动脉起自胫前动脉1.30%。关节支的共干形式中，膝上外侧动脉与膝中动脉共干38.30%，膝后外侧动脉与膝下外侧动脉共干25.00%，膝上内侧动脉与膝中动脉共干10.00%，膝后内侧动脉与膝后外侧动脉共干8.30%，其他共干形式10.00%，无共干15.00%。关节支起点距髁间线的高度，膝上内侧动脉26.20mm，膝上外侧动脉17.50mm，膝中动脉17.40mm，膝后内侧动脉9.45mm，膝后外侧动脉16.60mm，膝下内侧动脉23.90mm，膝下外侧动脉27.90mm。关节支外径，膝上内侧动脉1.36mm，膝上外侧动脉1.78mm，膝中动脉1.33mm，膝后内侧动脉0.92mm，膝后外侧动脉0.90mm，膝下内侧动脉1.50mm，膝下外侧动脉1.74mm。

胫后动脉数值　主干起自腘动脉98.43%，腓动脉1.57%；末端在内踝与跟骨结节连线下方的距离，男性14.00mm，女性8.60mm；长307.35mm，末端外径2.19mm。腓动脉起自胫后动脉95.16%，腘动脉3.54%，胫前动脉1.39%；外径2.10mm。腓动脉粗于胫后动脉5.56%，细于胫后动脉88.24%，与胫后动脉等粗6.21%。腓骨滋养动脉1支94.00%，2支2.00%，缺如4.00%；均起自腓动脉，起点距腓动脉起点9.26mm，距腓骨小头尖13.99mm；外径0.90mm，长11.00mm。胫骨滋养动脉起自胫后动脉78.68%，胫前动脉17.26%，腓动脉2.53%，腘动脉1.52%；起点距膝关节线71.70mm；长45.70mm，外径1.53mm。

胫前动脉数值　主干起自腘动脉99.02%，腓动脉0.98%；长292.32mm，外径3.01mm。胫后返动脉出现率84.00%；起自胫前动脉98.80%，腘动脉1.20%；外径0.88mm。胫前返动脉出现率100%，均发自胫前动脉，外径1.05mm。

足底动脉数值　足底内侧动脉起始部外径，男性1.68mm，女性1.32mm；浅支外径0.88mm；深支外径1.03mm。足底外侧动脉起始部外径，男性2.00mm，女性1.73mm。足底动脉弓的足背动脉的足底深支较粗73.17%，足底外侧动脉较粗20.12%，二者粗细近似6.71%。足底动脉浅弓中点的外径，男性1.06mm，女性0.85mm；深弓中点的外径，男性1.60mm，女性1.50mm；深弓主要分支起始部的外径，第1趾底动脉1.19mm，第2趾底动脉1.04mm，第3趾底动脉1.12mm，第4趾底动脉1.07mm，第1穿动脉0.89mm，第2穿动脉0.87mm，第3穿动脉0.77mm。

足背动脉数值　出现率95.27%；为胫前动脉延续95.06%，为腓动脉穿支延续4.04%，来自胫前动脉的腓动脉穿支0.90%；外径2.47mm。弓状动脉出现率34.72%。

（许家军）

tóubù-jǐngbù jìngmài shùzhí

头部-颈部静脉数值（measurement of head and neck vein）

中国成年人头部和颈部静脉的正常值。包括颈内静脉和颈外静脉及其属支数值。

颈内静脉数值　终端至舌骨平面的长度10.33mm；外径，左侧8.60mm，右侧10.40mm。双叶瓣86.0%，三叶瓣8.0%，单叶瓣5.0%，瓣膜缺如1.0%。颈内静脉与头臂静脉的内夹角，左侧136.8°，右侧154.8°。

甲状腺静脉　①甲状腺上静脉：出现率100.00%，1支99.00%，2支1.00%；注入颈内静脉100.00%，注入部位距颈内静脉终端7.55cm，与颈内静脉间下夹角81.50°；终端外径2.50 mm。②甲状腺中静脉：出现率，双侧51.20%，仅左侧10.40%，仅右侧11.20%，双侧缺如27.20%；在峡部上方13.10%，下方38.8%，平峡部48.10%；注入部位距颈内静脉终端2.62cm，与颈内静脉间下夹角92.70°；终端外径2.10mm。③甲状腺下静脉：长4.11cm，外径2.80mm；1支35.40%，2支61.50%，3支2.30%；注入左头臂静脉65.30%，两侧头臂静脉汇合处22.90%，右头臂静脉10.90%，右颈内静脉与右头臂静脉交界处0.90%；汇入左头臂静脉处距头臂静脉终端2.55cm，汇入右头臂静脉处距头臂静脉终端1.50cm；与左头臂静脉间下夹角101.50°，与右头臂静脉间下夹角113.30°；注入两侧头臂静脉汇入处的甲状腺下静脉与左头臂静脉夹角65.00°。

面静脉　注入颈外静脉43.95%，颈内静脉41.35%，颈前静脉5.88%，以2或3支分别汇入上述静脉8.82%。瓣膜出现率51.11%，其中单叶瓣57.21%，双叶瓣41.35%，三叶瓣1.44%；双侧存在29.30%，仅左侧存在26.70%，仅右侧存在20.00%。在有瓣膜的面静脉中，一处有瓣43.00%，二处有瓣36.70%，三处有瓣20.30%。瓣膜在下颌骨下缘之下48.00%，在下颌骨下缘与口角之间44.00%，在口角以上

8.00%。

下颌后静脉　前支经二腹肌后腹和茎突舌骨肌深面，直接注入颈内静脉64.78%；进入颈动脉三角，与面静脉汇合后再注入颈内静脉18.91%；经二腹肌后腹和茎突舌骨肌浅面，与面静脉汇合后再注入颈内静脉18.91%，与面静脉汇合后再注入颈外静脉2.39%，与面静脉汇合后再注入颈前静脉1.09%，与面静脉汇合后再分成2支，分别注入颈外或颈内静脉和颈前静脉2.39%。后支通常与耳后静脉汇合，形成颈外静脉的起始。颈外静脉与下颌后静脉间缺乏连接1.30%。

脑膜中静脉　前干额支的下端分叉73.70%，不分叉24.30%。脑膜中静脉与同名动脉伴行93.60%，静脉中有蛛网膜粒70.00%。脑膜中血管沟（管）出现率62.31%，长10.00mm，距冠状缝10.50mm。

颈外静脉数值　合成类型：Ⅰ型（颈外静脉起自下颌后静脉后支和耳后静脉，面静脉注入颈外静脉）40.22%；Ⅱ型（颈外静脉起自下颌后静脉后支和耳后静脉，面静脉直接注入颈内静脉）14.78%；Ⅲ型（面静脉与下颌后静脉前支汇合后注入颈内静脉）29.13%；Ⅳ型（颈外静脉起始如常，面静脉注入颈前静脉）3.70%；Ⅴ型（颈外静脉起始如常，面静脉向下分为2或3支，分别注入颈前静脉、颈外静脉或颈内静脉）10.87%；Ⅵ型（双颈外静脉）1.30%。颈外静脉注入锁骨下静脉46.15%，静脉角33.12%，颈内静脉14.96%，以2支注入前3种静脉中的2种5.77%；与锁骨下静脉的内夹角121.10°，与颈内静脉的下夹角142.00°；外径，上1/3段4.11mm，中1/3段5.25mm，下1/3段6.29mm；单侧缺如3.89%，双侧缺如0.88%。静脉角80.40°。

（许家军）

shàngzhī jìngmài shùzhí

上肢静脉数值（measurement of upper limb vein）

中国成年人上肢静脉的正常值。包括锁骨下静脉、腋静脉、肱静脉、尺静脉、桡静脉、手背静脉、头静脉、贵要静脉、肘正中静脉、前臂正中静脉和肘浅静脉数值。

锁骨下静脉数值　长3.74cm，外径1.15cm；与锁骨下面交点距前斜角肌内侧缘2.41cm，胸锁关节4.79cm，前正中线7.88cm；与锁骨下面交角37.99°。

腋静脉数值　由内侧肱静脉和外侧肱静脉合成31.67%，为内侧肱静脉延续30.00%，为单一肱静脉延续20.00%，由内侧肱静脉、外侧肱静脉与贵要静脉合成5.83%，由内侧肱静脉、外侧肱静脉与肩胛下静脉合成5.00%，由单一肱静脉与肱深静脉合成4.17%，为贵要静脉延续2.50%，由内侧肱静脉、外侧肱静脉与肱深静脉合成0.83%；1支71.00%，2支25.00%，3支4.00%；长8.12cm。腋静脉第1～3段外径依次为1.83cm、1.76cm、1.30cm。腋静脉瓣膜出现在锁骨下静脉与腋静脉交界处20.83%，第1段1.67%，第2段17.5%，第3段45.00%，腋静脉合成处29.17%；左侧腋静脉瓣膜缺如14.17%，右侧缺如9.17%，两侧缺如18.33%。腋静脉各段属支的出现率见表1。胸肩峰静脉外径2.18mm，瓣膜出现率85.71%。胸外侧静脉外径3.46mm，瓣膜出现率95.65%。肩胛下静脉外径5.08mm，瓣膜出现率85.71%。旋肱后静脉外径6.77mm，瓣膜出现率94.74%。

肱静脉数值　注入贵要静脉44.20%，腋静脉第3段31.88%，腋静脉第2段21.01%，腋静脉第1段2.17%。1支25.90%，2支68.90%，3支4.3%，5支0.90%。内侧肱静脉长24.73 cm，外径0.58cm；外侧肱静脉长24.58cm，外径0.54cm。

尺静脉和桡静脉数值　汇合类型为桡侧优势型57.00%，均衡型24.00%，尺侧优势型3.00%，网状型11.00%。两桡静脉间的交通支1～16支，左侧6支，右侧5支；两尺静脉之间交通支1～13支，左侧7支，右侧6支。尺静

表1　腋静脉各段属支出现率（%）

属支	腋静脉第1段	腋静脉第2段	腋静脉第3段
头静脉和胸肩峰静脉的1个分支合成的干	73.33	0	0
胸肩峰静脉	0	10.00	0
头静脉	24.17	2.50	0
胸最上静脉	30.83	5.00	0
胸外侧静脉	5.00	81.67	26.67
肩胛下静脉	12.50	30.00	70.83
外侧肱静脉	14.17	12.50	7.50
旋肱后静脉	0	0	13.33
肱深静脉	0	0	7.50

脉和桡静脉的长度和宽度见表2。

手背静脉数值　Ⅰ型（第2~4掌背静脉逐渐汇合成较粗的副头静脉，经腕关节背侧，于前臂远侧端注入头静脉）49.00%；Ⅱ型（第2~3掌背静脉合成副头静脉，第4掌背静脉注入贵要静脉）8.00%；Ⅲ型（第3~4掌背静脉合成副头静脉，第2掌背静脉加入拇指头静脉）25.50%；Ⅳ型（第3掌背静脉延续为副头静脉，第2掌背静脉加入拇指头静脉，第4掌背静脉参与贵要静脉的形成）3.50%；Ⅴ型（第4掌背静脉延续为副头静脉，第2~3掌背静脉参与形成拇指头静脉）0.50%；Ⅵ型（第3~4掌背静脉注入贵要静脉，第2掌背静脉参与形成拇指头静脉）3.00%，Ⅶ型（形成腕背静脉弓）5.00%；Ⅷ型（形成手背静脉弓）5.50%。活体手背静脉网出现率58.03%，手背静脉弓41.97%。尸体手背静脉网出现率65.00%，手背静脉弓35.00%。

头静脉数值　起始部为拇指头静脉延续61.50%，由第2掌背静脉注入拇指头静脉32.50%，由第2~3掌背静脉注入拇指头静脉0.50%，起自手背静脉弓桡侧端5.50%。头静脉Ⅰ型（起自手背静脉网的桡侧，沿上肢外侧走行，注入锁骨下静脉或腋静脉）5.00%；Ⅱ型（在行程中形成大小不等的岛头静脉）28.00%；Ⅲ型（位于头静脉桡侧有一条较长的副头静脉，在肘部注入头静脉）61.00%；Ⅳ型（前臂正中静脉呈Y形，一条称头正中静脉汇入头静脉，另一条称贵要正中静脉汇入贵要静脉）6.00%。全长均有瓣膜，每支头静脉有5~17个瓣膜，平均10.80个，分布于上臂及前臂约各占50.00%；双叶瓣99.20%，单叶瓣0.64%，三叶瓣0.16%。

头静脉注入腋静脉88.06%，颈外静脉2.24%，锁骨下静脉3.73%，头静脉以2条分别汇入腋静脉、颈外静脉和锁骨下静脉中的任何2条5.22%，缺如（头静脉前臂段正常，上臂段细小，在走行中逐渐消失）0.75%。头静脉末段单干97.00%，双干1.30%，岛状0.40%，网状0.40%，缺如0.90%；走行于三角胸大肌沟内93.90%，沟外侧5.10%，沟内侧1.00%；末段长度5.70cm，外径2.90mm，其近心端汇入腋静脉或锁骨下静脉处外径4.10mm。属支出现率，肩峰支61.81%，胸肌支50.00%，三角肌支16.67%。

表2　尺静脉和桡静脉的长度和宽度（平均值，mm）

静脉	长度*	汇合处宽度	前臂中点宽度	桡骨茎突尖平面宽度
左桡侧尺静脉	202.00	3.15	1.42	1.31
左尺侧尺静脉	211.00	3.26	1.34	1.28
右桡侧尺静脉	209.00	3.25	1.59	1.31
右尺侧尺静脉	216.00	3.25	1.37	1.47
左桡侧桡静脉	206.00	2.31	1.61	1.67
左尺侧桡静脉	207.00	2.02	1.57	1.63
右桡侧桡静脉	210.00	2.46	1.60	1.60
右尺侧桡静脉	210.00	2.09	1.48	1.63

*尺静脉长度为尺静脉汇合处至尺骨茎突下端平面的长度；桡静脉长度为桡静脉汇合处至桡骨茎突下端平面的长度。

贵要静脉数值　起始部由小指尺侧掌背静脉与来自相邻掌背静脉的吻合支形成78.00%，由小指尺侧掌背静脉与第4掌背静脉合成11.50%，由小指尺侧掌背静脉与第3~4掌背静脉合成3.00%，为腕背或手背静脉弓近侧端7.50%。在上臂有1~10个瓣膜，以3~7个居多（86.44%）；双叶瓣98.66%，单叶瓣1.07%，三叶瓣0.27%。在前臂有2~11个瓣膜，以4~8个居多（82.67%）。副贵要静脉出现率15.40%。岛贵要静脉出现率2.40%。

肘正中静脉数值　1支61.00%，2支8.00%，缺如16.00%，其他15.00%。肘正中静脉瓣膜出现率74.80%，1个44.72%，2个17.07%，3个8.94%，4个2.44%，5个1.63%，缺如25.20%；分布在近贵要静脉端1/3段53.95%，中1/3段30.26%，在近头静脉端1/3段15.79%。

前臂正中静脉数值　0支1.00%，1支40.00%，2支37.00%，3支17.00%，4支4.00%，5支1.00%。

肘浅静脉数值　吻合类型Ⅰ型（头静脉+肘正中静脉+贵要静脉）61.00%，Ⅱ型（头静脉+前臂正中静脉+贵要静脉）6.00%，Ⅲ型（头静脉在肘窝以下接受肘正中静脉）8.00%，Ⅳ型（头静脉在肘部不与贵要静脉吻合）16.00%，Ⅴ型（头静脉+2条肘正中静脉+贵要静脉）8.00%，Ⅵ型（头静脉在肘窝以下注入肘正中静脉，即头静脉在肘部以上不明显或缺如）1.00%。

（许家军）

xiōngbù jìngmài shùzhí

胸部静脉数值（measurement of thoracic vein） 中国成年人胸部静脉的正常值。包括上腔静脉、奇静脉、半奇静脉、副半奇静脉、最上肋间静脉和胸廓内静脉数值。

上腔静脉数值 长 5.92cm，外径 1.83cm。左头臂静脉、右头臂静脉与上腔静脉间夹角分别为 47.35°、28.36°。两侧头臂静脉汇合处夹角 92.00°。

奇静脉数值 全程位于脊柱中线右侧 13.09%，部分跨越中线达脊柱左侧 72.63%，行程中部分到达脊柱中线 14.58%；Ⅰ型（奇静脉、半奇静脉和副半奇静脉均存在）63.59%，Ⅱ型（奇静脉和半奇静脉存在，副半奇静脉缺如）29.89%，Ⅲ型（奇静脉和副半奇静脉存在，半奇静脉缺如）4.35%，Ⅳ型（奇静脉存在，半奇静脉和副半奇静脉缺如）2.17%。奇静脉由右上肋间静脉（第 2~3 肋间静脉）和右侧第 4（或 5）~11 肋间静脉及肋下静脉组成 81.00%，由右侧第 3（或 6）~11 肋间静脉及肋下静脉组成 14.00%，右侧第 11 肋间静脉或肋下静脉不注入奇静脉 5.00%。奇静脉汇入处距上腔静脉末端 3.53cm，与上腔静脉的下夹角 108.70°。奇静脉与下腔静脉交通 8.57%，与右肾静脉交通 2.14%。奇静脉长 20.48cm，汇入上腔静脉处口径 10.00mm，外周径 2.83cm。奇静脉瓣膜 1 个 83.90%，2 个 5.40%，无瓣膜 10.70%；位于奇静脉弓前 1/3 为 8.50%，弓中 1/3 为 48.94%，弓后 1/3 为 23.40%，上腔静脉入口处 12.67%，第 5 胸椎水平 6.38%；单半月形瓣 10.00%，双半月形瓣 86.00%，三半月形瓣 4.00%。

半奇静脉数值 收集左侧下位 3~6 支肋间静脉 86.50%；起于左肋下静脉 84.90%，左第 11 肋间静脉 11.90%，左腰升静脉 3.20%；由第 8~12 肋间静脉组成 23.00%，第 9~12 肋间静脉组成 22.00%，第 10~12 肋间静脉组成 17.00%，第 4~12 肋间静脉组成 18.00%，肋下静脉或第 11 肋间静脉不注入半奇静脉而流入奇静脉者 13.00%，缺如 7.00%；半奇静脉口径 5.00mm；注入奇静脉平面在胸 7~胸 10 为 89.25%，其他胸椎高度 10.75%；与奇静脉间有吻合支 1 支 59.00%，3 支 5.00%，其他 36.00%。

副半奇静脉数值 出现率 71.00%，口径 3.50mm。注入奇静脉 79.40%，半奇静脉 15.90%，左头臂静脉 4.80%。注入半奇静脉或奇静脉的位置在胸 5~8 为 89.68%，其收集左侧上位 3~8 支肋间静脉 96.83%。副半奇静脉与奇静脉间有 1 支吻合支 42.00%，其他 58.00%。

最上肋间静脉数值 注入奇静脉弓 47.90%，半奇静脉或副半奇静脉 39.30%，右椎静脉或椎内静脉丛 11.40%，左椎静脉或椎内静脉丛 10.70%，左锁骨下静脉 0.70%。左侧的注入左头臂静脉 49.30%，右侧的注入右头臂静脉 40.70%。

胸廓内静脉数值 左侧胸廓内静脉注入左侧头臂静脉 98.70%，上腔静脉角 1.30%；外径 3.60mm。右侧胸廓内静脉注入上腔静脉角 49.35%，右头臂静脉 36.36%，上腔静脉 1.30%，右锁骨下静脉 2.60%；外径 4.30mm。内侧腹壁上静脉外径 1.53mm，外侧腹壁上静脉外径 1.58mm。内侧肌膈静脉外径 1.46mm，外侧肌膈静脉外径 1.39mm。

（许家军）

fùbù jìngmài shùzhí

腹部静脉数值（measurement of abdominal vein） 中国成年人腹部静脉的正常值。包括下腔静脉、腰升静脉、腰静脉、肾静脉、性腺静脉、肾上腺静脉、肝静脉、肝门静脉及其属支和大网膜静脉数值。

下腔静脉数值 汇合部位在第 5 腰椎前 60.00%，第 4 腰椎前 40.00%；汇合处角 76.00°，外径 2.60cm；外径在最高一侧肾静脉上缘处 3.10cm，穿膈处 3.40cm。主干长 25.70cm，第 1 段（起始处至右肾静脉上缘）13.20cm，第 2 段（右肾静脉上缘至肝下缘）2.60cm，第 3 段（肝下缘至肝右静脉上缘）7.30cm，第 4 段（肝右静脉上缘至膈）0.50cm，第 5 段（膈至右心房）1.80cm。下腔静脉口距离最高一条肝静脉入口上缘 20.30mm，最低一条肝静脉入口下缘 40.70mm；最高一条肝静脉入口上缘和最低一条肝静脉入口下缘的间距 20.30mm。下腔静脉瓣膜出现率 92.00%；半月形 53.26%，窄襞形 39.13%，半月筛状 7.61%；肌性 53.20%，膜性 27.20%，半肌半膜性 19.60%。下腔静脉肝段为斜位（下腔静脉纵轴与肝垂直轴间的角度大于 15.00°）70%，直位 30%；长 6.87cm；直径在上口 2.67cm，下口 2.54cm，第三肝门最宽处 2.57cm。

腰升静脉数值 近侧端Ⅰ型（分别收集左肋下静脉、右肋下静脉后汇入奇静脉和半奇静脉）64.0%，Ⅱ型（左腰升静脉汇入右腰升静脉，后者收集右肋下静脉后汇入奇静脉）14.00%，Ⅲ型（左腰升静脉、右腰升静脉不收集肋下静脉而合成一条静脉，汇入奇静脉）12.00%，Ⅳ型（左腰升静脉、右腰升静脉直接汇入下腔静脉）2.00%，Ⅴ型（双侧均无腰升静脉，腰静脉直接汇入椎内静脉丛）4.00%，Ⅵ型（无左腰升静脉，左腰静脉直接汇入椎内静脉丛）4.00%。直接汇入奇静脉和半奇静脉的腰升静脉近侧端外径3.21mm，远侧端外径2.75mm。腰升静脉下端注入髂外静脉54.80%，髂总静脉38.70%，髂内静脉6.40%；与注入静脉的夹角134.90°；注入口外径4.24mm，距离髂内静脉、髂外静脉汇合点8.50cm，腹股沟韧带深方股静脉9.80cm，大隐静脉开口处13.75cm，第5腰椎椎间孔1.35cm。左腰升静脉、右腰升静脉间交通支出现率26.0%；其中1支14.00%，外径2.00mm；2支10.00%，外径1.20mm；3支2.00%，外径0.91mm。

腰静脉数值　均伴行于腰动脉上方，内侧端汇入下腔静脉，外侧端汇入腰升静脉。腰升静脉、腰静脉及交通支均无静脉瓣。左侧腰静脉注入左肾静脉61.61%，右侧腰静脉注入右肾静脉3.28%。第1~4腰静脉的下腔静脉端外径依次为3.21mm、3.52mm、3.88mm、4.12mm，腰升静脉端外径依次为3.25mm、3.71mm、3.84mm、4.01mm。

肾静脉数值　外径11.00mm，左侧长6.47cm，右侧长2.75cm。1支87.84%，2支10.99%，3支1.06%，4支0.11%。在肾窦内合成33.64%；在肾门外由2支合成55.00%，3支合成10.90%，4支合成0.46%。在肾门外有属支与无属支各50.00%，无属支的常恒定地位于肾前半；上下属支出现率24.60%，前后属支17.46%，上属支、下属支、后属支3.97%，上属支、中属支、下属支3.18%，前属支、中属支、后属支0.79%。注入下腔静脉的平面在第12胸椎中部至第2腰椎下部之间；右侧以第1腰椎中部最多，左侧以第1腰椎上部最多；注入处外径，左侧1.46cm，右侧1.28cm；注入处距下腔静脉下端10.75cm，与下腔静脉间的下夹角69.40°。在肾门，由前向后依次为肾静脉、肾动脉和输尿管61.11%，肾动脉、肾静脉和输尿管23.64%，其他15.25%。

性腺静脉数值　上端外径3.60mm。左性腺静脉均汇入左肾静脉；汇入处距左肾门2.60cm，距左肾静脉汇入下腔静脉处3.10cm，与左肾静脉夹角119.10°。右性腺静脉汇入下腔静脉93.30%，右肾静脉6.70%；汇入下腔静脉处距下腔静脉下端8.93cm，位于右肾静脉汇入处下方90.50%，同平面9.50%，与下腔静脉间下夹角24.80°。

睾丸静脉在阴囊根部4~6支85.00%，腹股沟下段3~11支60.00%，腹股沟中段2~9支62.50%，腹股沟上段2~8支92.50%，腹部1支65.0%。瓣膜0个61.60%，1个23.30%，2个23.30%，3个3.30%；单瓣21.20%，双瓣78.80%。在腹股沟上段的支数、长度和外径见表。单干型腹段起始部外径3.10mm，汇入部外径4.30mm，左侧长176.70mm，右侧长143.40mm。左睾丸静脉汇入左肾静脉内侧1/3者10.00%，中间1/3者83.30%，外侧1/3者6.70%；汇入处平对第1腰椎80.00%，第2腰椎20.00%。右睾丸静脉汇入下腔静脉平对第1腰椎20.00%，第2腰椎50.00%，第3腰椎20.00%，第4腰椎10.00%。

肾上腺静脉数值　左侧肾上腺静脉均为1支，长20.50mm，外径4.08mm，回流入肾静脉99.49%及左膈下静脉，与左肾静脉夹角67.50°，汇入左肾静脉处距离左肾静脉汇入下腔静脉处22.90mm，静脉末端距左肾门4.00cm。右侧肾上腺静脉1支97.60%，2支2.40%；长10.34mm，外径3.04mm；回流入下腔静脉88.46%，右肾静脉3.85%，右肝静脉3.85%，右副肝静脉0.96%，右膈下静脉2.89%；与下腔静脉间下夹角53.60°；汇入下腔静脉处距离右肾静脉汇入下腔静脉处4.83cm，汇入处距下腔静脉下端15.41cm。

肝静脉数值　①肝左静脉：上下2支合成96.90%，3支合成3.10%。内径0.58cm，注入处外径1.07cm，分叉处外径1.04cm；主干长2.28cm，上支长2.10cm，下支长2.78cm；与下腔静脉夹角76.88°。②肝右静脉：左右2支合成96.90%，3支合成3.10%；主干长2.28cm，左支长2.79cm，右支长2.94cm；内径0.84cm；注入处外径1.56cm，分叉处外径1.14cm。③肝右后静脉：出现率88.00%，平均2.08支，1支

表　睾丸静脉在腹股沟上段的支数出现率（%）、长度及外径（mm）

项目	3支	4支	5支	6支	7支	8支
出现率	12.90	3.20	35.50	12.90	25.80	9.90
平均长度	46.50	50.00	47.20	43.80	48.50	49.30
外径范围	1.10~2.10	1.50~3.50	0.70~3.10	1.00~3.10	0.40~4.20	0.70~3.30

78.70%，2支17.10%，3支3.00%，4支1.20%。长1.27cm，外径0.68cm。注入下腔静脉肝后段上1/3者15.30%，外径5.30mm；中1/3者28.80%，外径4.40mm；下1/3者55.90%，外径6.60mm；与下腔静脉夹角40.00°。④肝中静脉：由左下支和右下支合成83.60%，单干型组成16.40%。合成部位在肝门静脉分叉处下方71.70%，平分叉处17.40%，分叉处上方10.90%。与下腔静脉夹角73.75°。内径0.71cm，注入处管径0.95cm，分叉处管径0.78cm，主干长5.10cm，左支长2.18cm，右支长2.76cm。肝中静脉右上支出现率90.90%，副肝中静脉（直接注入下腔静脉的右上支）出现率1.82%。⑤肝背静脉：出现率65.40%，其中在肝右后叶下段30.90%，肝右后叶上段21.8%，肝右后叶下段和上段12.70%；均由第三肝门汇入下腔静脉。⑥副肝静脉：出现率57.00%，主干和开口的直径7.00mm。⑦第三肝门的静脉：4~8支多见，全部来自尾状叶静脉或右半肝静脉，各2~3支；右半肝静脉外径0.38cm，尾状叶静脉外径0.33cm。⑧膈下静脉：左侧的汇入肝左静脉3.64%，右侧的汇入肝右静脉3.64%，⑨副静脉导管：汇入肝左静脉1.82%。

肝门静脉数值　主干长51.00mm，左支长23.16mm，右支长19.69mm；近侧端外径1.70cm。合成Ⅰ型（肠系膜上静脉与脾静脉合成肝门静脉，肠系膜下静脉注入脾静脉）52.02%；Ⅱ型（肠系膜上静脉与脾静脉合成肝门静脉，肠系膜下静脉注入两者合成处）13.29%；Ⅲ型（肠系膜上静脉与脾静脉合成肝门静脉，肠系膜下静脉注入肠系膜上静脉）34.68%。门脾角（肝门静脉与脾静脉间角度）81.00°~130.00°之间89.70%，101.00°~120.00°之间50.74%。肝门静脉角（肠系膜上静脉与脾静脉间角度）大于直角67.50%。肝门静脉与下腔静脉交叉90.00%，相交角40.00°~60.00°，交叉处在肝门静脉上1/3段43.00%，中1/3段33.00%，下1/3段14.00%。

脾静脉数值　长9.56cm，管径1.10cm；在脾动脉前方70.00%，后方30.00%。脾静脉在左肾静脉的前方，两者之间近侧部重叠39.00%；在左肾静脉上方，两者间夹角30.00°~60.00°者26.00%；在左肾静脉上方，两者大致平行，相距不超过5.00cm者35.00%。脾静脉和肠系膜上静脉均有瓣膜者6.67%。

肠系膜上静脉数值　长8.24cm，外径1.50cm；位于肠系膜上动脉右侧79.51%，前方部分被肠系膜上动脉覆盖15.66%，覆盖肠系膜上动脉前方4.81%。肠系膜上静脉外科干出现率96.39%，长3.67cm，上端距下腔静脉4.51cm，下端距下腔静脉2.27cm。典型Henle干56.25%，由胃网膜右静脉与右结肠静脉合成，经右侧汇入肠系膜上静脉干。非典型Henle干43.75%；属支1支7.50%，分别由右结肠静脉（3.75%）、胃网膜右静脉（2.50%）或胰十二指肠下静脉（1.25%）延续而成；2支13.75%，分别由胃网膜右静脉和胰十二指肠下静脉（7.50%）、胃网膜右静脉和中结肠静脉（3.75%）、左结肠静脉和胰十二指肠下静脉（1.25%）、中结肠静脉和胰十二指肠下静脉（1.25%）组成；3支21.50%，分别由胃网膜右静脉、中结肠静脉和右结肠静脉（11.25%），胃网膜右静脉、右结肠静脉和胰十二指肠下静脉（7.50%），胃网膜右静脉、中结肠静脉和胰十二指肠下静脉（2.50%）组成；4支1.25%，由胃网膜右静脉、右结肠静脉、中结肠静脉和胰十二指肠下静脉合成。Henle干长14.00mm，宽5.0mm，合成部位在胰头前面88.90%，胰头下缘8.90%，胰颈下缘2.20%。肠系膜上静脉胰后干长3.60cm。

肠系膜下静脉数值　外径5.10mm。1支左结肠静脉与2~3支乙状结肠静脉合成16.00%，2支左结肠静脉与1~2支乙状结肠静脉合成58.00%，3支左结肠静脉与1~2支乙状结肠静脉合成26.00%。注入脾静脉处距肝门静脉角0.30~3.90cm，注入肠系膜上静脉处距肝门静脉角0.30~2.80cm。形成的边缘静脉弓为一级弓12.00%，二级弓25.00%，三级弓63.00%。

胃静脉数值　①胃左静脉：注入肝门静脉50.09%，肝门脾角8.44%，脾静脉41.47%；终末端距肝3.30cm、距门脾角1.20cm；长3.90cm，其中外科干2.60cm，胰遮盖部1.40cm；外径0.34cm，在起始处0.25cm，胰上缘处0.31cm，汇入处0.38cm；瓣膜出现率6.67%；与胃右静脉的吻合支1支49.00%，2支51.00%，吻合部位在角切迹及其右侧51.00%；属支3支（前支、后支和贲门食管支）88.00%，2支（前后支合干和贲门食管支）12.00%。②胃右静脉：出现率96.00%，其中与胃左静脉吻合成弓94.80%；长3.57cm，外径1.60mm；注入肝门静脉92.70%，肝门静脉右支2.10%，门脾角

1.00%。③ 胃短静脉：2支12.00%，3支45.00%，4支33.00%，5支9.00%，6支1.00%；注入脾静脉属支91.67%，脾上极实质5.00%。④ 胃后静脉：出现率64.51%；1支93.21%，2支6.79%；长3.99cm，外径2.24mm；从胃底后面穿出96.80%，从胃体上面穿出3.20%；位于脾动脉后方72.30%，前方24.50%，与脾动脉相距甚远3.20%；注入脾静脉68.52%，脾上极静脉31.48%。

附脐静脉数值　注入肝门静脉主干73.80%，左支26.20%；外径1.50mm。

胆囊静脉数值　注入肝门静脉右支66.20%，主干33.80%；外径1.80mm。

大网膜静脉数值　外径，胃网膜左静脉2.35mm，胃网膜右静脉2.90mm，大网膜副静脉1.01mm，大网膜右静脉1.04mm，大网膜中静脉1.20mm，大网膜左静脉1.17mm，大网膜左后静脉1.45mm。

（许家军）

pénbù jìngmài shùzhí

盆部静脉数值（measurement of pelvic vein）　中国成年人盆部静脉的正常值。包括髂总静脉、髂内静脉和髂外静脉数值。① 髂总静脉数值：合成部位在髂总动脉分叉处下方94.71%，同一平面3.84%，上方1.44%；长度，左侧6.42cm，右侧4.18cm；上端宽度，左侧1.86cm，右侧1.63cm。外径：男性17.10mm，女性14.10mm；瓣膜出现率0.66%。髂总静脉间隔出现率96.55%，其中单隔93.94%，双隔6.06%；隔长4.40mm，厚0.79mm，高3.93mm。② 髂内静脉数值：长3.21cm，外径11.53mm；1支（注入同侧髂总静脉）74.50%，2支（注入同侧髂总静脉、对侧髂总静脉或下腔静脉）24.51%，3支（其中2支注入同侧髂总静脉，1支注入下腔静脉）0.98%；瓣膜出现率3.95%。骶外侧静脉1支39.47%，2支36.85%，3支15.79%，4支7.89%；汇入髂内静脉54.79%，髂内静脉后干35.51%，髂内静脉前干5.48%，髂外静脉1.37%，髂总静脉6.85%。闭孔静脉1支93.65%，其中注入髂内静脉本干16.90%，臀下-阴部内静脉干23.70%，与膀胱或子宫静脉合干注入臀下-阴部内静脉干18.60%，臀上静脉10.10%，髂外静脉11.90%；2支6.35%，1支注入髂内静脉或其属支，另1支经股环上方注入髂外静脉（异常闭孔静脉）。③ 髂外静脉数值：长9.44cm，外径13.43mm。瓣膜双侧出现21.05%，左侧出现11.84%，右侧出现35.53%；痕迹瓣膜0.66%，单叶瓣5.23%，双叶瓣36.84%，三叶瓣1.97%。腹壁下静脉2支94.00%，1支6.00%；内侧支长9.20cm，注入处外径3.60mm，静脉中段外径2.20mm；外侧支长87.00cm，注入处外径2.70mm，静脉中段外径1.60mm。旋髂深静脉汇入髂外静脉处距腹股沟韧带上缘的垂直距离1.08cm；主干长1.42cm，外径6.10mm，上支外径3.00mm，下支外径2.80mm。

（许家军）

xiàzhī jìngmài shùzhí

下肢静脉数值（measurement of lower limb vein）　中国成年人下肢静脉的正常值。包括股静脉、腘静脉、胫后静脉、胫前静脉、大隐静脉、小隐静脉和足背静脉弓数值。

股静脉数值　上端内侧缘距离腹股沟韧带中点1.92cm。主干在收肌管内位于股动脉后外侧83.30%，在股三角下方位于股动脉后方90.00%，在股三角上方位于股动脉内侧80.00%。主干长32.30cm，外径在腹股沟韧带下方13.63mm，大收肌腱裂孔处8.80 mm。瓣膜出现率75.00%，瓣膜数2~6个，单瓣6.40%，双瓣89.80%，三瓣4.00%；位于腹股沟韧带下方0~10.00cm 41.77%，10.00~20.00cm 25.32%，20.00~30.00cm 27.85%，30.00cm以远5.06%；最高位瓣膜距离腹股沟韧带中点5.58cm。瓣膜长6.77mm，宽9.62mm。股总静脉（股深静脉汇入口至腹股沟韧带下方的一段）长7.70（5.00~13.00）cm，外径11.90mm；瓣膜0~1个（平均0.60个），长11.20mm，宽10.30mm，窦深6.80mm。股深静脉长3.87cm，1支96.3%，2支3.30%，汇入股静脉100.00%。旋股内侧静脉均为1支，长0.95cm，汇入股深静脉93.30%，股静脉6.70%；瓣膜1个72.40%，2个3.40%。旋股外侧静脉均为1支，汇入股深静脉93.30%，股静脉6.70%；瓣膜1个50.00%，2个10.00%。

腘静脉数值　长184.20mm，外径5.28mm。1支31.46%，2支66.65%，3支1.87%。主干合成主要有3种类型：胫后静脉、腓静脉合成干，胫前静脉再汇入干33.00%；胫后静脉、胫前静脉合成干，腓静脉先分支汇入前二静脉65.50%；胫前静脉、腓静脉合成干，再汇入胫后静脉2.50%。主干位于胫神经前方90.90%；在腘窝上部均位于腘动脉后外侧，在腘窝下部位于腘动脉后内侧93.30%。瓣膜双叶瓣90.50%，单叶瓣9.50%；在第1段出现

58.33%，其中瓣膜1个75.00%，2个14.28%，3个10.71%；在第2段出现82.30%，其中瓣膜1个60.75%，2个32.91%，3个6.33%；第1瓣距小隐静脉入口21.66cm，距胫前静脉入口3.67cm；瓣膜长5.89mm，宽7.50mm。

胫后静脉数值 长30.04cm；内侧支外径2.27mm，外侧支外径2.02mm；1支6.70%，2支93.30%；瓣膜6.93个，双叶瓣94.60%，单叶瓣5.40%。腓静脉1支48.28%，2支51.72%；长22.07cm；内侧支外径2.48mm，外侧支外径2.56mm；瓣膜6.3个。

胫前静脉数值 长313.20mm；1支6.70%，2支93.30%；内侧支外径2.93mm，外侧支外径2.61mm；瓣膜9.30个，双叶瓣90.50%，单叶瓣9.50%。

大隐静脉数值 单干型92.00%，岛型6.00%，副大隐静脉2.00%；汇入股静脉处距髂前上棘10.44cm，耻骨结节4.24cm，腹股沟韧带3.20cm。大隐静脉从内踝下缘骨突起至隐股点的距离73.28cm，股段长38.10cm，小腿段长37.10cm，足背段长8.59cm；外径在平内踝尖处2.31mm，股骨内侧髁处1.96mm，入股静脉处4.37mm。瓣膜8.21个，股段3.20个，小腿段2.70个；出现在腹股沟韧带下方0~10.00cm 41.90%，10.00~20.00cm 16.90%，20.00~30.00cm 25.00%，>30.00 cm 15.70%；双瓣94.87%，单瓣5.13%。瓣膜长5.50mm，宽3.90mm，窦深3.40mm；最上一对瓣膜长6.40mm，宽6.60mm，窦深3.50mm。大隐静脉主干穿支4.85支，60.00%~93.00%出现于内踝以上16.00~25.00cm内（即小腿上2/3段），50%左右出现于股骨内上髁上方10.00cm以内（即大腿下1/3段）；股部穿支1~3支，管径1.21mm；小腿部穿支1~3支，管径1.16mm。阴部外浅静脉注入处距腹股沟韧带中点57.40mm；1支51.30%，2支38.80%，3支15.00%；外径3.20mm；双瓣88.30%，单瓣11.70%。腹壁浅静脉注入处距腹股沟韧带中点50.90mm；1支65.00%，2支28.80%，3支6.20%；外径3.30mm；双瓣81.30%，单瓣18.70%。旋髂浅静脉1支63.80%，2支25.00%，3支11.20%；外径3.40mm；双瓣83.50%，单瓣16.50%。股内侧浅静脉注入处距腹股沟韧带中点12.30mm；外径2.90mm；双瓣83.90%，单瓣16.10%。股外侧浅静脉注入处距腹股沟韧带中点67.60mm；外径1.50mm；双瓣93.50%，单瓣6.50%。

小隐静脉数值 起始部由足外侧缘静脉和足背静脉弓外侧端合成33.00%，足外侧缘静脉和外踝前静脉合成22.30%，直接起自足背静脉弓外侧端21.30%，足外侧缘静脉和后跟外侧静脉合成13.80%，足外侧缘静脉、外踝前静脉和后跟外侧静脉合成9.60%。终止正常型（在膝横皱襞至内收肌腱裂孔之间注入腘静脉，或同时有一细支连接大隐静脉或股深静脉）68.49%，高位型（注入大腿下1/3以上的大隐静脉、股深静脉或膝上外侧静脉）25.45%，低位型（在膝横皱襞以下直接注入大隐静脉、腘静脉或腓静脉）6.06%。回流入腘静脉68.00%，股深静脉14.70%，股静脉9.80%，大隐静脉7.40%；穿深筋膜在股骨髁间线以下58.30%，同一水平13.10%，以上28.60%。主干位于腓肠神经内侧57.50%，外侧17.00%，相交17.00%，浅面8.50%；长39.75cm，外径2.36mm；宽度在足背静脉弓处1.90mm，外踝处2.80mm，汇入腘静脉处4.40mm。瓣膜6.54个，4~9个85.00%，在踝间线以上0~10.00cm处17.30%，11.00~20.00cm处27.00%，21.00~30.00cm处25.80%，31.00~40.00cm处22.20%，40.00cm以上7.70%；双叶瓣96.5%，单叶瓣3.50%；瓣膜长4.50 mm，宽2.80mm，窦深2.70mm。足背段长9.27cm。小隐静脉交通支出现率97.50%，缺如2.50%；交通支1~4支，1~3支95.00%；出现在踝间线以上0~10.00cm 7.89%，11.00~20.00cm 64.47%，21.00~30.00cm 25.00%，31.00~40.00 cm 2.63%；外径2.20mm。大隐静脉和小隐静脉间的交通支2.5支，在小腿下1/3为23.60%，中1/3为57.90%，上1/3为18.50%。小隐静脉穿支2.7支，分布在小腿下1/3为30.00%，中1/3为52.60%，上1/3为17.40%。

足背静脉弓数值 出现率91.00%；位于跖骨近侧1/3为24.00%，中1/3为58.50%，远侧1/3为10.50%，其他（双弓或缺乏典型的足背静脉弓）7.00%。静脉弓为大隐静脉起始89.01%，小隐静脉起始1.10%，两静脉起始9.89%；弓内侧端最粗，管径0.20~0.70cm；弓外侧端最细，管径0.10~0.30cm。弓内侧部一处有瓣膜63.33%，两处有瓣膜3.33%，三处有瓣膜33.33%；外侧部未发现瓣膜。

（许家军）

línbā xìtǒng shùzhí

淋巴系统数值（measurement of lymphatic system）

中国成年人淋巴系统器官的正常值。包括胸

导管、脾、淋巴结及淋巴回流数值。

胸导管数值　乳糜池出现率50.56%。胸导管起始端平对胸11为4.00%，胸12为26.00%，腰1为38.00%，腰2为20.00%，腰3为8.00%，腰4为4.00%。胸导管正常型84.66%，双干型10.66%，分叉型3.33%，右位胸导管0.66%，左位胸导管0.66%。胸导管在颈部1干62.85%，2干31.42%，3干2.86%，4干2.86%。胸导管注入左静脉角49.09%，左颈内静脉27.27%，左锁骨下静脉9.09%，左头臂静脉5.45%，左颈内头臂静脉角3.64%，左颈外静脉1.82%，左颈外、锁骨下静脉角3.46%。胸导管瓣膜出现率88.00%，多为1~5个，见于胸导管全长，其中以胸导管注入静脉处最为恒定，占70.45%。

脾数值　质量，男性155.84g，女性138.48g。

淋巴结数值　下颌下淋巴结：每侧3.97（2~8）个。颏下淋巴结：2.80（1~8）个，长11.30mm，宽6.80mm，厚4.40mm。副神经旁淋巴结：每侧9.63个，长6.65mm，宽4.14mm，厚2.26mm。左锁骨上淋巴结：每侧3.88个，位于锁骨上三角内58.25%，肩胛舌骨肌下腹与斜方肌之间41.75%。腋淋巴结：每侧22.90个，腋底淋巴结5.80个，外侧淋巴结1.60个，胸肌淋巴结3.00个，肩胛下淋巴结2.80个，中央淋巴结6.10个，尖淋巴结6.90个。胸骨旁淋巴结：每侧5.36个，外侧组46.35%，内侧组42.43%，血管间组6.62%，前组3.11%，后组1.49%；长7.70mm，宽4.30mm，厚2.60mm。纵隔淋巴结：1区2.30个，在气管中线右侧，肺尖至主动脉弓上缘之间；2区1.90个，在中线左侧，肺尖至主动脉弓上缘之间；3区3.20个，在中线右侧，主动脉上缘至奇静脉弓上缘之间；4区2.60个，在中线左侧，主动脉弓上缘至气管隆凸平面之间；5区2.70个，在中线右侧，奇静脉上缘至右肺上叶支气管起点之间；6区1.50个，在气管隆凸平面与左肺上叶支气管起点之间；7区1.60个，在气管杈下方，左肺下叶支气管起点以上；8、9区分别为6.00、5.70个，在肺叶支气管与肺叶动、静脉分支之间；10区3.50个，在主动脉、肺动脉和上腔静脉、头臂静脉的前方；11区2.50个，在主动脉弓下方，升主动脉左侧，动脉韧带和左肺动脉外侧；12区2.30个，在左肺下静脉平面以下的食管周围和主动脉前方；13区1.90个，在心包两侧的膈神经和血管周围。气管旁淋巴结：出现率100.00%，3~4个；右侧2~4个，出现率97.40%；左侧1~3个，出现率84.41%；前面1~2个，出现率61.03%；后方1个，出现率19.48%。气管支气管上淋巴结：右侧1~3个，出现率93.50%；左侧1~3个，出现率84.41%。支气管肺门淋巴结：在右肺上叶1~3个，中叶2~4个，下叶2~5个，左肺上叶1~3个，下叶2~5个。肺韧带内淋巴结：1~2个，右侧出现率58.44%，左侧71.42%。贲门淋巴结：3.49（1~7）个。贲门右淋巴结出现率90.82%，0.97个；贲门左淋巴结出现率90.82%，2.13个；贲门后淋巴结出现率21.43%，0.49个；贲门前淋巴结出现率13.27%，0.33个。胃左淋巴结：出现率98.06%，3.16个。胃网膜右淋巴结：出现率96.80%，4.32个。幽门下淋巴结：出现率100.00%，3.96个。肝十二指肠韧带内淋巴结：5.21（2~10）个。胆囊淋巴结：1个94.40%，2个4.50%，缺如1.10%；位于胆囊颈84.00%，哈特曼（Hartmann）囊11.30%，胆囊体2.30%，在胆囊管与胆总管夹角处1.10%。腹股沟浅淋巴结：可分为4群，上内侧浅淋巴结1.54个，上外侧浅淋巴结2.42个，下内侧浅淋巴结0.54个，下外侧浅淋巴结1.84个；长13.40mm，宽4.50mm，厚4.50mm。腹股沟深淋巴结：3.10（0~8）个，长8.00mm，宽5.10mm，厚3.50mm。

淋巴回流数值　额区回流入耳前淋巴结44.00%，乳突淋巴结27.00%，耳下淋巴结13.00%，颈外侧浅淋巴结6.00%，副神经旁淋巴结6.00%，腮腺内淋巴结2.00%，颈内静脉淋巴结2.00%。顶区回流入乳突淋巴结42.00%，副神经旁淋巴结25.00%，枕浅淋巴结22.00%，耳前淋巴结5.00%，颈内静脉淋巴结3.00%，耳下淋巴结2.00%，颈外侧浅淋巴结1.00%。枕区回流入枕浅淋巴结60.00%，副神经旁淋巴结30.00%，乳突淋巴结5.00%，枕深淋巴结5.00%。耳郭上前部回流入耳前淋巴结86.00%，腮腺深淋巴结14.00%；上后部回流入乳突淋巴结95.00%，颈外侧上深淋巴结5.00%；下区全部回流入耳下淋巴结。外鼻回流入下颌下淋巴结的上群48.00%，下群38.00%，前群7.00%，后群7.00%；另一部分集合淋巴管与上睑的淋巴管汇合，然后再入耳前淋巴结，或是横行向后直入耳前淋巴结和耳下淋巴结。少数集合淋巴管先经过面淋巴结，而后再入上述的下颌下淋巴结。颊部回流入下颌下淋巴结41.00%，耳下淋巴结32.00%，颏下淋巴结18.00%，颈外侧浅淋巴结3.00%，腮腺深淋巴结3.00%，耳前淋巴结3.00%。

颈部浅层回流入副神经旁淋巴结19.80%，颈外侧上深淋巴结17.50%，耳下淋巴结16.60%，颏下淋巴结16.30%，下颌下淋巴结12.50%，枕淋巴结10.40%，颈外侧浅淋巴结3.10%，颈前浅淋巴结1.70%，颈外侧下深淋巴结1.70%，乳突淋巴结0.40%。

上肢浅淋巴管：集合淋巴管内侧组3~16条，在前臂背侧远、中、近三段依次为6.50条、7.80条、3.80条，伴贵要静脉上行，一部分注入肘浅淋巴结，多直入腋淋巴结群的外侧淋巴结；外侧组6（2~12）条，伴头静脉上行注入腋淋巴结群的外侧淋巴结；前组3.20（1~6）条，循前臂正中静脉走行，多注入肘浅淋巴结，一部分向上直入腋淋巴结群的外侧淋巴结。集合淋巴管管径0.10~0.50mm。

胸部浅层回流入腋淋巴结群的中央淋巴结90.00%，胸肌淋巴结5.00%，肩胛下淋巴结3.00%，肋间淋巴结2.00%。腹部脐上区浅层回流入腋淋巴结群的中央淋巴结93.00%，胸肌淋巴结5.00%，肩胛下淋巴结2.00%。背部浅层回流注入腋淋巴结群的中央淋巴结96.00%，胸肌淋巴结2.00%，肩胛下淋巴结2.00%。腰部上半部浅层回流入腋淋巴结群的中央淋巴结91.00%，胸肌淋巴结8.00%，肩胛下淋巴结1.00%。

下肢浅淋巴管：集合淋巴管内侧组2~23条，小腿远中近3段依次为5.70条、6.30条、8.20条，沿大隐静脉及其属支上行，多注入腹股沟下浅淋巴结，一部分进入腹股沟深淋巴结；外侧组3.70（6~12）条，向上内方汇入内侧组，或直接注入腹股沟下浅淋巴结；后组3~5条，多沿小隐静脉上行，注入腘淋巴结，少数向上注入腹股沟下浅淋巴结。集合淋巴管的管径0.10~1.00mm。

（许家军）

shìqì shùzhí

视器数值（measurement of visual organ）

中国人视觉器官的正常值。包括眼球、角膜、瞳孔、视网膜、晶状体、眼睑、眼外肌、视网膜中央动脉和眼静脉数值。

眼球数值 儿童眼球各径见表1。眼球突出度在7~10岁13.13mm，11~15岁13.65mm，16~20岁14.02mm，21~25岁14.06mm，26~45岁13.79mm，46岁以上14.47mm。眶距在7~10岁91.10mm，11~15岁97.40mm，16~20岁100.90mm，21~25岁101.20mm，26~45岁101.90mm，46岁以上为100.40mm。

角膜数值 不同年龄角膜各径见表2。角膜厚度（角膜中央部上皮与内皮之间距）0.51mm。超声测量的角膜厚度在0.48~0.54mm占71.56%；中央厚度0.54mm，周边厚度0.74mm；7~12岁儿童中央厚度0.60mm。上角膜缘宽度（角膜12点处前弹力膜止端至巩膜静脉窦前缘之间的距离），男性0.92mm，女性0.84mm。

瞳孔数值 瞳距：4岁50.65mm，5岁51.23mm，6岁52.19mm，7岁51.88mm，8岁53.85mm，9岁54.20mm，10岁54.13mm，11~15岁57.93mm，16~20岁59.50mm，21~30岁59.32mm，

表1 儿童眼球各径（平均值，mm）

年龄	前后径	横径	垂直径
<1个月	17.10	17.20	16.82
1个月~	19.20	19.17	18.74
6个月~	20.09	20.24	20.09
1岁~	21.72	21.84	21.59
3岁~	22.98	23.37	22.59
5岁~	22.73	23.38	23.41
7岁~	23.55	23.14	23.01
10岁~	23.66	23.54	23.04

表2 角膜各径（平均值，mm）

年龄（岁）	横径	垂直径
1~5	10.97	10.29
6~10	11.02	10.27
11~15	11.14	10.17
16~20	11.05	10.15
21~25	10.92	10.13
26~45	10.91	10.04
46以上	10.78	9.84

表3　黄斑色泽、中央凹反光亮度及与年龄关系（%）

年龄（岁）	黄斑色泽						中央凹反光亮度				
	同眼底色	鲜红	砖红	暗红	稍暗	暗	强	中	弱	最弱	无光
11~20	18.93	41.10	32.20	3.88	3.88	0	62.8	26.22	11.00	0	0
21~30	3.27	39.25	44.39	6.31	6.31	0.47	55.38	30.14	14.48	0	0
31~40	1.73	0.38	66.61	10.38	11.07	1.56	17.30	41.52	38.58	2.03	0.52
41~50	0.60	1.21	58.04	10.51	20.27	8.84	5.49	31.70	56.86	4.12	1.83
51~60	0	2.12	29.78	10.61	31.96	25.53	2.12	14.90	74.46	4.26	4.26

31~41岁60.20mm，42~82岁59.67mm。瞳孔径：1~10岁3.31mm，11~20岁3.44mm，21~30岁3.45mm，31~40岁3.17mm，41岁以上2.97mm。

视网膜数值　黄斑色泽和中央凹反光亮度见表3。黄斑出现微血管在11~20岁34.95%，21~30岁92.00%，31~40岁98.96%，41~60岁100%。视神经盘近圆形45.5%，长椭圆形30.50%，圆形22.00%，斜椭圆形1%，梨形1.00%；生理凹陷出现率91.00%。

晶状体数值　双凸形65.30%，单凸形14.60%，锥状形9.30%，单凹形6.00%，双凹形3.30%，皿形1.30%；横径8.74mm，纵径3.51mm；厚度、眼轴长度及晶状体厚度/眼轴长比率见表4。

表4　晶状体厚度、眼轴长度（mm）及其比率*（平均值）

年龄（岁）	晶状体厚度	眼轴长度	比率
10~19	3.83	23.06	1.65
20~29	3.88	22.58	1.72
30~39	4.07	22.71	1.79
40~49	4.37	22.43	1.94
50~59	4.53	22.82	1.98
60~69	4.82	22.70	2.12
70~	4.64	23.47	1.98

*超声测量，比率=晶状体厚度/眼轴长×10

眼睑数值　上睑高11.98mm，睑缘厚2.02mm，上睑皱襞高3.98mm，睫毛倾斜度100.00°~180.00°，其中140.00°~160.00°占78.33%。上睑瞳孔间距4.12mm。下睑高8.06mm，睑缘厚1.52mm，睫毛倾斜度70.00°~160.00°，其中100.00°~110.00°占64.41%。下睑瞳孔间距6.42mm。眼裂长28.32mm，高8.99mm。外眦高于内眦12.83%，低于内眦3.39%，等高83.77%。外眦间距89.90mm。内眦间距33.37mm。内眦皱襞出现率61.53%。睑内侧韧带长9.00mm，中部高5.70mm，中部厚2.90mm。睑外侧韧带长8.40mm，中部高4.60mm，中部厚1.90mm。

眼外肌数值　眼外肌各径见表5。上直肌止点的中点至角膜前缘8.10mm、角膜后缘6.70mm，内侧端至角膜后缘6.80mm，外侧端至角膜后缘9.80mm。下直肌止点的中点至角膜前缘6.40mm、角

表5　眼外肌的各径（平均值，mm）

眼外肌	全长	肌腹			肌腱		
		长度	宽度	厚度	长度	宽度	厚度
上直肌	43.30	37.50	8.34	2.78	5.43	9.63	0.68
下直肌	38.78	33.49	7.76	2.58	3.67	8.54	0.75
内直肌	38.46	34.62	8.94	2.86	3.52	8.82	0.74
外直肌	43.27	36.16	9.46	3.08	6.72	8.02	0.72
上斜肌	58.71	33.12	5.44	2.53	5.46	9.89	0.71
下斜肌	31.64	29.67	7.27	2.53	8.26	7.02	0.62
上睑提肌	54.00	40.00	–	–	15.00	–	–

膜后缘 9.40mm，内侧端至角膜后缘 6.90mm，外侧端至角膜后缘 6.10mm。内直肌止点至角膜前缘 5.30mm，中点至角膜后缘 4.90 mm，上端至角膜后缘 6.30mm，下端至角膜后缘 7.00mm。外直肌止点至角膜前缘 6.80mm，中点至角膜后缘 6.40mm，上端至角膜后缘 7.80mm，下端至角膜后缘 7.80mm。

视网膜中央动脉数值 视网膜中央动脉起自眼动脉第 1 段 37.00%，角处 39.00%，第 2 段 8.00%，弯处 11.00%，其他 5.00%；穿入视神经在神经下方中线偏内 83.00%，偏外 17.00%，入视神经处距眼球 9.34mm，外径 0.42mm。视网膜中央动脉分支Ⅰ型（1 个主干在视盘面后进入眼球）4.50%；Ⅱ型（在视盘面处，血管分为上、下 2 支）57.09%；Ⅲ型（在视盘面后方，血管已分为 2 支分别进入眼球）23.62%；Ⅳ型（第 2 分支后，血管进入眼球，视盘面有 4 支动脉）6.37%；Ⅴ型（第 3 分支后，血管进入眼球，视盘面有 8 支动脉）0.46%；Ⅵ型（不符合上述类型者）7.95%。睫状视网膜动脉出现率 15.44%。

眼静脉数值 眼上静脉 1 干型 94.28%，起端呈静脉网型 2.86%，后部呈静脉网型 2.86%；静脉瓣出现率 1.43%，多为成对的半月形瓣膜，瓣窦开口指向海绵窦。外上涡静脉注入眼上静脉处距眶内视神经孔外缘上端 20.46mm。内上涡静脉注入眼上静脉处距上斜肌滑车 12.80mm。

（许家军）

qiántíngwōqì shùzhí

前庭蜗器数值（measurement of vestibulocochlear organ） 中国成年人听觉器官的正常值。包括外耳、中耳和内耳数值。

外耳数值 ①耳郭形态：猕猴型：无；长尾猴型：男性 0.40%，女性无；尖耳尖型：男性 0.40%，女性 0.57%；圆耳尖型：男性 4.00%，女性 3.42%；耳尖微显型：男性 46.60%，女性 34.60%；缺耳尖型：男性 48.60%，女性 61.40%。耳郭长 59.18mm，宽 30.70mm；外展 30.00°～110.00°，其中 50.00°～90.00°占 88.00%。耳垂圆形 42.01%，方形 17.41%，三角形 40.57%。②外耳门：长椭圆形（纵径和横径相差 3.00 mm 以上）72.46%，圆椭圆形（纵径和横径相差 3.00 mm 以下）25.66%，圆形（纵径和横径相差 1.00mm 以下）1.85%；纵径 10.48mm，横径 9.93mm。③外耳道：软骨部长度：上壁 11.35mm，下壁 14.81 mm，前壁 13.81mm，后壁 7.58 mm；外耳道骨性部长度，上壁 15.31mm，下壁 11.89mm，前壁 16.34mm，后壁 16.49mm。外耳道下壁距茎乳孔 6.29mm。外耳道前上棘最显型 12.72%，显著型 36.26%，微显型 46.51%，不显型 4.51%；长 4.42mm，厚 1.50 mm；距后鼓棘 16.04mm。外耳道口斜角 110.70°。外耳道后骨壁倾斜角 23.28°。通过外耳道观察迷路窗，两窗完全暴露 1.50%，圆窗全部或大部暴露、卵圆窗大部或小部暴露 30.50%，圆窗部分或小部分暴露 61.50%，两窗完全不暴露 6.50%。④鼓膜：底呈椭圆形 92.00%，圆形 6.00%，鼓膜垂直轴特长、底呈橄榄形 2.00%。垂直轴 10.10mm，水平轴 8.50mm，深度 2.00mm，面积 87.00mm^2。

中耳数值 ①鼓室：上下垂直径 15.24mm，前后径（咽鼓管鼓室口距鼓窦口）12.62mm。上鼓室外侧壁上下最大径 4.92mm，前后最大径 7.14mm。后鼓室深度在卵圆窗上缘外侧 3.39mm，卵圆窗下缘外侧 2.48mm，卵圆窗下缘内侧 2.38mm，圆窗上缘外侧 2.07mm，圆窗上缘内侧 3.07mm。②鼓室盖：中央部厚度 0.50～1.40mm 占 68.75%，1.50～2.40mm 占 23.75%，2.50～3.50mm 占 7.50%。③卵圆窗：前后径 3.15mm，上下径 1.68mm。卵圆窗上缘中点距面神经管凸 2.03mm，窗下缘中点距鼓岬突出部 2.53mm，窗下缘中点距圆窗上缘 2.27mm，窗前缘距匙突 2.53mm，窗后缘距锥隆起尖端孔 2.74mm。④圆窗龛：位于中鼓室 23.00%，下鼓室 7.00%，中鼓室和下鼓室交界处 70.00%。圆窗龛外口类圆形 42.50%，三角形 29.50%，半月形 19.50%，细沟状 7.50%，不规则四边形 1.00%；前后径 1.11mm，上下径 1.04mm。圆窗龛上缘中点至卵圆窗下缘中点 2.27mm；龛上缘至卵圆窗下缘 2.90mm；圆窗龛下缘至颈静脉窝最高点 2.74mm；龛前缘至鼓岬最突点 3.40mm；龛后缘至后鼓室后壁 4.55mm，至后半规管 2.30mm。圆窗龛膜开放型 43.40%，穿孔型 28.70%，封闭型 17.20%，网状型 10.70%。⑤锤骨：质量 24.01 mg，全长 7.92mm，头长 3.47 mm，头颈长 3.95mm，柄长 4.53 mm。砧骨质量 27.26mg，全长 6.60mm，体厚 2.08mm，短突长 4.27mm，长突长 4.88mm。镫骨质量 3.01mg，高 3.31mm，头垂直径 0.74mm，小头横径 0.92mm，脚弓间跨径 1.77mm，前脚长 2.64mm，后脚长 2.64mm，底长 2.93mm，底宽 1.40mm。⑥乳突：气化型 76.50%，板障型 18.50%，硬化型 5.00%。乳突小房各群出现率，乳突尖群 78.00%，角群 74.00%，面神经管周围群 69.00%，盖群 64.00%，乙状窦周围群 63.00%，颧弓根群 43.00%，颞鳞群 36.00%。乳突上嵴比颅中窝底低 45.00%，高 7.00%，同高 48.00%。乳突窦口长径 5.58mm，垂直径 4.83mm；窦口距离外耳道上棘 13.80mm。

内耳数值 ①内耳：长轴与颞骨岩部长轴一致，与颅矢状面夹角 50.60°。内耳体表投影前界在颧垂线（通过颧弓根或外耳孔前缘的垂直线）前方 0.80mm 20.00%，后方 1.60mm 73.30%；外耳孔中心垂线前方 5.20mm，外耳孔后缘垂线前方 9.90mm，乳突尖垂线前方 24.90mm。后界（缘）在颧垂线后方 15.70mm。上界（缘）在眦耳线上方 14.60 mm。下界在眦耳线上方 4.60mm 83.3%，平眦耳线 16.70%。②内耳道：全长 10.49mm，上壁长 10.12mm，下壁长 9.51mm，前壁长 10.64mm，后壁长 7.16mm。内耳道投影线与岩浅大神经的夹角 58.78°；与岩浅大神经沟交点距离面神经裂孔 6.01mm，内耳门前缘中点 14.55mm。③内耳门：纵径 4.73mm，横径 6.89 mm；距岩上沟 5.00mm，岩尖 18.00mm，前庭小管外口 11.00mm，乙状窦沟前缘 23.00mm，颈动脉口内侧缘 10.00mm，颞鳞部 38.00mm，弓状隆凸 15.00mm，单管开口 7.84mm，横嵴 8.75mm，内耳道底 10.38mm，内淋巴囊骨峪 10.43mm。④内耳道底投影点距面神经裂孔 4.36mm，弓状隆起最高点 9.10mm，内耳门前缘上方岩上沟 15.80mm，颧弓根点 25.81mm，颧弓根点的颅内对应点 22.21mm。

（许家军）

nǎo shùzhí

脑数值（measurement of brain）

中国成年人脑的正常值。包括端脑、间脑、小脑、脑干和脑被膜数值。

脑质量 成年男性 1381g，女性 1268g，41~50 岁时最重。

端脑数值 大脑半球高 10.40cm，长 15.90cm，宽 6.50cm，颞枕距 12.10cm。皮质质量 339.40（250~559）g，皮质厚度 2.30mm。

大脑半球表面沟 中央沟直线长 9.80cm，弯曲长 10.60cm，沟上端与大脑半球上缘的交点距额极 15.19cm，距枕极 12.09cm，距上缘中点后方 1.46cm，与上缘前夹角 71.00°；外侧沟长 13.00 cm，深 2.46cm，倾斜度 64.50°；顶枕沟出现率 90.00%，深 1.97cm，与距状沟夹角 54.25°，末端多转至半球背外侧面，与半球上缘的交点位于枕极前方 4.50cm；扣带沟连续型 78.50%；副扣带沟出现率 45.00%；中央前沟深 1.88cm；中央后沟深 1.99 cm；距状沟深 1.83cm，56.60% 转至半球背外侧面。

大脑叶回 ①额叶：额叶宽 5.00cm。中央前回长 10.00cm，最大宽 1.44cm，皮质厚度 2.20 mm；额上回、额中回、额下回长依次为 12.30cm、8.80cm、8.50 cm，中部宽为 2.00cm、2.40cm、2.50cm；Broca 区表面积 700mm^2，左侧 736.00mm^2，右侧 660.00 mm^2。②顶叶：中央后回长 10.00cm，最大宽 1.32cm；左侧角回面积 8.38cm^2，右侧 9.44 cm^2；左侧缘上回面积 9.11cm^2，右侧 9.38cm^2。③颞叶：颞叶长 9.10cm，中部宽 4.10cm。颞上回、颞中回、颞下回长依次为 12.10cm、9.60cm、7.70cm，中部宽为 1.30cm、1.30cm、1.10 cm；颞上回、颞下回皮质厚 2.40mm、2.30mm；颞横回 3.50 条，最长回长 4.20cm，最短回长 1.86cm；海马旁回长 5.70cm，宽 1.50cm，底宽 9.28mm；海马旁开正中线 1.80~2.60cm 处出现，海马长 5.66cm，前后端间的直线长 4.16cm，头、体、尾宽依次为 13.64mm、7.73mm、6.76mm；海马趾：2 趾 37.00%，3 趾 55.00%，4 趾 8.00%。④枕叶：宽 4.40cm，楔回皮质厚度 1.70mm。⑤岛叶：长 4.20cm。

联合纤维 ①胼胝体：弦长 64.40mm；膝部、体部、压部厚依次为 10.20mm、4.50mm、9.20 mm；膝部距脑前极 32.40mm，体部距脑上缘 36.80mm，压部距脑后极 52.40mm。胼胝体干距中间块垂直距 14.46mm，压部距松果体最小距 4.34mm，嘴部距前连合最小距 8.37mm。②前连合：前后径 2.83mm、上下径 3.83mm，其下缘中点到大脑底边线平面距离 34.90mm，前缘中点到大脑最前端平面距离 60.37mm。③后连合：前后径 1.62mm，上下径 2.29mm，其下缘中点到大脑底边线平面距离 31.09mm，后缘中点到大脑最后端平面距离 73.63mm。前后连合间距 2.16cm。

内囊 前肢长 17.50mm，在距连合间上 4.00mm 的水平切面上最窄，宽 2.6mm。

基底核 尾状核头与体的前后极距（长）、内外极距（宽）、上下极距（高）依次为 32.80 mm、8.70mm、24.10mm，豆状核壳相应为 36.78mm、9.80mm、23.70mm，苍白球外侧部为 24.50mm、8.10mm、13.90mm，苍白球内侧部为 19.50mm、4.10mm、9.70mm，杏仁核为 13.50mm、7.80mm、8.60mm。

侧脑室　宽7.50cm，中央部宽3.50cm，前角长3.50cm，中央部长4.50cm，容量9.70ml。室间孔上下径4.20mm、前后径3.70mm。室间孔至大脑额叶前缘的水平距离54.10mm，至大脑额叶上缘的垂直距离53.40mm，至大脑底边线的距离38.38mm。

间脑数值　丘脑间黏合：出现率87.37%；长1.77mm，前后径5.66mm，上下径4.21mm；距大脑半球上缘最高点60.89mm，大脑前极67.23mm，大脑后极81.94mm，胼胝体22.53mm，前连合9.31mm，乳头体11.01mm，松果体15.28mm；下缘中点距连合间线1.15mm。视交叉：横径12.68mm，前后径7.35mm，厚3.02mm，前方夹角64.30°，外侧夹角117.23°。视束：长35.19mm，始点横径4.96mm、厚2.66mm、距大脑脚前缘10.32mm。漏斗：前后径1.67mm，左右径2.04mm；距垂体前端4.40mm，垂体后端2.05mm，垂体左侧端6.21mm，垂体右侧端6.08mm。背侧丘脑：前后极距（长）、内外极距（宽）、上下极距（高）依次为30.00mm、16.20mm、19.80mm，背侧丘脑前核相应为13.00mm、6.00mm、12.00mm，背侧丘脑内侧核为15.00mm、9.00mm、15.00mm，背侧丘脑外侧核为25.00mm、7.00mm、21.00mm，底丘脑为7.00mm、8.00mm、9.00mm。

小脑数值　小脑质量：男女分别为148.00g、132.00g；横径96.60mm，垂直径56.10mm，前后径59.70mm。小脑中脚上下径13.00mm，横径8.00mm；小脑上脚上下径8.00mm，横径4.00mm。齿状核前后极距（长）、内外极距（宽）、上下极距（高）依次为16.00mm、11.00mm、18.00mm。

脑干数值　中脑：大脑脚长13.40mm，宽16.10mm；在上丘和下丘之间水平面的最大横径28.00 mm。上丘高8.30mm，下丘高6.10mm。上丘臂长12.60mm，宽3.10mm。下丘臂长9.80mm，宽4.40mm。脑桥：长27.10mm，宽23.30mm，最短前后径22.20mm。延髓长20.60mm，上段最短前后径14.10mm，下段最短前后径12.60mm。延髓：锥体宽5.50mm，锥体交叉在表面不显型5.90%，单股越边型8.80%，左右单股交叉型29.40%，叠指型36.80%，交织型8.80%，混合型10.30%。橄榄长14.00mm，宽5.60mm。红核前后极距（长）、内外极距（宽）、上下极距（高）依次为6.97mm、5.89mm、7.36mm，黑质为10.36mm、2.74mm、9.95mm。舌下神经核长18.00mm，迷走神经背核长10.00mm，疑核长13.00mm，三叉神经脊束核长19.00mm，面神经核长3.25mm。

脑被膜数值　硬脑膜：面积780cm^2；额区厚度0.25mm，顶区0.40mm，枕区0.30mm，颞区0.35mm。大脑镰前端最窄处前后径1.56cm，中间最宽处上下径5.53cm；前半部平均厚0.21mm，后半部0.32mm；上缘长29.06cm，下游离缘长16.05cm，自然缺口33.00%。小脑幕最大横径9.57cm，宽（岩上窦外侧端至小脑幕游离缘）4.14cm，前后径（枕内隆凸到小脑幕切迹）4.80cm，厚0.35mm；小脑幕切迹宽2.97cm，切迹游离缘至大脑脚的最近距离1.20mm，切迹游离缘后端距四叠体中点18.90mm、松果体15.50mm。小脑镰长41.00mm，中点宽4.00mm，中点高6.00mm。鞍膈前后径12.00mm，横径20.00mm；膈孔呈圆形70.00%，椭圆形30.00%，直径2.00~8.00mm，>6.00mm者58.00%。蛛网膜粒在上矢状窦、矢状旁窦、横窦、乙状窦、脑膜中静脉窦、大脑上静脉末段的出现率依次为92.90%、98.60%、40.00%、11.40%、70.00%、95.70%。小脑延髓池出现率95.00%，最大前后径、横径和纵径依次为7.50mm、15.30mm、24.00mm。

（许家军）

nǎoxuèguǎn shùzhí

脑血管数值（measurement on blood vessels of brain）

中国成年人脑部血管的正常值。包括脑动脉，硬脑膜窦，脑静脉数值。

脑动脉数值　有以下数值。

颈内动脉颅内段　外径3.64mm。

椎动脉颅内段　外径3.20mm。两侧椎动脉合成基底动脉的部位在脑桥腹侧44.57%，桥延交界40.76%，延髓腹侧14.67%。基底动脉呈直线45.00%，右凸32.00%，左凸14.00%，双曲7.00%，三曲2.00%；长29.85mm；外径，下1/3段5.43mm，中1/3段4.51mm，上1/3段4.42mm。

大脑动脉环　闭锁型96.30%，开放型3.70%；近代型62.62%，原始型4.44%，过渡型4.91%，混合型25.93%，发育不全型2.10%，后4型呈发育不全或异常。前交通动脉每侧1支56.80%，2支以上41.36%，缺如1.84%；长2.70mm，外径1.49mm。后交通动脉长14.49mm，近侧外径1.64mm，远侧外径1.42mm。

大脑动脉　①大脑前动脉：交通前段两侧发育良好92.40%，一侧发育不良7.60%，外径2.16mm。交通后段单干型

77.40%，双干型 22.60%，外径 2.41mm。皮质支平均外径0.62～1.45mm。中央支中，返动脉0～4支，多为1～2支，外径0.74 mm；前穿动脉0～10支，多为1～2支，外径0.44mm；下丘脑支8.6（3～20）支，外径0.1～0.2mm。② 大脑中动脉：单干型 43.67%，双干型 55.00%，三干型 1.33%；长 14.64 mm，外径 3.04mm。皮质支平均外径 0.82～1.66mm。中央支中，内侧穿动脉 0～9 支，外径 0.39mm；外侧穿动脉 0～9 支，外径 0.52mm。③ 大脑后动脉：交通前段外径 2.26mm，交通后段外径 2.35mm。皮质支平均外径 0.82～1.40mm。中央支中，后穿动脉 3.10（1～8）支，外径 0.48（0.10～1.20）mm；四叠体动脉 1～3 支，1 支 80.40%，外径 0.74 mm。

脉络丛动脉　脉络丛前动脉 1 支 99.04%，2 支 0.96%；起自颈内动脉 97.26%，分叉部 1.92%，后交通动脉 0.68%，大脑中动脉 0.14%；外径 1.04mm。脉络丛后内侧动脉 1 支 85.00%，2 支 15.00%；起自大脑后动脉交通后段 78.26%，交通前段 2.42%，皮质支 18.84%，大脑前动脉 0.48%。脉络丛后外侧动脉 1 支 88.33%，2 支 10.56%，缺如 1.11%；起自大脑后动脉主干 60.41%，皮质支 39.09%，脉络丛后内侧动脉 0.50%。

小脑动脉　小脑上动脉 2 支 68.10%，3 支 25.60%，4 支 5.82%，5 支 0.48%；起自基底动脉上段 97.94%，大脑后动脉 2.06%；外径 1.23mm。小脑下前动脉起自基底动脉 87.19%，小脑下后动脉 5.56%，椎动脉 2.42%，缺如 4.83%；外径 1.15mm。小脑下后动脉起自椎动脉 75.60%，基底动脉 10.63%，缺如 13.77%；外径 1.46mm。小脑下中动脉出现率 8.64%。

脑干动脉　迷路动脉起自基底动脉 15.82%，小脑下前动脉 77.64%，小脑下后动脉 3.09%，其他 3.45%。脑桥动脉起自基底动脉。长旋动脉 0～5 支，其中1～3 支 94.2%；短旋动脉 2～9 支，其中 3～6 支 87.42%；旁正中动脉 2～8 支，其中 3～5 支 73.82%。

硬脑膜窦数值　① 上矢状窦：单干 49.00%，双干 51.00%；长度 24.66mm；分支流入左横窦和右横窦 46.47%。下矢状窦：起自大脑镰游离缘中 1/3 处 53.00%，起自前 1/3 处 33.00%，起自后 1/3处 13.00%，缺如 1.0%；窦末端膨大呈囊状 17.17%；长 7.00cm，管径 2.00mm。② 直窦：由下矢状窦直接延续 86.00%，大脑大静脉延续 8.00%，下矢状窦和大脑大静脉合成 6.00%；1 支 37.00%，2 支 45.50%，3 支 13.50%，4 支 3.00%，5 支 1.00%；长 5.48mm，横断面面积 9.82mm²；外径在右横窦开口处 3.75mm，左横窦开口处 2.82mm。直窦分支流入左横窦和右横窦 61.97%，开口 1 个 38.00%，2 个 54.00%，3 个 4.00%，4 个 2.00%，5 个 2.00%。③ 横窦：平均横断面积 22.70mm²，右侧>左侧 63.20%，右侧 = 左侧 16.30%，右侧<左侧 20.50%。左右横窦间借孔、池或支而相互吻合 25.68%。④ 窦汇 Ⅰ型（窦汇型：上矢状窦和直窦均无分支，而汇流于一处，左横窦和右横窦由此开始）15.63%；Ⅱ型（双分支型：上矢状窦和直窦各分为左支和右支，分别汇流成左横窦和右横窦）33.85%；Ⅲ型（上矢状窦分支型：上矢状窦分为左右两支，而直窦偏流于一侧）14.58%；Ⅳ型（直窦分支型：直窦分为左右两支，而上矢状窦偏流于一侧）28.64%；Ⅴ型（异侧偏侧型：上矢状窦和直窦各偏流于一侧，形成每侧的横窦）5.20%；Ⅵ型（同侧偏侧型：上矢状窦和直窦同时流入一侧的横窦）2.08%。⑤ 岩下窦：开口于颈内静脉上球上份 4.83%，颈内静脉上球下份 59.68%，颈内静脉 35.48%；开口距颈内静脉上球顶 4.15 ～ 13.70mm；矢状段长 17.65mm；横段长 13.84mm；垂直段长 15.34mm，宽 3.49mm。⑥ 海绵窦：以前端达眶上裂，后端至颞骨岩部尖者多见（82.94%）；窦长 19.30mm，中部宽 11.90mm；上壁长 9.50mm，厚 0.70mm；内侧壁长 18.50mm，厚 0.25mm；外侧壁长 18.50mm。

脑静脉数值　有以下数值。

大脑浅面静脉　①大脑半球背外侧面静脉：大脑上静脉相互间有吻合 33.75%，大脑中静脉相互间有吻合 3.75%，大脑下静脉相互间有吻合 1.25%。大脑上静脉和大脑中静脉间吻合部位在半球背外侧面的前方 77.50%。大脑中静脉和大脑下静脉间的吻合部位在大脑外侧裂的下方 64.37%。大脑上静脉和大脑下静脉间的吻合部位在大脑外侧裂的后方 29.37%。大脑上静脉 3～16 支，7～9 支 63.85%，其注入上矢状窦的开口数 3～12 个，6～9 个 67.46%。大脑中浅静脉 1～3 支 85.6%，4 支 5.40%，5 支 1.20%，6 支 0.60%；注入海绵窦 41.00%，海绵窦侧壁窦 25.60%，颅中窝异常窦 28.70%，其他窦（岩上窦、横窦、蝶顶窦）5.70%；外径 2.49mm。大脑下静脉 1～7 支，以 3 支（39.80%）和 2 支（35.00%）

多见，汇入横窦的开口数1~3个。②大脑半球内侧面静脉：大脑上静脉8支3.00%，9支1.70%，10支11.00%，11支21.00%，12支19.00%，13支16.00%，14支8.00%，15支5.00%。大脑前静脉回流至脑底静脉55.00%，大脑中静脉30.00%，脑底静脉和大脑中静脉5.00%，静脉窦6.00%，其他4.00%。大脑后静脉1支75.00%，2支18.00%。③大脑半球底面静脉：大脑上静脉回流到背外侧面大脑上静脉的有1~6条，2~4条63.00%；回流入上矢状窦的有1~3条。大脑中静脉1支31.00%，2支32.00%，3支33.00%，4支2.00%，缺如2.00%；注入海绵窦33.00%，岩上窦18.00%，翼丛14.00%，蝶顶窦4.00%，横窦2.00%，乙状窦2.00%，海绵窦、岩上窦、翼丛、蝶顶窦等多处25.00%，缺如2.00%。大脑下静脉2~9支，4~7支87.00%；注入横窦、乙状窦、岩上窦和海绵窦70.00%，横窦22.00%，乙状窦8.00%。

大脑深部静脉　①大脑大静脉：Ⅰ型（两侧大脑内静脉先接受同侧基底静脉后再合成大脑大静脉）56.70%，Ⅱ型（两侧大脑内静脉和两侧基底静脉共同合成大脑大静脉）22.70%，Ⅲ型（一侧大脑内静脉先接受同侧基底静脉后再与对侧大脑内静脉和基底静脉合成大脑大静脉）17.30%，Ⅳ型（两侧大脑内静脉分别接受同侧基底静脉后，分别直接汇入直窦）4.00%。②基底静脉：由大脑前静脉和大脑中深静脉合成46.90%，大脑前静脉和纹状体下静脉合成34.40%，纹状体下静脉和大脑中深静脉等合成18.80%。正常型42.90%，纹段与环池段分离型32.80%，中脑后段缺如型15.70%，纹段缺如型8.60%。③纹状体上静脉：1支29.00%，2支27.00%，3支31.00%，4支12.00%，5支1.00%；回流入终静脉97.00%，大脑内静脉3.00%。脉络丛静脉回流至终静脉62.00%，大脑内静脉38.00%。终静脉的95.00%在第三脑室顶部移行为大脑内静脉，3.00%通过室间孔后缘转向后内方。大脑内静脉两侧外径等粗者77.00%。

大脑静脉环　前环完整70.20%，不完整29.80%；对称48.94%，不对称51.06%。后环完整83.00%，不完整17.00%；对称65.96%，不对称34.04%。前后环均完整59.60%，不完整6.40%，不能归纳者34.00%；前后环均对称38.30%，不对称23.41%，不能归纳者39.29%。

间脑静脉：丘脑静脉1支54.0%，2支35.00%，3支8.00%，其他3.00%。视束、乳头体、灰结节、漏斗及大脑脚的静脉回流入后交通静脉72.00%，脑底静脉10.00%，后交通静脉和脑底静脉10.00%，静脉窦8.00%。

小脑静脉　小脑前上静脉1支27.00%，2支54.00%，3支8.00%，缺如8.00%。小脑后上静脉1支22.00%，2支60.00%，3支17.00%；回流入横窦69.00%，直窦20.00%，岩上窦5.00%，其他6.00%。小脑前下静脉1支87.00%，2支3.00%，缺如（由下蚓静脉或小脑后下静脉代偿）7.00%；回流入直窦47.00%，横窦43.00%，小脑后下静脉1.00%，缺如7.00%。小脑后下静脉1支34.00%，2支39.00%，3支11.00%，4支3.00%，5支2.00%，缺如［由水平沟静脉和（或）小脑前下静脉代偿］10.00%；回流入横窦73.00%，直窦15.00%，缺如10.00%。

脑干静脉　①中脑前面浅静脉出现率，脚间静脉92.59%，后交通静脉88.80%，大脑脚外侧静脉61.10%，旋大脑脚静脉66.60%，脑桥中脑沟静脉98.15%。中脑外侧静脉出现率98.15%。中脑后面浅静脉出现率，结合臂静脉100.00%，小脑前中央静脉100.00%，四叠体静脉55.50%。脚间静脉注入基底静脉36.00%，旋大脑脚静脉14.00%，脚间静脉6.00%，海绵窦、蝶顶窦、岩上窦44.00%。②脑桥前正中静脉出现率84.00%；两侧各为1支50.00%，仅左或右侧存在34.00%，呈网状存在14.00%，其他2.00%。脑桥静脉回流至岩上窦79.00%，岩下窦5.00%，脑底静脉丛5.00%，岩上窦和脑底静脉丛6.00%，岩上窦和岩下窦3.00%，其他2.00%。③延髓前正中静脉出现率96.30%，主要来自脊髓前静脉82.00%，左或右脊髓外侧静脉12.00%；1支36.00%，2支34.00%，3支24.00%，网状6.00%。延髓前外侧静脉出现率98.15%，主要来自延髓前外侧沟61.00%，延髓前外侧静脉11.00%。延髓后正中静脉出现率92.50%，主要来自脊髓后正中静脉83.00%，延髓后外侧静脉8.00%。橄榄后静脉出现率90.74%。

（许家军）

jǐsuǐ shùzhí

脊髓数值（measurement of spinal cord）

中国人脊髓及其血管的正常值。包括脊髓、被膜及血管数值。

脊髓数值　质量20.61g。脊髓颈4段下界平第3颈椎，颈8段下界平第6~7颈椎，胸6段下界平第5胸椎，胸12段下界平第

11 胸椎，腰 5 段下界平第 12 胸椎～第 1 腰椎。脊髓下端平第 12 胸椎 9.00%，第 12 胸椎与第 1 腰椎 13.00%，第 1 腰椎 55.00%，第 1～2 腰椎间 8.00%，第 2 腰椎 15.00%。男性颈髓、胸髓、腰髓、骶髓、全长依次为 9.90cm、25.40cm、5.20cm、3.00cm、43.60cm，女性的相应为 8.90cm、27.40cm、4.80cm、2.40cm、43.50cm。胸 1～腰 5 脊髓节段的长度依次为 9.80mm、9.70mm、12.20mm、12.90mm、16.00mm、16.20mm、15.20mm、16.20mm、17.00mm、15.00mm、12.50mm、12.70mm、12.40mm、11.50mm、8.20mm、8.40mm、7.80mm，全长 283.90mm。颈膨大最粗部的前后径、横径及周长依次为 0.78cm、1.27cm、3.39cm，胸髓最小部相应为 0.67cm、0.79cm、2.82cm，腰骶膨大最粗部相应为 0.81cm、0.94cm、2.89cm。男性内终丝长 16.90cm，女性的 13.90cm；男性外终丝长 8.00cm，女性的 7.50cm。

脊髓被膜数值　硬脊膜长 61.80cm，其中颈段、胸段、腰段、骶尾段依次为 14.50cm、27.60cm、14.30cm、5.20cm。从 1 岁至 3 岁，硬脊膜下界位于第 1 骶椎下部到第 3 骶椎下部，42.00% 位于第 2 骶椎。成年人硬脊膜下界以第 2 骶椎水平最多，下缘 28.00%，中部及下 1/3 各 14.00%；其他部位 44.00%。齿状韧带每侧 19.00 条；最上齿位于颈 1 神经根上方 58.30%，颈 1 与颈 2 神经根之间 33.30%；最下齿位于胸 11～腰 2 神经根之间。

脊髓动脉数值　脊髓前动脉：外径 0.50mm。正常型（左右两支脊髓前动脉呈 Y 形吻合）43.75%，1 支型 12.11%，2 支型 38.67%，3 支型 3.91%，4 支型 1.56%。脊髓前正中动脉：狭窄或中断部位，颈 3～颈 4 为 40.60%，颈 2、5 或颈 1、6 为 21.80%，胸 4 为 4.51%，胸 5～6 为 18.05%，胸 1～胸 3 或胸 7～8 为 15.04%。脊髓后动脉：起自椎动脉 76.80%，小脑下后动脉 20.62%，其他 2.58%；外径 0.47mm。脊髓前根动脉：在颈髓每侧 2.50 支，胸髓 2.40 支，腰髓、骶髓 0.40 支。脊髓后根动脉：外径 0.10～0.50mm，每侧 9.30 支，其中出现于颈髓 37.70%，胸髓 50.11%，腰骶髓 12.18%。颈膨大动脉：出现于颈 5～胸 3，以颈 7～8 为最多，左侧多见。腰膨大动脉：出现于胸 6 为 1.32%，胸 7 为 4.64%，胸 8 为 12.58%，胸 9 为 25.85%，胸 10 为 19.21%，胸 11 为 13.91%，胸 12 为 8.61%，腰 1 为 9.93%，腰 2 为 3.31%，腰 3 为 0.66%。

（许家军）

nǎoshénjīng shùzhí

脑神经数值（measurement of cranial nerve）　中国成年人 12 对脑神经的正常值。

嗅神经数值　经筛孔呈内外两列。外侧列嗅丝 12 根，长 4.60～6.30mm，宽 0.60～0.90 mm，厚 0.50～0.70mm。

视神经数值　眶段长 23.40 mm，宽 4.10mm，厚 4.30mm；视神经管段长 14.40mm，宽 3.10mm，厚 3.90mm；颅段长 10.80mm，宽 4.60mm，厚 2.50 mm。两侧视神经之间的夹角 60.39°。在视神经管内，眼动脉位于视神经正下方 52.50%，内下方 15.00%，外下方 32.50%。

动眼神经数值　颅段长 17.40mm，宽 2.70mm，厚 1.50 mm；海绵窦段长 17.80mm，宽 2.00mm，厚 1.70mm；眶上裂段长 9.40mm，宽 2.10mm，厚 1.40mm。

滑车神经数值　距正中线 4.50mm 处起于下丘下外方。在后床突后外方 13.7mm 处穿入小脑幕，在幕内潜行 6.80mm。其入海绵窦点与眼神经垂直距离 5.52mm，与前床突尖垂直距离 5.30mm。颅段长 32.40mm，宽 1.20mm，厚 0.80mm；幕潜行段长 6.80mm，宽 1.10mm，厚 0.80mm；海绵窦段长 22.90mm，宽 1.00mm，厚 0.70mm；眶上裂段长 12.70mm，宽 0.90mm，厚 0.70mm；眶段长 10.80mm，宽 1.30mm，厚 0.60mm。

三叉神经数值　感觉根根丝在岩骨嵴内侧 63.00 条；入脑桥点距内耳道口后缘中点 10.60mm，脑桥基底沟 17.97mm。在接触三叉神经根的动脉中，小脑上动脉在神经根背侧 51.52%，小脑下前动脉在根腹侧 45.45%，背侧 3.03%。小脑上动脉接触或压迫三叉神经根 27.14%，在根上内缘 60.00%，内缘 20.00%，上缘 13.33%，下缘 3.33%，上外缘 3.33%。运动根根丝在岩骨嵴内侧处 7.90 条；出脑部位距感觉根入脑处 2.60mm；在感觉根入脑前 10mm 处，运动根下缘距感觉根下缘 3.20mm。第 1 段（自脑桥腹侧至岩骨嵴）长 14.06mm，宽 2.01mm；第 2 段（自岩骨嵴至卵圆孔）长 19.27mm，宽 2.00mm。三叉神经腔宽 8.28mm，厚 3.16mm。三叉神经节长 12.97mm，宽 4.18mm，厚 2.58mm。①眼神经：长 17.30mm，宽 3.90mm。与动眼神经吻合 22.50%，与滑车神经吻合 42.50%。②上颌神经：颅内段长 12.20mm，宽 4.60mm。颅外段中，翼腭窝段长 10.97mm，宽3.40mm，厚1.80mm；眶下裂段长9.10mm，宽3.00mm，厚1.60mm；眶下沟段长11.50 mm，宽3.40mm，厚1.70mm；眶下管段长10.90mm，宽3.20mm，厚1.60 mm。上牙槽中神经出现率67.50%，起于眶下神经81.48%，与上牙槽前神经共干起于眶下神经11.11%，与上牙槽后神经共干起于眶下神经7.41%。③下颌神经：长11.43mm，宽4.68mm。其中颅内段长6.38mm，卵圆孔内段长5.05mm。下颌神经纵径在卵圆孔上缘4.28mm，卵圆孔下缘4.31mm，近三叉神经节平面7.94mm；横径在卵圆孔上缘2.80mm，卵圆孔下缘2.56mm，近三叉神经节平面2.63mm。颊神经起于下颌神经前干39.44%，与颞深神经共干起于下颌神经前干60.56%；长14.60mm，宽1.04mm，厚2.20 mm。耳颞神经的两根均起于下颌神经后干87.36%，分别起于下颌神经后干、下牙槽神经12.64%；单根行于脑膜中动脉浅面25.79%，深面31.03%，以2~4根夹持动脉41.38%；长11.20mm，宽2.80mm，厚1.20mm。下牙槽神经长35.80 mm，宽2.60mm，厚1.50mm；以单根起于下颌神经后干85.00%，双根分别起于后干、耳颞神经12.00%，以3根起于后干3.00%。舌神经长41.90mm，宽2.40mm，厚1.40mm。单根起于下颌神经后干87.00%；双根起于下颌神经后干5.00%，分别起于下颌神经后干、下牙槽神经7.00%，分别起于下颌神经后干、耳颞神经1.00%。在第3磨牙区，距第三磨牙槽嵴顶下方的垂直距离11.20mm，距第三磨牙牙槽舌侧骨板水平距离2.95mm；距第三磨牙远中面距离8.95mm。在第三磨牙舌侧，距第三磨牙牙冠17.20mm，牙龈11.70mm，下颌骨下缘11.10mm。

展神经数值 颅段长15.60mm，宽1.10mm，厚0.80mm；海绵窦段长25.30mm，宽1.30mm，厚0.90 mm；眶上裂段长10.10mm，宽1.10 mm，厚0.70mm；眶段长9.00mm，宽1.30mm，厚0.80mm。海绵窦段1支84.62%，2支13.46%，3支1.92%。

面神经数值 起点至内耳道底的长度20.33mm。运动根1根83.33%，2根12.12%，3根4.55%。中间神经近侧段（附着段）长4.95mm，宽0.62mm；中间段（游离段）长9.36mm，宽0.69mm。膝状神经节在面神经膝之后62.50%，之前27.50%，膝处10.00%；卵圆形45.00%，三角形42.50%，圆形12.50%。岩大神经单干型96.00%，双干型3.00%，两根合干型1.00%；先行于神经管内、后行于神经沟内85.00%，始终行于神经沟内15.00%。面神经出茎乳孔后分为两分叉型83.40%，三分叉型12.60%，四分叉型2.60%，五分叉型0.20%，干线型0.60%；从茎乳孔至分支间的平均长度15.00~26.00mm。

前庭蜗神经数值 在内耳道先分出蜗神经，后分出前庭上神经、前庭下神经83.36%；在内耳门处先分出蜗神经，在横嵴附近分出前庭上神经、前庭下神经10.61%；在内耳道中点先分出前庭上神经，在内耳道远侧1/3再分出前庭下神经和蜗神经1.52%；在内耳道中点先分出前庭上神经、前庭下神经，在横嵴附近再分出蜗神经1.52%。前庭蜗神经距三叉神经13.70mm，面神经20.50 mm，舌咽神经5.50mm，舌下神经21.90mm。

舌咽神经数值 单干型99.07%，双干型0.93%，长度（颈静脉孔处至内耳门下缘距离）5.07mm。鼓室神经单干型83.66%，双干型16.34%；分支为1支42.80%，2支45.52%，3~4支11.67%；鼓室神经干及其各分支间有吻合支40.86%，其中1次吻合35.41%，2次以上吻合5.45%。

迷走神经数值 迷走神经颅内段单干型96.16%，双干型3.84%；长13.54mm。颈段上段宽2.93mm，厚2.31mm；中段宽2.08mm，厚1.96mm；下段宽1.82mm，厚1.70mm。上段位于颈内静脉前内侧10.00%，后外侧3.00%，后侧2.00%，后内侧83.00%，内侧2.00%；中段位于颈内静脉前内侧5.00%，后外侧1.00%，后侧1.00%，后内侧86.00%，内侧7.00%；下段位于颈内静脉前内侧12.00%，后内侧74.00%，内侧14.00%。①喉上神经：在喉上动脉上内侧40.32%，后内侧39.52%，与动脉交叉20.16%。②喉返神经：宽1.90mm，入喉点距甲状软骨下角尖8.20mm，距喉结突出点水平线33.30mm；经过甲状腺外侧韧带后方95.00%，穿过此韧带5.00%；与甲状腺下动脉交叉93.00%，不交叉7.00%，交叉部位在侧叶下极上方89.00%，下方2.00%，同一平面2.00%。③食管前丛和食管后丛：前交通支型（主要由右侧迷走神经发出的前交通支与左侧迷走神经组成食管前丛）1.70%，后交通支型（主要由左侧迷走神经发出的后交通支与右侧迷走神经组成食管后丛）21.70%，前后交通支型（左、右侧迷走神经分别发出交通支在食管前后组成丛）68.30%，无交通支型（左右迷走神经发出一些短支，互不交织成丛）8.30%。④迷走神经前干和迷走神经后干：在食管裂孔以下单干型 83.00%，双干型 11.00%，丝状型 6.00%。前干在食管前内侧 42.00%，前外侧 20.00%，内侧 12.00%，其他方位 26.00%。后干在食管后内侧 82.00%，后外侧 4.00%，内侧 8.00%，后正中 6.00%。⑤胃支：前贲门支 1 支 66.00%，2 支 26.00%，3 支 8.00%。后贲门支出现率 84.00%，1 支 70.00%，2 支 12.00%，4 支 2.00%。前胃底支 1.3 支，后胃底支 1.4 支。前胃大神经出现率 99.55%，1 支 60.71%，2 支 35.71%，3 支 2.98%，缺如 0.90%。后胃大神经出现率 98.77%，1 支 75.60%，2 支 19.64%，3 支 2.38%，缺如 2.38%。胃体前支 1~9 支，其中 3~5 支 74.00%。胃体后支 1~9 支，其中 3~5 支 68.00%。⑥肝支：起自迷走神经前干 88.14%，迷走神经后干并与腹腔支共干 0.85%，膈上食管丛 11.01%；1 支 50.00%，2 支 36.24%，3 支 10.09%，4 支 2.29%，5 支 0.92%，缺如 0.46%。⑦腹腔支：1 支 35.71%，2 支 36.90%，3 支 22.03%，4 支 2.38%，5 支 1.79%，6 支 1.19%；起点距离食管裂孔 3.00mm。

副神经数值 延髓根 2 支 20.00%，3 支 30.00%，4 支 42.50%，5 支 5.00%，6 支 2.50%。脊髓根最下根起自颈 2 为 2.00%，颈 3 为 46.00%，颈 4 为 37.00%，颈 5 为 1.00%；5 支 22.50%，6 支 32.50%，7 支 32.50%，8 支 7.50%，9 支 5.00%；与颈 1~6 神经后根吻合的出现率依次为 49.72%、69.49%、27.50%、14.72%、3.33%、0.56%。副神经节出现率 43.02%，其中 1 个 87.01%，2 个 12.34%，3 个 0.65%；独立神经节 69.92%，与颈 1 神经节融合 27.64%，与颈 2 神经节融合 2.44%。

舌下神经数值 在舌下神经管处穿过蛛网膜与硬脑膜为 1 束 26.00%，2 束 70.00%，3 束 4.00%；颅内段长 8.77mm。

（许家军）

jǐshénjīnggēn shùzhí

脊神经根数值（measurement of spinal nerve root）

中国人与脊髓相连的神经根的正常值。

前根、后根数目和各径及其根丝数目见表 1。第 2~5 腰神经根与脊髓夹角依次为 39.00°、33.00°、29.00°、27.00°。第 1~5 骶神经根与脊髓夹角依次为 24.00°、21.00°、17.00°、13.00°、11.00°。

表 1 脊神经前根、后根数目和各径（mm）及其根丝数目（平均值）

脊神经	前根				后根			
	根数	根丝数	长度	外径	根数	根丝数	长度	外径
颈 1	1.50	4.50	7.00	1.40	1.40	2.00	6.80	1.30
颈 2	2.60	8.10	7.20	2.10	2.90	5.50	8.40	3.30
颈 3	2.60	7.30	7.60	2.20	3.20	7.30	10.70	3.60
颈 4	2.40	8.20	8.70	2.60	2.90	7.30	11.20	3.30
颈 5	2.70	10.00	10.30	3.30	3.00	7.60	11.60	3.40
颈 6	2.70	9.40	12.40	3.40	3.10	8.00	12.90	3.70
颈 7	2.50	8.70	12.40	2.90	3.30	7.50	14.00	3.90
颈 8	1.90	6.60	15.50	2.30	3.10	7.50	16.70	3.60
胸 1	1.50	5.90	19.90	1.40	2.40	6.00	20.70	2.40
胸 2	1.20	4.90	25.10	1.20	1.90	4.80	25.10	1.60
胸 3	1.20	4.80	28.10	1.20	1.90	4.50	29.60	1.80
胸 4	1.20	5.00	30.00	1.20	1.90	4.60	30.30	1.60
胸 5	1.50	4.90	29.90	1.60	1.90	4.50	30.70	1.60
胸 6	1.30	5.20	29.10	1.20	2.10	4.40	29.60	1.50
胸 7	1.30	5.30	27.00	1.20	2.10	4.50	28.90	1.60
胸 8	1.20	5.20	26.90	1.10	1.90	4.50	27.50	1.80
胸 9	1.20	4.90	28.40	1.20	1.90	4.40	26.70	1.80
胸 10	1.30	4.90	34.50	1.50	2.00	4.60	32.20	1.90
胸 11	1.30	4.60	43.20	1.10	1.80	5.00	39.10	1.60

续 表

脊神经	前根				后根			
	根数	根丝数	长度	外径	根数	根丝数	长度	外径
胸 12	1.20	4.60	52.80	1.20	1.40	4.90	43.60	1.70
腰 1	1.30	4.60	66.10	1.20	1.70	5.50	65.90	1.70
腰 2	1.40	5.10	81.70	1.40	1.70	5.90	82.20	1.90
腰 3	1.40	4.70	101.20	1.70	1.70	5.60	101.40	2.30
腰 4	1.40	4.40	117.70	1.70	1.60	5.30	102.20	2.10
腰 5	1.30	4.30	130.50	1.70	1.80	5.50	138.50	2.20
骶 1	1.30	4.20	140.70	1.50	1.70	5.10	145.80	2.30
骶 2	1.30	5.30	143.30	1.40	1.80	4.70	155.70	1.80
骶 3	1.10	2.90	152.70	0.90	1.50	3.60	158.90	1.50
骶 4	1.10	2.50	151.90	0.80	1.30	2.60	159.90	1.10
骶 5	1.00	1.30	153.70	0.50	1.10	1.60	159.70	0.60
尾 1	1.10	1.20	156.00	0.30	1.00	1.00	166.70	0.40

脊神经后根间交通支数值 交通支分布于颈部 58.20%，胸部 9.70%，腰部 14.30%，骶尾部 17.80%。相邻脊髓节的脊神经后根之间交通支按数目分型，Ⅰ型（单一交通支）83.00%，Ⅱ型（叉状交通支，交通支 Y 形）11.00%，Ⅲ型（多交通支）4.8%，Ⅳ型（复杂交通支）1.20%。各型交通支的分布如表 2。

脊神经节数值 胸神经节和腰神经节的各径见表 3，表 4。腰神经节位于椎管内侧 66.67%，椎间孔内 30.00%，椎间孔外侧 3.33%；距硬脊膜囊的距离见表 5。

表 2 脊神经后根间各型交通支的分布（%）

部位	Ⅰ型	Ⅱ型	Ⅲ型	Ⅳ型
颈部	57.60	74.10	28.80	73.40
胸部	9.70	11.90	6.80	–
腰部	15.00	9.60	11.90	13.30
骶尾部	17.70	4.00	52.50	13.30

表 3 胸神经节的各径（平均值，mm）

项目	胸 1	胸 2	胸 3	胸 4	胸 5	胸 6	胸 7	胸 8	胸 9	胸 10	胸 11	胸 12
长度	8.40	6.50	5.10	4.50	5.00	4.90	5.10	5.20	5.50	6.30	6.90	6.90
外径	4.40	4.20	3.90	3.60	3.70	3.70	3.80	3.90	4.20	4.20	4.10	4.10

表 4 腰神经节的各径（平均值，mm）

神经节	近端直径	远端直径	中央直径	长度
腰 1	2.10	2.50	3.80	5.50
腰 2	2.80	3.30	4.20	7.20
腰 3	3.10	3.80	5.20	9.50
腰 4	3.30	4.10	5.20	11.10
腰 5	3.70	4.20	5.70	13.10
骶 1	4.10	4.30	5.80	14.30

表 5 腰神经节距硬脊膜囊的距离（平均值，mm）

部位	腰 1	腰 2	腰 3	腰 4	腰 5	骶 1
近端	4.90	5.60	7.40	9.00	11.00	11.80
中央部膨大	8.10	9.90	12.70	15.00	19.00	19.70

骶 5 神经节上移到蛛网膜下隙 13.29%，硬脊膜下端 13.87%；尾神经节上移到蛛网膜下隙 21.39%。

（许家军）

jǐngcóng shùzhí

颈丛数值（measurement of cervical plexus） 中国成年人颈丛各支神经的正常值。

耳大神经数值 浅出部位在胸锁乳突肌后缘中点上方 52.00%，中点处 22.00%，中点下方 26.00%；在下颌角平面下方 21.40mm、胸锁乳突肌下端上方 77.70mm。全长 68.71mm；深段长 13.95mm，宽 2.06mm，厚 0.94mm；浅段长 46.34mm，宽 2.77mm，厚 0.75mm。

枕小神经数值 为 1.6 支，1 支为 71.00%，2 支 29.00%。起自颈 3 前支 51.00%，颈 2～3 前支 38.30%，颈 2 前支 10.64%。主干在胸锁乳突肌锁骨头后缘起点至乳突尖连线的中点上方 13.00mm 穿出深筋膜 93.62%；浅出处至分支处的长度 53.70mm，其浅出处的宽 1.40mm，厚 0.70mm。

锁骨上神经数值 内侧组 0.90 支，中间组 2.30 支，外侧组 1.33 支；在胸锁乳突肌锁骨头后缘起点至乳突尖连线中点处浅出 30.88%，中点下方 15.00mm 处浅出 63.24%，中点上方 12.00mm 处浅出 5.88%。锁骨上神经浅出处至分支处，内侧组长 55.20mm，宽 1.20mm，厚 0.50mm；中间组长 55.60mm，宽 1.40mm，厚 0.60mm；外侧组长 58.00mm，宽 1.40mm，厚 0.60mm。

斜方肌支数值 2.30 支，1 支 23.33%，2 支 36.67%，3 支 30.00%，4 支 10.00%。起自颈 3～4 前支 39.71%，颈 3 前支 23.52%，颈 4 前支 36.76%。起始处至分支处的长 58.90mm，宽 1.20mm，厚 0.60mm。

舌下神经袢数值 由舌下神经降支与颈神经交通支连接而成 99.00%，不成袢 1.00%。1 袢 64.70%，2 袢 34.30%，3 袢 1.00%。袢位置高于环状软骨平面 49.60%，同一平面 27.10%，低于环状软骨 23.30%。舌下神经降支在颈内动脉和颈外静脉之间 54.10%，颈动脉前外侧 36.80%，颈内动脉、颈内静脉浅面 3.90%，颈内动脉、颈内静脉深面 5.20%。颈神经交通支起自颈 2～3 为 57.90%，颈 3 为 21.10%，颈 2 为 12.80%，颈3～4 为 4.90%，颈 1～3、颈 1 和 3、颈 2～4、颈 2 和 4、颈 4 和 5 各为 3.30%；行于颈内静脉内侧 55.70%，外侧 44.10%，内侧和外侧 0.20%。

膈神经数值 起自颈 4～5 前支 43.90%，颈 4 前支 40.30%，颈 3～4 前支 7.60%，颈 3、5 前支 6.00%，颈 5 前支 1.50%，颈 3 前支 0.60%，颈 6 和颈 5～6 前支各为 0.10%。行经锁骨下静脉后方 96.30%，锁骨下静脉前方 3.50%，头臂静脉后方 0.10%，穿过静脉形成的孔 0.10%。

副膈神经数值 出现率 48.00%。起自颈 5 前支 48.70%，颈 5～6 前支 27.60%，颈 4 前支 10.70%，颈 4～5 前支 3.80%，颈 3～4 前支 2.10%，颈 3 前支 1.90%，颈 4～6 前支 0.20%，锁骨上神经 2.60%，舌下神经袢 1.50%，肩胛上神经 0.50%，颈降神经和肩胛背神经各 0.20%。1 支82.40%，2 支 15.90%，3 支 1.50%，4 支 0.20%。在膈神经外侧 85.20%，内侧 8.20%，交叉 6.60%；在锁骨下静脉后方 14.20%，前方 81.50%，上方 1.50%，穿过静脉形成的孔 2.80%；与膈神经的连接点在锁骨下静脉下缘以下 57.10%，以上 24.60%，锁骨下静脉后侧 18.30%。

（许家军）

bìcóng shùzhí

臂丛数值（measurement of brachial plexus） 中国成年人臂丛各支神经的正常值。臂丛的组成为脊神经颈 4～胸 1 前支 53.20%，颈 4～胸 2 前支 10.50%，颈 5～胸 1 前支 24.20%，颈 5～胸 2 前支 12.10%。臂丛变异出现率 16.20%，其中干变异 5.10%，股束变异 11.10%。

胸长神经数值 长 6.4mm，宽 1.6mm，厚 0.6mm；分为上中下 3 支 40.00%，其中上支出现率 80.00%，下支 60.00%。上支发自颈 5 前支，与肩胛背神经共干穿出中斜角肌起始部 45.00%，单独穿过中斜角肌起始部 18.00%，外径 0.80mm；中支发自颈 6 前支，穿中斜角肌起始部25.00%，外径1.20mm；下支发自颈7前支，在中斜角肌外侧下行，外径0.70mm。

肩胛背神经数值　起自颈5前支；经中斜角肌外侧面30.56%，穿中斜角肌肌性部前中1/3部31.94%，穿中斜角肌腱性起始部19.44%，穿中斜角肌肌性部中后1/3部18.06%；起始处外径1.2mm。

胸内侧神经数值　起自臂丛内侧束88.89%，中干前股8.33%，后束2.78%。穿经锁胸筋膜55.56%，胸小肌30.56%，胸小肌下缘13.89%。位于锁骨中线外侧61.11%，距线9.26mm；在锁骨中线内侧36.11%，距线12.64mm；在锁骨中线上2.78%。入肌数1支38.89%，2支22.22%，3支38.89%。神经长42.81mm，其分支处宽1.89mm，厚0.75mm；入肌处宽1.29mm，厚0.63mm。

胸外侧神经数值　起自臂丛外侧束83.33%，上干前股8.33%，上干、中干前股8.33%。穿经锁胸筋膜77.78%，胸小肌11.11%，胸小肌下缘11.11%。神经在锁骨中线外侧63.89%，距线10.27mm；在锁骨中线内侧33.33%，距线11.52mm；在锁骨中线上2.78%。入肌数1支52.78%，2支44.44%，3支2.78%。神经长40.55mm，其分支处宽1.83mm，厚0.87mm；入肌处宽1.57mm，厚0.68mm。

胸背神经数值　长5.90mm，宽1.80mm，厚0.80mm。

腋神经数值　全部来自颈5~6前支，发自臂丛后束98.56%，上干和中干后股合干、上干与中干两个变异后股合干、上干后股各0.49%。主干长44.56mm，起始处宽3.45mm，厚1.97mm；中部宽3.80mm，厚1.90mm；分支处宽5.43mm，厚1.93mm。

肌皮神经数值　分别发自臂丛内、外侧束88.40%，以2~5束发自外侧束6.00%，由外侧束发出1~4支和正中神经发出1~2支组成2.80%，发自正中神经1~2支2.80%，发自臂丛前内侧束0.50%。神经发出部位距锁骨前缘41.20mm、喙突尖32.00mm；在喙突下方36.00mm处入肌。穿喙肱肌93.10%，不穿喙肱肌6.90%。神经起始处至穿入喙肱肌之间长43.78mm。其起始处宽2.90mm，厚1.76mm；分支处宽2.89mm，厚1.58mm；在外上髁平面宽2.59mm。与正中神经间有交通支10.20%。前臂外侧皮神经穿出深筋膜在肱骨髁间线上方55.17%，线下方44.83%，在髁间线中点垂线外侧12.88mm；位于头静脉深面73.33%，内侧13.33%，外侧13.33%；主干长65.03mm，宽2.04mm，厚1.36mm；与桡神经浅支在桡骨茎突上方1.00~7.80cm间有交通支5.10%。

正中神经数值　内侧根和外侧根发自臂丛内侧束和外侧束，相合于腋动脉前方78.20%，胸小肌下缘以远16.20%，腋动脉内侧0.50%；外侧束5支、内侧束2支交织成丛状0.50%；单根发自外侧束4.60%。正中神经根1根5.10%，2根68.40%，3根24.90%，4根1.40%，丛状0.20%。正中神经叉尖位于腋部90.30%，臂部9.70%；位于腋动脉外侧46.50%、前方38.90%、内侧3.40%、后方1.50%，位于肱动脉外侧5.40%、内侧3.00%、前方0.90%、后方0.30%。主干位于肱动脉前方78.30%，后方16.70%，内侧4.00%，其他动脉后方1.40%；穿过旋前圆肌肱、尺头之间94.20%，穿过肱头2.8%，在肱头深面（缺尺头）2.10%，在尺头深面0.80%，穿额外头后又穿肱尺头0.20%。正中神经宽在肱骨髁间线平面5.29mm，在腕部茎突连线平面4.49mm。

返支　起于正中神经内侧股和外侧股分叉处74.11%，正中神经外侧股18.35%，正中神经桡侧缘5.56%。发出部位在腕横韧带远侧56.67%，腕管内43.33%。1支96.00%，2支4.00%。与正中神经夹角为钝角57.00%，直角22.00%，锐角21.00%。体表投影在手掌近侧尺侧象限内69.00%，近侧桡侧象限内15.00%，近侧尺、桡侧象限内16.00%。长8.7mm，宽1.7mm，厚0.60mm。

骨间前神经　起自肱骨髁间线下方39.66mm处发自正中神经背侧；从神经起始处至第1分支间长18.41mm；与尺神经间交通支出现率10.00%。

尺神经数值　宽度，在尺神经沟4.84mm，尺骨茎突上方10mm处2.76mm，豌豆骨桡侧3.42mm；在前臂与正中神经有交通支30.00%。自尺神经起始处至穿入小鱼际处长17.96mm。尺神经深支起自尺神经在豌豆骨上缘40.00%，外侧26.67%，下缘33.33%；掌中段位于掌深弓浅面70.00%，深面30.00%，长1.90cm，宽1.60cm。尺神经手背支在尺骨茎突上方55.55mm发自尺神经；长52.83mm；起始处宽2.05mm，厚0.81mm。

桡神经数值　起自臂丛后束97.22%，内侧束和后束1.85%，后束和下干前股0.93%；在外上髁平面宽4.07mm。分为浅、深支的位置在髁间线以上 58.84%，以下 30.79%，平线 10.97%。桡神经浅支出现率 96.08%；在肱骨外上髁下方 178.60mm 处穿出肱桡肌腱，后行于头静脉内侧 90.00%，头静脉深面 10.00%；在桡骨茎突上方 88.23mm 处穿出深筋膜；长 166.21mm，宽在外上髁平面 2.63mm，在桡骨茎突水平 3.87mm。骨间后神经旋后肌管前段不发支 12.00%，发出 1 支支配桡侧腕短伸肌 85.00%，发出 1 支再分为 3 支支配旋后肌 3.00%；管内段不发支 21.00%，1 支 32.00%，2 支 40.00%，3 支 3.00%，4 支 1.00%；管后段出管即分为多支 79.00%，先为一短干再分支 21.00%。

臂内侧皮神经数值　起自臂丛内侧束 85.71%，肋间臂神经 7.14%，臂丛下干 2.38%，下干后股 2.38%，桡神经、单束臂丛、前臂内侧皮神经各 0.79%。穿出深筋膜在肱骨髁间线上方 136.76mm、髁间线中点垂线内侧 26.85mm 处。长 153.57mm；起始处宽 1.52mm，厚 0.90mm；中部宽 1.08mm，厚 0.81mm；分支处宽 2.20mm，厚 0.74mm。

前臂内侧皮神经数值　起自臂丛内侧束 95.62%，臂丛下干、下干后股分别占 1.46%，臂丛前束、单束臂丛各 0.73%。以主干起源 96.67%，以前支、后支分别起源 3.33%。行于肱静脉前方 62.07%，内侧 37.93%。主干、前支、后支穿出深筋膜的部位分别在肱骨髁间线上方 113.60mm、111.75mm、97.90mm，髁间线中点垂线内侧 14.90mm、11.95mm、18.15mm。主干长 134.48mm，宽 2.82mm，厚 1.35mm。

手背皮神经数值　来自桡神经浅支 96.9%，尺神经手背支 99.6%，前臂外侧皮神经 28.8%，前臂内侧皮神经和前臂后皮神经分别为 1.00%。正中神经分布于桡侧 3 个半手指，尺神经手背支分布于尺侧 1 个半手指 98.90%；正中神经和尺神经分别分布于桡侧、尺侧 2 个半手指 0.60%；正中神经分布于桡侧 4 个手指，尺神经手背支分布于尺侧 1 个手指 0.30%；正中神经分布于桡侧 4 个半手指，尺神经手背支分布于尺侧半指 0.30%。

（许家军）

lèijiān shénjīng shùzhí

肋间神经数值（measurement of intercostal nerve）　中国成年人各个肋间神经的正常值。第 2～4 对肋间神经在肋角行于肋间隙中部 88.89%，在腋中线行于肋间隙中部 4.76%，在腋前线行于肋间隙中部 7.94%。第 5～7 对肋间神经主支在肋角处行于肋间隙中部 52.38%，在腋中线行于肋间隙中部 33.33%，在腋前线行于肋间隙中部 14.29%。第 8～11 对肋间神经在腋中线行于肋间隙中部 96.83%，在腋后线与腋中线之间行于肋间隙中部 3.17%。第 9～11 肋间神经与肋下神经自肩胛线至分支处的长度依次为 111.11mm、100.88mm、68.28mm、64.20mm，宽度依次为 2.59mm、2.58mm、2.89mm、3.49mm，厚度依次为 1.12mm、1.08mm、1.10mm、1.04 mm。

（许家军）

yāocóng shùzhí

腰丛数值（measurement of lumbar plexus）　中国人腰丛各支神经的正常值。腰丛的组成为脊神经胸 12～腰 5 前支 48.00%，腰 1～4 前支 38.00%，腰 1～5 前支 9.00%，胸 11～腰 4 前支 3.00%，胸 12～腰 5 前支 2.00%。

髂腹下神经数值　起自脊神经胸 12～腰 1 前支 58.60%，胸 12 前支 16.32%，腰 1 前支 16.67%，胸 11～胸 12 前支 0.53%，腰 1～腰 2 前支 0.18%，其他 7.72%。

髂腹股沟神经数值　起自脊神经胸 12～腰 1 前支 41.92%，胸 12 前支 6.92%，腰 1 前支 39.23%，腰 2 前支 0.57%，腰1～腰 2 前支 2.31%，其他 9.04%。

生殖股神经数值　起自脊神经腰 1～2 前支 64.41%，胸 12～腰 1 前支 9.86%，腰 1 前支 8.12%，腰 2 前支 7.74%，腰 2～腰 3 前支 6.96%，其他 2.90%。

股外侧皮神经数值　起自脊神经腰 1～2 前支 40.77%，腰 2～腰 3 前支 30.00%，腰 1～腰 3 前支 7.50%，腰 2 前支 5.96%，腰 3～腰 4 前支 3.46%，其他 12.31%。主干分支在腹部 56.00%，在股部 44.00%；分为前、后支 60.00%，前、中和后支 40.00%。主干、前支、中支、后支出腹股沟韧带处的位置距离髂前上棘分别为 12.00mm、12.00 mm、8.90mm、6.00mm；在髂前上棘下方 78.68mm、66.19mm、40.17mm、27.60mm 处穿出大腿深筋膜。主干腹段长 110.3mm；股段长 18.38mm，宽 4.44mm，厚 0.88mm。

股神经数值　起自脊神经腰 1～腰 4 前支 67.88%，腰 2～腰 4 前支 24.42%，腰 2～腰 5 前支 4.62%，腰 1～腰 5 前支 2.31%，腰 1～腰 3 前支 0.58%，腰 2～腰 4 前支 0.19%。位于腹股沟韧带深面 11.70mm；距髂前上棘 62.00mm 处位于股动脉外侧 60.00%，与动脉紧邻 25.00%，与动脉重叠 15.00%。神经宽 7.10mm。副股神经出现率 5.58%。隐神经先走在股动脉外侧，后经股动脉前方转至动脉内侧 82.50%；先在股动脉外侧，后在动脉前方下行 15.00%；一直在股动脉前方下行 2.50%。隐神经行于大隐静脉后方 60.00%，前方 11.43%，深面 8.57%，由大隐静脉后方转至前方 10.00%或前方转至后方 10.00%；穿收肌管前壁腱板 93.75%，行于腱板浅面 6.25%；穿出深筋膜的位置在股骨内上髁平面下方 52.24 mm，股骨内上髁与内踝连线后方 16.51mm。隐神经长 339.46mm；股段宽 2.33mm，厚 1.23mm；小腿段宽 2.18mm，厚 0.85mm。

闭孔神经数值　起自脊神经腰 2~腰 4 前支 72.11%，腰 1~腰 4 和腰 3~腰 4 前支各 9.30%，腰 3~腰 5 前支 6.49%，腰 2~腰 3 前支 1.22%，其他 1.58%。主干分为前、后支在闭膜管内 59.80%，盆腔内 25.49%，盆腔外 14.71%；干长 100.40mm，在小骨盆上缘处宽 3.00mm。前支长 24.50mm，宽 3.96mm，厚 1.23mm；后支长 20.00mm，宽 3.06mm，厚 1.16 mm。副闭孔神经出现率 2.88%。

（许家军）

dǐcóng shùzhí

骶丛数值（measurement of sacral plexus）

中国人骶丛各支神经的正常值。骶丛的组成为脊神经腰 4~骶 4 前支 79.62%，腰 4~骶 3 前支 13.46%，腰 5~骶 4 前支 3.85%，其他 3.08%。

臀上神经数值　起自脊神经腰 4~骶 1 前支 67.69%，腰 4~骶 2 前支 10.38%，腰 5~骶 1 前支 8.85%，其他 13.08%。1 支型 36.67%，宽 3.90mm；2 支型 50.00%，上支宽 2.00mm，下支宽 3.50mm；3 支型 13.33%，上支宽 1.50mm，中支宽 1.50mm，下支宽 3.20mm。

臀下神经数值　起自脊神经腰 5~骶 2 前支 50.77%，腰 4~骶 2 前支 20.38%，腰 5~骶 1 前支 10.00%，腰 4~骶 1 前支 7.69%，其他 11.15%。

阴部神经数值　起自脊神经骶 2~骶 4 前支 61.92%，骶 3~骶 4 前支 17.69%，骶 2~骶 3 前支 10.00%，骶 1~骶 2 前支、骶 1~骶 4 前支、其他各 3.46%；出盆点距髂后上棘 75.88mm，距尾骨尖 59.85mm；从梨状肌下孔至分出肛神经之间的长 36.53mm，宽 4.87mm，厚 1.59mm。肛神经宽 1.23mm，阴茎背神经宽 1.36mm，阴蒂背神经宽 1.22mm，会阴神经宽 3.11mm。

股后皮神经数值　起自脊神经骶 1~骶 3 前支 56.54%，骶 2~骶 3 前支 18.46%，腰 5~骶 2 前支 8.08%，骶 1~骶 2 前支 6.92%，腰 5~骶 3 前支 6.15%，其他 3.85%；穿出深筋膜在股骨内上髁和外上髁连线上方 80.00%，下方 16.00%，线上 4.00%。全长 30.60cm；臀部长 9.20cm，起始处宽 2.80mm，厚 1.10mm；股部长 12.10cm，宽 2.45mm，厚 0.82mm。

坐骨神经数值　起自脊神经腰 5~骶 3 前支 82.69%，腰 4~骶 2 前支 10.00%，腰 5~骶 3 前支 4.62%，其他 2.69%。主干在梨状肌下缘出盆腔 66.80%；在盆内分为 2 支，胫神经出梨状肌下孔，腓总神经穿过梨状肌 27.30%；主干穿出梨状肌出盆、坐骨神经高位分支但出盆位置不典型、骶丛根穿梨状肌等 6.39%。盆内段长 9.33cm，宽 7.90mm；梨状肌段长 3.67cm，宽 15.10mm；臀大肌段长 17.03cm，宽 11.02mm。

胫神经　起自脊神经腰 4~骶 3 前支 76.92%，腰 4~骶 2 前支 13.46%，其他 9.62%；在腘窝中点的宽度 6.19mm。

腓总神经　起自脊神经腰 4~骶 2 前支 37.50%，腰 5~骶 1 前支 35.58%，腰 5~骶 2 前支 10.58%，其他 16.35%；在腓骨头后方宽度 5.72mm。①腓浅神经：均发自腓总神经，起始在小腿上 1/3 上区 94.00%，中区 6.00%。以主干穿出深筋膜 72.00%，以分支穿出 28.00%。在小腿分为足背内侧、中间皮神经 87.10%，在足背分支 12.90%。主干、足背内侧皮神经、足背中间皮神经穿出深筋膜分别位于外踝上方 98.17mm、105.64mm、55.10mm，距腓骨头与外踝连线 13.69mm、15.00mm、12.80mm。主干长 206.40 mm，宽 2.86 mm，厚 1.76mm。②腓深神经：在腓骨头下方 18.48mm 处，内踝和外踝连线中点向小腿所做垂线的外侧 53.58mm 处发自腓总神经；起始处至终支处的长度 293.72mm，起始处宽 2.33mm、厚 1.27mm，终支处宽 2.35mm、厚 1.10mm；位于足背动脉内侧 55.00%，外侧 21.00%，跨动脉浅面交叉 22.00%，跨动脉深面交叉 2.00%。③腓肠神经：组成吻合型（由腓肠内侧皮神经与腓神经交通支结合而成）83.08%，非吻合型（单独由腓肠内侧皮神经、腓肠神经交通支或腓肠外侧皮神经形成）16.92%。腓肠神经组成中出现 1 次交通 91.43%，2 次交通 8.57%。腓肠外侧皮神经出现率 97.23%，1 支 84.80%，2 支 14.49%，3 支 0.71%。腓肠内侧皮神经 1 支 98.60%，2 支 1.40%。腓肠神经在小腿下 1/3 部中点宽 2.78mm。

（许家军）

nèizàng yùndòng shénjīng shùzhí

内脏运动神经数值（measurement of visceral motor nerve）

中国人内脏运动神经的正常值。

颈交感神经节数值　2～7个节出现率依次为2.10%、29.30%、53.90%、12.50%、1.80%、0.40%。颈上神经节出现率93.50%，多位于第1～3颈椎横突前方。上端自颅底到第2颈椎横突，78.70%平第1颈椎横突；下端对第3～6颈椎横突，50.65%平第3颈椎横突。梭形88.10%，圆柱形10.20%，肾形1.70%。节长24.90mm，宽6.70mm，厚3.20mm。颈中神经节出现率82.00%，1～4节出现率依次为76.40%、21.50%、1.70%、0.40%。1节者78.70%平第6颈椎；2节者，上节74.00%平第5～6颈椎，下节95.00%平第6～7颈椎。颈下神经节出现率100.00%，67.60%与胸1或胸1～2节合成星状神经节，位于第7颈椎横突基部与第1肋颈间的前方或第1肋颈前方，胸膜顶的后内方，且节下1/2被胸膜顶掩盖，节上缘距胸膜顶端6.90mm；星形45.00%，椭圆形30.00%，哑铃形15.00%，圆形10.00%。节长14.28mm，宽6.94mm，厚3.94mm。副节出现率9.00%，88.90%为颈中节的副节，11.10%为颈下节的副节。

胸交感干数值　上段位于肋椎关节前52.50%，肋椎关节外44.50%，肋椎关节内3.00%；下段位于椎体侧面47.50%，肋椎关节前38.00%，肋椎关节外12.50%，肋椎关节内2.00%。干穿膈肌中间脚与外侧脚之间82.50%，膈肌中间脚与内侧脚之间16.50%，外侧脚外侧的膈肌实质1.00%。两侧胸交感神经节数目对称53.00%，不对称47.00%。胸交感神经节7～13节出现率依次为0.60%、3.40%、9.10%、17.80%、39.40%、25.90%、3.85%。①内脏大神经：出现率100.00%，1～7个根构成的出现率依次为3.60%、17.10%、39.30%、25.00%、9.30%、5.00%、0.70%。起节上界起自胸4～9交感神经节的出现率依次为6.10%、20.80%、31.40%、32.70%、8.20%、0.80%；下界起自胸6～11交感神经节的出现率依次为0.90%、4.40%、21.30%、38.20%、31.30%、3.90%。内脏大神经节出现率47.00%。②内脏小神经：出现率98.50%，1～5个根构成的出现率依次为62.70%、32.20%、4.50%、0.30%、0.30%。起节上界为胸6～11交感神经节，起自胸8～11节的出现率依次为12.50%、33.30%、50.00%、4.20%；下界起自胸9～12、腰1交感神经节的出现率依次为16.00%、26.00%、50.00%、6.00%、2.00%。内脏小神经节出现率3.50%。③内脏最下神经：出现率66.08%，1～3个根构成的出现率依次为79.30%、19.40%、1.30%。

腰交感干数值　长17.10cm，每侧2条及以上的出现率36.40%。腰交感神经节1～6个出现率依次为0.90%、7.80%、30.70%、36.80%、21.70%、2.10%；第1～5腰节平对相应腰椎椎骨平面的出现率依次为78.20%、77.40%、65.30%、70.70%、59.70%；节长椭圆形79.04%，宽0.36cm，男性长1.48cm，女性长0.97cm。

脑神经副交感神经节数值　睫状神经节位于视神经外下方77.50%，视神经下方22.50%；节前缘至眶下缘中外1/3交点的直线距离44.78mm，距视神经上缘2.70mm；长方形47.80%，梭形22.40%，椭圆形11.90%，四方形、圆形、三角形各6.00%；节长3.08mm，宽2.45mm，厚0.73mm；交感根1.06支，副交感根1.20支，感觉根1.10支，睫状短神经7.00（4～11）支。翼腭神经节位于翼腭窝的中央83.87%，上部9.68%，下部6.45%；三角形45.16%，多角形43.55%，圆形3.23%。节长4.19mm，宽3.74mm。下颌下神经节椭圆形63.30%，圆形30.00%，三角形6.70%；节长3.08mm，宽2.45mm，厚1.07mm；入节的神经根3.23支，发出下颌下腺支3.87支，舌下腺支2.70支。

（许家军）

nèifēnmìxiàn shùzhí

内分泌腺数值（measurement of endocrine gland）　中国人内分泌腺的正常值。包括甲状腺，胸腺，肾上腺，垂体和松果体数值。

甲状腺数值　质量25.93g。甲状腺侧叶上极平对舌骨2.05%，甲状软骨96.28%，环状软骨3.14%；下极平对第3～8气管软骨环依次为6.57%、28.00%、37.14%、20.28%、5.42%、2.57%；侧叶与颈椎体的对应关系见表1。左叶高49.50mm，宽18.60mm，厚18.70mm；右叶高52.50mm，宽21.50mm，厚20.60mm。甲状腺峡部上缘平对环甲膜3.33%，环状软骨13.33%，环状软骨-第1气管软骨环63.33%，第1气管软骨环16.67%，第2气管软骨环3.33%；下缘平对第2～6气管软骨环依次为3.33%、50.00%、23.33%、13.33%、10.00%；峡部高16.00mm，宽22.00mm，厚4.70mm。甲状腺锥状叶上界平对舌骨下缘84.21%，甲状软骨上1/3为7.02%、中1/3为3.51%、下1/3为5.26%。

胸腺数值　各径及质量见表2。胸腺的动脉来自胸廓内动脉78.48%，甲状腺下动脉2.53%，无名动脉88.60%，心包膈动脉5.06%，其他（升主动脉、主动脉弓、气管动脉、甲状腺最下动脉等）5.06%。

肾上腺数值　小儿肾上腺各径和体积见表3。

垂体数值　质量0.45g，前后径9.03mm，左右径14.45mm，高度5.97mm。

松果体数值　偏右40.63%，偏左53.13%，居中6.25%。长8.00mm，宽4.90mm，厚2.90mm；乳儿期相应为5.10mm、3.60mm、2.80mm；学龄前期相应为6.60mm、4.20mm、3.10mm；学龄期相应为7.90mm、4.80mm、3.90mm。小儿松果体，松子形52.20%，圆柱形24.50%，圆球形23.30%。松果体动脉1支54.55%，2支34.09%，3支6.82%，4支4.54%；起自脉络丛后内侧动脉69.72%，丘体动脉28.88%，丘脑膝状体动脉0.70%，大脑后动脉内上干0.70%。松果体静脉1支18.00%，2支44.00%，3支10.00%，4支16.00%，5支4.00%，其他8.00%。

（许家军）

rénlèixué

人类学（anthropology）　从生物和文化角度对人类进行全面研究的学科。人类学既是关于人类体质的科学又是关于人类精神的科学。分为体质人类学（或生物人类学）与文化人类学（或社会文化人类学）两部分。前者研究人

表1　甲状腺侧叶与颈椎体的相对关系（%）

侧叶	极端	颈2	颈2~3间	颈3	颈4	颈5	颈6
左叶	上极	0	12.50	56.25	25.00	6.25	0
	下极	0	0	0	12.50	34.38	53.13
右叶	上极	21.87	0	62.50	15.63	0	0
	下极	0	0	0	12.50	28.13	59.38

表2　胸腺各径（mm）及质量（g）的平均值

年龄组	侧别	长度	宽度	厚度	质量
新生儿	左侧	43.70	24.33	9.77	5.73
	右侧	47.73	20.23	10.50	5.70
0~1岁	左侧	59.30	20.50	7.80	10.47*
	右侧	58.90	20.80	9.90	
2~5岁	左侧	61.10	22.90	8.10	9.95*
	右侧	62.00	24.10	8.60	
10~16岁	左侧	79.10	26.10	7.40	12.75*
	右侧	81.10	25.10	7.90	
成人	左侧	93.20	19.60	5.50	13.84*
	右侧	95.50	19.30	5.40	

*左右叶总质量

表3　小儿肾上腺各径（mm）和体积（cm^3）的平均值

年龄分组	身长（cm）	左肾上腺				右肾上腺			
		高度	宽度	厚度	体积	高度	宽度	厚度	体积
新生儿期	51	16.41	18.39	5.55	1.77	19.50	20.61	4.03	1.48
乳儿期	51	18.07	18.61	5.78	1.78	21.69	20.85	4.44	1.56
幼儿期	71	19.32	19.76	5.84	2.14	21.95	25.28	4.53	1.87
学龄前期	91	33.43	29.60	6.27	2.68	26.83	25.78	4.97	2.50
学龄期	111	38.54	32.55	6.29	2.90	32.31	27.36	5.60	2.70
学龄期	131~150	42.32	38.05	6.59	3.50	35.04	28.45	7.01	2.89

类体质在时空上的变化，根据研究对象与手段的不同，还可分为古人类学、人种学、人体形态学和人体测量学等，属于自然科学范畴。后者研究有关人类的文化、语言、民族和民俗等，包括民族学、考古学、语言学等内容，属于社会科学范畴。人类学以人为研究对象（含人类的化石，墓葬及活体），同时也包括人类的近亲——灵长类动物。

人类学最早见于古希腊哲学家亚里士多德（Aristotle，公元前384~前322年）对人的道德和行为的描述中；1501年，德国学者马格努斯·亨德（Magnus Hundt）把人类学作为人体解剖结构和生理著作的书名；1533年意大利人加里阿佐·卡佩尔所著的书中包含了人类个体变异的资料；19世纪后期，开始对化石遗骨进行研究，注意种族的体质特征和原始社会文化。由此看出，人类学一词在早期西方文献中就具有双重含义，既是关于人类体质的科学，也是关于人类精神的科学。人类学真正形成独立的学科是19世纪中叶，20世纪初传到中国，英国博物学家达尔文（Charles Robert Darwin，1809~1882年）的《物种的起源》和赫胥黎（Thomas Henry Huxley，1825~1895年）的《人类在自然界的位置》对人类学的发展产生深远的影响。

人类学在不同国家有不同的含义。前苏联和欧洲大陆的许多国家，人类学专指研究人类体质的学问，包括灵长类学在内，这是狭义的人类学；在英、美等国家，人类学不仅包括体质人类学，还包括人类的社会和文化（社会人类学或文化人类学），如民族学、考古学、语言学等，这是广义的人类学。所以日本、前苏联以及欧洲国家的人类学范围相当于英、美等国的体质人类学或生物人类学。新中国成立前采用的是广义人类学定义，新中国成立后采用狭义的人类学定义，如今两种含义都有人采用。

中国“人类学”最初专门研究人的生物特征，后来扩展为对人的社会特征的研究。人类学已成为广泛综合地研究人类在不同时空条件下的生物特征和社会文化特征的学科，是与人体解剖学有特殊意义、密切相关的学科，并且还与其他学科交叉形成很多新的领域，如医学人类学、分子人类学和生态人类学等，对研究人类的起源与进化、现代人的体质特征与类型、人类的种族变异等问题具有重要意义。

（席焕久）

tǐzhì rénlèixué

体质人类学（physical anthropology） 研究人类体质特征的学科。又称生物人类学。是人类学的一个分支，属于自然科学。其任务是研究人类在自然界的位置，人和灵长类的化石祖先进化机制，人类与动物，特别是与灵长类的联系及区别，各人群的特征和分类，人体的生物学变异，年龄、性别的差异，身体各部的大小和比例关系等。与人体解剖学、人体生理学、生物学、地质学、生态学、考古学和民族学等学科有着非常密切的关系。传统的研究方法有测量技术、形态观察与田野调查等。分子生物学等现代科学手段也被引入到了人类学的研究中。

（席焕久）

gǔrénlèixué

古人类学（palaeoanthropology） 研究人类起源与进化的学科。又称人类古生物学。分为狭义古人类学和广义古人类学。狭义古人类学的研究对象主要是古人类和古猿的化石遗骸，在进化论的指导下，利用体质人类学、比较解剖学的知识和方法研究古人类及其猿类祖先的结构、功能变化和系统关系。探索古人类和古猿祖先及其近亲的体质构造在时间上的变化规律和空间上的分布并做出合理的解释。按照这样的理解，古人类学是体质人类学的一个分支，也是古生物学的组成部分。广义古人类学还包括综合利用古人类制造和使用过的工具及其他遗物，与他们共存的古动物、古植物化石和古气候、古地理以及年代学等方面的资料，阐明古人类及其物质文化、饮食习惯、精神生活、社会结构等的发展过程以及他们生息其中的自然环境，探索人类起源和发展的规律。因此，古人类学与石器时代考古学、古生物学、第四纪地质学等有关学科有着密切的关系。

（席焕久）

rénshǔ

人属（*Homo*） 生物分类系统中属的名，为人科中的一属。包括鲁道夫人、能人、直立人和智人4个种。有的学者赞成在此之外另立匠人、先驱人、海德堡人，将尼安德特人也作为一个物种。有的学者认为直立人归并入智人。人属的分类以发达的脑为特点。

（席焕久）

néngrén

能人（*Homo habilis*） 最早会制造和使用工具的人类。能人化石是在坦桑尼亚发现的，属于早更新世人类化石，是英国考古学家利基（Louis S. B. Leakey）等于1964年为从坦桑尼亚奥杜威峡谷（Olduvai Gorge）发现（1960年）的一批化石建立的一个种名。这批化石包括头顶骨片和下颌骨，据钾氩法测定距今约190万年。之后，在奥杜威及肯尼亚特卡纳湖（Lake Tukana）以东地区和埃塞俄比亚的奥莫河谷地陆续发现了一些标本，也归属能人。

能人平均脑量大于南方古猿，小于直立人，男性的700～800ml，女性的500～600ml，身高100～130cm。能人颅骨没有矢状脊，上颌和下颌小于南方古猿，在直立人和智人的范围内。切牙（门齿）和尖牙（犬齿）都相对较大，但小于南方古猿，颊齿比南方古猿小，咀嚼力仍相当强。头后骨显示与南方古猿一样强壮有力，完全适于两足直立行走。能人曾被认为是南方古猿非洲种的一个变型，但比较合理的看法是：早期的南方古猿向两支发展，一支向更粗硕、颊齿更大的方向发展，另一支向增加脑量的方向发展。这就是能人，是第一阶段能制造工具的人类。

发现于肯尼亚鲁道夫湖东岸的KNM-ER1470号颅骨原来归属能人，现被另立一新种——鲁道夫人。脑量751ml，眉嵴较弱，眶后缩窄较明显，中面部较宽，切牙和尖牙较大，前磨牙（臼齿）和磨牙（臼齿）尺寸中等。头后骨与人属的后期成员接近。接受这个种名的人主张能人是人类进化的旁支，而鲁道夫人更加接近后期人类的直接祖先。也有人认为二者都应该归于南方古猿。它说明能人体质形态的原始性与进步性的镶嵌特征。

（席焕久）

zhílìrén

直立人（*Home erectus*）

古老的人属成员，晚期猿人的学名。直立人的化石最早于1890年在印度尼西亚爪哇发现，此后主要集中在亚洲大陆东部，非洲东部与西北部，生活于200万～20多万年前，属更新世早期至中期，旧石器时代早期。尽管其中有些标本被命名为新种名甚至新属名，实际上它体现了古人类在不同地域、不同时代之间的形态变异。直立人与能人差异以脑量增加为标志，这时的工具已变得更普及、更专门化，石器制作技术更加提高。

直立人的脑量明显增大，颅容量从早期的800ml左右增加到晚期的1200ml左右。颅骨扁平，骨壁厚。骨上嵴粗壮，形成眶上和枕骨圆枕。额骨与枕骨增大。颅底的枕骨大孔位置比南方古猿更靠前。直立人上面部扩大，而下面部缩小；与南方古猿相比，梨状孔宽大，眶间宽较大，后部牙减小，而前部牙扩大。肢骨与现代人差别不大。身高、体重比南方古猿明显增大，平均身高160cm，平均体重60kg。直立人的两性差别比南方古猿小，但远比现代人大，个体差别也很大。

（席焕久）

zhìrén

智人（*Homo sapiens*）

人的种属名称，为人属智人种。简称智人。在大约25万年前，人类的体质发生了较大的变化，脑量尤为明显，已达1300ml以上，明显大于直立人，与现代人较接近，但还存留许多原始性状，故称这阶段的人类为智人。根据古人类学的研究，一般认为古人与新人只是亚种的差别，因此古人与新人同属智人，古人为早期智人，25万～4万年前；新人为晚期智人，又称现代人。也有人主张现代人的概念应局限于新石器时代以后的人类。

解剖学上的现代人也叫晚期智人，大约出现于10万年前，其分布范围不只是非洲、欧洲和亚洲，在澳洲和美洲也有智人的遗迹。与原始人类相比，现代智人的形态特征表现在眉嵴减弱、前额增高，颅高增大，整个头颅圆隆，脑量在1350ml以上，面部减小，有明显的下颏。

（席焕久）

nánfāng gǔyuán

南方古猿（*Australopithecus*）

从上新世延续到更新世中期的一大类形态接近猿类的早期人科化石。距今420万～100多万年前。1924年在南部非洲塔昂（Taung）采石场发现一个似人似猿的幼年颅骨化石，1925年南非解剖学家达特（Raymond A Dart）据此建立南方古猿属名。

各地发现的南方古猿大体上分为纤巧型和粗壮型。一般纤巧型的年代较早，大多早于200万年前，包括阿法种、非洲种、惊奇种。其中的一副骨骼被昵称为露西（Lucy），是1973年美国乔纳森（Donald Johanson）的考察队在埃塞俄比亚阿法洼地发现的，包括一个女人全身大约40%的骨骼化石，测定为340万年前，归属于南方古猿阿法种。粗壮型大多晚于距今250万年前，通常包括埃塞俄比亚种、包氏种、粗壮种。一般认为纤巧型比粗壮型更可能接近或者是人类的祖先，其中的一支可能发展成能人。

南方古猿身材比现代人短，能两足直立行走，脑量一般在440～530ml之间，最大可达700ml，与现代类人猿相近。颅骨比大多数黑猩猩的要长、高，但比现代人要短、低。头骨中的脑颅略呈球形，骨壁不厚，只在形成骨嵴处的局部外板增厚，还有大小不等的气窦。眉骨发达，眶较高。枕骨大孔位置比现代人的靠后。枕外隆凸点位置低，接近法兰克福平面。颜面与颅长相比特别大。整个颜面凹陷或呈碟状。鼻骨扁塌。鼻骨与额骨之间的骨缝形成一倒V形。下颌骨无颏隆突，下颌支高且垂直，下颌体前部较高，有横圆枕。颌骨适应于强有力的咀嚼功能。前部牙较小，尖牙小而不突出牙列，颊侧相对较大具有厚的釉质层。上肢与下肢的相对长度比现代人的长。肱骨粗壮，特别显示上肢屈肌发达。手、前臂和肩也相当有力。肘关节不像适于四足行走者。股骨头小，颈扁且长，大转子不明显向外突，颈体角比人小。足骨适应于两足行走，踇趾不向内侧方分离。腰部脊柱前凸，与人相似。骨盆宽、骶髂关节面相对较小，髋臼小，髂骨翼特别宽，髂前上棘区向前延伸，髂前下棘很发达，表明股直肌有发达的直头。雌雄差异比现代人大。

（席焕久）

dìyuán

地猿（*Ardipithecus*）

人科中非常早期的一属。生存在440万年前的上新世早期。1992～1993年间，蒂莫西·怀特（Timothy White）带领的发掘队在埃塞俄比亚中部阿瓦什河谷的阿法洼地发现早期人类化石，即17个骨骼碎片，包括颅骨、牙及肢骨等。更多的碎片于1994年发现，枕骨大孔及足骨的特征显示它是双足行走的，被视为人类祖先从树上生活转变为地面生活的代表，因此称为地猿。由于它与非洲的类人猿有很多相似之处，故曾被认为是属于黑猩猩分支而非人类分支。但因其能够直立行走，而且牙像南方古猿的牙，故认为它仍属于人类分支。

地猿分两个种，始祖地猿（*A. ramidus*）及卡达巴地猿（*A. kadabba*）。两个种的遗骸都是在阿瓦什发现的。前者生活于约440万年前，后者生活在580万～520万年前。根据趾骨化石判断，地猿始祖种可以直立行走，同时又适应于树栖生活。此外，它们的上尖牙已经进化成与人相似的菱形，而不是黑猩猩的三角形，而且大小和猿类相比大大缩小了。但从外貌上看，也许更像黑猩猩的尖牙。卡达巴地猿的尖牙（犬齿）有原始的特征，与现代人有所不同，是人类分支从现今黑猩猩分支分化后的最早的动物。

尽管地猿位于人类系统“树根”的附近，但有些古人类比地猿更古老，如在肯尼亚发现的600万年前的人类化石，后定名为原初人土根种（*Orrorin tugenensis*）；在乍得发现600万～700万年前的撒海尔人乍得种（*Sahelanthropus tchadensis*）。

估计地猿始祖种的身高只有120cm左右，体重50kg，脑量300～350ml，大脑略大于黑猩猩，颜面中部似猿，相当突出，但颜面下部却不像现代猿。地猿颧骨、上颌骨不像南方古猿那样宽阔且位置靠前。颅骨特征显示地猿与现代猿和南方古猿都不相同。上尖牙更像人类的粗短型，而不像大多数灵长类的那么尖而长，从牙釉质分析推测，食物可能是多种的（硬壳果和叶子等）。肱骨与尺骨的特征与较晚的人类相似。骨盆和髋骨上臀肌位置表明，双腿强壮能够直立行走。手和腕同时具有原始和进步的特征。手掌和手指相对短而灵活，大趾外展，但脚比黑猩猩更僵硬，表明他的脚既用来在地上直立行走，也用来在树枝上攀爬走动。从地猿的这些特征推测，人类适应两足直立行走的行动方式，形态特征是在与现代猿从共同祖先分离以后才开始出现的，而不是以现代猿那样的模式为基础演化而成。地猿的研究表明，尽管我们与黑猩猩在遗传方面很相似，但人和猿的最近共同祖先可能与现生的任何非洲猿实质上都不相同，人和猿都是通过不同的进化道路变得高度特化的结果。

（席焕久）

nǐ'andétèrén

尼安德特人（Neanderthal man）

早期智人中最早发现的人种。曾作为人类进化史中间阶段的代表性居群的通称，因发现于德国尼安德（Neander）河谷而得名，简称尼人。于1864年由金氏（W. King）定为人属的一个种，即人属尼人种（*Homo neanderthalensis*，尼安德特人）。现在，尼人已被定为人属的一个亚种。最早发现这种类型的化石是1848年出自直布罗陀（Gibraltar）的一个颅骨，但当时没有得到恰当的鉴定。后来又在亚洲、非洲和近东（巴勒斯坦和以色列等）发现了与欧洲尼人同时代的人类化石，被认为是尼人在其他地区的代表或类尼人。现在尼人的分布范围向南达到中东，向东达到南西伯利亚的阿尔泰地区。

尼人颅骨低长和眉嵴发达近似于直立人，但其枕骨较为圆隆，并不像直立人那样明显呈角状转折。脑量略大于现代人的平均值，很可能与其肌肉结实有关。尼人的中面部尤其是鼻部明显向前突出，牙的位置非常靠前，以致第三磨牙与下颌支之间出现一较阔的间隙。颧骨倾斜向后转折，而非现代人之“高颧骨”那样的角度。肢骨比现代人的粗壮，关节面大，反映尼人庞大的身体结构和厚实的肌肉。大多数尼人居住山洞，他们能够捕获大小型动物和携带猎获物，能制造工具，懂得埋葬死者和放置陪葬品。对典型尼人的消失问题有两种看法：一是由于较进步类型的解剖学现代智人的侵入，尼人被完全取代了；二是尼人曾经与智人杂交，部分基因参与现代人的形成。

（席焕久）

rénzhǒngxué

人种学（ethnology）

阐述各人种间相似与差异的学科。是人类学的一个分支，主要任务是研究人种类型的分类、分布、人种形成的历史和原因以及人种类型变化的规律，探讨人种与自然环境和生活条件的关系。因此，人种学研究的范围，主要侧重于现代人体质特征的研究并基于旧石器时代晚期以及新石器时代、铜器时代、铁器时代的人群，探讨现代人种的形成、迁徙与混杂，同时也对现代人的体质特征进行调查，找出他们的相互关系，建立科学的分类系统。

1735年，瑞典自然科学家林奈（Carlvon Linne）在《自然系统》一书中把全人类归于生物学上一个物种—智人。1775年，德国人类学家布鲁门巴赫（Johann F. Blumenbach）根据皮肤颜色和发型等体质特征把全世界的人划分为5个人种（白种、黄种、黑种、红种、棕种）。200多年来，许多学者根据体质特征等提出了2~60种方法。现在通常划分为蒙古人种（黄种或亚美人种）、欧罗巴人种（白种或高加索人种）、尼格罗人种（黑种或赤道人种），即三分法。考虑到肤色以外的某些人种特征和起源不一致，澳大利亚人种（棕种）从黑种人中分出来，成为世界4个人种（四分法）。大的人种之间又形成过渡型的小人种，而且在不断地变化之中。同一人种的每一个体几乎没有完全符合所有的体质特征，没有真正的“纯种”。鉴于相邻居住的人种之间在体质特征上没有截然分明的界限，不同人种之间的基因差异可以比同一人种的个体之间的差异小等原因，不少学者主张不存在人种，但是过去和古代的基因研究都证实，在某些疾病易感性上确实存在人种差异。

（席焕久）

réntǐ xíngtàixué

人体形态学（human morphology）

研究与正常人体发育和生命活动有关人体结构的学科。包含人体解剖学、人体组织学与胚胎学、细胞学内容等，为体质人类学的一个分支，包括解剖人类学和人类躯体学。

解剖人类学，研究个体不同器官和组织间的差异与相互关系，包括人体的外表、感官、内脏、牙、脉管、肌、骨骼和颅脑。人类躯体学，研究整个活体的结构特征的变异与相互依赖关系，包括身体总的维度（如体重、胸围、体表面积和体型、毛发、肤色、眼色、肤纹等），它们之间的关系、比例、身体各部分的外部形态差异、某些血液特征（血型等）和全身特点。从某种意义上说这是整个人类学的基础。由此进一步探讨人类的体质类型，个体间差异、群体间差异和性别、年龄的差异，探讨不同环境对不同人群的体质形态的影响，为确定其种族等提供根据。同时，人体形态学的研究也为观察、比较、探查、评定人群的体质状态提供科学依据。20世纪六七十年代，研究更多的是年龄形态学，特别是儿童、青少年生长加速问题。随着科技的发展，形态特征与生物化学、生理学、内分泌学和遗传学的关系以及环境因素对人形态影响方面的研究越来越多。

在人体形态学的研究中，应用体质测量与化学分析的方法可获得体成分的数据，这些形态学的资料被广泛应用于人工工效学的基础标准中和人类健康评价与促进中。

（席焕久）

réntǐ cèliángxué

人体测量学（anthropometry）

运用人体形态测量和观察的方法来描述人类体质特征的学科。是人类学的一个分支。传统的测量一般包括骨骼测量和活体（或尸体）测量。其主要任务是通过测量数据，运用统计学方法，对人的骨、活体（或尸体）乃至生理功能等指标进行度量和观察的数值进行比较研究，对人体特征进行数量分析，是了解人类在系统发育和个体发育过程中各种变化的基本方法之一。人体测量还包括其他测量，如人体质量、关节活动度、皮褶厚度、肌力、体成分及代谢活动等。测量时必须严格按照规定的测点位置和测量项目的定义，使用可靠的测量仪器。

系统的人体测量方法是18世纪末西欧的一些学者创立的。除传统的测量仪器外，还发展了摄影测量法、X线测量法、阴影云纹法、三维光学扫描法等，由单纯的线性长度测量发展为不规整形的面积、体积、曲度等几何形态的测量和各种体成分的测量。由静态测量发展到动态测量。

活体测量可确定人体的各部位标准尺寸，为国防、工业、医疗卫生、法医、美术和体育等提供参考数据。

（席焕久）

Fǎlánkèfú píngmiàn

法兰克福平面（Frankfort horizontal plane） 由左右两侧耳门上点（po）和左侧眶下点（or）三点所组成的水平面。又称耳眼平面。是1884年在德国法兰克福召开测定方法协定会议时确定的，已广泛为各国人类学家所采用，故又称标准平面，是颅骨测量和活体测量中最重要的平面。可用摩里逊定颅器和立方定颅器及水平定位针确定颅骨的这一平面。活体测量时法兰克福平面大致与人体直立，眼向正前方平视时头部位置相当。

（席焕久）

tǐxíng

体型（somatotype） 个体外在的形态表型。是对身体形状和组成成分的总体描述和评定。体型随年龄的增长而发生变化，因性别不同而产生差异且受生活环境的影响，对人的生理功能、运动素质、心理情感、社会适应性发展及职业选择意向亦有影响。每个人体型的评定都包含3个体型因子的得分，它们之间的关系构成了体型的总评价。一个人的体型可用三维正交坐标系的一个点代表，也可化为二维平面图上的坐标点，这就是评定体型常用的体型图。

评价方法　可达数十种，可分为形态观察与人体测量。多采用体型三分法和Heath-Carter体型法。20世纪60年代中期，希思（Heath）和卡特（Carter）两位美国学者在Sheldon体型法的基础上进一步完善形成了Heath-Carter体型法。该法通过对身高等10项指标的测量，按照公式对3种体型成分进行评定，体型中3种成分的相互关系代表了人的体型特征。第一种成分即内因子，反映人体的相对肥瘦程度；第二种成分即中因子，反映人体肌肉和骨骼的发达程度；第三种成分即外因子，反映身体的线性程度，即苗条程度。具体公式：

内因子：

T=T1（肱三头肌皮褶）+T2（肩胛下皮褶）+T3（髂前上棘皮褶）；X=T×170.18/身高

内因子 $= -0.7182 + 0.1451(X) - 0.00068(X^2) + 0.0000014(X^3)$

中因子：

A=上臂紧张围－肱三头肌皮褶/10；B=小腿围－小腿内皮褶/10；C=肱骨内外上髁间径；D=股骨内外上髁间径；H=身高

中因子 $= 0.188A + 0.161B + 0.858C + 0.601D - 0.131H + 4.5$

外因子：

$HWR = 身高/\sqrt[3]{体重}$；若 $HWR \leq 38.25$，外因子 $= 0.1$；若 $HWR \geq 40.75$，外因子 $= HWR \times 0.732 - 28.58$；若 $38.25 < HWR < 4 - 0.75$，外因子 $= HWR \times 0.463 - 17.63$

这种体型评价方法具有客观、准确、简便易行、易于推广等优点，适用于所有人群，能够反映种族、遗传、地理、气候、文化、社会经济状况对体型的影响，为广大学者所采用，是国际生物发展规划推荐使用的体型综合评价法。Heath-Carter体型法的体型获得有3种途径：人体测量法、图像扫描法、人体测量与图像扫描结合法（最准确）。由于图像扫描法操作复杂昂贵，所以人体测量法是最广泛使用的一种方法。

测量项目　包括身高、体重、肱三头肌皮褶、肩胛下皮褶、髂前上棘皮褶、小腿内皮褶、肱骨内外上髁间径、股骨内外上髁间径、上臂紧张围、小腿围10项指标。除身高、体重外，其他8项指标均测量身体右侧相应部位。

按公式计算体型三因子、制订体型图。按照这种方法，体型主要分3大胚层类型：①内胚层型：是由内胚层发育成的组织占优势的一种身体构建类型，全身各部较软而圆，消化器官肥大，脂肪沉积丰富，故躯干和大腿特大，而上肢和小腿特细。②中胚层型：是由中胚层发育成的组织占优势的一种身体构建类型。其肌肉、骨骼及结缔组织颇为发达、体格健壮、结实，有粗壮的外表。③外胚层型：是由外胚层发育成的组织占优势的一种身体构建类型。其体形细长，显得瘦弱，肌组织和皮下组织不发达。

体型的研究对医学、心理学、体质人类学和体育选材学等都具有重要的意义，对准确评价人的生长发育和营养状况并指导其健康成长亦有辅助作用。

（席焕久）

fūwén

肤纹（dermatoglyphic） 皮肤纹理。又称皮纹。简称肤纹。包括指纹、掌纹、足纹、唇纹和耳纹等，是人类和灵长目动物所特有的外露性状。早在6000多年前，陕西西安半坡村出土的陶器上就印有清晰的指纹，后来古巴比伦与古希腊人在陶器上也有类似的发现。自唐代之后在刑事和民事诉讼方面就开始应用肤纹。

指纹一般可分弓形指纹、箕形指纹、斗形指纹。掌纹可分大鱼际纹、指间区纹、小鱼际纹和主要掌纹线。在分区上有指纹三角、指三角、轴三角和趾三角等。皮纹资料的获取有两种方法：①直接观察法：用肉眼或借助5~

10倍放大镜或指纹分析镜或放大投影仪及圆规等进行观察。此法简便易行，经济快捷，但无法保存皮纹图形资料。②皮纹印取法：为了长久保存研究对象的皮纹资料以便进一步分析研究，必须将皮纹图形复印下来，称为捺印。其方法有油墨法、照相底片法、透明胶带法、激光照相、摄像、计算机扫描、金属粉末、茚三酮反应及其他化学反应法等，以油墨捺印法最为常用。

人的肤纹各不相同，其几何形状在大小、角度、嵴线的走向、形成的三角、每条线的长短、汗孔的多少等的排列格局不同，具有终生稳定、触物留痕的特征，存在着人种、民族、群体差异和个体差异，因而可进行个体识别，广泛应用于公安、司法、人类学及医学等。

（席焕久）

fūsè

肤色（skin color） 人类皮肤的颜色。肤色的深浅既与黑色素在皮肤中的含量及分布状态（颗粒状或分散状）有关，还与血液在毛细血管中的充盈状态有关。皮肤由表皮及真皮组成。表皮层由外向里为角质层、透明层、颗粒层，最内层为生发层，表皮分层以手掌及足底皮肤较为完全，而在其他部位可能只见到两层——生发层及角质层。黑色素集中在表皮生发层的细胞内及细胞间，而表皮的角质化细胞中没有色素。当黑色素以颗粒状集中于生发层时，皮肤颜色为褐色；如果黑色素分布延伸到颗粒层，则皮肤为深褐色。相反，如果生发层所含的黑色素量少且呈液体状态分布，则皮肤为浅色；如果部分黑色素分布于真皮，则皮肤的局部呈现蓝斑或青斑，这种青斑常见于婴儿骶部或其他部位。

人体各部位的颜色不完全一样，在阳光照射下，皮肤会变黑，这是由于阳光加强了皮肤内黑色素的形成所致。同时年龄、健康状况也影响肤色。背部肤色比胸腹部要深得多；四肢伸侧较屈侧要深些；颜色最深处是在乳头与会阴部。手掌和足跖是全身肤色最浅的部位，甚至在肤色极深的族群，这两部分肤色也明显浅于其他部位。肤色是人种分类的重要依据之一。在同一族群中，由于性别不同、生活方式不同，肤色也不完全相同。一般来说，男性的肤色要比女性的深一些。肤色的个体差异不论有多大，也不管如何受外界环境条件的影响，种族间的差异总是极为明显的，所以肤色为人种分类的最重要依据。在印欧人种中，北印度人和埃及人肤色都很深。在黑色人种中，肤色深浅往往差异很大。因此以肤色命名人种，有一定的局限性。世界各族群中，肤色的分布与纬度有一定的关系，高纬度地区族群肤色常较浅，低纬度地区族群肤色常较深。蒙古人种的地理分布中，由北向南肤色逐渐加深。

观察肤色的方法有许多种，主要方法有描述法和肤色标准或模型比较法。人类学家在实际工作中大多采用冯鲁向肤色模型表，观察部位主要是上臂内侧。

（席焕久）

fǎyī rénlèixué

法医人类学（forensic anthropology） 以医学理论为基础，用体质人类学的理论与方法，探究解决法律与司法审判中所涉及的关于人的性别、年龄、身高、面貌及种族特征的一门新兴应用学科。法医人类学在法律制订和对案件的侦查、审判实践中，为案件的侦破提供线索，为法官的审判提供证据。既是现代法医学的一个分支，也是体质人类学的一个分支，是体质人类学在法医学领域中的应用，在法医科学中占有重要的地位，在中国和外国都属于十分活跃的领域。

法医人类学工作的中心是对骨骼及其残片进行种属鉴定、种族鉴定、年龄鉴定、容貌复原、面貌识别。涉及的案件主要是灾难遇害者的身源认定（如飞行事故、火灾、重大爆炸等），无名尸案及白骨化等受害者的身源鉴定、碎尸案尸块的身源鉴定、骨骼残片的鉴定、骨骼X线法的年龄、性别、身高推断及个体识别，照片、视频影像资料中的个体识别。主要通过形态观察的方法进行比对，进行个体识别。应用DNA指纹技术、计算机图像分析、超微结构进行身源鉴定与相关分析。它与解剖学、组织学、胚胎学、病理学、古病理学、牙科学等有着密切的关系。

（席焕久）

yīxué rénlèixué

医学人类学（medical anthropology） 从生物与文化角度研究健康与疾病的学科。是人类学的分支，是自然科学与社会科学相结合的产物。医学人类学是20世纪70年代国外兴起的一门适应医学模式转变的新的交叉学科。很多学者都提出了自己的定义，有的认为医学人类学是身心或行为医学，有的认为它是“人的科学”的分支；由于它集中研究文化对疾病和健康的影响，有人把它归属于文化人类学这个范畴；这门学科从诞生之日起就应用在医学领域，所以有人把它归属于应用人类学；也有人把它看成是医学社会学。

研究对象　第二次世界大战后，很多人类学家（社会文化和生物人类学家）开始转入对影响人类健康与疾病的生物生态因素和社会文化因素的跨文化研究。他们工作在医学院校、医院、保健部门和名牌大学的人类学系等，研究工作涉及人类进化、临床医学、流行病学、精神健康、药物滥用、健康与疾病的定义、医务人员培训、医患关系、医学机构、医院与卫生计划以及现代医药等。人们把这样的人类学家称为医学人类学家，把他们的研究领域称为医学人类学。

医学人类学把人类学与医学联系起来，在人类学家与医学家之间架起了合作的桥梁。其研究内容包括民族医学、民族药物学、民族精神病学、医学人类学与生态学、流行病学、医学、行为医学、营养科学、政治与经济、伦理、国际公共卫生的关系和古病理学等。

研究方法　运用多个学科的方法来研究不同环境、不同文化背景下人的健康与疾病，从孤立的部落到现代化城市的社区都是它的研究范围，特别强调把人看成是生物与文化的产物来研究。20世纪上半叶，人类的疾病谱发生变化，医学模式由单纯的生物医学模式逐渐向生物-心理-社会模式转变，医生必须把主要精力集中到由生态环境变化、社会文化发展、人们生活方式的改变等引起的“文化”疾病上来，由病理服务转向生理-心理服务，由治疗转向预防保健康复，由个体服务转向群体服务，而这些变化都与文化有关，在这种情况下，跨越医学与人类学之间的新兴学科-医学人类学应运而生。医学人类学与社会医学、医学社会学有着密切的联系但又不能相互替代。

（席焕久）

fēnzǐ rénlèixué

分子人类学（molecular anthropology）　在人类基因组等研究的基础上发展起来的分子生物学与人类学之间的一门交叉学科。是人类学的分支。运用分子生物学的方法和成果研究人类的起源、现代人与古代人群体的演化、不同种类灵长类动物之间的演化关系以及古代社会文化结构等多方面多层次的问题等，把人类学的研究深入到微观水平。这个术语最早是美国学者朱克坎德（E. Zuckerkandl）于1962年在奥地利Burg Wartenstein学术讨论会上提出的。主要的方法是比较DNA或蛋白质序列，早期的方法还包括血清学的比较研究。分子人类学对建立人类及其他灵长类进化树特别有用。

从20世纪60年代开始，分子生物学家运用现代物理学、生物学、生物化学等学科提供的新手段对蛋白质、核酸等生物大分子进行定性和定量分析，寻找遗传信息，推断人类起源与演化历史。从而为更加深入地了解人类的演化开辟了一条新的道路。1987年，美国加利福尼亚大学分子生物学家阿伦·威尔逊（Alan Wilson）等在研究现代人群祖先关系时，利用线粒体DNA多态性创建了一个家谱图，由此，人类学跨入了分子人类学的时代。

（席焕久）

rénlèi gōngxiàoxué

人类工效学（ergonomics）　以人体生理学、心理学、人体测量学和生物力学为研究手段和方法，对人体结构、功能、心理以及力学等问题进行综合研究，以提高人类生活质量、优化系统整体绩效的综合性学科，简称工效学。人类工效学主要从事人-机-环系统的和谐性研究，旨在按照人的解剖、生理、心理特性设计和改善产品与环境，以实现人-机-环三者间的最佳匹配，为人们创造高效、安全、健康、舒适的工作生活条件。这门学科的名称在英法等欧洲国家倾向用ergonomics（工效学）一词，美国倾向用human factor engineering（人因工程学），日本采用ergonomics（人间工学）名称；在中国，除了人类工效学外，常用的名称还有人机工程学、人因工程学、人体工程学、人机环境工程学等。

人类工效学是20世纪50年代开始迅速发展起来的一门新兴的边缘学科，其研究离不开人体测量，包括人体尺寸、体表面积、肢体体积、肢体重量和重心、肢体活动范围、肢体转动惯量、握力、推力、拉力和提举力等。主要研究领域包括人的特性研究，人-机界面设计，作业环境研究，作业方法及其改善，系统安全性和可靠性，人-机系统总体设计。

人类工效学已经广泛应用于制造、建筑、交通、信息、安全、劳动保护、航空航天和军事等人类生产、生活的一切相关领域，这些领域都存在着人-机-环的协调发展问题，都有人类工效学原理和方法的应用。因此，能有效地提高企业竞争力，改善人们的生活质量，在节省资金、人力、时间和自然资源、最优化设计和生产程序、提高系统的可靠性、改进工作效能、保障人的健康和安全等方面能够发挥重要的作用。

（席焕久）

rén de chāyì

人的差异（human variation）　人的不同群体（个体）在不同时空

环境中所表现出形态、功能、代谢、遗传、体能、体成分等体质上的差别。人的差异是客观存在的，已经成为人类学研究的热点和重点，也是人类学研究的中心问题。人体是一个完整的系统，具有整体性、相关性和有序性、动态性，其产生的差异是长期形成的，是遗传和环境等因素相互作用的结果。这些差异可以从生物学差异、免疫功能与疾病易感性差异，体能差异，时空差异，人种族与民族差异以及其他差异方面等表现出来。

生物学差异　人与人之间在身高、肢体、面、鼻、耳、口、唇的各部长度及径线和体重，存在明显的不同。血型、体温、平均寿命、生育能力、月经初潮年龄、汗腺、热调节功能、耵聍湿型频率、苯硫脲（PTC）尝味能力（PTC 尝味是显性遗传，T 基因控制。PTC 用于判断尝味和盲味功能，与甲状腺肿有关）、结合珠蛋白分布、生理功能等也有很大不同。对乳酸耐受量、6-磷酸-葡萄糖脱氢酶缺乏与否、血细胞表面抗原、血清蛋白、α-1 抗胰蛋白酶也因人而异。白细胞介素-6、血管紧张素转换酶、白细胞抗原-E基因在不同的民族与种族存在着不同的基因型频率和等位基因频率。某些药物代谢酶在不同人种中的治疗作用也有差异。药物个体反应的遗传多态性与药物代谢酶基因、药物转运体基因、药物受体基因及药物靶标基因的多态性有关。这些多态性导致药物治疗中毒副作用个体间的差异和种族差异。

免疫功能与疾病易感性以及体成分的差异　镰状细胞贫血白种人罕见，黄种人偶见，黑种人常见，而血友病情况与此相反。体成分不仅表现出明显的年龄、性别差异，而且在民族间、种族间差异亦十分明显，如白种人的脂肪含量最多，非洲裔者的脂肪含量最少，亚洲人躯干脂肪占总脂肪量的比例最高。管状骨骨密质的横切面积，骨骼的辐射吸收密度等都不同。

体能差异　在国际大型体育比赛中，白种人以马术、现代五项、铁人三项最强。黄种人擅长举重、柔道、射箭、小球，黑种人善于径赛、跳远等。白种人人高体壮、力量足，黄种人骨架较小、轻、灵活、精巧、善于心智。黑种人有超强的爆发力和耐力。黑种人脂肪比重低、瘦体重比例高的特点有利于冲刺但限制了游泳。白种人水中肌比重 1.5g/cm^3，黑种人为 11.3g/cm^3 很难在水中漂浮，黄种人介于二者之间。

人存在明显的性差，除男女的生殖系统、体内各种激素水平、体成分等生物学指标不同外，身体的某些器官也不同，如骨和大脑，性差最显著的骨骼是骨盆、颅骨。人体的两侧也存在差异（如肢体长度、周长、面部、脑的沟回等）。

种族与民族差异　不同种族的体表结构、肤色、体型、面型、生理生化特征等存在很大的差异。就是同一个民族，差异也十分明显。中国汉族基本成分是东亚蒙古人种，但存在南北差异，华北汉族是典型的东亚人种特征，具有直而硬的头发、中头型、面部狭长、鼻型较窄、中等唇厚、有蒙古褶（又称内眦褶），而华南汉族与华北汉族不同，表现为色素较深，波状发比例高，阔鼻、唇厚、突颌、面短、身矮。

其他差异　习惯行为（包括不对称行为和舌运动类型）方面也有很大差异。前者包括扣手、利手、交叉臂、交叉腿、利足、起步类型、优势眼，后者包括卷舌、翻舌、尖舌、三叶舌等。此外，性格上、文化上、语言上、心理上等都存在着不少的差异。

产生差异的因素分析　人既是生物的人，又是社会的人，其差异必然受生物因素和社会因素（包括文化、政治、经济等）的影响，这种影响使人产生适应。在热带，头发呈螺旋状，有利于防热，保护脑，而在寒带，高鼻梁，狭鼻腔有利于加温冷空气。在北极生活的人，胸廓呈圆桶形，骨髓腔大，适应缺氧，有利于提高造血能力。宽的口裂，唇黏膜延展面大，窄而高的头型，这些都有利于加速水分的蒸发，适应于强烈日射环境，利于热带生活。鼻大且明显突出，有利于生活在空气稀薄地区，鼻孔的截面积变大，鼻腔容积增大可起到温室作用，以适应低温环境。风沙大、雪地环境造就了眼睛皱褶。

正常个体胰岛素对饮食的反应有季节变化：秋季变化最强烈也最快，冬末最弱也最慢。这表明，人类糖代谢在每年的不同期间效率也不同，人类行为的生理节奏对每年的环境变化可能是重要的生理功能性适应。人工光线对人有正向与负向作用，即使夜间人工光线通过计算机展示也对人的生理功能和睡眠有影响。此外，对光的生理性反应存在着大量的个体差异，这些差异被认为是现代社会中人对自然与人工光线的适应。

从某种意义上说，文化也是人类对环境的一种社会生态适应，人类适应文化环境，也用文化改造环境。社会文化环境对疾病有影响。波利尼西亚人、美洲土著人糖尿病风险较高，非洲裔美国人高血压的倾向明显。污染对人生理方面的潜在影响是巨大的。随着人类生活环境的改变，寿命延长，人口数量增加，密度加大，疾病谱发生变化。现代社会中，生活方式因素可改变产热能力和减少热的丧失。人的生活方式在决定人寿命长短中占 50%~55%，生活方式对心脑血管疾病、意外死亡、恶性肿瘤、呼吸系统疾病和传染病的影响是 37.3%，由于生活方式的改变，使一些疾病的发病率明显上升。

组织与细胞对生理生化因素也发生适应。内皮细胞各种功能的改变受切应力影响。由于细胞外生理环境变化，内皮细胞的功能也发生变化，可适应细胞外生理环境的变化。

社会文化可以决定基因的出现率，在父系社会，新娘出嫁带走 X 染色体相关的基因，而在母系社会，男子出去结婚，情况则完全不同。宗教因素、民俗语言、人口相互距离等对伴侣的选择都有影响，从而影响基因的交流。由于生殖细胞的差异，等位基因分离，基因的连锁与互换，受精卵形成过程中，配子结合的随机性，加之染色体的畸形、染色体的重组等原因产生差异。基因突变，人群的迁徙，种群的混合，引起基因的交流，DNA 的多态性，染色体形态的微小变化，蛋白质的多态，同工酶的存在，抗原系统基因的多态性都可以导致族群差异、家庭差异、个体差异。基因拷贝数目的差异明显地影响基因表达和表现型差异，通过破坏基因和改变基因的剂量作用来影响适应。早期的人类和晚期的智人的迁徙，使个体扩散到新的环境，那里的进化过程由于有充足的时间，如选择、遗传适应、基因流、基因漂变都能进行。可塑性（包括行为与发育适应）在这个进化过程中是很重要的。源于文化的人类可塑性和适应性已经成为人类进化的印记。过去 500 年中即最近的迁徙，遗传学的、生物学的和文化的可塑性与基本的进化过程一起起到了日益增长的重要作用。人类迁徙的结果，促进了人类种群遗传基因的融合，同时又促进了文化的交流与融合，形成具有推和拉的迁徙流。

（席焕久）

rén de shíkōng chāyì

人的时空差异（human spatio-temporal variation） 人不仅在时间和空间上存在差异，即使一昼夜的不同时刻很多生物学指标也是不同的，具有昼夜生物节律。

时间上的差异 古代人与现代人有差异。在许多欧洲国家，从中石器时代，甚至更早，头指数明显增长。从大西洋到南西伯利亚米努辛斯克草原的整个欧亚大陆上，头指数增大，面部变窄，颅骨轮廓变小，额倾斜度减小。直立人的脑容量及颅盖高与智人也不同。年龄之间也有差异，随着年龄的增长，身体器官由小变大，由轻变重，成年后又逐渐发生形态与功能的变化，进入老年后，有些器官发生萎缩。牙的萌出与替换、磨耗都随年龄变化而变化。此外还有骨骼、颅骨颅缝的闭合等也有年龄变化。

空间上的差异 地域不同，人的肤色不同。一般纬度越低肤色越深，体型越小。身高呈现北高南矮的世界趋势，局部地区略有不同。从发型上看，直发主要分布在中亚、北亚和东亚，美洲印第安人和欧洲人也有。波状发分布在澳大利亚土著人和南亚、东南亚。卷发分布于非洲黑种人、美拉尼西亚、巴布亚新几内亚等地。羊毛状发分布在非洲南部布须曼人、霍屯督人。胡须发达者是澳大利亚土著居民、阿伊努人及远东和外高加索地区的一些居民，而北亚地区的蒙古人种居民最弱，中国西北的维吾尔族和回族居民的胡须软，西南地区少数民族胡须发达。欧洲人、澳大利亚人、美拉尼西亚人和绝大多数非洲人成年个体中没有蒙古褶，非洲南部的布须曼人有蒙古褶。中亚细亚、北亚和东亚的蒙古人种是细窄眼裂，黑种人为高而宽的眼裂。牙的地域差异明显，牙冠的翼状结构、阻断沟、咬合结节、卡氏尖、牙根数等，不同地域的人有很大不同。

昼夜生物节律 免疫细胞的峰值出现在不同的时间。T 细胞、K 细胞、自然杀伤细胞、中性粒细胞的峰值在白天 12 时，B 细胞、淋巴细胞总数、T 细胞总数、单核细胞、嗜酸性粒细胞峰值在夜间 0 时。此外，体温在 2 时~5 时最低，15 时~17 时最高。

（席焕久）

索　　引

条目标题汉字笔画索引

说　　明

一、本索引供读者按条目标题的汉字笔画查检条目。

二、条目标题按第一字的笔画由少到多的顺序排列，按画数和起笔笔形横（一）、竖（丨）、撇（丿）、点（丶）、折（乛，包括ㄱ乚く等）的顺序排列。笔画数和起笔笔形相同的字，按字形结构排列，先左右形字，再上下形字，后整体字。第一字相同的，依次按后面各字的笔画数和起笔笔形顺序排列。

三、以拉丁字母、希腊字母和阿拉伯数字、罗马数字开头的条目标题，依次排在汉字条目标题的后面。

一　画

二　画

三　画

四 画

五　画

六　画

七 画

八 画

九 画

十　画

十一画

十二画

十三画

十四画

十五画

十六画

十七画

十八画

十九画

条目外文标题索引

A

B

C

D

E

F

G

H

I

J

K

L

M

N

O

P

R

S

U

V

W

Z

内 容 索 引

说 明

一、本索引是本卷条目和条目内容的主题分析索引。索引款目按汉语拼音字母顺序并辅以汉字笔画、起笔笔形顺序排列。同音时，按汉字笔画由少到多的顺序排列，笔画数相同的按起笔笔形横（一）、竖（丨）、撇（丿）、点（丶）、折（乛，包括乛乚く等）的顺序排列。第一字相同时，按第二字，余类推。索引标目中夹有拉丁字母、希腊字母、阿拉伯数字和罗马数字的，依次排在相应的汉字索引款目之后。标点符号不作为排序单元。

二、设有条目的款目用黑体字，未设条目的款目用宋体字。

三、不同概念（含人物）具有同一标目名称时，分别设置索引款目；未设条目的同名索引标目后括注简单说明或所属类别，以利检索。

四、索引标目之后的阿拉伯数字是标目内容所在的页码，数字之后的小写拉丁字母表示索引内容所在的版面区域。本书正文的版面区域划分如右图。

a	c	e
b	d	f

C

D

E

G

K

L

M

N

Q

R

S

W

X

Y

Z

拉丁字母

希腊字母

本卷主要编辑、 出版人员

社长、总编辑　袁　钟

副总编辑　谢　阳

责任编审　张之生

责任编辑　孙文欣

文字编辑　孙文欣

索引编辑　张　安

名词术语编辑　张之生　孙文欣

汉语拼音编辑　聂沛沛

外文编辑　顾良军

参见编辑　陈　佩

美术编辑　张浩然

责任校对　李爱平

责任印制　姜文祥

装帧设计　雅昌设计中心·北京